Musculoskeletal Anatomy Coloring Book

肌肉骨骼功能解剖涂色书

第2版

2nd Edition

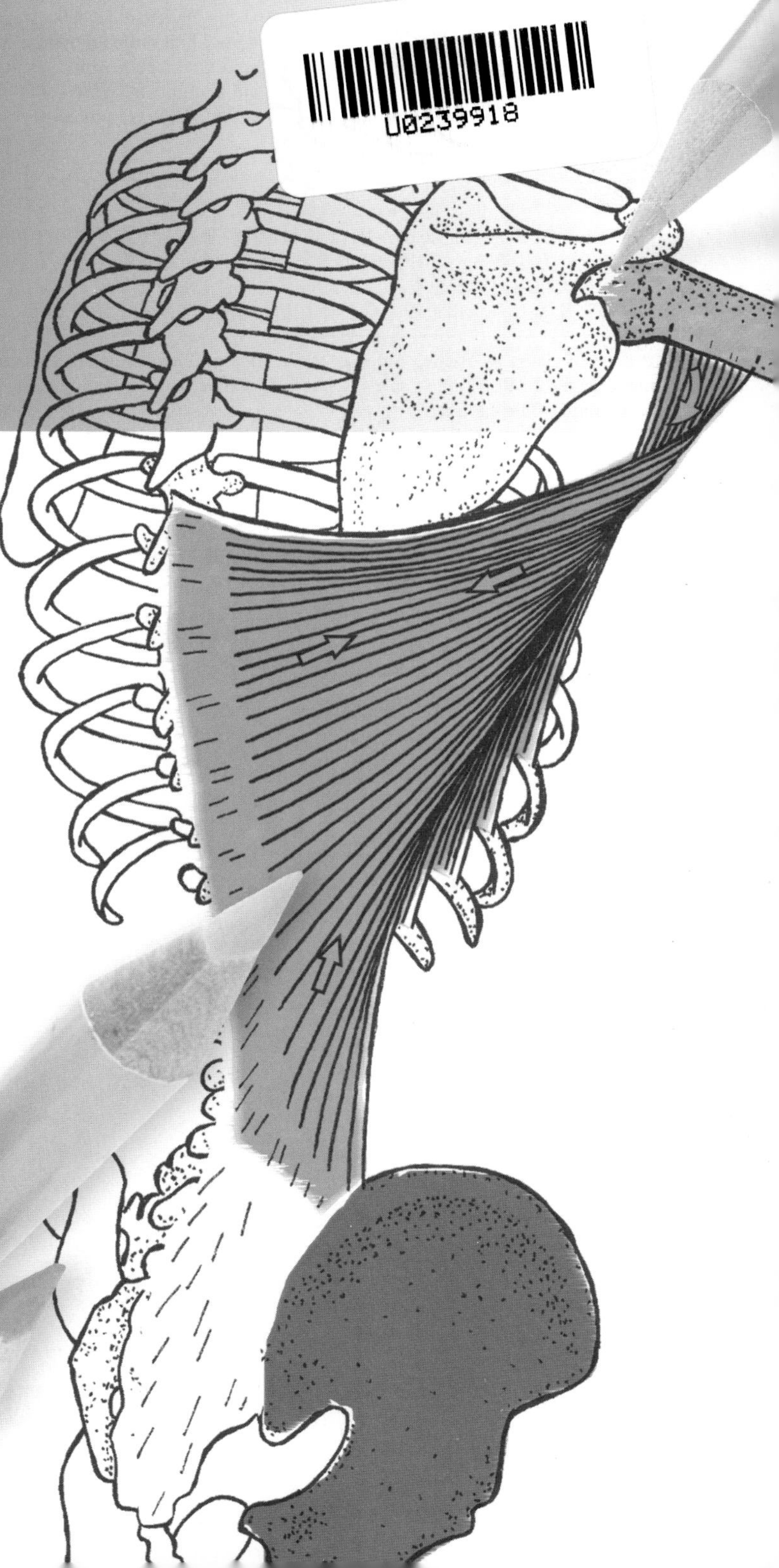

〔美〕Joseph E. Muscolino　编著
李　沛　主译

北京科学技术出版社

MOSBY
ELSEVIER

3251 Riverport Lane
st.Louis, Missouri 63043

图书在版编目（CIP）数据

肌肉骨骼功能解剖涂色书 / (美) 约瑟夫・穆斯科利诺（Joseph E. Muscolino）编著；李沛主译. — 北京：北京科学技术出版社, 2018.1（2025.1重印）

书名原文：Musculoskeletal Anatomy Coloring Book

ISBN 978-7-5304-9019-8

Ⅰ. ①肌… Ⅱ. ①约… ②李… Ⅲ. ①肌肉骨骼系统—人体解剖—图谱 Ⅳ. ①R322.7-64

中国版本图书馆CIP数据核字（2017）第109266号

责任编辑：	尤玉琢	网　址：	www.bkydw.cn
责任印制：	李　茗	印　刷：	北京中科印刷有限公司
图文制作：	申　彪	开　本：	889 mm × 1194 mm　1/16
出 版 人：	曾庆宇	字　数：	300千字
出版发行：	北京科学技术出版社	印　张：	27
社　址：	北京西直门南大街16号	版　次：	2018年1月第1版
邮政编码：	100035	印　次：	2025年1月第4次印刷
电话传真：	0086-10-66135495（总编室） 0086-01-66113227（发行部）		ISBN 978-7-5304-9019-8/R・2300

定　价：95.00元

介绍

INTRODUCTION

很长一段时间以来，科学是以课堂教学的形式来教授的，老师向学生讲课，学生则在家阅读教科书。然而不幸的是，讲课及阅读教科书并不能满足我们学习中动觉成分（kinesthetic element）的需要。与通过讲课及教科书学习不同，解剖学和生理学涂色书是接近、学习课堂材料的一种新方式。我并不认为涂色书会完全替代高质量的课堂指导和教科书，但我相信解剖学和生理学涂色书对它们是很有价值的补充。

因此，我推荐这部《肌肉骨骼功能解剖涂色书》来帮助读者学习肌肉骨骼系统及全身其他主要系统的结构和功能。对于学习肌肉及肌肉骨骼系统如何运作的辅助教科书，我推荐《肌肉系统手册：人体骨骼肌（第三版）》（The Muscular System Manual: The Skeletal Muscles of the Human Body, 3rd edition, Mosby, 2010），以及《人体运动学——骨骼系统及肌肉功能》（Kinesiology, The Skeletal System and Muscle Function, Mosby, 2007）。对于学习肌肉动觉技术和骨骼触诊，我推荐《肌肉及骨骼触诊手册》（The Muscle and Bone Palpation Manual, Mosby, 2009）。同时，对于测验肌肉附着点和运动，我推荐《肌肉骨骼解剖速记卡（第二版）》（Musculoskeletal Anatomy Flash Cards, 2nd edition, Mosby/Elsevier, 2010）。

本书不仅仅是涂色书，它经过精心设计并通过多种途径来帮助读者掌握信息。首先，新生学习肌肉的两大障碍是附着点（起点与止点）和肌肉运动。在有关肌肉的章节（第二章），插图展示了肌肉附着点的实际位置，旁边就是肌肉附着点的文字信息。我建议读者从附着点到附着点为肌肉涂色，同时大声念出附着点的文字信息以进行信息整合。为协助对肌肉运动的学习，图中标有代表运动方向的箭头。当读者为箭头涂色时，请注意箭头所表示的运动方向。将附着点和运动信息与插图和动态涂色结合起来，使读者能完全整合所需要学习的信息。

本书设计了学生自测题，只要读者发现指向某个结构的空白引线，就可以用这样的机会来自测识别结构的能力，答案从398页开始。第二章每一节的结尾处，也有关于肌肉附着点和运动的测试题。此外，在第二章右侧页面的插图中，显示了肌群中的单块肌肉，这是另一次自测的机会，可以填写这些插图周围的方位术语（如前方、后方、外侧等），对照第二章每一节起始处的插图就能核对答案。

本书覆盖了人体各主要系统，但强调的还是肌肉骨骼系统，更具体地说，本书主要强调肌肉系统。

本书包括六章，第二章及第六章的文字介绍包含了对于理解该系统很有价值的信息。我非常推荐在开始涂色前，通读本介绍及第二章、第六章的介绍。第一至三章覆盖了肌肉骨骼系统。其中，第二章覆盖了人体主要的骨骼肌，分为十节；第四、五章覆盖了神经系统和动脉系统，便于读者学习骨骼肌的神经支配和动脉血供；第六章覆盖了组织结构和人体其他主要系统。全书自测题的答案在第六章之后。

读者当然可以使用自己喜欢的颜色来为不同结构涂色，但是人体解剖结构有特定的标准色，因此我建议按如下指南进行涂色：

- 红色是携带“氧合”血的血管的经典用色（体循环的动脉、肺循环的静脉），蓝色则用于所有携带“去氧”血的血管（体循环的静脉、肺循环的动脉）。
- 红色也用于人体肌肉的涂色。为了区分肌肉与涂成红色的血管，可以使用红色阴影（我建议较浅的阴影）为肌肉涂色。

- 肌肉附着点（肌腱和腱膜）及其他纤维筋膜用白色涂色。本书书页是白色的，读者可以空出来不涂，但本书目的是通过涂色进行动觉学习，因此我建议以浅色阴影涂色会更好。
- 黄色是神经的经典用色。
- 对于骨骼涂色，我建议：

1. 为第一章的骨骼涂色时，为整块骨骼轻轻涂上浅色阴影，最常使用浅黄色至米黄色。之后对于读者认为重要或希望学习的标记性结构，使用较深色彩为骨骼涂色，使之变得显眼，同时有助于加深动觉记忆。

2. 为第二章的骨骼涂色时，对于肌肉附着的两块骨，我建议使用不同的色彩（如果肌肉附着的骨多于两块，可能需要使用更多色彩）。此外，对于通常固定的骨（如肌肉起点），我建议使用较深的色彩，以体现稳重感。反之，对于通常活动的骨（如肌肉止点），我建议使用较浅的色彩，以体现轻巧感。

- 软骨总是用浅色阴影，常用淡蓝色。
- 当为第六章的各系统涂色时，除了上述常用色彩外，请注意：肝脏通常是相当深的棕色，胆囊通常是绿色，脂肪通常是黄色，淋巴系统通常是绿色，脑与脊髓通常是浅棕色。
- 本书目的是通过涂色进行学习，希望读者能享受这个过程。如果读者更喜欢使用上述建议之外的颜色，且有助于学习，尽可按个人的喜好来涂色。上述内容只是一个指南，最重要的是读者能享受学习的过程！

本书是涂色书而不是教科书，因此文字内容尽量最少。这样安排是考虑到：①过多的文字会填满书页，并影响涂色及所学结构的可视性；②插入文字将使插图不得不变小，使得显示结构及涂色更加困难。而且，我认为涂色书最好是作为教科书的补充，而不是替代品。这本书完全可以单独使用，但在很多方面，它可与《肌肉系统手册：人体骨骼肌（第三版）》（The Muscular System Manual: The Skeletal Muscles of the Human Body, 3rd edition, Mosby, 2010）配合使用，如读者希望对肌肉骨骼系统有更多了解，非常推荐使用该书。

鉴于理解涂色结构的重要性，书中的一些信息是很有帮助的，第二、六章有介绍性的文字。第二章的介绍部分非常实用，可以帮助读者理解肌肉运动的原理，理解的越多、则需要记忆的越少！而第六章的介绍则概述了人体各主要系统。我非常推荐在涂色前阅读这两个介绍性章节。

致谢

我首先要感谢加拿大的巴里·安东尼奥（Barry Antoniow），他最先提出了编写一部肌肉骨骼功能解剖涂色书的想法。长久以来都有这样的需求，我很赞赏巴里（Barry）的洞察力。本书的许多插图来自《肌肉系统手册》，因此我很感谢绘出那本书中美丽、清爽、清晰插图的艺术家们：首席画家，让·卢西亚诺（Jean Luciano）；助理画家，罗莎·塞尔沃尼（Rosa Cervoni）、芭芭拉·黑格尔（Barbara Haeger）、J·C·穆斯科利诺（J.C.Muscolino）。这些插图质量很高，对读者学习肌肉骨骼解剖很有帮助。我还要感谢Elsevier Science Mosby出版社团队：凯莉·怀特（Kellie White），她使本项目成为可能；詹妮弗·沃特罗斯（Jennifer Watrous），在编写的每一步都与我工作在一起；琳达·麦金利（Linda McKinley）、塞莱斯特·克林甘（Celeste Clingan）及他们的团队，耗费了大量时间来汇编本书。

我必须感谢我的全家，我在电脑前编写本书的每一分钟，都得到了他们无条件的支持。如果没有他们，这些工作都不可能完成。

我最后想说的是：使用涂色书来学习解剖是一种更具创造性、更为有趣的方式。因此，我希望将本书献给我的孩子，兰迪（Randi）和J.C.，他们一直让我的生活充满了创造力和趣味。

目录
CONTENTS

大腿肌肉

小腿肌肉

足部内在肌肉

肩胛/上臂肌肉

前臂肌肉

手部肌肉

第三章 其他骨骼肌

第四章 神经系统

第五章 动脉系统

第六章 组织结构及人体其他系统

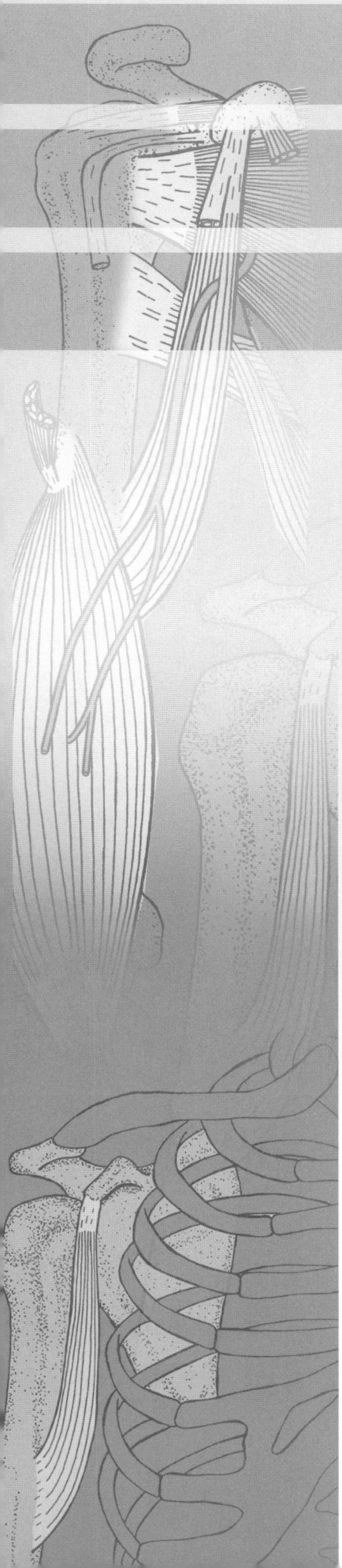

1 骨骼系统

开始探索吧：

数字后带有星号（*）代表该结构是一个骨性标志，而不是一块骨骼。

填图练习的答案在第398页。

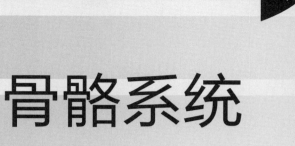

头部骨骼及骨性标记的前面观

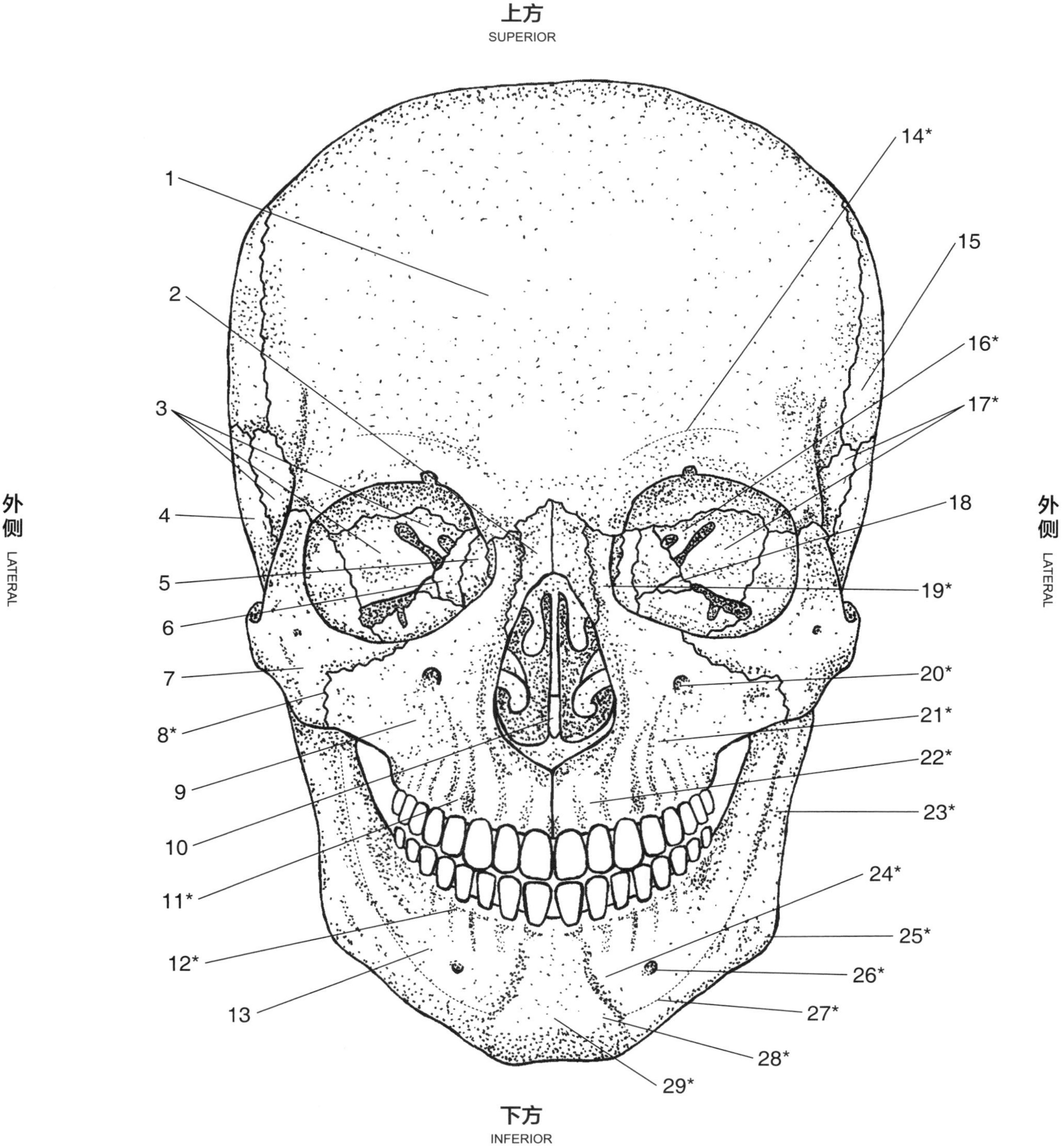
上方
SUPERIOR
1
2
3
4
5
6
7
8*
9
10
11*
12*
13
14*
15
16*
17*
18
19*
20*
21*
22*
23*
24*
25*
26*
27*
28*
29*
外侧
LATERAL
外侧
LATERAL
下方
INFERIOR

头部骨骼及骨性标记的侧面观

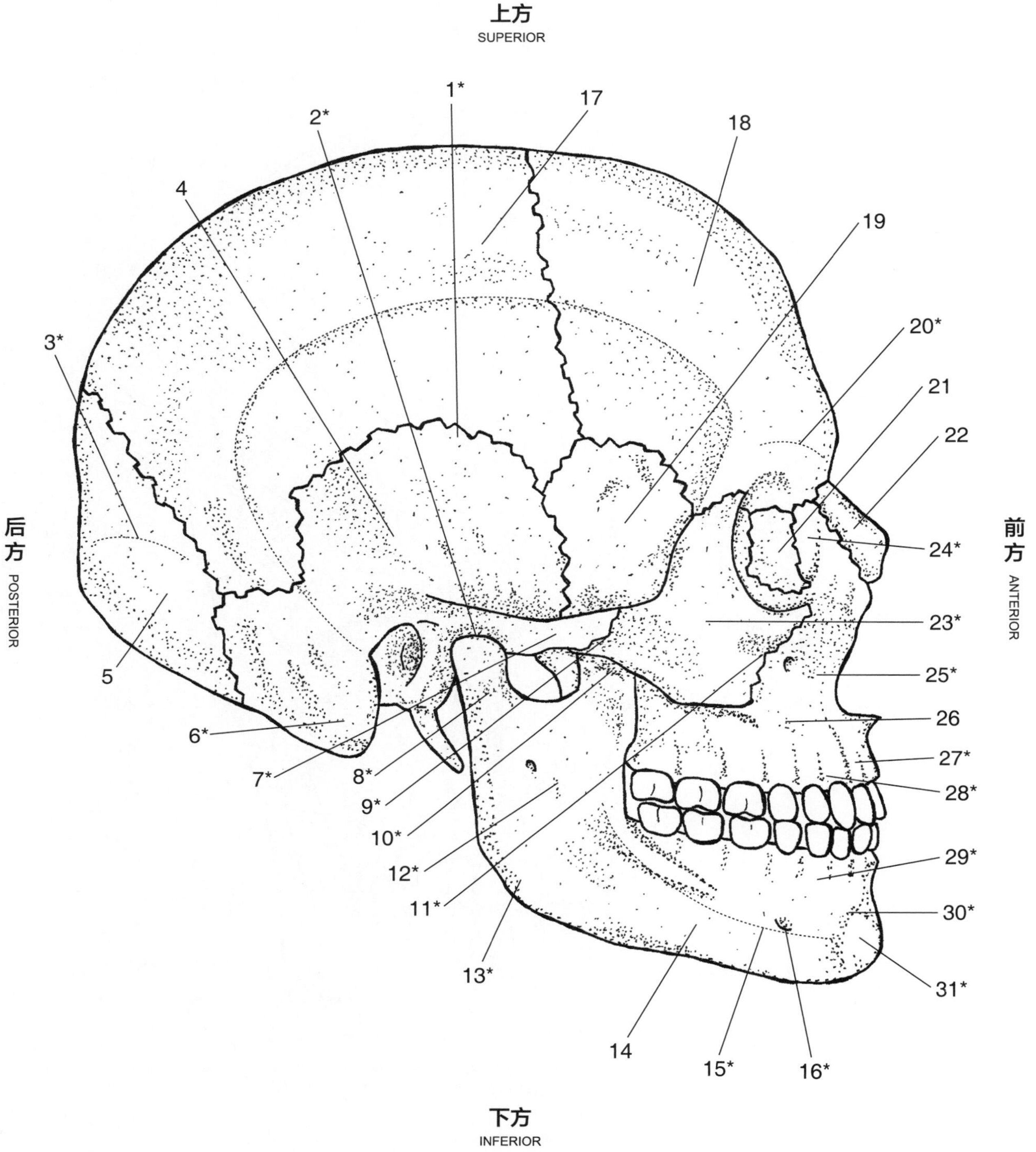
上方
SUPERIOR
后方
POSTERIOR
前方
ANTERIOR
下方
INFERIOR
1*
2*
3*
4
5
6*
7*
8*
9*
10*
11*
12*
13*
14
15*
16*
17
18
19
20*
21
22
23*
24*
25*
26
27*
28*
29*
30*
31*

头部骨骼及骨性标记的下面观

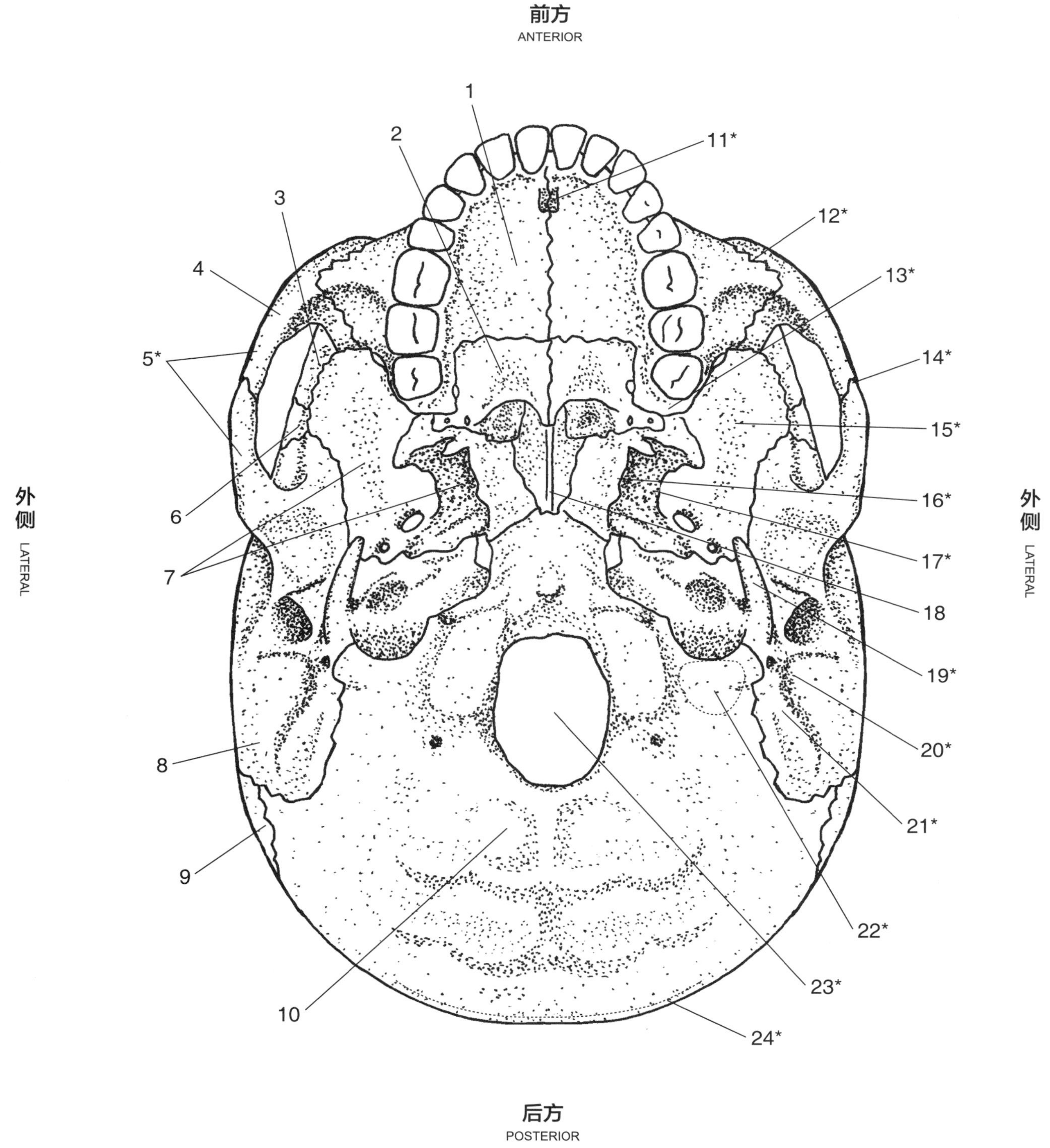
前方
ANTERIOR
1
2
11*
3
12*
4
13*
5*
14*
15*
6
16*
外侧
LATERAL
外侧
LATERAL
7
17*
18
19*
20*
8
21*
9
22*
23*
10
24*
后方
POSTERIOR

颈部骨骼及骨性标记的前面观

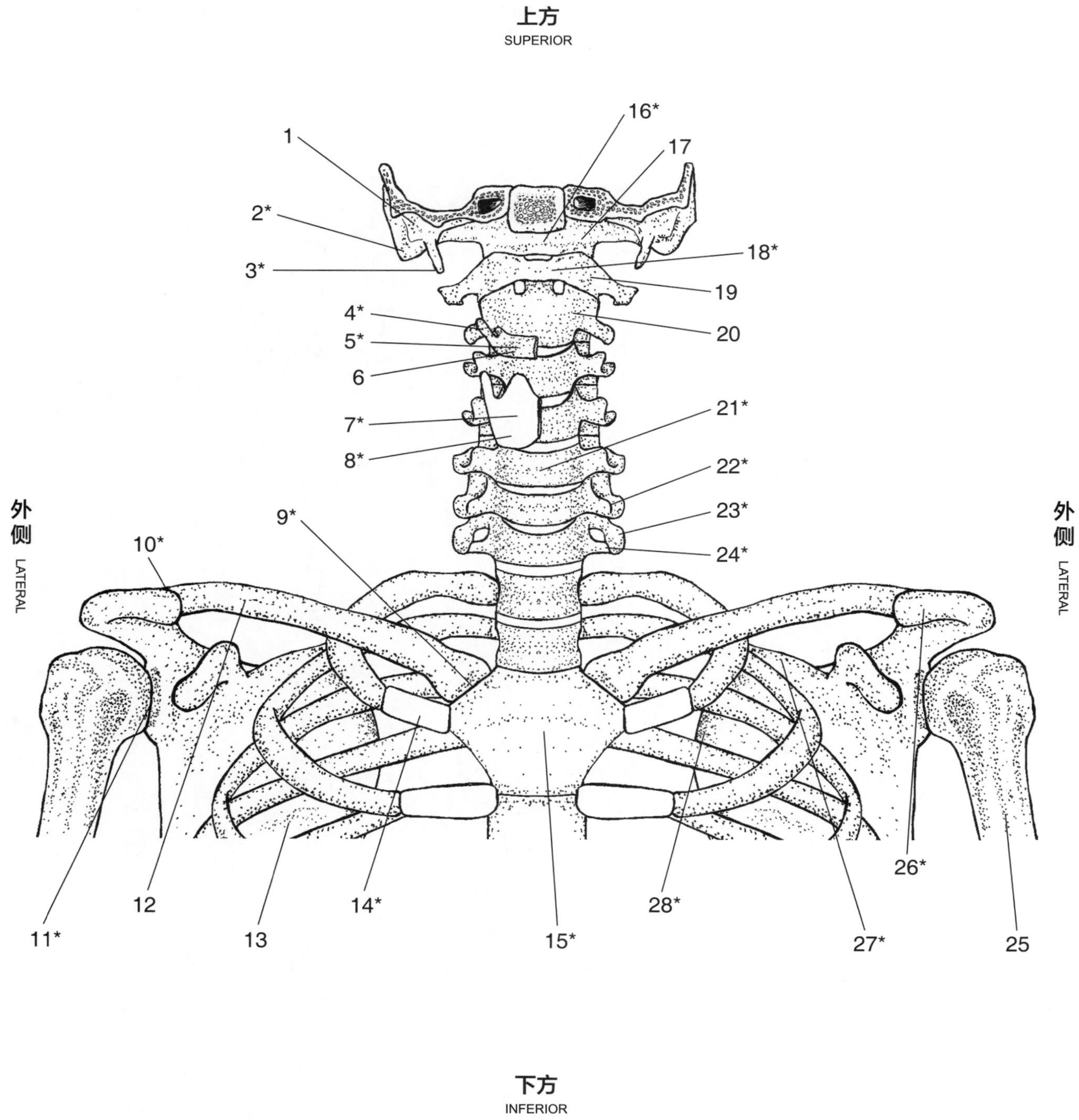

上方
SUPERIOR
下方
INFERIOR
外侧
LATERAL
外侧
LATERAL
1
2*
3*
4*
5*
6
7*
8*
9*
10*
11*
12
13
14*
15*
16*
17
18*
19
20
21*
22*
23*
24*
25
26*
27*
28*

颈部骨骼及骨性标记的后面观

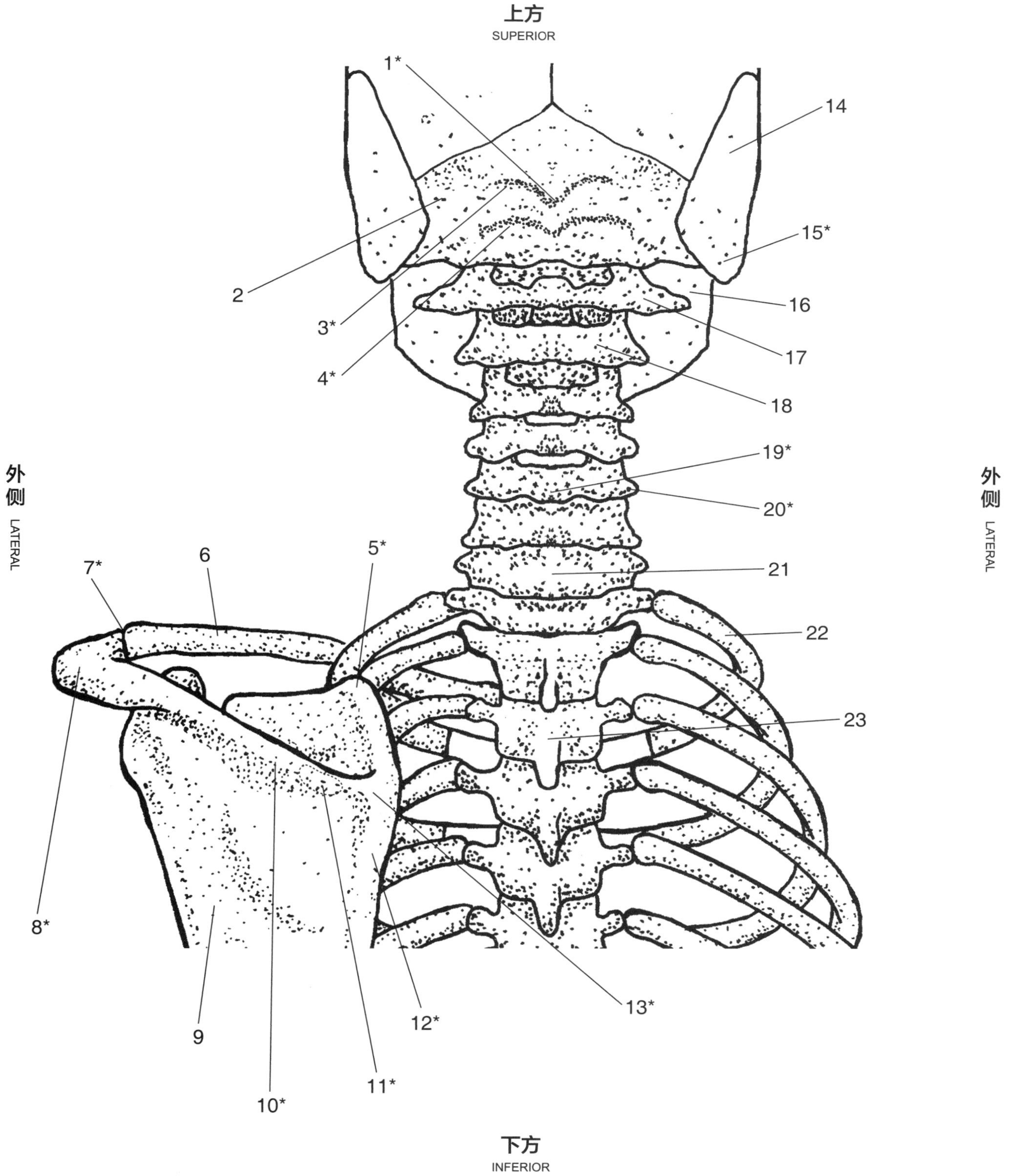
上方
SUPERIOR
外侧
LATERAL
外侧
LATERAL
下方
INFERIOR
1*
2
3*
4*
5*
6
7*
8*
9
10*
11*
12*
13*
14
15*
16
17
18
19*
20*
21
22
23

躯干骨骼及骨性标记的前面观

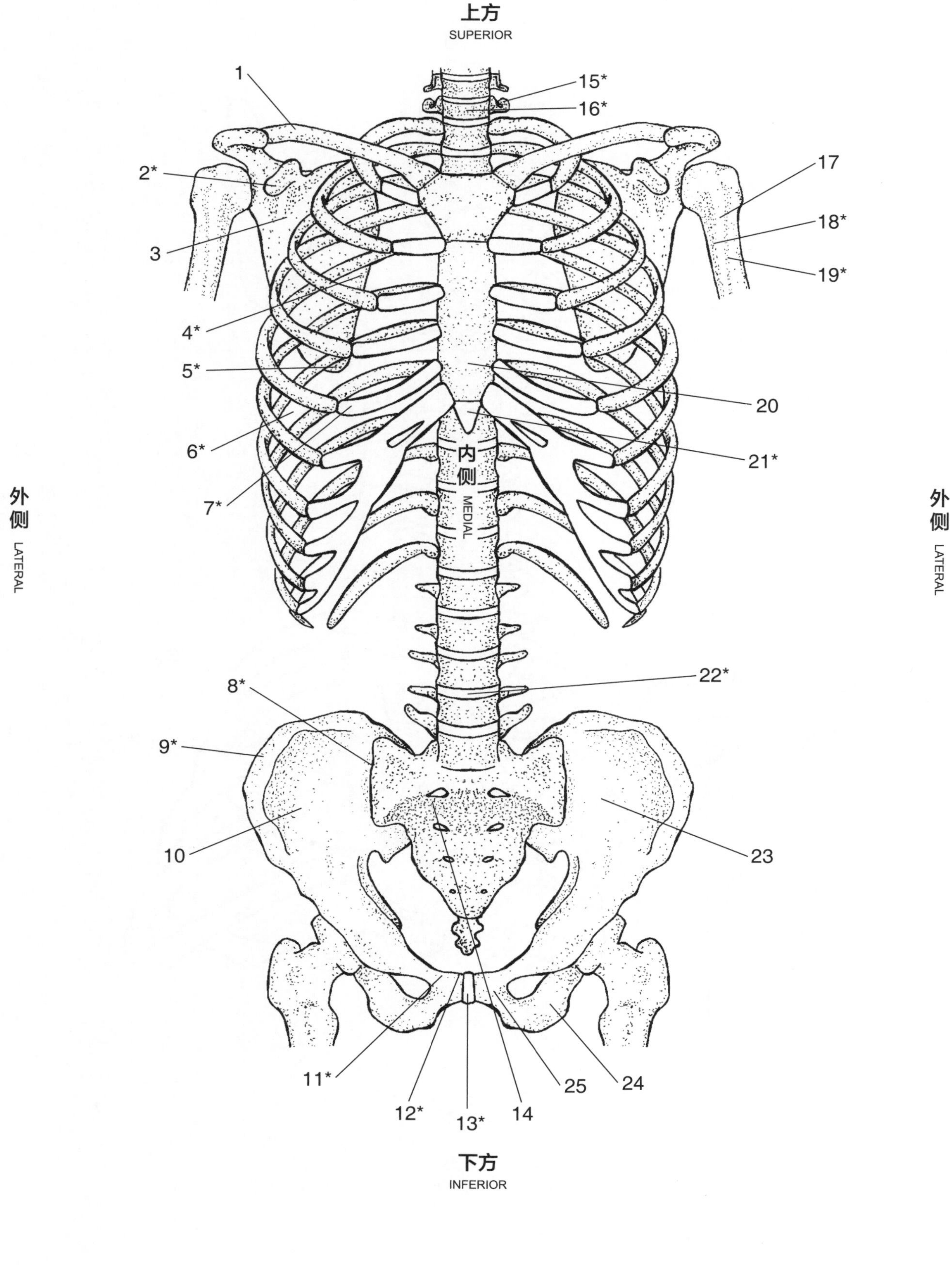
上方
SUPERIOR
1
15*
16*
2*
17
3
18*
19*
4*
5*
20
6*
21*
内侧
MEDIAL
7*
外侧
LATERAL
外侧
LATERAL
22*
8*
9*
10
23
11*
25
24
12*
13*
14
下方
INFERIOR

躯干骨骼及骨性标记的后面观

上方
SUPERIOR

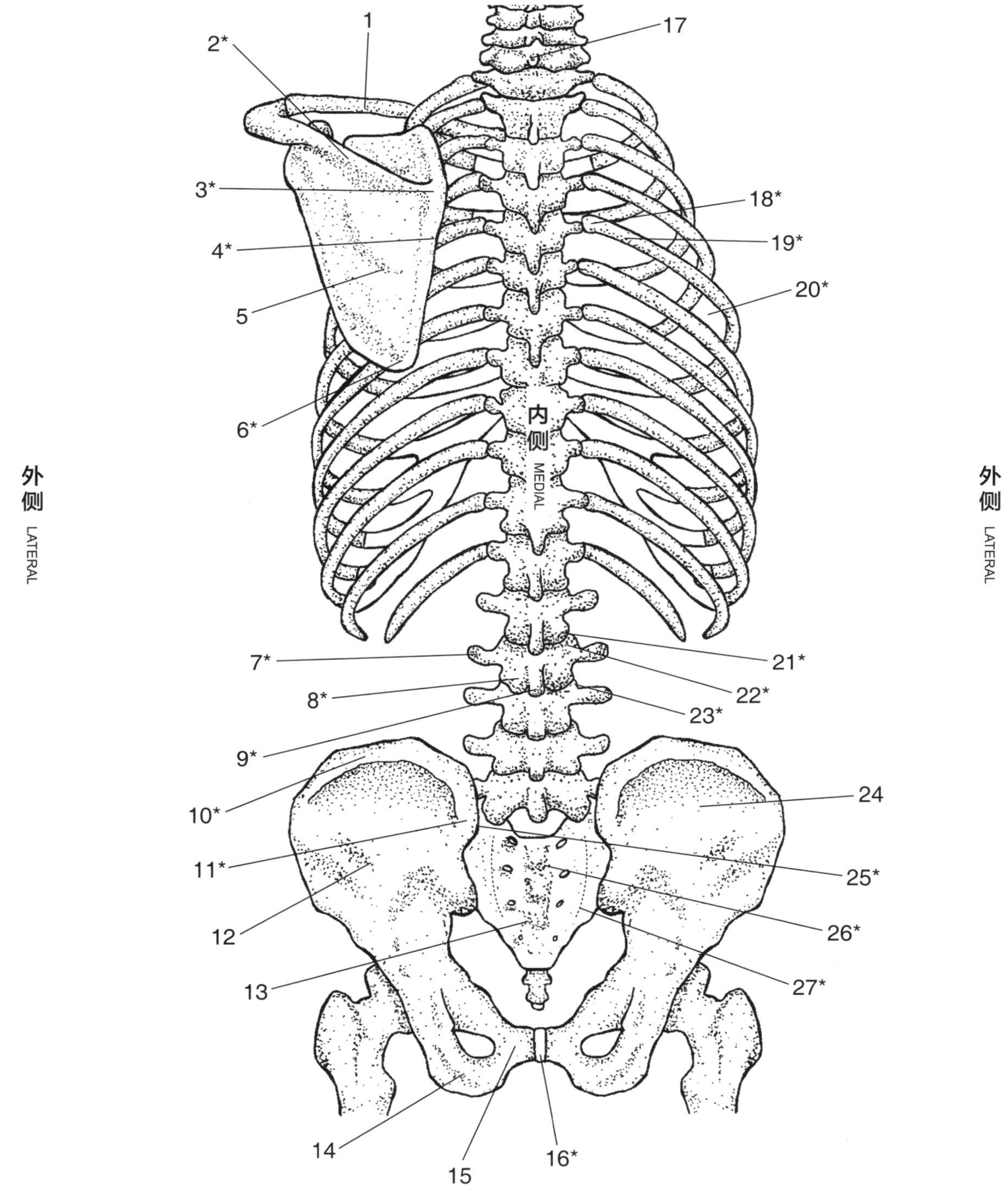
1
2*
3*
4*
5
6*
7*
8*
9*
10*
11*
12
13
14
15
16*
17
18*
19*
20*
21*
22*
23*
24
25*
26*
27*
内侧
MEDIAL
外侧
LATERAL
外侧
LATERAL

下方
INFERIOR

右侧骨盆及大腿骨骼、骨性标记的前面观

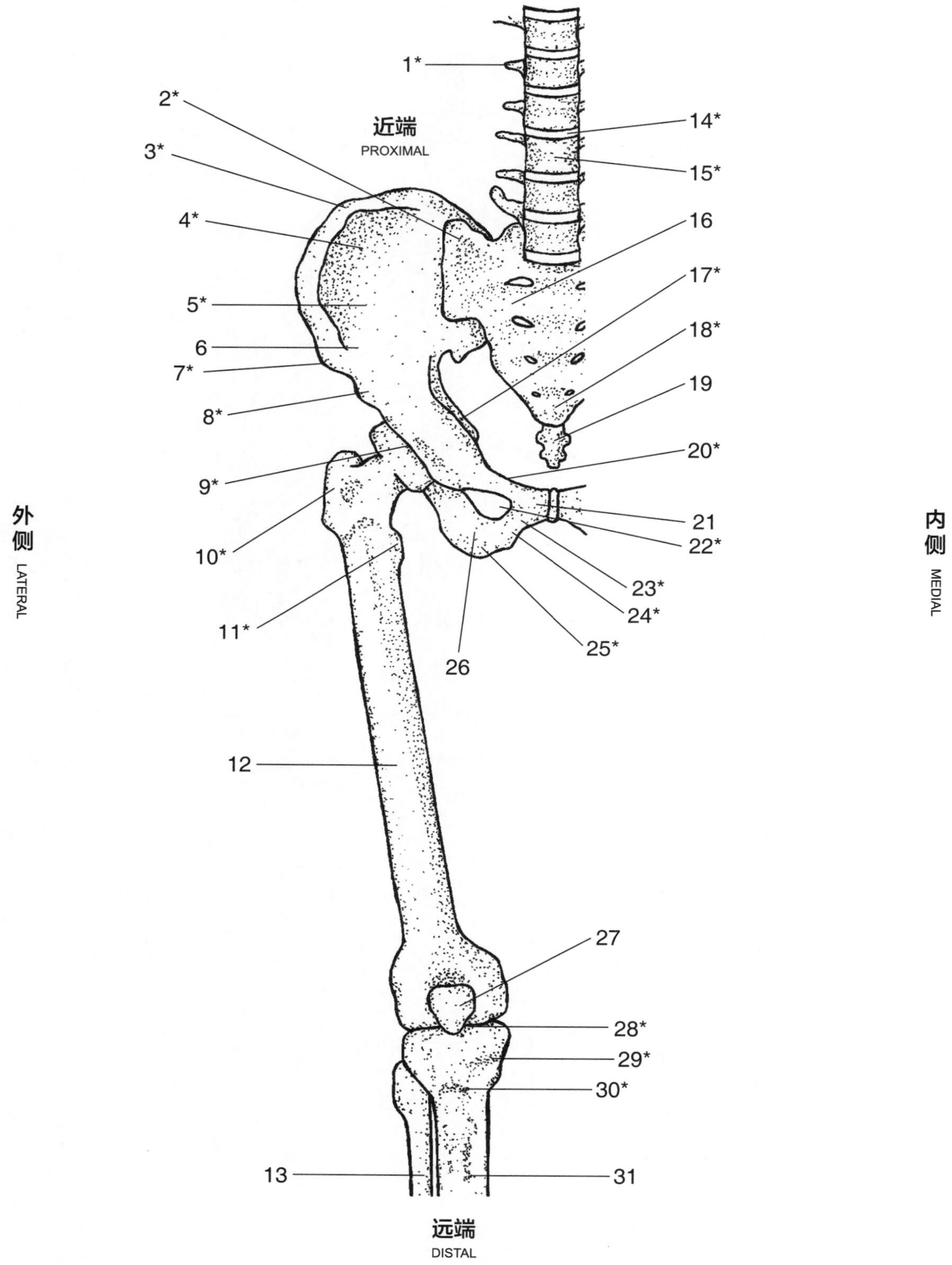
近端
PROXIMAL
远端
DISTAL
外侧
LATERAL
内侧
MEDIAL
1*
2*
3*
4*
5*
6
7*
8*
9*
10*
11*
12
13
14*
15*
16
17*
18*
19
20*
21
22*
23*
24*
25*
26
27
28*
29*
30*
31

右侧骨盆及大腿骨骼、骨性标记的后面观

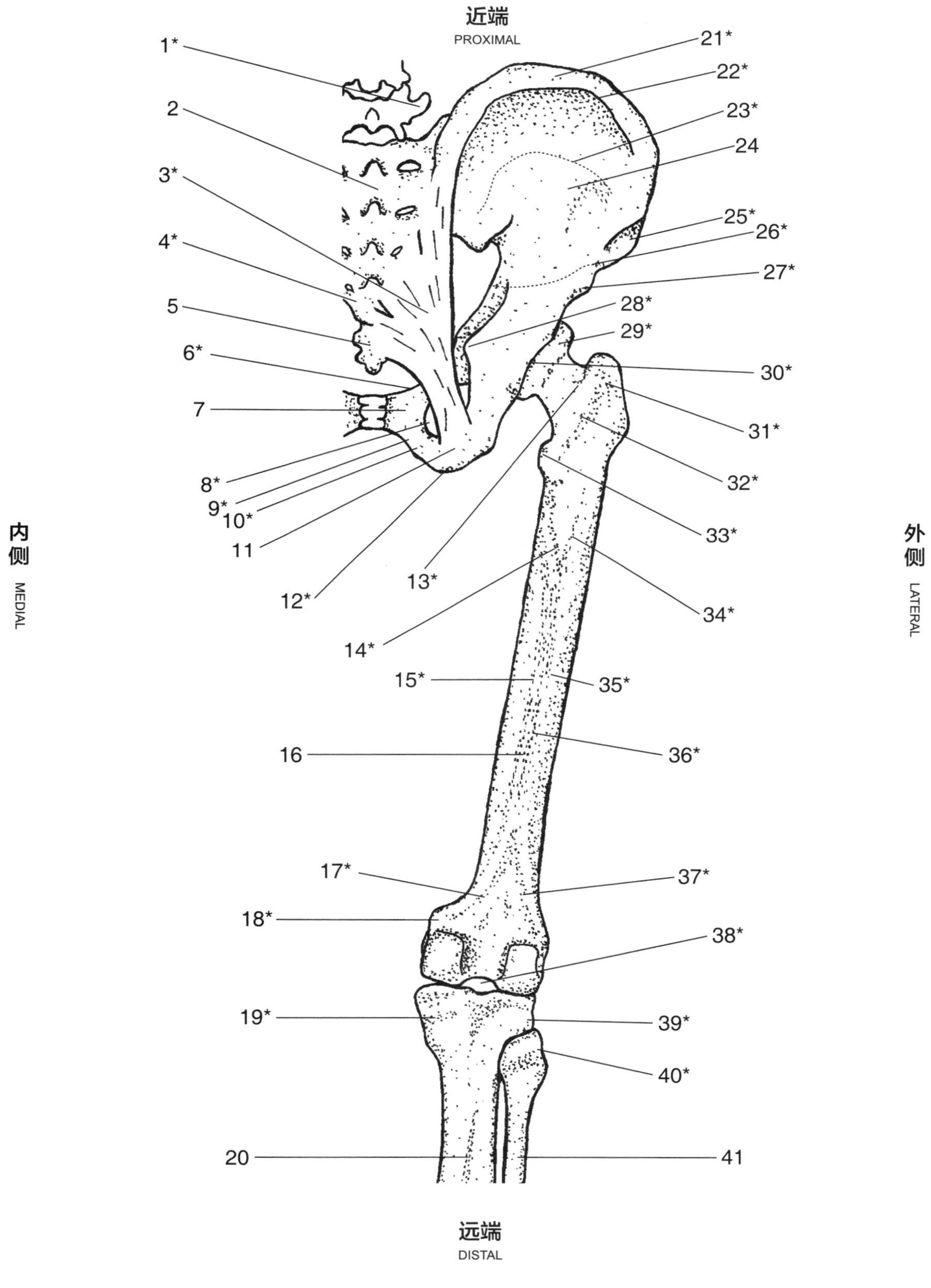
近端
PROXIMAL
1*
2
3*
4*
5
6*
7
8*
9*
10*
11
12*
13*
14*
15*
16
17*
18*
19*
20
21*
22*
23*
24
25*
26*
27*
28*
29*
30*
31*
32*
33*
34*
35*
36*
37*
38*
39*
40*
41
内侧
MEDIAL
外侧
LATERAL
远端
DISTAL

右侧小腿骨骼及骨性标记的前面观

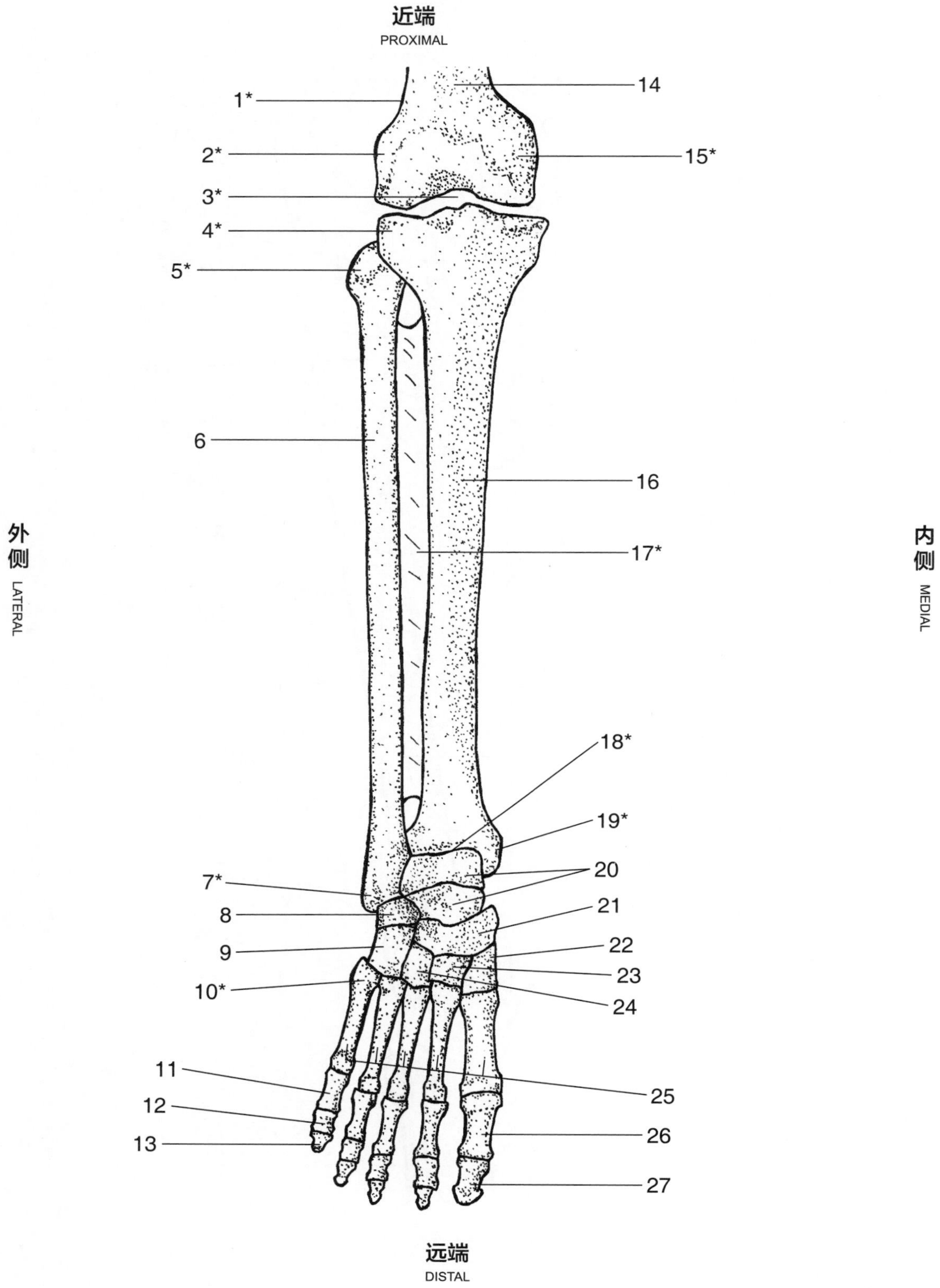

右侧小腿骨骼及骨性标记的后面观

近端
PROXIMAL

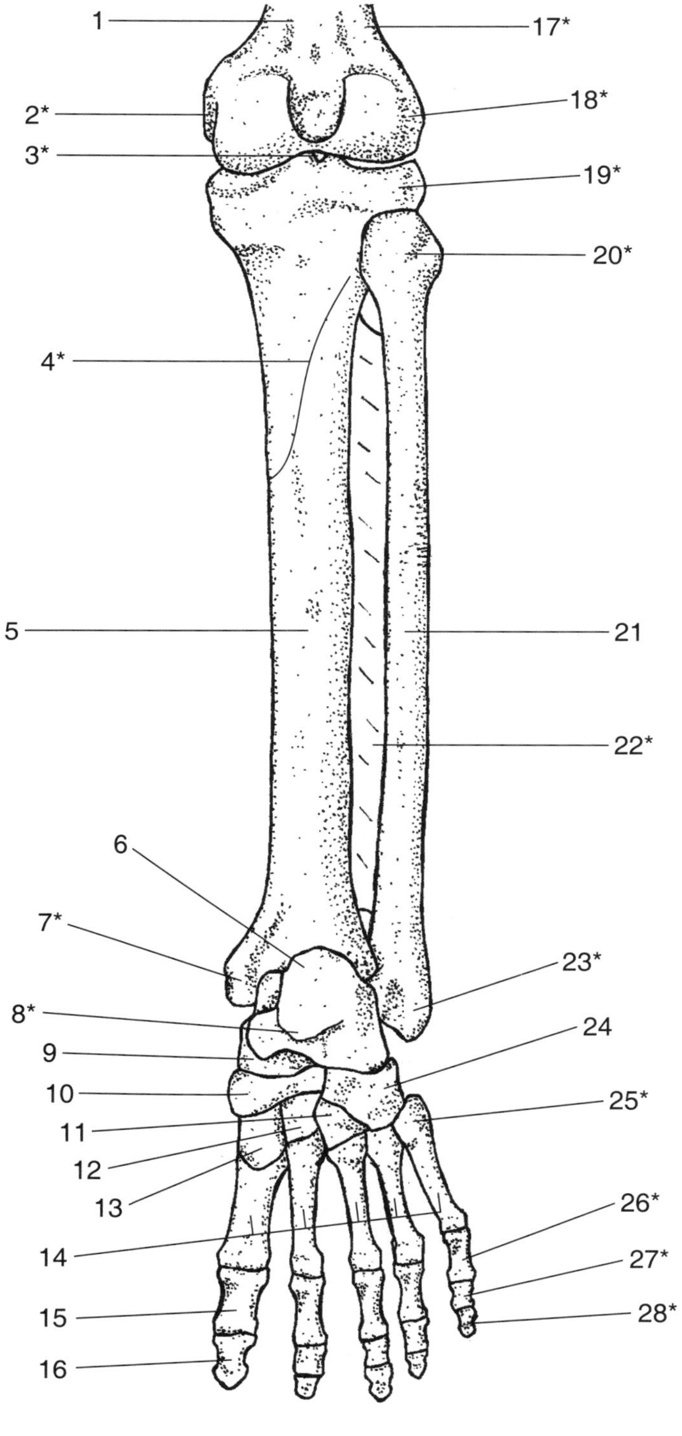

内侧
MEDIAL

外侧
LATERAL

远端
DISTAL

右足骨骼及骨性标记的背面观

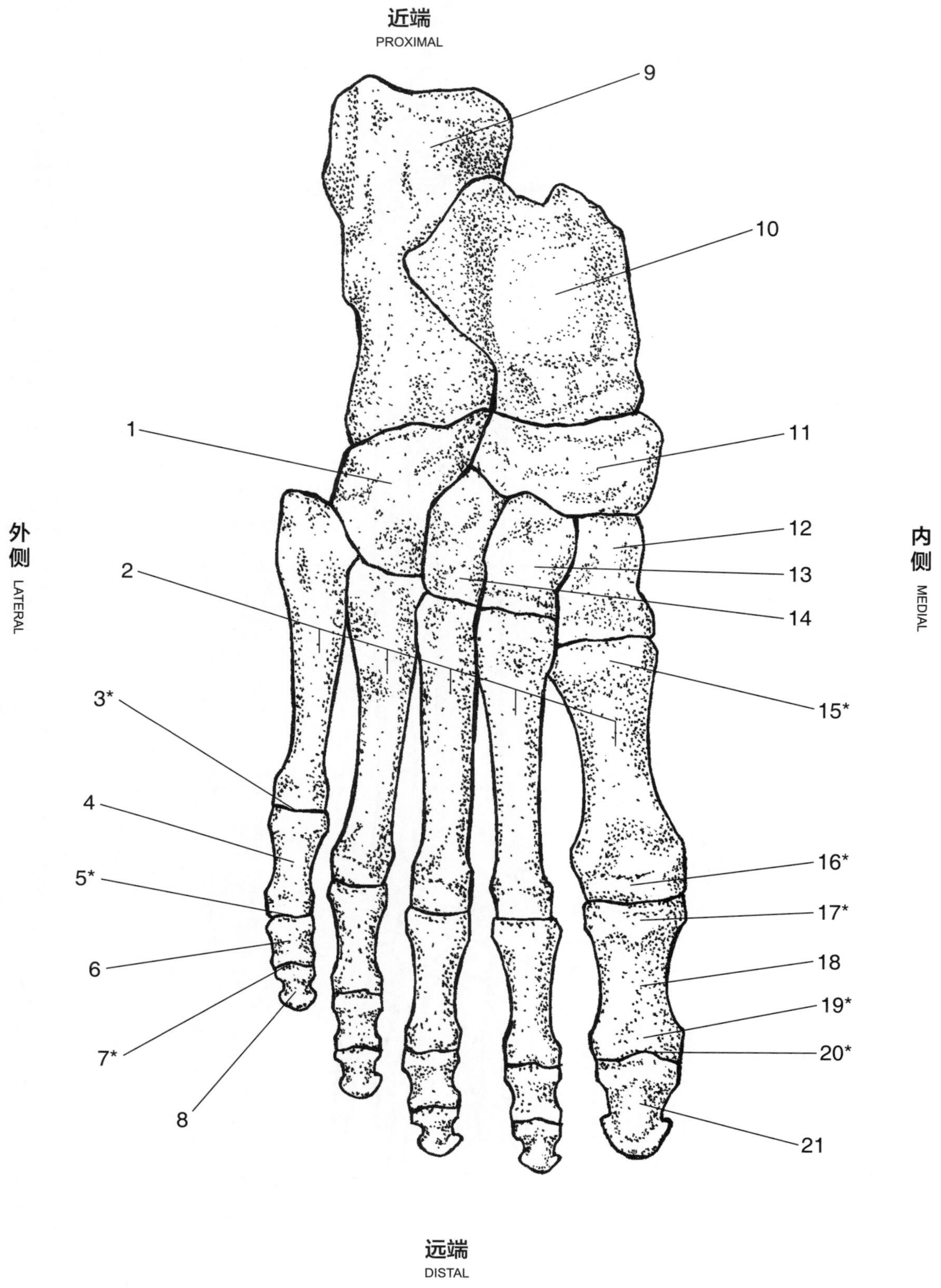

右足骨骼及骨性标记的掌面观

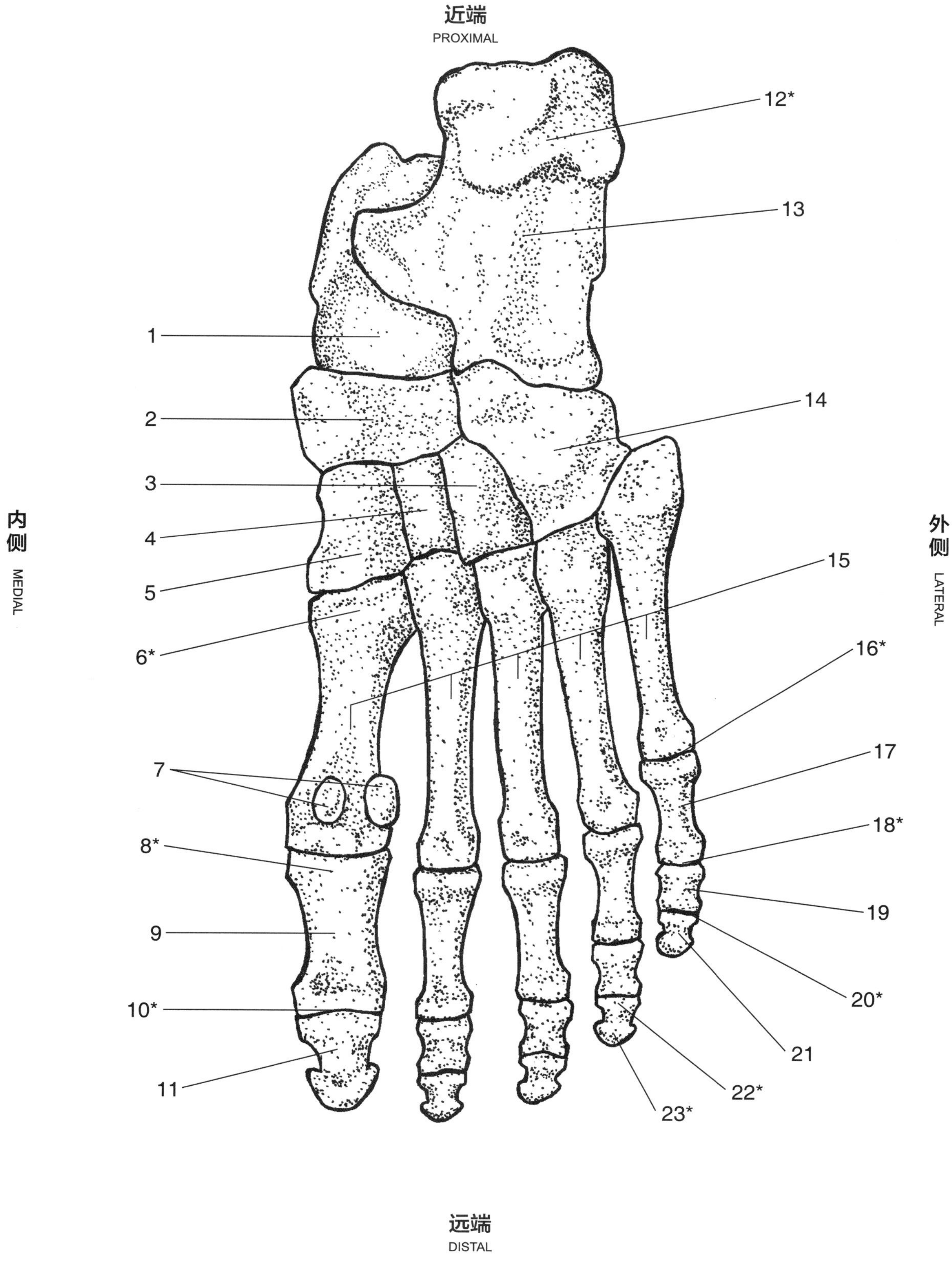
近端
PROXIMAL
远端
DISTAL
内侧
MEDIAL
外侧
LATERAL
1
2
3
4
5
6*
7
8*
9
10*
11
12*
13
14
15
16*
17
18*
19
20*
21
22*
23*

右侧肩胛及上臂骨骼、骨性标记的前面观

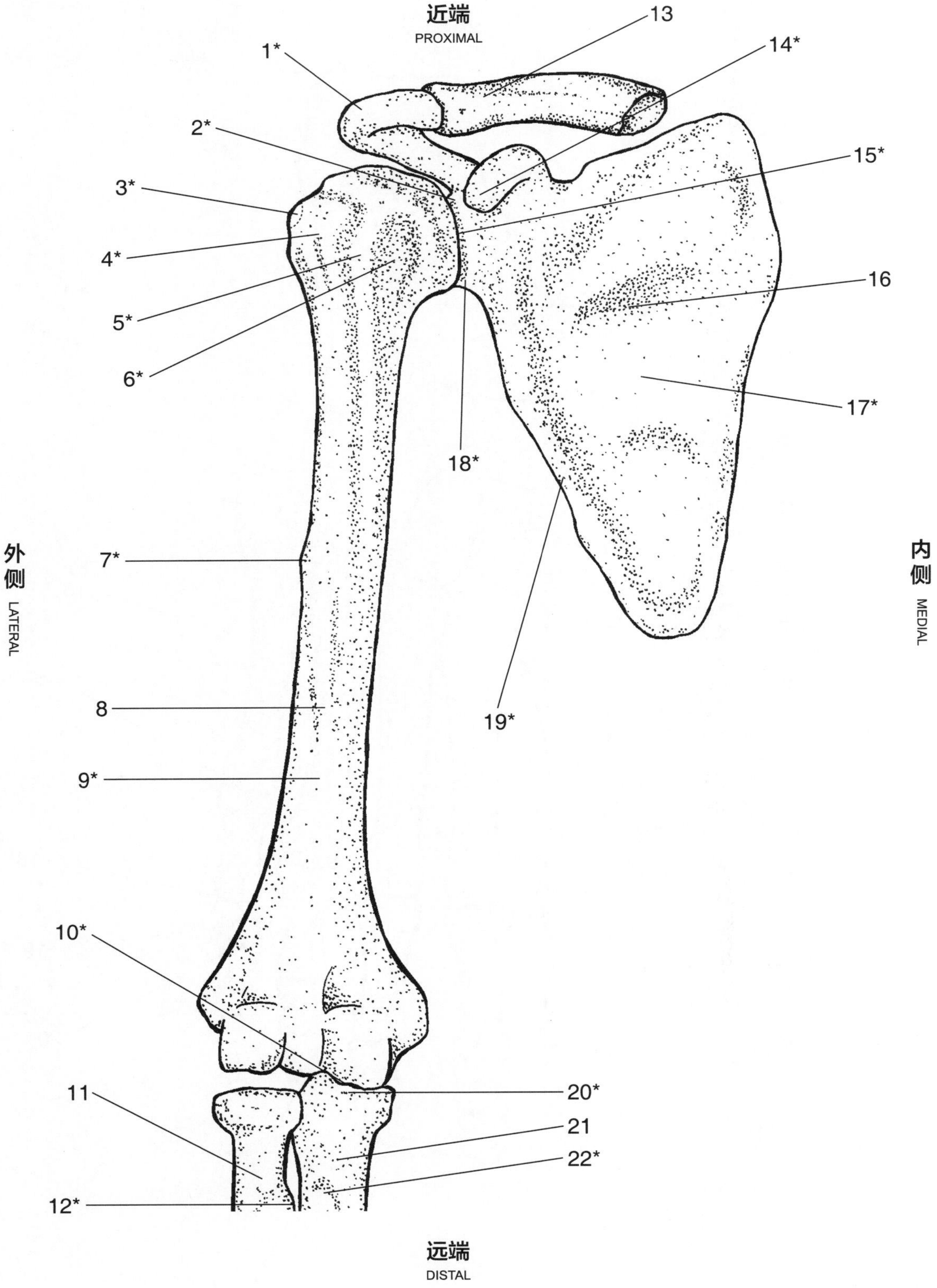
近端
PROXIMAL
13
1*
14*
2*
15*
3*
4*
16
5*
6*
17*
18*
外侧
LATERAL
7*
内侧
MEDIAL
8
19*
9*
10*
11
20*
21
22*
12*
远端
DISTAL

右侧肩胛及上臂骨骼、骨性标记的后面观

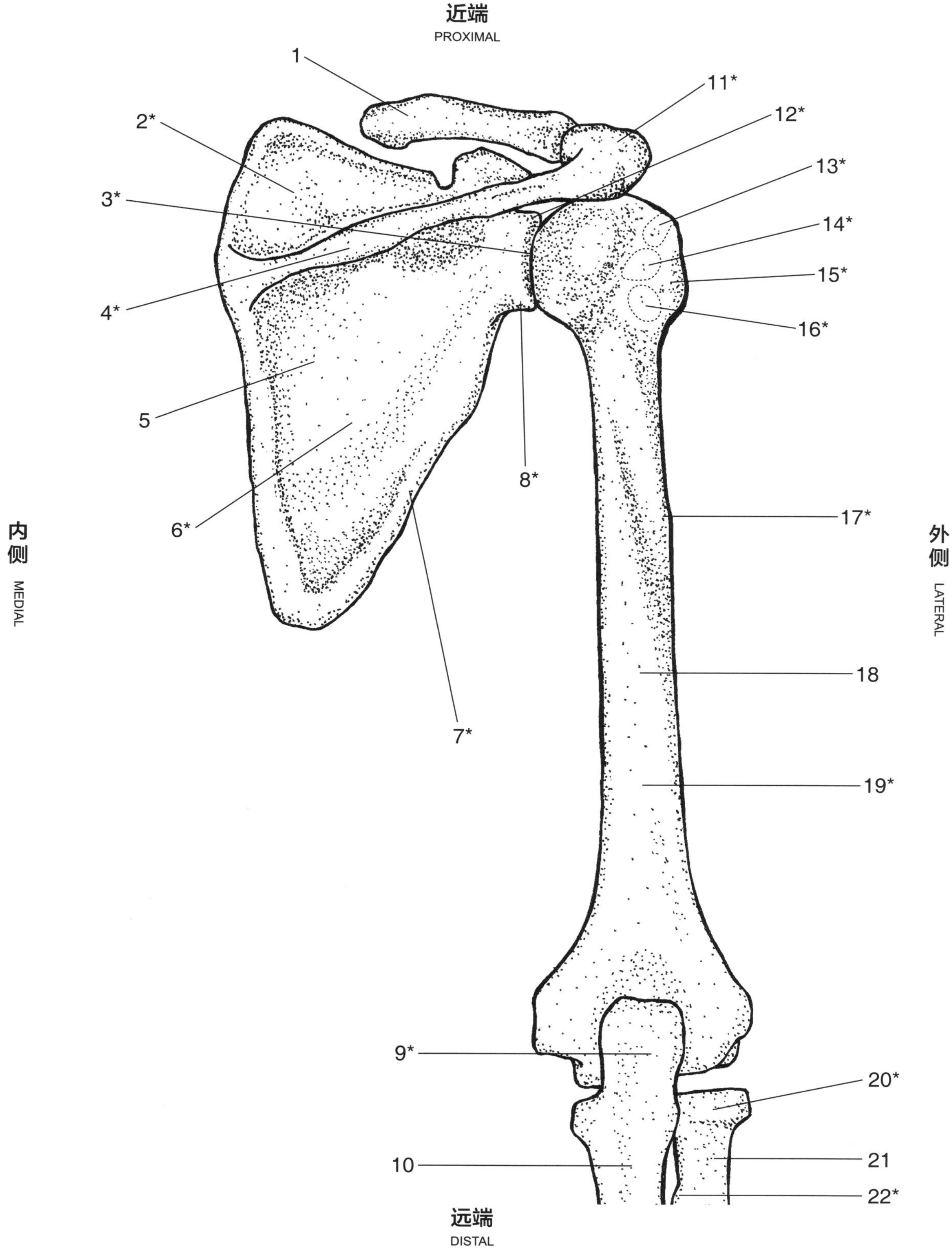
近端
PROXIMAL
1
2*
3*
4*
5
6*
7*
8*
9*
10
11*
12*
13*
14*
15*
16*
17*
18
19*
20*
21
22*
内侧
MEDIAL
外侧
LATERAL
远端
DISTAL

右侧前臂骨骼及骨性标记的前面观

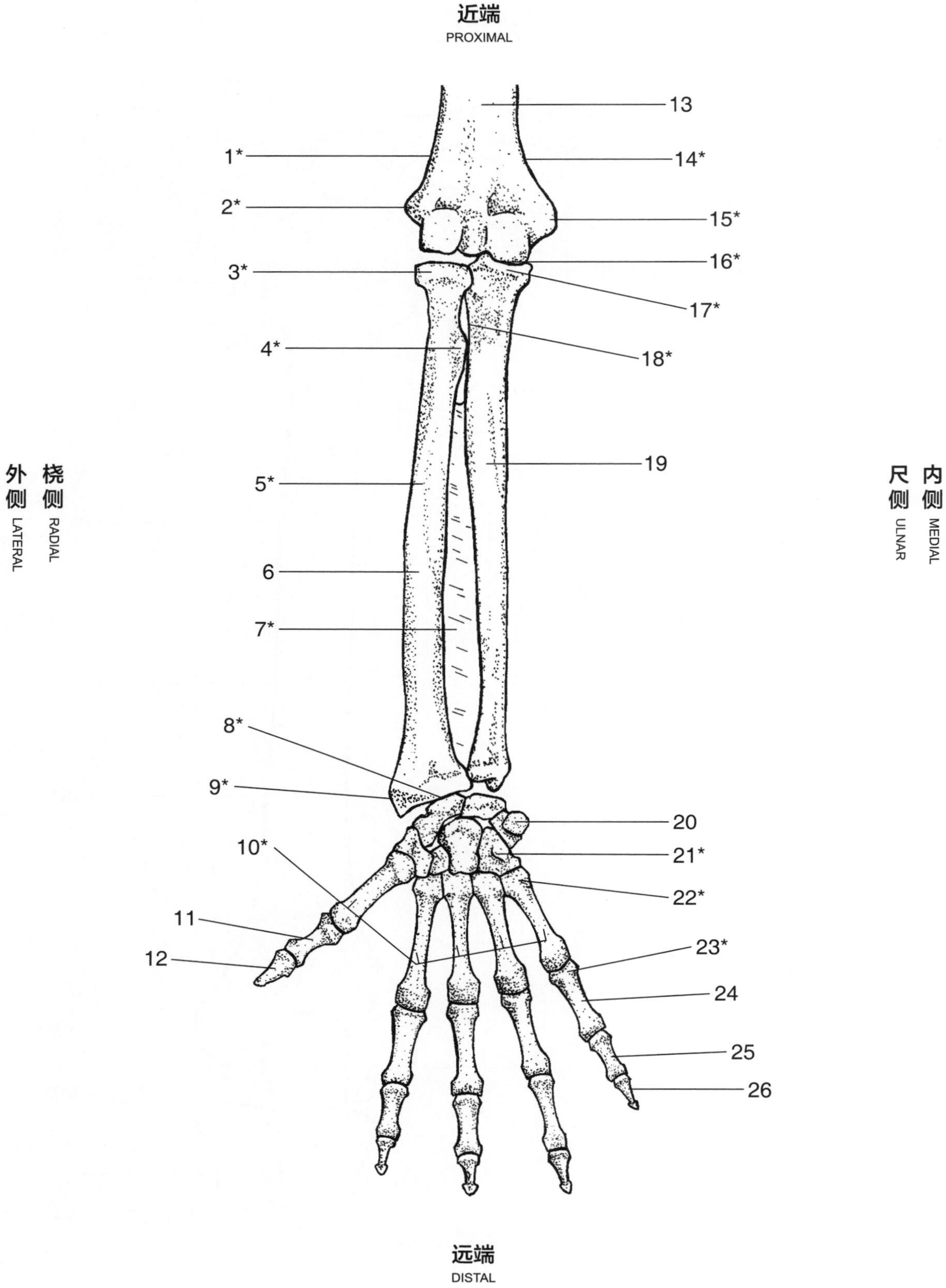
近端
PROXIMAL
13
1*
14*
2*
15*
3*
16*
17*
4*
18*
19
5*
6
7*
8*
9*
20
10*
21*
22*
11
12
23*
24
25
26
外侧
LATERAL
桡侧
RADIAL
尺侧
ULNAR
内侧
MEDIAL
远端
DISTAL

右侧前臂骨骼及骨性标记的后面观

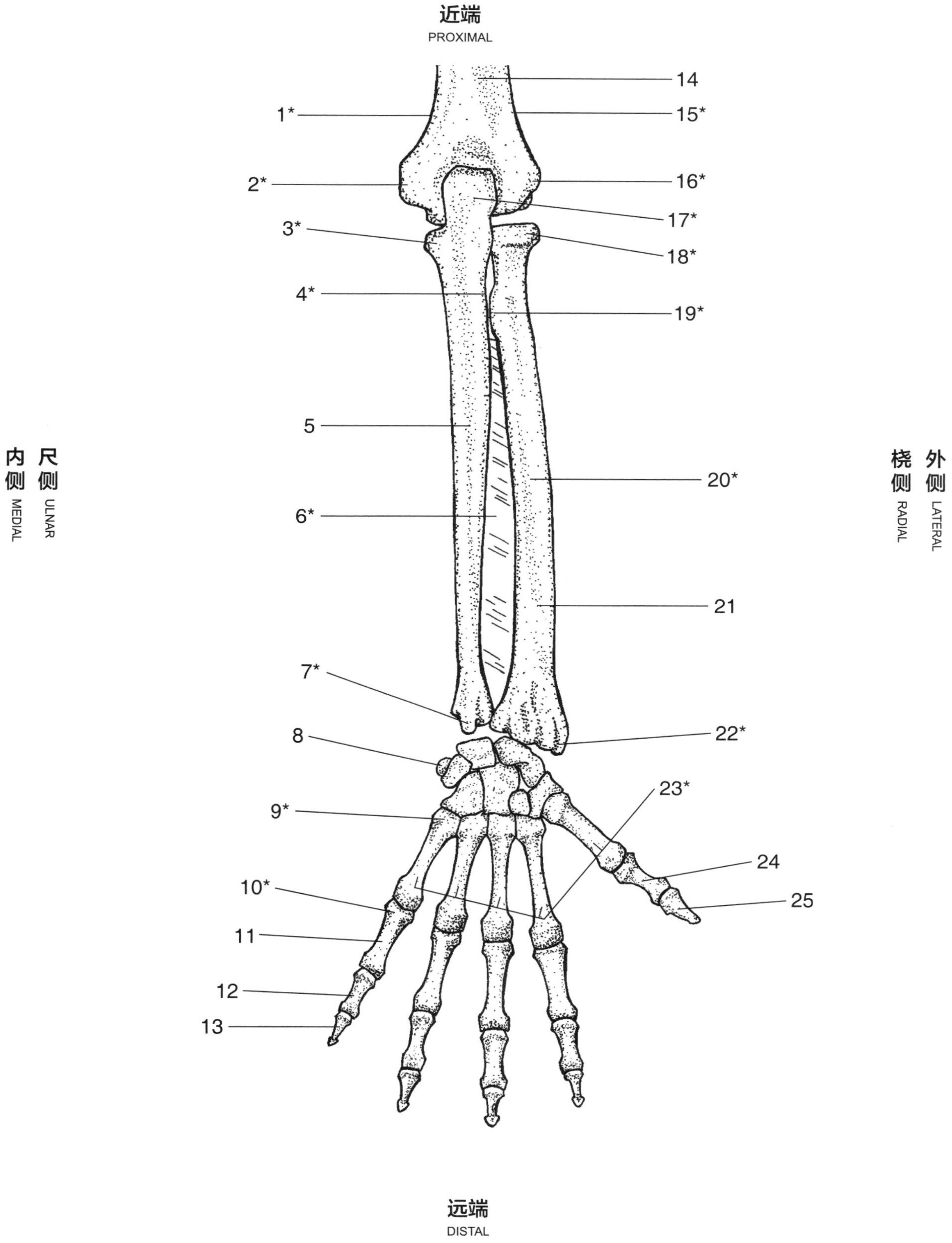
近端
PROXIMAL
14
1*
15*
2*
16*
17*
3*
18*
4*
19*
5
尺侧
ULNAR
内侧
MEDIAL
20*
外侧
LATERAL
桡侧
RADIAL
6*
21
7*
8
22*
23*
9*
24
10*
25
11
12
13
远端
DISTAL

右手骨骼及骨性标记的掌面观

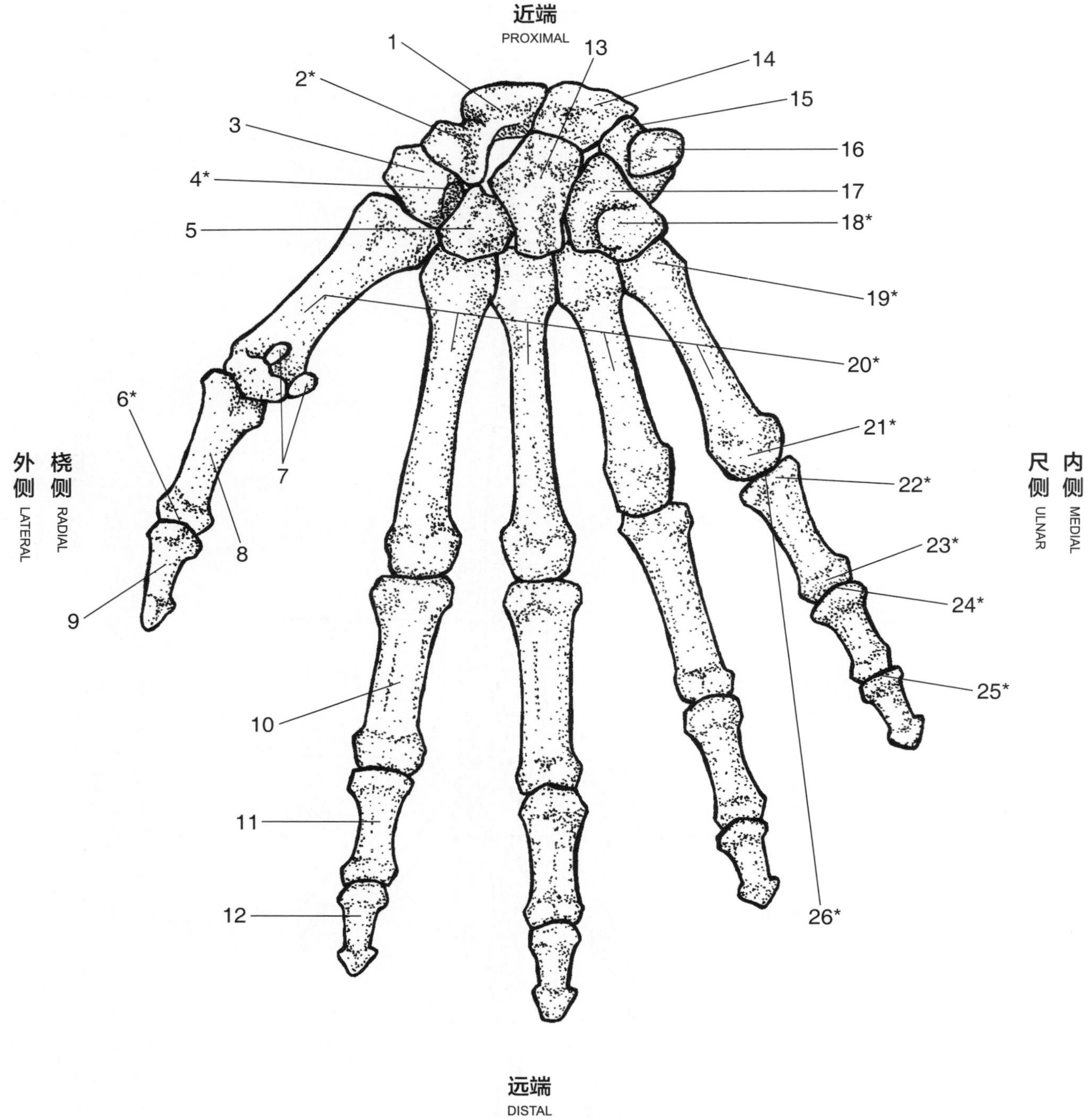
近端
PROXIMAL
1
2*
3
4*
5
6*
7
8
9
10
11
12
13
14
15
16
17
18*
19*
20*
21*
22*
23*
24*
25*
26*
外侧
LATERAL
桡侧
RADIAL
尺侧
ULNAR
内侧
MEDIAL
远端
DISTAL

右手骨骼及骨性标记的背面观

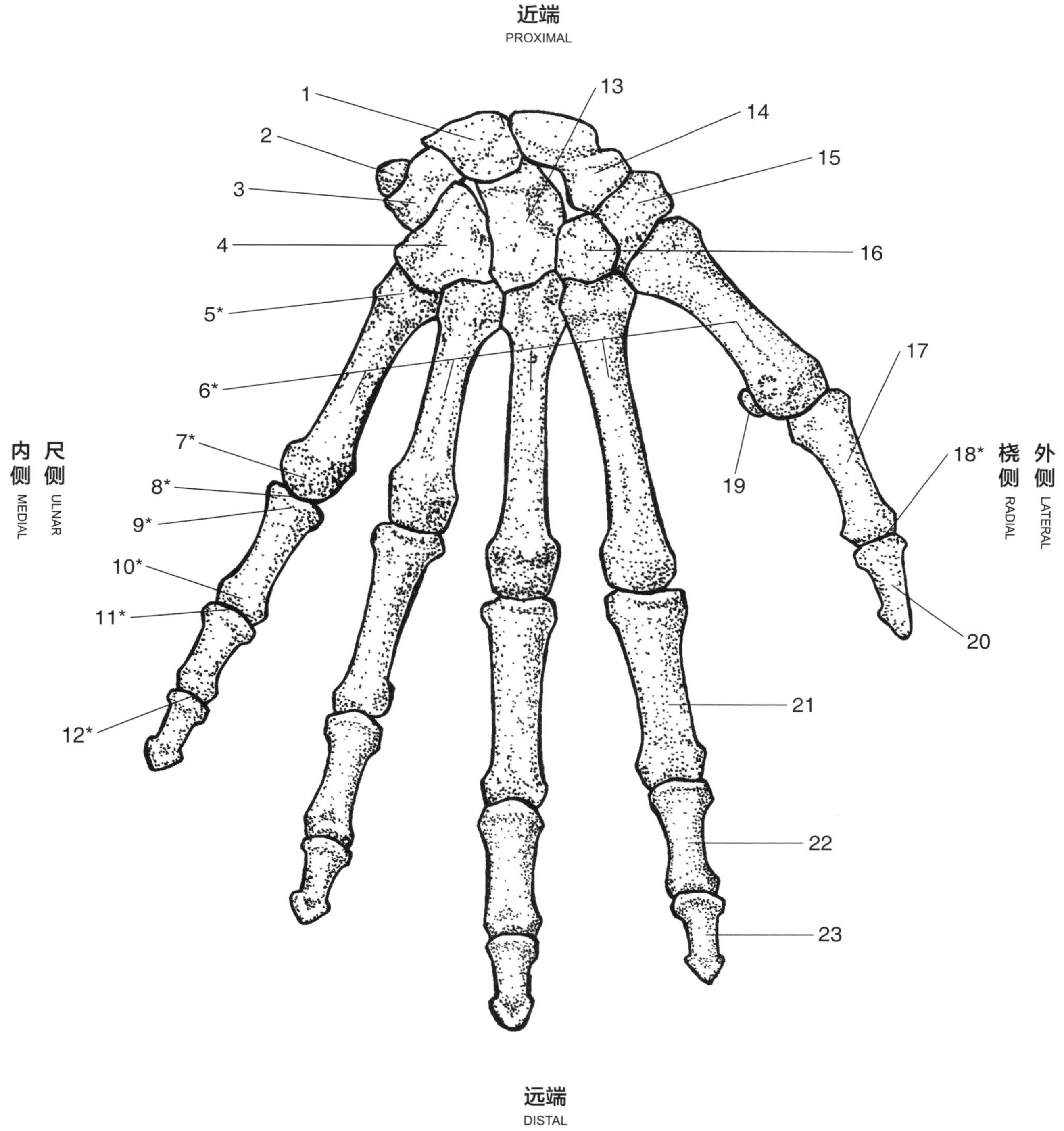
近端
PROXIMAL
远端
DISTAL
内侧
MEDIAL
尺侧
ULNAR
桡侧
RADIAL
外侧
LATERAL
1
2
3
4
5*
6*
7*
8*
9*
10*
11*
12*
13
14
15
16
17
18*
19
20
21
22
23

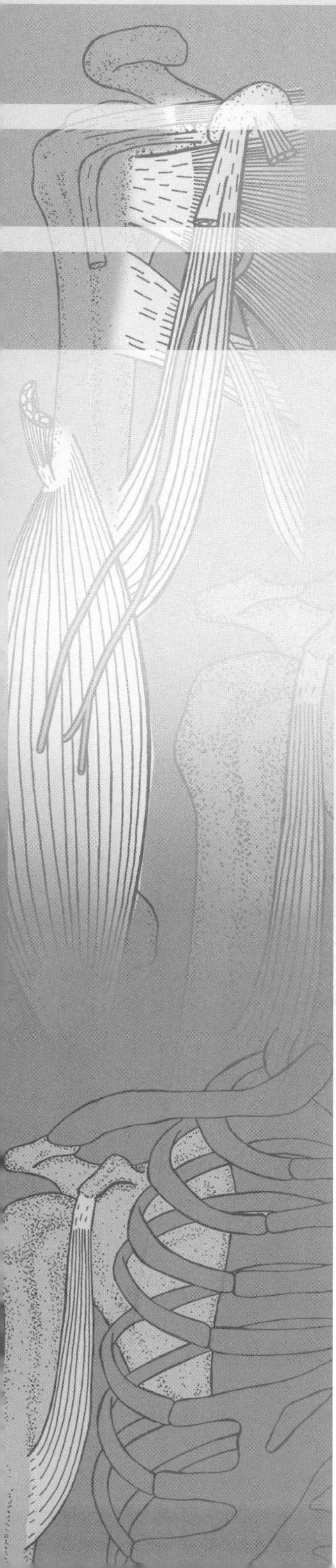

肌肉系统 2

开始探索吧：

头部肌肉

颈部肌肉

躯干部肌肉

盆部肌肉

大腿肌肉

小腿肌肉

足部内在肌肉

肩胛/上臂肌肉

前臂肌肉

手部肌肉

本章中，肌肉附着点均以斜体表示。

肌肉骨骼系统

人体所有运动都离不开肌肉骨骼系统。肌肉骨骼系统包括骨组成的骨骼、骨之间的关节以及牵拉骨以围绕关节运动的肌肉。

骨骼系统

骨骼系统由骨组成，为人体提供了支撑的结构。在组织学层面，骨分为松质骨（海绵骨，spongy bone，正如其名字所示，它有着海绵样的空隙）和密质骨（compact bone，正如其名字所示，它是非常紧密的组织）。肌肉骨骼系统最重要的功能是：骨位于人体各部位内，是人体坚实的杠杆，肌肉可以附着其上。当一块肌肉收缩时，肌肉牵拉一块骨，而这块骨所在的身体部位也将随之移动。骨还可以保护内部器官、作为钙的储存库，骨内部的骨髓可以造血。通常根据骨的形态可以分为四大类，包括：长骨和短骨、扁骨、圆骨（籽骨）及不规则骨。

关节

结构上，关节是两块或多块骨由软组织（结缔组织）相连之处；功能上，关节使运动成为可能。人体关节从结构上分为三类：纤维性关节、软骨关节、滑膜关节。纤维性关节以致密纤维组织相连，软骨关节以软骨组织相连。滑膜关节有最大的活动范围，是唯一有关节腔的关节类型。典型的滑膜关节由双层软组织囊连接两块骨，关节囊外层为纤维层，内层则为滑膜，关节囊腔内含有由滑膜分泌的滑膜液。骨关节面覆盖有软骨，起到缓冲作用。通常根据运动轴的数目对滑膜关节进行分类，包括单轴、双轴、三轴及无轴（nonaxial）的滑膜关节。在关节外（定义为关节囊外），是连接两块骨的韧带，它们限制运动并防止脱位，从而将两块骨对齐。关节外也有肌肉，它们通过肌腱跨过两骨之间的关节而附着于骨上，当肌肉收缩时，使关节发生运动。

肌肉细胞的结构和功能

肌肉由许多细长的肌细胞组成，因此肌细胞也被称为肌纤维，多个肌纤维组成肌束。纤维筋膜结缔组织分别包绕每根肌纤维（肌内膜）、肌束（肌束膜）和整块肌肉（肌外膜）。纤维筋膜延续为肌腱（如果呈扁平状，则被称为腱膜），将肌肉附着于骨上。每根肌纤维都由许多纵向排列的肌原纤维组成，而肌原纤维由首尾相接的肌节组成。每个肌节包含纵向排列的蛋白质细丝：肌动蛋白和肌球蛋白，肌动蛋白丝纤细，肌球蛋白丝粗厚。肌动蛋白丝附着在肌节的边界——Z线上，而肌球蛋白丝则位于肌节中央。当神经系统发来冲动时，传入肌纤维内部的T管，这是促使肌肉收缩的信息，将使储存在肌浆网（内质网）中的钙离子释放进肌浆（细胞质）里。钙离子与肌动蛋白结合，使肌动蛋白上结合肌球蛋白的活性部位暴露出来，形成横桥。肌球蛋白横桥屈曲，从而向肌节中央牵拉肌动蛋白（注意：蛋白丝相向滑动的过程被命名为“肌丝滑行理论”），从而使肌节缩短。肌节缩短使肌原纤维缩短，当足够多肌原纤维缩短后，肌肉也会缩短，从而在肌肉附着点上产生牵拉力。当牵拉力足够大时，肌肉所附着的身体部位就会发生运动。

肌肉的结构和功能基础

一块肌肉通过肌腱与两块骨相连，从而跨越两骨之间的关节（图2-1）。

当一块肌肉收缩时，它倾向于向其中心缩短。如肌肉成功地向心收缩，便会向其附着的两骨施加拉力，并使之互相靠近（图2-2）。

肌肉牵拉骨时，相应身体部位也会发生移动，肌肉便以此种方式使身体部位发生运动。如肌肉收缩缩短时，产生向心性收缩（concentric contraction），则该肌肉被称为“主动肌（mover）”。

值得注意的是，肌肉能否向其中心缩短，还取决于肌肉拉力与所受阻力（移动肌肉所附着的一处或两处身体部位所需要的力）之间的关系。移动身体部位所需的力通常需要克服该部位的重力，当然也会有其他的力参与其中。

当肌肉收缩力小于阻力时，肌肉收缩的同时发生

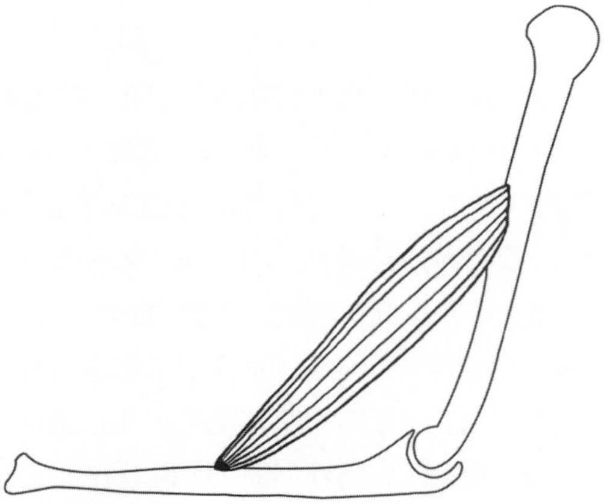

图2-1　肌肉位置如图所示；该肌肉与两块骨相连，并跨越两骨之间的关节

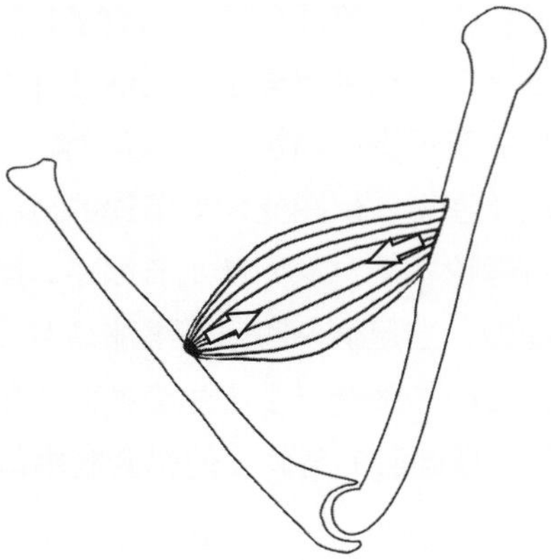

图2-2　图中肌肉收缩缩短（向心性收缩）

延长。此种收缩被称为离心性收缩（eccentric contraction），发生这样离心性收缩的肌肉被称为“拮抗肌（antagonist）”。如果肌肉收缩力等于阻力，肌肉收缩时长度不变。此种收缩被称为等长收缩，发生这样等长收缩的肌肉被称为“固定肌（fixator）”或“稳定肌（stabilizer）”。

当肌肉发生向心性收缩时，会发生什么？

假定肌肉以足够的强度向其中心收缩，可能会发生这样一些情况。我们将肌肉附着的两块骨分别称为“骨A”和“骨B”，可能出现以下3种情况（图2-3）：

1. 骨A被牵拉，向骨B方向运动。
2. 骨B被牵拉，向骨A方向运动。
3. 骨A和骨B被牵拉，从而相向运动。

肌肉以此种方式引起关节活动。为完整描述关节活动，应该表明移动的身体部位及运动发生在哪个关节。例如，肱肌的一个附着点位于上臂的肱骨，而另一个附着点则位于前臂的尺骨。肱肌连接了上臂和前臂，并跨越了位于这两个身体部位之间的肘关节（图2-4）。

当肱肌收缩时，它会试图向其中心缩短，从而对前臂及上臂施加拉力。

第一种情况：肱肌收缩常见的结果是前臂被拉向上臂。因为前臂比上臂轻，因而前臂更可能首先运

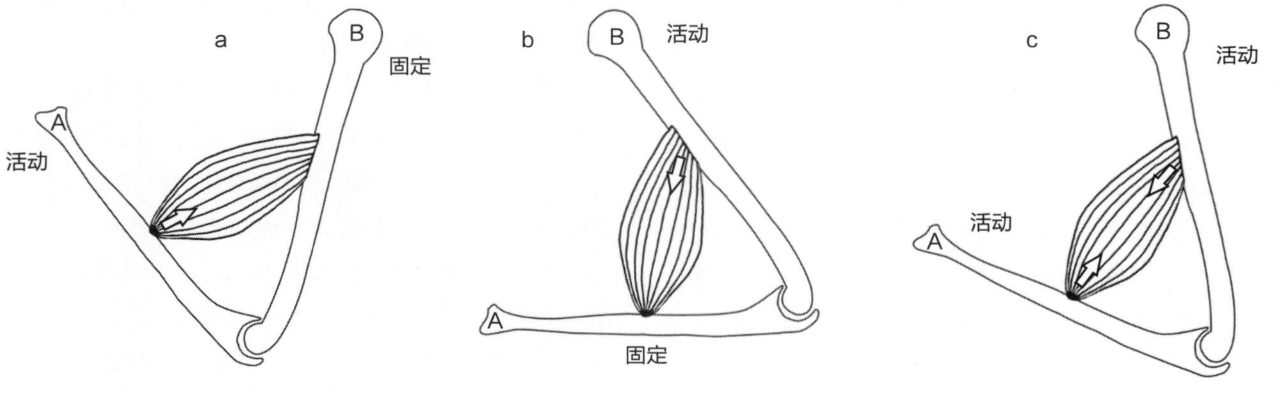

图2-3　肌肉发生向心性收缩时的三种情况
图2-3a中，骨A向骨B运动。
图2-3b中，骨B向骨A运动。
图2-3c中，骨A与骨B相向运动。

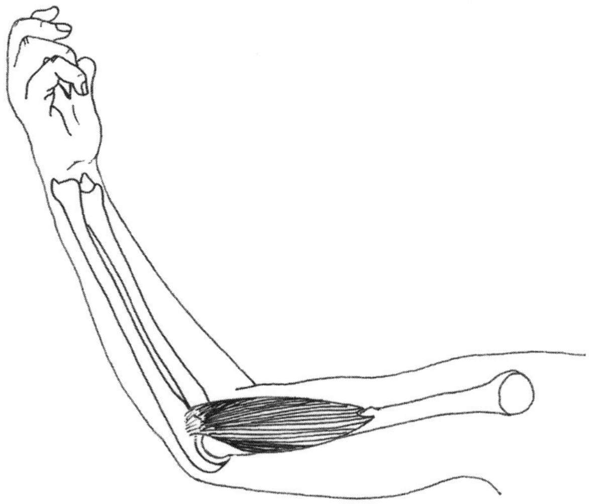

图2-4 右侧肱肌处于静止状态（内侧观）

动。（此外，如果上臂发生运动，则躯干也会发生运动，从而使得上臂更不可能发生运动）。我们称这样的运动为前臂在肘关节处屈曲（图2-5a）。此种情况下，上臂是固定端，而前臂是活动端。

第二种情况：上臂也可能向前臂方向发生运动。如果前臂被固定住，比如手握不可移动物体，上臂就会发生运动，这种运动称为上臂在肘关节处屈曲（图2-5b）。这种情况下，前臂是固定端，而上臂是活动端，因此也被称为“反向运动”。通常作为固定端的上臂，此时成为了活动端，而通常作为活动端的前臂，此时成为了固定端。

第三种情况：肱肌收缩时，对前臂和上臂同时施加拉力。这时会出现两种运动，前臂在肘关节处屈曲以及上臂在肘关节处屈曲（图2-5c）。这种情况下，两块骨都是活动端，而没有固定端。

很重要的是，肱肌并不能有意识去选择哪个附着点会运动，或者两个附着点都发生运动。当肌肉收缩时，它不过是向其中心施加拉力。哪一个附着点会发生运动，取决于其他因素。身体部位的相对重量是最常见的因素，而另外一个常见的决定因素是：中枢神经系统指挥人体另一块肌肉发生收缩。

第二块肌肉收缩时，会固定住主动肌的一个附着点（此时，第二块肌肉被称为“固定肌”或“稳定肌”）。如果一个附着点被固定，则另一个附着点就可能发生运动。

开启学习肌肉的进程

在学习肌肉时，有两个主要方面：肌肉的附着点及其运动。一般而言，应该记忆肌肉的附着点，但肌肉名称有时会含有附着点的信息。比如，“喙肱肌”这一名称告诉我们，这块肌肉的一个附着点是肩胛骨喙突，而另一个附着点则是肱骨。类似的，“颧大肌”这一名称告诉我们，这块肌肉附着在颧骨上，同时还应该有一块肌肉叫作“颧小肌”。

与附着点不同，不需要强记肌肉运动。只要理解了肌肉牵拉附着点以使身体部位运动的简单概念，就可以推理出一块肌肉的运动方式。

五步法学习肌肉

当第一次学习肌肉时，我建议按如下步骤进行学习：

1. 观察肌肉名称，看有没有“免费信息”，可以使你不用强记肌肉附着点及其运动方式。

2. 了解肌肉的大致部位，就可以在自己身体上看到某块肌肉。此时，你只需要知道：（1）这块肌肉跨过了哪个关节，（2）在何处跨过了这个关节，以及（3）它如何跨过这个关节（如肌肉纤维的走行方向）。

3. 通过初步了解肌肉部位，就可以理清肌肉运动方式。

4. 再从头学习（必要时强记）特定的肌肉附着点。

5. 关注这块肌肉与另一块肌肉（及其他软组织结构）的关系。注意如下问题：这块肌肉是表浅还是深在？还有哪些其他的肌肉和软组织结构与这块肌肉相邻？

理清肌肉运动（第3步）

一旦对自己身体上的肌肉位置有了总体了解，就可以开始推理肌肉的运动方式了。最重要的是：肌纤维相对于所跨越关节的方向。

这样做，你就可以看到：肌肉拉力的力线相对于关节的方向。

拉力的力线将决定肌肉运动方式，即肌肉如何使身体部位在关节处发生运动。

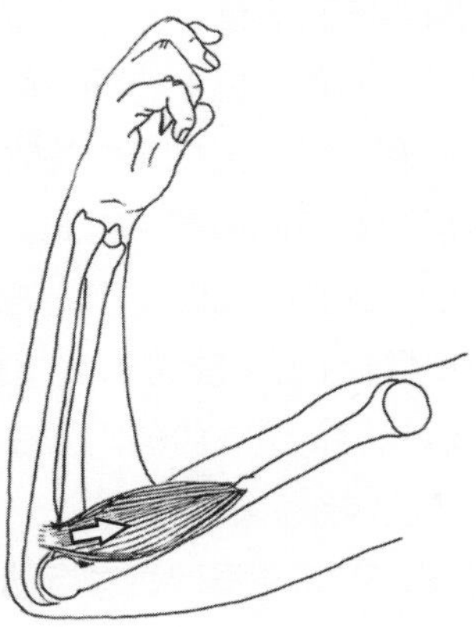

图2-5a　前臂在肘关节处屈曲。上臂是固定端，而前臂向上臂方向运动，是活动端

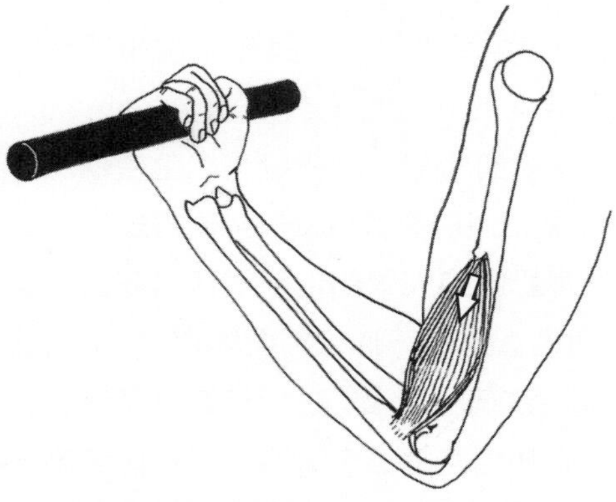

图2-5b　上臂在肘关节处屈曲。前臂是固定端（在图中，手握不可移动的杆），而上臂向前臂方向运动，是活动端

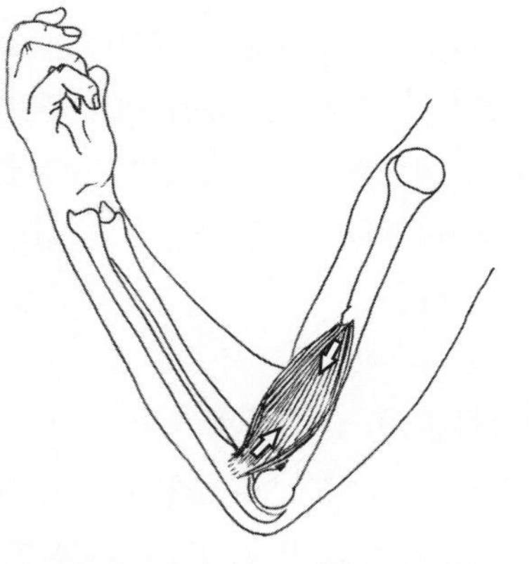

图2-5c　前臂及上臂在肘关节处屈曲。前臂及上臂相向运动，都不是固定端

图2–5　肱肌向心性收缩时可能出现的3种情况

我希望我的学生能按如下步骤问他们自己三个问题：

1. 肌肉跨越了哪个关节?
2. 肌肉在哪里跨越了关节?
3. 肌肉如何跨越了关节?

问题1：肌肉跨越了哪个关节?

我总是建议我的学生把了解“跨越哪个关节”作为理清肌肉运动方式的第一个问题。接下来应用的定理是：如果肌肉跨越了一个关节，那么它就会在这个关节处发生运动。例如，我们知道喙肱肌跨越了肩关节，所以它在肩关节处就会发生运动。

到目前为止，我们可能并不知道喙肱肌准确的运动方式，但至少我们已经知道它会作用于哪个关节。为了理清这些运动方式，我们应该去看接下来两个问题。值得指出的是，这个定理的反命题总体上也是正确的，即：如果肌肉没有跨越某个关节，那么它就不会作用于这个关节。

问题2和3：肌肉在哪里跨越关节?肌肉如何跨越关节?

这两个问题应一同考虑。肌肉跨越关节的位置是指：肌肉是从关节的前方、后方、内侧，还是外侧跨越。将肌肉归入这样宽泛的分类中是有帮助的，因为我们可以用到如下的定理：从关节前方跨越的肌肉通常会使身体部位发生屈曲，而从关节后方跨越的肌肉通常会使身体部位伸直*；从关节外侧跨越的肌肉通常会使身体部位在该关节处外展；从关节内侧跨越的肌肉通常会使身体部位在该关节处内收。肌肉“如何”跨越关节：是指跨越关节的肌纤维与关节是垂直的，还是水平的?

以胸大肌为例来形象说明这个问题。胸大肌有两个部分，锁骨头和胸肋头。在“哪里”跨越关节的问题中，胸大肌的两个头都以相似的方式从前方跨越了肩关节。但这两个头“如何”跨越肩关节，却非常不同。锁骨头肌纤维以垂直的方式跨越肩关节，因此在肩关节处屈曲上臂（因为在矢状面上它将上臂向上提，即屈曲）。而胸肋头则以水平的方式跨越肩关节，因此在肩关节处内收上臂（因为在冠状面上它将上臂拉向内侧，即内收）。

*屈曲基本都是身体部位向前运动，而伸直基本都是身体部位向后运动。但是，从膝关节以远，屈曲是身体部位向后运动，而伸直是身体部位向前运动。

肌纤维水平走行时，对于“如何”跨越关节，还应考虑另一个因素，即肌肉是直接与骨相连，还是包绕之后再与骨相连。那些在横断面上水平走行并包绕骨的肌肉，当其收缩并牵拉附着点时会出现旋转运动。例如，胸大肌胸肋头并不与肱骨直接相连，而是包绕肱骨干后与肱骨结节间沟的外唇相连。当胸肋头牵拉时，使上臂在肩关节处发生内旋（同时也发生内收）。

其实，通过提出三个问题：肌肉跨越了哪个关节？肌肉在哪里跨越了关节？肌肉如何跨越这个关节？我们就可以尝试了解肌纤维相对于关节的走行方向。明确这些问题，就可以画出肌肉相对于关节的拉力线以及肌肉的运动方式，从而将我们从记忆信息的苦海中拯救出来。

功能群法

学习新的肌肉时，最好的方式就是五步法中的第三步。当学习肌肉在“哪里”及“如何”跨越关节这两个问题时，就可以了解到肌纤维走行方向的各个方面。这种推理过程十分可靠，可以指导你推理出肌肉所有的运动方式。但是，当你将此方法用于那些以相同方式跨越相同关节的肌肉时，就会有很多的重复工作而且非常耗时。

因此，当可以非常顺手地应用第三步的方法来学习单块肌肉运动方式时，就可将这种方法应用于更大的尺度上，即理解跨越关节的肌肉功能群。例如，通过第三步的问题不仅可以来理解肱肌在肘关节处屈曲前臂，还可以理解肱二头肌、旋前圆肌、桡侧腕屈肌、掌长肌等等在肘关节处屈曲前臂。这是了解肌肉功能群的一种更简单、更精妙的方法。也就是在更大的图景下，研究从前方跨越肘关节并屈曲前臂的所有肌肉。用这样的眼光审视人体，当你遇到另一块从前方跨越肘关节的肌肉时，就可以将其自动归入屈前臂肌群。

对于人体的每个关节，都可以研究肌肉群。在前面的例子中，因肘关节仅为单纯的单轴滑车关节，所以它很简单，只有前方屈肌群和后方伸肌群两个功能群。

对于肩关节和髋关节这样的三轴关节，就会有更多的功能群（屈肌群、伸肌群、外展肌群、内收肌群、内旋肌群、外旋肌群），但理念是一样的。当建立起这样的理念后，学习人体肌肉运动方式将变得极为精简。

反向运动

请记住肌肉可能发生反向运动，本书中没有特别列明。在《肌肉系统手册（第三版）》（Elsevier，2010）第三章中，举出了相关的例子。

以视觉与动觉练习来学习肌肉运动的方法

橡胶圈练习

有一种很好的学习肌肉运动的方法，将一个大的有颜色的橡胶圈（或鞋带、丝线）放到自己或同伴的身体与所学肌肉对应的位置上，将橡胶圈的两端固定在肌肉的两个附着点上，确认橡胶圈的走行方向与肌纤维的方向一致。如果没有不舒服，可以将橡胶圈（或鞋带）绕在或系在肌肉附着点对应的部位上。

当橡胶圈就位后，向其中心牵拉一端，就可以看到肌肉对于相应部位附着点的作用。将这一端复位后，向其中心牵拉另一端，就可以看到肌肉对于其他部位附着点的作用。

将橡胶圈放到自己或同伴身体上时，就在模拟肌纤维跨越关节的方向。而向其中心牵拉橡胶圈两端时，就在模拟肌肉相对所跨越关节的拉力线。而最终发生的运动就是肌肉可能的运动方式。通过这种练习，既可以看到、也可以体验到肌肉运动。

可以用这种练习来学习所有的肌肉运动，特别是有助于明确那些不太容易被可视化的运动，如旋转运动。

注意：我更推荐使用大的彩色橡胶带，而非鞋带或丝线，因为当拉伸橡胶带并将其置于肌肉对应位置时，它天然的弹性会对附着点产生拉力，从而很好的模拟了肌肉收缩时对附着点的拉力。你的同伴握住橡胶圈一端，而你握住另一端，就可以空出一只手将“附着点”牵向中心。

警示：当使用橡胶圈时，注意不要松手，以免橡胶圈弹到自己或同伴。因此在脸部附近练习时，更推荐使用鞋带而不是橡胶圈。

头部前面观

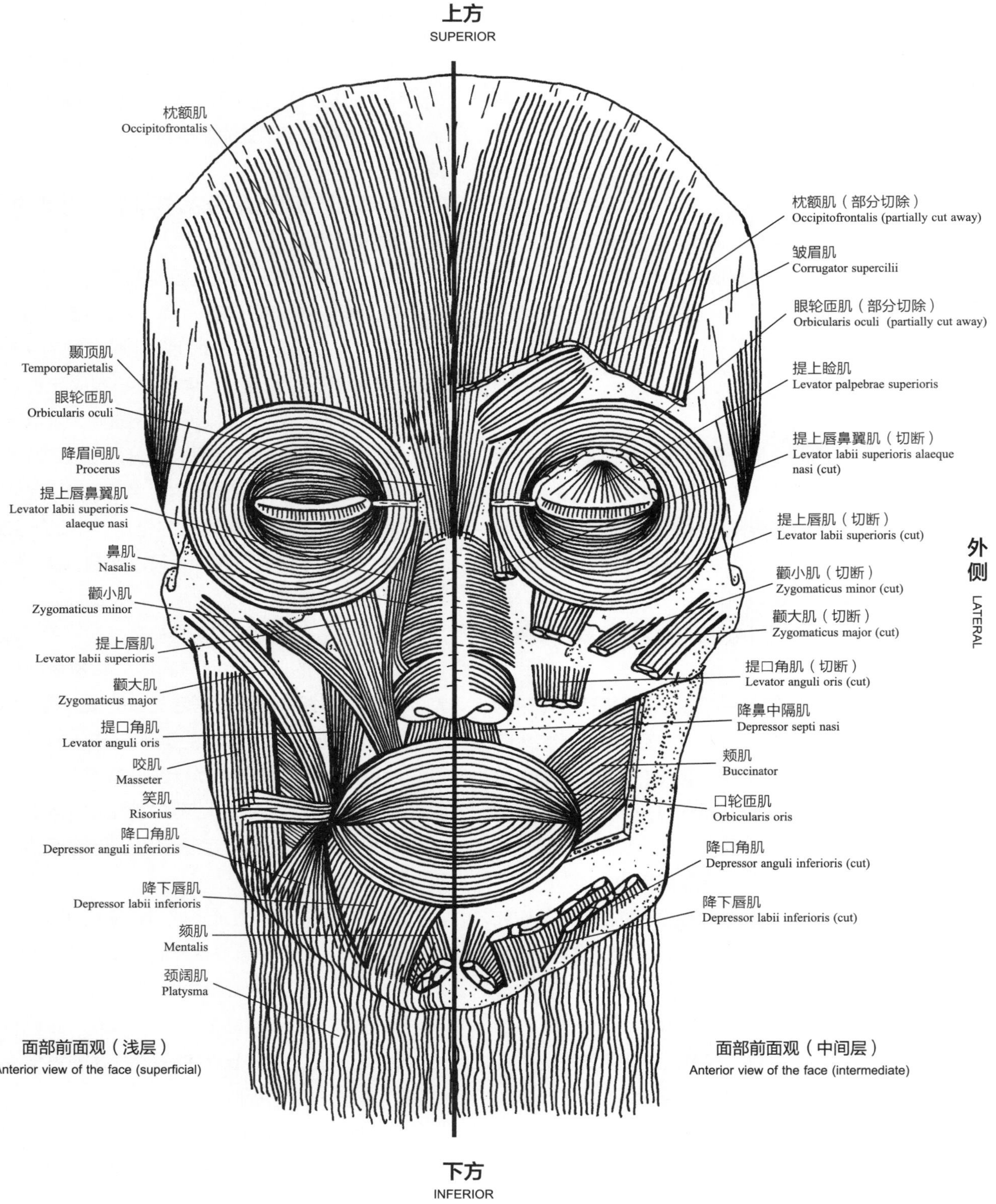
上方
SUPERIOR
枕额肌
Occipitofrontalis
颞顶肌
Temporoparietalis
眼轮匝肌
Orbicularis oculi
降眉间肌
Procerus
提上唇鼻翼肌
Levator labii superioris alaeque nasi
外侧
LATERAL
鼻肌
Nasalis
颧小肌
Zygomaticus minor
提上唇肌
Levator labii superioris
颧大肌
Zygomaticus major
提口角肌
Levator anguli oris
咬肌
Masseter
笑肌
Risorius
降口角肌
Depressor anguli inferioris
降下唇肌
Depressor labii inferioris
颏肌
Mentalis
颈阔肌
Platysma
枕额肌（部分切除）
Occipitofrontalis (partially cut away)
皱眉肌
Corrugator supercilii
眼轮匝肌（部分切除）
Orbicularis oculi (partially cut away)
提上睑肌
Levator palpebrae superioris
提上唇鼻翼肌（切断）
Levator labii superioris alaeque nasi (cut)
提上唇肌（切断）
Levator labii superioris (cut)
外侧
LATERAL
颧小肌（切断）
Zygomaticus minor (cut)
颧大肌（切断）
Zygomaticus major (cut)
提口角肌（切断）
Levator anguli oris (cut)
降鼻中隔肌
Depressor septi nasi
颊肌
Buccinator
口轮匝肌
Orbicularis oris
降口角肌
Depressor anguli inferioris (cut)
降下唇肌
Depressor labii inferioris (cut)
下方
INFERIOR

面部前面观（浅层）
Anterior view of the face (superficial)

面部前面观（中间层）
Anterior view of the face (intermediate)

头部侧面观

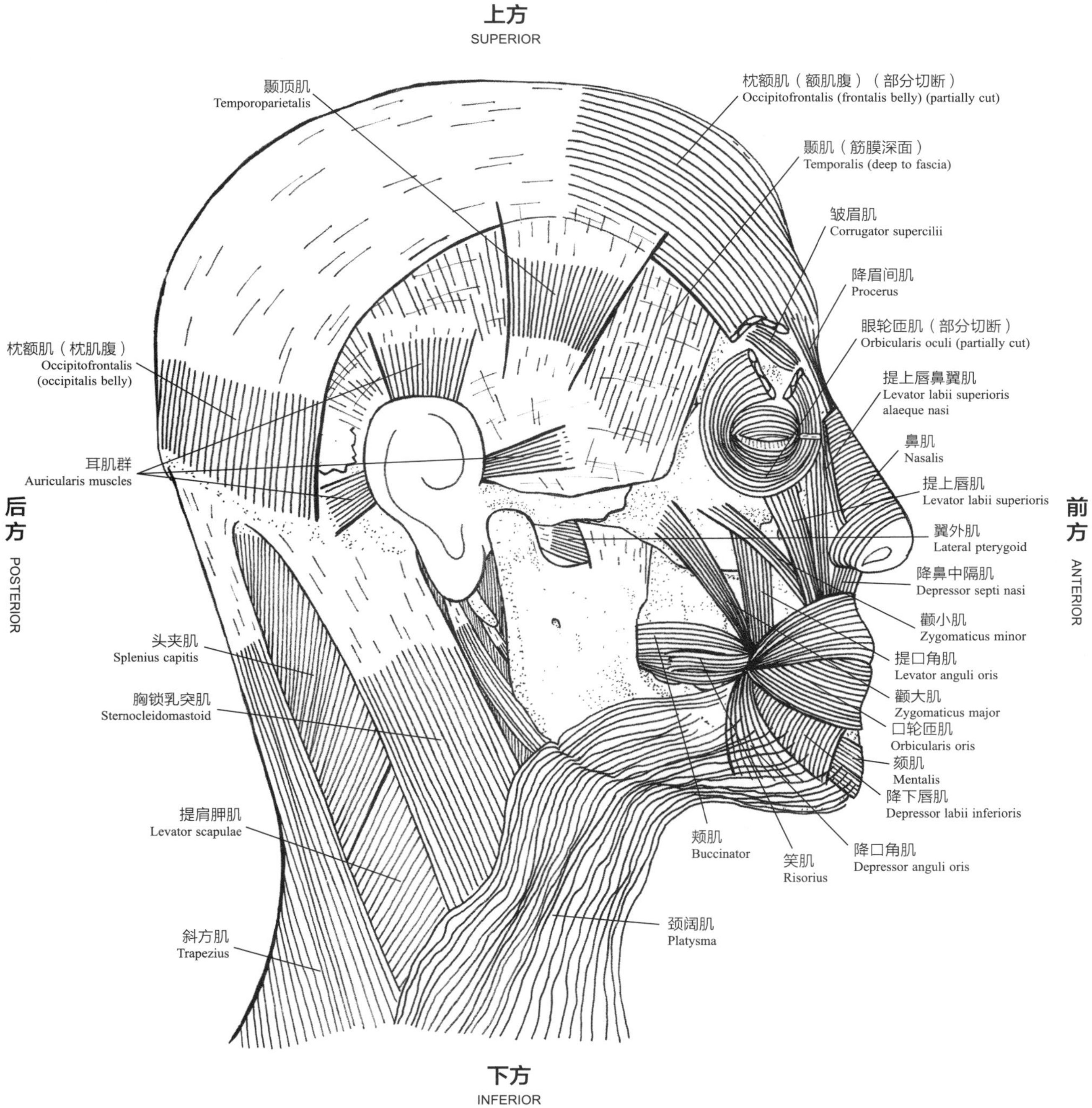
上方
SUPERIOR
颞顶肌
Temporoparietalis
枕额肌（额肌腹）（部分切断）
Occipitofrontalis (frontalis belly) (partially cut)
颞肌（筋膜深面）
Temporalis (deep to fascia)
皱眉肌
Corrugator supercilii
降眉间肌
Procerus
眼轮匝肌（部分切断）
Orbicularis oculi (partially cut)
提上唇鼻翼肌
Levator labii superioris alaeque nasi
鼻肌
Nasalis
提上唇肌
Levator labii superioris
前方
ANTERIOR
翼外肌
Lateral pterygoid
降鼻中隔肌
Depressor septi nasi
颧小肌
Zygomaticus minor
提口角肌
Levator anguli oris
颧大肌
Zygomaticus major
口轮匝肌
Orbicularis oris
颏肌
Mentalis
降下唇肌
Depressor labii inferioris
降口角肌
Depressor anguli oris
笑肌
Risorius
颊肌
Buccinator
颈阔肌
Platysma
枕额肌（枕肌腹）
Occipitofrontalis (occipitalis belly)
耳肌群
Auricularis muscles
后方
POSTERIOR
头夹肌
Splenius capitis
胸锁乳突肌
Sternocleidomastoid
提肩胛肌
Levator scapulae
斜方肌
Trapezius
下方
INFERIOR

枕额肌（OCCIPITOFRONTALIS）
（颅顶肌的一部分）

ok-**sip**-i-to-fron-**ta**-lis

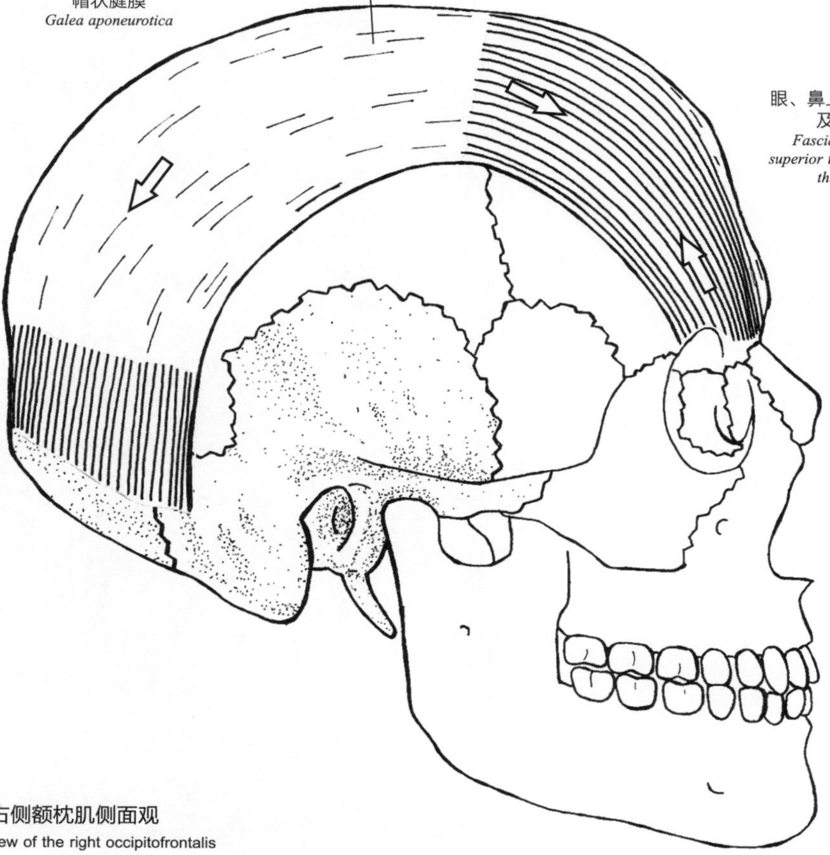

帽状腱膜
Galea aponeurotica
帽状腱膜
Galea aponeurotica
眼、鼻上方的筋膜及皮肤
Fascia and skin superior to the eye and the nose
枕骨及颞骨
Occipital bone and the temporal bone

右侧额枕肌侧面观
Lateral view of the right occipitofrontalis

功能

- 将头皮牵向后方（枕肌）
- 将头皮牵向前方（额肌）
- 上提眉毛（额肌）

神经支配

- 面神经（CN Ⅶ）

动脉血供

- 枕肌：枕动脉及耳后动脉
- 额肌：眶上动脉及眼动脉滑车上支

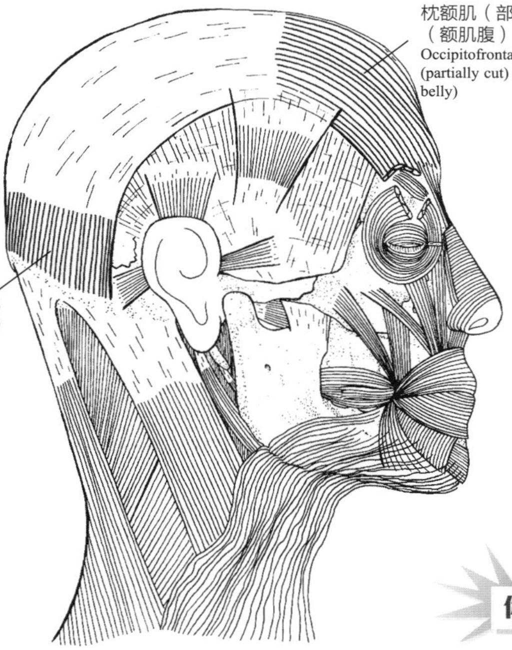
枕额肌（部分切断）
（额肌腹）
Occipitofrontalis
(partially cut) (frontalis
belly)
枕额肌（枕肌腹）
Occipitofrontalis
(occipitalis belly)

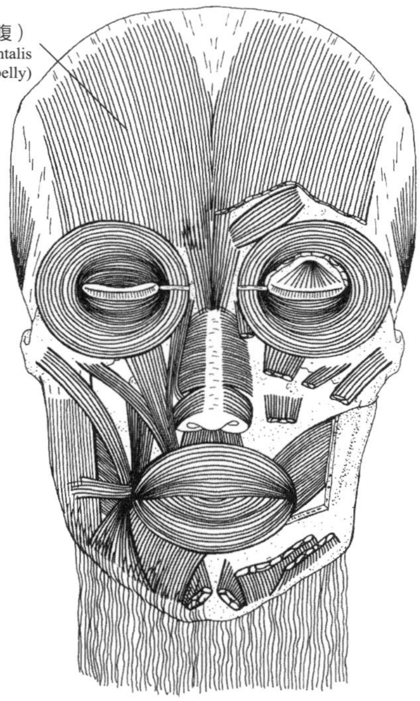
枕额肌（额肌腹）
Occipitofrontalis
(frontalis belly)

你知道吗?

枕额肌经常与紧张性头痛相关。

颞顶肌（TEMPOROPARIETALIS）
（颅顶肌的一部分）

tem-po-ro-pa-**ri**-i-**tal**-is

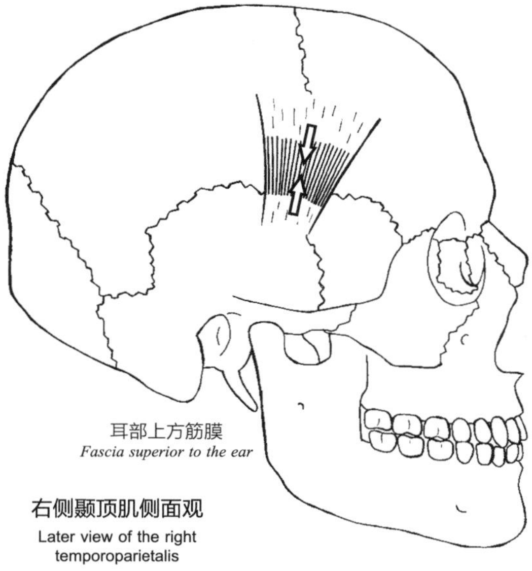
帽状腱膜外侧缘
Lateral border of the Galea aponeurotica
耳部上方筋膜
Fascia superior to the ear

右侧颞顶肌侧面观
Later view of the right temporoparietalis

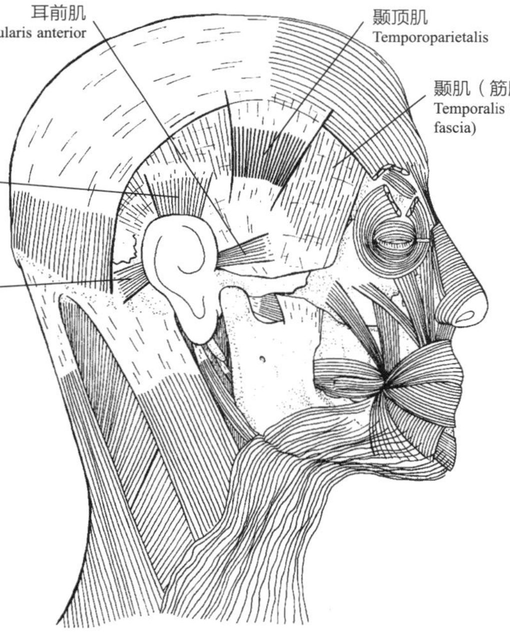
耳前肌
Auricularis anterior
颞顶肌
Temporoparietalis
颞肌（筋膜深面）
Temporalis (deep to fascia)
耳上肌
Auricularis superior
耳后肌
Auricularis posterior

功能
- 上提耳部
- 拉紧头皮

神经支配
- 面神经（CN Ⅶ）

动脉血供
- 颞浅、耳后动脉

你知道吗?

颞顶肌在颞肌的浅面。

耳前、耳上、耳后肌

（AURICULARIS ANTERIOR, SUPERIOR, AND POSTERIOR）

aw-**rik**-u-la-ris an-**tee**-ri-or, sue-**pee**-ri-or, pos-**tee**-ri-or

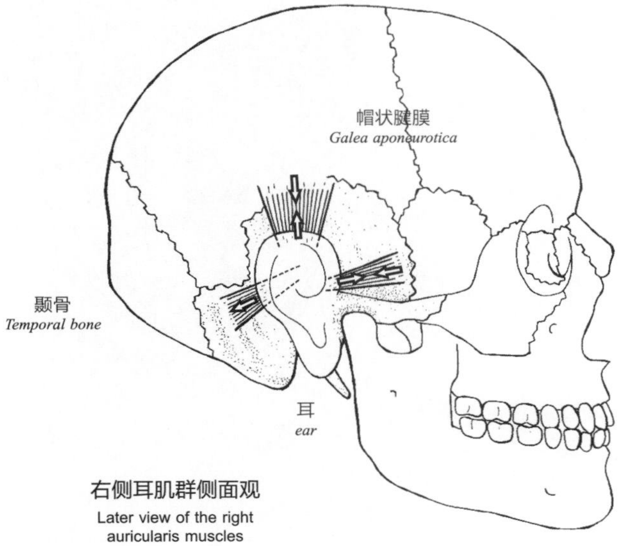
帽状腱膜
Galea aponeurotica
颞骨
Temporal bone
耳
ear

右侧耳肌群侧面观

Later view of the right auricularis muscles

功能

- 向前牵拉耳部（耳前肌）
- 上提耳部（耳上肌）
- 向后牵拉耳部（耳后肌）
- 拉紧头皮并使头皮运动（耳前、耳上肌）

神经支配

- 面神经（CN Ⅶ）

动脉血供

- 颞浅、耳后动脉

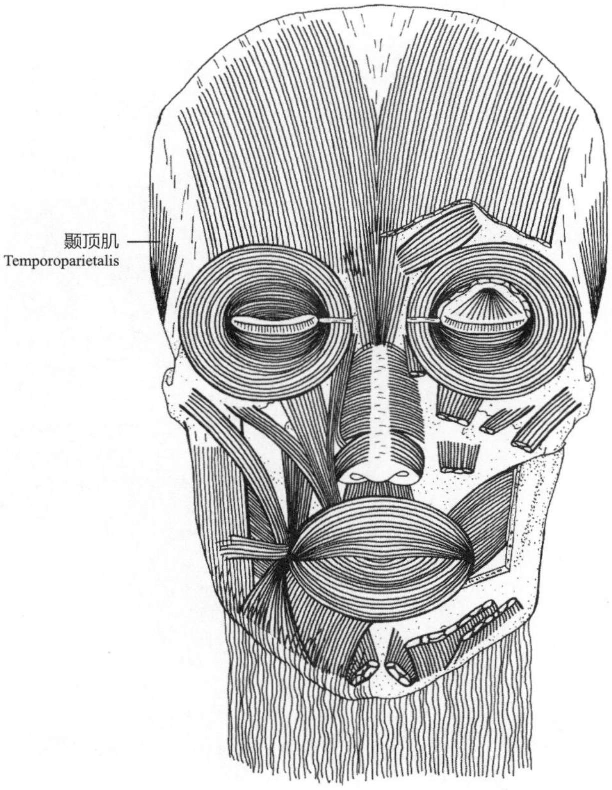
颞顶肌
Temporoparietalis

你知道吗?

耳肌群使耳部的运动很大程度上已经退化，而且在很多人中是没有功能的。

眼轮匝肌（ORIBICULARIS OCULI）

or-**bik**-you-la-ris **ok**-you-lie

功能

- 闭眼、眯眼（眶部）
- 下拉上眼睑（睑部）

神经支配

- 面神经（CN Ⅶ）

动脉血供

- 面动脉、颞浅动脉分支

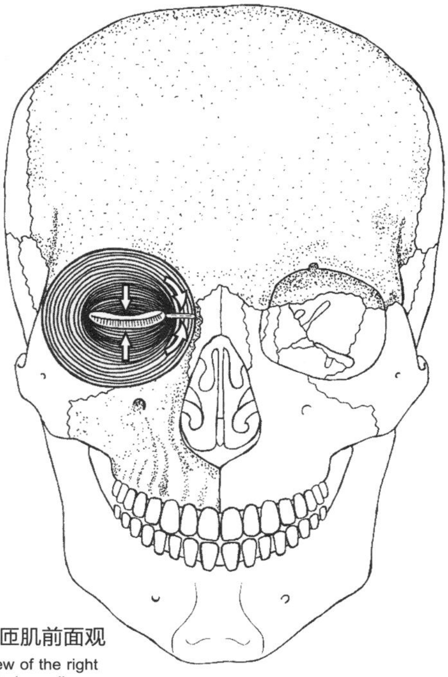
眼轮匝肌环绕眼部
The orbicularis oculi encircling the eye

右侧眼轮匝肌前面观
Anterior view of the right orbicularis oculi

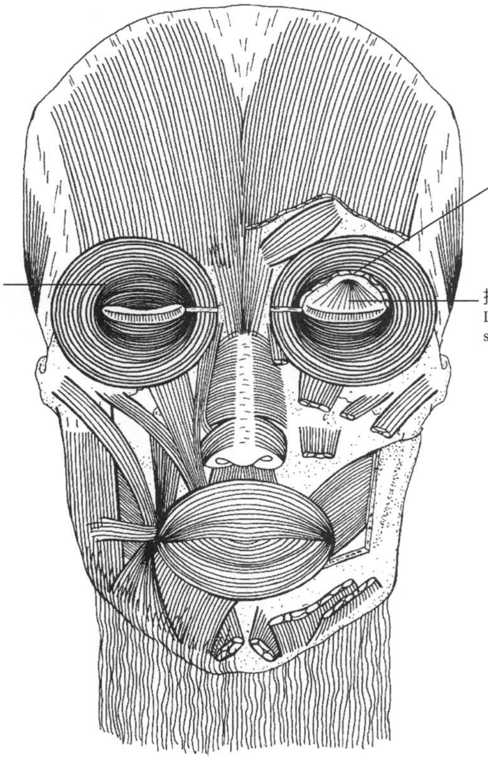
眼轮匝肌（部分切除）
Orbicularis oculi (partially cut away)
眼轮匝肌
Orbicularis oculi
提上睑肌
Levator palpebrae superiors

你知道吗？

眼轮匝肌眼睑部既受意识支配来随意眨眼，又受无意识支配来非随意眨眼（保护眼睛免受可能伤害的反射的一部分）。

提上睑肌（LEVATOR PALPEBRAE SUPERIORS）

le-vay-tor pal-**pee**-bree su-**pee**-ri-**or**-is

功能

- 上提上眼睑

神经支配

- 动眼神经（CN Ⅲ）

动脉血供

- 眼动脉

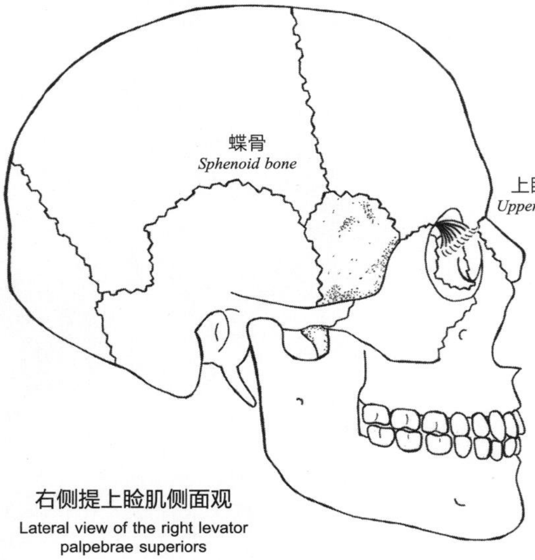
蝶骨
Sphenoid bone
上眼睑
Upper eyelid

右侧提上睑肌侧面观

Lateral view of the right levator palpebrae superiors

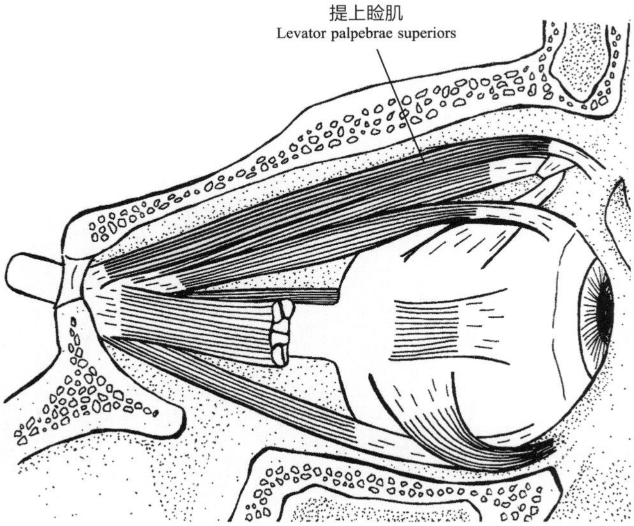
提上睑肌
Levator palpebrae superiors

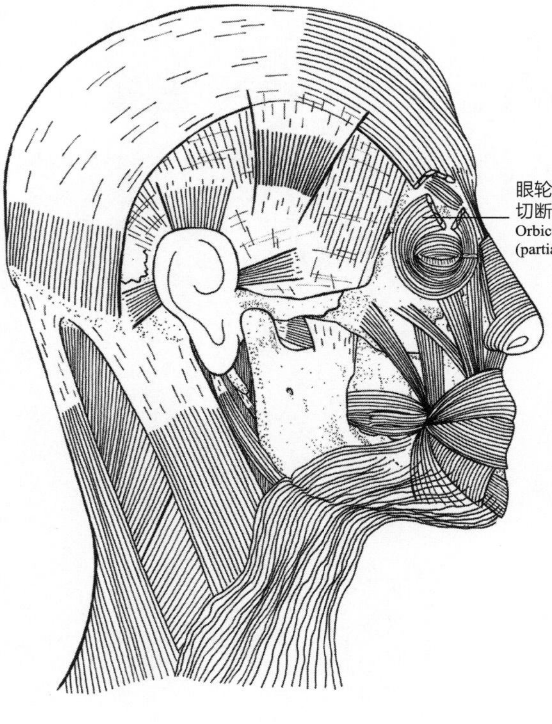
眼轮匝肌（部分切断）
Orbicularis oculi (partially cut)

你知道吗?

提上睑肌位于眼眶和上眼睑内。

皱眉肌（CORRUGATOR SUPERCILII）

kor-u-gay-tor su-per-**sil**-i-eye

功能

- 向内下方牵拉眉毛

神经支配

- 面神经（CN Ⅶ）

动脉血供

- 滑车上、眶上动脉

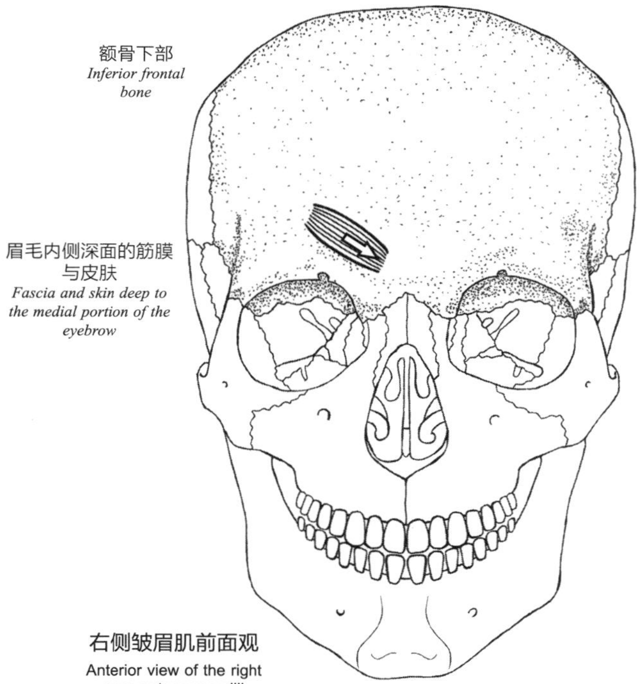
额骨下部
Inferior frontal bone
眉毛内侧深面的筋膜与皮肤
Fascia and skin deep to the medial portion of the eyebrow

右侧皱眉肌前面观
Anterior view of the right corrugator supercilii

降眉间肌（PROCERUS）

pro-**se**-rus

功能

- 向下牵拉眉毛内侧

神经支配

- 面神经（CN Ⅶ）

动脉血供

- 面动脉

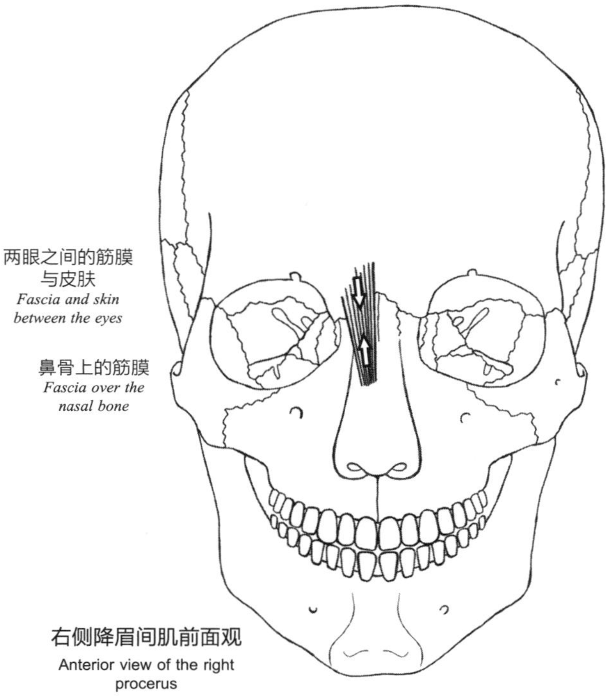
两眼之间的筋膜与皮肤
Fascia and skin between the eyes
鼻骨上的筋膜
Fascia over the nasal bone

右侧降眉间肌前面观
Anterior view of the right procerus

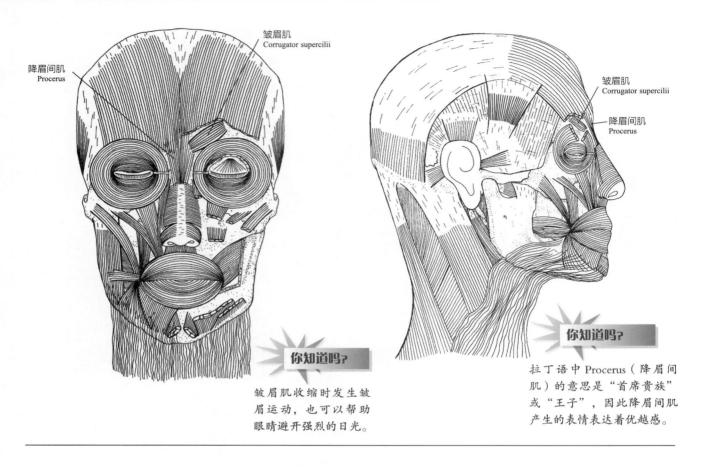

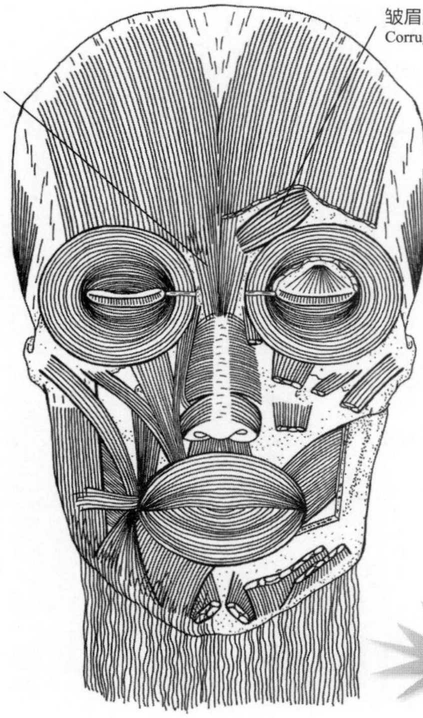
皱眉肌
Corrugator supercilii
降眉间肌
Procerus

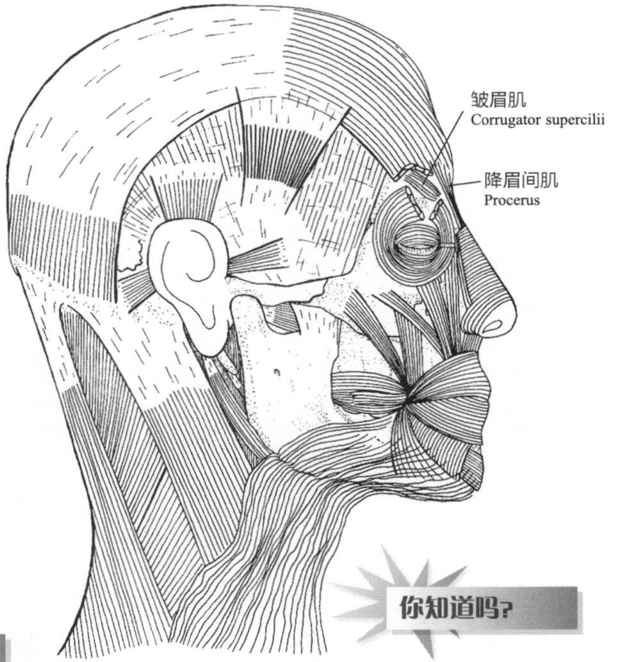
皱眉肌
Corrugator supercilii
降眉间肌
Procerus

你知道吗?

皱眉肌收缩时发生皱眉运动，也可以帮助眼睛避开强烈的日光。

你知道吗?

拉丁语中 Procerus（降眉间肌）的意思是“首席贵族”或“王子”，因此降眉间肌产生的表情表达着优越感。

鼻肌（NASALIS）

nay-**sa**-lis

功能

- 张大鼻孔（鼻翼部）
- 缩小鼻孔（水平部）

神经支配

- 面神经（CN Ⅶ）

动脉血供

- 面动脉

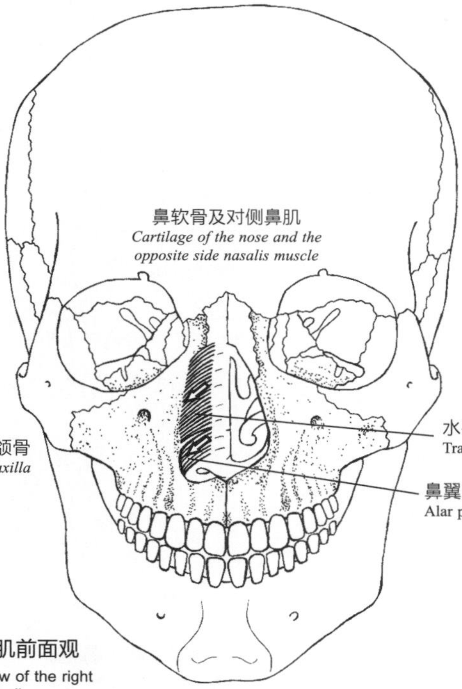
鼻软骨及对侧鼻肌
Cartilage of the nose and the opposite side nasalis muscle
水平部
Transverse part
上颌骨
Maxilla
鼻翼部
Alar part

右侧鼻肌前面观

Anterior view of the right nasalis

降鼻中隔肌（DEPRESSOR SEPTI NASI）

dee-**pres**-or **sep**-ti **nay**-zi

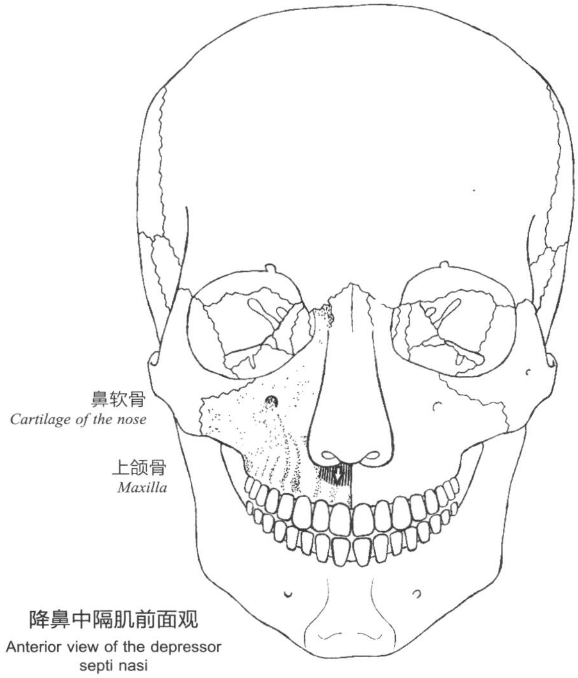
鼻软骨
Cartilage of the nose
上颌骨
Maxilla

降鼻中隔肌前面观
Anterior view of the depressor septi nasi

功能

- 收缩鼻孔

神经支配

- 面神经（CN Ⅶ）

动脉血供

- 面动脉

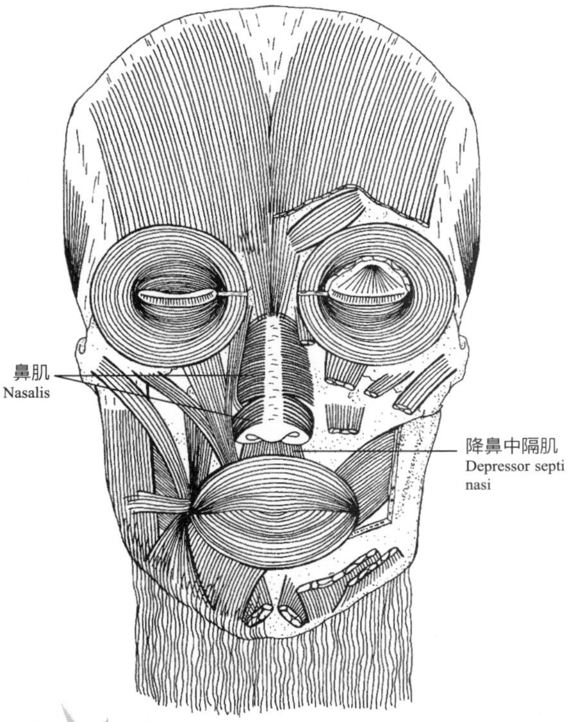
鼻肌
Nasalis
降鼻中隔肌
Depressor septi nasi

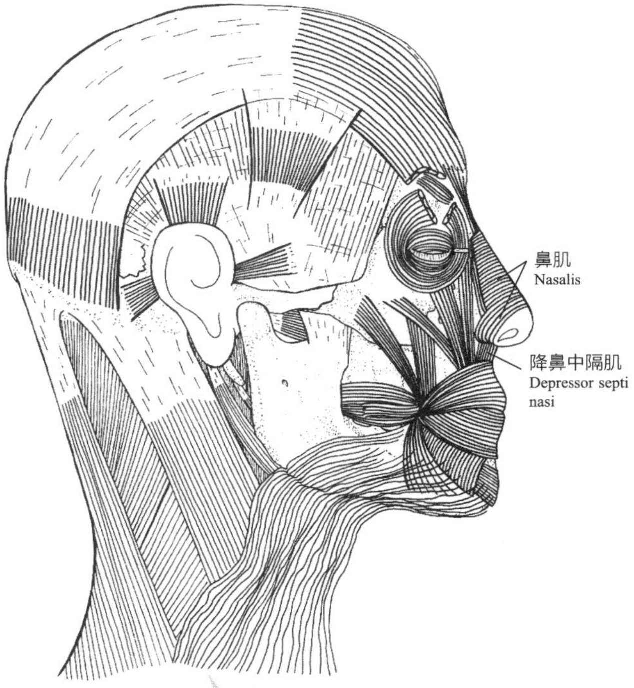
鼻肌
Nasalis
降鼻中隔肌
Depressor septi nasi

你知道吗?

鼻肌张大鼻孔的动作扩大了呼吸孔径，而在表达情绪中也很重要。

你知道吗?

降鼻中隔肌缩小鼻孔的动作减小了呼吸孔径，也可以参与表达情绪。

提上唇鼻翼肌（LEVATOR LABII SUPERIORIS ALAEQUE NASI）

le-**vay**-tor **lay**-be-eye soo-**pee**-ri-o-ris a-**lee**-kwe **nay**-si

功能

- 上提上唇
- 张大鼻孔
- 外翻上唇

神经支配

- 面神经（CN Ⅶ）

动脉血供

- 眶下动脉

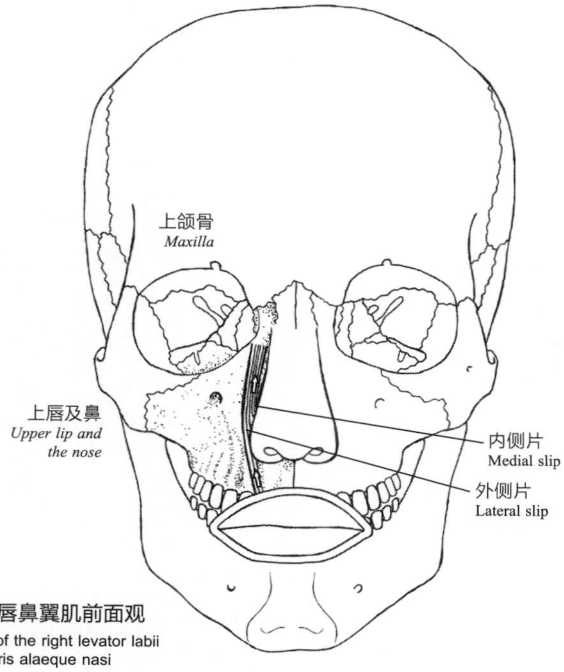
上颌骨
Maxilla
上唇及鼻
Upper lip and the nose
内侧片
Medial slip
外侧片
Lateral slip

右侧提上唇鼻翼肌前面观
Anterior view of the right levator labii superioris alaeque nasi

提上唇肌（LEVATOR LABII SUPERIORIS）

le-**vay**-tor **lay**-be-eye soo-**pee**-ri-**o**-ris

功能

- 上提上唇
- 外翻上唇

神经支配

- 面神经（CN Ⅶ）

动脉血供

- 面动脉

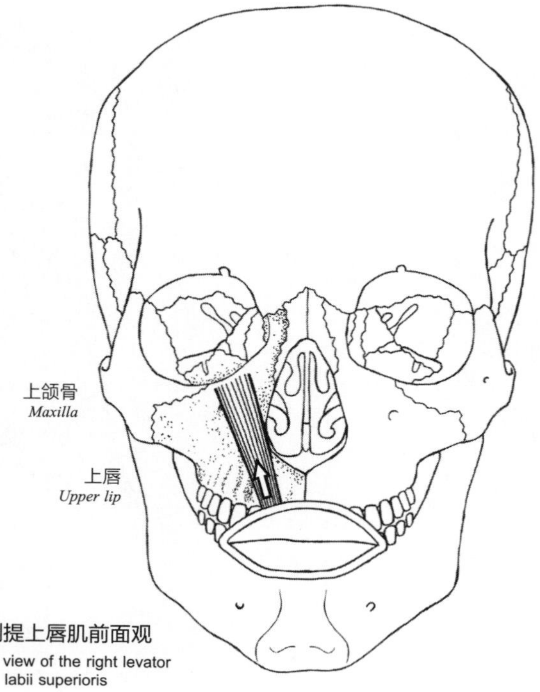
上颌骨
Maxilla
上唇
Upper lip

右侧提上唇肌前面观
Anterior view of the right levator labii superioris

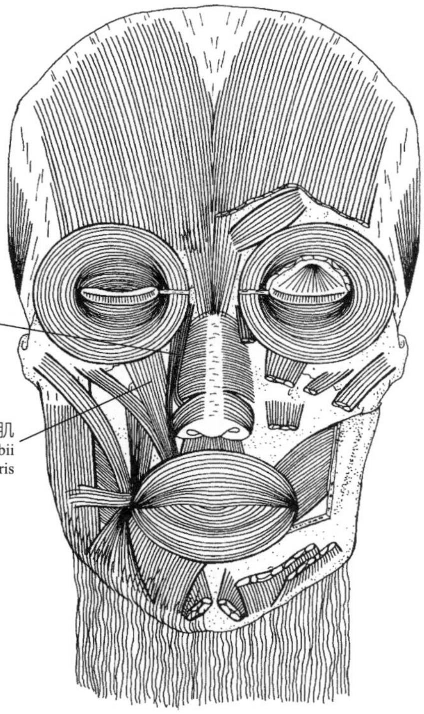

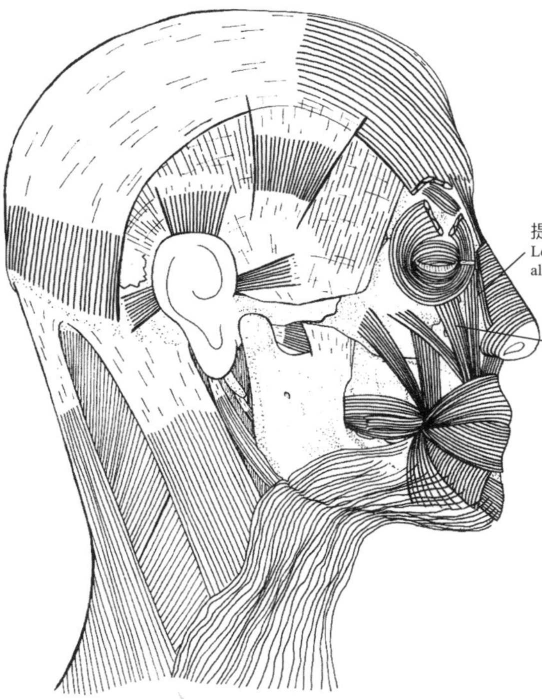

你知道吗？

提上唇鼻翼肌是一块面部表情肌，顾名思义，它可以使口部和鼻部都能发生运动。

你知道吗？

提上唇肌收缩时将上提上唇，可以显露出上面一排牙齿。这个运动可以参与很多种面部表情。

颧小肌（ZYGOMATICUS MINOR）

zi-go-**mat**-ik-us **my**-nor

功能

- 上提上唇
- 外翻上唇

神经支配

- 面神经（CN Ⅶ）

动脉血供

- 面动脉

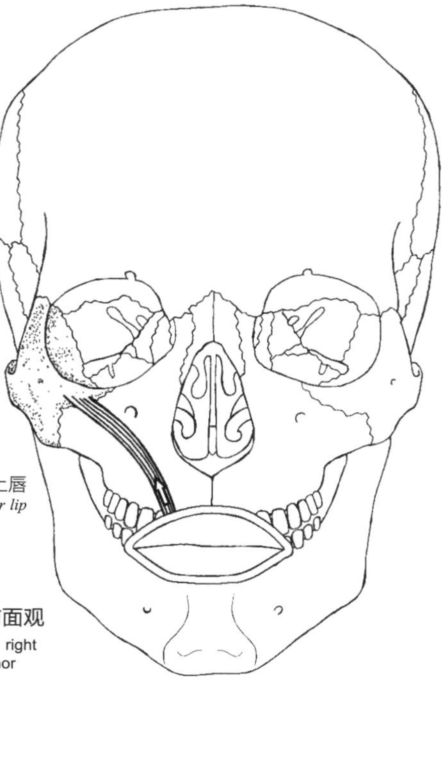

右侧提上唇肌前面观

Anterior view of the right zygomaticus minor

颧大肌（ZYGOMATICUS MAJOR）

zi-go-**mat**-ik-us **may**-jor

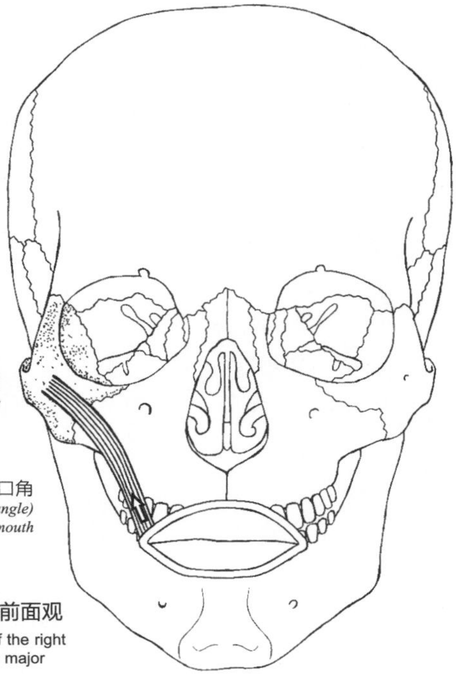
颧骨
Zygomatic bone
口角
Corner (angle) of the mouth

右侧颧大肌前面观
Anterior view of the right zygomaticus major

功能

- 上提口角
- 向外侧牵拉口角

神经支配

- 面神经（CN Ⅶ）

动脉血供

- 面动脉

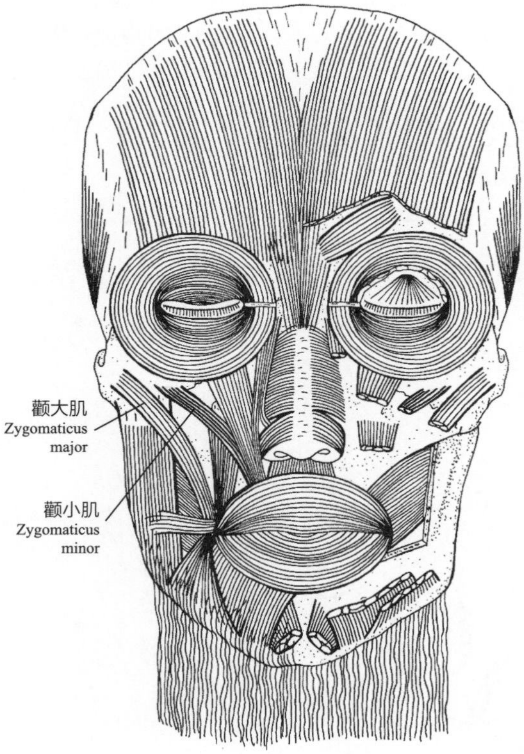
颧大肌
Zygomaticus major
颧小肌
Zygomaticus minor

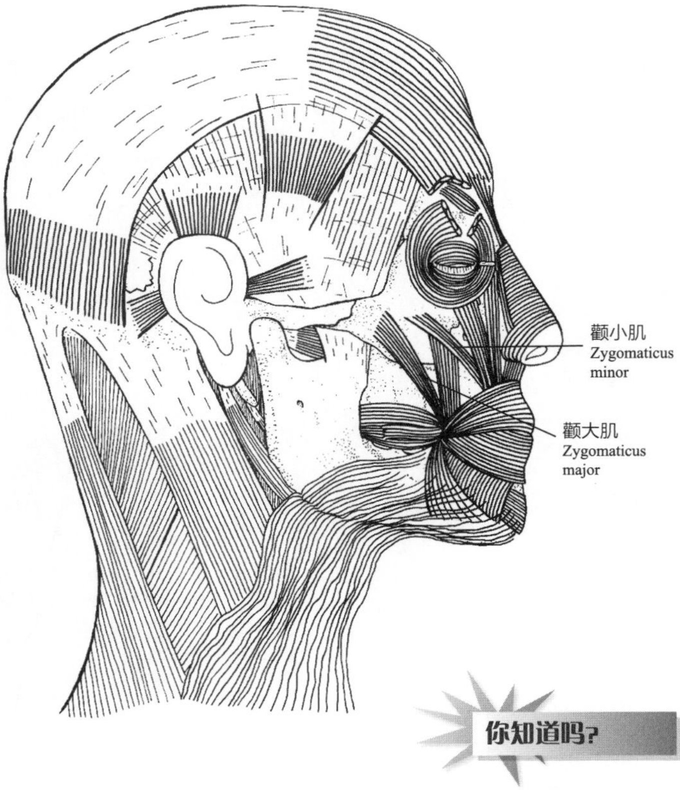
颧小肌
Zygomaticus minor
颧大肌
Zygomaticus major

你知道吗?

颧肌是与颧骨相连的两块肌肉的统称。

提口角肌
（LEVATOR ANGULI ORIS）
le-**vay**-tor **ang**-you-lie **o**-ris

功能
- 上提口角

神经支配
- 面神经（CN Ⅶ）

动脉血供
- 面动脉

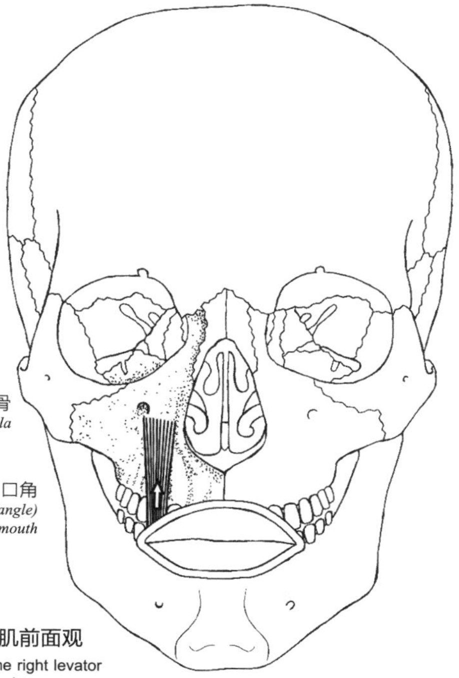
上颌骨
Maxilla
口角
Corner (angle)
of the mouth
右侧提口角肌前面观
Anterior view of the right levator anguli oris

笑肌
（RISORIUS）
ri-**so**-ri-us

功能
- 向外侧牵拉口角

神经支配
- 面神经（CN Ⅶ）

动脉血供
- 面动脉

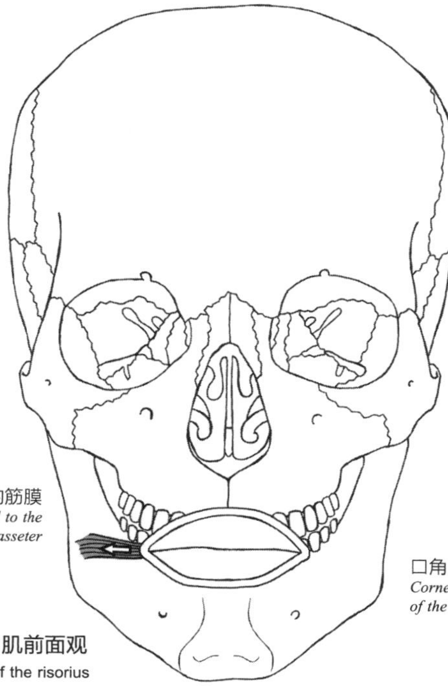
咬肌浅面的筋膜
Fascia suPerficial to the
masseter
口角
Corner (angle)
of the mouth
右侧提口角肌前面观
Anterior view of the risorius

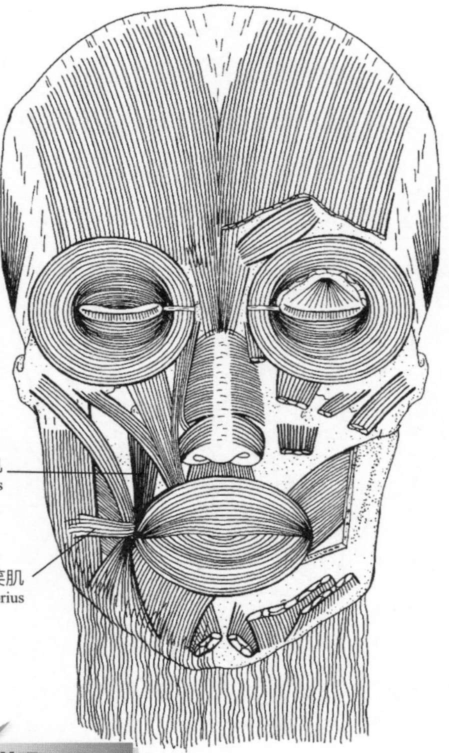
提口角肌
Levator anguli oris
笑肌
Risorius

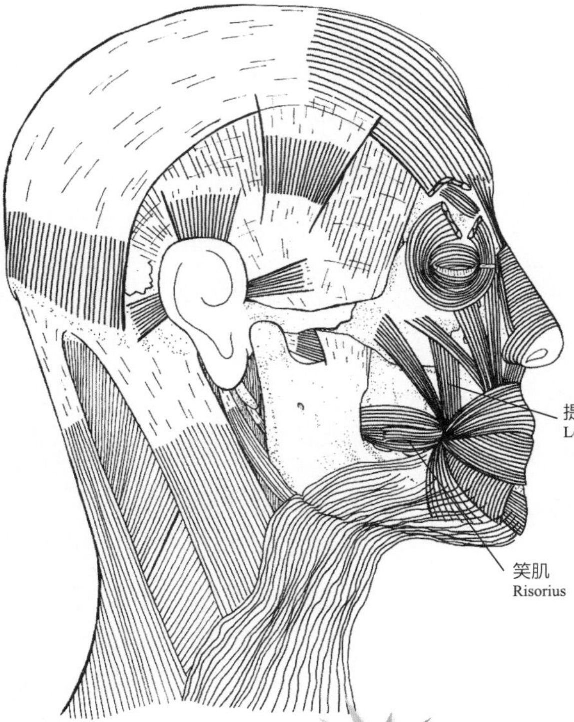
提口角肌
Levator anguli oris
笑肌
Risorius

你知道吗?

提口角肌又被称为犬齿肌，因为它收缩时犬齿外露，会出现典型的“吸血鬼”表情。

你知道吗?

在拉丁语中 risorius（笑肌）的意思是“笑”；笑的时候，笑肌会向外侧牵拉口角。

降口角肌

（DEPRESSOR ANGULI ORIS）

dee-**pres**-or **ang**-you-lie **o**-ris

功能

- 下拉口角
- 向外侧牵拉口角

神经支配

- 面神经（CN Ⅶ）

动脉血供

- 面动脉

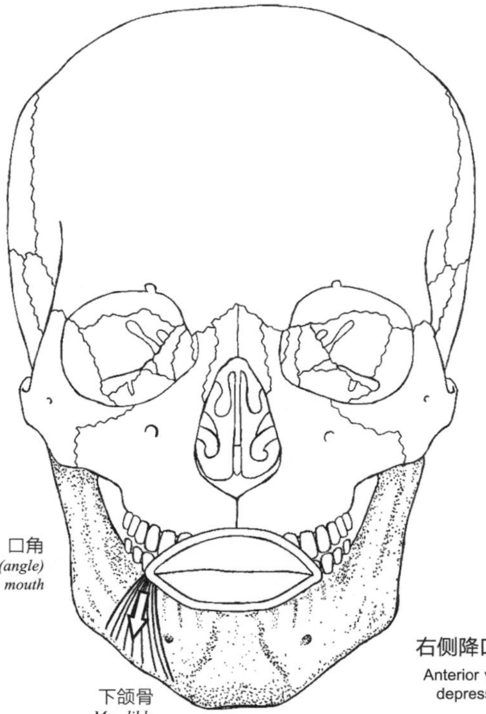
口角
Corner (angle) of the mouth
下颌骨
Mandible

右侧降口角肌前面观

Anterior view of the right depressor anguli oris

降下唇肌（DEPRESSOR LABII INFERIORIS）

dee-**pres**-or **lay**-be-eye in-**fee**-ri-**o**-ris

功能

- 下拉下唇
- 向外侧牵拉下唇
- 外翻下唇

神经支配

- 面神经（CN Ⅶ）

动脉血供

- 面动脉

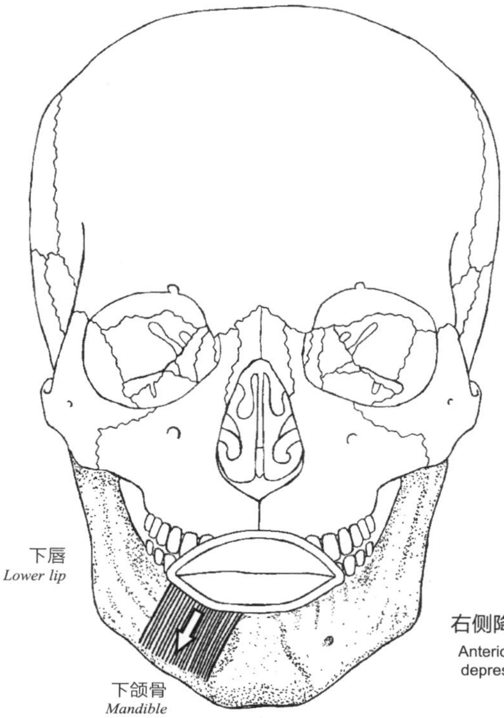
下唇
Lower lip
下颌骨
Mandible

右侧降下唇肌前面观
Anterior view of the right depressor labii inferioris

你知道吗？

降口角肌和降下唇肌收缩，参与了悲伤、怀疑和不确定。

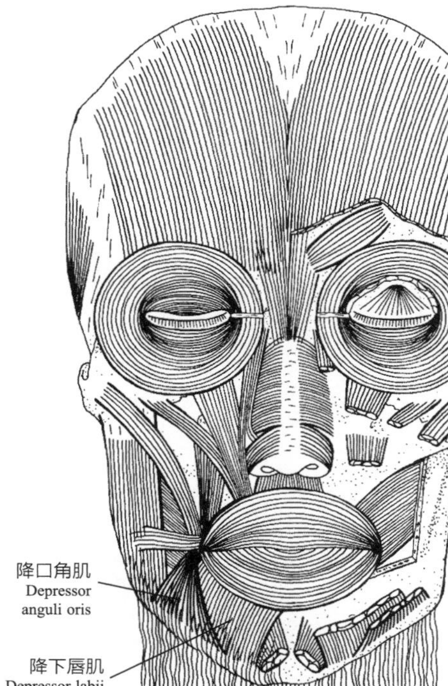
降口角肌
Depressor anguli oris
降下唇肌
Depressor labii inferioris

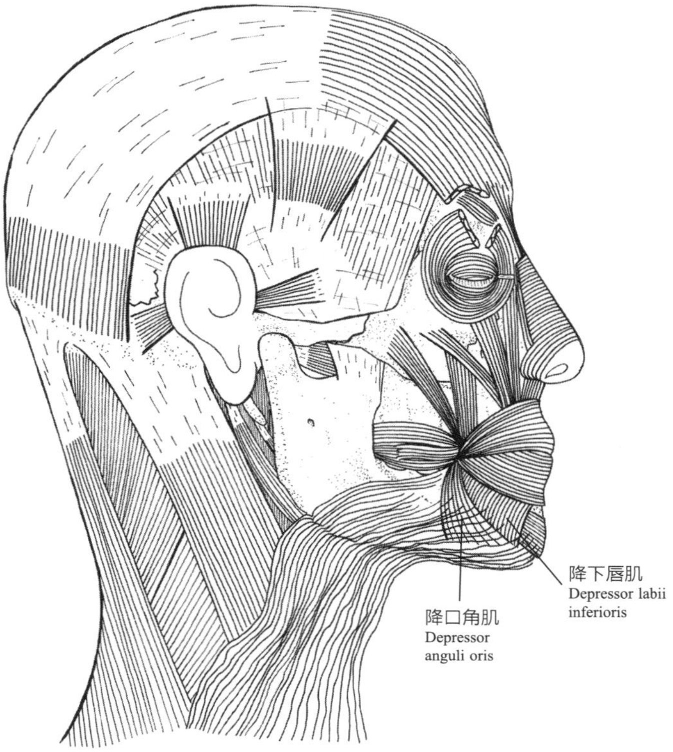
降下唇肌
Depressor labii inferioris
降口角肌
Depressor anguli oris

颏肌（Mentalis）

men-**ta**-lis

功能

- 上提下唇
- 外翻并伸长下唇
- 使颏部皮肤出现皱纹

神经支配

- 面神经（CN Ⅶ）

动脉血供

- 面动脉

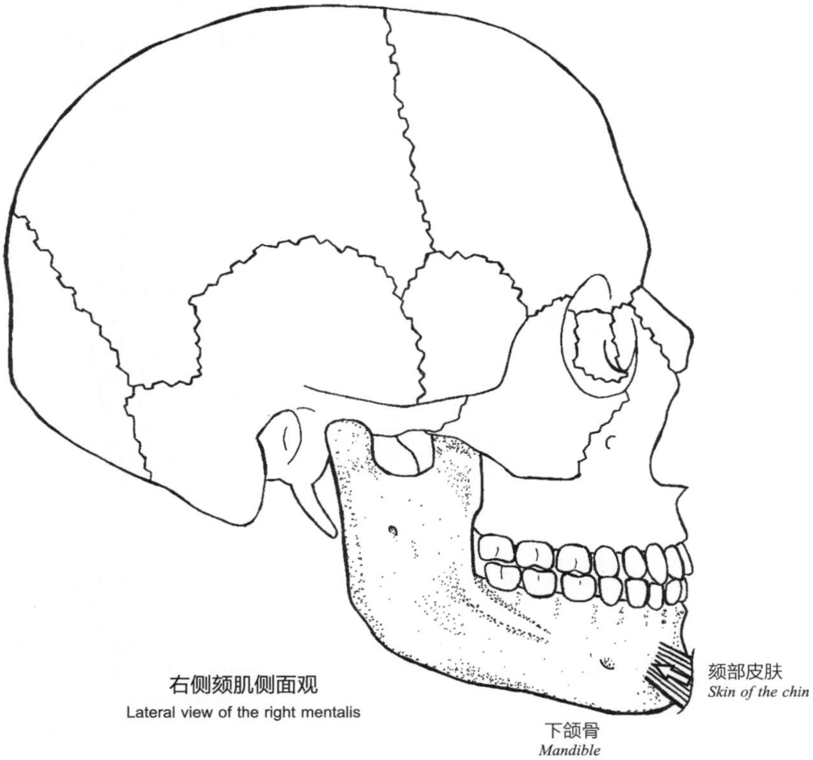
颏部皮肤
Skin of the chin
下颌骨
Mandible

右侧颏肌侧面观
Lateral view of the right mentalis

颊肌（BUCCINATOR）

buk-sin-**a**-tor

功能

- 将面颊压向牙齿

神经支配

- 面神经（CN Ⅶ）

动脉血供

- 上颌动脉、面动脉

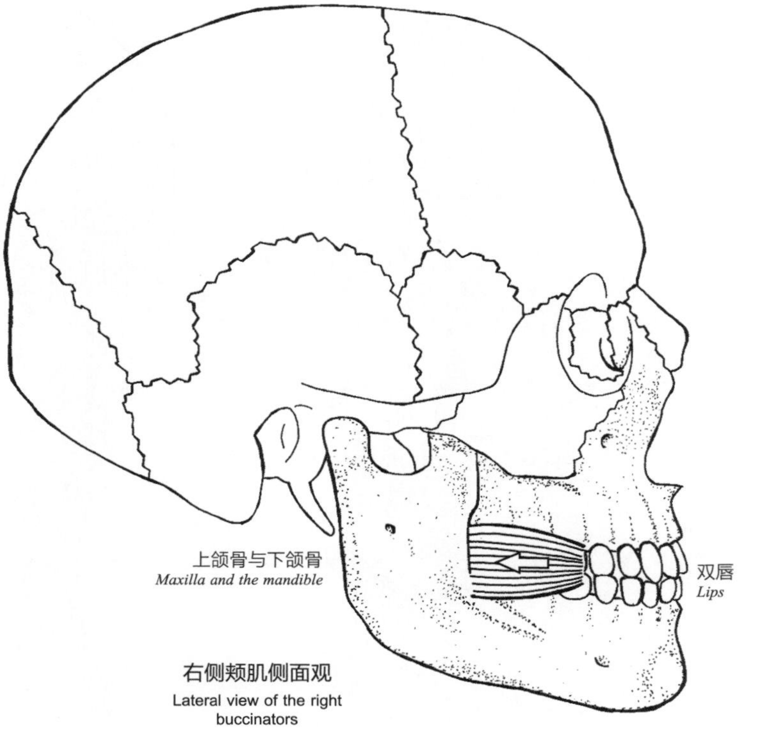
上颌骨与下颌骨
Maxilla and the mandible
双唇
Lips

右侧颊肌侧面观
Lateral view of the right buccinators

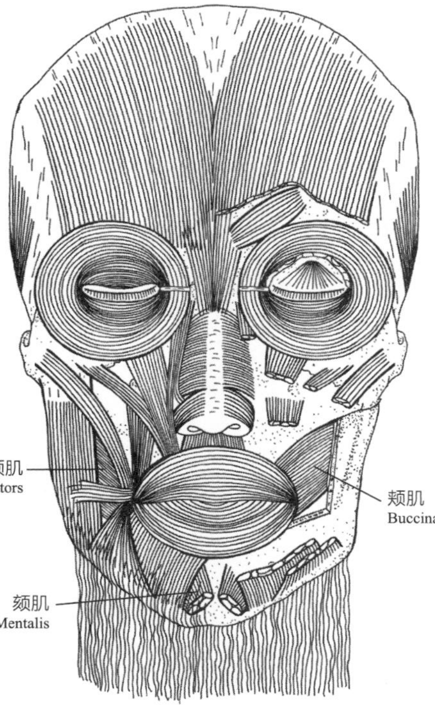

你知道吗?

颏肌强烈收缩会使下唇伸出，做出噘嘴的表情。

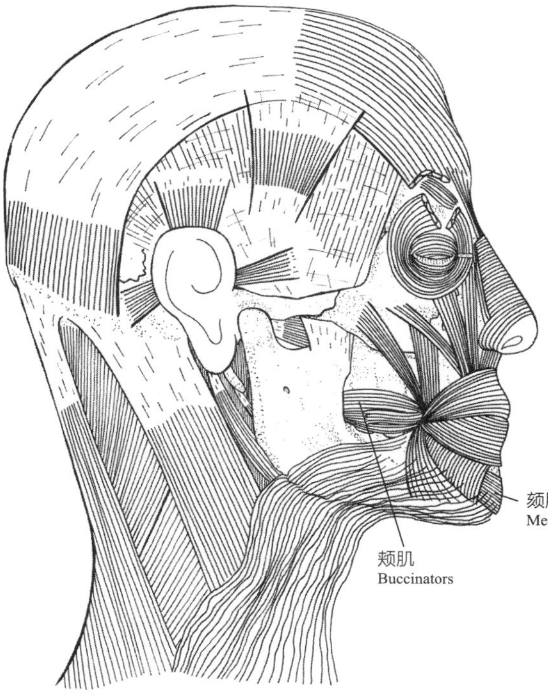

你知道吗?

颊肌收缩对于吹口哨、吹气球和吹铜管或木管是必需的。

口轮匝肌（ORBICULARIS ORIS）

or-**bik**-you-**la**-ris **o**-ris

功能

- 闭口
- 伸出双唇

神经支配

- 面神经（CN Ⅶ）

动脉血供

- 面动脉

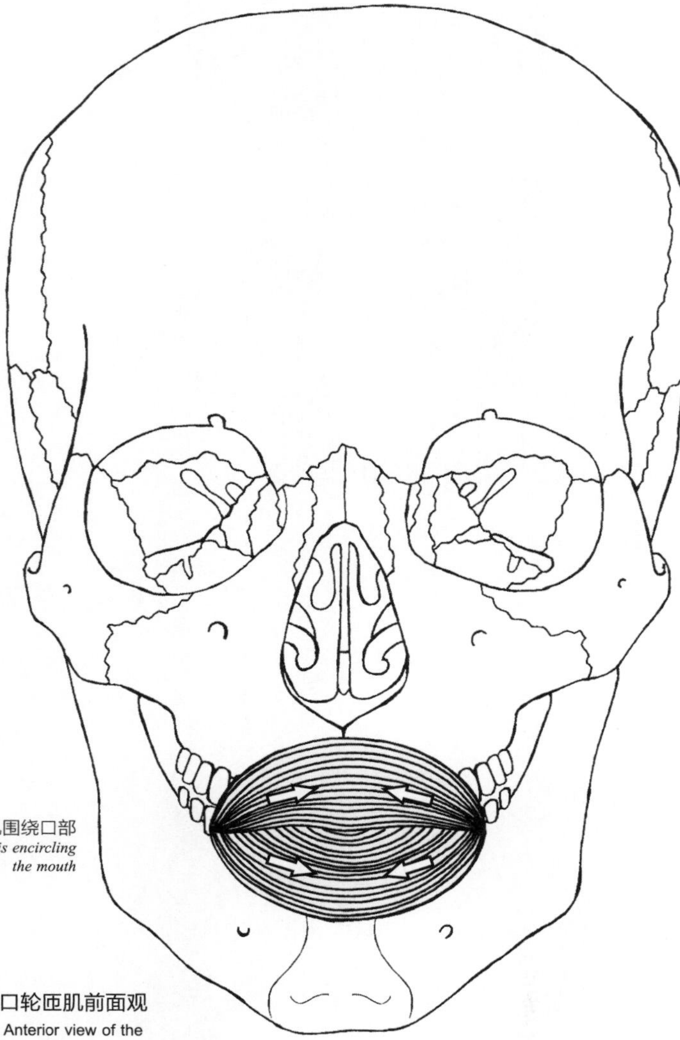
口轮匝肌围绕口部
The orbicularis oris encircling the mouth

口轮匝肌前面观

Anterior view of the orbicularis oris

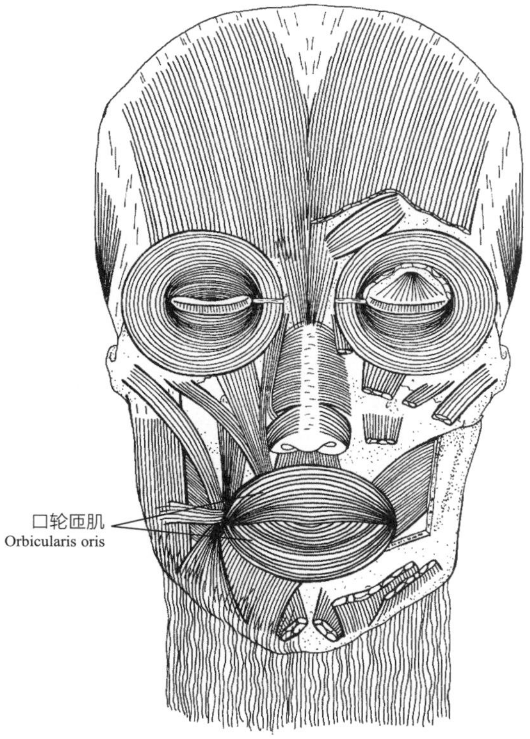

你知道吗？

口轮匝肌收缩会使双唇紧闭，以及噘嘴或吹口哨时双唇伸出。

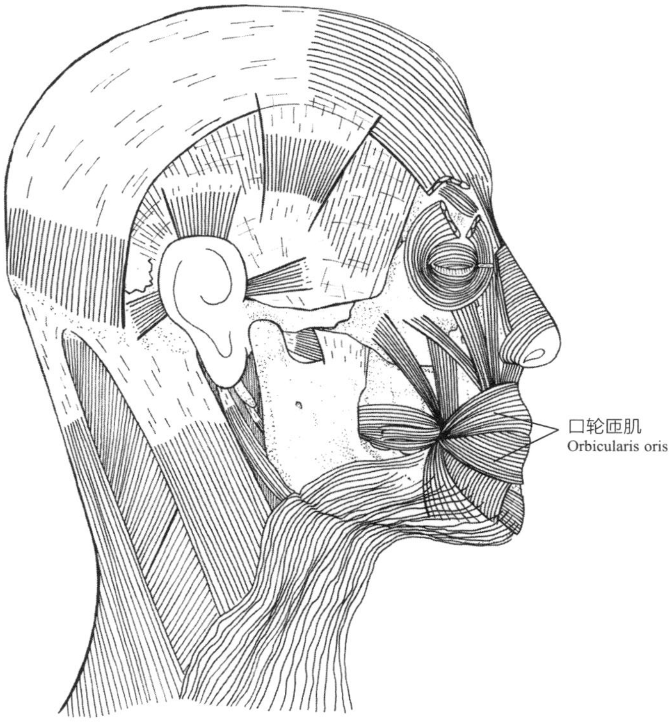

颞肌（TEMPORALIS）

tem-po-**ra**-lis

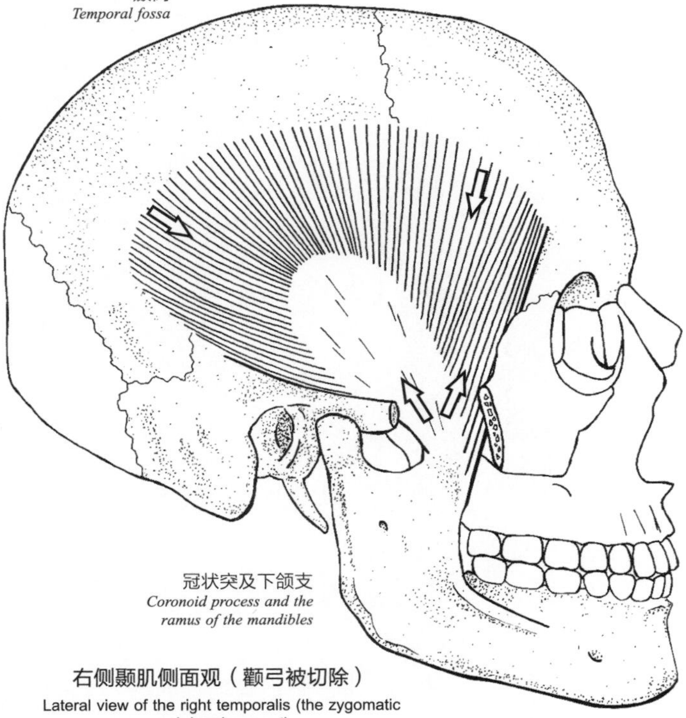
颞窝
Temporal fossa
冠状突及下颌支
Coronoid process and the ramus of the mandibles

右侧颞肌侧面观（颧弓被切除）

Lateral view of the right temporalis (the zygomatic arch has been cut)

功能

- 在颞下颌关节处上提下颌骨
- 在颞下颌关节处回缩下颌骨

神经支配

- 三叉神经（CN Ⅴ）

动脉血供

- 上颌动脉、颞浅动脉

咬肌（MASSETER）

ma-sa-ter

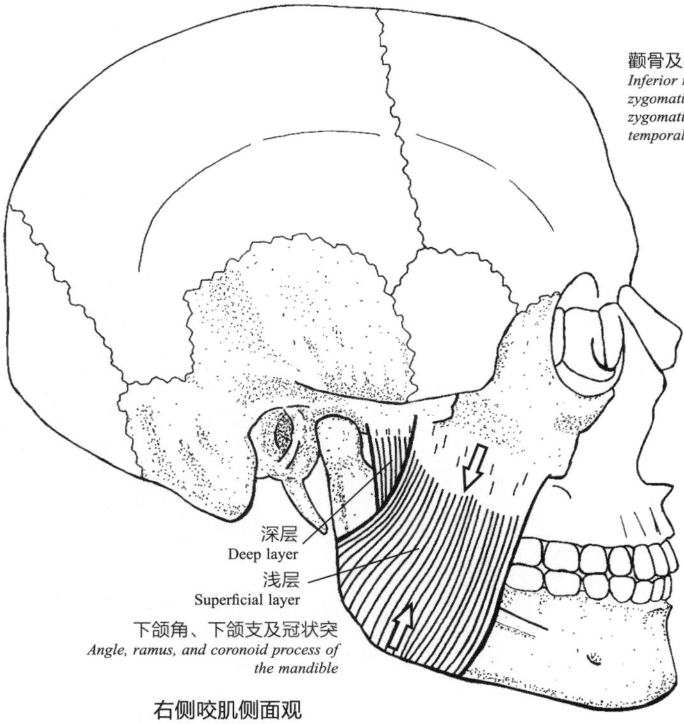
颧骨及颞骨颧弓的下缘
Inferior margins of both the zygomatic bone and the zygomatic arch of the temporal bone
深层
Deep layer
浅层
Superficial layer
下颌角、下颌支及冠状突
Angle, ramus, and coronoid process of the mandible

右侧咬肌侧面观

Lateral view of the right masseter

功能

- 在颞下颌关节处上提下颌骨
- 在颞下颌关节处前伸下颌骨
- 在颞下颌关节处回缩下颌骨

神经支配

- 三叉神经（CN Ⅴ）

动脉血供

- 上颌动脉

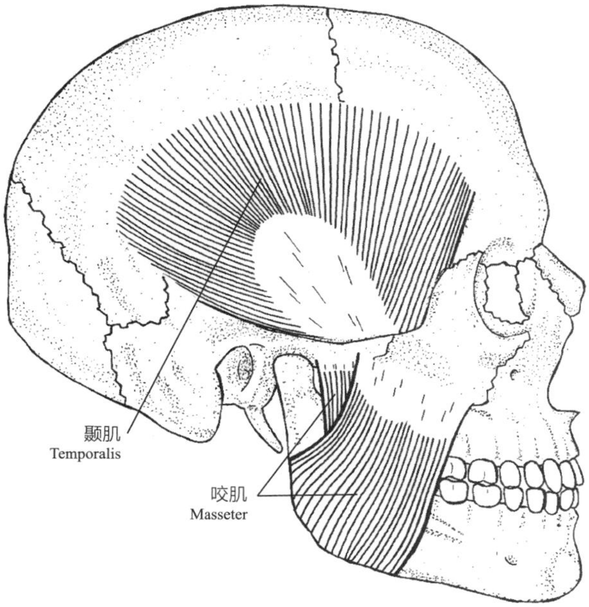

你知道吗?

颞肌常与紧张性头痛及颞下颌关节（TMJ）功能紊乱相关。

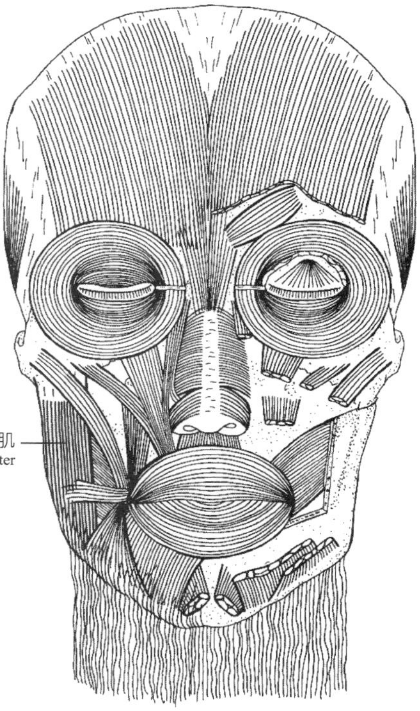

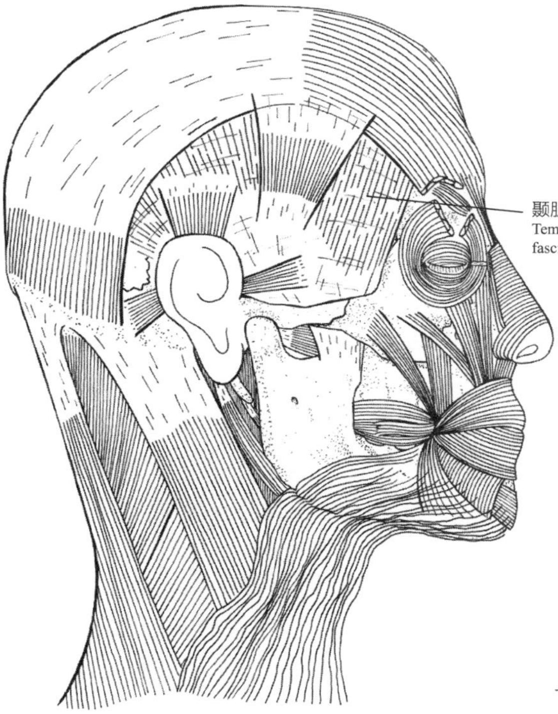

本图中未显示咬肌
(Masseter not shown in this view)

你知道吗?

与肌肉大小相比，咬肌被认为是人体最强有力的肌肉。

翼外肌（LATERAL PTERYGOID）

lat-er-al **ter**-i-goyd

功能

- 在颞下颌关节处前伸下颌骨
- 使下颌骨在颞下颌关节处向对侧偏

神经支配

- 三叉神经（CN **V**）

动脉血供

- 上颌动脉

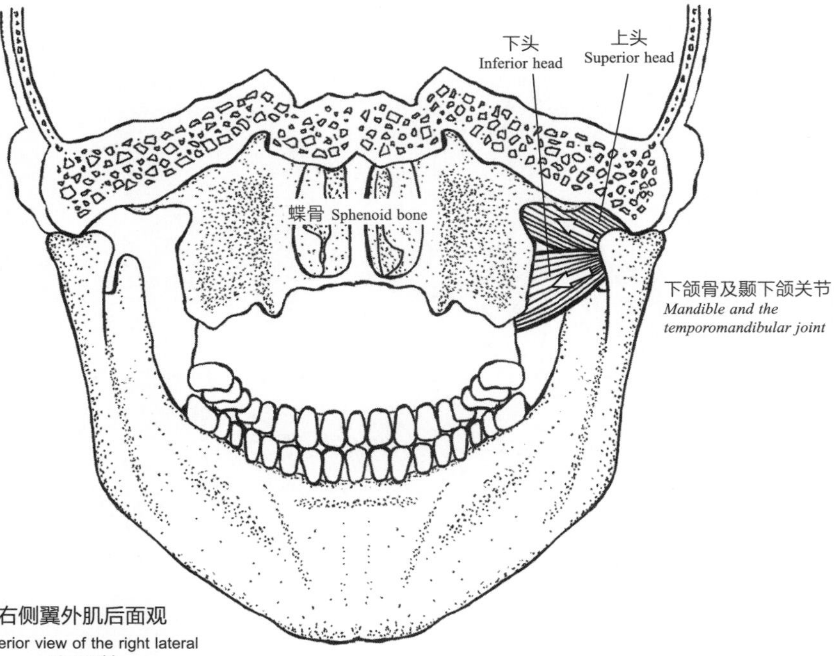

右侧翼外肌后面观

Posterior view of the right lateral pterygoid

翼内肌（MEDIAL PTERYGOID）

mee-dee-al **ter**-i-goyd

功能

- 在颞下颌关节处上提下颌骨
- 在颞下颌关节处前伸下颌骨
- 使下颌骨在颞下颌关节处向对侧偏

神经支配

- 三叉神经（CN **V**）

动脉血供

- 上颌动脉

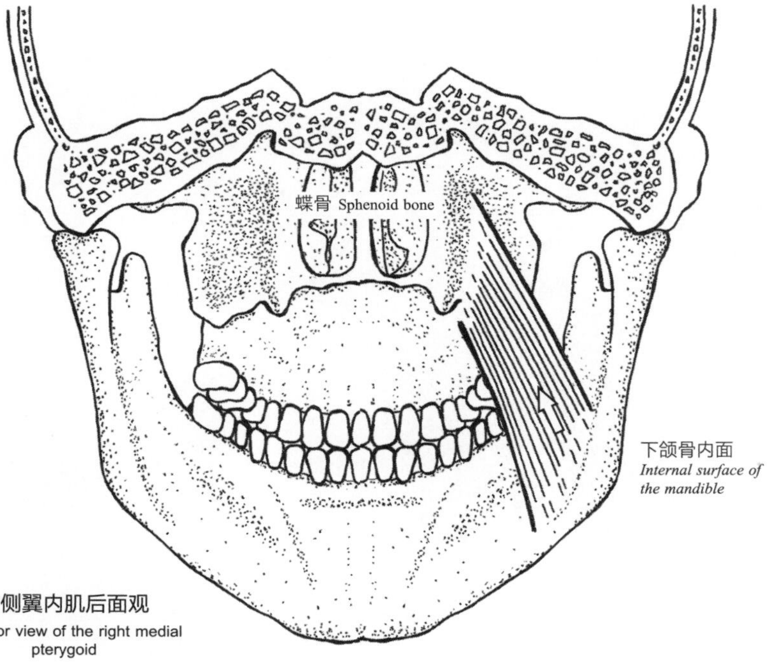

右侧翼内肌后面观

Posterior view of the right medial pterygoid

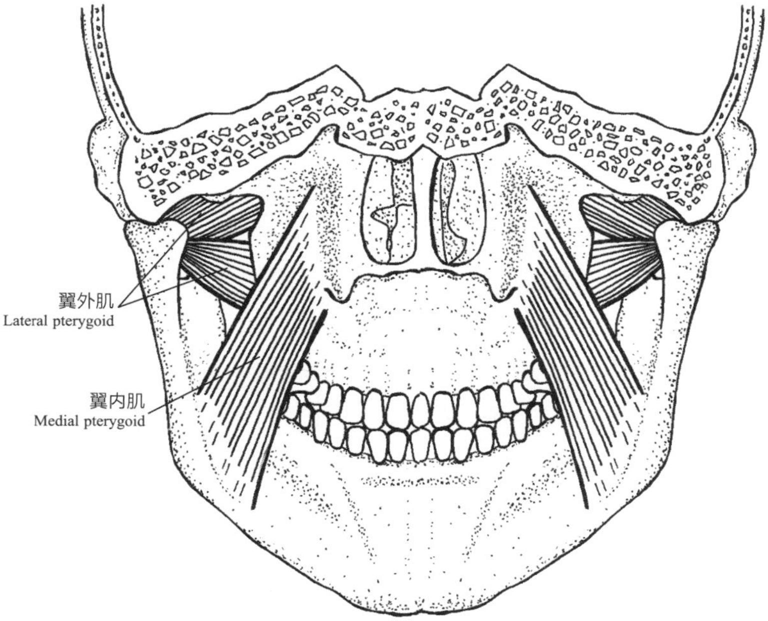

你知道吗?

翼外肌与颞下颌关节囊及关节盘直接相连，因此与颞下颌关节功能紊乱相关。

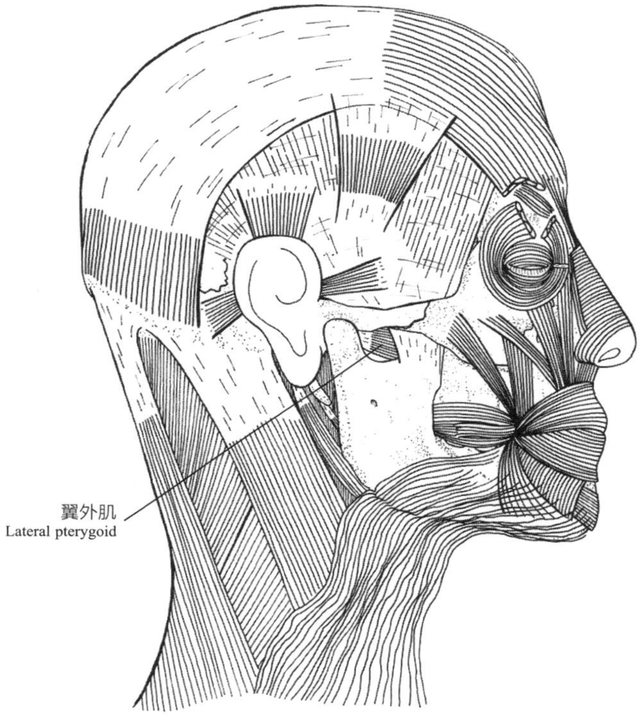

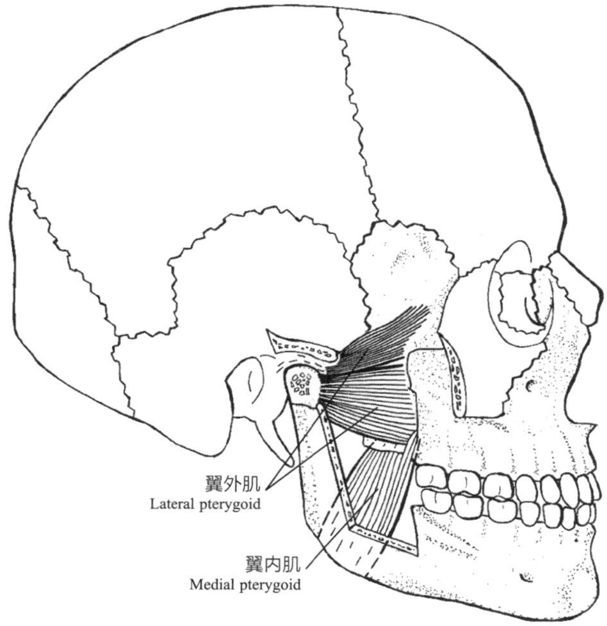

你知道吗?

翼内肌纤维的走行方向与咬肌相同，而翼内肌位于下颌骨深面，咬肌则位于下颌骨浅面。

头部前面观

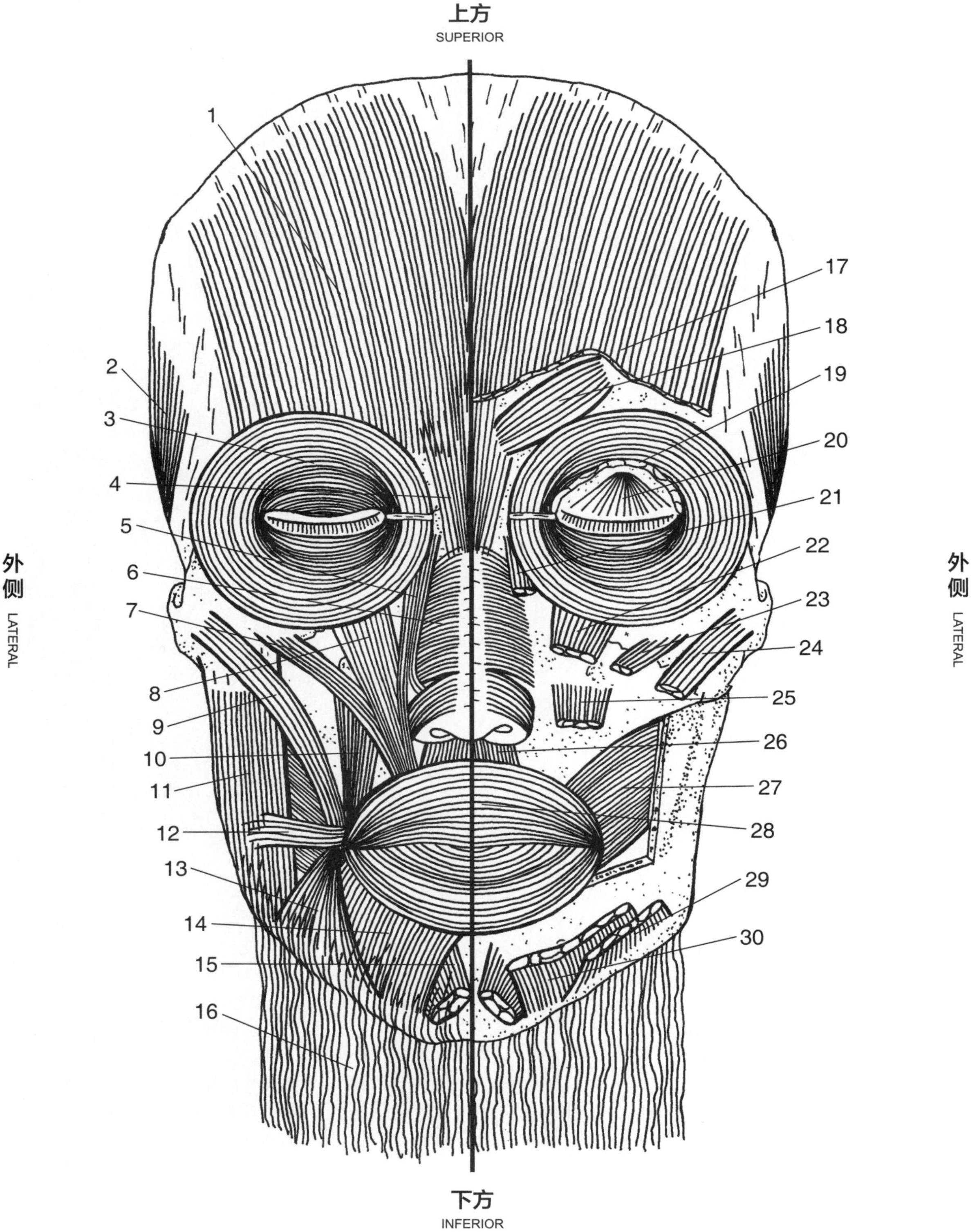
上方
SUPERIOR
外侧
LATERAL
外侧
LATERAL
下方
INFERIOR
1
2
3
4
5
6
7
8
9
10
11
12
13
14
15
16
17
18
19
20
21
22
23
24
25
26
27
28
29
30

头部侧面观

上方
SUPERIOR

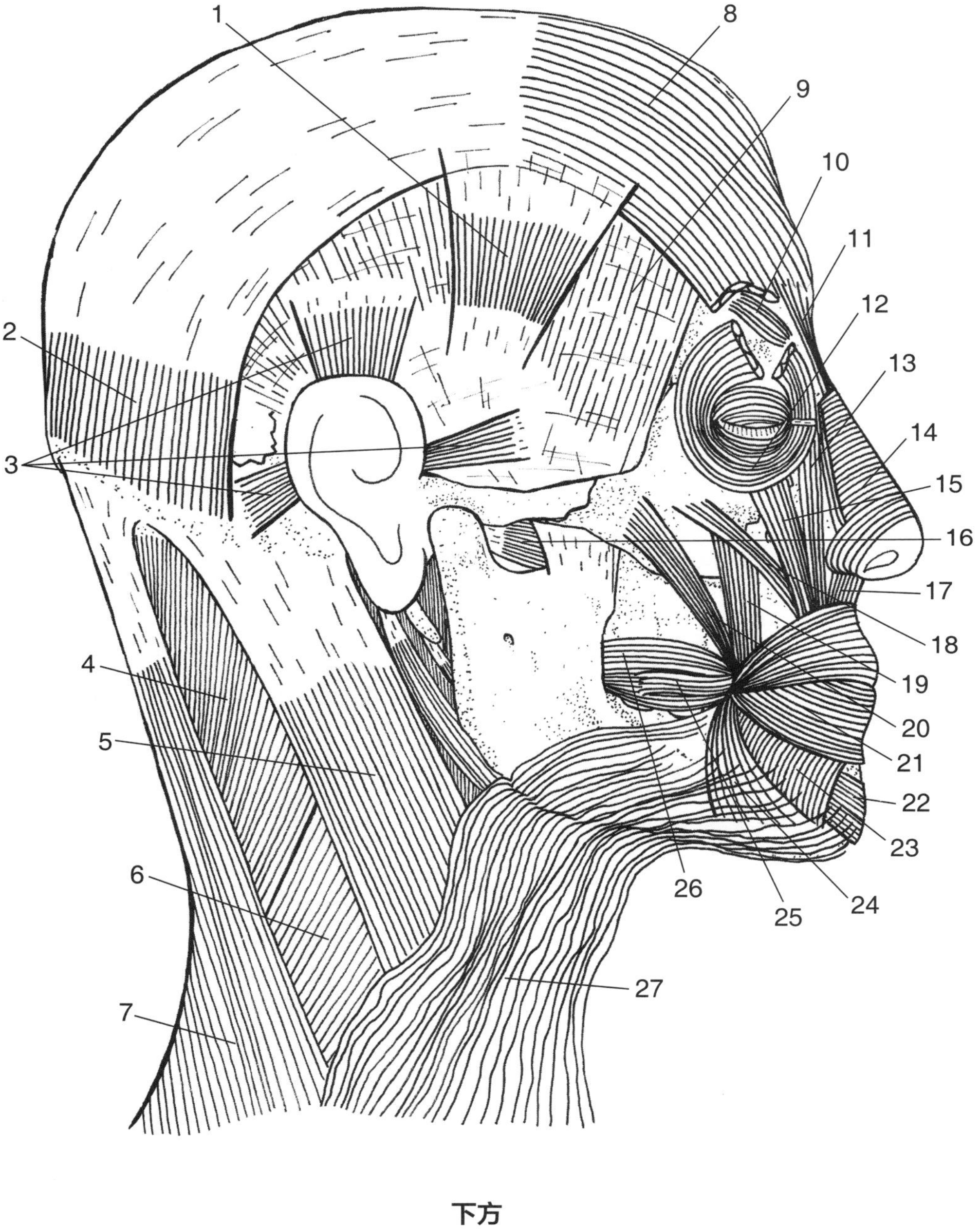

后方
POSTERIOR

前方
ANTERIOR

下方
INFERIOR

头部肌肉复习题

答案参见402页

1.降口角肌与降下唇肌都与哪一块骨相连?
2.哪一块肌肉与皱眉肌协同作用?
3.哪一块肌肉参与口、鼻的表情动作?
4.哪三块肌肉上提上唇?
5.颞顶肌与颞肌中，哪一块肌肉更深在?
6.闭眼和眯眼的时候，用到了哪一块肌肉?
7.在降下唇肌与颏肌的重叠处，哪一块肌肉更深在?
8.颧大肌与颧小肌中，哪一块肌肉更靠内侧?
9.吹口哨时，主要用到了哪一块表情肌?
10.噘嘴时，口轮匝肌的长度如何变化?
11.鼻肌的两个部分分别是什么?
12.颊肌浅面的两块肌肉分别是什么?
13.提上唇肌上方的肌肉是什么?
14.哪两块肌肉上提耳部?
15.紧贴颧小肌内侧的是哪一块肌肉?
16.参与咀嚼的四块肌肉分别是什么?
17.咬肌与翼内肌的走行方向，有哪些相似与不同?
18.紧贴鼻肌外侧的肌肉是什么?
19.皱眉肌的大部分都位于哪一块肌肉的深面?
20.鼻部哪一块肌肉仅与皮肤和筋膜相连?
21.列出耳肌的名称。
22.颏肌的浅面是哪一块肌肉?
23.在中线处，哪一块肌肉紧贴口轮匝肌的上方?
24.面部肌肉中的哪一块是括约肌?
25.吹气球时主要用到哪一块肌肉?
26.哪一块肌肉紧贴降鼻中隔肌的下方?
27.哪一块耳肌与帽状腱膜相连?
28.哪一块表情肌主要位于眼眶内?
29.哪一块咀嚼肌与下颌角的内表面相连?
30.笑肌（risorius）在拉丁语中的含义是什么?
31.提上睑肌的拮抗肌是什么?
32.枕额肌使眉毛如何运动?
33.在耳肌与颞肌重叠处，二者的位置关系如何?
34.与下颌相连的五块表情肌分别是什么?
35.口角上提时，降口角肌的长度将如何变化?
36.哪一块表情肌的名字是从拉丁语“王子”一词衍生而来?
37.下颌在颞下颌关节处下压时，颞肌的长度将如何变化?
38.哪一块肌肉与鼻肌的两部分相连?
39.有多少块表情肌将嘴角牵向外侧?
40.哪一块咀嚼肌与颞下颌关节的关节囊和关节盘直接相连?
41.颞肌与颞骨颧弓的什么部位有关?
42.哪一块表情肌主要参与噘嘴的动作?
43.哪些肌肉组成了颅顶肌?
44.有几块表情肌参与上提嘴角?
45.在降口角肌和降下唇肌的重叠处，哪一块肌肉更深在?
46.哪一块肌肉在提上唇肌的内侧?
47.降下唇肌与颏肌如何相互拮抗?
48.口鼻部肌肉中的哪一块在眼轮匝肌的内下方?
49.哪两块肌肉使下唇外翻?
50.有几块表情肌参与提上唇?
51.哪块头皮肌肉与紧张性头痛最相关?
52.当下颌偏向右侧时，右侧翼外肌的长度会如何变化?
53.紧贴口轮匝肌下方的是哪一块肌肉?
54.哪三块肌肉在颞下颌关节处上提下颌?
55.提口角肌与颧大肌如何协同作用?
56.哪一块肌肉与鼻肌协同作用?
57.在颞肌和咬肌的重叠处，哪一块肌肉更浅在?
58.哪一块肌肉使双唇闭合以闭口，而又不使下颌移动?
59.枕额肌的两块肌腹分别是什么?
60.翼外肌与翼内肌如何协同作用?
61.在头部中线处，紧贴枕肌下方的是哪一块肌肉?
62.二腹肌与颞肌如何互相拮抗?
63.鼻肌的拮抗肌是哪一块?
64.额肌融入了哪一块鼻肌?
65.笑肌与颧大肌如何协同作用?
66.哪两块肌肉与提上唇肌的两个功能协同作用?
67.降眉间肌在哪一块肌肉的上方?
68.连接额肌和枕肌的层状筋膜的名称是什么?
69.耳前肌的拮抗肌是哪一块肌肉?
70.紧贴眼轮匝肌上方的是哪两块肌肉?
71.皱眉肌的拮抗肌是哪一块肌肉?
72.哪一块肌肉在提上唇肌的外侧?
73.哪一块肌肉的上附着点在颧小肌的深面?
74.使用哪一块表情肌能做出典型的“吸血鬼”表情?
75.紧贴笑肌外侧附着点深面的是哪一块肌肉?
76.哪一块肌肉与嘴角相连，又位于笑肌下方?
77.降下唇肌与颏肌如何协同作用?
78.紧贴降口轮匝外侧的是哪两块肌肉?

颈部前面观（浅层）

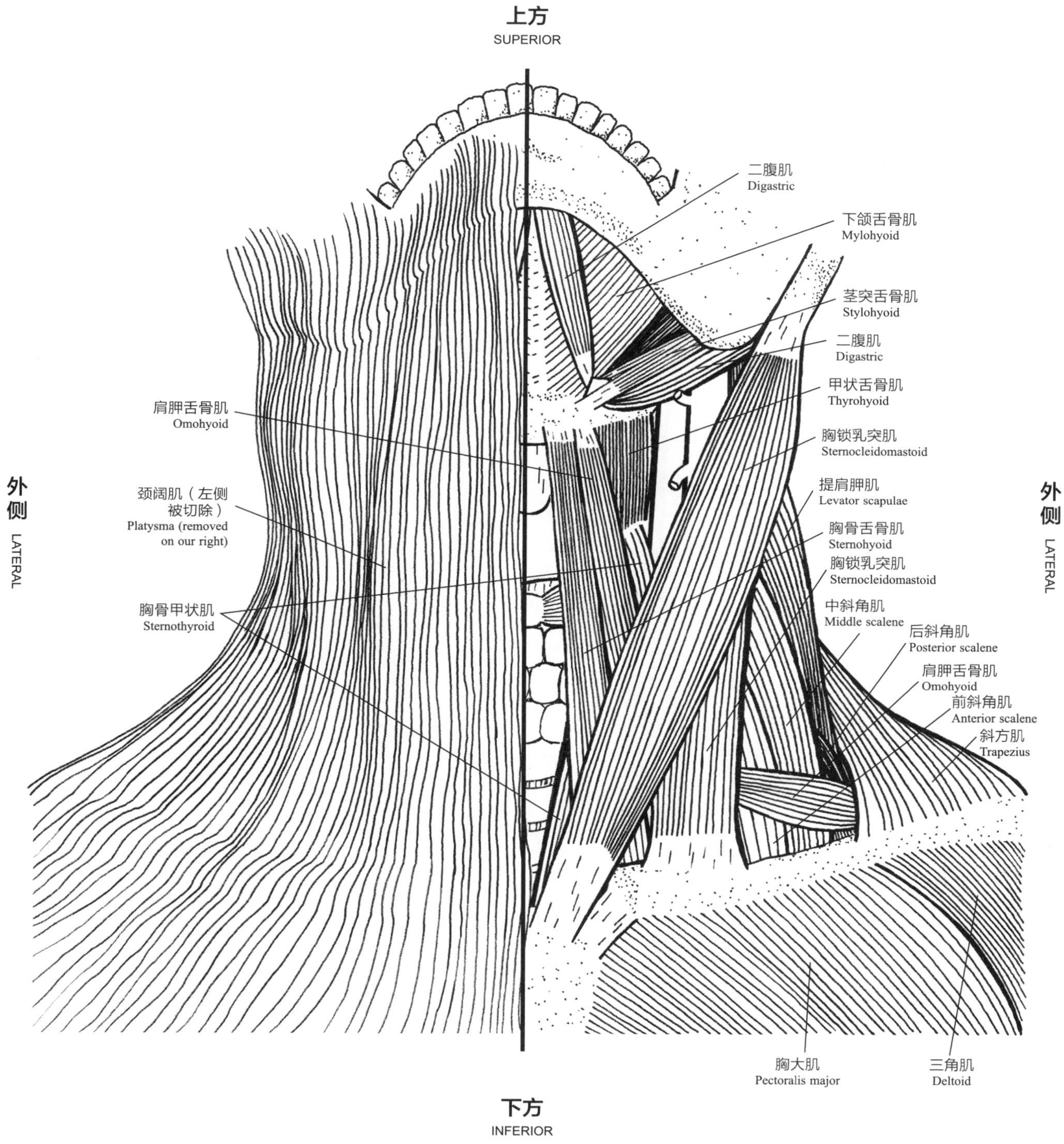
上方
SUPERIOR
二腹肌
Digastric
下颌舌骨肌
Mylohyoid
茎突舌骨肌
Stylohyoid
二腹肌
Digastric
甲状舌骨肌
Thyrohyoid
肩胛舌骨肌
Omohyoid
胸锁乳突肌
Sternocleidomastoid
外侧
LATERAL
提肩胛肌
Levator scapulae
颈阔肌（左侧被切除）
Platysma (removed on our right)
胸骨舌骨肌
Sternohyoid
胸锁乳突肌
Sternocleidomastoid
胸骨甲状肌
Sternothyroid
中斜角肌
Middle scalene
后斜角肌
Posterior scalene
肩胛舌骨肌
Omohyoid
前斜角肌
Anterior scalene
斜方肌
Trapezius
外侧
LATERAL
胸大肌
Pectoralis major
三角肌
Deltoid
下方
INFERIOR

颈部前面观（中层）

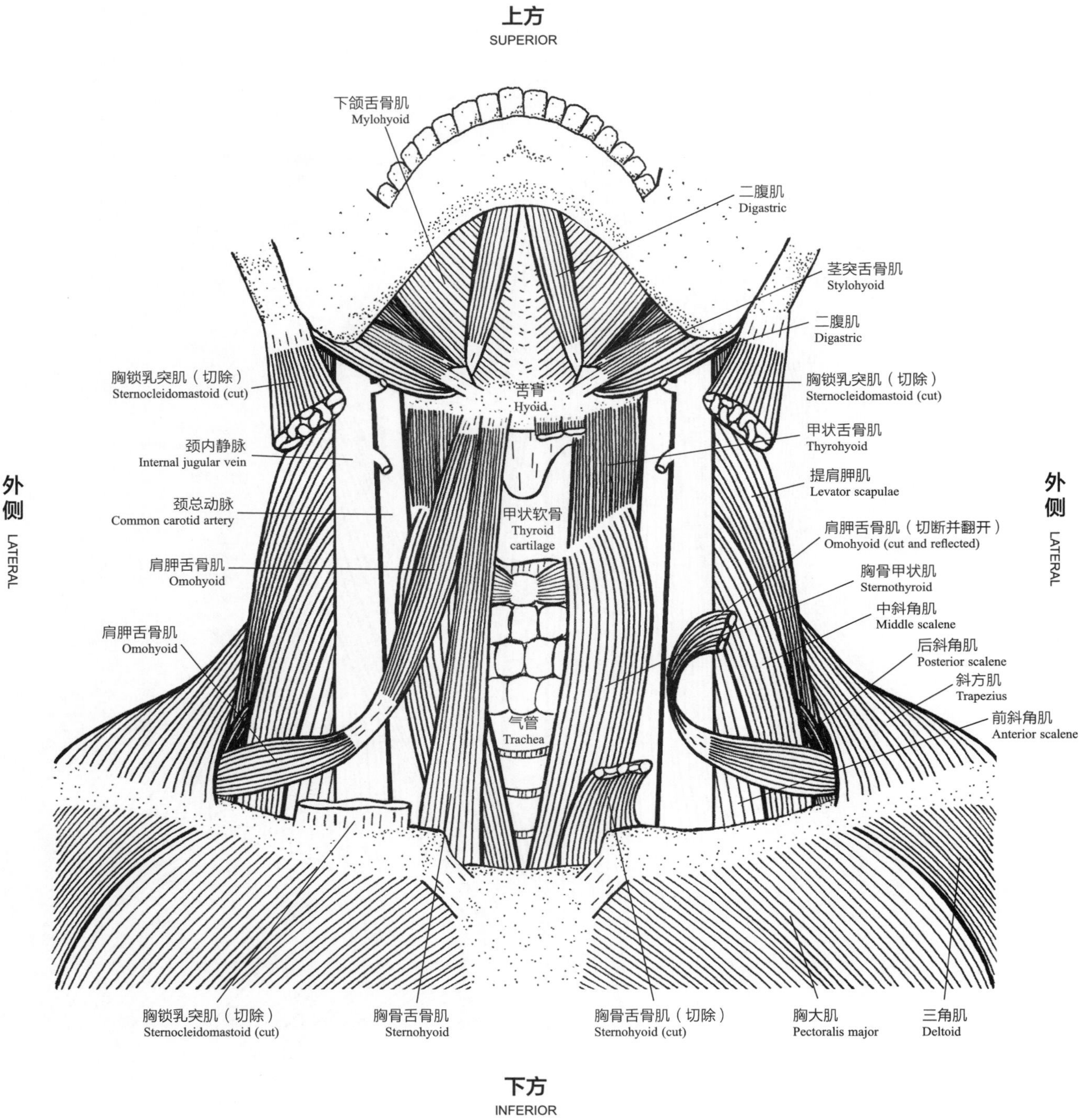
上方
SUPERIOR
下颌舌骨肌
Mylohyoid
二腹肌
Digastric
茎突舌骨肌
Stylohyoid
二腹肌
Digastric
胸锁乳突肌（切除）
Sternocleidomastoid (cut)
舌骨
Hyoid
胸锁乳突肌（切除）
Sternocleidomastoid (cut)
甲状舌骨肌
Thyrohyoid
颈内静脉
Internal jugular vein
提肩胛肌
Levator scapulae
外侧
LATERAL
颈总动脉
Common carotid artery
甲状软骨
Thyroid cartilage
外侧
LATERAL
肩胛舌骨肌（切断并翻开）
Omohyoid (cut and reflected)
肩胛舌骨肌
Omohyoid
胸骨甲状肌
Sternothyroid
中斜角肌
Middle scalene
肩胛舌骨肌
Omohyoid
后斜角肌
Posterior scalene
斜方肌
Trapezius
气管
Trachea
前斜角肌
Anterior scalene
胸锁乳突肌（切除）
Sternocleidomastoid (cut)
胸骨舌骨肌
Sternohyoid
胸骨舌骨肌（切除）
Sternohyoid (cut)
胸大肌
Pectoralis major
三角肌
Deltoid
下方
INFERIOR

颈部前面观（深层）

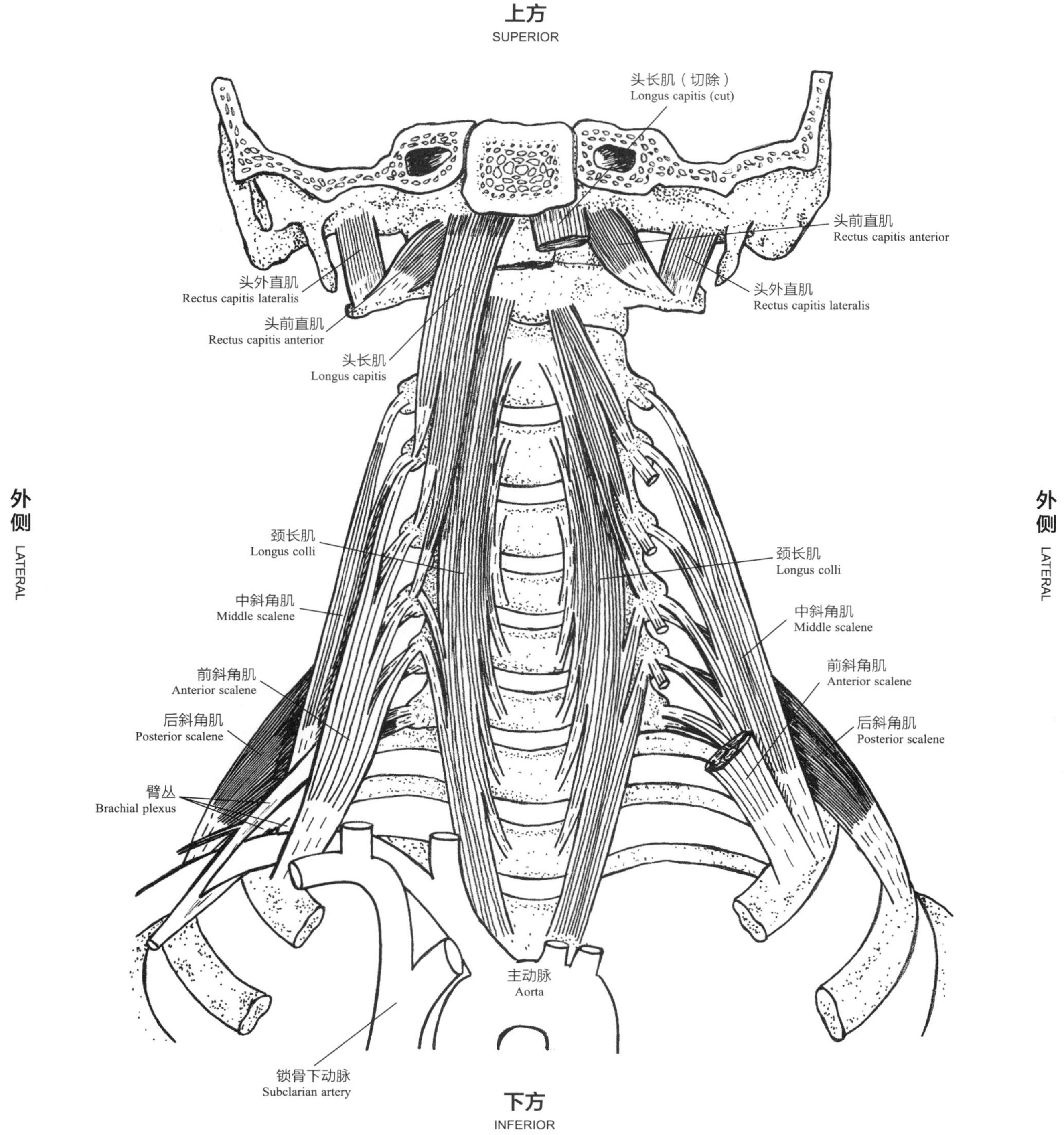
上方
SUPERIOR
头长肌（切除）
Longus capitis (cut)
头前直肌
Rectus capitis anterior
头外直肌
Rectus capitis lateralis
头外直肌
Rectus capitis lateralis
头前直肌
Rectus capitis anterior
头长肌
Longus capitis
外侧
LATERAL
外侧
LATERAL
颈长肌
Longus colli
颈长肌
Longus colli
中斜角肌
Middle scalene
中斜角肌
Middle scalene
前斜角肌
Anterior scalene
前斜角肌
Anterior scalene
后斜角肌
Posterior scalene
后斜角肌
Posterior scalene
臂丛
Brachial plexus
主动脉
Aorta
锁骨下动脉
Subclarian artery
下方
INFERIOR

颈部侧面观

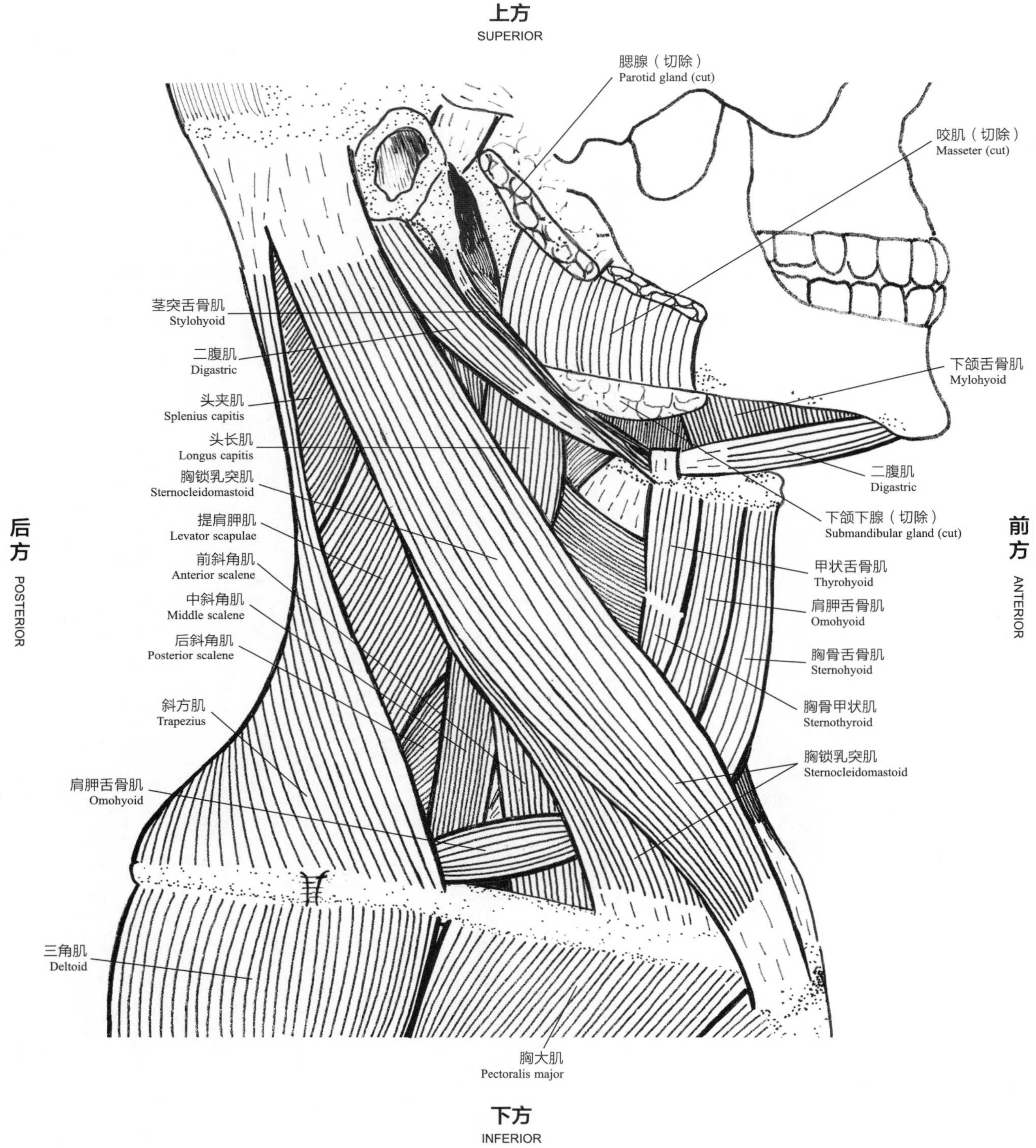
上方
SUPERIOR
腮腺（切除）
Parotid gland (cut)
咬肌（切除）
Masseter (cut)
茎突舌骨肌
Stylohyoid
二腹肌
Digastric
头夹肌
Splenius capitis
头长肌
Longus capitis
胸锁乳突肌
Sternocleidomastoid
提肩胛肌
Levator scapulae
前斜角肌
Anterior scalene
中斜角肌
Middle scalene
后斜角肌
Posterior scalene
斜方肌
Trapezius
肩胛舌骨肌
Omohyoid
三角肌
Deltoid
下颌舌骨肌
Mylohyoid
二腹肌
Digastric
下颌下腺（切除）
Submandibular gland (cut)
甲状舌骨肌
Thyrohyoid
肩胛舌骨肌
Omohyoid
胸骨舌骨肌
Sternohyoid
胸骨甲状肌
Sternothyroid
胸锁乳突肌
Sternocleidomastoid
胸大肌
Pectoralis major
下方
INFERIOR
后方
POSTERIOR
前方
ANTERIOR

颈部后面观（浅层与中层）

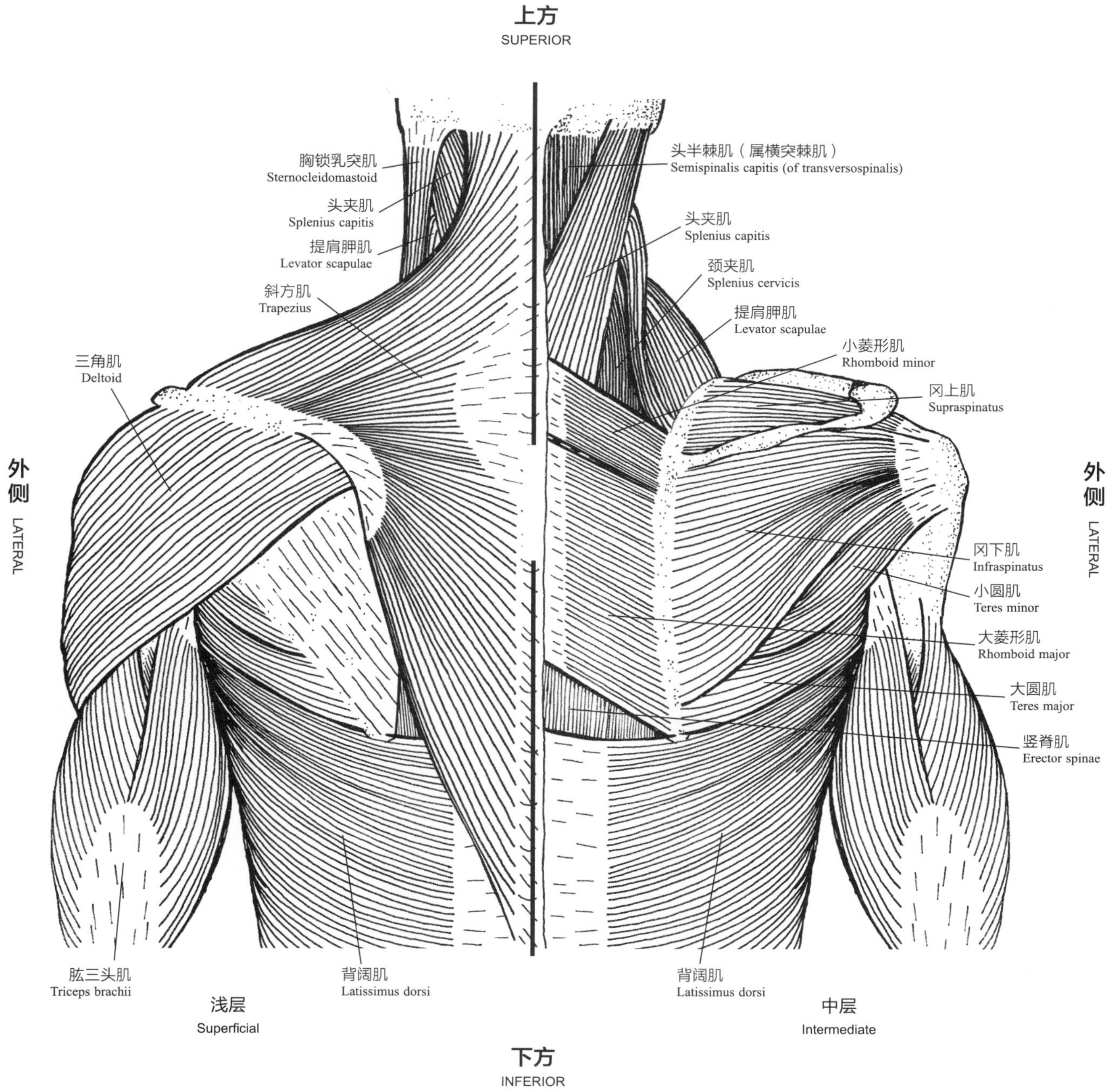
上方
SUPERIOR
胸锁乳突肌
Sternocleidomastoid
头夹肌
Splenius capitis
提肩胛肌
Levator scapulae
斜方肌
Trapezius
三角肌
Deltoid
外侧
LATERAL
肱三头肌
Triceps brachii
背阔肌
Latissimus dorsi
浅层
Superficial
头半棘肌（属横突棘肌）
Semispinalis capitis (of transversospinalis)
头夹肌
Splenius capitis
颈夹肌
Splenius cervicis
提肩胛肌
Levator scapulae
小菱形肌
Rhomboid minor
冈上肌
Supraspinatus
外侧
LATERAL
冈下肌
Infraspinatus
小圆肌
Teres minor
大菱形肌
Rhomboid major
大圆肌
Teres major
竖脊肌
Erector spinae
背阔肌
Latissimus dorsi
中层
Intermediate
下方
INFERIOR

颈部后面观（中层与深层）

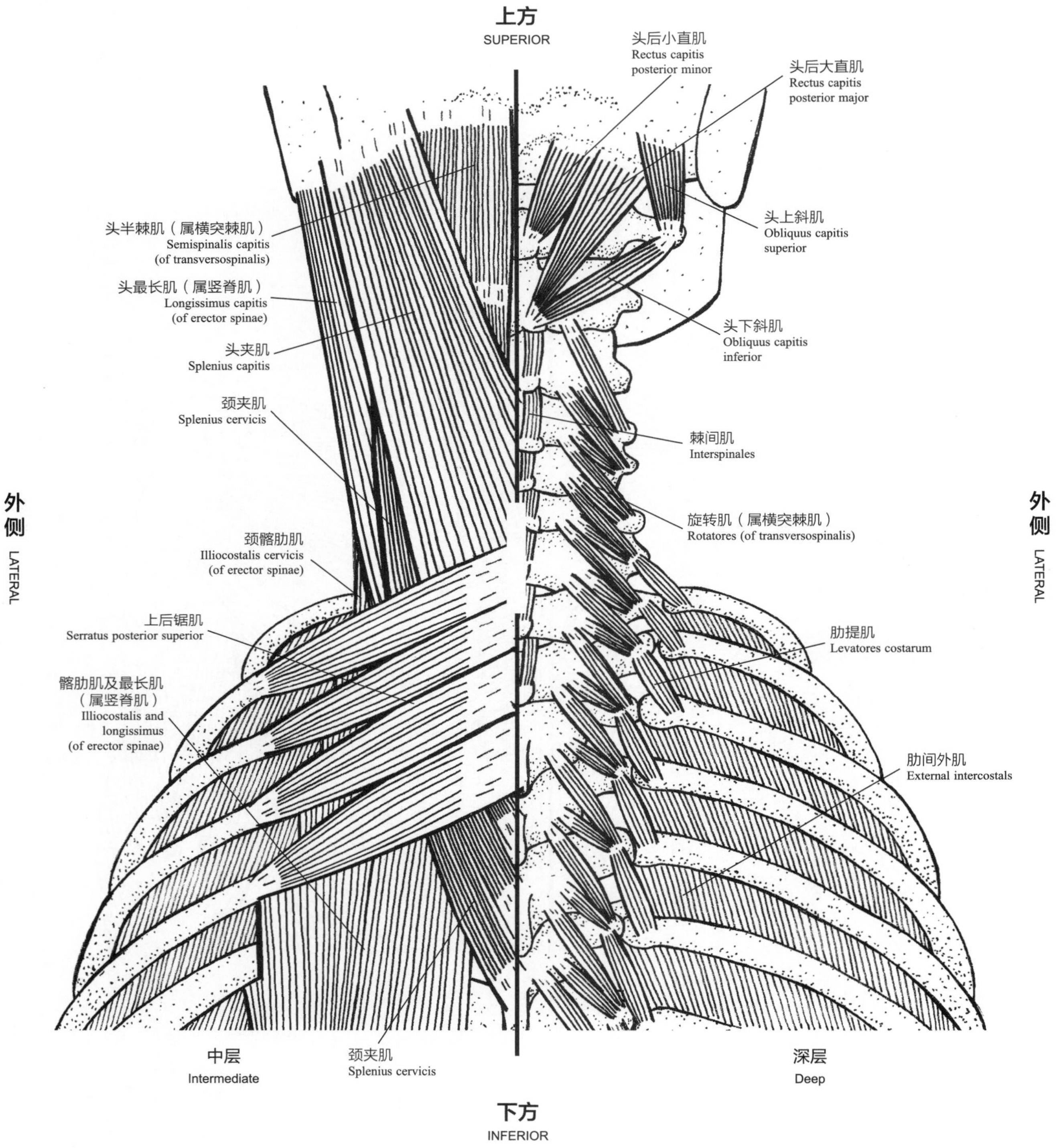
上方
SUPERIOR
头后小直肌
Rectus capitis posterior minor
头后大直肌
Rectus capitis posterior major
头半棘肌（属横突棘肌）
Semispinalis capitis (of transversospinalis)
头上斜肌
Obliquus capitis superior
头最长肌（属竖脊肌）
Longissimus capitis (of erector spinae)
头下斜肌
Obliquus capitis inferior
头夹肌
Splenius capitis
颈夹肌
Splenius cervicis
棘间肌
Interspinales
外侧
LATERAL
旋转肌（属横突棘肌）
Rotatores (of transversospinalis)
颈髂肋肌
Illiocostalis cervicis (of erector spinae)
上后锯肌
Serratus posterior superior
肋提肌
Levatores costarum
髂肋肌及最长肌（属竖脊肌）
Illiocostalis and longissimus (of erector spinae)
肋间外肌
External intercostals
中层
Intermediate
颈夹肌
Splenius cervicis
深层
Deep
下方
INFERIOR

斜方肌（TRAPEZIUS，“TRAP”）

tra-**pee**-zee-us

功能

- 在脊柱关节处侧屈头颈部（上部）
- 在脊柱关节处伸直头颈部（上部）
- 使头颈部在脊柱关节处向对侧旋转（上部）
- 在肩胛肋关节处上提肩胛骨（上部）
- 在肩胛肋关节处回缩（内收）肩胛骨（整块肌肉）
- 在肩胛肋关节处下拉肩胛骨（下部）
- 在肩胛肋关节处上旋肩胛骨（上部及下部）
- 在脊柱关节处伸直躯干（中部及下部）

神经支配

- 脊副神经（CN Ⅺ）

动脉血供

- 颈横动脉、肩胛背动脉

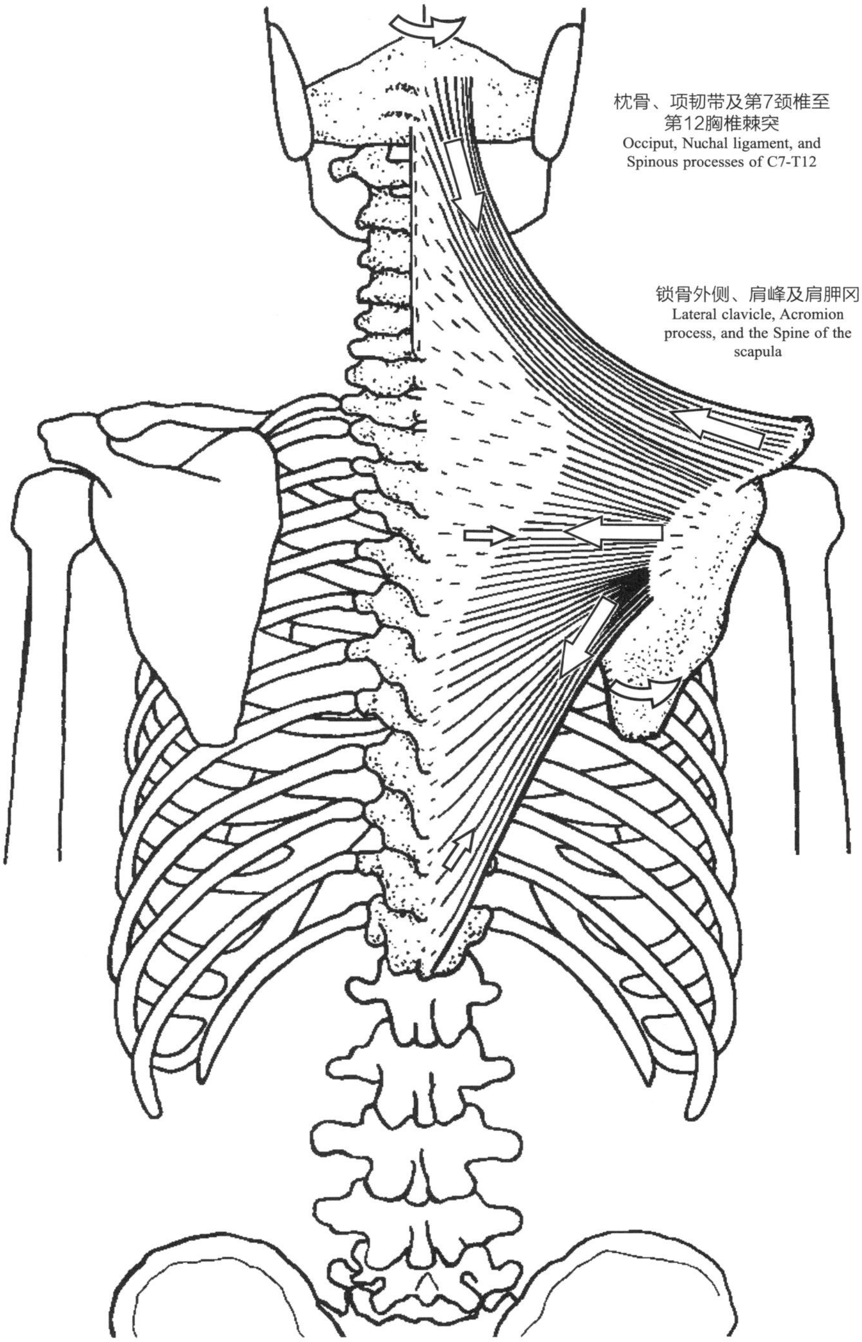
枕骨、项韧带及第7颈椎至第12胸椎棘突
Occiput, Nuchal ligament, and Spinous processes of C7-T12
锁骨外侧、肩峰及肩胛冈
Lateral clavicle, Acromion process, and the Spine of the scapula

右侧斜方肌后面观

Posterior view of the right trapezius

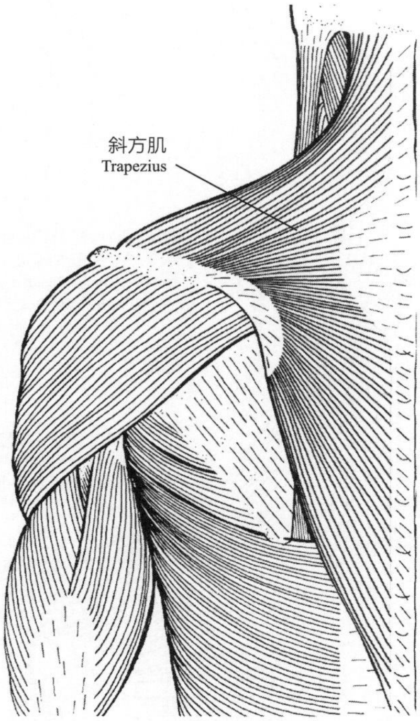

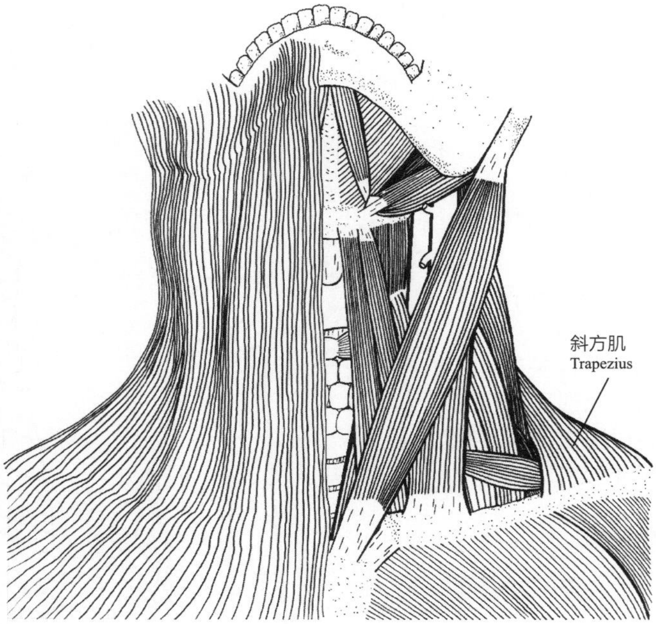

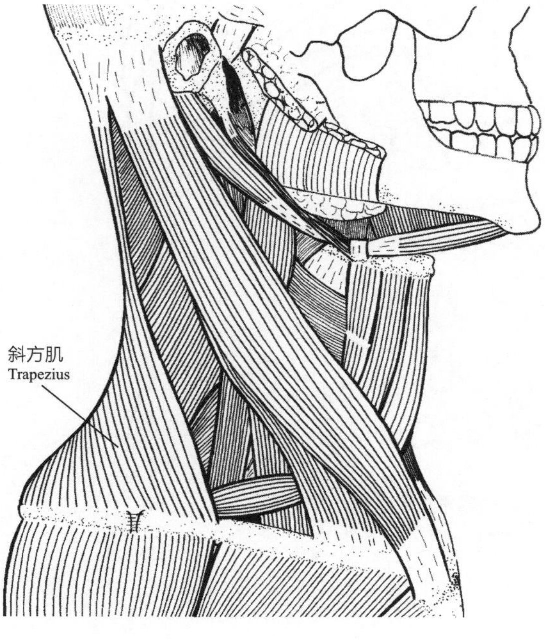

你知道吗?

斜方肌有三个功能区：上部、中部、下部。这块肌肉非常重要，因为它既参与稳定姿势，又参与头部、颈部、躯干及肩带的主动运动

头夹肌（SPLENIUS CAPITIS）

splee-nee-us **kap**-i-tis

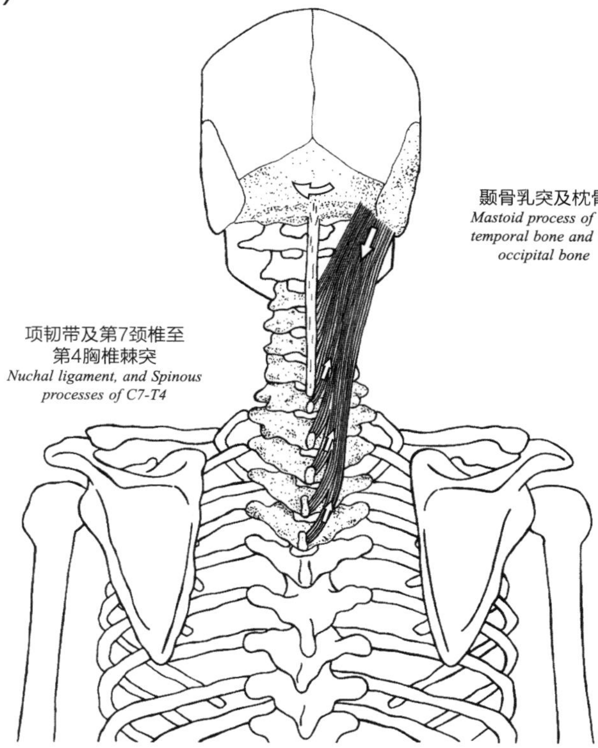
颞骨乳突及枕骨
Mastoid process of the temporal bone and the occipital bone
项韧带及第7颈椎至第4胸椎棘突
Nuchal ligament, and Spinous processes of C7-T4

右侧头夹肌后面观
Posterior view of the right splenius capitis

功能

- 在脊柱关节处伸直头颈部
- 在脊柱关节处侧屈头颈部
- 使头颈部在脊柱关节处向同侧旋转

神经支配

- 颈部脊神经

动脉血供

- 枕动脉

颈夹肌（SPLENIUS CERVICIS）

splee-nee-us **ser**-vi-sis

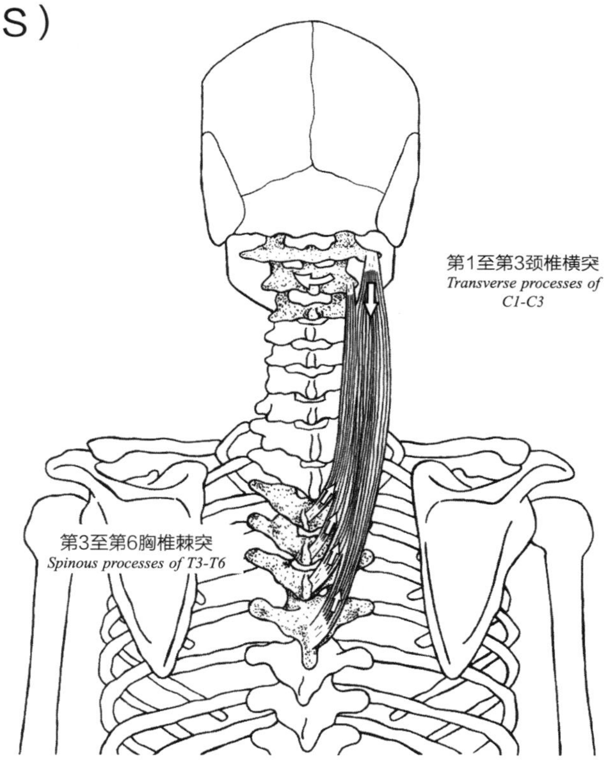
第1至第3颈椎横突
Transverse processes of C1-C3
第3至第6胸椎棘突
Spinous processes of T3-T6

右侧颈夹肌后面观
Posterior view of the right splenius cervicis

功能

- 在脊柱关节处伸直颈部
- 在脊柱关节处侧屈颈部
- 使颈部在脊柱关节处向同侧旋转

神经支配

- 颈部脊神经

动脉血供

- 枕动脉、后上肋间动脉背支

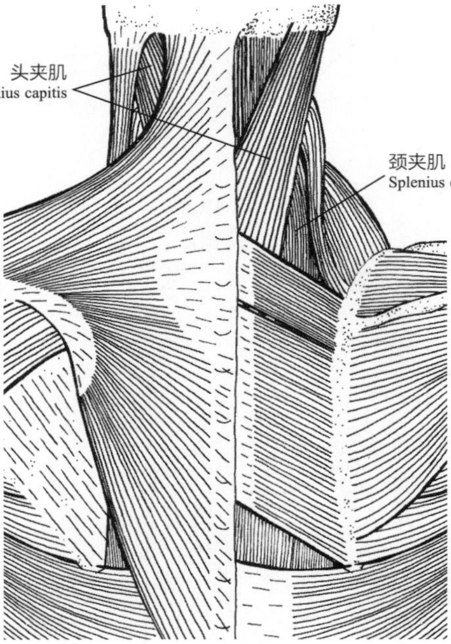
头夹肌
Splenius capitis
颈夹肌
Splenius cervicis

你知道吗?

因为双侧头夹肌形成了“V”字形，所以有时它们被称为“高尔夫球钉”肌。

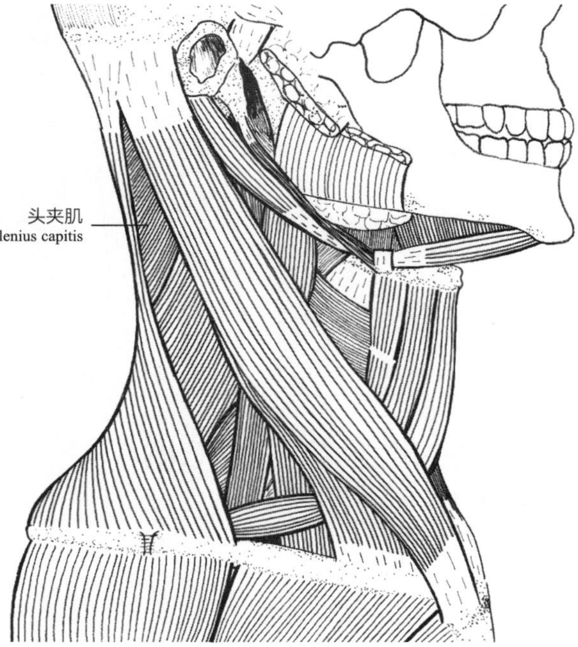
头夹肌
Splenius capitis

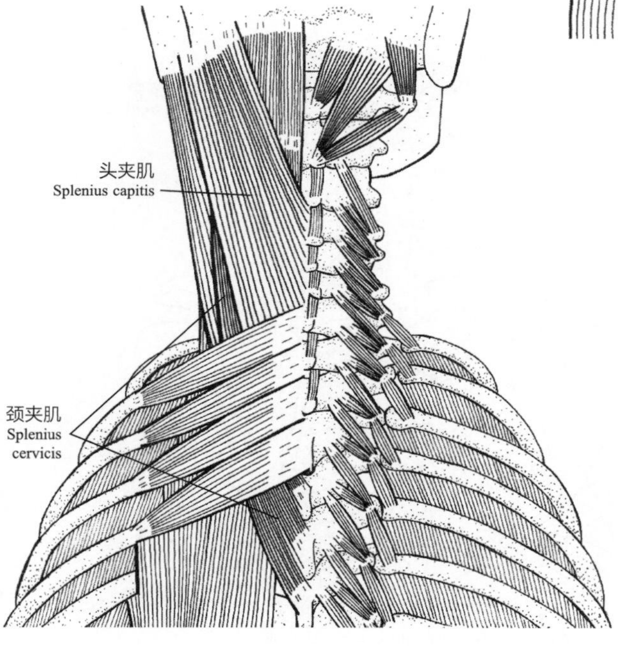
头夹肌
Splenius capitis
颈夹肌
Splenius
cervicis

你知道吗?

双侧颈夹肌也形成了“V”字形。

提肩胛肌（LEVATOR SCAPULAE）

le-**vay**-tor **skap**-you-lee

功能

- 在肩胛肋关节处上提肩胛骨
- 在脊柱关节处伸直颈部
- 在脊柱关节处侧屈颈部
- 使颈部在脊柱关节处向同侧旋转
- 在肩胛肋关节处下旋肩胛骨
- 在肩胛肋关节处回缩（内收）肩胛骨

神经支配

- 肩胛背神经

动脉血供

- 肩胛背动脉

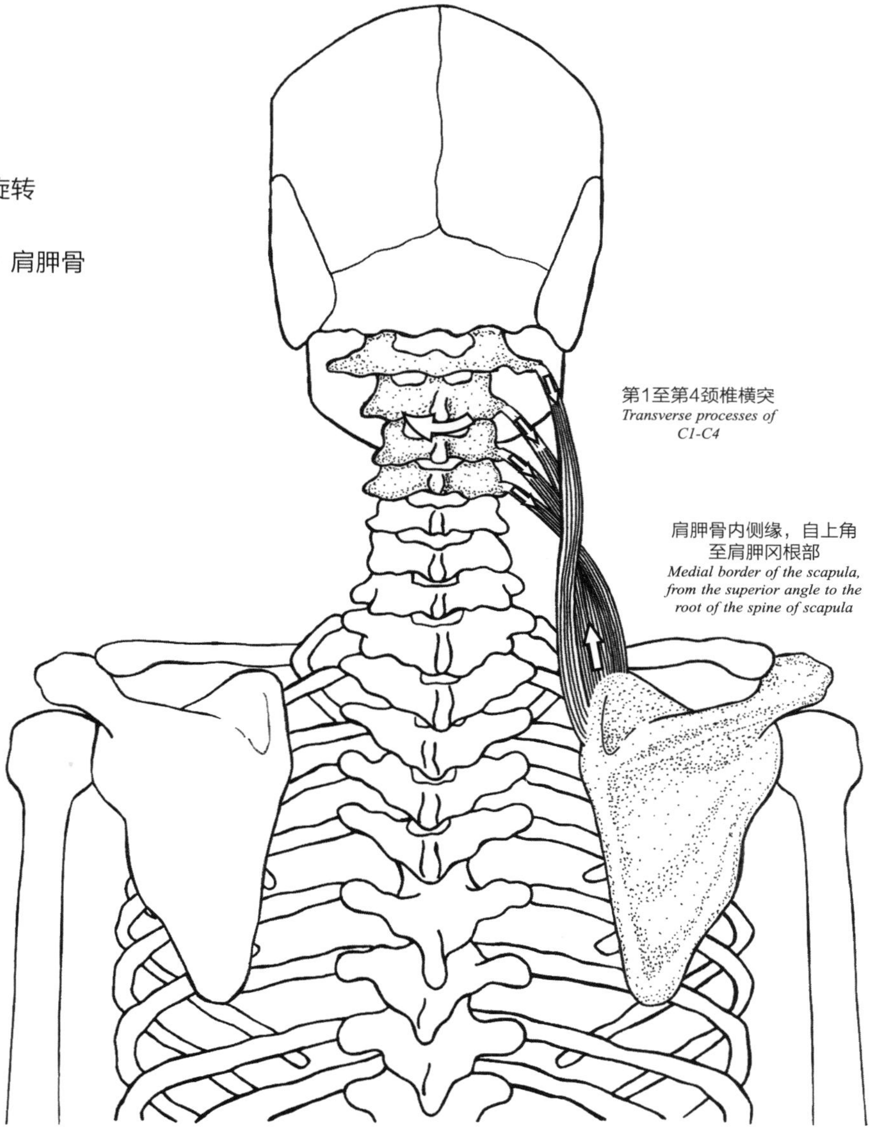
第1至第4颈椎横突
Transverse processes of C1-C4
肩胛骨内侧缘，自上角至肩胛冈根部
Medial border of the scapula, from the superior angle to the root of the spine of scapula

右侧提肩胛肌后面观

Posterior view of the right levator scapulae

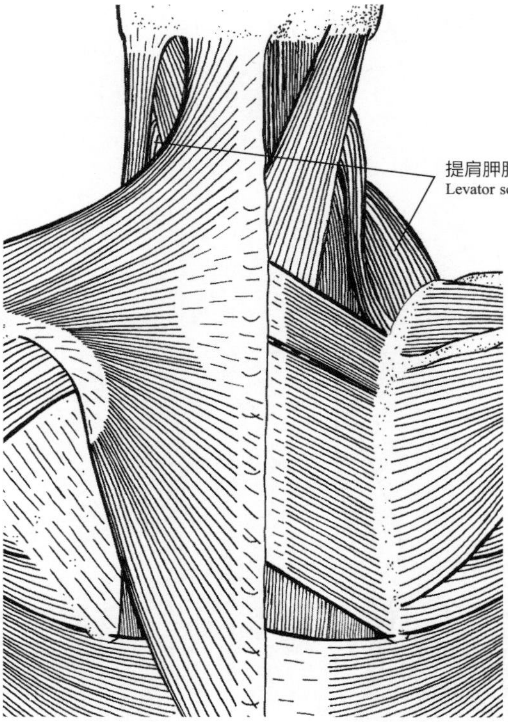
提肩胛肌
Levator scapulae

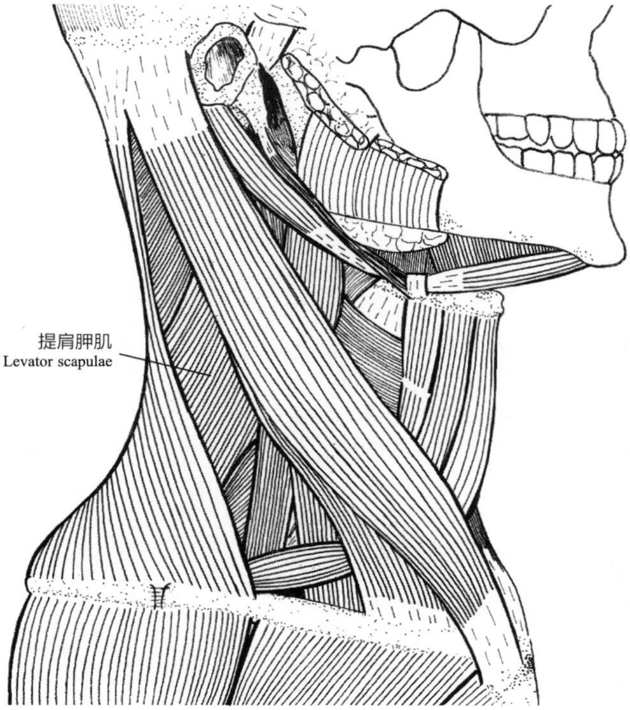
提肩胛肌
Levator scapulae

你知道吗？

提肩胛肌纤维扭曲，因此肩胛骨上最上部肌纤维与最下端的脊椎相连，反之亦然。

头后大直肌（RECTUS CAPITIS POSTERIOR MAJOR）（属枕下肌群）

rek-tus **kap**-i-tis pos-**tee**-ri-or **may**-jor

功能

- 在寰枕关节处伸直头部
- 在寰枕关节处侧屈头部
- 使头部在寰枕关节处向同侧旋转
- 使寰椎在寰枢关节处伸直并向同侧旋转

神经支配

- 枕下神经

动脉血供

- 枕动脉、颈深动脉

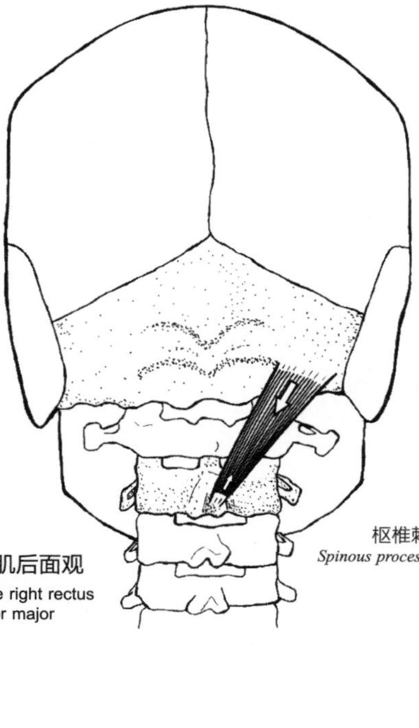
枕骨下项线
Inferior nuchal line of the occiput
枢椎棘突
Spinous process of the axis

右侧头后大直肌后面观

Posterior view of the right rectus capitis posterior major

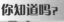

头后小直肌（RECTUS CAPITIS POSTERIOR MINOR）（属枕下肌群）

rek-tus **kap**-i-tis pos-**tee**-ri-or **my**-nor

功能

- 在寰枕关节处前伸头部
- 在寰枕关节处伸直头部

神经支配

- 枕下神经

动脉血供

- 枕动脉、椎动脉肌支

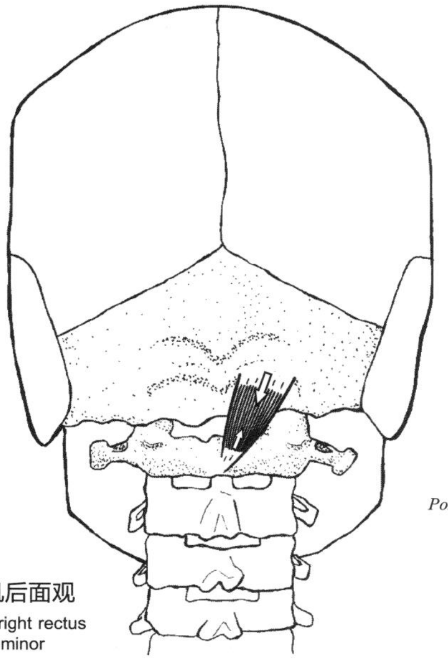

枕骨下项线
Inferior nuchal line of the occiput
寰椎后结节
Posterior tubercle of the atlas

右侧头后小直肌后面观
Posterior view of the right rectus capitis posterior minor

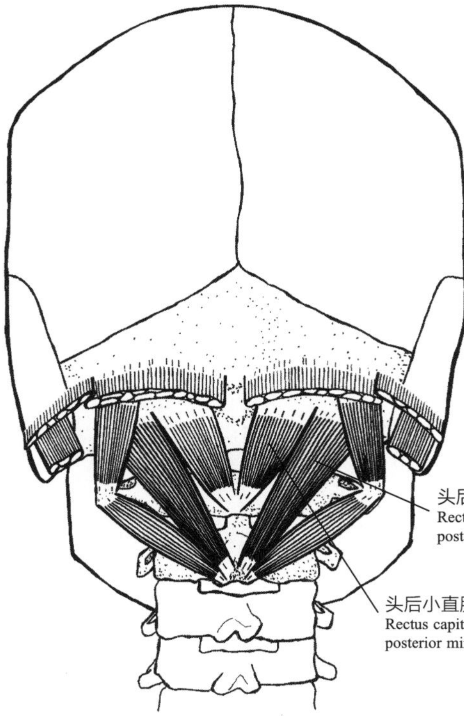

头后大直肌
Rectus capitis posterior major
头后小直肌
Rectus capitis posterior minor

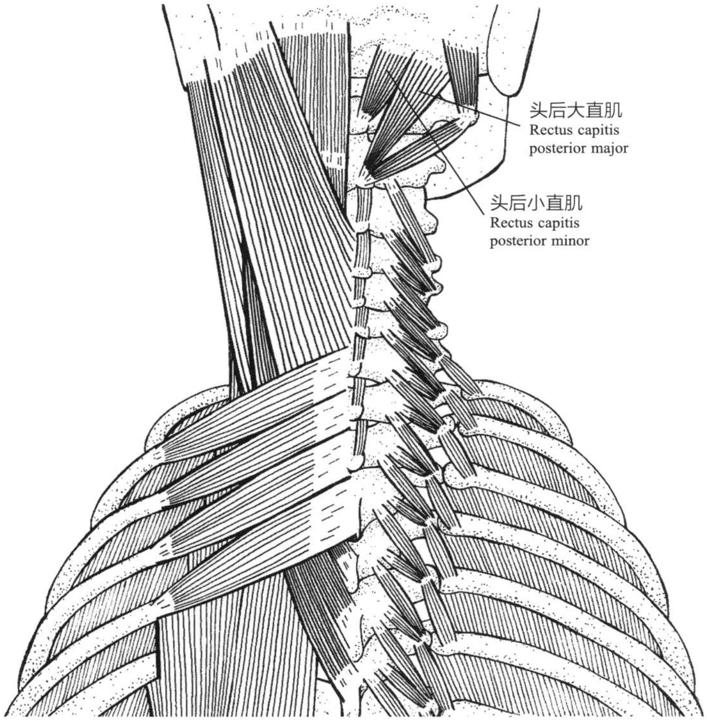

头后大直肌
Rectus capitis posterior major
头后小直肌
Rectus capitis posterior minor

你知道吗?

头后大直肌是枕下肌群中最大的一块肌肉。枕下肌群在维持头部姿势方面很重要。

你知道吗?

头后小直肌还有一个附着点直接与硬脊膜相连，因此这块肌肉紧张时很容易引起头痛。

头下斜肌（OBLIQUUS CAPITIS INFERIOR）
（属枕下肌群）

ob-**lee**-kwus **kap**-i-tis in-**fee**-ri-or

功能

- 使寰椎在寰枢关节处向同侧旋转

神经支配

- 枕下神经

动脉血供

- 颈深动脉、枕动脉降支

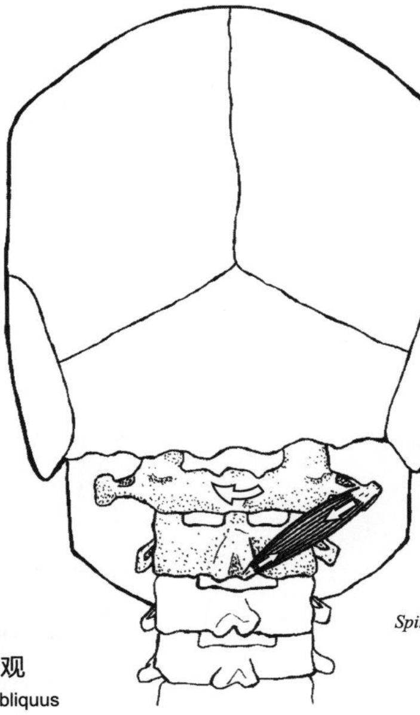
寰椎横突
Transverse process of the atlas
枢椎棘突
Spinous process of the axis

右侧头下斜肌后面观
Posterior view of the right obliquus capitis inferior

头上斜肌（OBLIQUUS CAPITIS SUPERIOR）
（属枕下肌群）

ob-**lee**-kwus **kap**-i-tis su-**pee**-ri-or

功能

- 在寰枕关节处前伸头部
- 在寰枕关节处伸直头部
- 在寰枕关节处侧屈头部

神经支配

- 枕下神经

动脉血供

- 枕动脉、颈深动脉

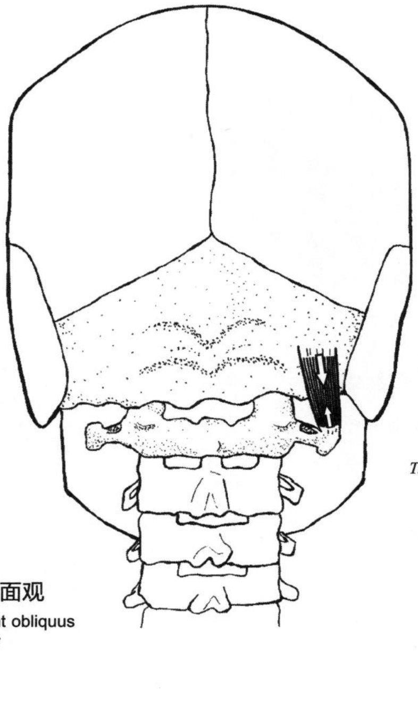
枕骨
Occiput
寰椎横突
Transverse process of the atlas

右侧头上斜肌后面观
Posterior view of the right obliquus capitis superior

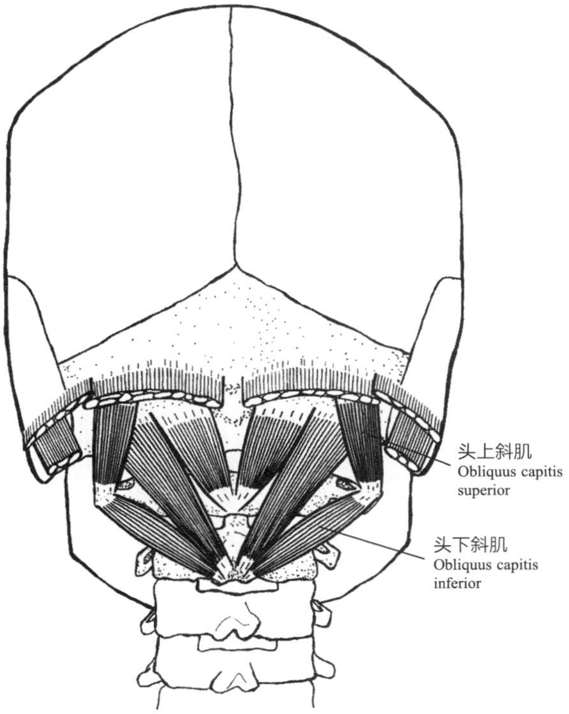

你知道吗?

在枕下肌群四块肌肉中，头下斜肌是唯一没有跨越寰枕关节并连到头部的肌肉。

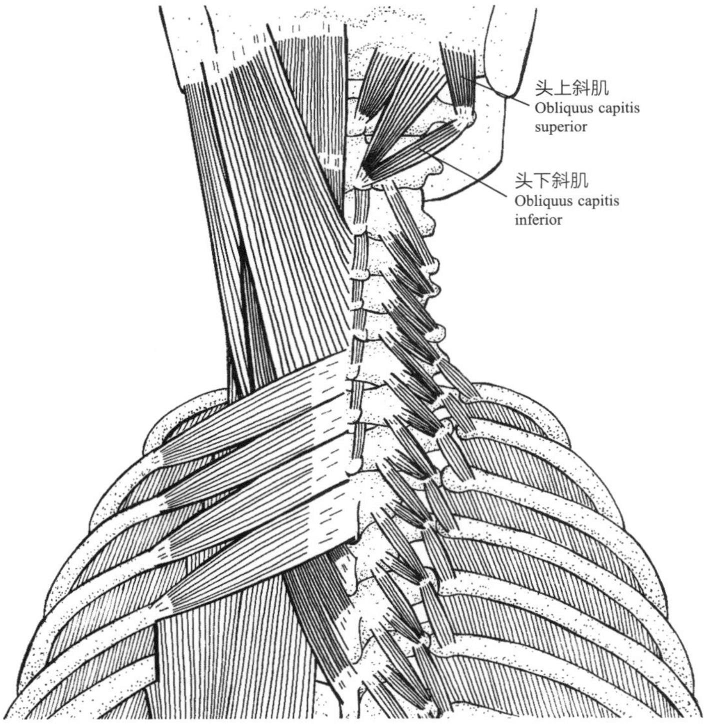

你知道吗?

头上斜肌连到枕骨最上端。

颈阔肌（PLATYSMA）

pla-**tiz**-ma

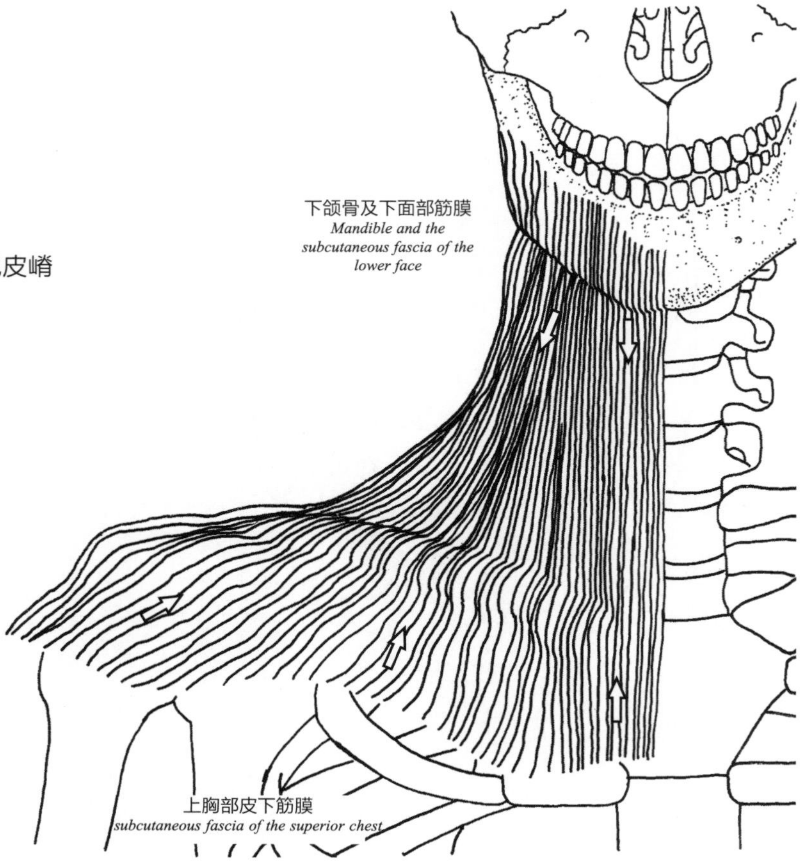
下颌骨及下面部筋膜
Mandible and the subcutaneous fascia of the lower face
上胸部皮下筋膜
subcutaneous fascia of the superior chest

右侧颈阔肌前面观
anterior view of the right platysma

功能

- 向上牵拉上胸部和颈部皮肤，使颈部出现皮嵴
- 下拉并向外侧牵拉下唇
- 在颞下颌关节处下拉下颌骨

神经支配

- 面神经（CN Ⅶ）

动脉血供

- 面动脉

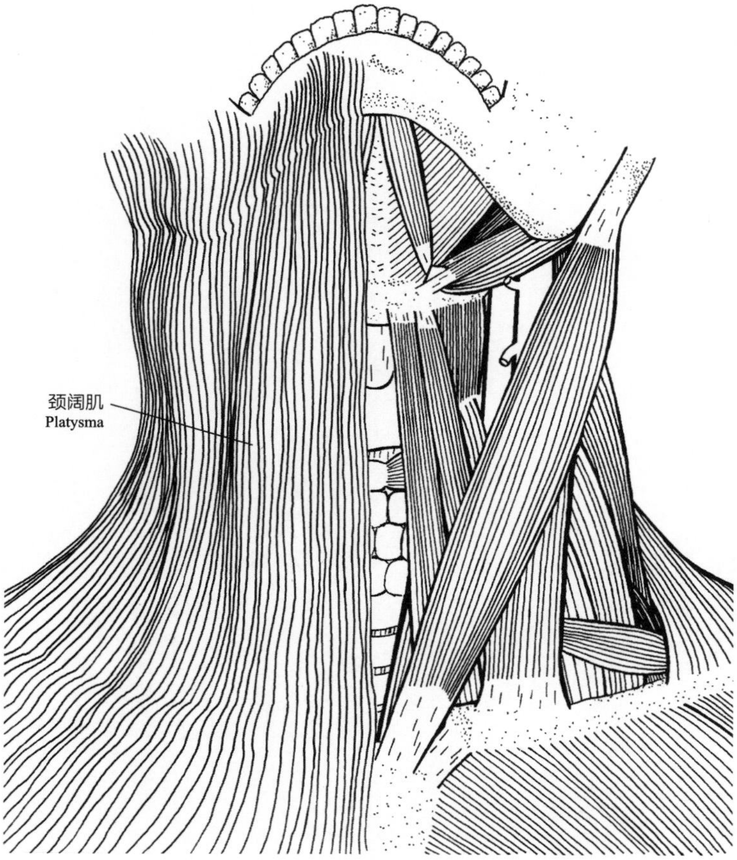
颈阔肌
Platysma

你知道吗?

颈阔肌让颈部出现皱纹，就像电影《黑湖妖潭》里的怪物一样。

胸锁乳突肌（STERNOCLEIDOMASTOID，“SCM”）

ster-no-**kli**-do-**mas**-toyd

功能

- 在脊柱关节处前屈颈部
- 在脊柱关节处侧屈头颈部
- 使头颈部在脊柱关节处向对侧旋转
- 在寰枕关节处伸直头部
- 上提胸骨及锁骨

神经支配

- 脊髓副神经（CN Ⅺ）

动脉血供

- 枕动脉、耳后动脉

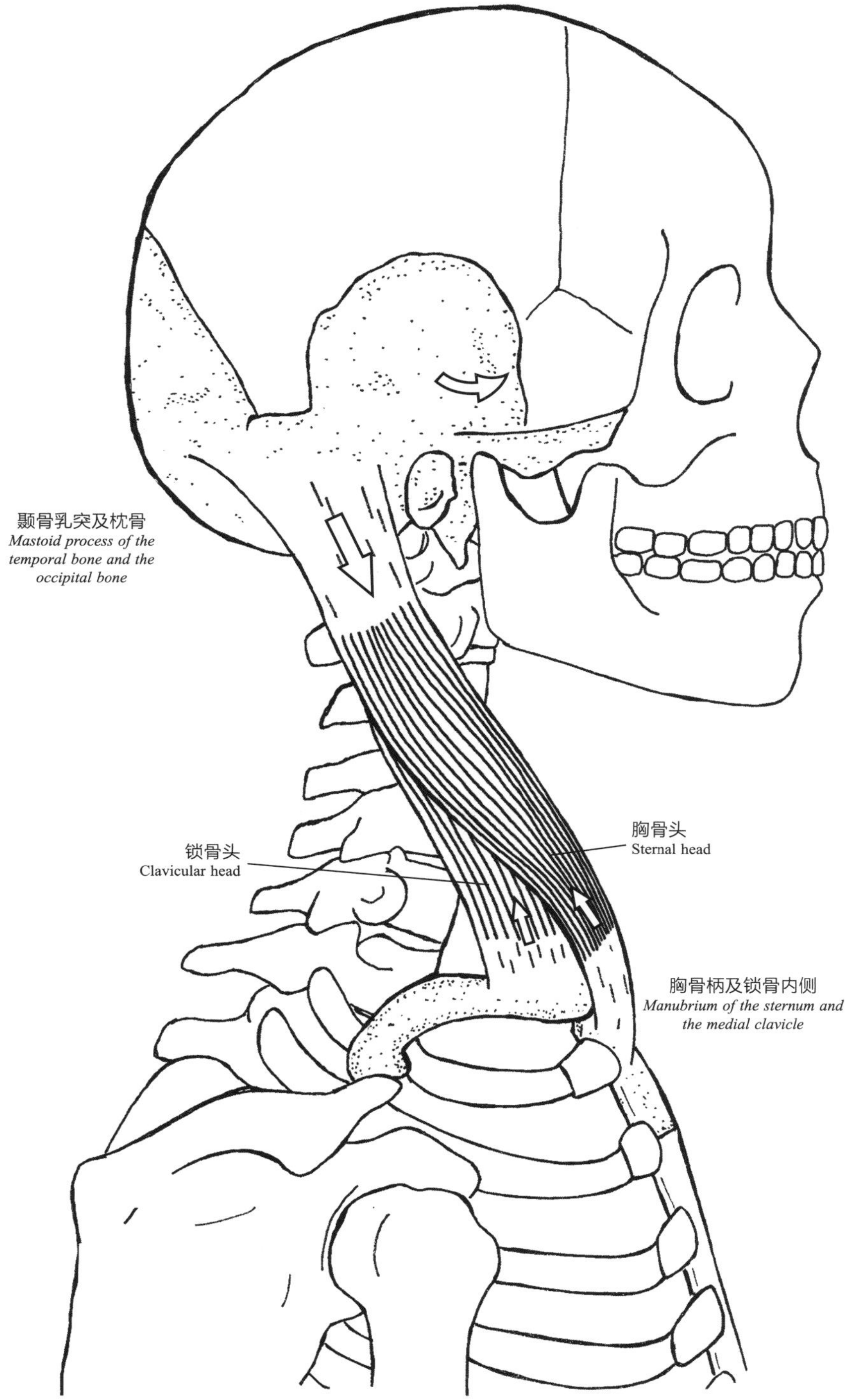
颞骨乳突及枕骨
Mastoid process of the temporal bone and the occipital bone
锁骨头
Clavicular head
胸骨头
Sternal head
胸骨柄及锁骨内侧
Manubrium of the sternum and the medial clavicle

右侧胸锁乳突肌侧面观

Lateral view of the right sternocleidomastoid

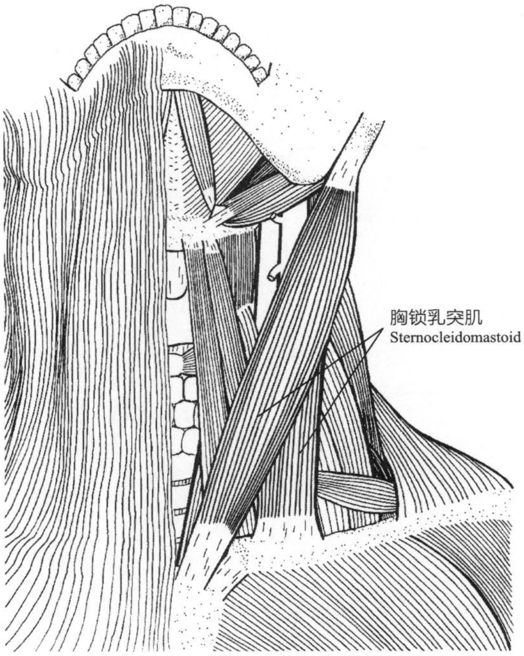

你知道吗?

胸锁乳突肌不同寻常之处在于，它在脊柱关节处前屈颈部，却在寰枕关节处伸头。

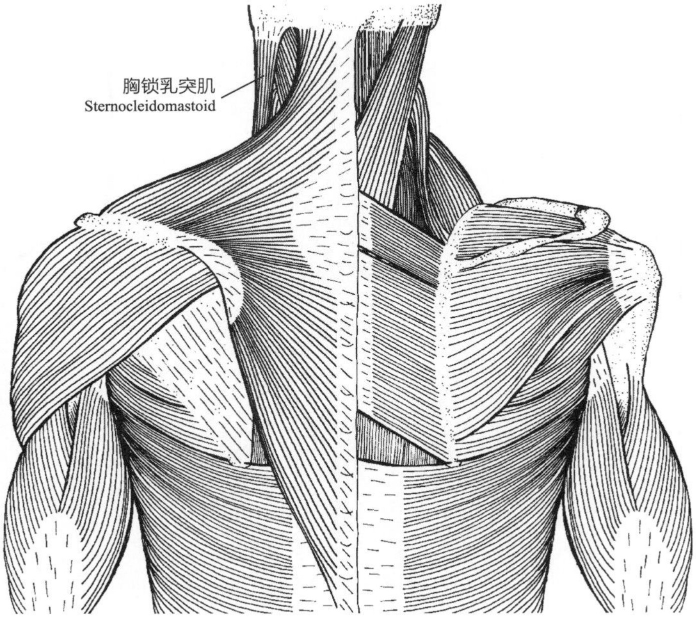

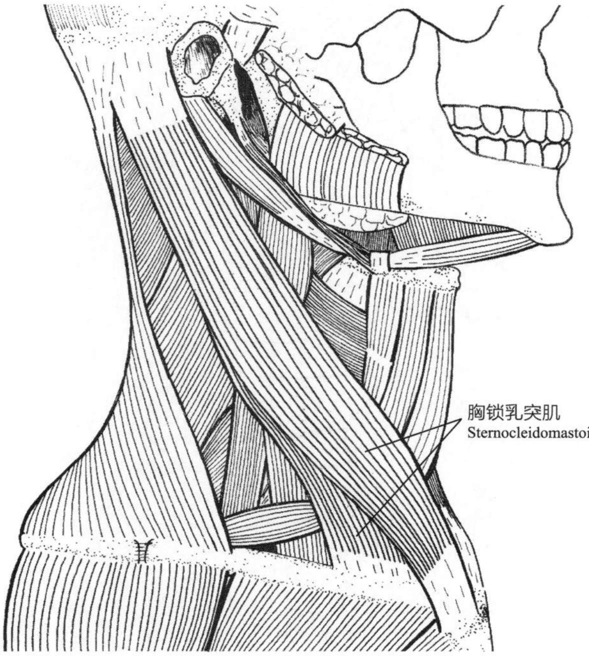

胸骨舌骨肌（STERNOHYOID）
（属舌骨肌群）

ster-no-**hi**-oyd

功能

■ 下拉舌骨

神经支配

■ 颈丛

动脉血供

■ 甲状腺上动脉

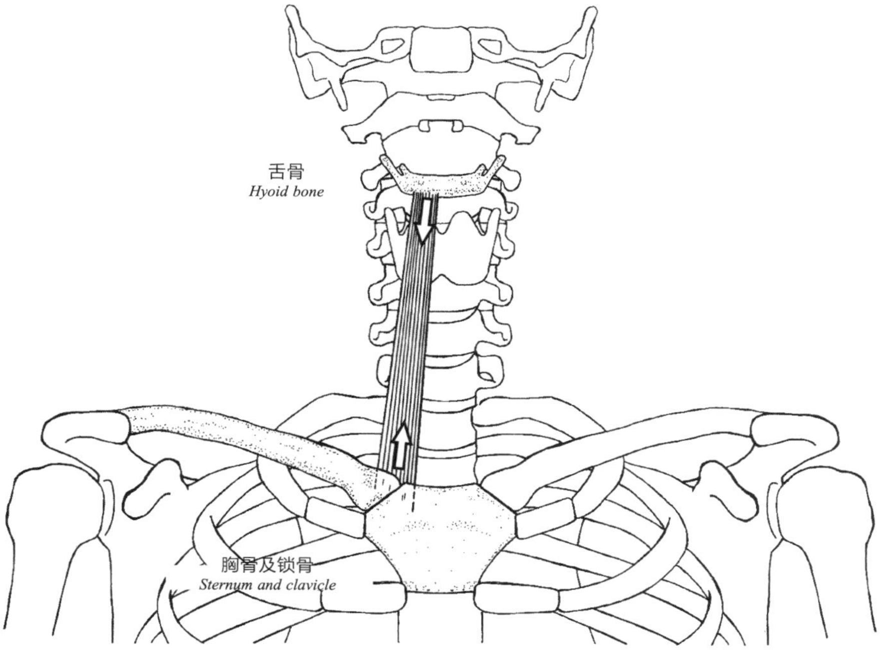
舌骨
Hyoid bone
胸骨及锁骨
Sternum and clavicle

右侧胸骨舌骨肌前面观
Anterior view of the right sternohyoid

胸骨甲状肌（STERNOTHYROID）
（属舌骨肌群）

ster-no-**thi**-royd

功能

■ 下拉甲状软骨

神经支配

■ 颈丛

动脉血供

■ 甲状腺上动脉

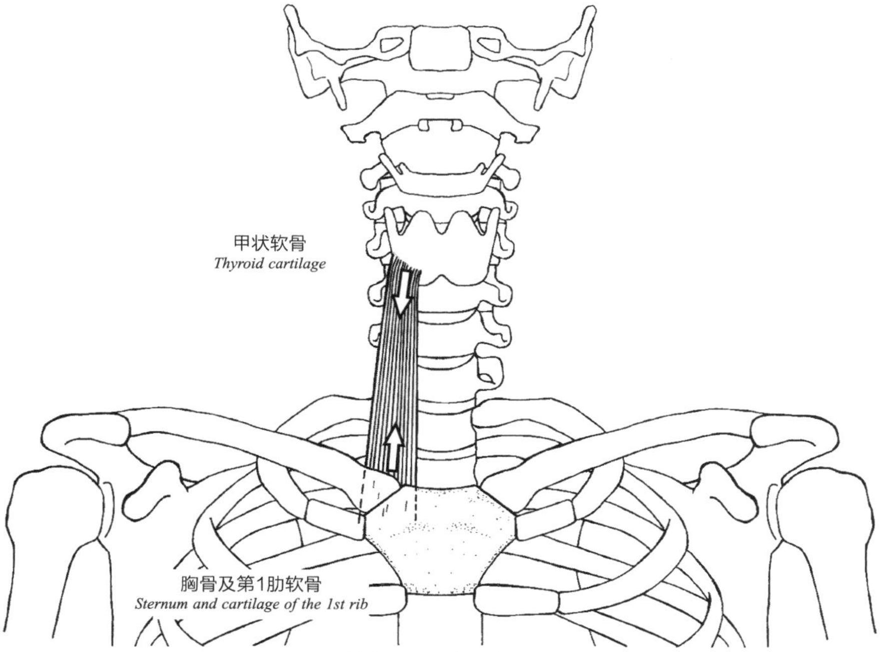
甲状软骨
Thyroid cartilage
胸骨及第1肋软骨
Sternum and cartilage of the 1st rib

右侧胸骨甲状肌前面观
Anterior view of the right sternothyroid

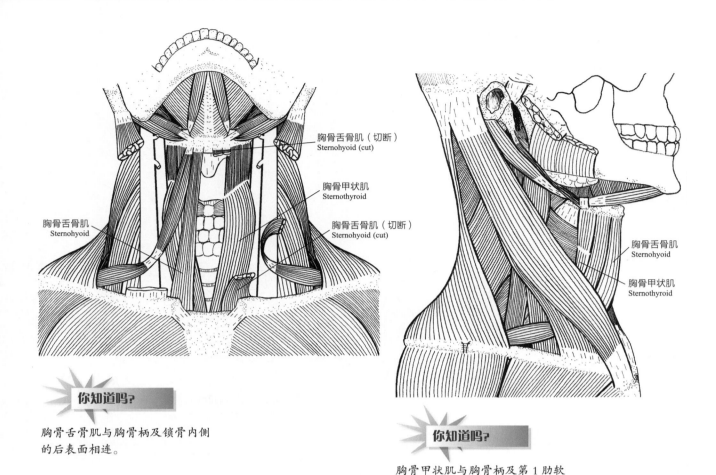

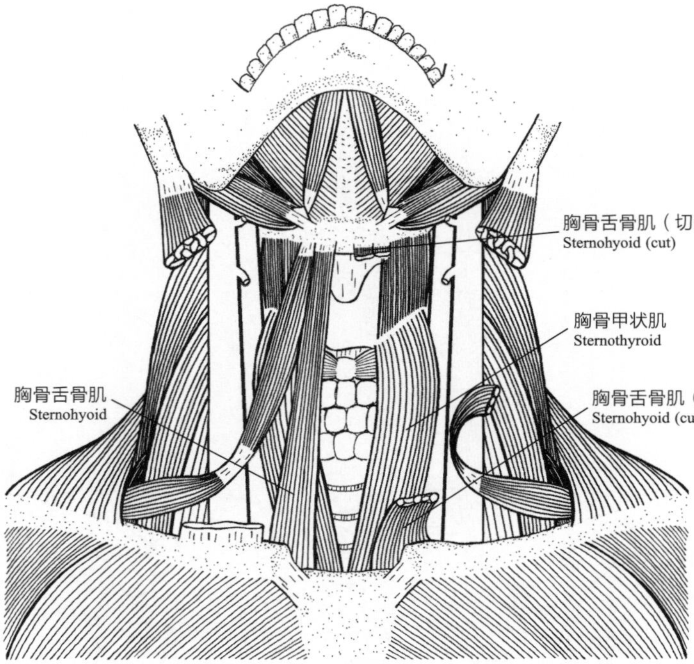
胸骨舌骨肌（切断）
Sternohyoid (cut)
胸骨甲状肌
Sternothyroid
胸骨舌骨肌
Sternohyoid
胸骨舌骨肌（切断）
Sternohyoid (cut)

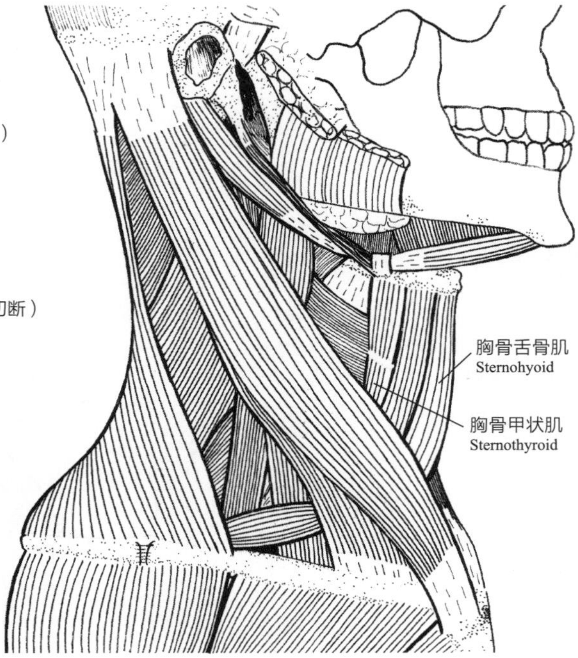
胸骨舌骨肌
Sternohyoid
胸骨甲状肌
Sternothyroid

你知道吗?

胸骨舌骨肌与胸骨柄及锁骨内侧的后表面相连。

你知道吗?

胸骨甲状肌与胸骨柄及第 1 肋软骨的后表面相连。

甲状舌骨肌（THYROHYOID）（属舌骨肌群）

thi-ro-**hi**-oyd

功能

- 下拉舌骨
- 上提甲状软骨

神经支配

- 舌下神经（CN Ⅻ）

动脉血供

- 甲状腺上动脉

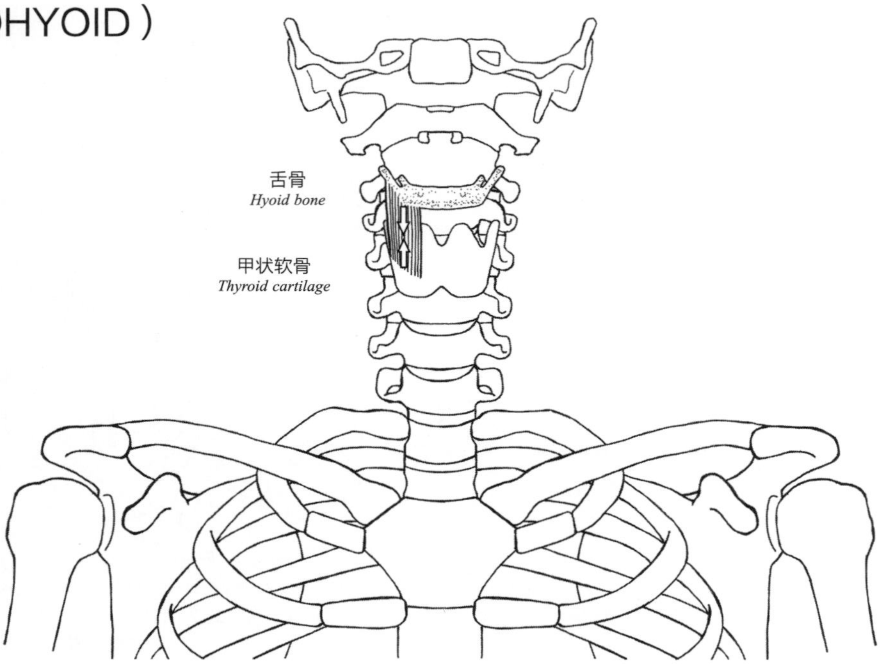
舌骨
Hyoid bone
甲状软骨
Thyroid cartilage

右侧甲状舌骨肌前面观
Anterior view of the right thyrohyoid

肩胛舌骨肌（OMOHYOID）
（属舌骨肌群）

o-mo-**hi**-oyd

功能

- 下拉舌骨

神经支配

- 颈丛

动脉血供

- 甲状腺上动脉、颈横动脉

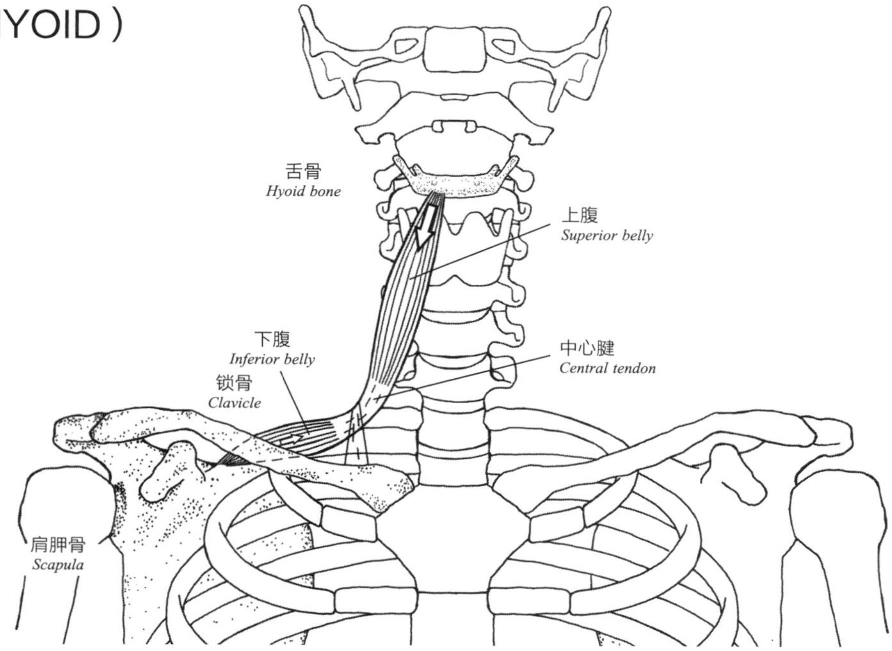

舌骨
Hyoid bone
上腹
Superior belly
下腹
Inferior belly
锁骨
Clavicle
中心腱
Central tendon
肩胛骨
Scapula

右侧胸骨甲状肌前面观
Anterior view of the right omohyoid

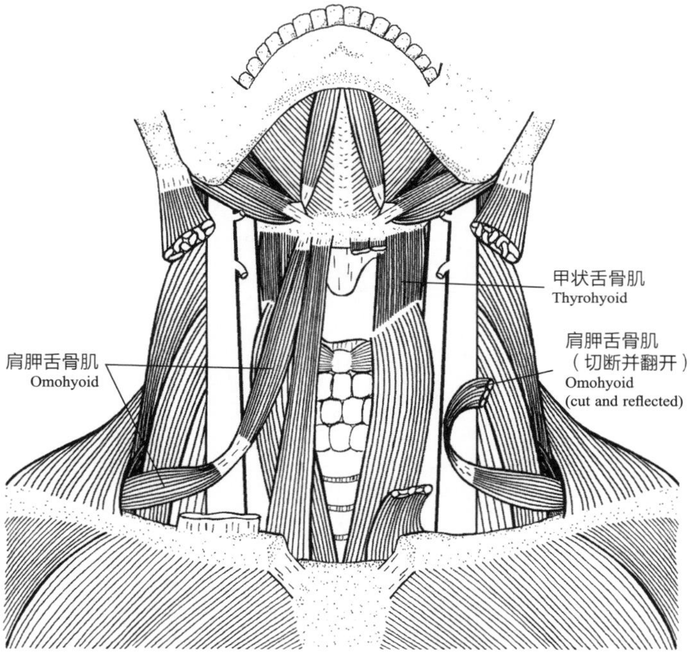

甲状舌骨肌
Thyrohyoid
肩胛舌骨肌
Omohyoid
肩胛舌骨肌
（切断并翻开）
Omohyoid
(cut and reflected)

你知道吗？

肩胛舌骨肌的两个肌腹被中心腱分开，中心腱通过纤维组织悬带与锁骨相连。

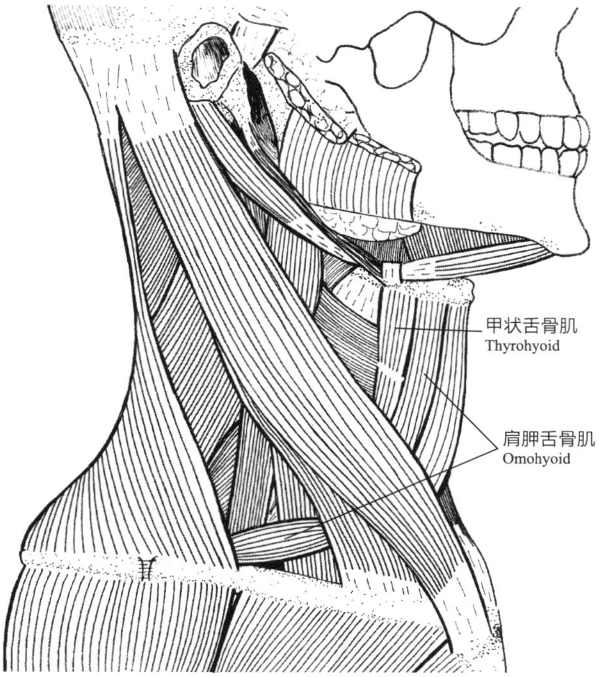

甲状舌骨肌
Thyrohyoid
肩胛舌骨肌
Omohyoid

你知道吗？

甲状舌骨肌可以被看作胸骨甲状肌向上的延续。

二腹肌（DIGASTRIC）
（属舌骨肌群）

di-**gas**-trik

功能

- 上提舌骨
- 在颞下颌关节处下拉下颌骨
- 在颞下颌关节处回缩下颌骨

神经支配

- 三叉神经（CN Ⅴ）及面神经（CN Ⅶ）

动脉血供

- 枕动脉、耳后动脉及面动脉

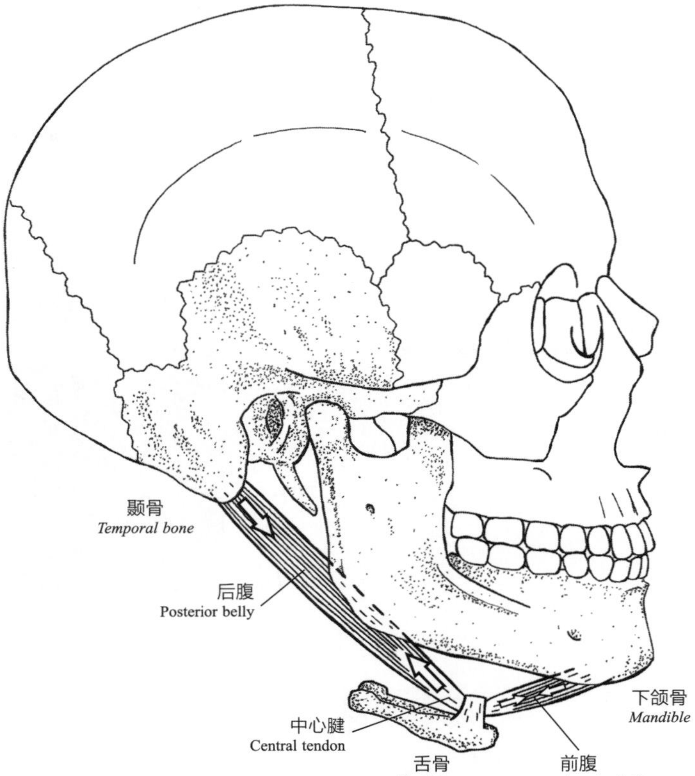

颞骨
Temporal bone
后腹
Posterior belly
中心腱
Central tendon
舌骨
Hyoid bone
前腹
Anterior belly
下颌骨
Mandible

右侧二腹肌侧面观

Lateral view of the right digastric

茎突舌骨肌（STYLOHYOID）
（属舌骨肌群）

sti-lo-**hi**-oyd

功能

- 上提舌骨

神经支配

- 面神经（CN Ⅶ）

动脉血供

- 枕动脉、耳后动脉及面动脉

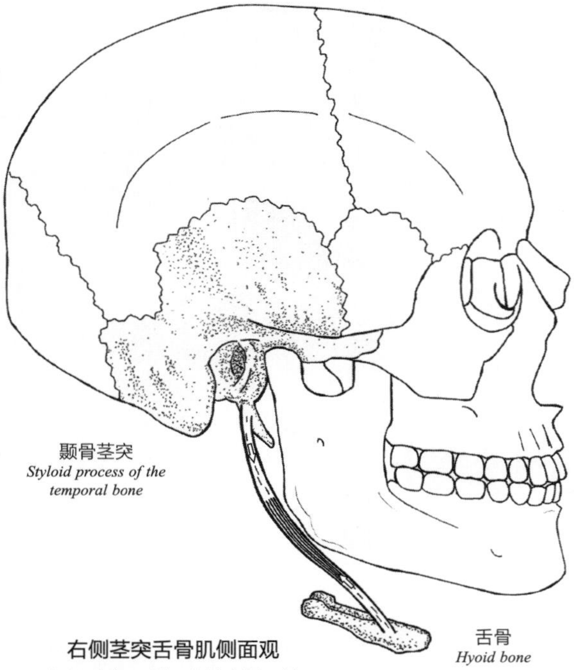

颞骨茎突
Styloid process of the temporal bone
舌骨
Hyoid bone

右侧茎突舌骨肌侧面观

Lateral view of the right stylohyoid

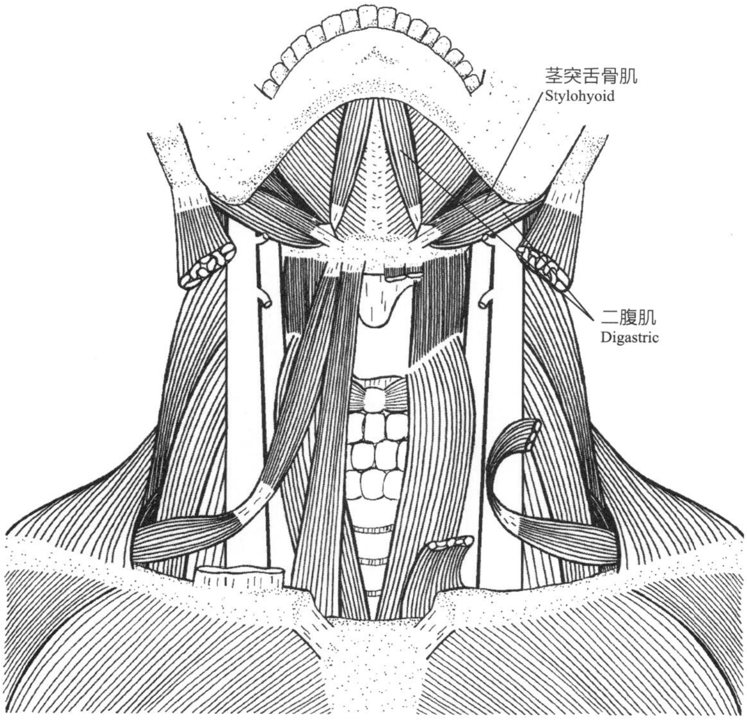

你知道吗?

二腹肌有两个肌腹，被中心腱分开，中心腱通过纤维组织悬带与舌骨相连。事实上在希腊语中，“digastric”（二腹肌）的意思就是“两个肌腹”。

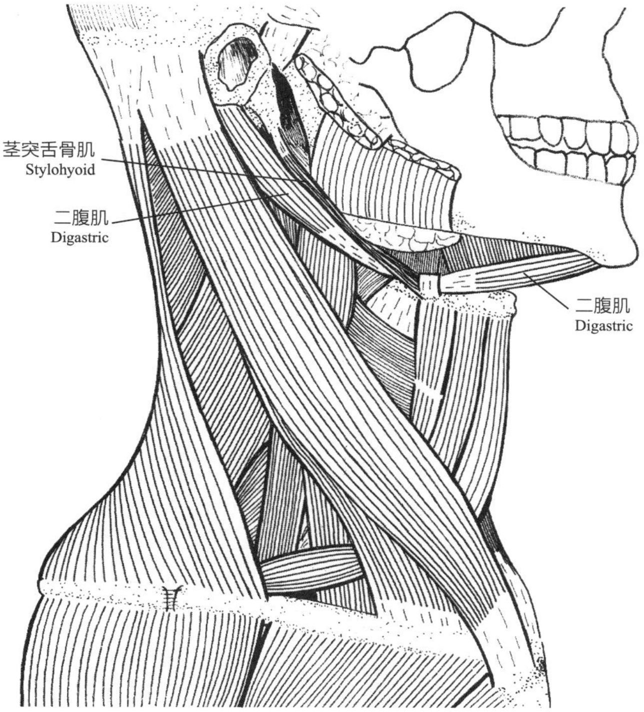

你知道吗?

茎突舌骨肌在舌骨上的附着点被二腹肌中心腱贯穿。

下颌舌骨肌（MYLOHYOID）
（属舌骨肌群）

my-lo-**hi**-oyd

功能

- 上提舌骨
- 在颞下颌关节处下拉下颌骨

神经支配

- 三叉神经（CN Ⅴ）

动脉血供

- 下牙槽动脉

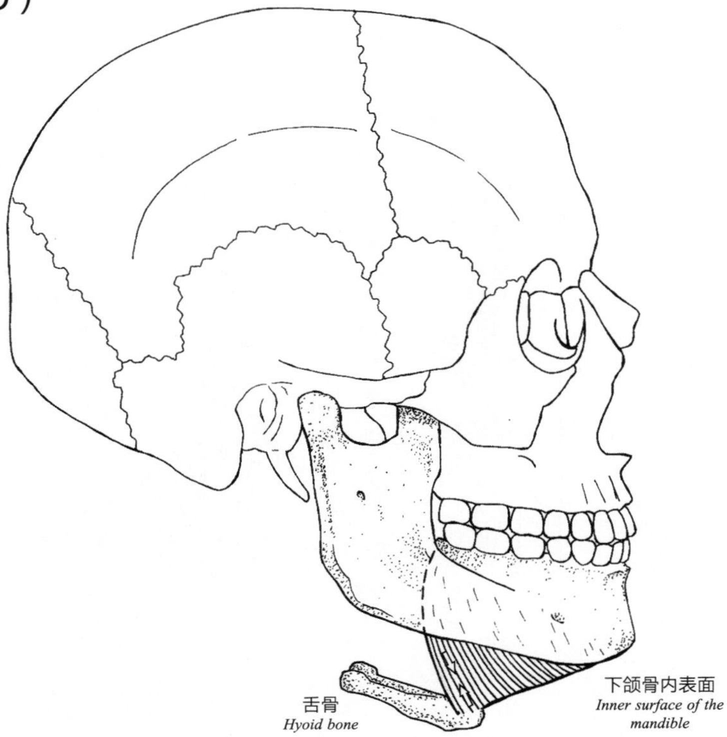

舌骨
Hyoid bone
下颌骨内表面
Inner surface of the mandible

右侧下颌舌骨肌侧面观
Lateral view of the right mylohyoid

颏舌骨肌（GENIOHYOID）
（属舌骨肌群）

jee-nee-o-**hi**-oyd-

功能

- 上提舌骨
- 在颞下颌关节处下拉下颌骨

神经支配

- 舌下神经（CN Ⅻ）

动脉血供

- 舌动脉

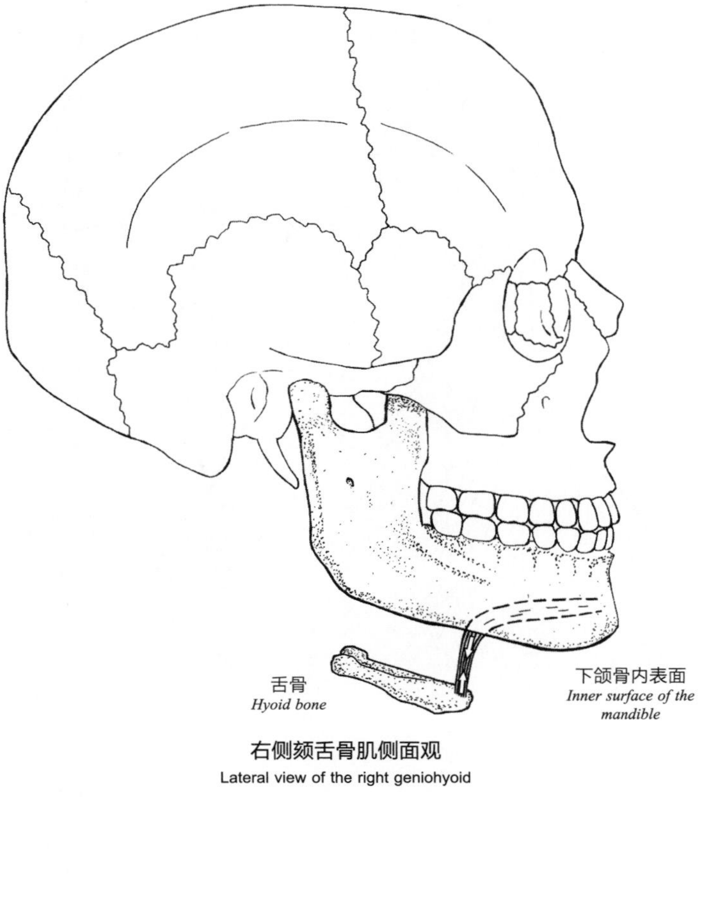

舌骨
Hyoid bone
下颌骨内表面
Inner surface of the mandible

右侧颏舌骨肌侧面观
Lateral view of the right geniohyoid

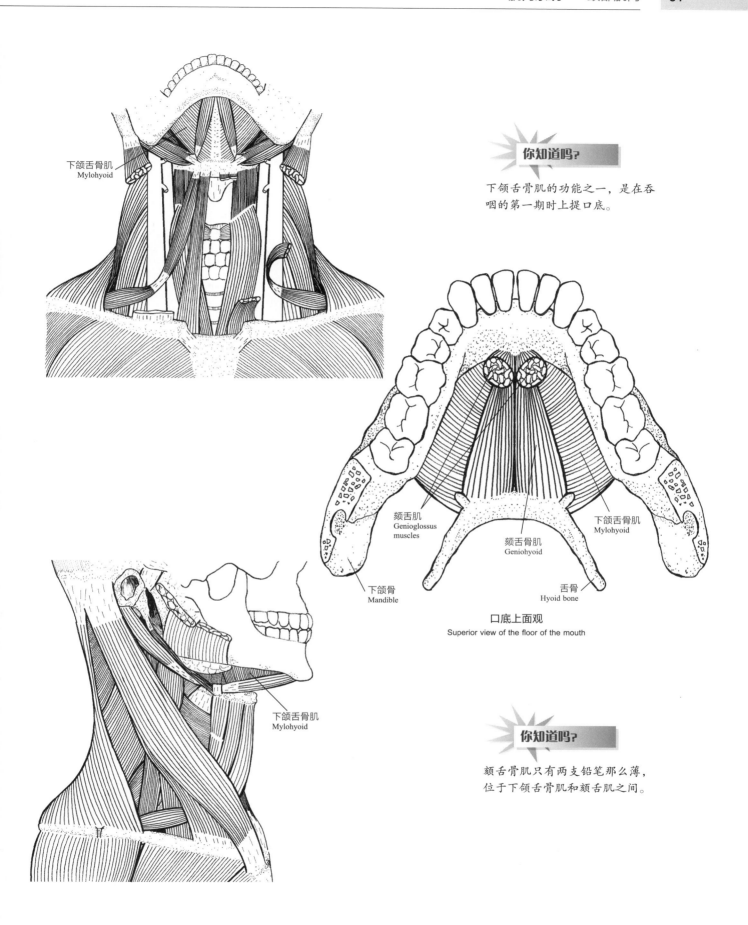

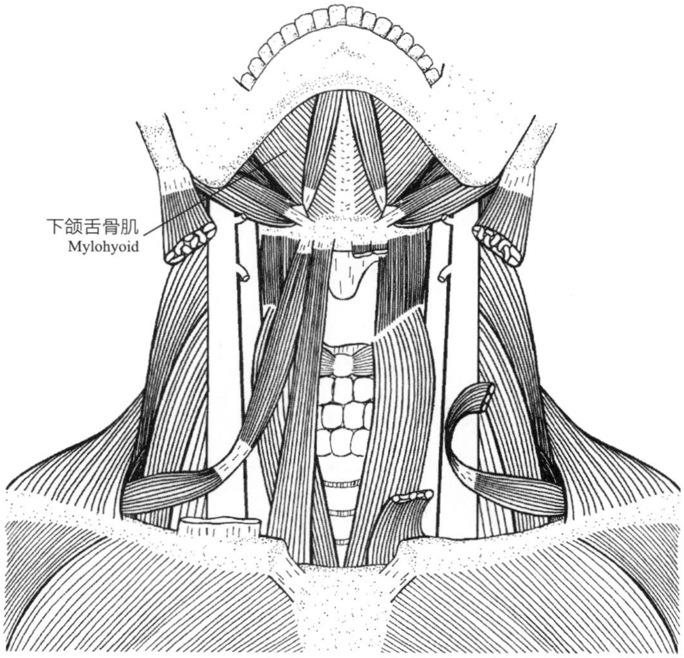
下颌舌骨肌
Mylohyoid

你知道吗?

下颌舌骨肌的功能之一，是在吞咽的第一期时上提口底。

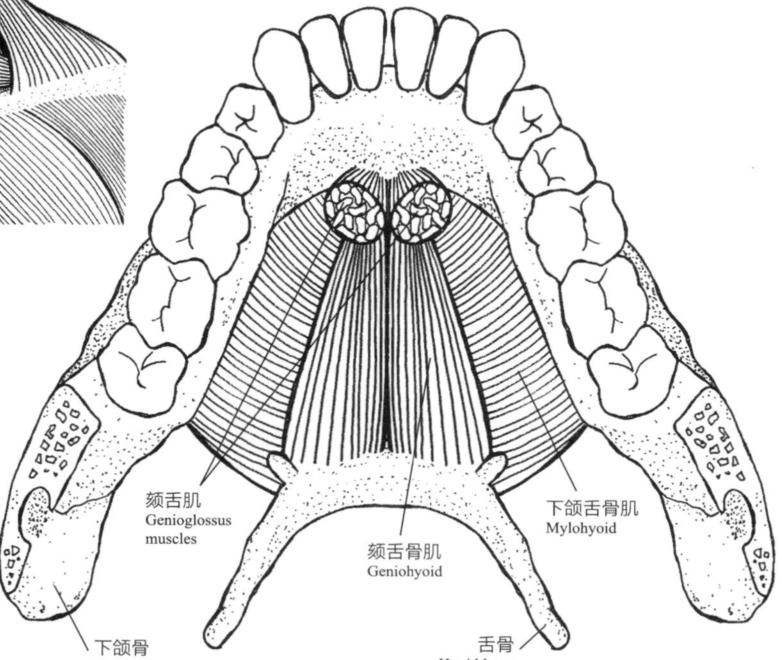
颏舌肌
Genioglossus muscles
颏舌骨肌
Geniohyoid
下颌舌骨肌
Mylohyoid
下颌骨
Mandible
舌骨
Hyoid bone

口底上面观
Superior view of the floor of the mouth

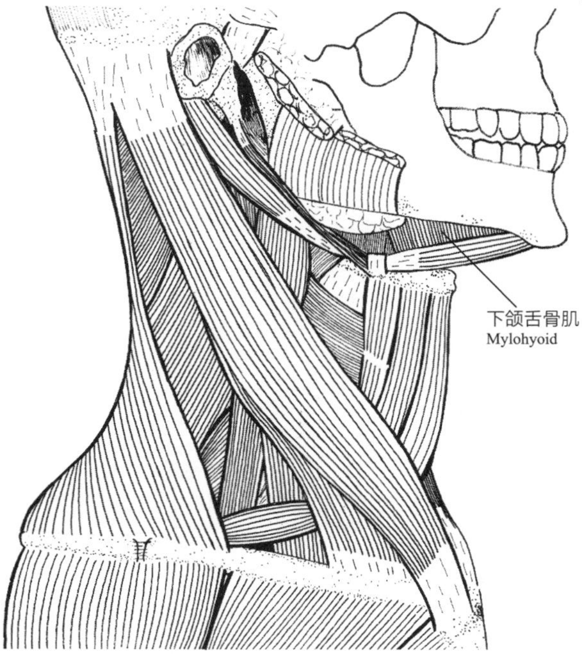
下颌舌骨肌
Mylohyoid

你知道吗?

颏舌骨肌只有两支铅笔那么薄，位于下颌舌骨肌和颏舌肌之间。

前斜角肌（ANTERIOR SCALENE）
（斜角肌群）

an-**tee**-ri-or **skay**-leen

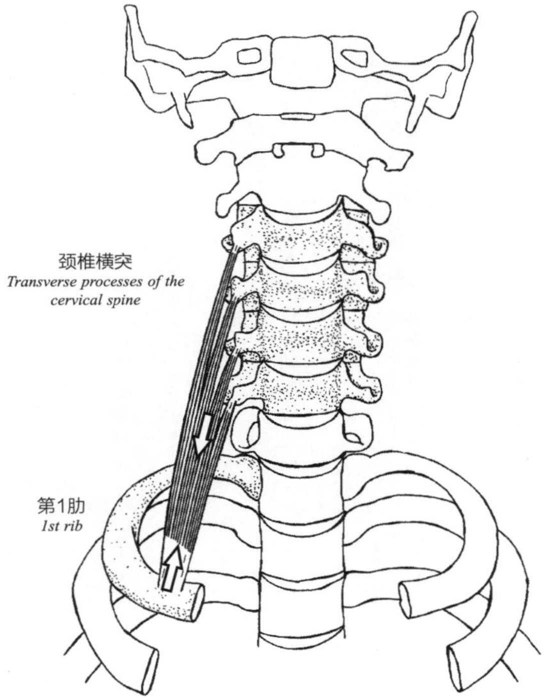

颈椎横突
Transverse processes of the cervical spine
第1肋
1st rib

右侧前斜角肌前面观
Anterior view of the right anterior scalene

功能

- 在脊柱关节处前屈颈部
- 在脊柱关节处侧屈颈部
- 在胸肋关节及肋椎关节处上提第1肋
- 使颈部在脊柱关节处向对侧旋转

神经支配

- 颈部脊神经

动脉血供

- 颈升动脉

中斜角肌（MIDDLE SCALENE）
（斜角肌群）

mi-dil **skay**-leen

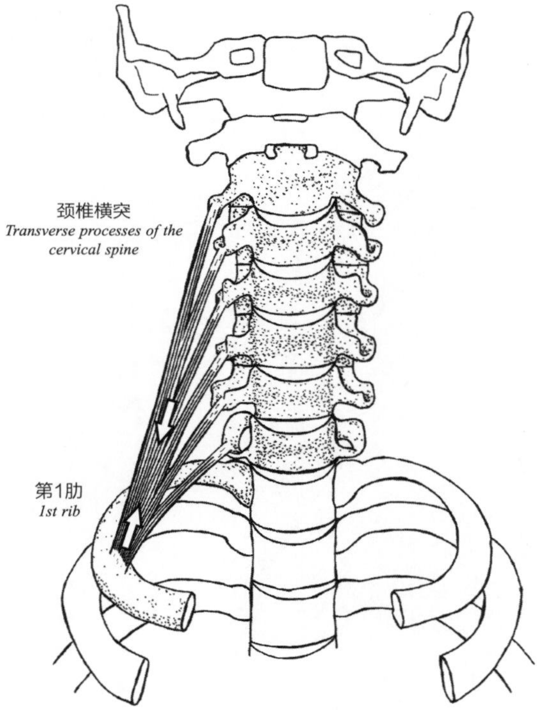

颈椎横突
Transverse processes of the cervical spine
第1肋
1st rib

右侧中斜角肌前面观
Anterior view of the right middle scalene

功能

- 在脊柱关节处侧屈颈部
- 在脊柱关节处前屈颈部
- 在胸肋关节及肋椎关节处上提第1肋

神经支配

- 颈部脊神经

动脉血供

- 颈横动脉

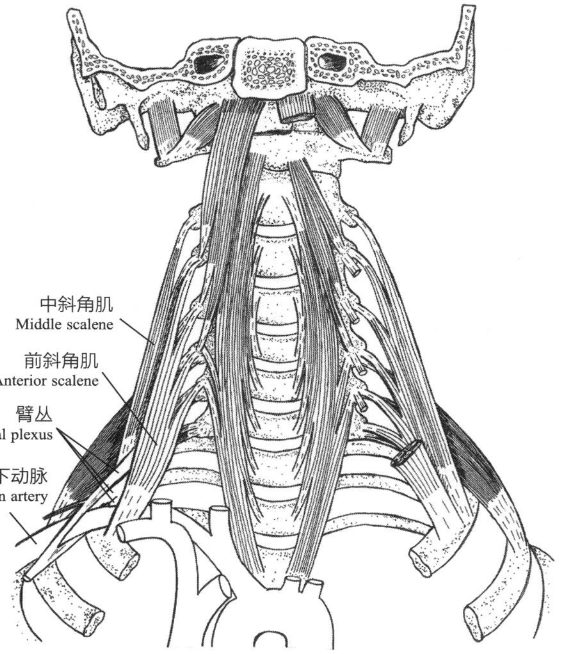
中斜角肌
Middle scalene
前斜角肌
Anterior scalene
臂丛
Brachial plexus
锁骨下动脉
Subclavian artery

你知道吗?

臂丛神经和锁骨下动脉从前、中斜角肌之间穿过，如果这些肌肉紧张，就可能压迫这个神经和动脉。出现这种情况的时候，就称为前斜角肌综合征，这是胸廓出口综合征的一种类型。

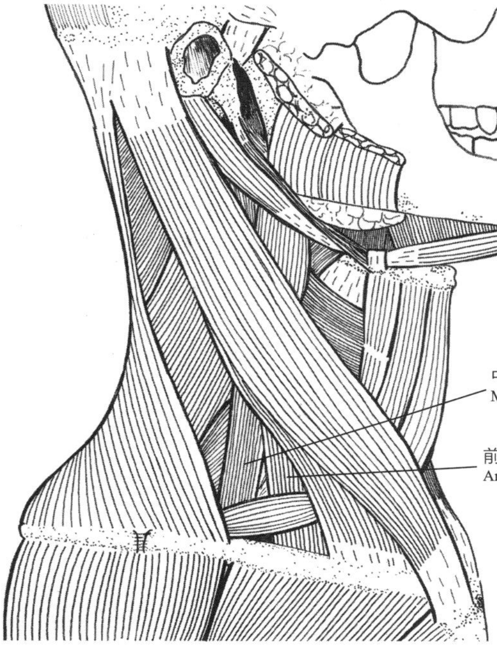
中斜角肌
Middle scalene
前斜角肌
Anterior scalene

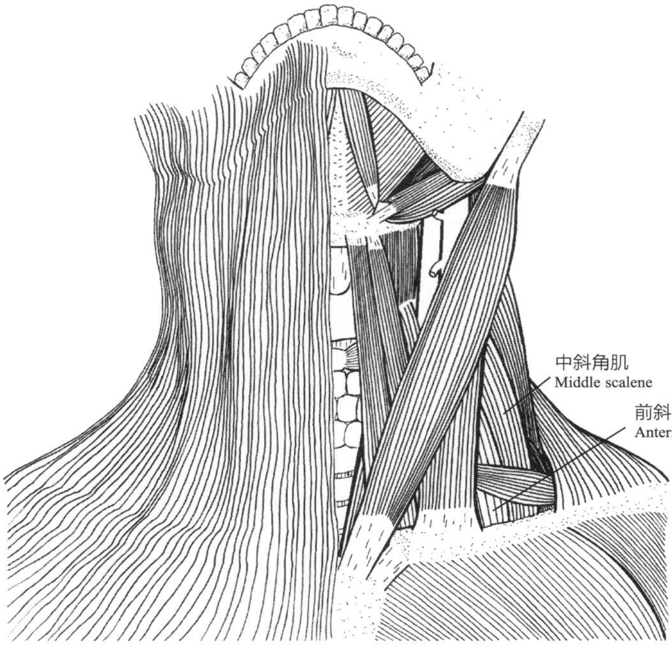
中斜角肌
Middle scalene
前斜角肌
Anterior scalene

后斜角肌（POSTERIOR SCALENE）
（斜角肌群）

pos-**tee**-ri-or **skay**-leen

功能

- 在脊柱关节处侧屈颈部
- 在胸肋关节及肋椎关节处上提第2肋

神经支配

- 颈部脊神经

动脉血供

- 颈横动脉

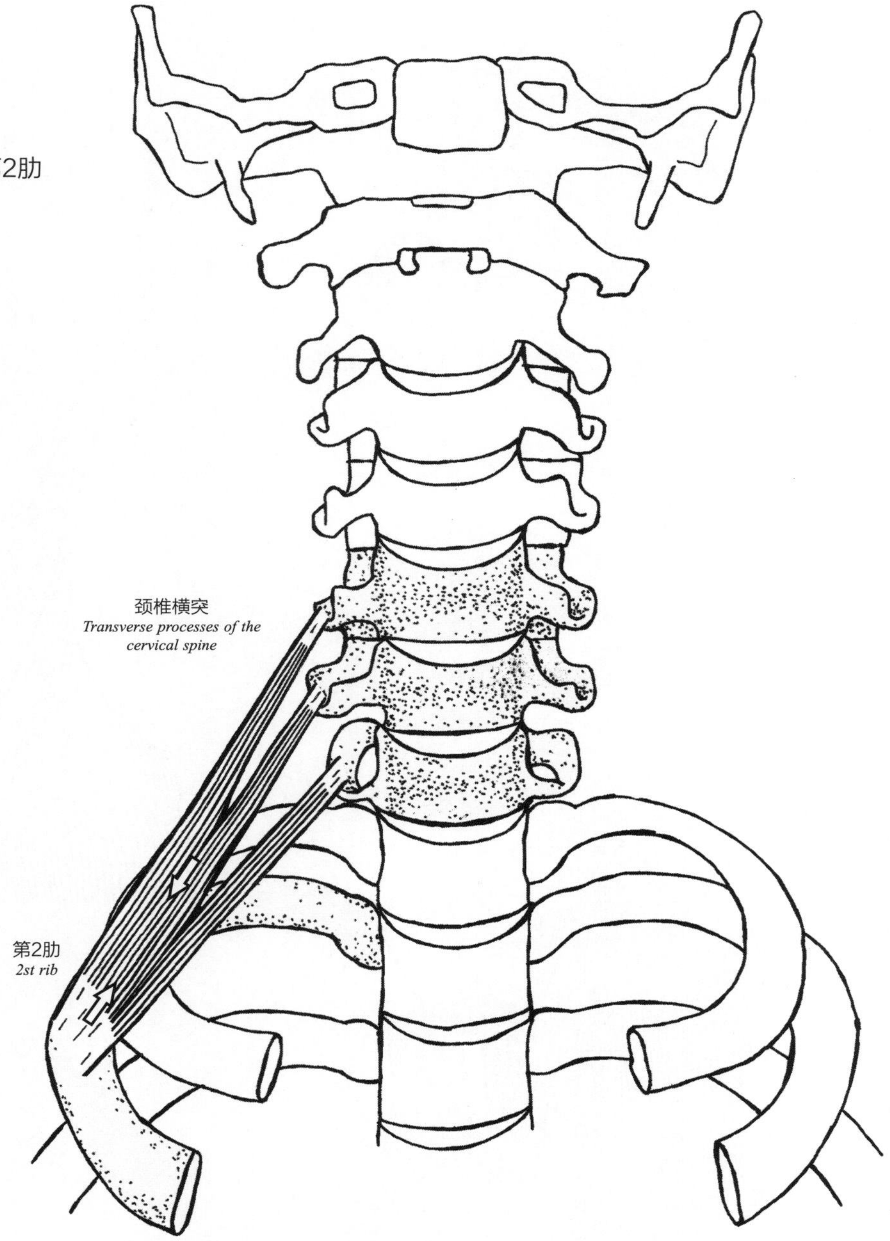
颈椎横突
Transverse processes of the cervical spine
第2肋
2st rib

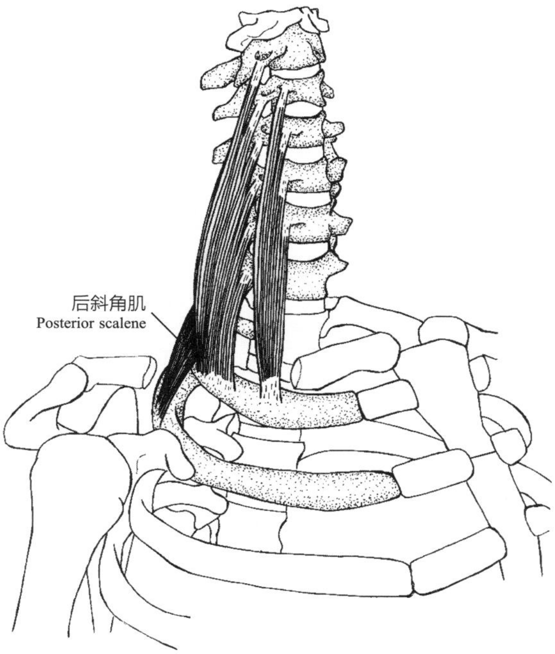
后斜角肌
Posterior scalene

你知道吗?

后斜角肌是三块斜角肌中最小和最短的。

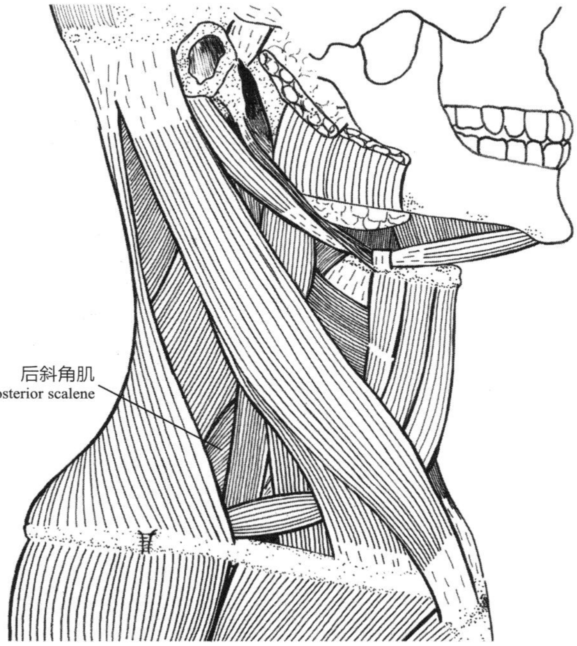
后斜角肌
Posterior scalene

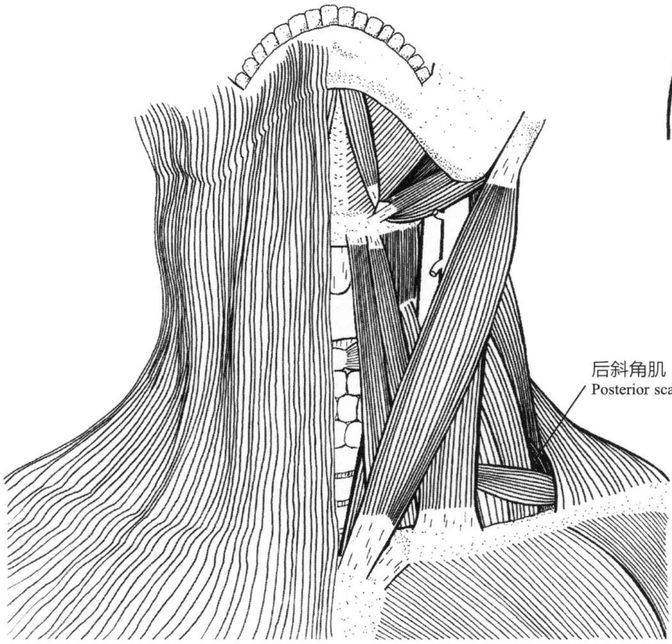
后斜角肌
Posterior scalene

颈长肌（LONGUS COLLI）
（属椎前肌群）

long-us **kol**-eye

功能

- 在脊柱关节处前屈颈部
- 在脊柱关节处侧屈颈部
- 使颈部在脊柱关节处向对侧旋转

神经支配

- 颈部脊神经

动脉血供

- 甲状腺下动脉、椎动脉

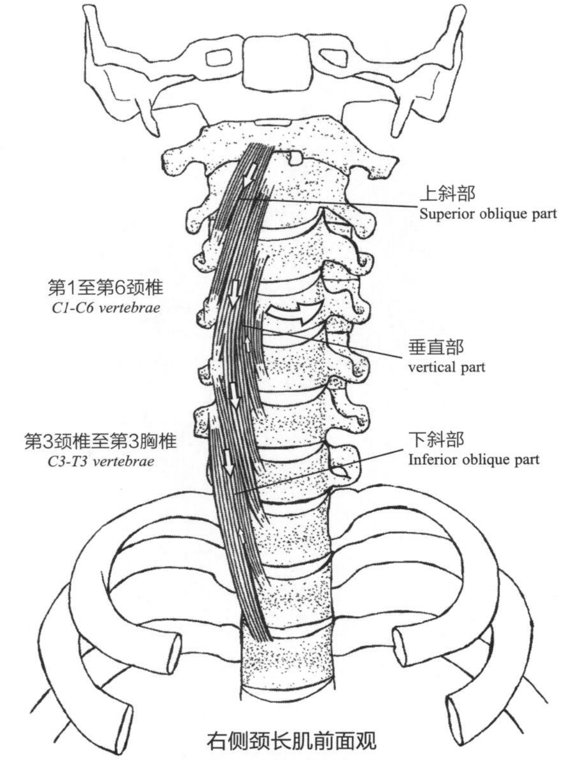
上斜部
Superior oblique part
第1至第6颈椎
C1-C6 vertebrae
垂直部
vertical part
第3颈椎至第3胸椎
C3-T3 vertebrae
下斜部
Inferior oblique part

右侧颈长肌前面观
Anterior view of the right longus colli

头长肌（LONGUS CAPITIS）
（属椎前肌群）

long-us **kap**-i-tis

功能

- 在脊柱关节处前屈头颈部
- 在脊柱关节处侧屈头颈部

神经支配

- 颈部脊神经

动脉血供

- 甲状腺下动脉、椎动脉

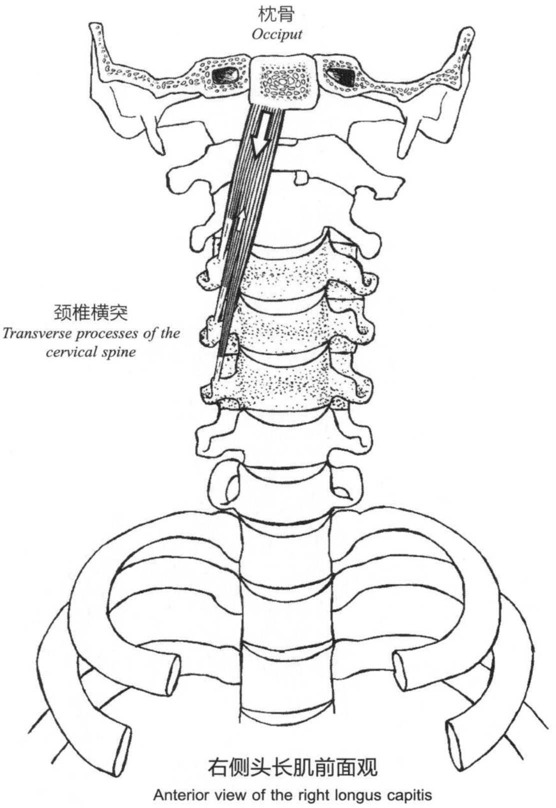
枕骨
Occiput
颈椎横突
Transverse processes of the cervical spine

右侧头长肌前面观
Anterior view of the right longus capitis

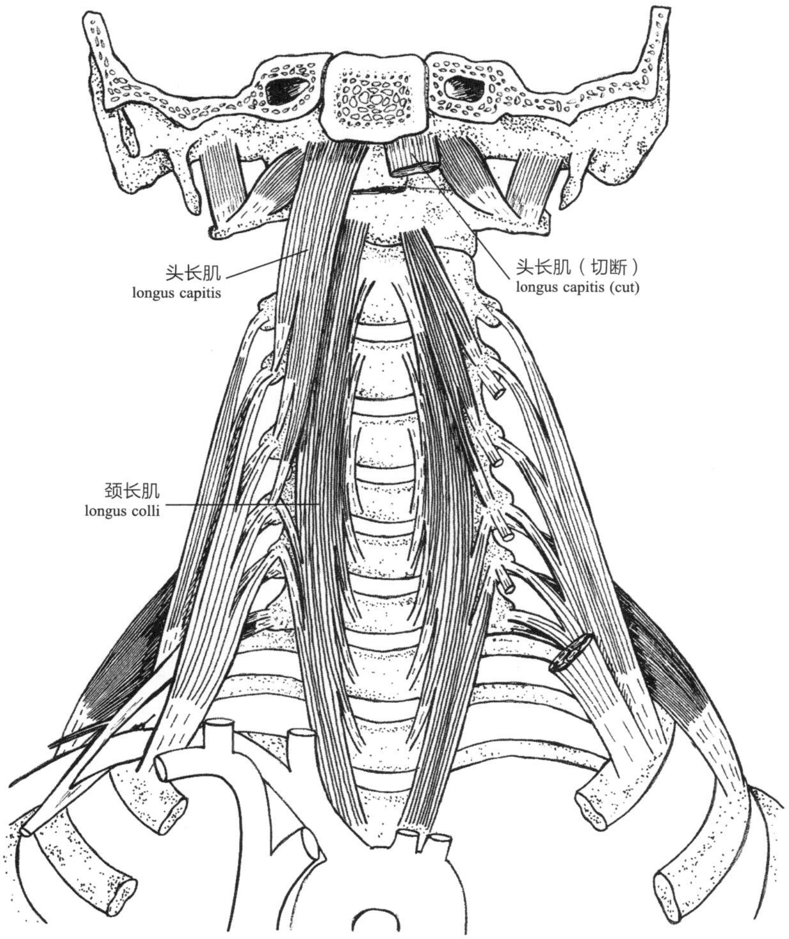
头长肌
longus capitis
头长肌（切断）
longus capitis (cut)
颈长肌
longus colli

你知道吗?

当颈长肌和头长肌紧张时，会影响吞咽，引起咽痛。

头前直肌

（RECTUS CAPITIS ANTERIOR）

（属于椎前肌群）

rek-tus **kap**-i-tis an-**tee**-ri-or

功能

- 在寰枕关节处前屈头部

神经支配

- 颈部脊神经

动脉血供

- 椎动脉

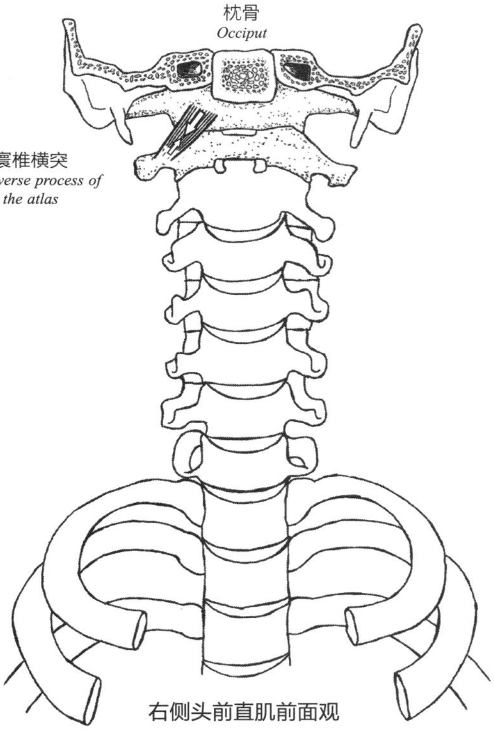
枕骨
Occiput
寰椎横突
Transverse process of the atlas

右侧头前直肌前面观

Anterior view of the right rectus capitis anterior

头外直肌

（RECTUS CAPITIS LATERALIS）
（属于椎前肌群）

rek-tus **kap**-i-tis la-ter-**a**-lis

功能

- 在寰枕关节处侧屈头部

神经支配

- 颈部脊神经

动脉血供

- 椎动脉、枕动脉

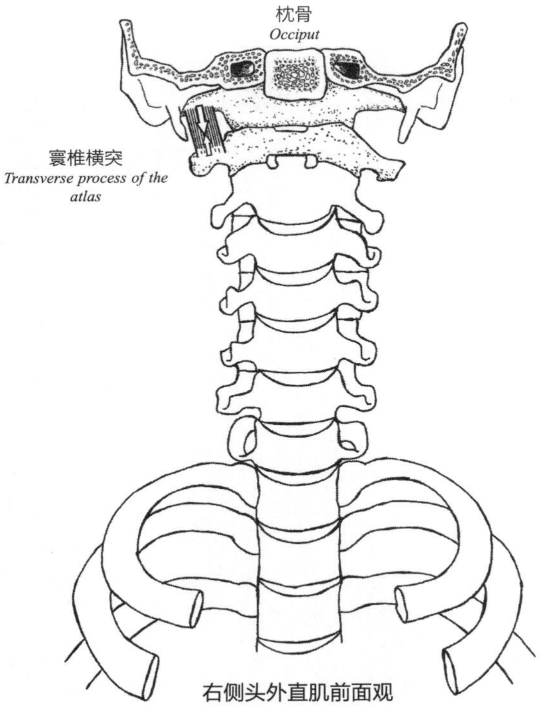
枕骨
Occiput
寰椎横突
Transverse process of the atlas

右侧头外直肌前面观
Anterior view of the right rectus capitis lateralis

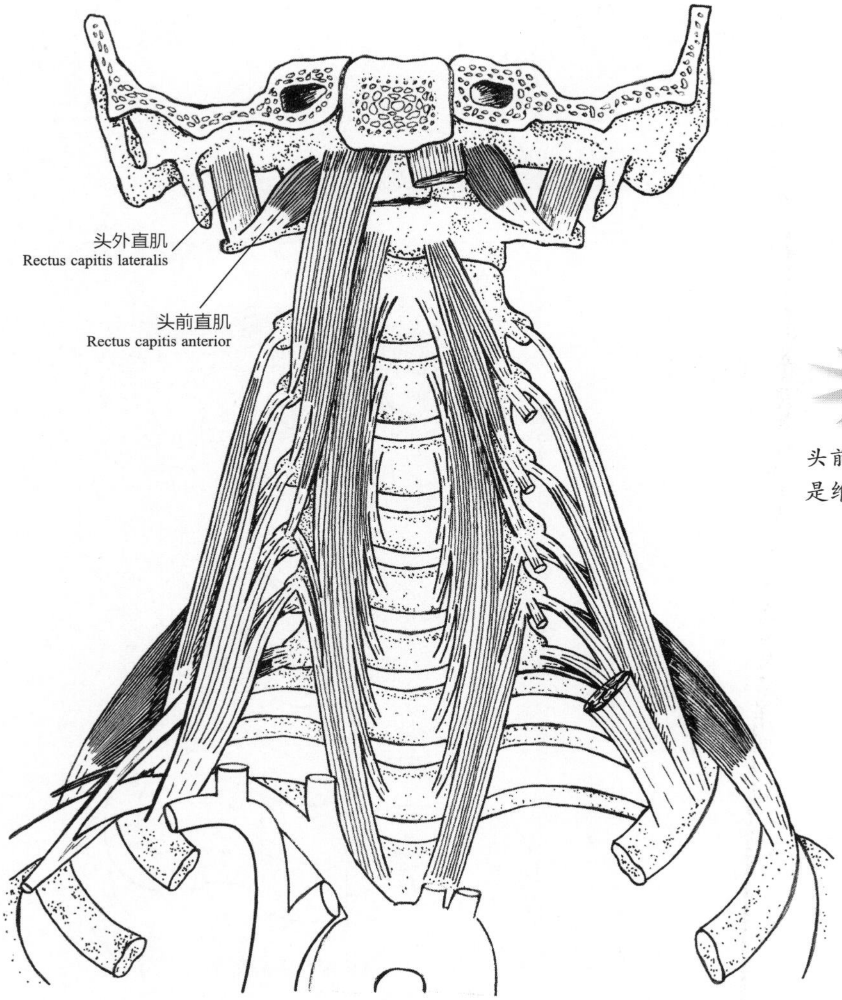
头外直肌
Rectus capitis lateralis
头前直肌
Rectus capitis anterior

你知道吗?

头前直肌和头外直肌通常被认为是维持姿势的肌肉，而非运动肌。

颈部前面观（浅层）

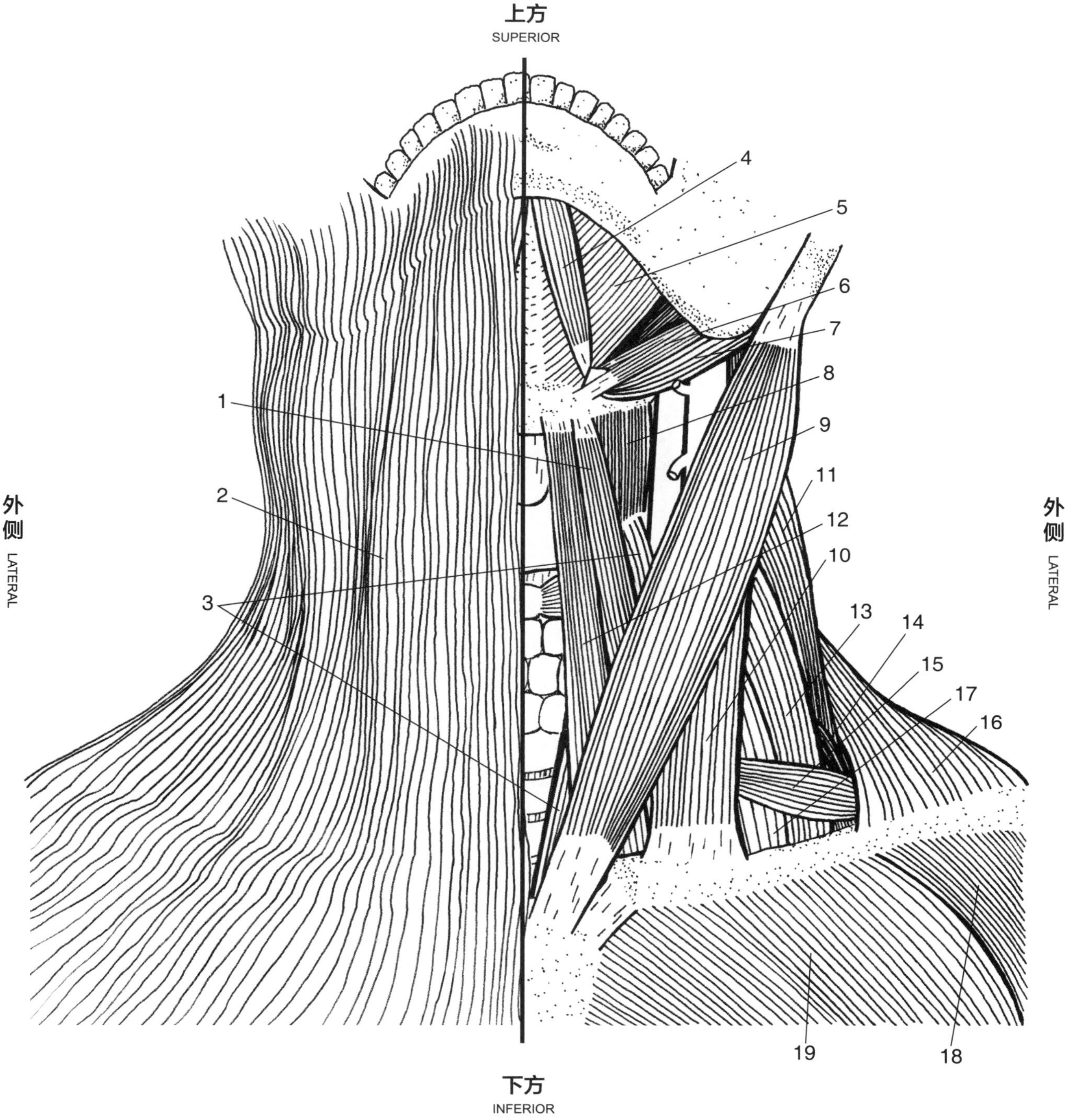

标注练习的答案在402页

颈部前面观（中层）

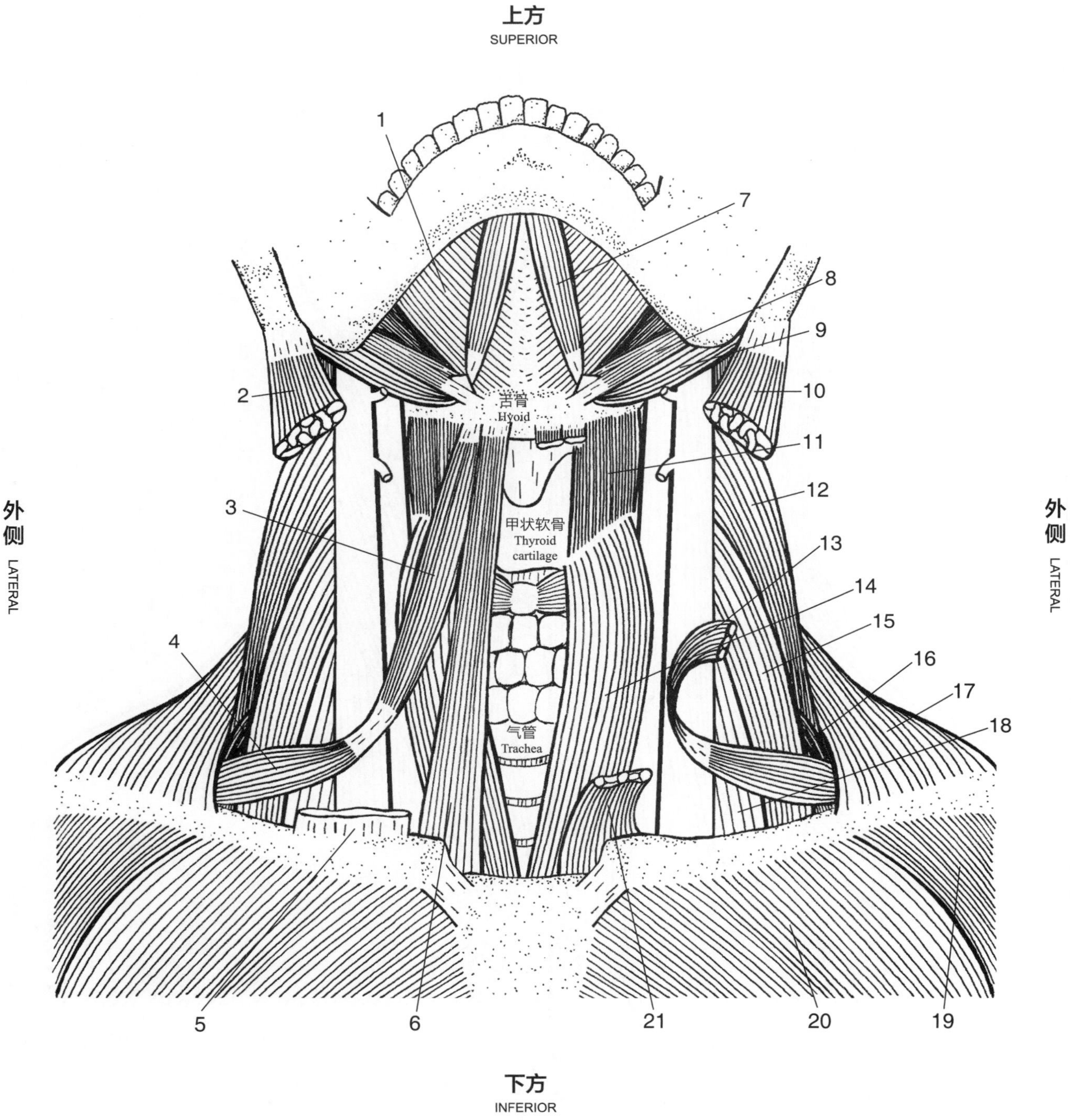
上方
SUPERIOR
外侧
LATERAL
外侧
LATERAL
下方
INFERIOR
舌骨
Hyoid
甲状软骨
Thyroid
cartilage
气管
Trachea
1
2
3
4
5
6
7
8
9
10
11
12
13
14
15
16
17
18
19
20
21

颈部前面观（深层）

上方
SUPERIOR

外侧
LATERAL

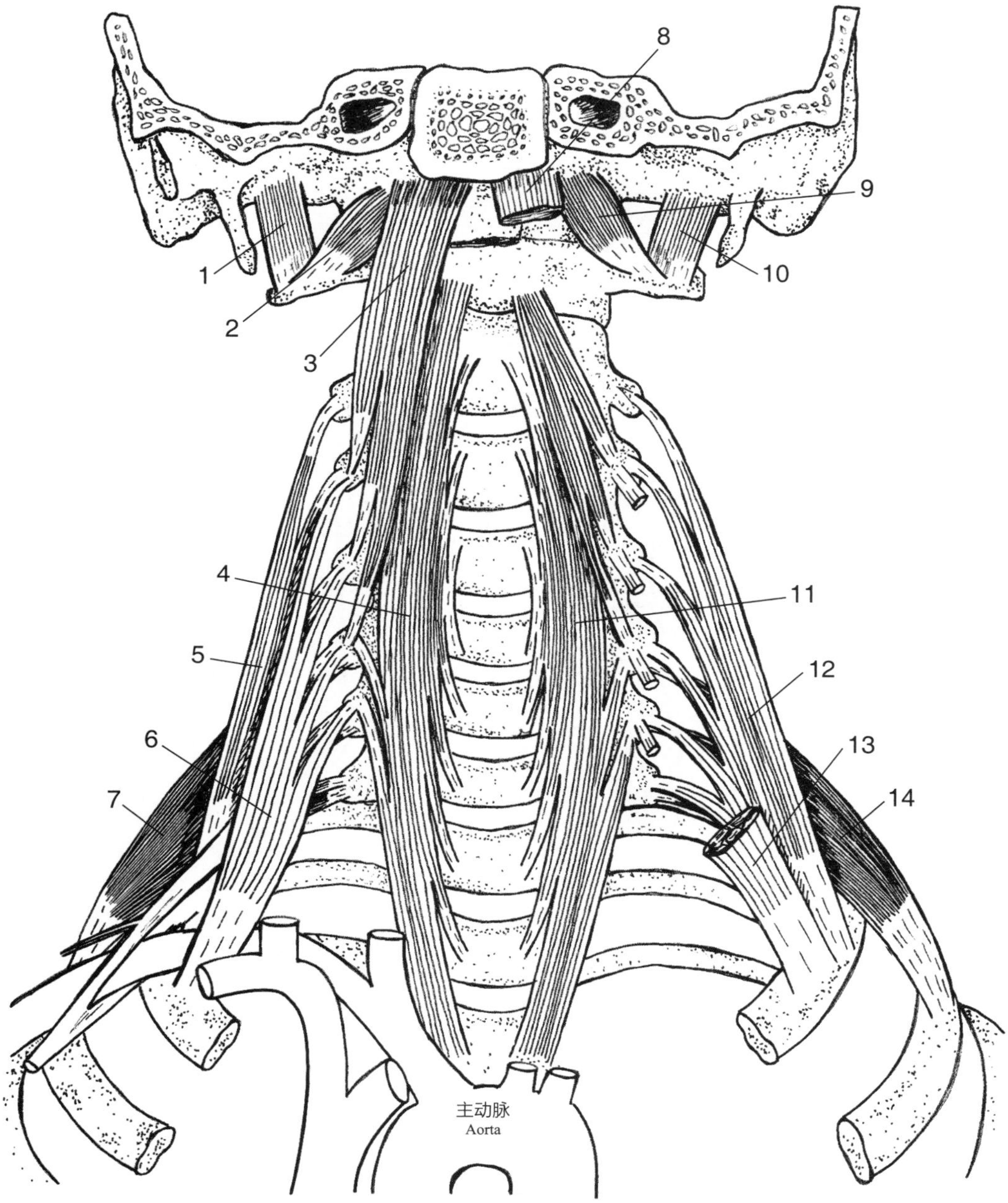

外侧
LATERAL

下方
INFERIOR

颈部侧面观

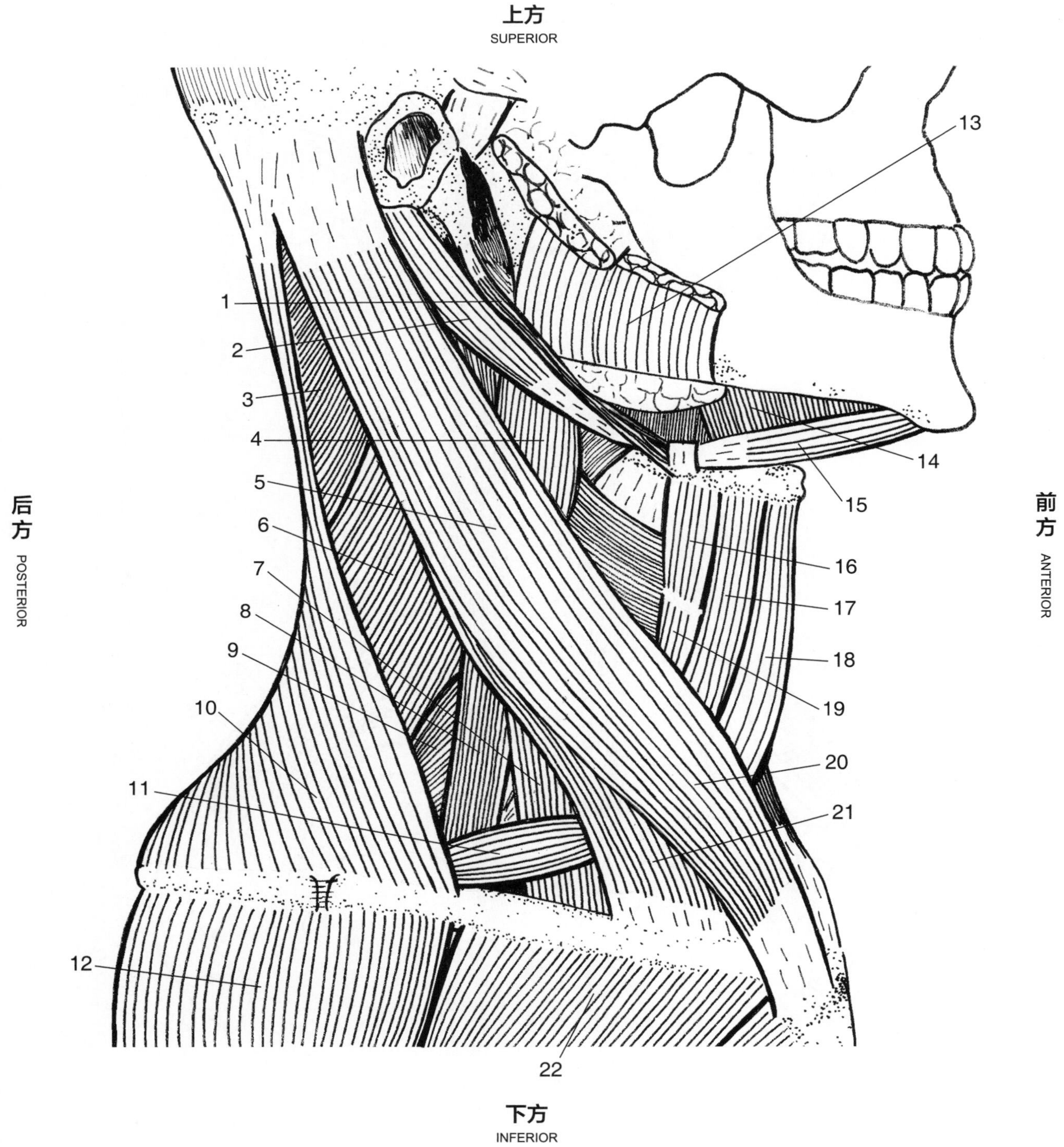
上方
SUPERIOR
后方
POSTERIOR
前方
ANTERIOR
下方
INFERIOR
1
2
3
4
5
6
7
8
9
10
11
12
13
14
15
16
17
18
19
20
21
22

颈部后面观（浅层与中层）

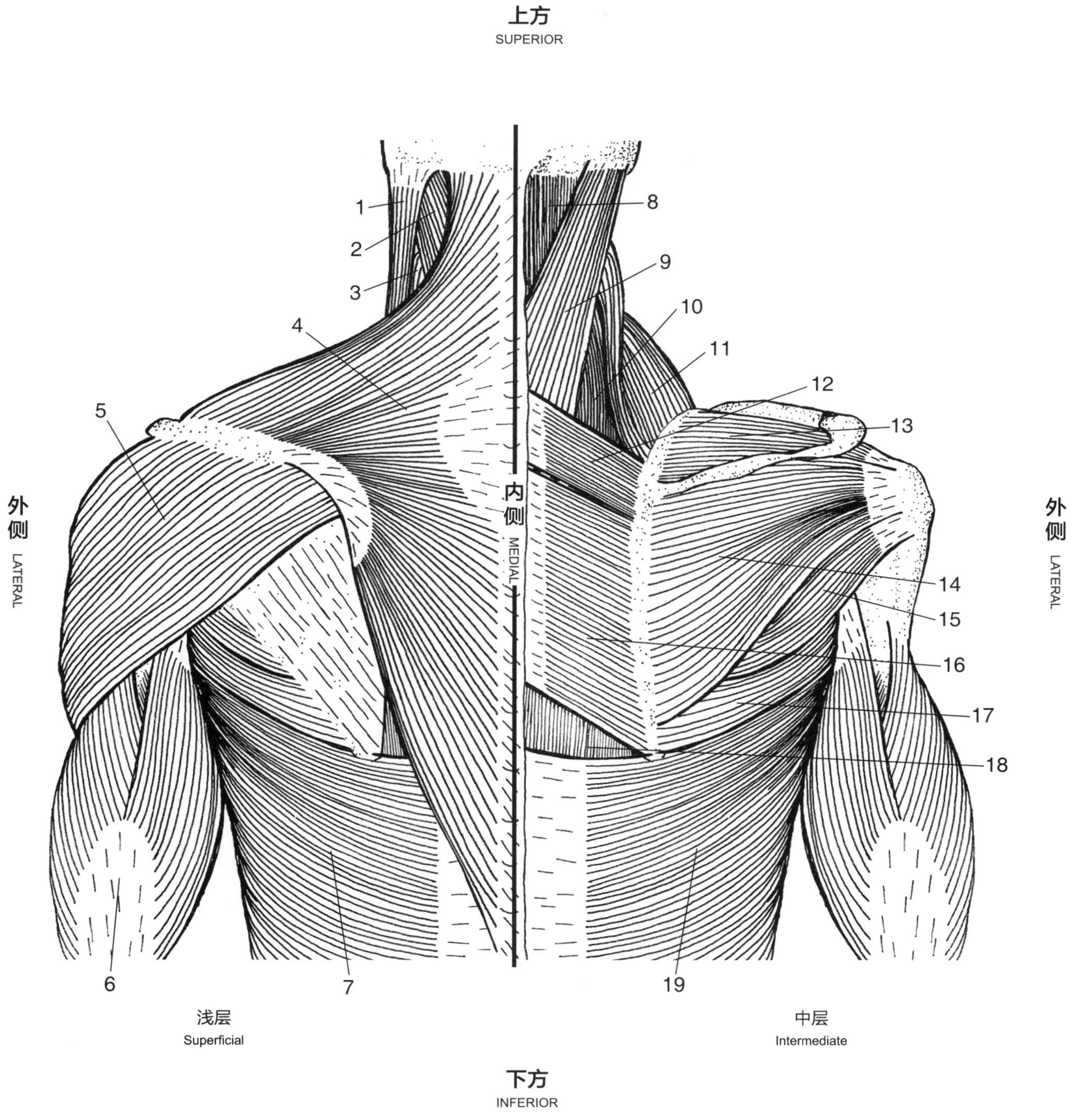
上方
SUPERIOR
1
2
3
4
5
6
7
8
9
10
11
12
13
14
15
16
17
18
19
外侧
LATERAL
内侧
MEDIAL
外侧
LATERAL
浅层
Superficial
中层
Intermediate
下方
INFERIOR

颈部后面观（中层与深层）

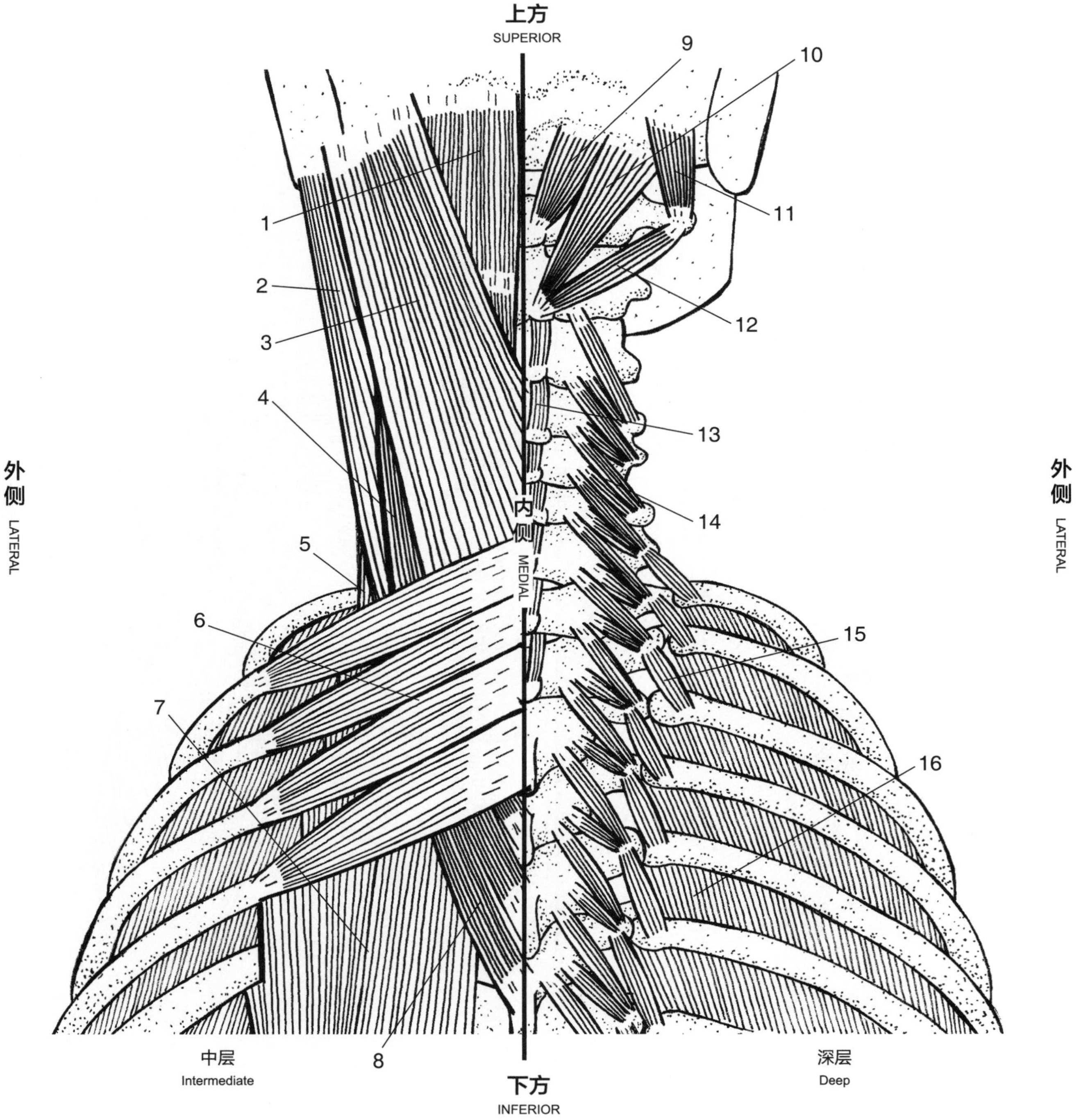
上方
SUPERIOR
外侧
LATERAL
外侧
LATERAL
内侧
MEDIAL
1
2
3
4
5
6
7
8
9
10
11
12
13
14
15
16
中层
Intermediate
深层
Deep
下方
INFERIOR

颈部肌肉复习题

答案参见403页

1.胸骨甲状肌和甲状舌骨肌共用哪一个附着点?
2.左侧胸锁乳突肌与左侧斜方肌上部如何协同?
3.二腹肌与咬肌如何互相拮抗?
4.哪种关节运动会拉长右侧颈夹肌?
5.枕下肌群包括哪四块肌肉?
6.在颞下颌关节处被动下压下颌骨,会对颈阔肌产生怎样的作用?
7.下列哪种被动关节运动会使右侧头后大直肌缩短并放松?左侧屈/右侧屈
8.三块斜角肌都参与的关节运动是什么?
9.双侧头后大直肌肌肉同时离心性收缩时,会出现什么样的头部关节运动?
10.舌骨下肌群包括哪四块肌肉?
11.哪一块斜角肌在颈椎上的附着点最高?
12.哪两块肌肉与锁骨外侧、肩峰、肩胛骨冈相连?
13.双侧前斜角肌同时收缩时,会出现怎样的脊柱关节运动?
14.枕下肌群中,哪两块肌肉与寰椎横突相连?
15.列出一块二腹肌对于舌骨运动的协同肌。
16.哪块肌肉位于几乎整个头夹肌的浅面?
17.在脊柱关节处颈部右旋,会对右胸锁乳突肌产生什么影响?
18.四块舌骨下肌都参与的运动是什么?
19.紧贴胸锁乳突肌上附着点深面的是哪一块肌肉?
20.右侧胸锁乳突肌与斜方肌上部如何互相协同?
21.颞肌缩短时,下颌舌骨肌的长度会怎样变化?
22.紧贴胸锁乳突肌锁骨头下部深面的两块肌肉是什么?
23.哪些关节运动会拉长二腹肌?
24.哪种被动运动会使肩胛舌骨肌缩短并放松?
25.哪些肌肉的上附着点与头夹肌相同?
26.除二腹肌外,舌骨肌中哪一块肌肉也有中央腱?
27.对于提肩胛肌的上提肩胛运动,列出一块协同肌的名称。
28.斜角肌中哪一块最小?
29.左侧后斜角肌收缩变短时,右侧前斜角肌的长度会如何变化?
30.颈部关节运动的背伸、右侧屈及左旋运动中,哪一种会拉长左侧提肩胛肌?
31.左侧头夹肌会使头颈部如何旋转?
32.舌骨肌中哪些与下颌骨相连?
33.枕下肌中的哪两块肌肉与枢椎棘突相连?
34.枕下肌中,唯一不与头部相连的是什么?
35.肩胛舌骨肌及斜角肌中,哪一个更表浅?
36.哪些关节运动将拉长左侧斜方肌下部?
37.斜方肌三个部分都参与的关节运动是什么?
38.头夹肌的别名是什么?
39.肩胛舌骨肌与胸骨舌骨肌如何协同作用?
40.哪种关节运动会拉长左侧头下斜肌?
41.从后面看,哪一块肌肉在提肩胛肌脊柱附着点的浅面?
42.臂丛神经与斜角肌的相对位置关系是怎样的?
43.右侧斜方肌上部会使头颈部如何旋转?
44.紧贴头后大直肌和头后小直肌浅面的是哪一块肌肉?
45.在肩胛骨附着点处,提肩胛肌位于哪一块肌肉深面?
46.下颌骨的哪种被动关节运动会缩短并放松下颌舌骨肌?
47.二腹肌(digastric)字面的意思是什么?
48.哪块肌肉穿过了茎突舌骨肌的附着点与舌骨相连?
49.哪种运动会拉长胸骨舌骨肌?
50.哪块肌肉可以被看作是胸骨甲状肌向上的延续?
51.双侧头下斜肌如何互相拮抗?
52.肩胛舌骨肌两个肌腹的名称是什么?
53.左侧后斜角离心性收缩时,会发生怎样的脊柱关节运动?
54.哪些肌肉在肩胛间区紧贴斜方肌中部的深面?
55.哪块肌肉位于胸锁乳突肌浅面?
56.为什么茎突舌骨肌会拮抗胸骨舌骨肌的作用?
57.颈部在脊柱关节右旋时,会对右侧胸锁乳突肌产生什么样的影响?
58.枕下肌中的哪两块与枕骨下项线相连?
59.唯一不与舌骨相连的舌骨肌是什么?
60.下颌骨下方,紧贴下颌舌骨肌浅面的是哪块肌肉?
61.什么运动会拉长肩胛舌骨肌?
62.哪种被动运动会使右侧头夹肌缩短并放松?
63.除了头后大直肌,枕下肌群中还有哪一块肌肉与第二颈椎棘突相连?
64.什么肌肉与肩胛骨内侧缘相连?
65.下颌骨下方,舌骨上肌群中的下颌舌骨肌与颏舌骨肌中,哪一块肌肉更深在?
66.列出与提肩胛肌下旋肩胛骨运动相拮抗的肌肉名称。
67.舌骨上肌群包括哪四块肌肉?
68.颈部向左侧屈时,右侧后斜角肌的长度会如何变化?
69.左侧斜方肌上部与左侧后斜角肌如何互相协同?
70.斜角肌群包括哪三块肌肉?
71.哪块肌肉与颈横突相连,并紧贴后斜角肌后方?
72.哪一块斜角肌最大?
73.颈部后伸时,颈长肌的长度如何变化?
74.哪种被动关节运动会使颈长肌缩短并放松?
75.右侧颈长肌与左侧胸锁乳突肌如何互相协同?
76.颈长肌与头长肌中,哪一块肌肉的附着点更高?
77.紧贴颈长肌外侧的是什么肌肉群?
78.颈长肌与头长肌在哪些脊椎水平互相重叠?
79.哪种被动关节运动会拉长右侧头外直肌?
80.椎前肌群包括哪四块肌肉?
81.头前直肌向心性收缩时,会发生什么样的关节运动?
82.头前直肌与头外直肌共同的下附着点是什么?
83.紧贴头前直肌内侧的是哪一块肌肉?
84.头前直肌与头外直肌共同的上附着点是什么?

躯干部后面观（浅层和中层）

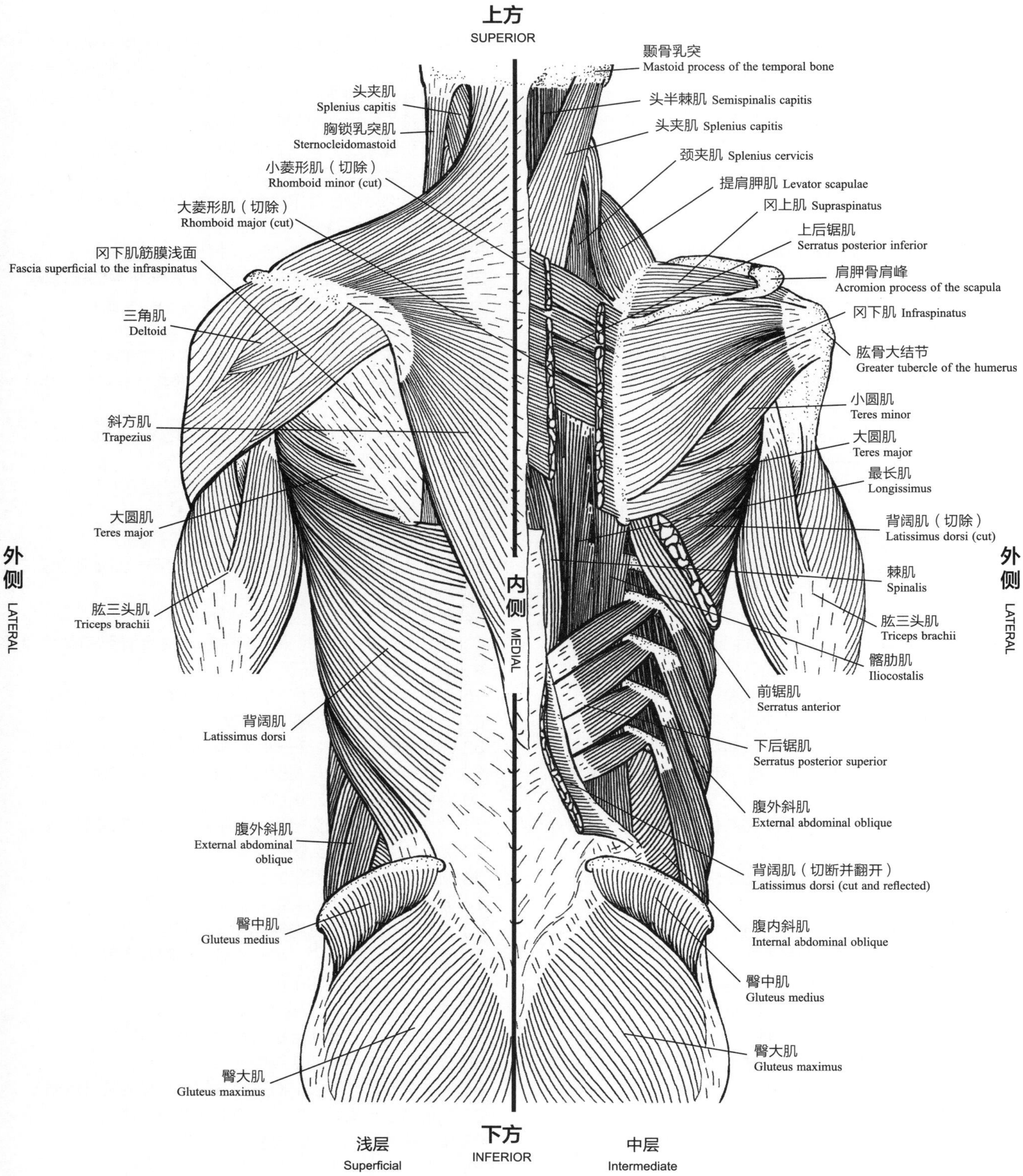
上方
SUPERIOR
颞骨乳突
Mastoid process of the temporal bone
头夹肌
Splenius capitis
胸锁乳突肌
Sternocleidomastoid
头半棘肌 Semispinalis capitis
头夹肌 Splenius capitis
颈夹肌 Splenius cervicis
小菱形肌（切除）
Rhomboid minor (cut)
提肩胛肌 Levator scapulae
冈上肌 Supraspinatus
大菱形肌（切除）
Rhomboid major (cut)
上后锯肌
Serratus posterior inferior
冈下肌筋膜浅面
Fascia superficial to the infraspinatus
肩胛骨肩峰
Acromion process of the scapula
冈下肌 Infraspinatus
三角肌
Deltoid
肱骨大结节
Greater tubercle of the humerus
小圆肌
Teres minor
斜方肌
Trapezius
大圆肌
Teres major
最长肌
Longissimus
大圆肌
Teres major
背阔肌（切除）
Latissimus dorsi (cut)
外侧
LATERAL
内侧
MEDIAL
棘肌
Spinalis
外侧
LATERAL
肱三头肌
Triceps brachii
肱三头肌
Triceps brachii
髂肋肌
Iliocostalis
前锯肌
Serratus anterior
背阔肌
Latissimus dorsi
下后锯肌
Serratus posterior superior
腹外斜肌
External abdominal oblique
腹外斜肌
External abdominal oblique
背阔肌（切断并翻开）
Latissimus dorsi (cut and reflected)
臀中肌
Gluteus medius
腹内斜肌
Internal abdominal oblique
臀中肌
Gluteus medius
臀大肌
Gluteus maximus
臀大肌
Gluteus maximus
浅层
Superficial
下方
INFERIOR
中层
Intermediate

躯干部后面观（深层）

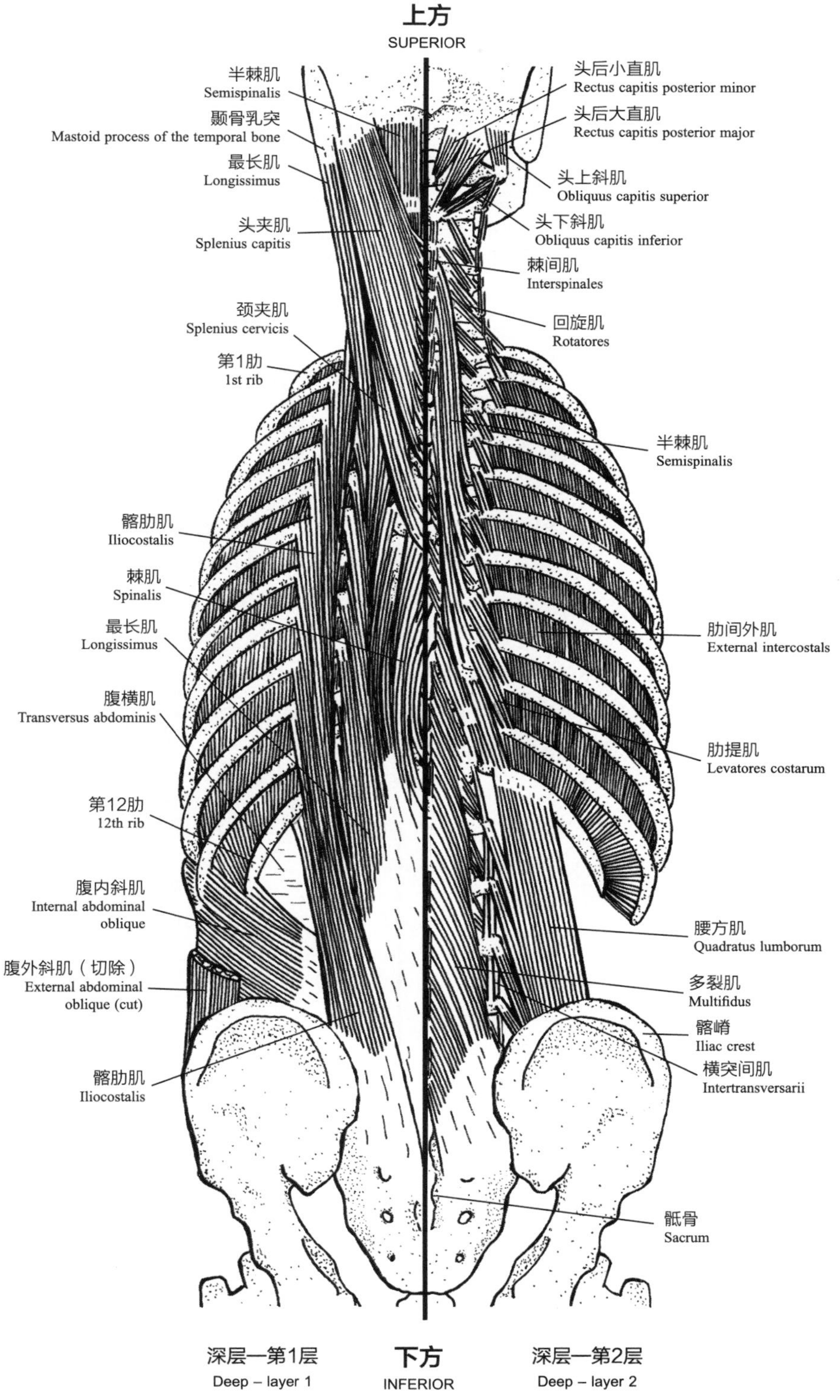
上方
SUPERIOR
半棘肌
Semispinalis
颞骨乳突
Mastoid process of the temporal bone
最长肌
Longissimus
头夹肌
Splenius capitis
颈夹肌
Splenius cervicis
第1肋
1st rib
髂肋肌
Iliocostalis
棘肌
Spinalis
最长肌
Longissimus
腹横肌
Transversus abdominis
第12肋
12th rib
腹内斜肌
Internal abdominal oblique
腹外斜肌（切除）
External abdominal oblique (cut)
髂肋肌
Iliocostalis
头后小直肌
Rectus capitis posterior minor
头后大直肌
Rectus capitis posterior major
头上斜肌
Obliquus capitis superior
头下斜肌
Obliquus capitis inferior
棘间肌
Interspinales
回旋肌
Rotatores
半棘肌
Semispinalis
肋间外肌
External intercostals
肋提肌
Levatores costarum
腰方肌
Quadratus lumborum
多裂肌
Multifidus
髂嵴
Iliac crest
横突间肌
Intertransversarii
骶骨
Sacrum
外侧
LATERAL
外侧
LATERAL
深层—第1层
Deep – layer 1
下方
INFERIOR
深层—第2层
Deep – layer 2

躯干部前面观（浅层和中层）

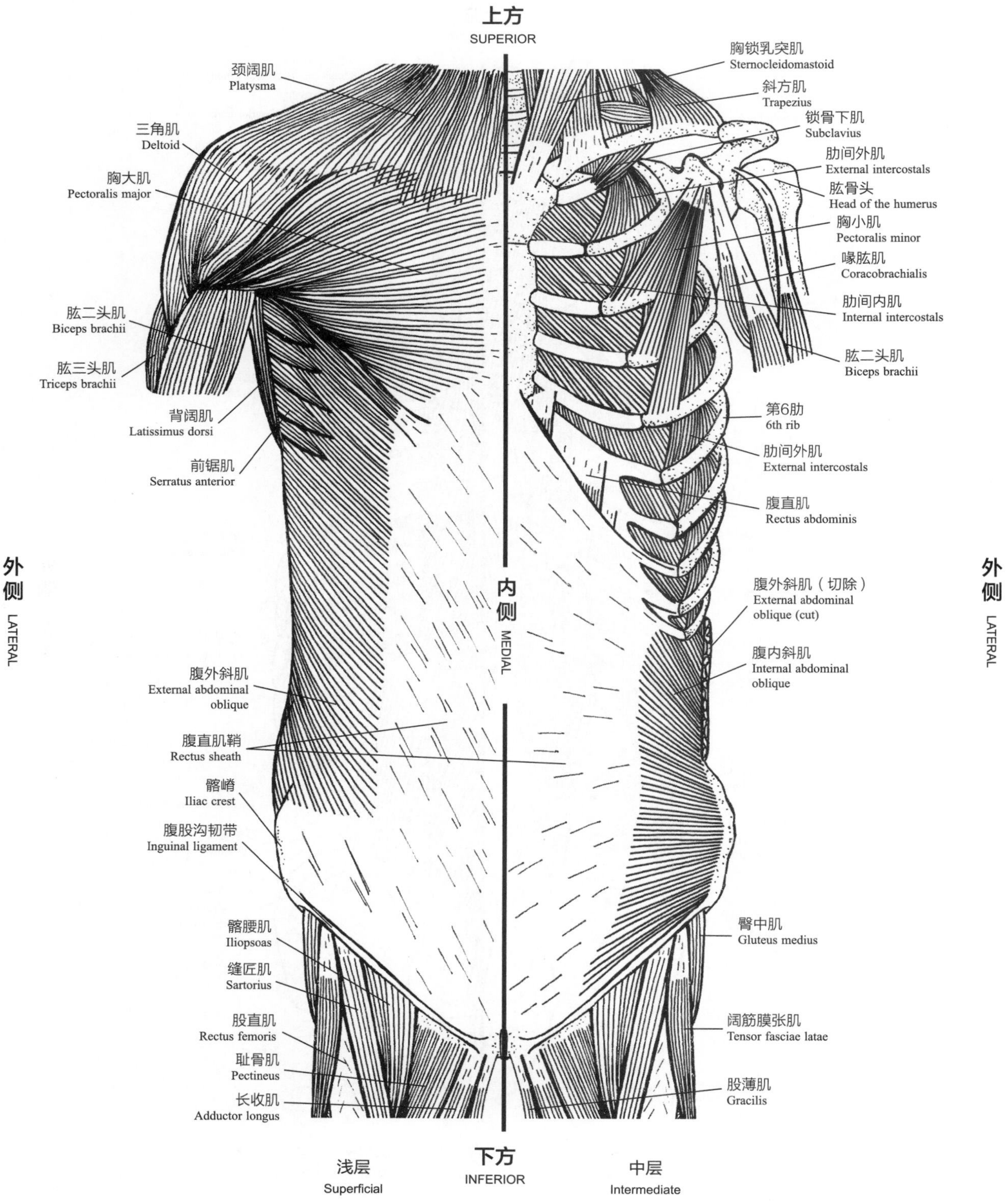
上方
SUPERIOR
颈阔肌
Platysma
三角肌
Deltoid
胸大肌
Pectoralis major
肱二头肌
Biceps brachii
肱三头肌
Triceps brachii
背阔肌
Latissimus dorsi
前锯肌
Serratus anterior
外侧
LATERAL
腹外斜肌
External abdominal oblique
腹直肌鞘
Rectus sheath
髂嵴
Iliac crest
腹股沟韧带
Inguinal ligament
髂腰肌
Iliopsoas
缝匠肌
Sartorius
股直肌
Rectus femoris
耻骨肌
Pectineus
长收肌
Adductor longus
胸锁乳突肌
Sternocleidomastoid
斜方肌
Trapezius
锁骨下肌
Subclavius
肋间外肌
External intercostals
肱骨头
Head of the humerus
胸小肌
Pectoralis minor
喙肱肌
Coracobrachialis
肋间内肌
Internal intercostals
肱二头肌
Biceps brachii
第6肋
6th rib
肋间外肌
External intercostals
腹直肌
Rectus abdominis
内侧
MEDIAL
腹外斜肌（切除）
External abdominal oblique (cut)
腹内斜肌
Internal abdominal oblique
外侧
LATERAL
臀中肌
Gluteus medius
阔筋膜张肌
Tensor fasciae latae
股薄肌
Gracilis
浅层
Superficial
下方
INFERIOR
中层
Intermediate

躯干部前面观（中层和深层）

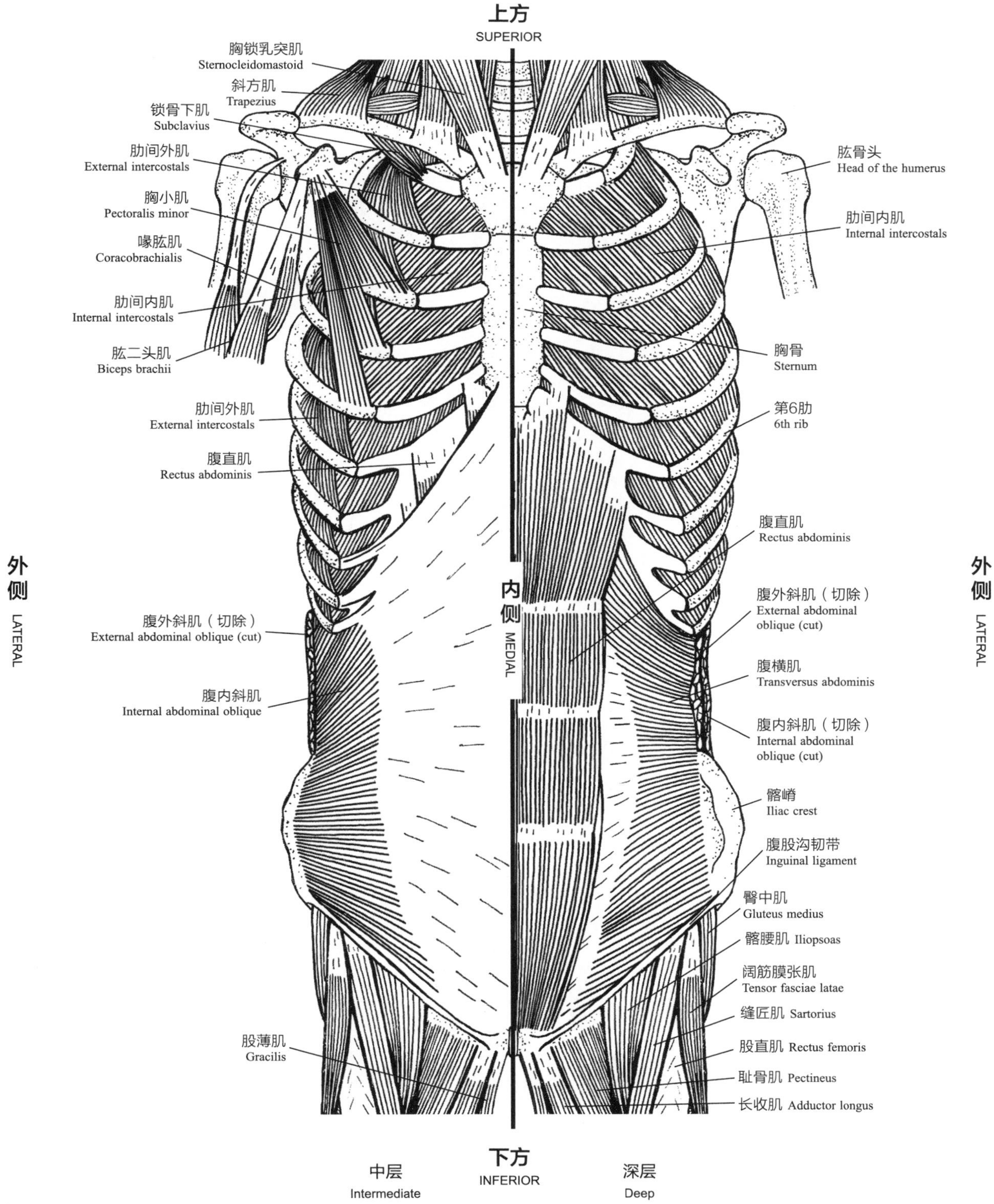
上方
SUPERIOR
胸锁乳突肌
Sternocleidomastoid
斜方肌
Trapezius
锁骨下肌
Subclavius
肋间外肌
External intercostals
胸小肌
Pectoralis minor
喙肱肌
Coracobrachialis
肋间内肌
Internal intercostals
肱二头肌
Biceps brachii
肋间外肌
External intercostals
腹直肌
Rectus abdominis
外侧
LATERAL
腹外斜肌（切除）
External abdominal oblique (cut)
腹内斜肌
Internal abdominal oblique
股薄肌
Gracilis
肱骨头
Head of the humerus
肋间内肌
Internal intercostals
胸骨
Sternum
第6肋
6th rib
腹直肌
Rectus abdominis
内侧
MEDIAL
外侧
LATERAL
腹外斜肌（切除）
External abdominal oblique (cut)
腹横肌
Transversus abdominis
腹内斜肌（切除）
Internal abdominal oblique (cut)
髂嵴
Iliac crest
腹股沟韧带
Inguinal ligament
臀中肌
Gluteus medius
髂腰肌 Iliopsoas
阔筋膜张肌
Tensor fasciae latae
缝匠肌 Sartorius
股直肌 Rectus femoris
耻骨肌 Pectineus
长收肌 Adductor longus
下方
INFERIOR
中层
Intermediate
深层
Deep

躯干部侧面观

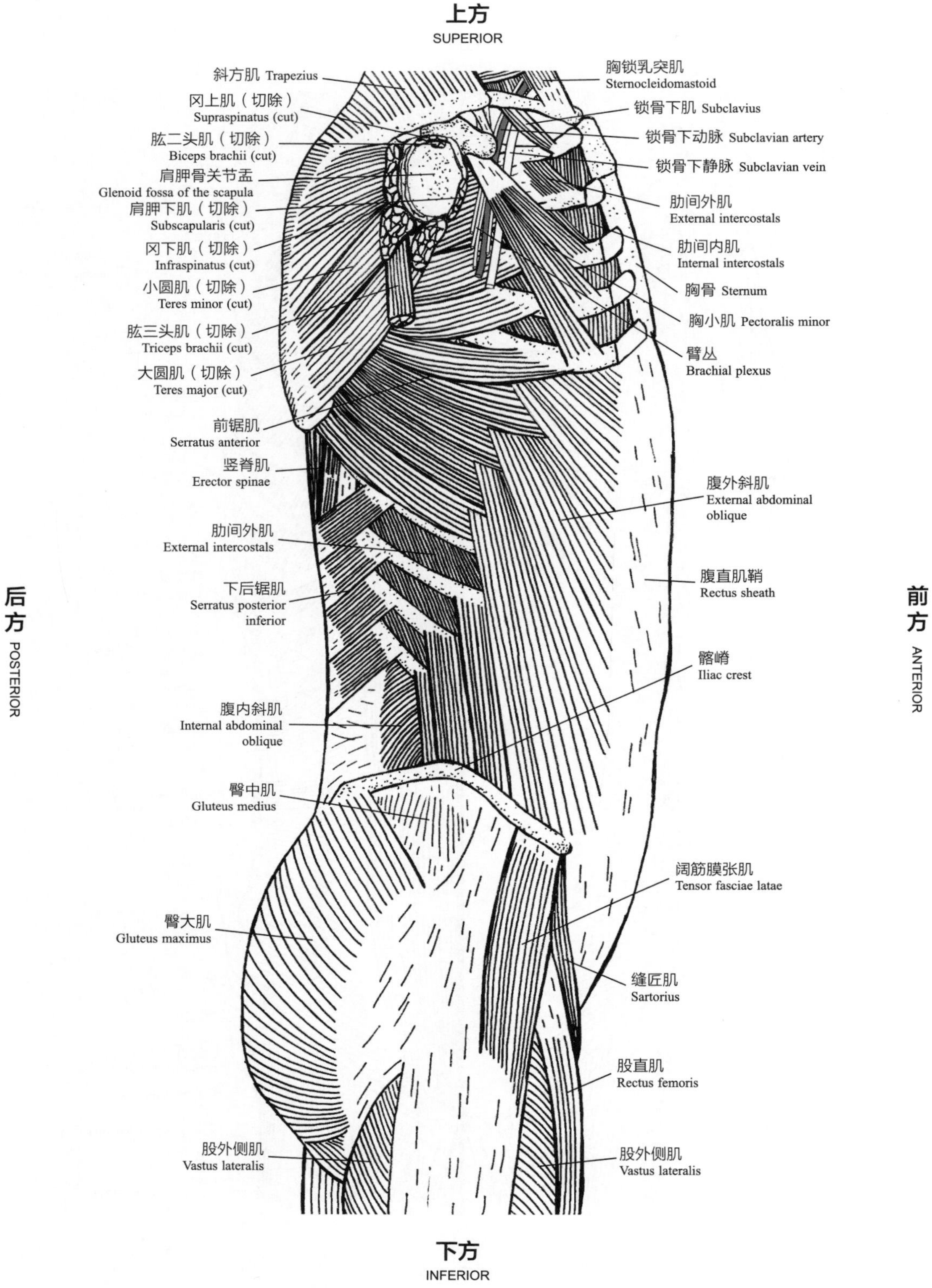
上方
SUPERIOR
斜方肌 Trapezius
冈上肌（切除）
Supraspinatus (cut)
肱二头肌（切除）
Biceps brachii (cut)
肩胛骨关节盂
Glenoid fossa of the scapula
肩胛下肌（切除）
Subscapularis (cut)
冈下肌（切除）
Infraspinatus (cut)
小圆肌（切除）
Teres minor (cut)
肱三头肌（切除）
Triceps brachii (cut)
大圆肌（切除）
Teres major (cut)
前锯肌
Serratus anterior
竖脊肌
Erector spinae
肋间外肌
External intercostals
下后锯肌
Serratus posterior inferior
腹内斜肌
Internal abdominal oblique
臀中肌
Gluteus medius
臀大肌
Gluteus maximus
股外侧肌
Vastus lateralis
胸锁乳突肌
Sternocleidomastoid
锁骨下肌 Subclavius
锁骨下动脉 Subclavian artery
锁骨下静脉 Subclavian vein
肋间外肌
External intercostals
肋间内肌
Internal intercostals
胸骨 Sternum
胸小肌 Pectoralis minor
臂丛
Brachial plexus
腹外斜肌
External abdominal oblique
腹直肌鞘
Rectus sheath
髂嵴
Iliac crest
阔筋膜张肌
Tensor fasciae latae
缝匠肌
Sartorius
股直肌
Rectus femoris
股外侧肌
Vastus lateralis
后方
POSTERIOR
前方
ANTERIOR
下方
INFERIOR

躯干部横断面

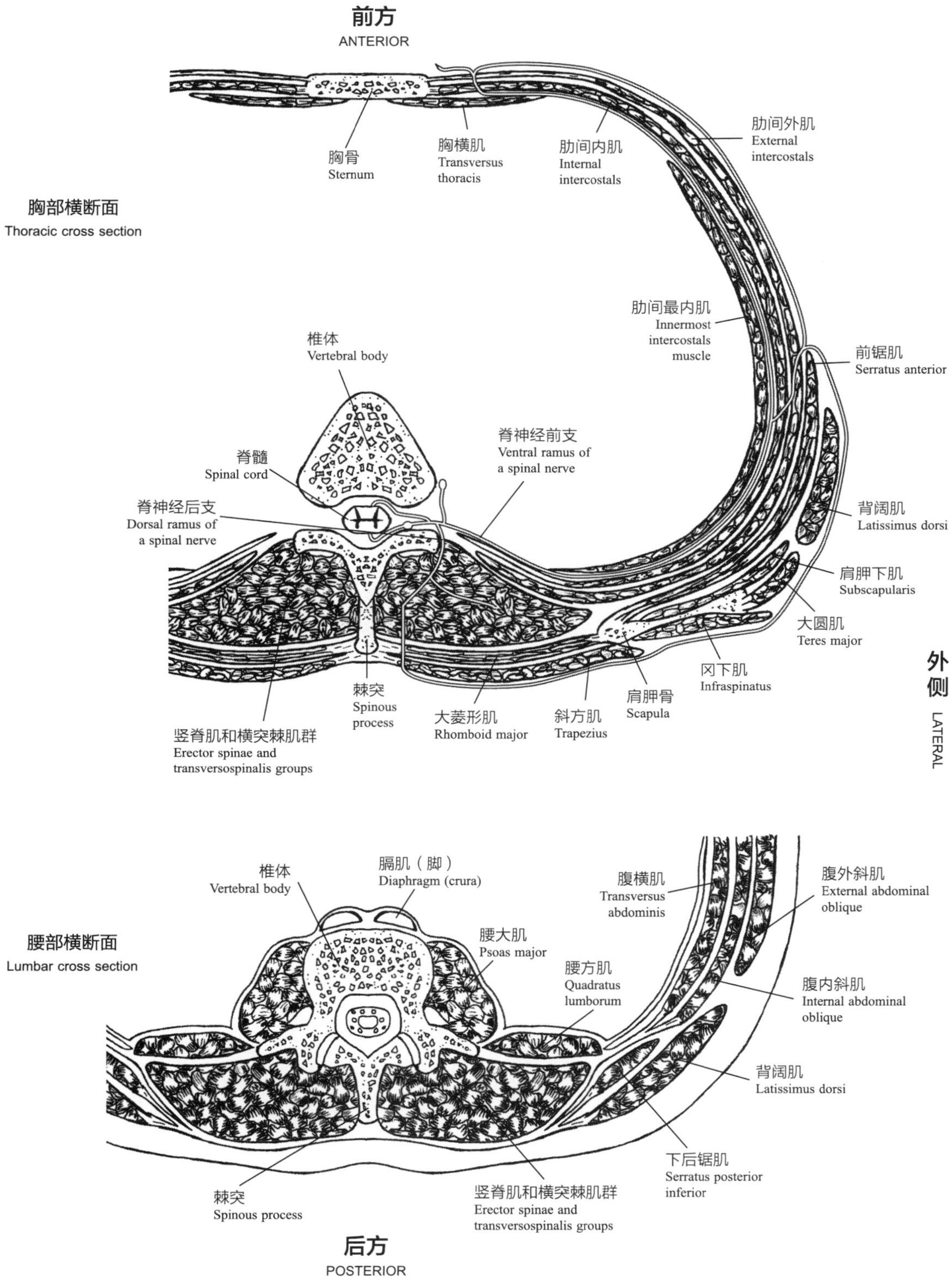
前方
ANTERIOR
胸部横断面
Thoracic cross section
胸骨
Sternum
胸横肌
Transversus thoracis
肋间内肌
Internal intercostals
肋间外肌
External intercostals
肋间最内肌
Innermost intercostals muscle
前锯肌
Serratus anterior
椎体
Vertebral body
脊髓
Spinal cord
脊神经前支
Ventral ramus of a spinal nerve
脊神经后支
Dorsal ramus of a spinal nerve
背阔肌
Latissimus dorsi
肩胛下肌
Subscapularis
大圆肌
Teres major
冈下肌
Infraspinatus
肩胛骨
Scapula
斜方肌
Trapezius
大菱形肌
Rhomboid major
棘突
Spinous process
竖脊肌和横突棘肌群
Erector spinae and transversospinalis groups
外侧
LATERAL
腰部横断面
Lumbar cross section
椎体
Vertebral body
膈肌（脚）
Diaphragm (crura)
腰大肌
Psoas major
腰方肌
Quadratus lumborum
腹横肌
Transversus abdominis
腹外斜肌
External abdominal oblique
腹内斜肌
Internal abdominal oblique
背阔肌
Latissimus dorsi
下后锯肌
Serratus posterior inferior
竖脊肌和横突棘肌群
Erector spinae and transversospinalis groups
棘突
Spinous process
后方
POSTERIOR

背阔肌（LATISSIMUS DORSI，“LAT”）

la-**tis**-i-mus **door**-si

功能

- 在肩关节处内旋上臂
- 在肩关节处内收上臂
- 在肩关节处伸上臂
- 在腰骶关节处使骨盆前倾
- 在肩肋关节处下拉肩胛骨
- 在肩肋关节处使躯干侧屈
- 在肩肋关节处的上提躯干
- 在肩肋关节处使躯干向对侧旋转
- 在腰骶关节处上提骨盆

神经支配

- 胸背神经

动脉血供

- 胸背动脉、肋间后动脉后支

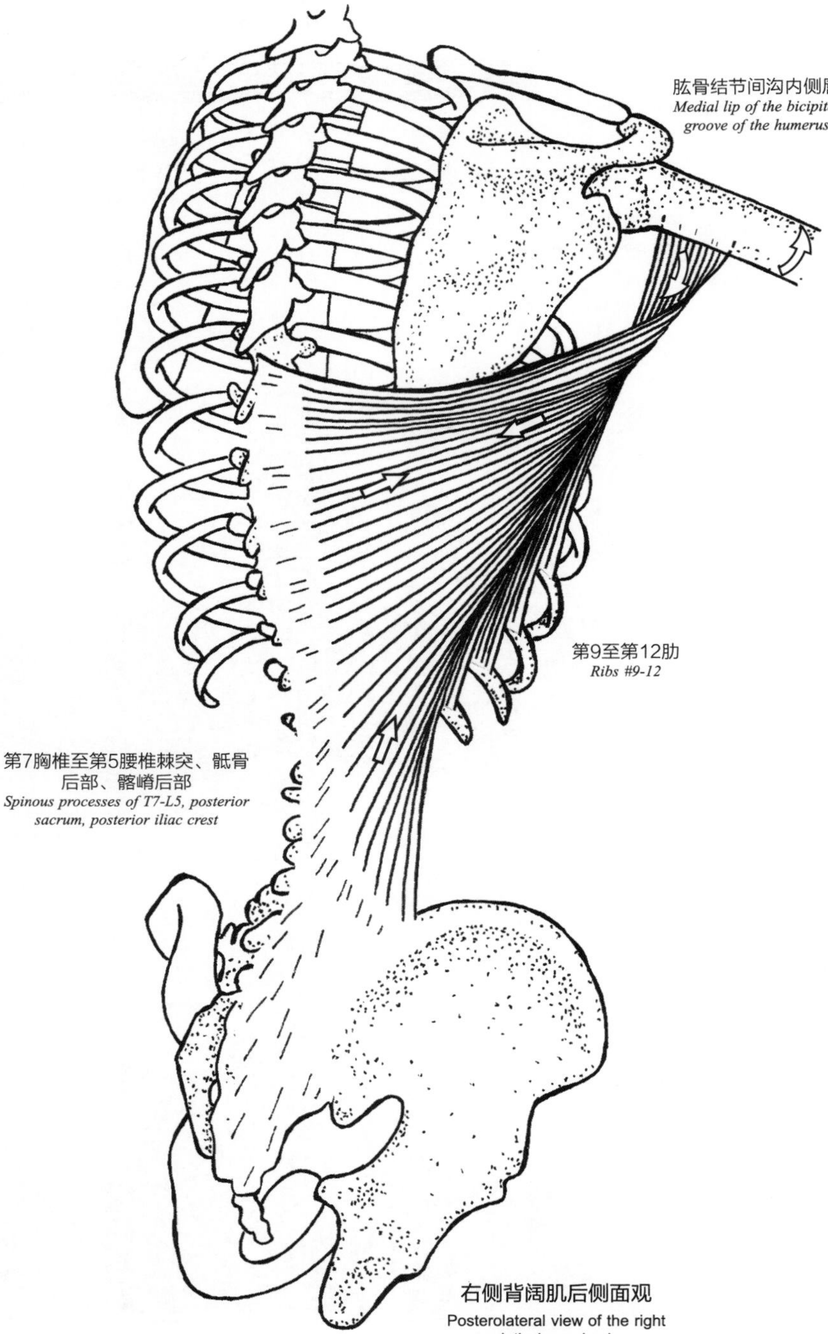
肱骨结节间沟内侧唇
Medial lip of the bicipital groove of the humerus
第9至第12肋
Ribs #9-12
第7胸椎至第5腰椎棘突、骶骨后部、髂嵴后部
Spinous processes of T7-L5, posterior sacrum, posterior iliac crest

右侧背阔肌后侧面观

Posterolateral view of the right latissimus dorsi

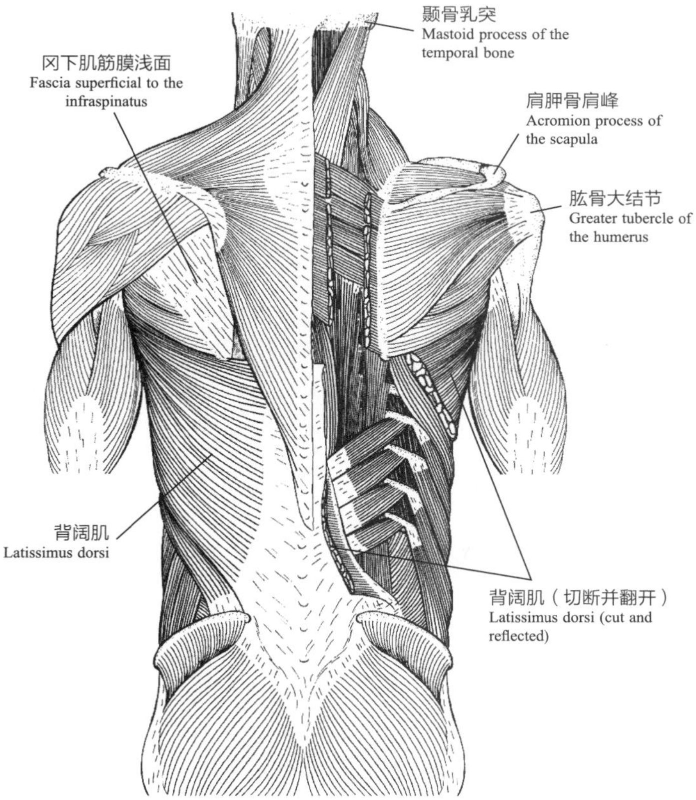
颞骨乳突
Mastoid process of the temporal bone
冈下肌筋膜浅面
Fascia superficial to the infraspinatus
肩胛骨肩峰
Acromion process of the scapula
肱骨大结节
Greater tubercle of the humerus
背阔肌
Latissimus dorsi
背阔肌（切断并翻开）
Latissimus dorsi (cut and reflected)

你知道吗?

背阔肌（和大圆肌）构成了腋后襞的绝大部分，成为腋窝的后界。

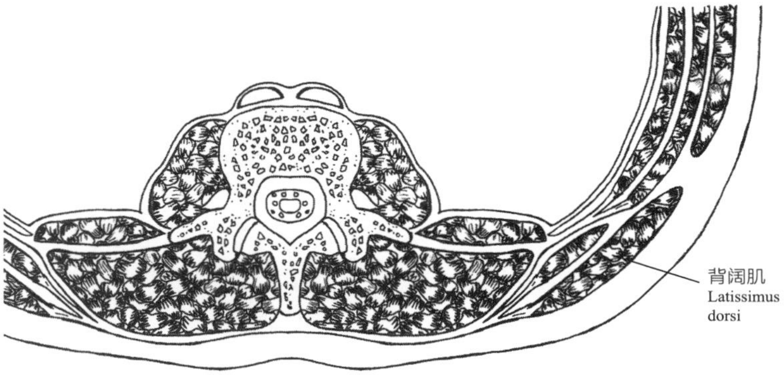
背阔肌
Latissimus dorsi

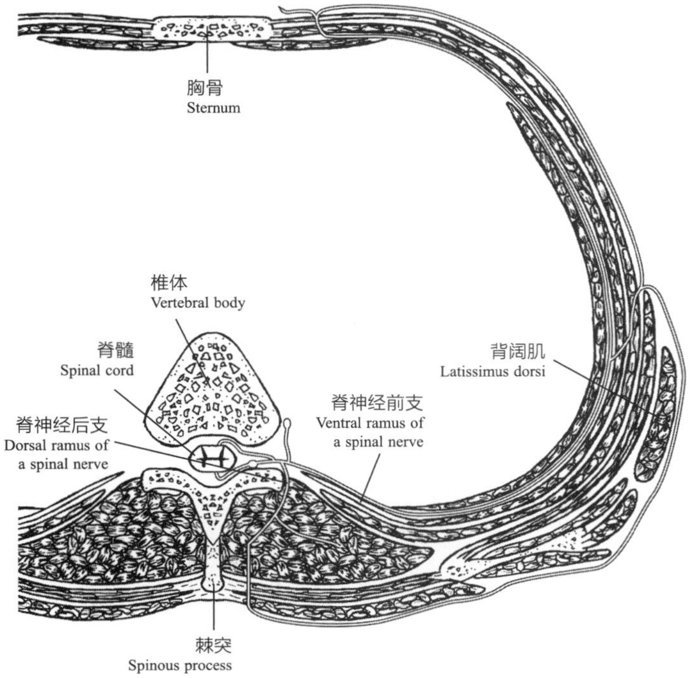
胸骨
Sternum
椎体
Vertebral body
脊髓
Spinal cord
脊神经后支
Dorsal ramus of a spinal nerve
脊神经前支
Ventral ramus of a spinal nerve
背阔肌
Latissimus dorsi
棘突
Spinous process

大、小菱形肌（RHOMBOIDS MAJOR AND MINOR）

rom-boyd **may**-jor, **my**-nor

功能

- 在肩胛肋关节处回缩（内收）肩胛骨
- 在肩胛肋关节处上提肩胛骨
- 在肩胛肋关节处下旋肩胛骨
- 在脊柱关节处使躯干向对侧旋转

神经支配

- 肩胛背神经

动脉血供

- 肩胛背动脉

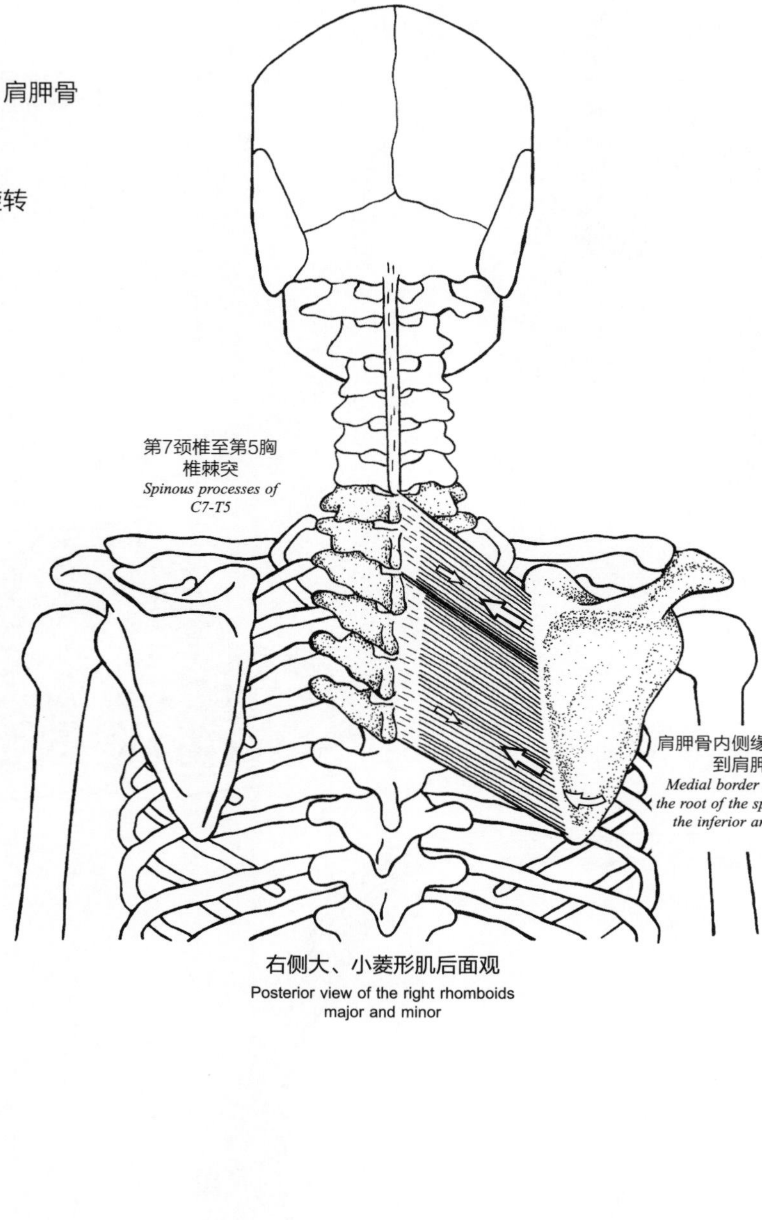
第7颈椎至第5胸椎棘突
Spinous processes of C7-T5
肩胛骨内侧缘（从肩胛冈根部到肩胛骨下角）
Medial border of the scapula from the root of the spine of the scapula to the inferior angle of the scapula

右侧大、小菱形肌后面观

Posterior view of the right rhomboids major and minor

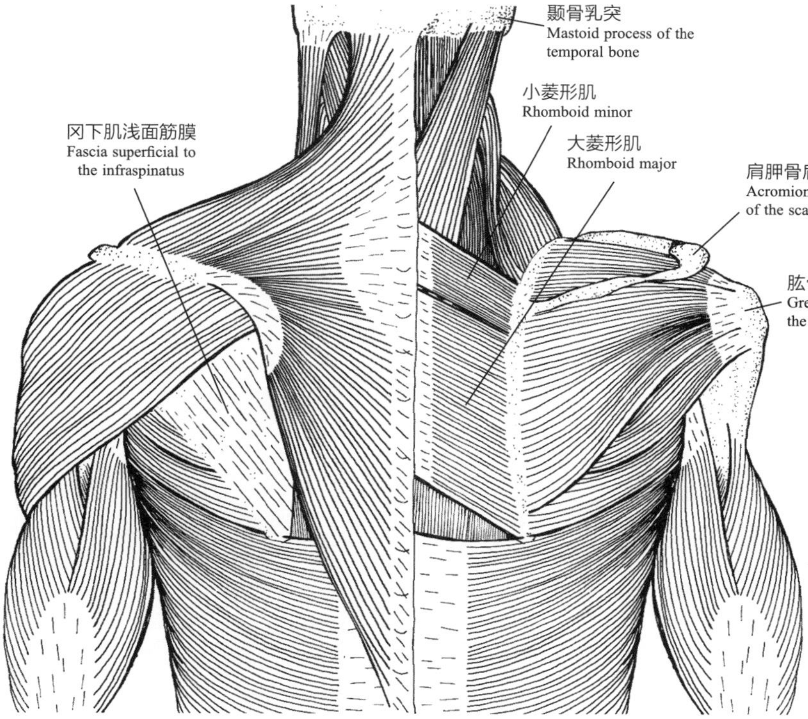
颞骨乳突
Mastoid process of the temporal bone
小菱形肌
Rhomboid minor
冈下肌浅面筋膜
Fascia superficial to the infraspinatus
大菱形肌
Rhomboid major
肩胛骨肩峰
Acromion process of the scapula
肱骨大结节
Greater tubercle of the humerus

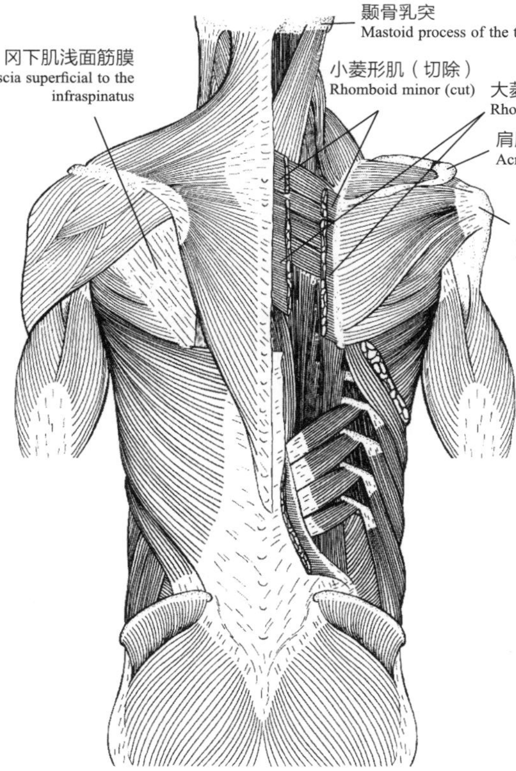
颞骨乳突
Mastoid process of the temporal bone
冈下肌浅面筋膜
Fascia superficial to the infraspinatus
小菱形肌（切除）
Rhomboid minor (cut)
大菱形肌（切除）
Rhomboid major (cut)
肩胛骨肩峰
Acromion process of the scapula
肱骨大结节
Greater tubercle of the humerus

你知道吗?

菱形肌也被称为“圣诞树肌”。双侧菱形肌加上中间的脊柱，看起来就像一棵圣诞树。

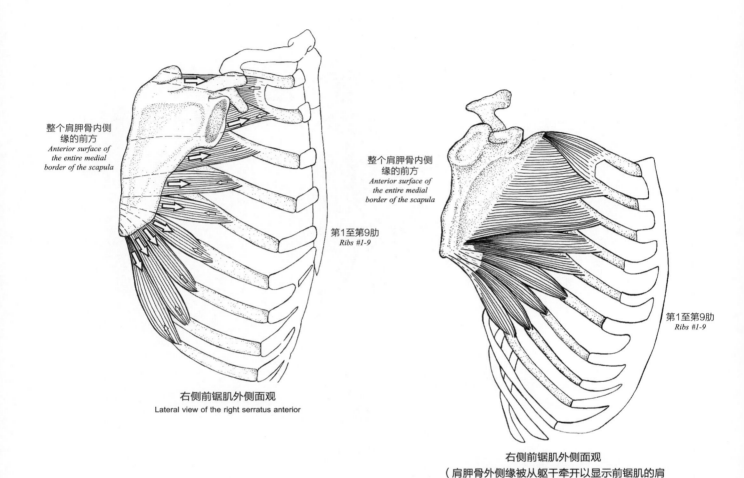

前锯肌（SERRATUS ANTERIOR）

ser-**a**-tus an-**tee**-ri-or

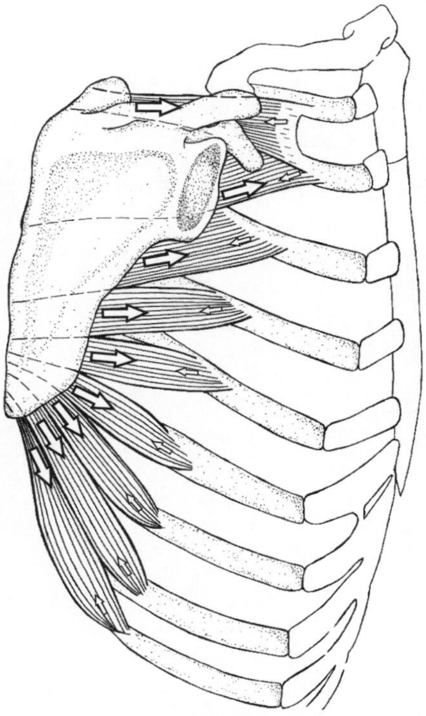
整个肩胛骨内侧缘的前方
Anterior surface of the entire medial border of the scapula
第1至第9肋
Ribs #1-9

右侧前锯肌外侧面观
Lateral view of the right serratus anterior

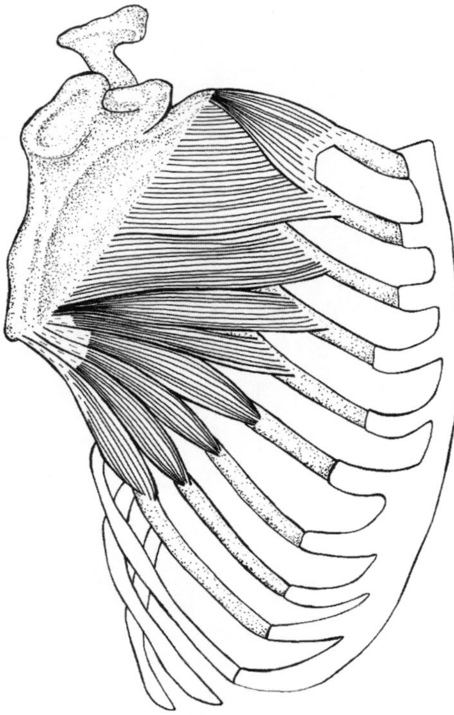
整个肩胛骨内侧缘的前方
Anterior surface of the entire medial border of the scapula
第1至第9肋
Ribs #1-9

右侧前锯肌外侧面观
（肩胛骨外侧缘被从躯干牵开以显示前锯肌的肩胛骨附着点）
Lateral view of the right serratus anterior
(with the lateral border of the scapula pulled away from the trunk to view the scapular attachment of the serratus anterior)

功能

- 在肩胛肋关节处前伸（外展）肩胛骨
- 在肩胛肋关节处上旋肩胛骨
- 在肩胛肋关节处上提肩胛骨
- 在肩胛肋关节处下拉肩胛骨

神经支配

- 胸长神经

动脉血供

- 肩胛背动脉和胸外侧动脉

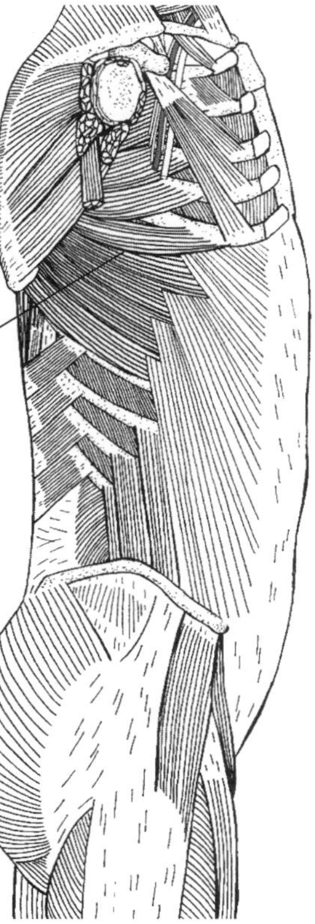
前锯肌
Serratus anterior

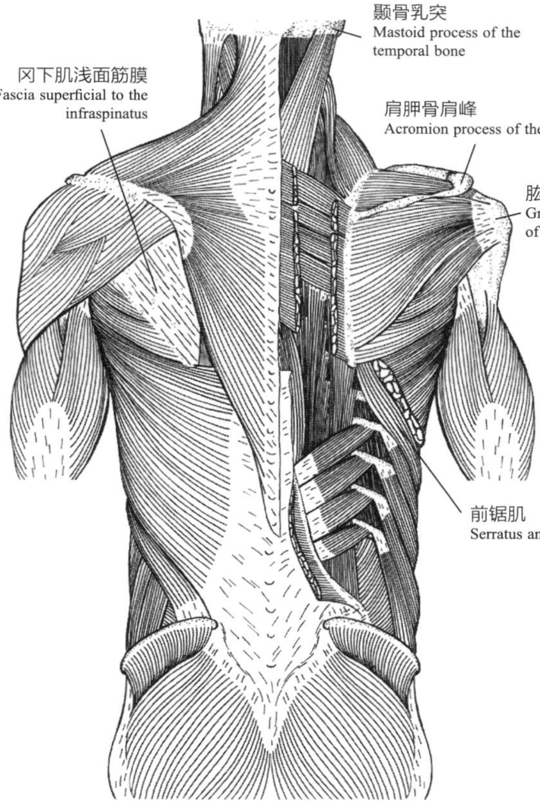
颞骨乳突
Mastoid process of the temporal bone
冈下肌浅面筋膜
Fascia superficial to the infraspinatus
肩胛骨肩峰
Acromion process of the scapula
肱骨大结节
Greater tubercle of the humerus
前锯肌
Serratus anterior

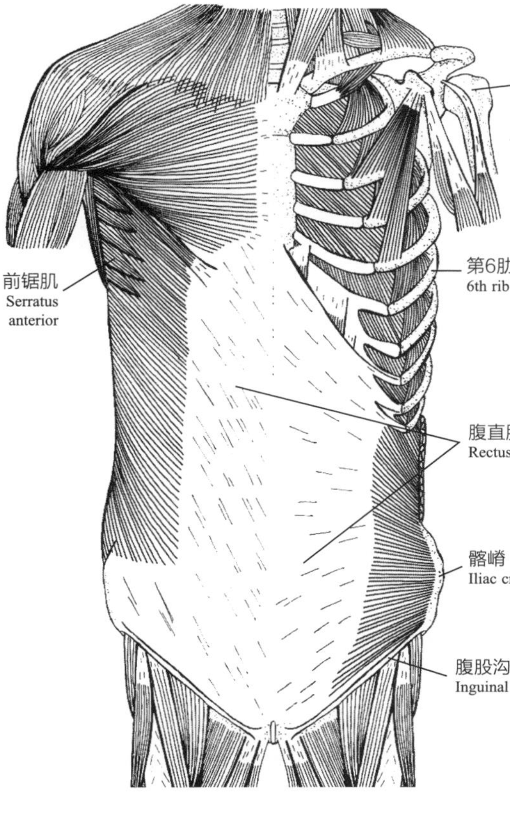
肱骨头
Head of humerus
前锯肌
Serratus anterior
第6肋
6th rib
腹直肌鞘
Rectus sheath
髂嵴
Iliac crest
腹股沟韧带
Inguinal ligament

你知道吗?

有些人的前锯肌非常发达，看起来像肋骨凸出于躯干前外侧。

上后锯肌（SERRATUS POSTERIOR SUPERIOR）

ser-**a**-tus pos-**tee**-ri-or sue-**pee**-ri-or

功能

- 在胸肋关节和肋椎关节处上提第2至第5肋

神经支配

- 肋间神经

动脉血供

- 肋间后动脉背支

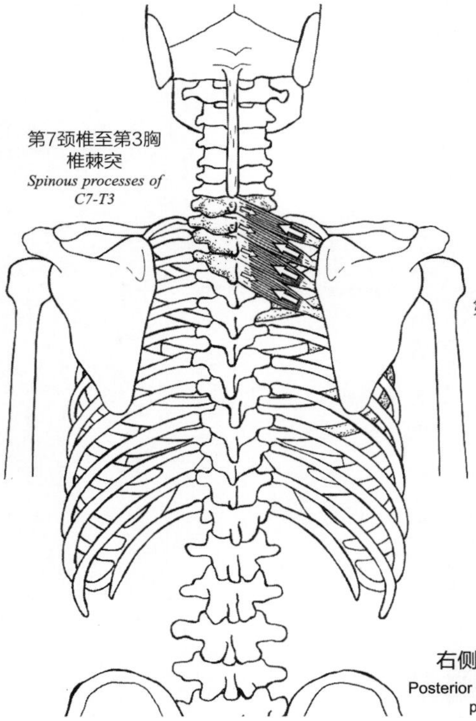
第7颈椎至第3胸椎棘突
Spinous processes of C7-T3
第2至第5肋
Ribs #2-5

右侧上后锯肌后面观
Posterior view of the right serratus posterior superior

下后锯肌（SERRATUS POSTERIOR INFERIOR）

ser-**a**-tus pos-**tee**-ri-or in-**fee**-ri-or

功能

- 在胸肋关节和肋椎关节处下拉第9至第12肋

神经支配

- 肋下神经和肋间神经

动脉血供

- 肋间后动脉背支

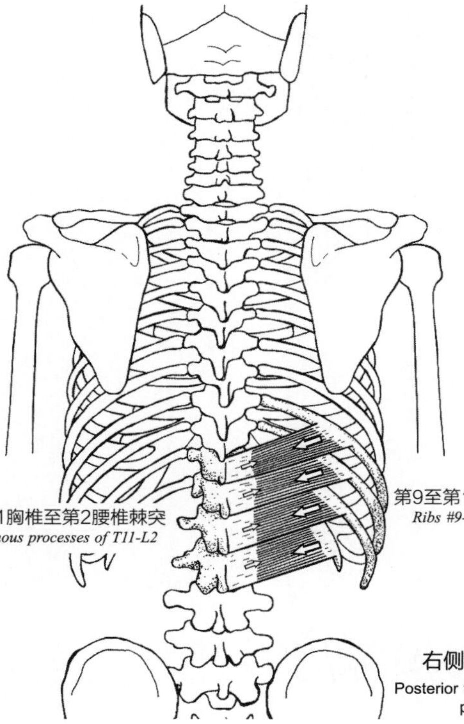
第11胸椎至第2腰椎棘突
Spinous processes of T11-L2
第9至第12肋
Ribs #9-12

右侧下后锯肌后面观
Posterior view of the right serratus posterior inferior

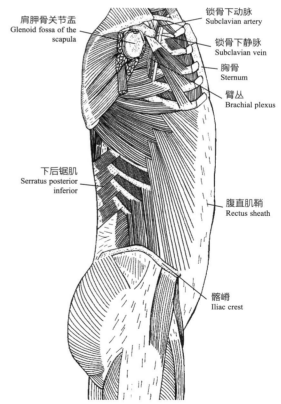

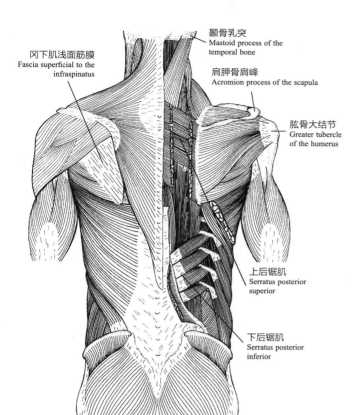

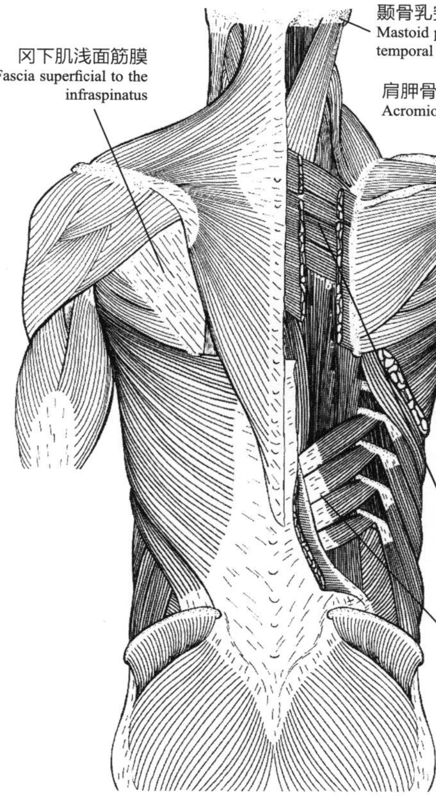
颞骨乳突
Mastoid process of the temporal bone
冈下肌浅面筋膜
Fascia superficial to the infraspinatus
肩胛骨肩峰
Acromion process of the scapula
肱骨大结节
Greater tubercle of the humerus
上后锯肌
Serratus posterior superior
下后锯肌
Serratus posterior inferior

你知道吗？

上、下后锯肌可以使肋骨运动，因此其主要作用是参与呼吸运动。

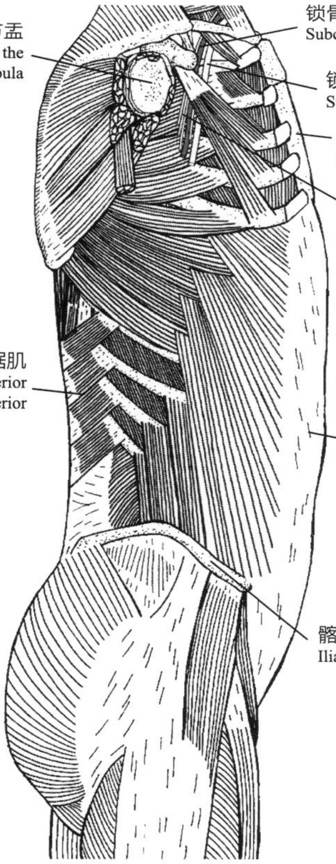
肩胛骨关节盂
Glenoid fossa of the scapula
锁骨下动脉
Subclavian artery
锁骨下静脉
Subclavian vein
胸骨
Sternum
臂丛
Brachial plexus
下后锯肌
Serratus posterior inferior
腹直肌鞘
Rectus sheath
髂嵴
Iliac crest

竖脊肌群（THE ERECTOR SPINAE GROUP）

ee-**rek**-tor **spee**-nee

功能

- 在脊柱关节处背伸头颈部和躯干
- 在脊柱关节处侧屈头颈部和躯干
- 在脊柱关节处使头颈部和躯干向同侧旋转
- 在腰骶关节处前倾骨盆
- 在腰骶关节处上提骨盆
- 在腰骶关节处使骨盆向对侧旋转

神经支配

- 脊神经

动脉血供

- 肋间后动脉和腰动脉后支

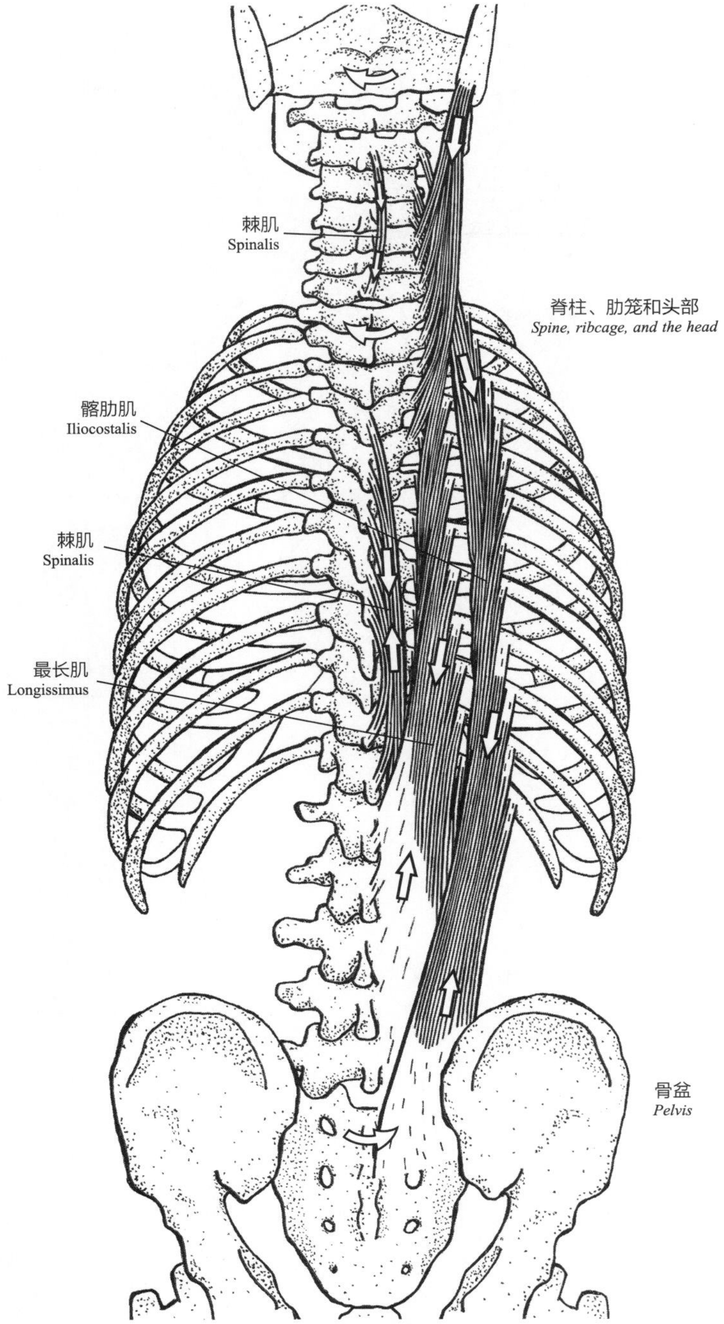
棘肌
Spinalis
脊柱、肋笼和头部
Spine, ribcage, and the head
髂肋肌
Iliocostalis
棘肌
Spinalis
最长肌
Longissimus
骨盆
Pelvis

右侧竖脊肌群后面观

Posterior view of the right erector spinae group

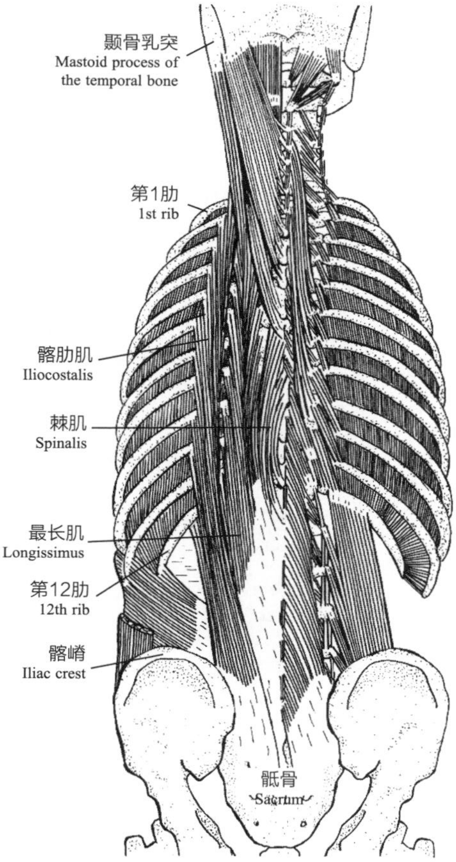
颞骨乳突
Mastoid process of the temporal bone
第1肋
1st rib
髂肋肌
Iliocostalis
棘肌
Spinalis
最长肌
Longissimus
第12肋
12th rib
髂嵴
Iliac crest
骶骨
Sacrum

你知道吗？

竖脊肌的名称意味着它的功能是使脊柱竖直，但它并不能使脊柱背伸。

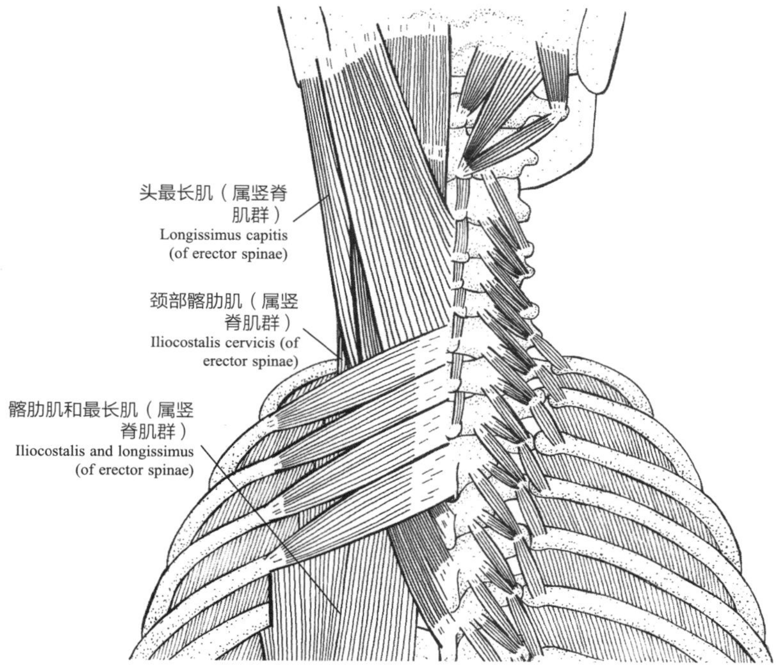
头最长肌（属竖脊肌群）
Longissimus capitis (of erector spinae)
颈部髂肋肌（属竖脊肌群）
Iliocostalis cervicis (of erector spinae)
髂肋肌和最长肌（属竖脊肌群）
Iliocostalis and longissimus (of erector spinae)

髂肋肌（ILIOCOSTALIS）（属于竖脊肌群）

il-ee-o-kos-**ta**-lis

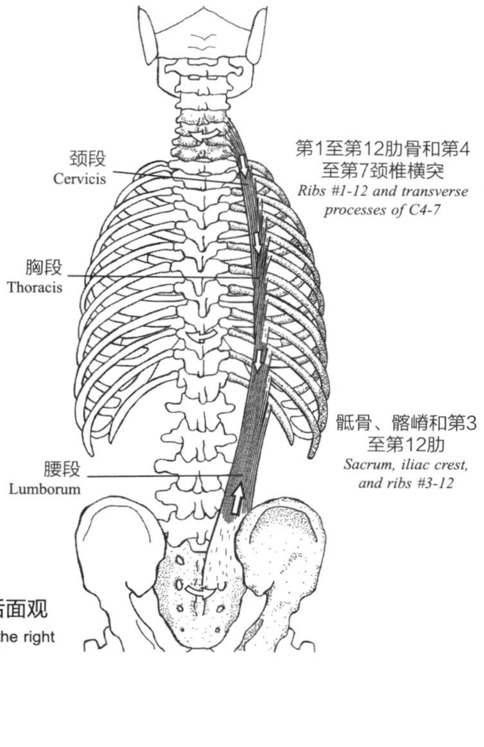
颈段
Cervicis
胸段
Thoracis
腰段
Lumborum
第1至第12肋骨和第4至第7颈椎横突
Ribs #1-12 and transverse processes of C4-7
骶骨、髂嵴和第3至第12肋
Sacrum, iliac crest, and ribs #3-12

右侧髂肋肌后面观

Posterior view of the right iliocostalis

功能

- 在脊柱关节处背伸颈部和躯干
- 在脊柱关节处侧屈颈部和躯干
- 在脊柱关节处使颈部和躯干向同侧旋转
- 在腰骶关节处前倾骨盆
- 在腰骶关节处上提骨盆
- 在腰骶关节处使骨盆向对侧旋转

神经支配

- 脊神经

动脉血供

- 肋间后动脉和腰动脉后支

最长肌（LONGISSIMUS）

（属竖脊肌群）

lon-**jis**-i-mus

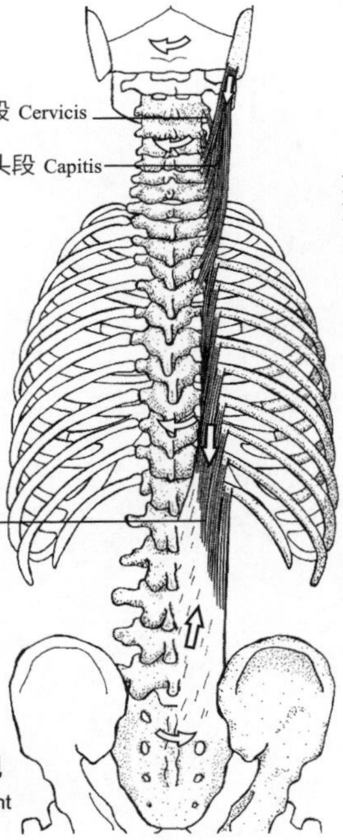
颈段 Cervicis
头段 Capitis
第4至第12肋、第1至第12胸椎和第2至第6颈椎横突、颞骨乳突
Ribs #4-12, transverse processes of T1-12 and C2-6, and the mastoid process of the temporal bone
胸段
Thoracis
骶骨、髂嵴、第1至第5腰椎和第1至第5胸椎横突、第5至第7颈椎关节突
Sacrum, iliac crest, and transverse processes of L1-5 and T1-5 and the articular processes of C5-7

右侧最长肌后面观

Posterior view of the right longissimus

你知道吗?

髂肋肌的名称意味着它连接髂骨和肋骨。

功能

- 在脊柱关节处背伸头颈部和躯干
- 在脊柱关节处侧屈头颈部和躯干
- 在脊柱关节处使头颈部和躯干向同侧旋转
- 在腰骶关节处前倾骨盆
- 在腰骶关节处上提骨盆
- 在腰骶关节处使骨盆向对侧旋转

神经支配

- 脊神经

动脉血供

- 肋间后动脉和腰动脉后支

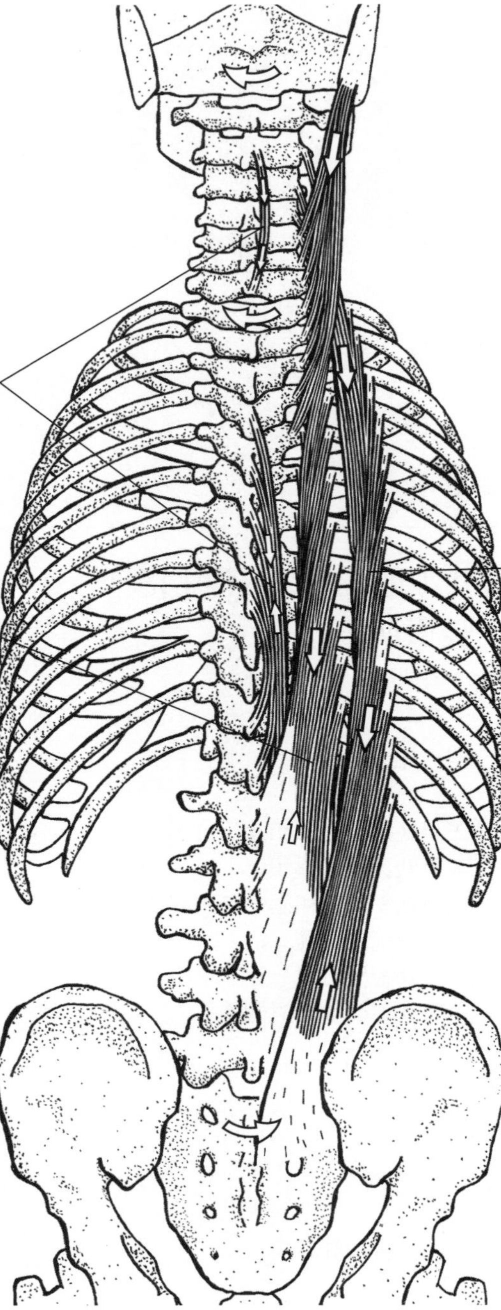
棘肌
Spinalis
髂肋肌
Iliocostalis
最长肌
Longissimus

你知道吗?

最长肌的名称意味着它是竖脊肌群三个亚群中最长的。

棘肌（SPINALIS）
（属竖脊肌群）

spy-**na**-lis

功能

- 在脊柱关节处背伸头颈部和躯干
- 在脊柱关节处侧屈头颈部和躯干
- 在脊柱关节处使头颈部和躯干向同侧旋转

神经支配

- 脊神经

动脉血供

- 肋间后动脉和腰动脉后支

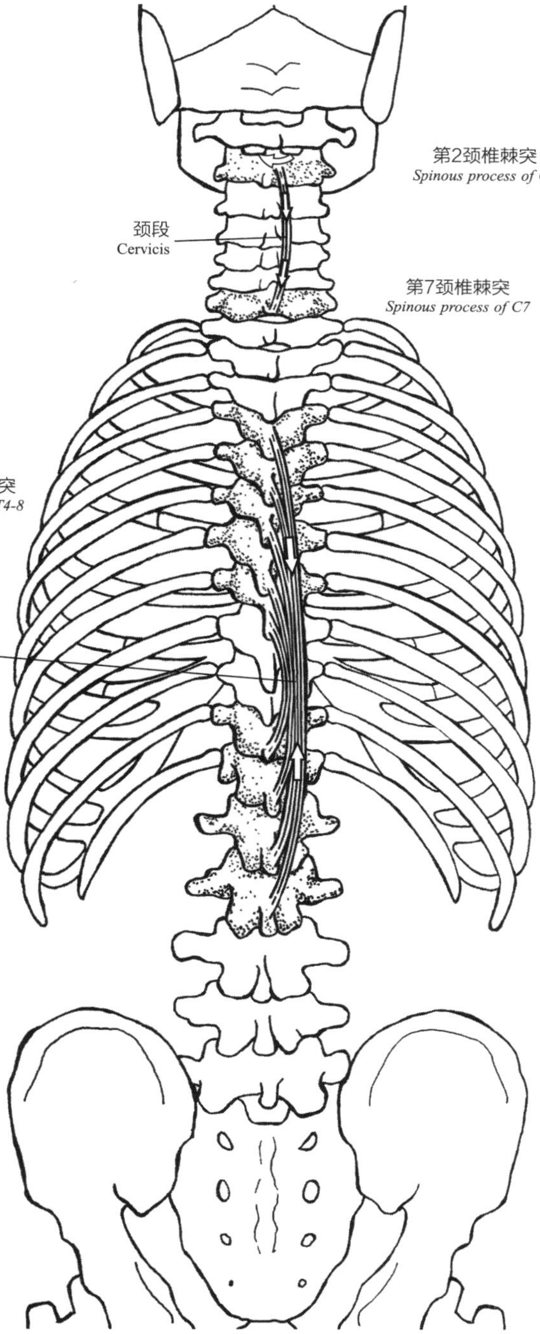
第2颈椎棘突
Spinous process of C2
颈段
Cervicis
第7颈椎棘突
Spinous process of C7
第4至第8胸椎棘突
Spinous processes of T4-8
胸段
Thoracis
第11胸椎至第2腰椎棘突
Spinous processes of T11-L2

右侧棘肌后面观（棘肌头段未显示）
Posterior view of the right spinalis
(spinalis capitis not shown)

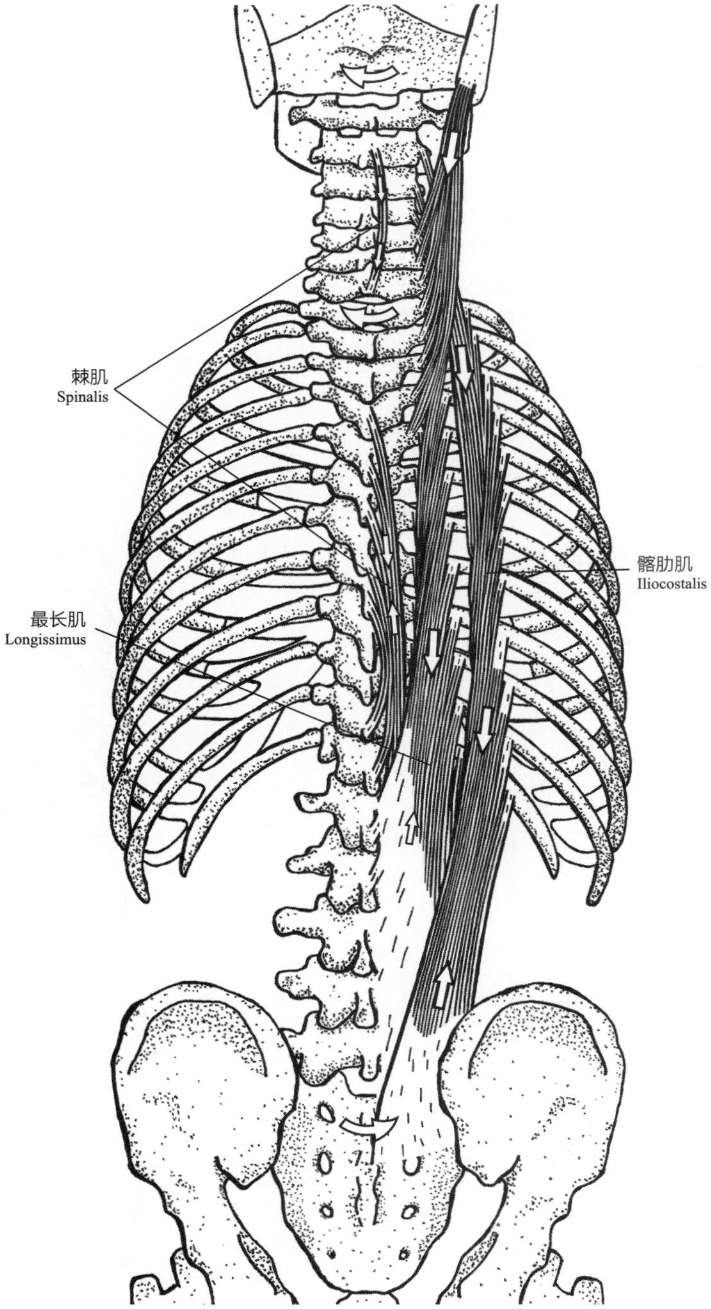
棘肌
Spinalis
髂肋肌
Iliocostalis
最长肌
Longissimus

你知道吗?

棘肌的名称意味着它与棘突相连。

横突棘肌群（THE TRANSVERSOSPINALIS GROUP）

trans-**ver**-so-spy-**na**-lis

功能

- 在脊柱关节处背伸头颈部和躯干
- 在脊柱关节处侧屈头颈部和躯干
- 在脊柱关节处颈部和躯干向对侧旋转
- 在腰骶关节处前倾骨盆
- 在腰骶关节处上提骨盆
- 在腰骶关节处使骨盆向同侧旋转

神经支配

- 脊神经

动脉血供

- 枕动脉，肋间后动脉和腰动脉后支

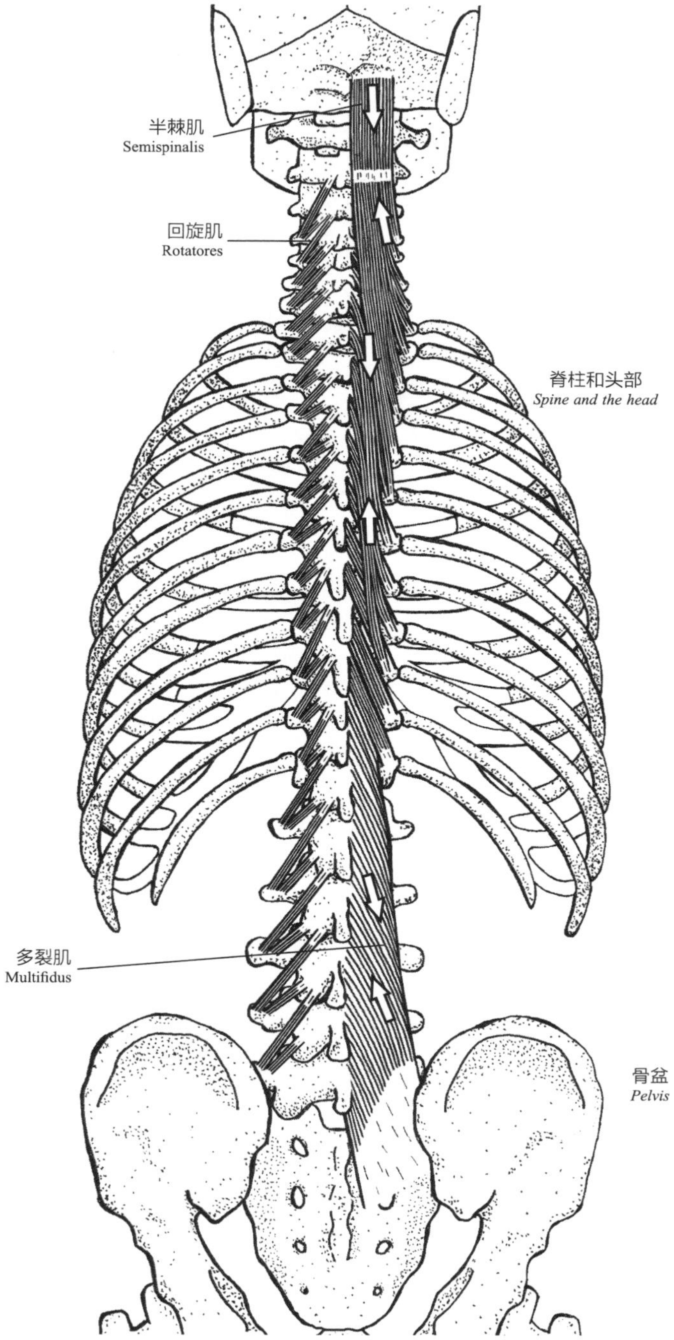
半棘肌
Semispinalis
回旋肌
Rotatores
脊柱和头部
Spine and the head
多裂肌
Multifidus
骨盆
Pelvis

横突棘肌群后面观
（半棘肌和多裂肌在图右侧）
（回旋肌在图左侧）
Posterior view of the transversospinalis group
(semispinalis and multifidus on the right)
(rotatores on the left)

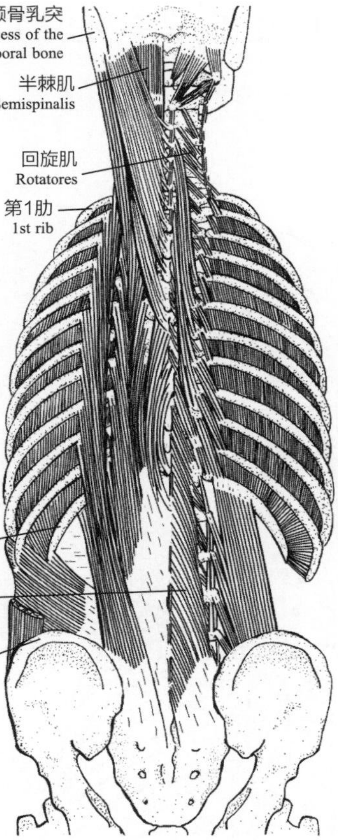
颞骨乳突
Mastoid process of the temporal bone
半棘肌
Semispinalis
回旋肌
Rotatores
第1肋
1st rib
第12肋
12th rib
多裂肌
Multifidus
髂嵴
Iliac crest

你知道吗?

横突棘肌群的名称意味着它与横突和棘突相连。

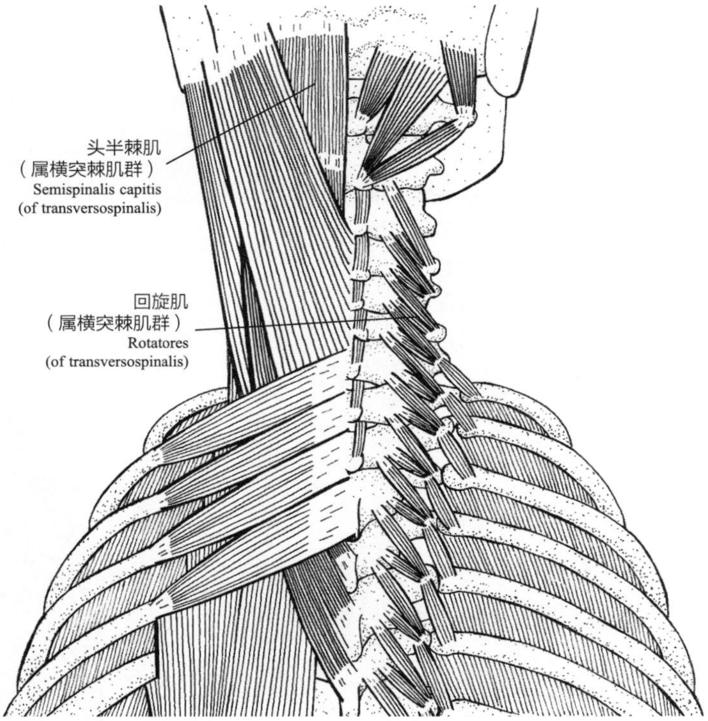
头半棘肌
（属横突棘肌群）
Semispinalis capitis
(of transversospinalis)
回旋肌
（属横突棘肌群）
Rotatores
(of transversospinalis)

半棘肌（SEMISPINALIS）（属横突棘肌群）

sem-ee-spy-**na**-lis

功能

- 在脊柱关节处背伸头颈部和躯干
- 在脊柱关节处侧屈头颈部和躯干
- 在脊柱关节处使颈部和躯干向对侧旋转

神经支配

- 脊神经

动脉血供

- 枕动脉，肋间后动脉和腰动脉后支

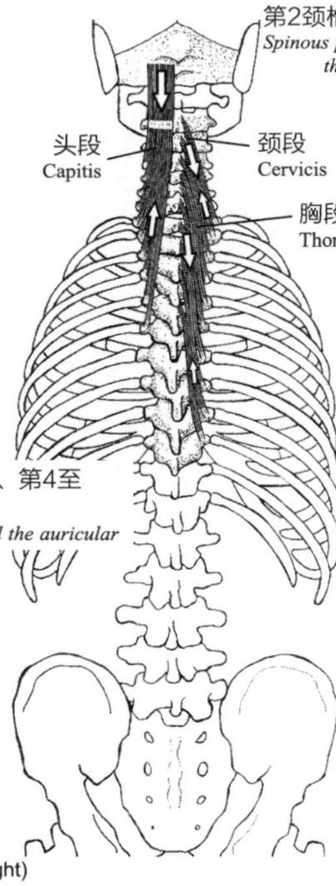
第2颈椎至第4胸椎和枕骨
Spinous processes of C2-T4 and the occipital bone
头段
Capitis
颈段
Cervicis
胸段
Thoracis
第7颈椎至第10胸椎横突、第4至第6颈椎关节突
Transverse processes of C7-T10 and the auricular processes of C4-6

半棘肌后面观

（半棘肌胸段和颈段在图右侧）

（半棘肌头段在图左侧）

Posterior view of the semispinalis

(semispinalis thoracis and cervicis on the right)

(semispinalis capitis on the left)

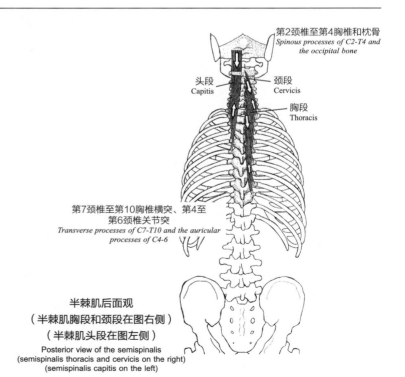

多裂肌（MULTIFIDUS）
（属于横突棘肌群）

mul-**tif**-id-us

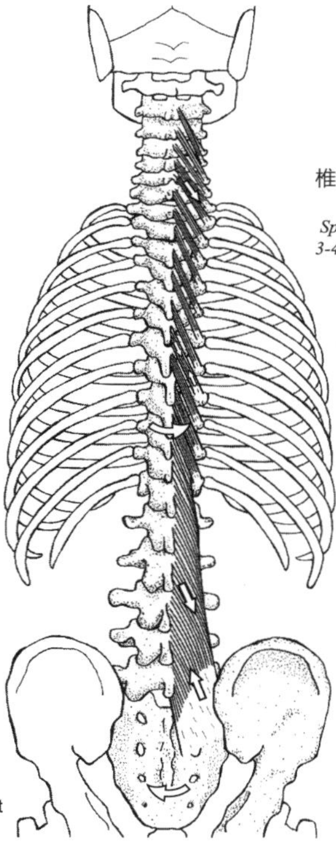
椎体棘突至下位第3至第4椎体水平棘突
Spinous processes of vertebrae 3-4 segmental levels superior to the inferior attachment
骶骨后部、髂后上棘、骶髂韧带后部、第5腰椎至第4颈椎
Posterior sacrum, posterior superior iliac spine (PSIS), posterior sacro-iliac ligament and L5-C4 vertebrae

右侧多裂肌后面观
Posterior view of the right multifidus

你知道吗?

头半棘肌是颈部最大的肌肉。

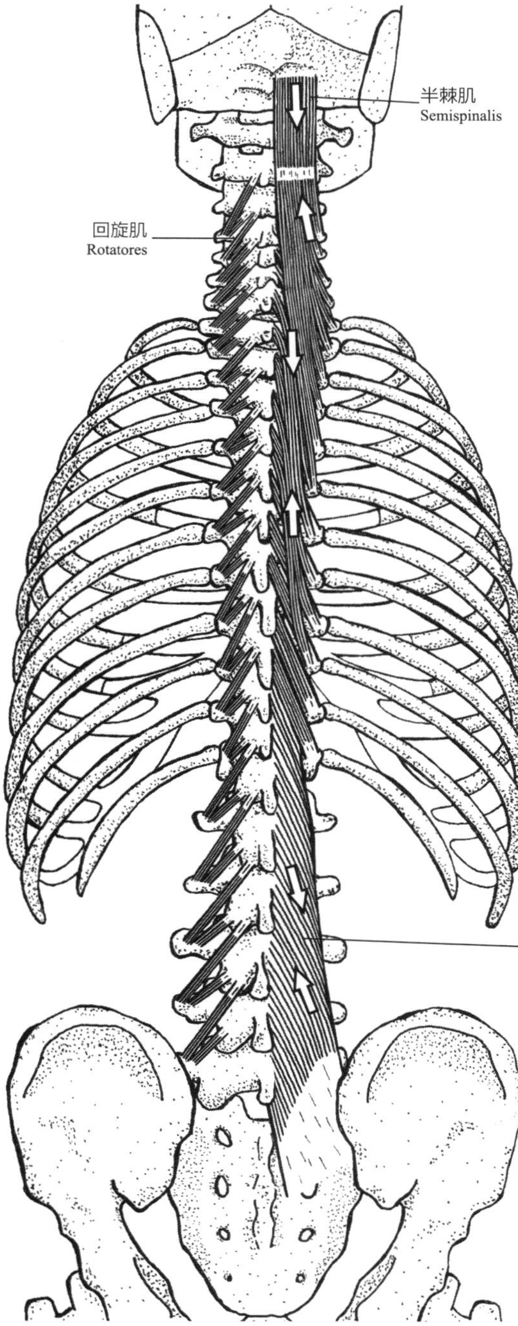
半棘肌
Semispinalis
回旋肌
Rotatores
多裂肌
Multifidus

功能

- 在脊柱关节处背伸颈部和躯干
- 在脊柱关节处侧屈颈部和躯干
- 在脊柱关节处使颈部和躯干向对侧旋转
- 在腰骶关节处前倾骨盆
- 在腰骶关节处上提骨盆
- 在腰骶关节处使骨盆向同侧旋转

神经支配

- 脊神经

动脉血供

- 肋间后动脉和腰动脉后支

你知道吗?

多裂肌是下腰部最大的肌肉。

回旋肌（ROTATORES）
（属横突棘肌群）

ro-ta-**to**-reez

功能

- 在脊柱关节处背伸颈部和躯干
- 在脊柱关节处使颈部和躯干向对侧旋转

神经支配

- 脊神经

动脉血供

- 肋间后动脉和腰动脉后支

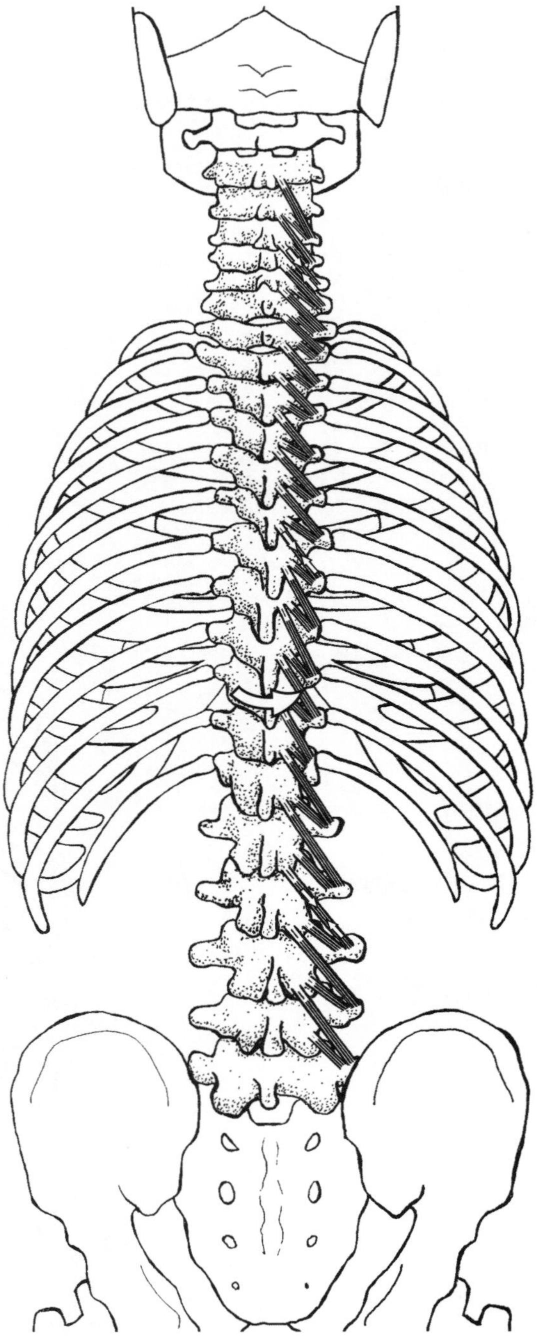
椎板至下位第1至第2椎体水平的下附着点
Laminae of vertebrae 1-2 segmental levels superior to the inferior attachment
横突（下附着点）
Transverse process (inferiorly)

右侧回旋肌后面观
Posterior view of the right rotatores

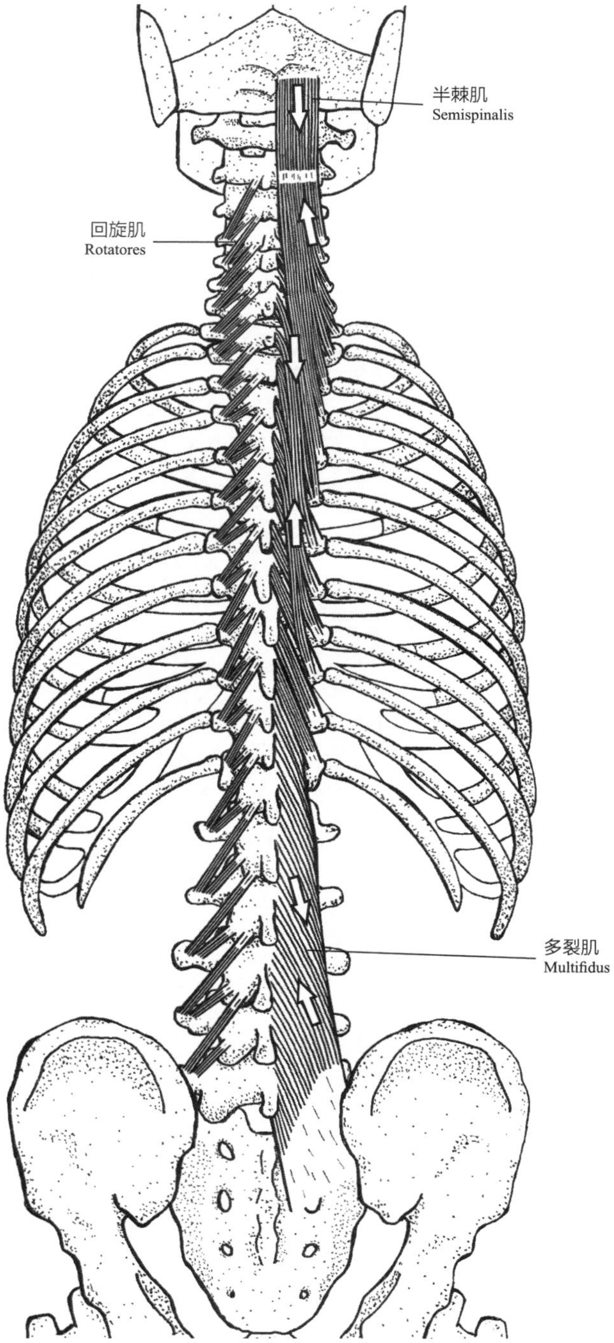
半棘肌
Semispinalis
回旋肌
Rotatores
多裂肌
Multifidus

你知道吗?

回旋肌的名称意味着主要使脊柱（向对侧）旋转。

腰方肌（QUADRATUS LUMBORUM，“QL”）

kwod-**ray**-tus lum-**bor**-um

功能

- 在腰骶关节处上提骨盆
- 在腰骶关节处前倾骨盆
- 在脊柱关节处侧屈躯干
- 在脊柱关节处背伸躯干
- 在肋椎关节处下拉第12肋

神经支配

- 腰丛

动脉血供

- 肋下动脉和腰动脉的分支

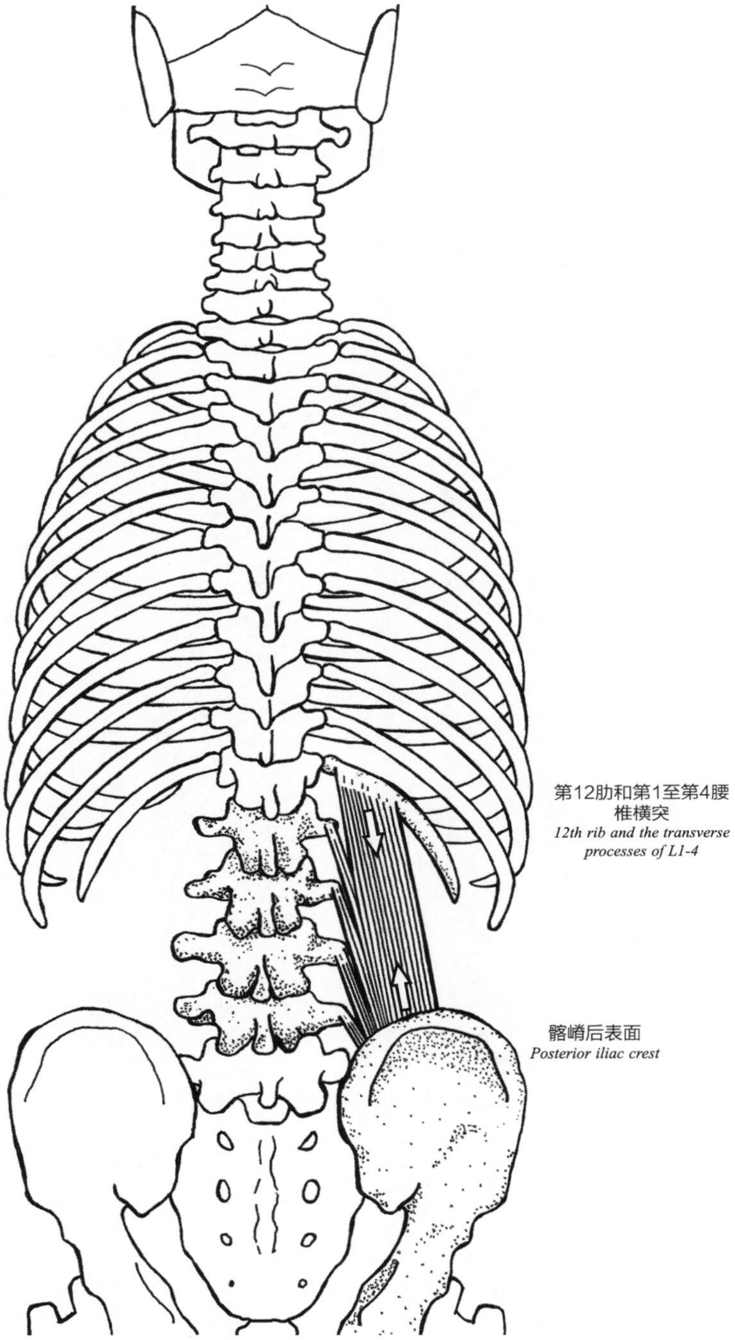
第12肋和第1至第4腰椎横突
12th rib and the transverse processes of L1-4
髂嵴后表面
Posterior iliac crest

右侧腰方肌后面观

Posterior view of the right quadratus lumborum

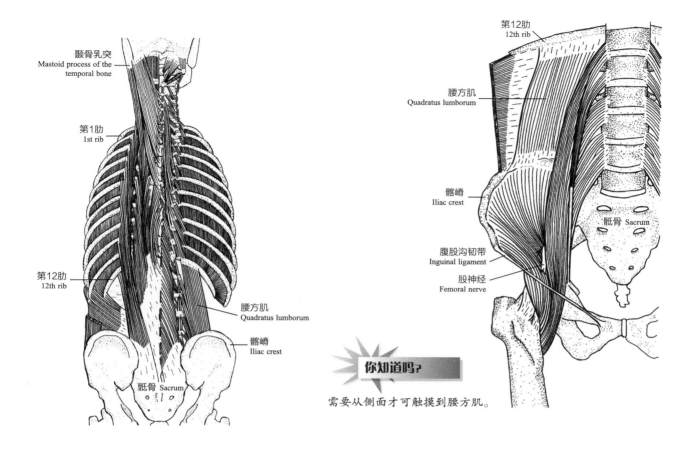

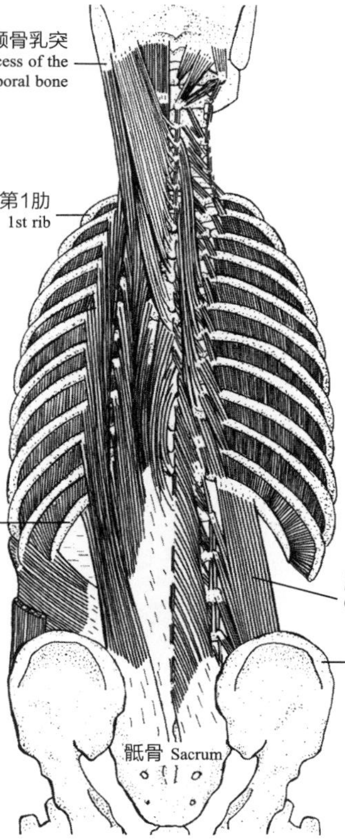
颞骨乳突
Mastoid process of the temporal bone
第1肋
1st rib
第12肋
12th rib
腰方肌
Quadratus lumborum
髂嵴
Iliac crest
骶骨 Sacrum

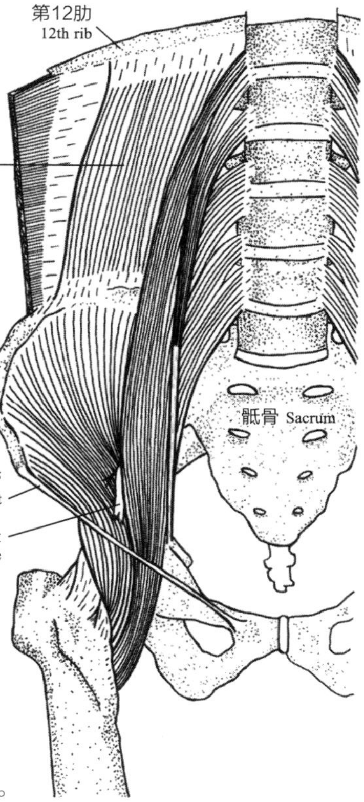
第12肋
12th rib
腰方肌
Quadratus lumborum
髂嵴
Iliac crest
骶骨 Sacrum
腹股沟韧带
Inguinal ligament
股神经
Femoral nerve

你知道吗?

需要从侧面才可触摸到腰方肌。

棘间肌（INTERSPINALES）

in-ter-spy-**na**-leez

功能

- 在脊柱关节处背伸颈部和躯干

神经支配

- 脊神经

动脉血供

- 肋间后动脉后支

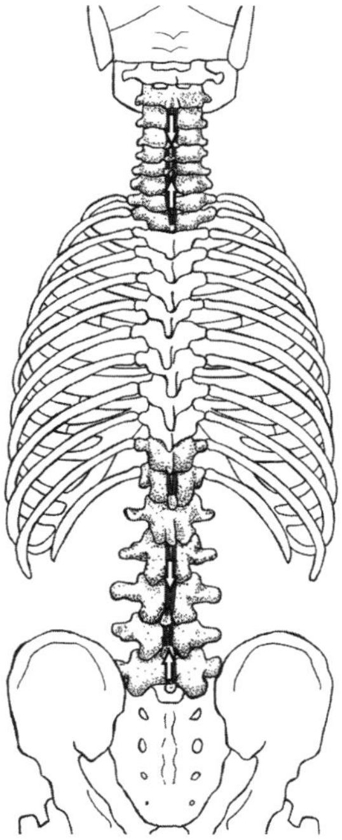
从棘突至相邻上位棘突
From a spinous process to the spinous process directly superior

右侧和左侧棘间肌后面观

Posterior view of the right and left interspinales

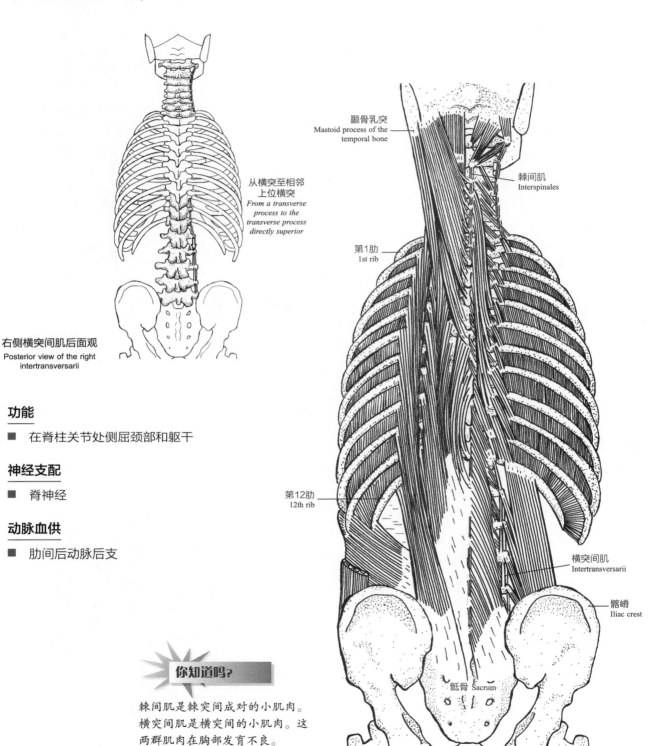

横突间肌（INTERTRANSVERSARII）

in-ter-trans-ver-**sa**-ri-eye

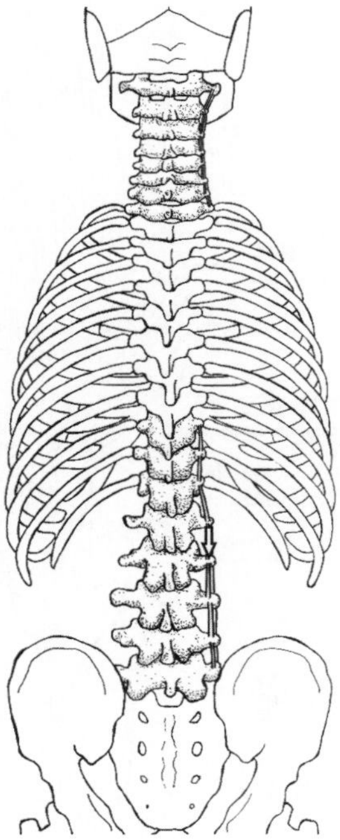
从横突至相邻上位横突
From a transverse process to the transverse process directly superior

右侧横突间肌后面观
Posterior view of the right intertransversarii

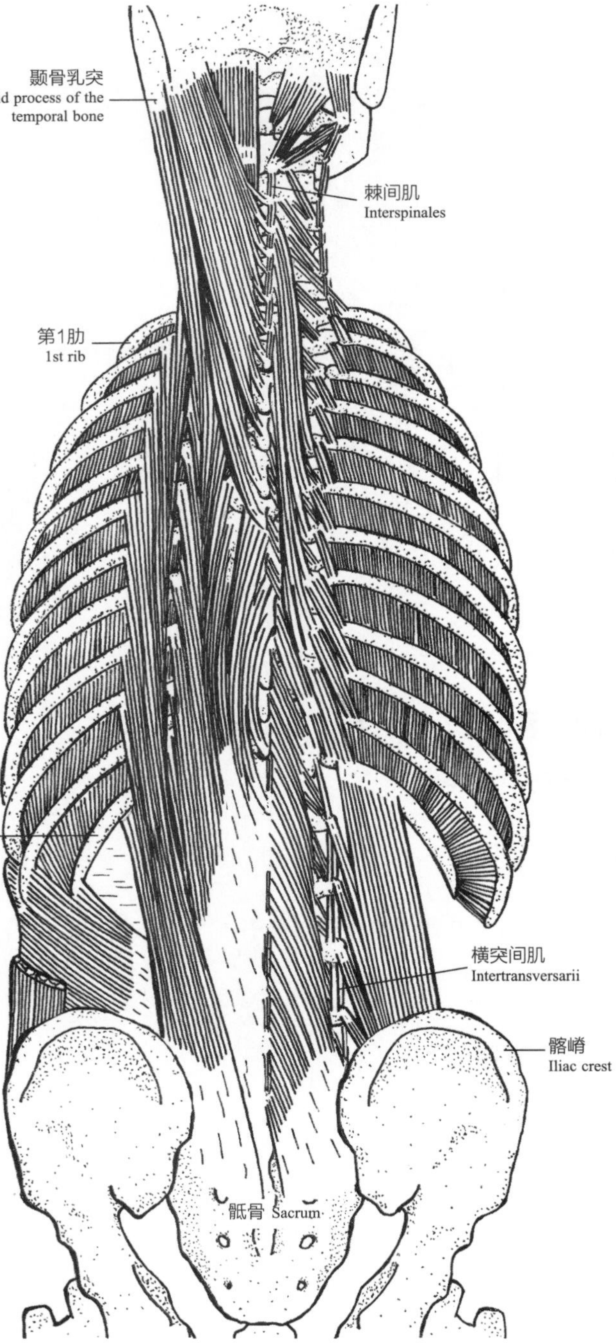
颞骨乳突
Mastoid process of the temporal bone
棘间肌
Interspinales
第1肋
1st rib
第12肋
12th rib
横突间肌
Intertransversarii
髂嵴
Iliac crest
骶骨 Sacrum

功能

■ 在脊柱关节处侧屈颈部和躯干

神经支配

■ 脊神经

动脉血供

■ 肋间后动脉后支

你知道吗?

棘间肌是棘突间成对的小肌肉。横突间肌是横突间的小肌肉。这两群肌肉在胸部发育不良。

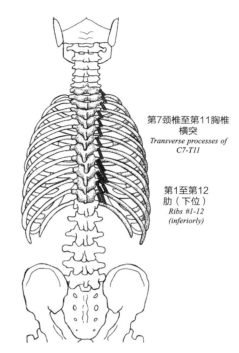

肋提肌（LEVATORES COSTARUM）

le-va-**to**-rez（单数：le-**vay**-tor）kos-**tar**-um

功能

- 在胸肋和肋椎关节处上提肋骨
- 在脊柱关节处背伸躯干
- 在脊柱关节处侧屈躯干
- 在脊柱关节处使躯干向对侧旋转

神经支配

- 脊神经

动脉血供

- 肋间后动脉后支

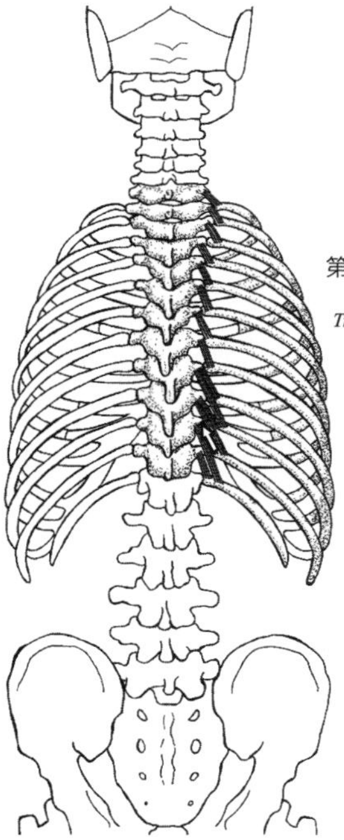
第7颈椎至第11胸椎横突
Transverse processes of C7-T11
第1至第12肋（下位）
Ribs #1-12 (inferiorly)

右侧肋提肌后面观
Posterior view of the right levatores costarum

肋下肌（SUBCOSTALES）

sub-kos-**tal**-eez

功能

- 在胸肋和肋椎关节处下拉第8–10肋

神经支配

- 肋间神经

动脉血供

- 肋间后动脉后支

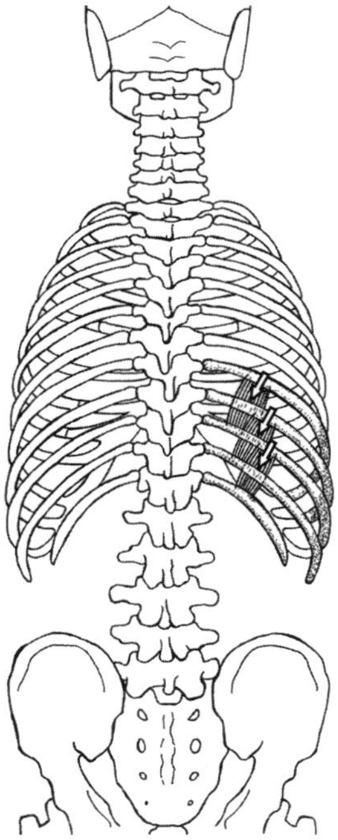
第8至第10肋
Ribs #8-10
第10至第12肋
Ribs #10-12

右侧肋下肌后面观
Posterior view of the right subcostales

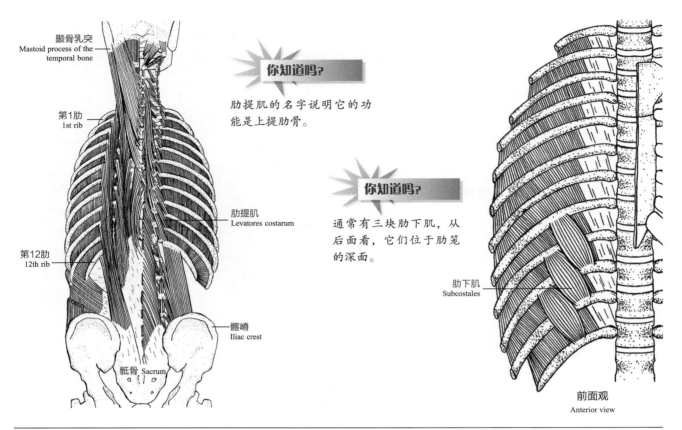

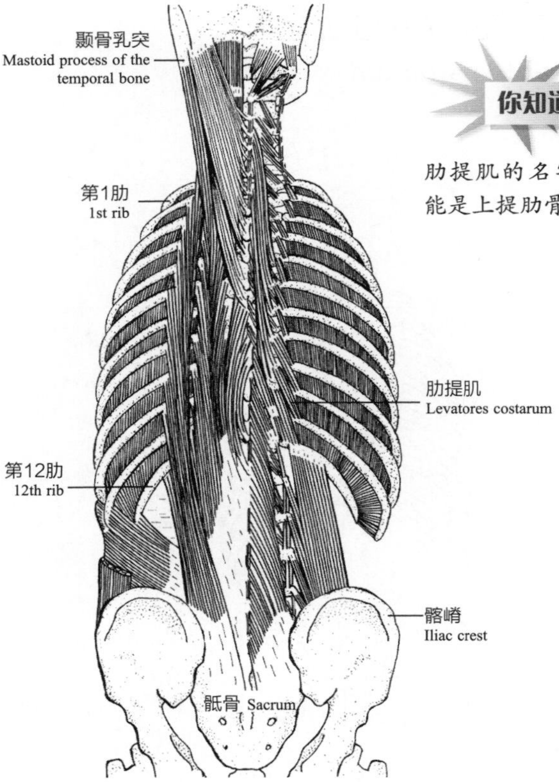
颞骨乳突
Mastoid process of the temporal bone
第1肋
1st rib
肋提肌
Levatores costarum
第12肋
12th rib
髂嵴
Iliac crest
骶骨 Sacrum

你知道吗?

肋提肌的名字说明它的功能是上提肋骨。

你知道吗?

通常有三块肋下肌，从后面看，它们位于肋笼的深面。

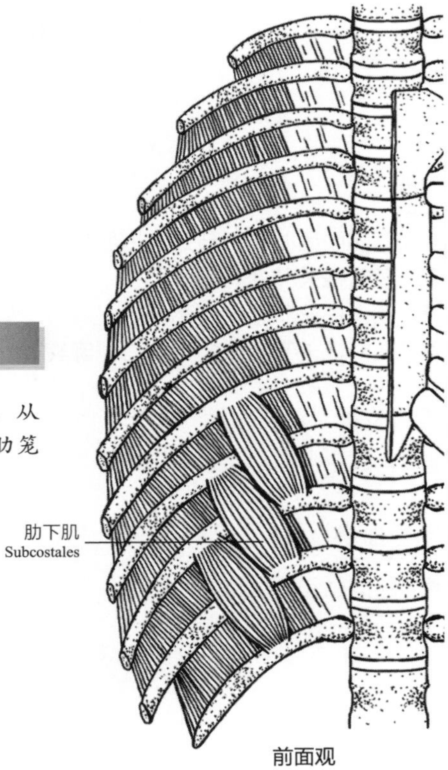
肋下肌
Subcostales

前面观

Anterior view

胸大肌

（PECTORALIS MAJOR）

pek-to-ra-lis **may**-jor

功能

- 在肩关节处内收上臂
- 在肩关节处内旋上臂
- 在肩关节处前屈上臂（锁骨头）
- 在肩关节处后伸上臂（胸肋头）
- 在肩关节处外展上臂（锁骨头，90° 以上）
- 在肩胛肋关节处下拉肩胛骨
- 在肩胛肋关节处上提躯干
- 在肩胛肋关节处使躯干外侧偏
- 在肩胛肋关节处使躯干向同侧旋转

神经支配

- 胸内侧和胸外侧神经

动脉血供

- 胸肩峰动脉胸肌支

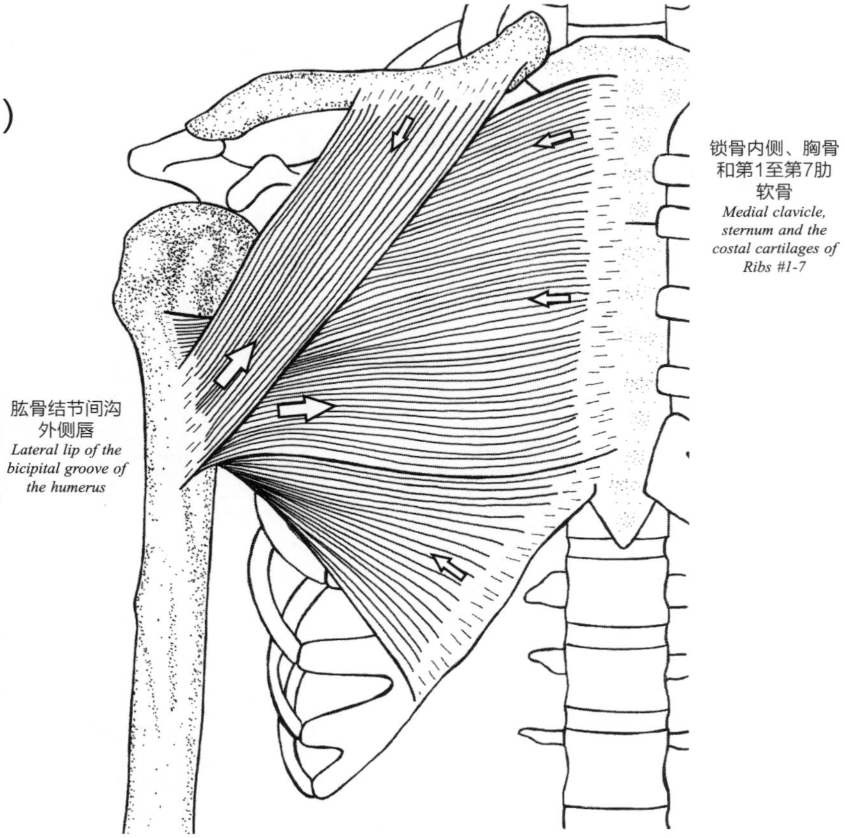
锁骨内侧、胸骨和第1至第7肋软骨
Medial clavicle, sternum and the costal cartilages of Ribs #1-7
肱骨结节间沟外侧唇
Lateral lip of the bicipital groove of the humerus

右侧胸大肌前面观

Anterior view of the right pectoralis major

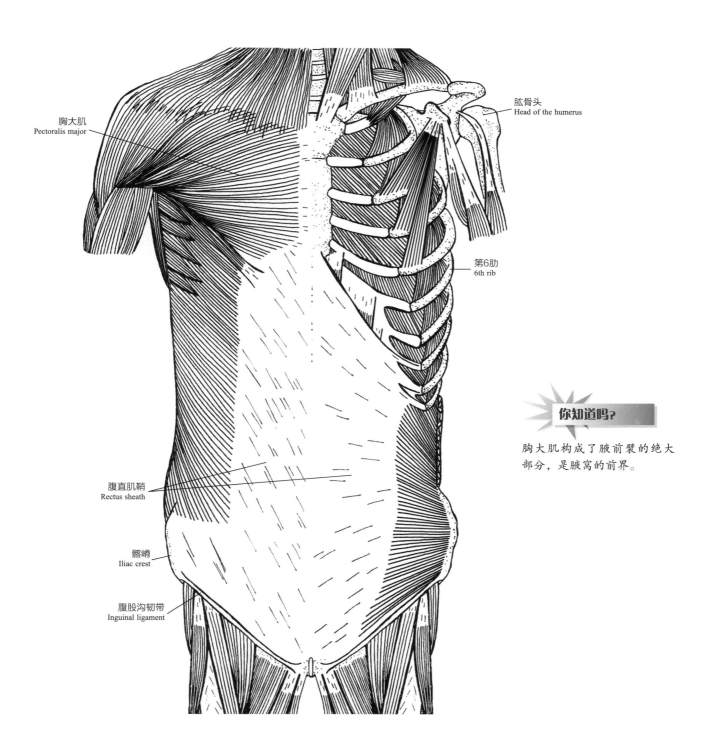

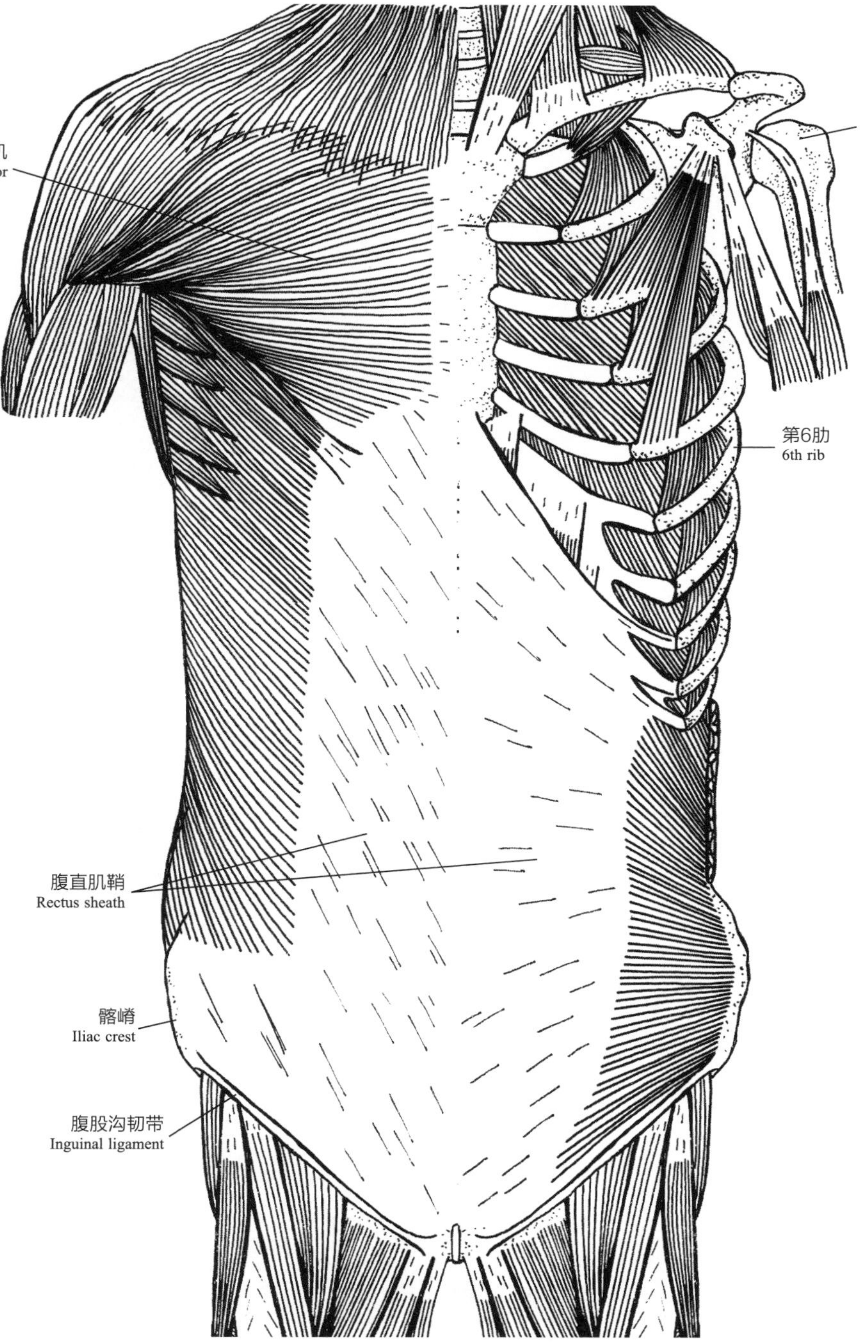

肱骨头
Head of the humerus
胸大肌
Pectoralis major
第6肋
6th rib
腹直肌鞘
Rectus sheath
髂嵴
Iliac crest
腹股沟韧带
Inguinal ligament

你知道吗?

胸大肌构成了腋前襞的绝大部分，是腋窝的前界。

胸小肌（PECTORALIS MINOR）

pek-to-**ra**-lis **my**-nor

功能

- 在肩胛肋关节处前伸（外展）肩胛骨
- 在肩胛肋关节处下拉肩胛骨
- 在肩胛肋关节处下旋肩胛骨
- 在胸肋和肋椎关节处上提第3至第5肋

神经支配

- 胸内侧和胸外侧神经

动脉血供

- 胸肩峰动脉胸肌支

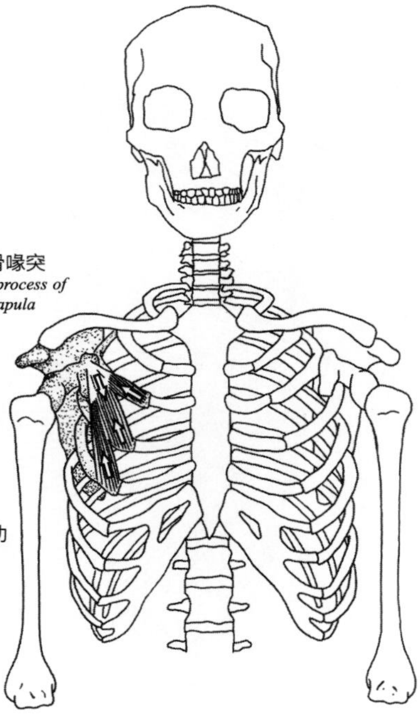

肩胛骨喙突
Coracoid process of the scapula
第3至第5肋
Ribs #3-5

右侧胸小肌前面观

Anterior view of the right pectoralis minor

锁骨下肌（SUBCLAVIUS）

sub-**klay**-vee-us

功能

- 在胸锁关节处下拉锁骨
- 在胸肋和肋椎关节处上提第1肋
- 在胸锁关节处前伸锁骨
- 在胸锁关节处下旋锁骨

神经支配

- 臂丛分支

动脉血供

- 胸肩峰动脉和肩胛上动脉的锁骨支

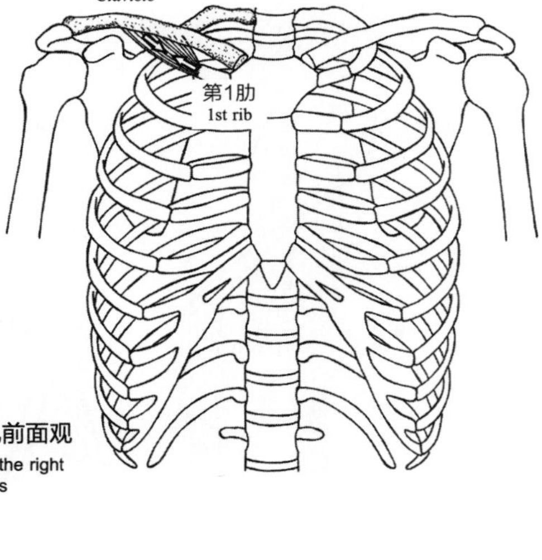

锁骨
Clavicle
第1肋
1st rib

右侧锁骨下肌前面观

Anterior view of the right subclavius

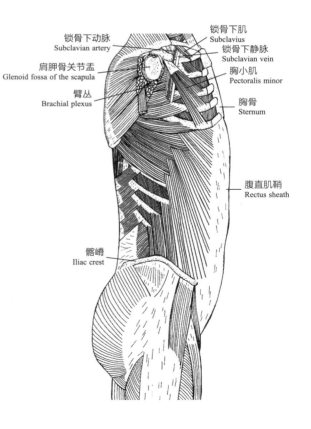

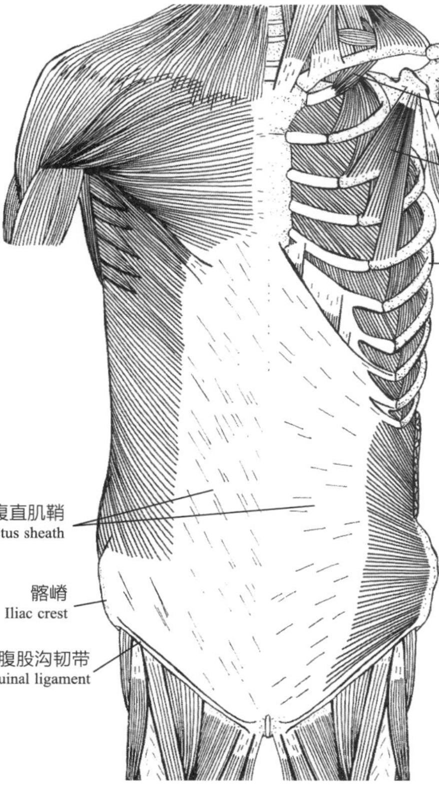
肱骨头
Head of the humerus
锁骨下动脉
Subclavius
胸小肌
Pectoralis minor
第6肋
6th rib
腹直肌鞘
Rectus sheath
髂嵴
Iliac crest
腹股沟韧带
Inguinal ligament

你知道吗?

胸小肌紧张时，可能会将臂丛神经和（或）锁骨下动、静脉压向肋骨笼。这种情况称为胸小肌综合征，是胸廓出口综合征的一类。

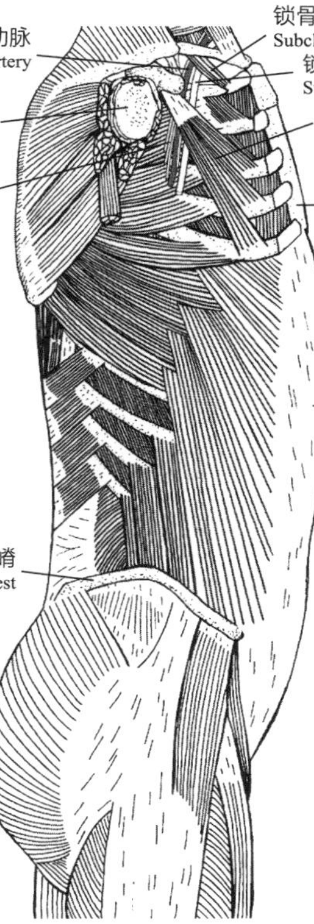
锁骨下动脉
Subclavian artery
锁骨下肌
Subclavius
锁骨下静脉
Subclavian vein
肩胛骨关节盂
Glenoid fossa of the scapula
胸小肌
Pectoralis minor
臂丛
Brachial plexus
胸骨
Sternum
腹直肌鞘
Rectus sheath
髂嵴
Iliac crest

你知道吗?

锁骨下肌紧张时，臂丛神经和（或）锁骨下动静脉可能会在第1肋和锁骨间被压迫。这种情况称为肋锁综合征，是胸廓出口综合征的一类。

肋间外肌（EXTERNAL INTERCOSTALS）

eks-turn-al in-ter-**kos**-tals

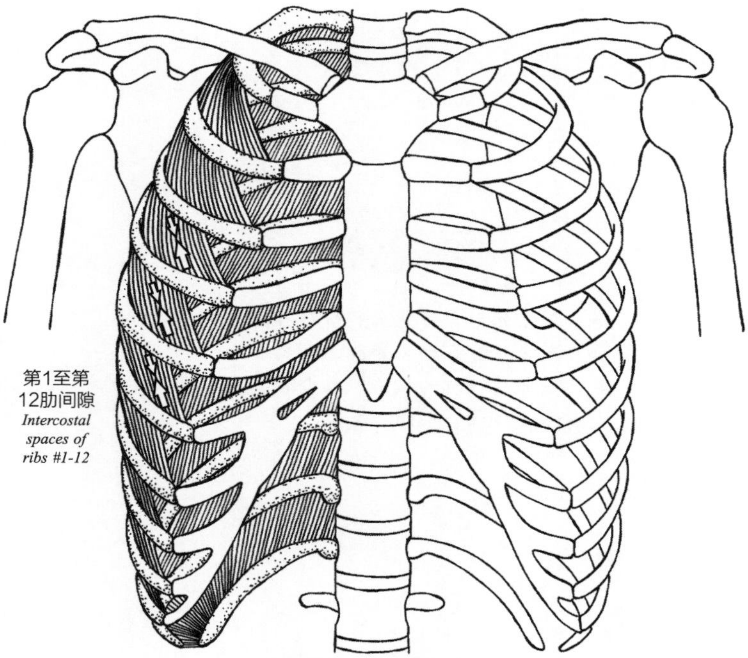
第1至第
12肋间隙
*Intercostal
spaces of
ribs #1-12*

右侧肋间外肌前面观

Anterior view of the right external intercostals

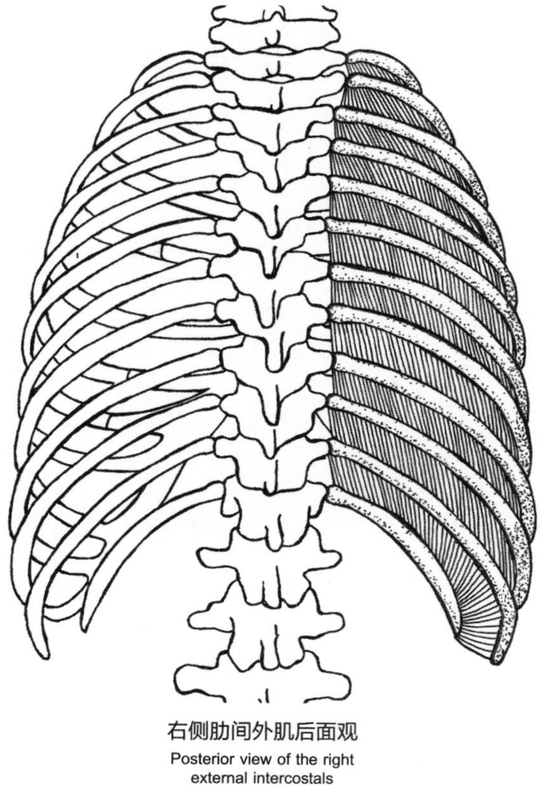

右侧肋间外肌后面观

Posterior view of the right external intercostals

功能

- 在胸肋和肋锁关节处上提第2至第12肋
- 在胸肋和肋锁关节处下拉第1至第11肋

神经支配

- 肋间神经

动脉血供

- 肋间前动脉和肋间后动脉

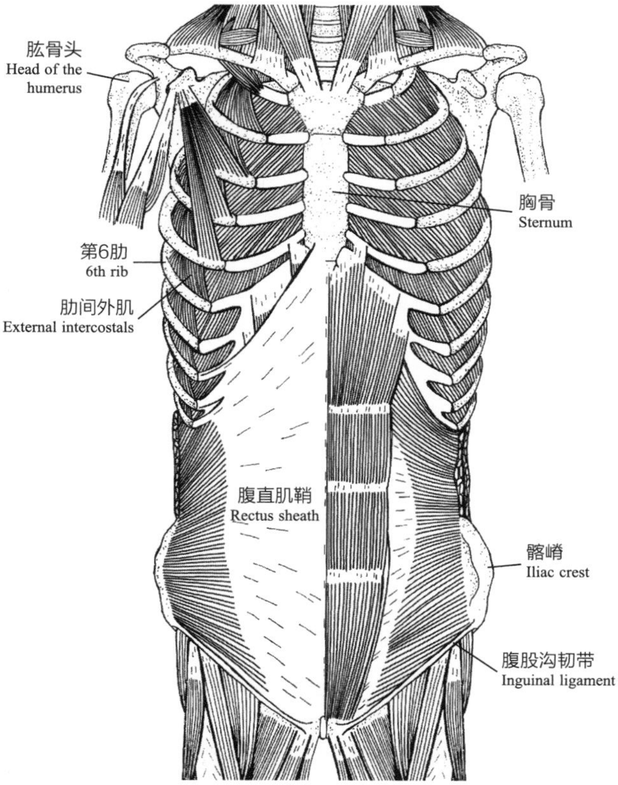
肱骨头
Head of the humerus
胸骨
Sternum
第6肋
6th rib
肋间外肌
External intercostals
腹直肌鞘
Rectus sheath
髂嵴
Iliac crest
腹股沟韧带
Inguinal ligament

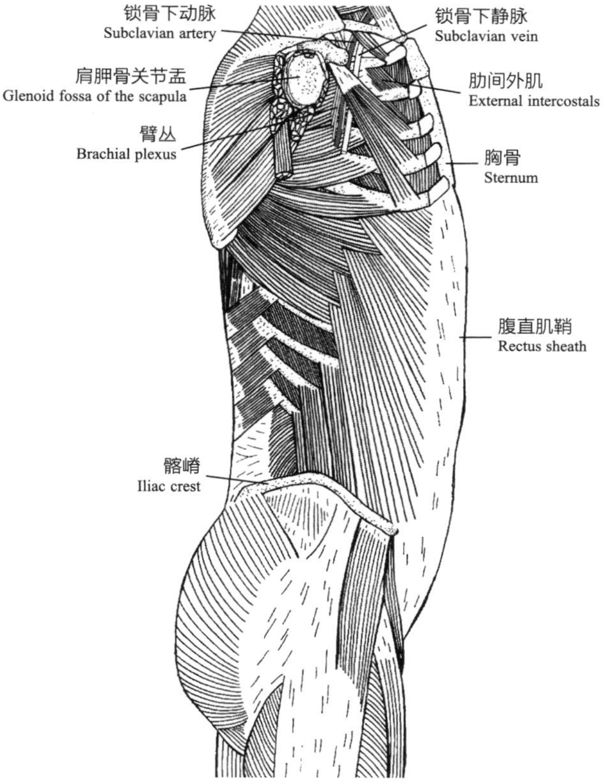
锁骨下动脉
Subclavian artery
锁骨下静脉
Subclavian vein
肩胛骨关节盂
Glenoid fossa of the scapula
肋间外肌
External intercostals
臂丛
Brachial plexus
胸骨
Sternum
腹直肌鞘
Rectus sheath
髂嵴
Iliac crest

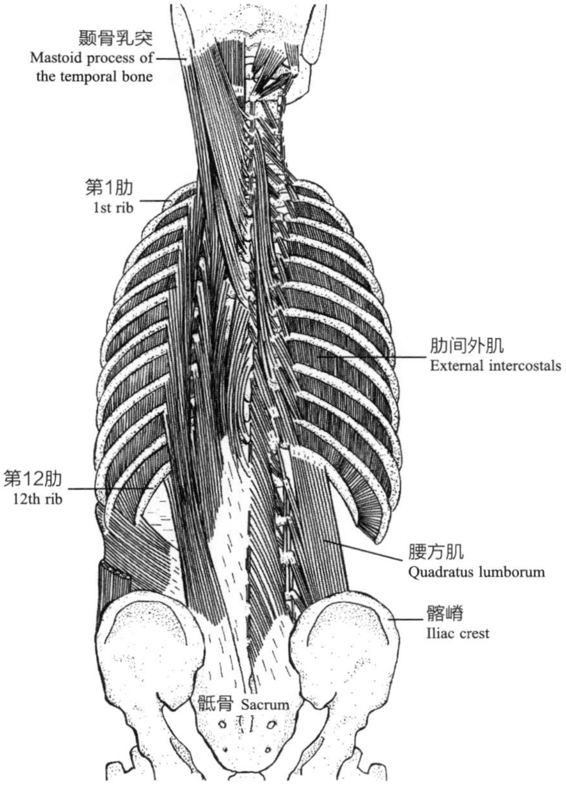
颞骨乳突
Mastoid process of the temporal bone
第1肋
1st rib
肋间外肌
External intercostals
第12肋
12th rib
腰方肌
Quadratus lumborum
髂嵴
Iliac crest
骶骨 Sacrum

你知道吗?

因为肋间外肌和肋间内肌附着于肋骨上，并使肋骨运动，所以是主要的呼吸肌。

肋间内肌（INTERNAL INTERCOSTALS）

in-turn-al in-ter-**kos**-tals

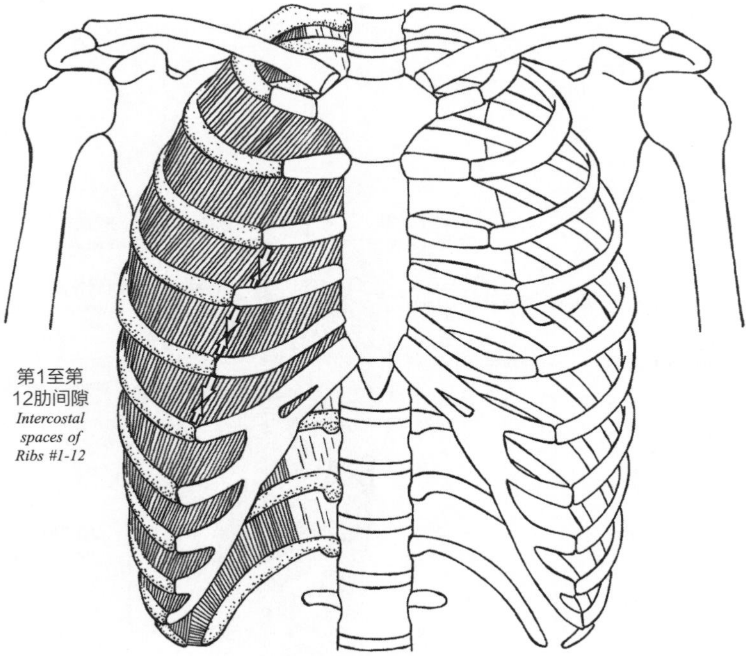
第1至第
12肋间隙
*Intercostal
spaces of
Ribs #1-12*

右侧肋间内肌前面观
Anterior view of the right internal intercostals

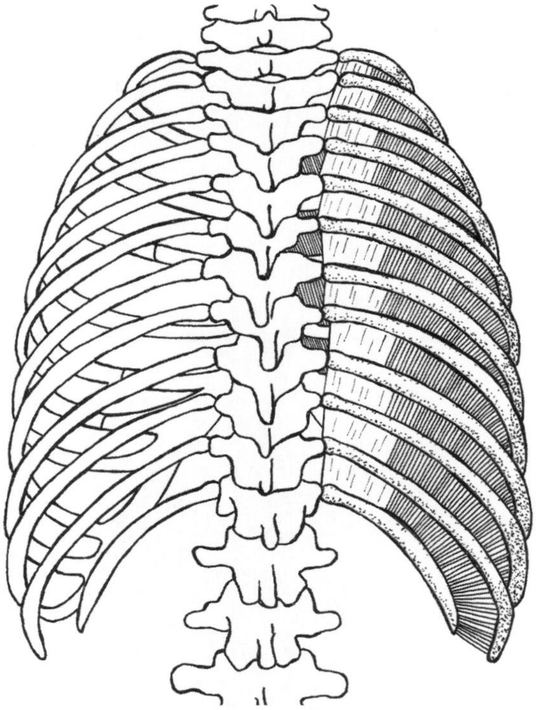

右侧肋间内肌后面观
Posterior view of the right internal intercostals

功能

- 在胸肋和肋锁关节处下拉第1至第11肋
- 在胸肋和肋锁关节处上提第2至第12肋

神经支配

- 肋间神经

动脉血供

- 肋间前动脉和肋间后动脉

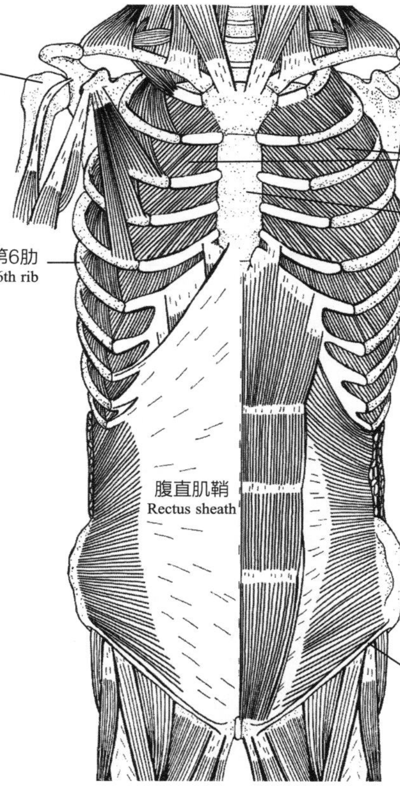
肱骨头
Head of the humerus
肋间内肌
Internal intercostals
胸骨
Sternum
第6肋
6th rib
腹直肌鞘
Rectus sheath
髂嵴
Iliac crest
腹股沟韧带
Inguinal ligament

你知道吗?

因为肋间外肌和肋间内肌附着于肋骨上，并使肋骨运动，所以是主要的呼吸肌。

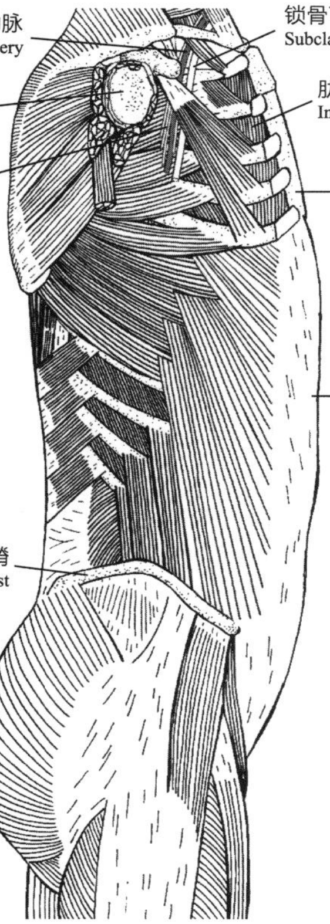
锁骨下动脉
Subclavian artery
锁骨下静脉
Subclavian vein
肩胛骨关节盂
Glenoid fossa of the scapula
肋间内肌
Internal intercostals
臂丛
Brachial plexus
胸骨
Sternum
腹直肌鞘
Rectus sheath
髂嵴
Iliac crest

腹直肌（RECTUS ABDOMINIS）

rek-tus ab-**dom**-i-nis

功能

- 在脊柱关节处屈躯干
- 在腰骶关节处后倾骨盆
- 在脊柱关节处侧屈躯干
- 挤压腹部内容物

神经支配

- 肋间神经

动脉血供

- 腹壁上动脉和腹壁下动脉

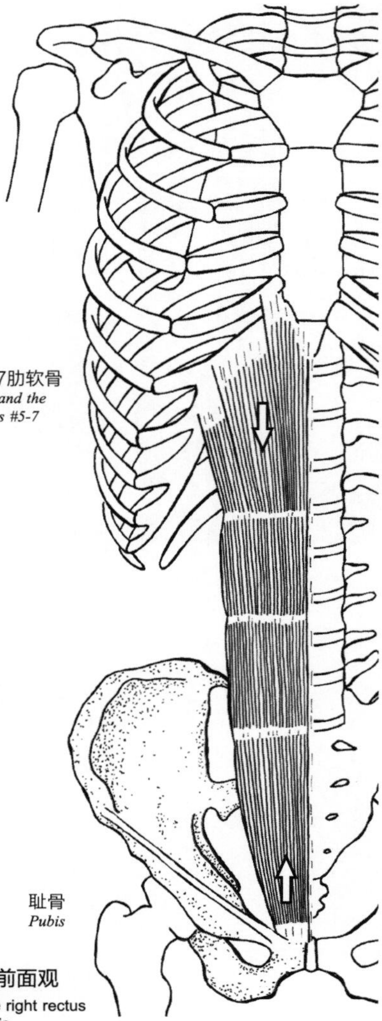
剑突和第5至第7肋软骨
Xiphoid process and the cartilage of Ribs #5-7
耻骨
Pubis

右侧腹直肌前面观

Anterior view of the right rectus abdominis

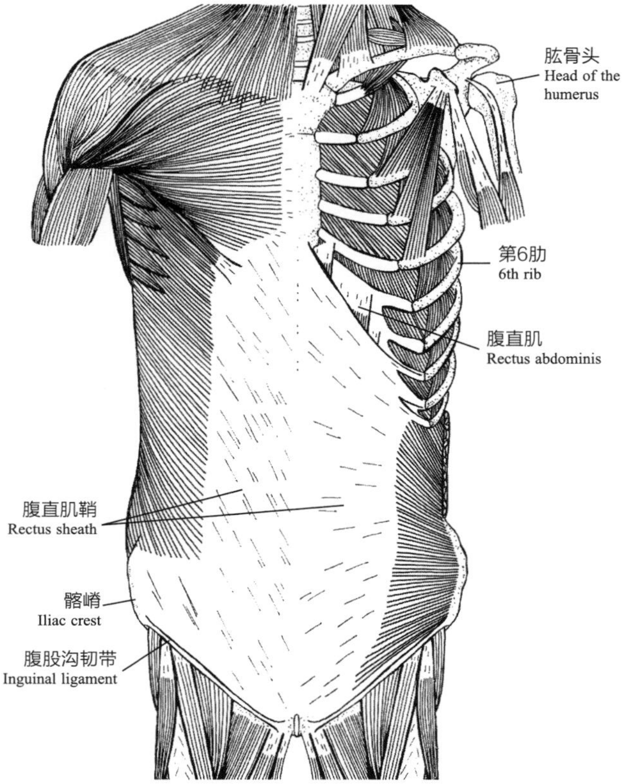
肱骨头
Head of the humerus
第6肋
6th rib
腹直肌
Rectus abdominis
腹直肌鞘
Rectus sheath
髂嵴
Iliac crest
腹股沟韧带
Inguinal ligament

你知道吗?

因为腹直肌有多个筋膜室，所以常被称为“六块腹肌”。因为有八个筋膜室，更好的名称应该是“八块腹肌”。

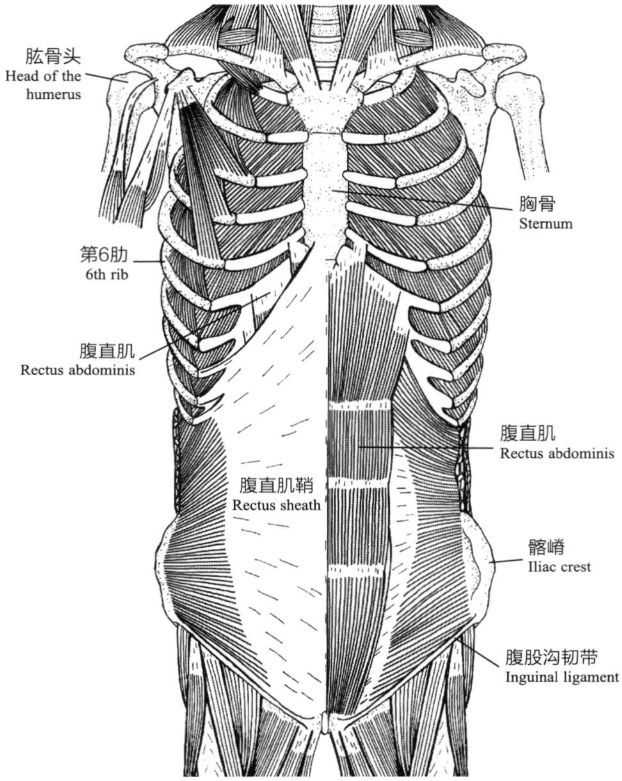
肱骨头
Head of the humerus
胸骨
Sternum
第6肋
6th rib
腹直肌
Rectus abdominis
腹直肌
Rectus abdominis
腹直肌鞘
Rectus sheath
髂嵴
Iliac crest
腹股沟韧带
Inguinal ligament

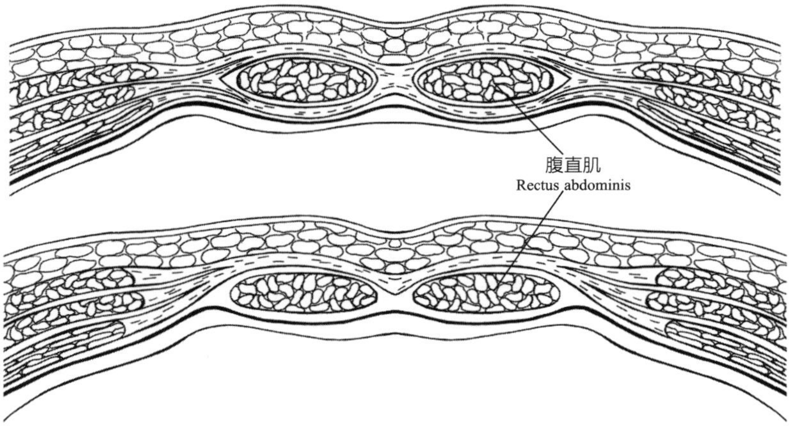
腹直肌
Rectus abdominis

前腹壁横断面（弓状线上方）
Anterior abdominal wall cross section superior to the arcuate line

前腹壁横断面（弓状线下方）
Anterior abdominal wall cross section inferior to the arcuate line

腹外斜肌（EXTERNAL ABDOMINAL OBLIQUE）

eks-turn-al ab-**dom**-in-al o-**bleek**

功能

- 在脊柱关节处屈躯干
- 在脊柱关节处侧屈躯干
- 在脊柱关节处使躯干向对侧旋转
- 在腰骶关节处后倾骨盆
- 在腰骶关节处使骨盆向同侧旋转
- 挤压腹部内容物

神经支配

- 肋间神经

动脉血供

- 肋下动脉、肋间后动脉、旋髂深动脉

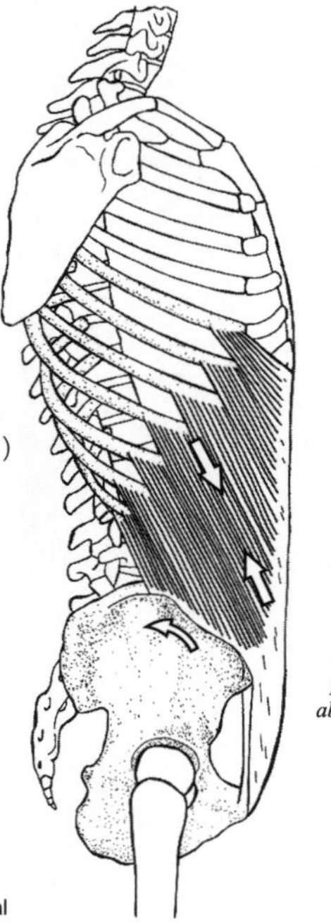
下位八根肋骨
（第5至第12肋）
Lower 8 ribs
(Ribs #5-12)
髂嵴、耻骨和
腹肌腱膜
Anterior iliac crest,
pubic bone, and the
abdominal aponeurosis

右侧腹外斜肌外侧面观

Lateral view of the right external abdominal oblique

腹内斜肌（INTERNAL ABDOMINAL OBLIQUE）

in-**turn**-al ab-**dom**-in-al o-**bleek**

功能

- 在脊柱关节处屈躯干
- 在脊柱关节处侧屈躯干
- 在脊柱关节处使躯干向同侧旋转
- 在腰骶关节处后倾骨盆
- 在腰骶关节处使骨盆向对侧旋转
- 挤压腹部内容物

神经支配

- 肋间神经

动脉血供

- 肋下动脉、肋间后动脉、旋髂深动脉

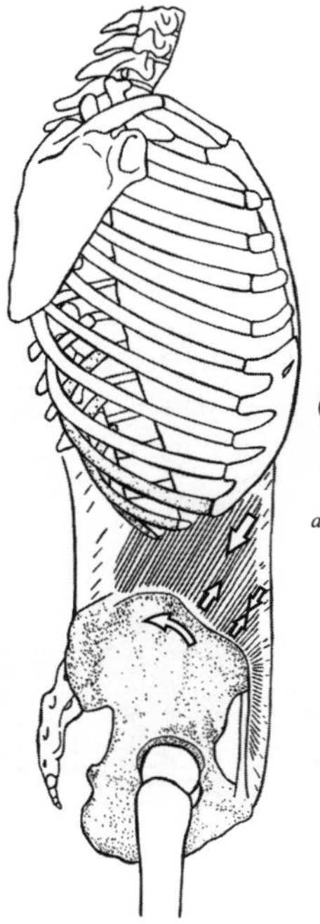
下位三根肋骨
（第10至第12肋）
和腹肌腱膜
Lower 3 ribs (Ribs
#10-12) and the
abdominal aponeurosis
腹股沟韧带、髂嵴
和胸腰筋膜
Inguinal ligament, iliac
crest and the
thoracolumbar fascia

右侧腹内斜肌外侧面观

Lateral view of the right internal abdominal oblique

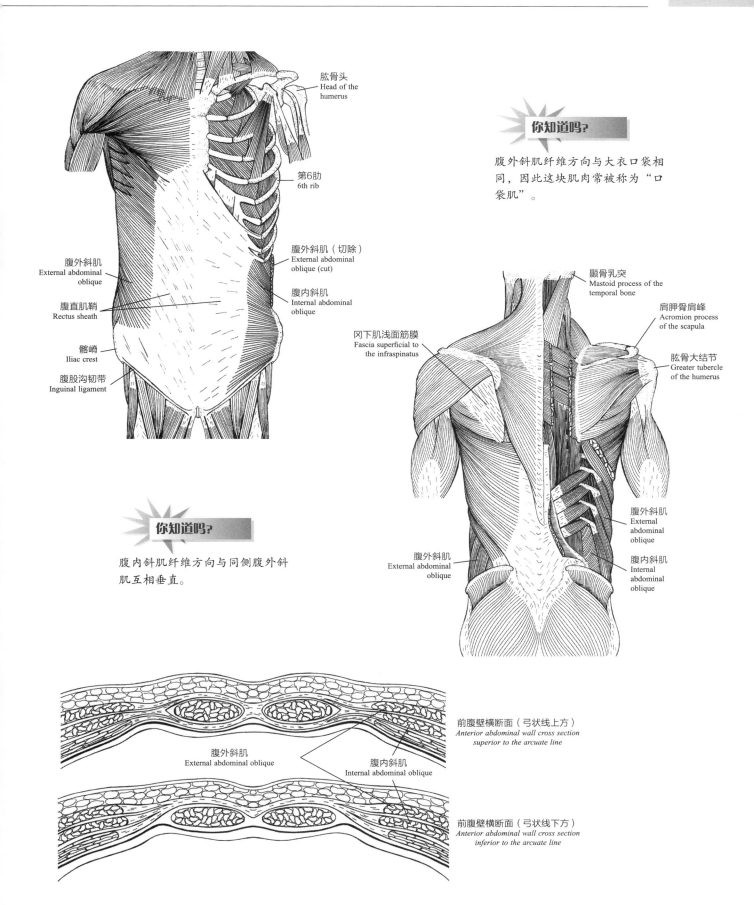

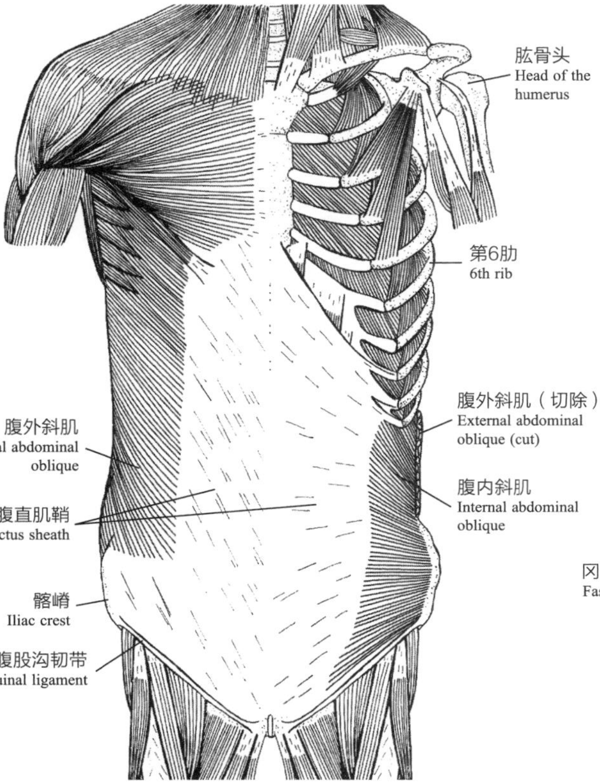
肱骨头
Head of the humerus
第6肋
6th rib
腹外斜肌（切除）
External abdominal oblique (cut)
腹内斜肌
Internal abdominal oblique
腹外斜肌
External abdominal oblique
腹直肌鞘
Rectus sheath
髂嵴
Iliac crest
腹股沟韧带
Inguinal ligament

你知道吗?

腹外斜肌纤维方向与大衣口袋相同，因此这块肌肉常被称为“口袋肌”。

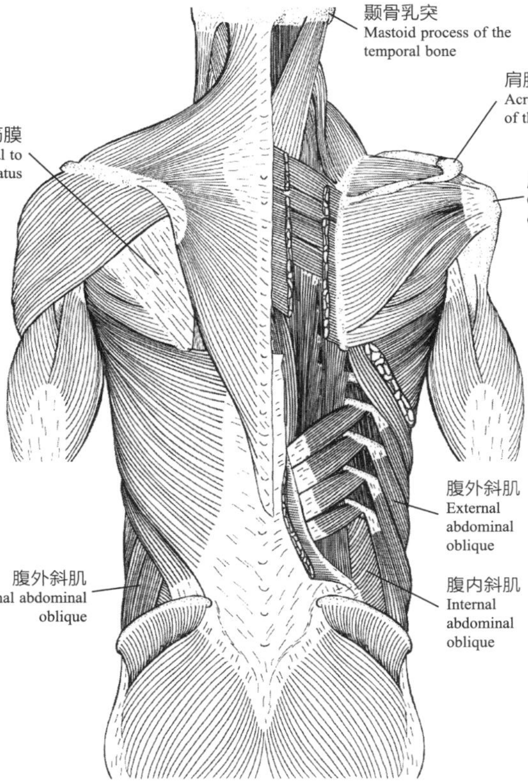
颞骨乳突
Mastoid process of the temporal bone
肩胛骨肩峰
Acromion process of the scapula
冈下肌浅面筋膜
Fascia superficial to the infraspinatus
肱骨大结节
Greater tubercle of the humerus
腹外斜肌
External abdominal oblique
腹内斜肌
Internal abdominal oblique
腹外斜肌
External abdominal oblique

你知道吗?

腹内斜肌纤维方向与同侧腹外斜肌互相垂直。

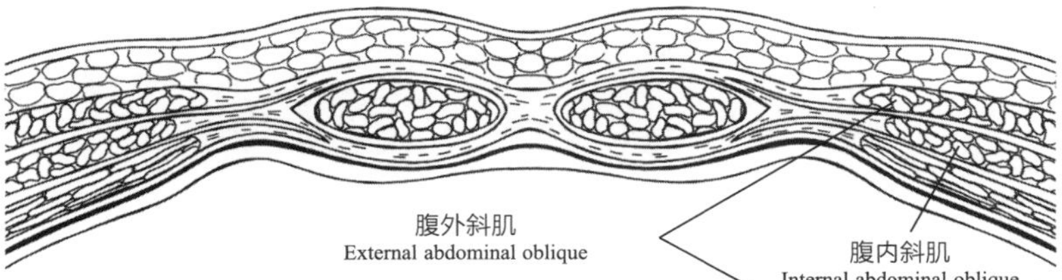
腹外斜肌
External abdominal oblique
腹内斜肌
Internal abdominal oblique

前腹壁横断面（弓状线上方）
Anterior abdominal wall cross section superior to the arcuate line

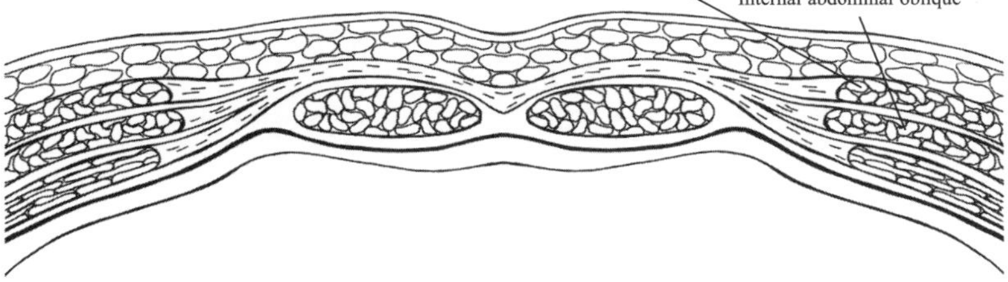

前腹壁横断面（弓状线下方）
Anterior abdominal wall cross section inferior to the arcuate line

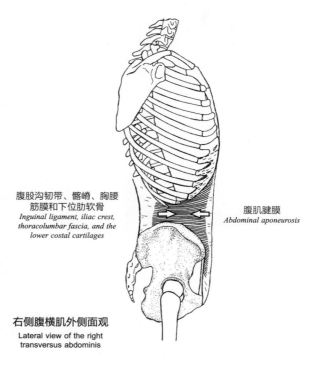

腹横肌（TRANSVERSUS ABDOMINIS）

trans-**ver**-sus ab-**dom**-i-nis

功能

- 挤压腹部内容物

神经支配

- 肋间神经

动脉血供

- 肋下动脉、肋间后动脉、旋髂深动脉

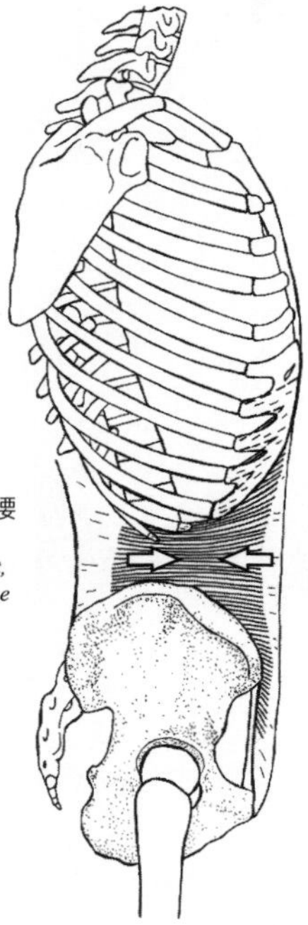
腹股沟韧带、髂嵴、胸腰筋膜和下位肋软骨
Inguinal ligament, iliac crest, thoracolumbar fascia, and the lower costal cartilages
腹肌腱膜
Abdominal aponeurosis

右侧腹横肌外侧面观

Lateral view of the right transversus abdominis

胸横肌（TRANSVERSUS THORACIS）

trans-**ver**-sus thor-**as**-is

功能

- 在胸肋关节和肋椎关节处下拉第2–6肋

神经支配

- 肋间神经

动脉血供

- 肋间前动脉

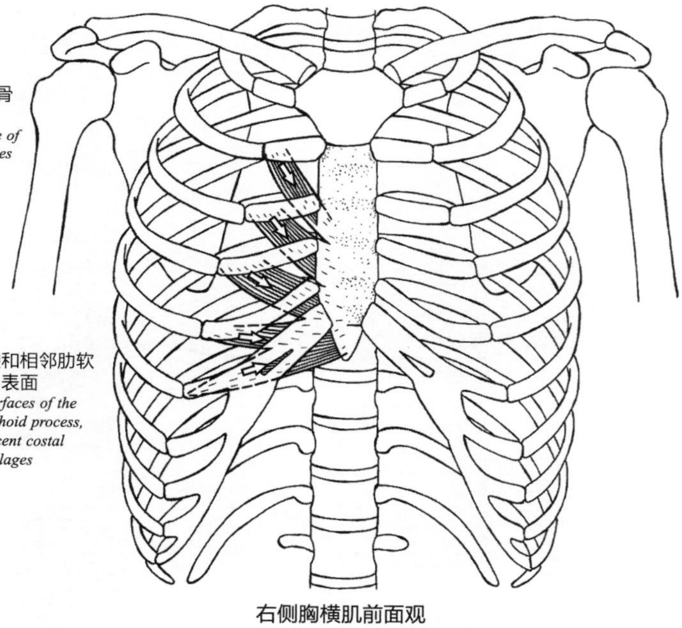
第2–6肋软骨内表面
Internal surface of costal cartilages #2-6
胸骨、剑突和相邻肋软骨内表面
Internal surfaces of the sternum, xiphoid process, and adjacent costal cartilages

右侧胸横肌前面观

Anterior view of the right transversus thoracis

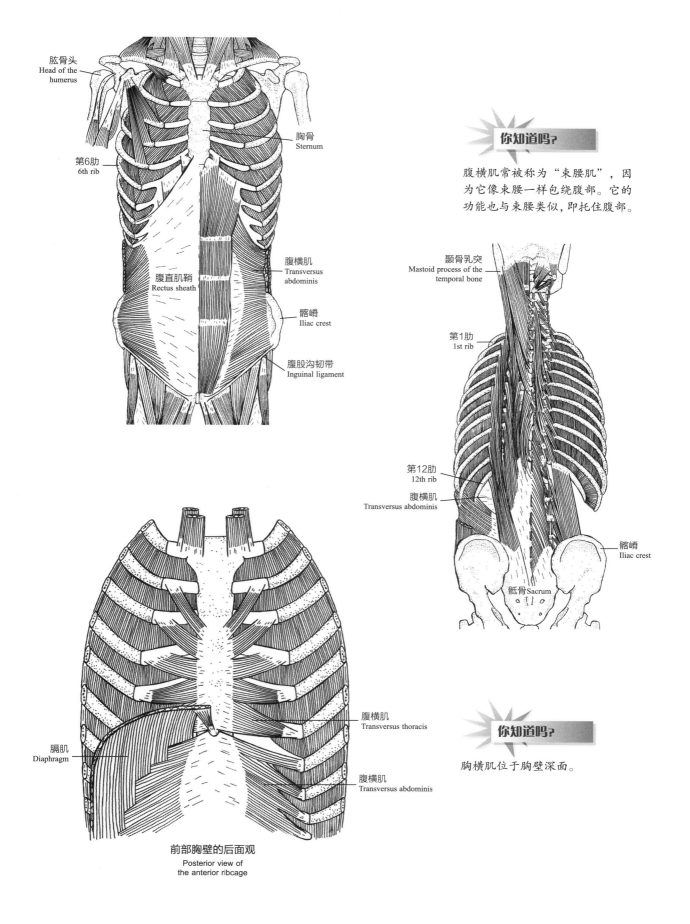

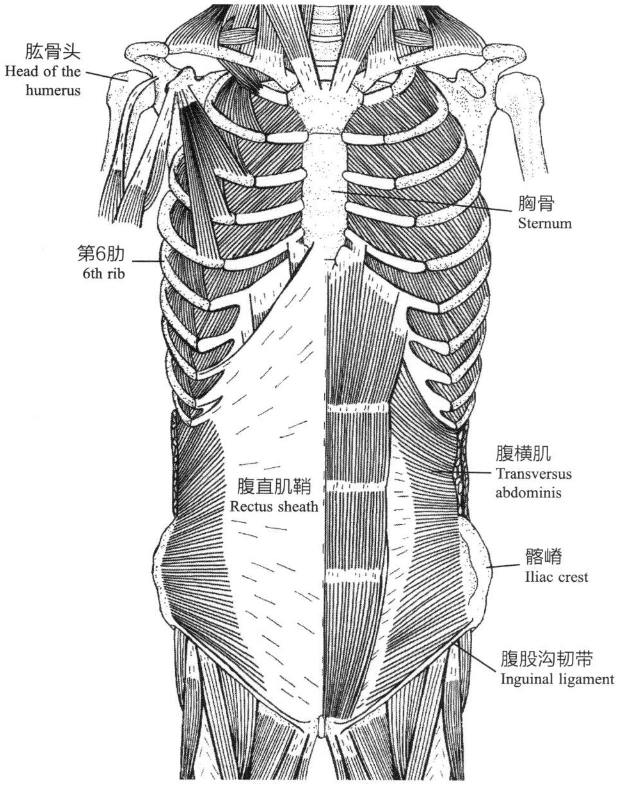
肱骨头
Head of the humerus
胸骨
Sternum
第6肋
6th rib
腹横肌
Transversus abdominis
腹直肌鞘
Rectus sheath
髂嵴
Iliac crest
腹股沟韧带
Inguinal ligament

你知道吗?

腹横肌常被称为“束腰肌”，因为它像束腰一样包绕腹部。它的功能也与束腰类似，即托住腹部。

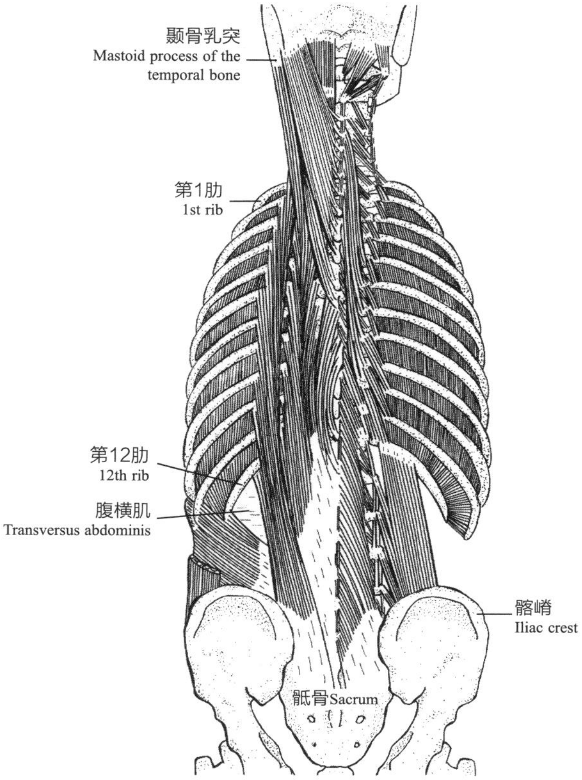
颞骨乳突
Mastoid process of the temporal bone
第1肋
1st rib
第12肋
12th rib
腹横肌
Transversus abdominis
髂嵴
Iliac crest
骶骨Sacrum

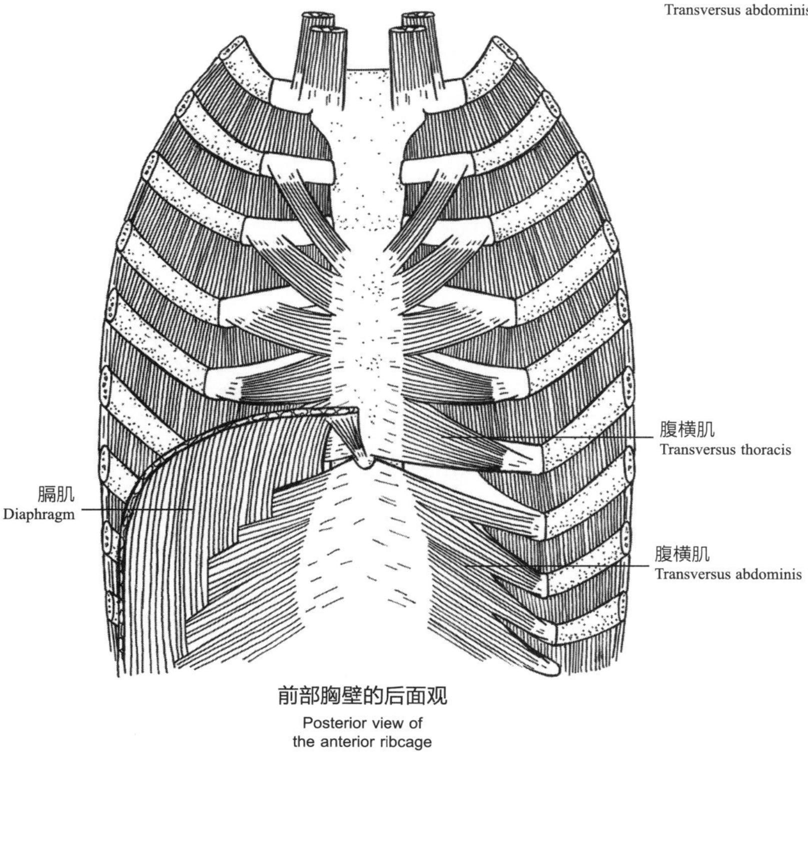
腹横肌
Transversus thoracis
膈肌
Diaphragm
腹横肌
Transversus abdominis

前部胸壁的后面观

Posterior view of the anterior ribcage

你知道吗?

胸横肌位于胸壁深面。

膈肌（DIAPHRAGM）

di-a-fram

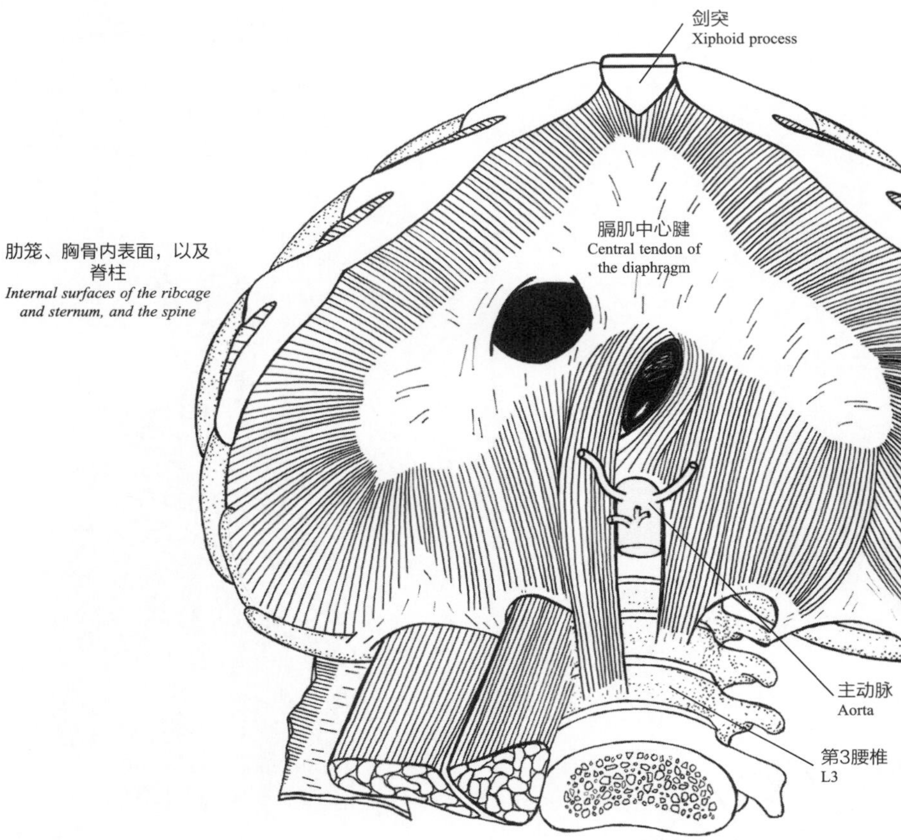
剑突
Xiphoid process
膈肌中心腱
Central tendon of the diaphragm
肋笼、胸骨内表面，以及脊柱
Internal surfaces of the ribcage and sternum, and the spine
主动脉
Aorta
第3腰椎
L3

膈肌下面观

Inferior view of the diaphragm

功能

- 增加胸腔容积

神经支配

- 膈神经

动脉血供

- 主动脉和胸内侧动脉分支

你知道吗?

膈肌的不同寻常之处在于，它可受神经系统的随意控制和非随意控制。

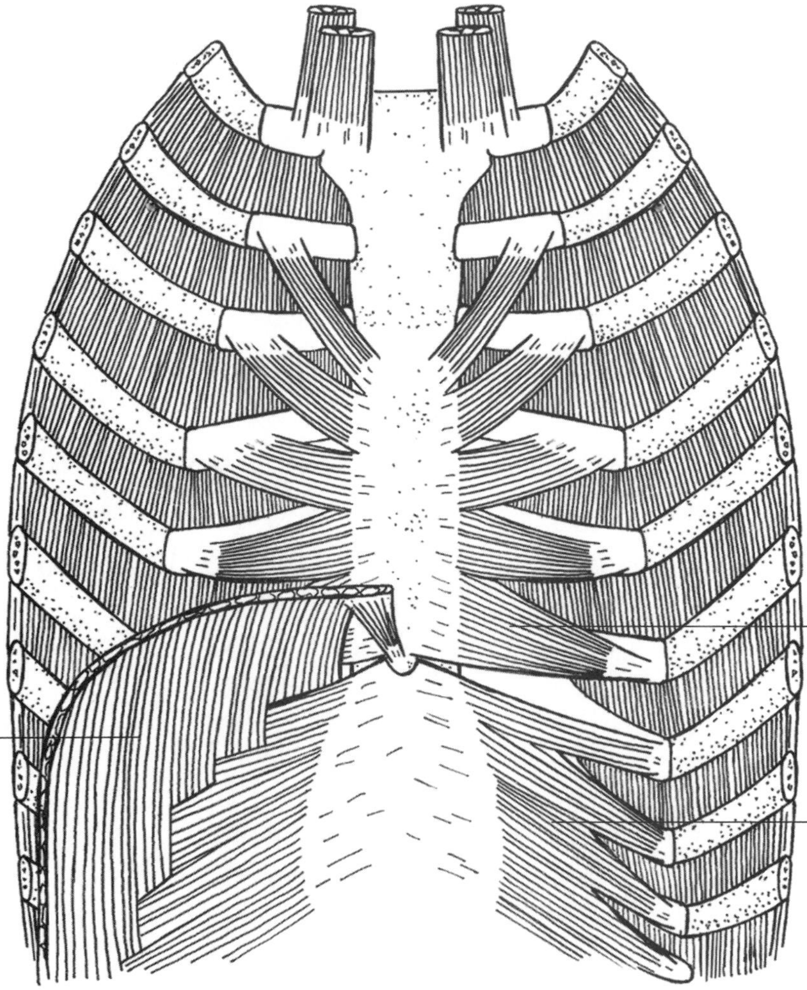
胸横肌
Transversus thoracis
膈肌
Diaphragm
腹横肌
Transversus abdominis

后面观
Posterior view

躯干部后面观（浅层与中层）

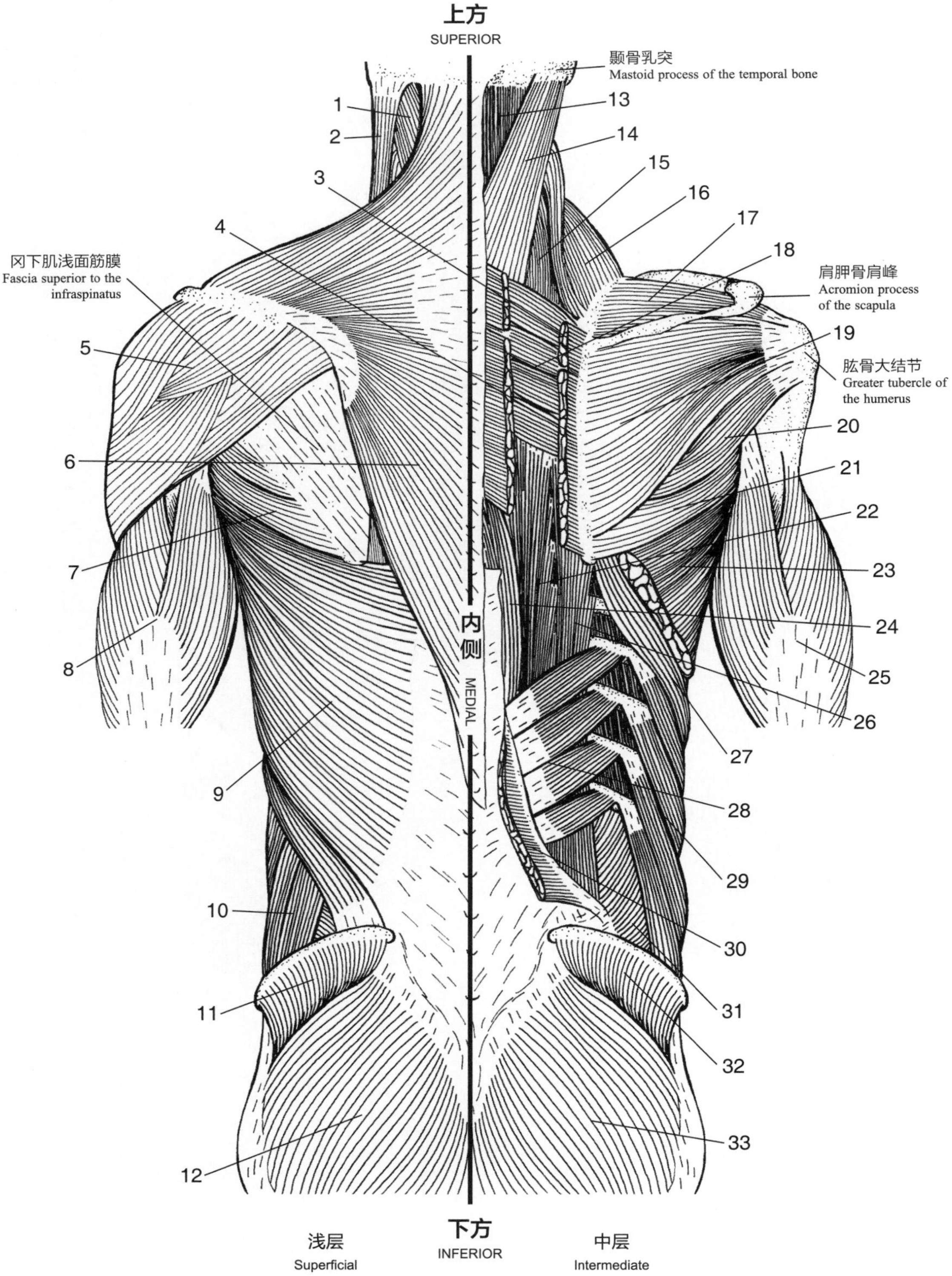
上方
SUPERIOR
颞骨乳突
Mastoid process of the temporal bone
1
2
3
4
冈下肌浅面筋膜
Fascia superior to the infraspinatus
5
6
7
8
9
10
11
12
13
14
15
16
17
18
肩胛骨肩峰
Acromion process of the scapula
19
肱骨大结节
Greater tubercle of the humerus
20
21
22
23
24
25
26
27
28
29
30
31
32
33
外侧
LATERAL
内侧
MEDIAL
外侧
LATERAL
下方
INFERIOR
浅层
Superficial
中层
Intermediate

填图题答案在第404页

躯干部后面观（深层）

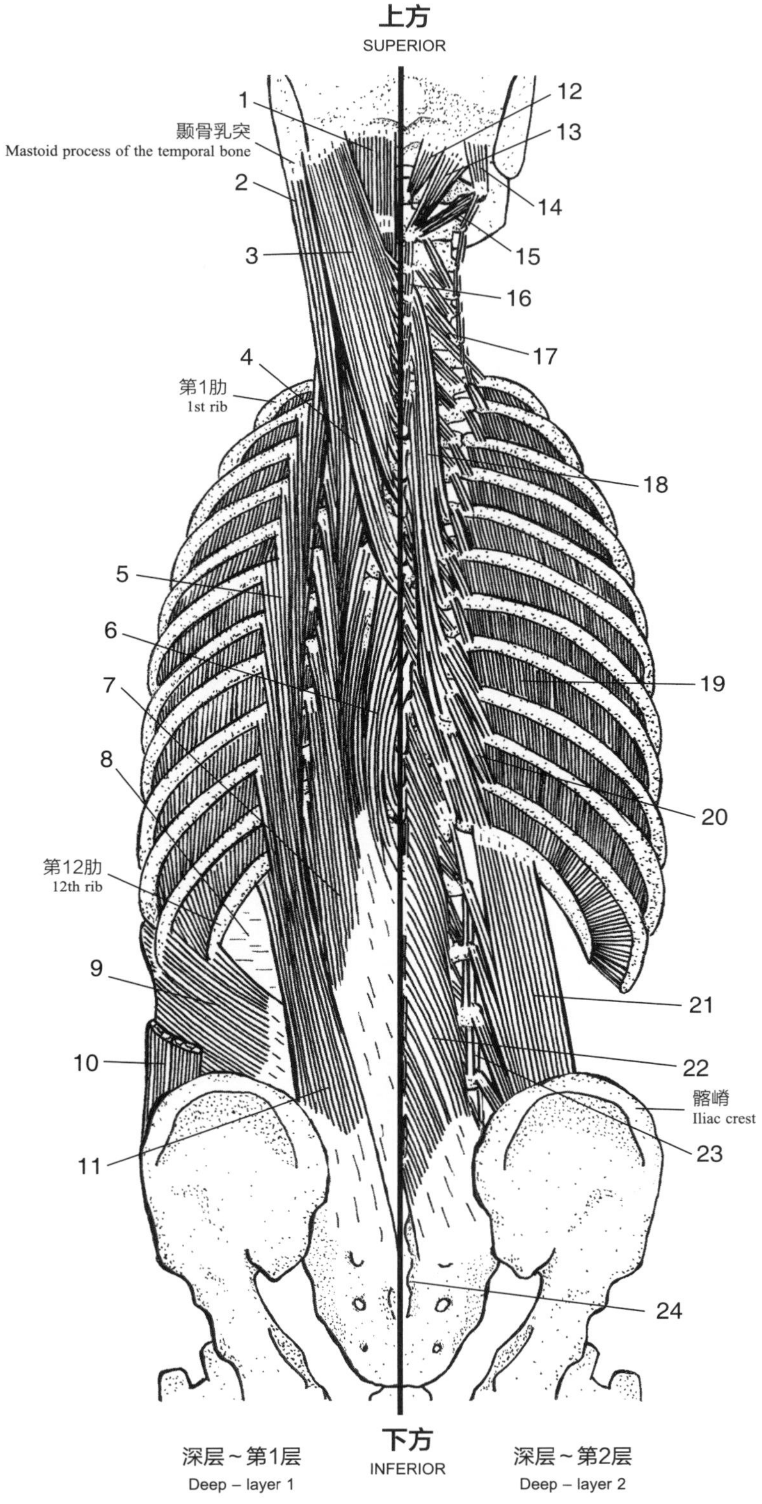
上方
SUPERIOR
1
颞骨乳突
Mastoid process of the temporal bone
2
3
4
第1肋
1st rib
5
6
7
8
第12肋
12th rib
9
10
11
12
13
14
15
16
17
18
19
20
21
22
髂嵴
Iliac crest
23
24
外侧
LATERAL
外侧
LATERAL
下方
INFERIOR
深层～第1层
Deep – layer 1
深层～第2层
Deep – layer 2

躯干部前面观（浅层与中层）

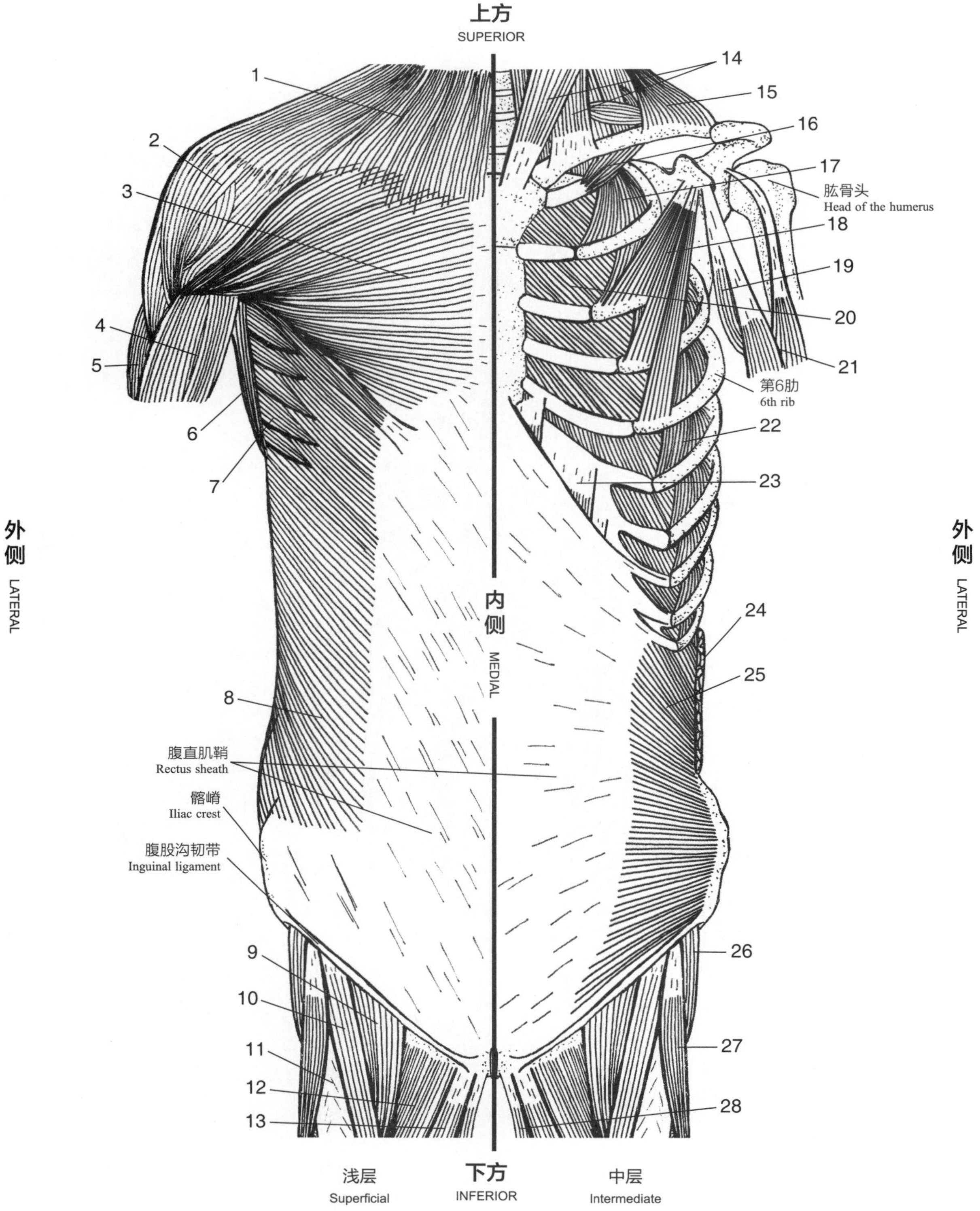
上方
SUPERIOR
1
2
3
4
5
6
7
8
腹直肌鞘
Rectus sheath
髂嵴
Iliac crest
腹股沟韧带
Inguinal ligament
9
10
11
12
13
14
15
16
17
肱骨头
Head of the humerus
18
19
20
21
第6肋
6th rib
22
23
24
25
26
27
28
外侧
LATERAL
内侧
MEDIAL
外侧
LATERAL
浅层
Superficial
下方
INFERIOR
中层
Intermediate

躯干部前面观（中层与深层）

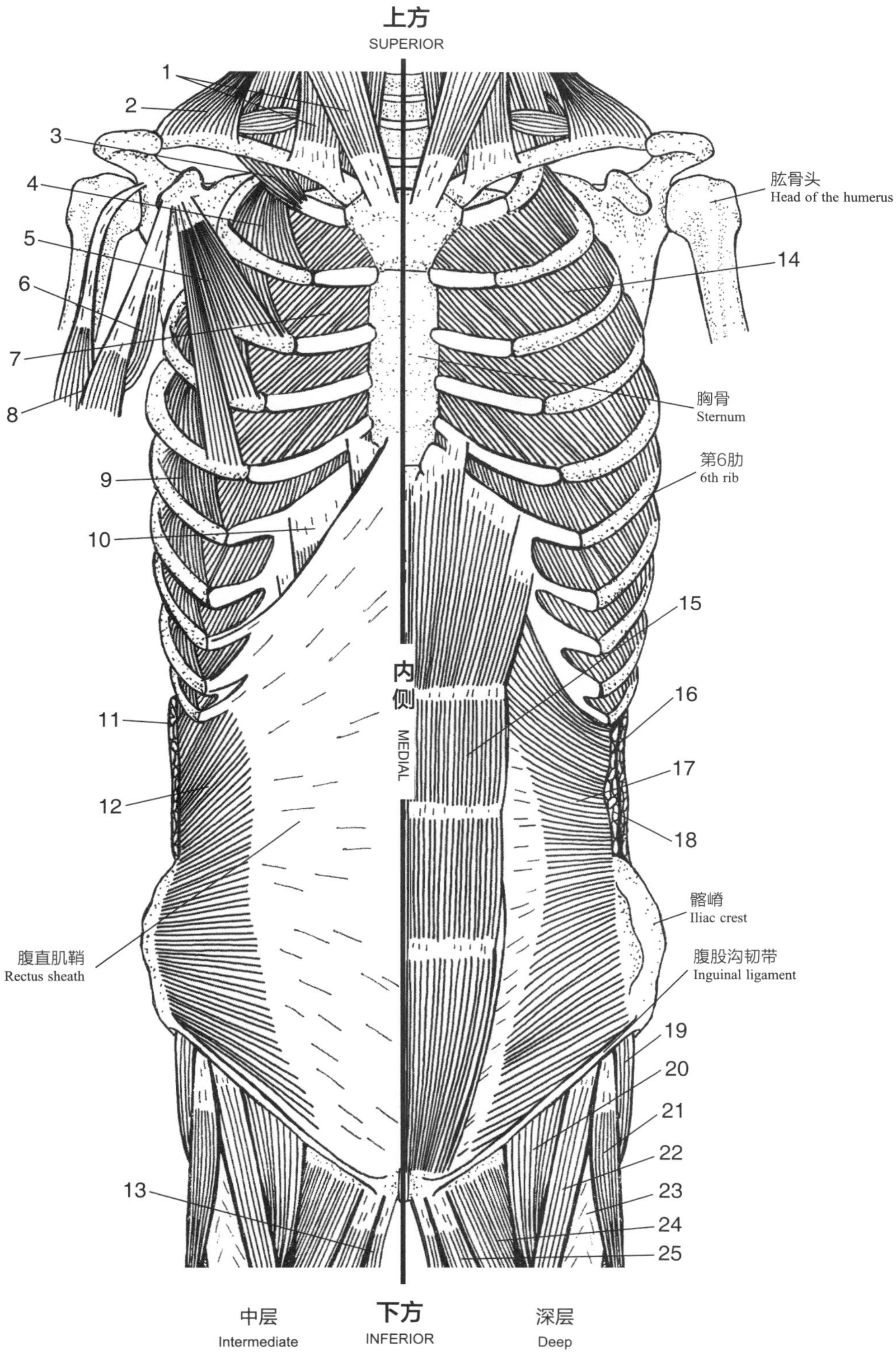
上方
SUPERIOR
1
2
3
4
5
6
7
8
9
10
11
12
13
14
15
16
17
18
19
20
21
22
23
24
25
肱骨头
Head of the humerus
胸骨
Sternum
第6肋
6th rib
髂嵴
Iliac crest
腹股沟韧带
Inguinal ligament
腹直肌鞘
Rectus sheath
外侧
LATERAL
内侧
MEDIAL
外侧
LATERAL
中层
Intermediate
下方
INFERIOR
深层
Deep

躯干部侧面观

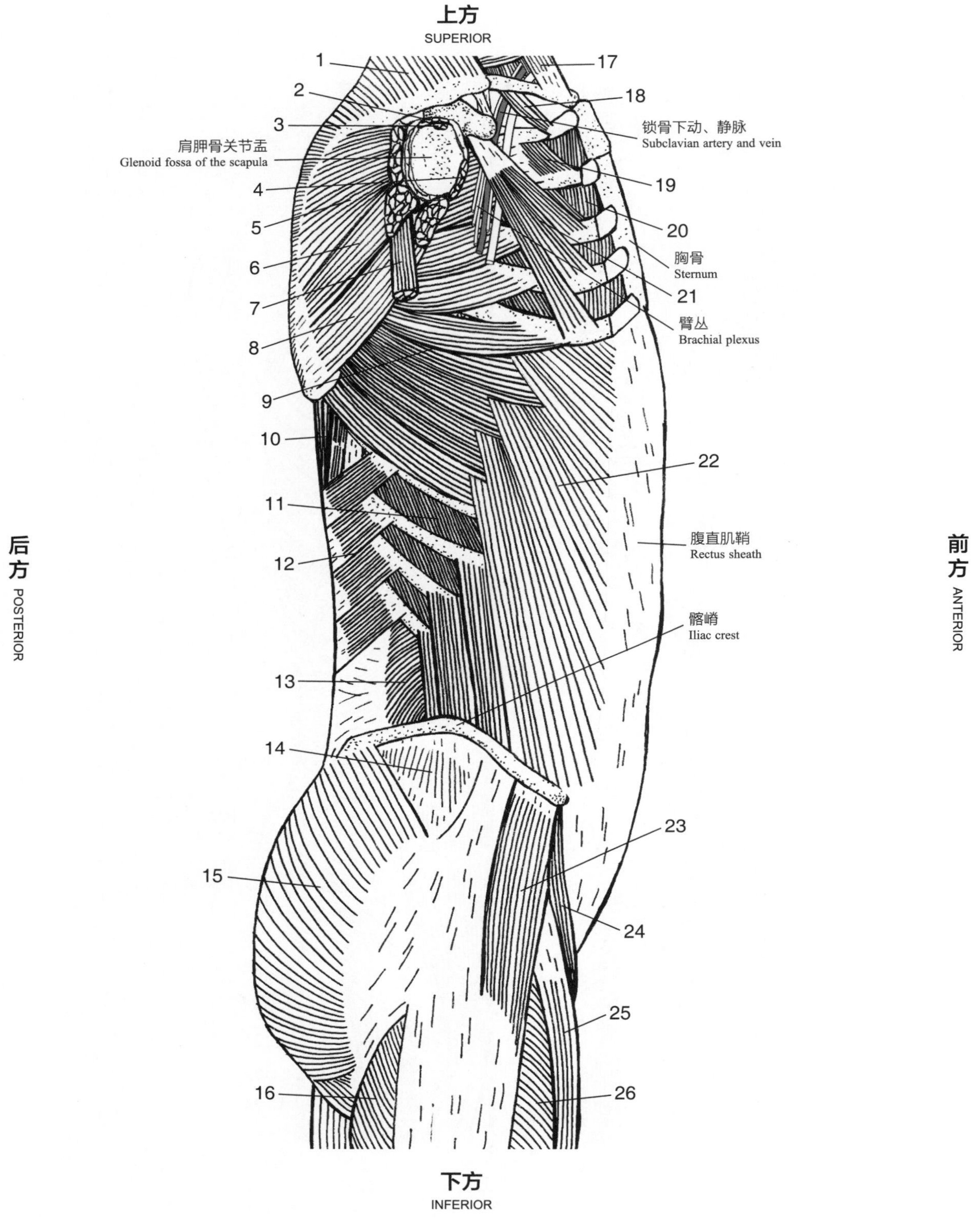
上方
SUPERIOR
下方
INFERIOR
后方
POSTERIOR
前方
ANTERIOR
1
2
3
肩胛骨关节盂
Glenoid fossa of the scapula
4
5
6
7
8
9
10
11
12
13
14
15
16
17
18
锁骨下动、静脉
Subclavian artery and vein
19
20
胸骨
Sternum
21
臂丛
Brachial plexus
22
腹直肌鞘
Rectus sheath
髂嵴
Iliac crest
23
24
25
26

躯干部横断面

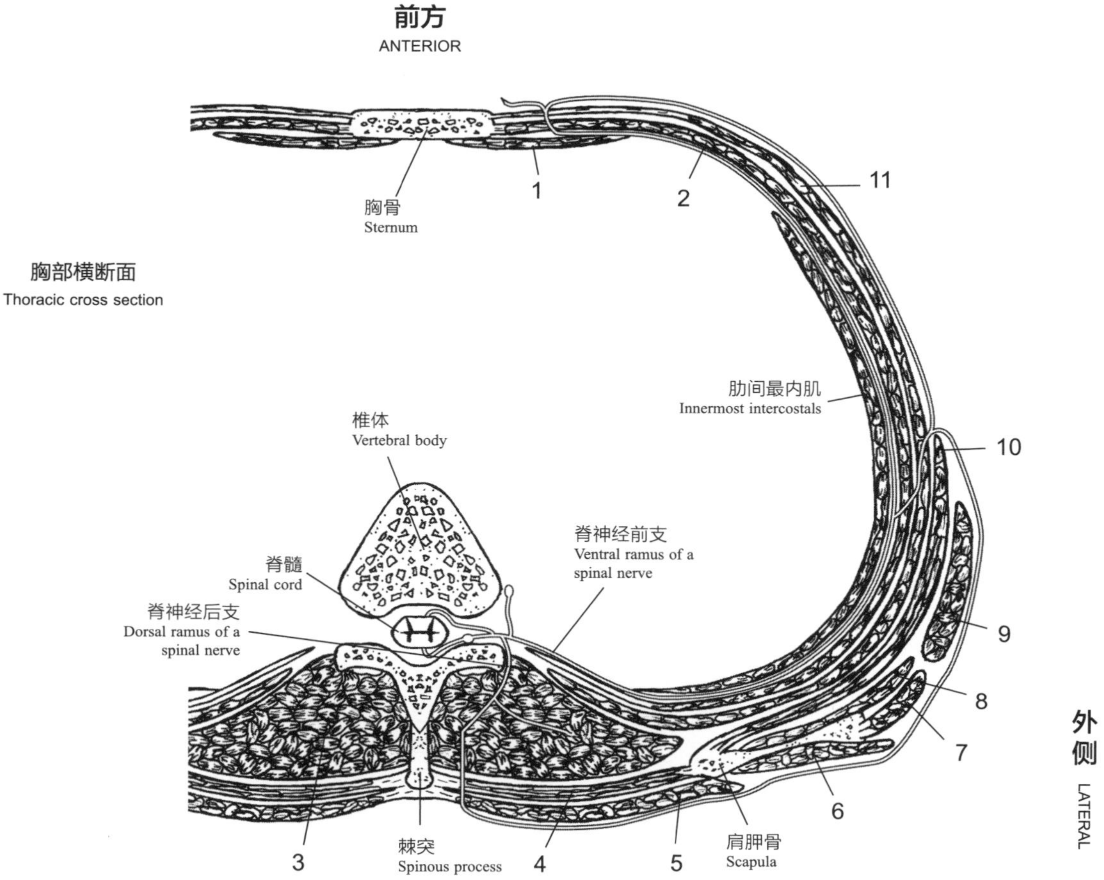
前方
ANTERIOR
胸骨
Sternum
1
2
11
胸部横断面
Thoracic cross section
肋间最内肌
Innermost intercostals
椎体
Vertebral body
10
脊神经前支
Ventral ramus of a
spinal nerve
脊髓
Spinal cord
脊神经后支
Dorsal ramus of a
spinal nerve
9
8
外侧
LATERAL
7
6
3
棘突
Spinous process
4
5
肩胛骨
Scapula

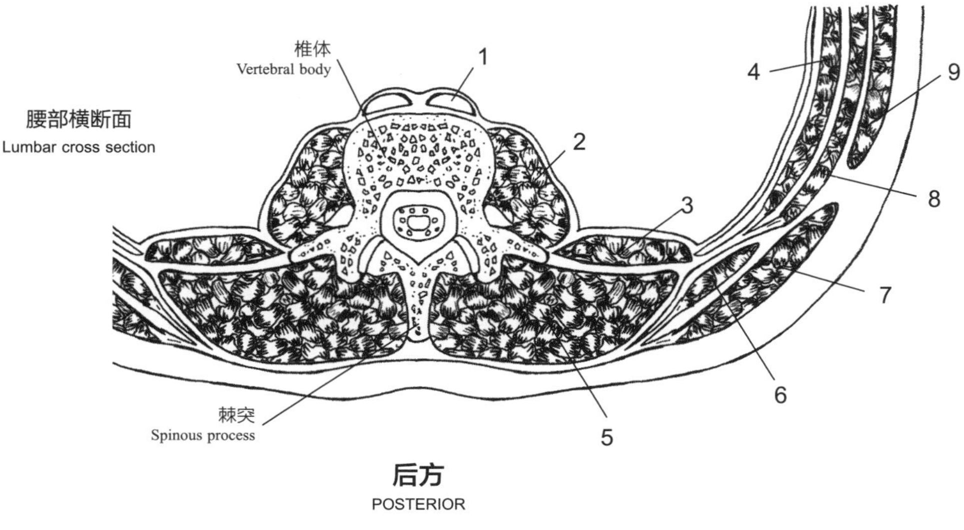
椎体
Vertebral body
1
4
9
腰部横断面
Lumbar cross section
2
3
8
7
6
棘突
Spinous process
5
后方
POSTERIOR

躯干肌肉复习题

答案参见405页

1.横突棘肌的哪个亚群最深在?
2.如果右侧回旋肌离心性收缩，会发生哪种类型的脊柱旋转?
3.竖脊肌的哪个亚群位于最内侧?
4.竖脊肌的哪个亚群从骨盆走行到肋骨?
5.横突棘肌的哪个亚群最表浅?
6.当脊柱向左侧屈时，左侧腰方肌的长度会如何变化?
7.哪一块肌肉在菱形肌浅面?
8.横突棘肌从哪里走行到哪里?
9.腹外斜肌与腹内斜肌中，哪一块肌肉的附着点更靠后方?
10.上后锯肌与斜角肌如何互相协同?
11.紧贴腹内斜肌深面的是什么肌肉?
12.人吸气并鼓起肚子时，腹横肌的长度如何变化?
13.当膈肌向心性收缩时，其穹隆（中心腱）发生什么变化?
14.横突棘肌群中的多裂肌在什么部位最大?
15.哪一块肌肉在菱形肌深面，并有着相同的肌纤维走行方向?
16.哪一块肌肉从骨盆走行到腰椎和第12肋，并位于竖脊肌群深面?
17.包裹腹直肌的结缔组织称作什么?
18.在胸部，横突棘肌位于竖脊肌群中哪一块肌肉的深面?
19.列出与胸小肌协同，在肩胛肋关节处前伸肩胛骨的肌肉名称。
20.上臂在肩关节处外旋时，胸大肌的长度会如何变化?
21.紧贴腹横肌浅面的是哪一块肌肉?
22.紧贴腰方肌浅面的是哪一个肌群?
23.锁骨下肌紧张时，会出现什么情况?
24.横突棘肌的哪个亚群最适于使脊柱旋转? 为什么?
25.回旋肌的上附着点是什么?
26.从后方看，肋间肌及肋下肌中哪个更深在?
27.紧贴肋间外肌深面的是哪一块肌肉?
28.菱形肌与斜方肌中部如何互相协同?
29.在枕下区，什么肌肉紧贴半棘肌浅面?
30.下后锯肌离心性收缩时，会发生什么关节运动?
31.身体右侧时横突棘肌纤维会产生什么脊柱旋转运动?
32.横突棘肌群的半棘肌在什么部位最大?
33.如果躯干在脊柱关节处被动屈曲，竖脊肌群的长度会如何变化?
34.位于菱形肌深面的是什么肌群，且肌纤维垂直走行?
35.膈肌的上附着点是什么?
36.胸大肌的哪一个头更适于使上臂在肩关节处屈曲?
37.双侧横突间肌是互相协同，还是互相拮抗?
38.对于肱骨运动，哪一块肌肉与背阔肌有着相同的作用?
39.在竖脊肌群和横突棘肌群的重叠处，哪一组更深在?
40.哪一块肌肉也被称为“紧身胸衣肌”?
41.紧贴胸大肌远端附着点深面的是什么肌肉?
42.如果躯干主动向右旋转，右侧横突棘肌的长度会如何变化?
43.肋间内肌的纤维走行方向与哪一块肌肉类似?
44.脊柱的哪个部分几乎没有棘间肌?
45.双侧腰方肌同时收缩时，对脊柱有什么样的作用?
46.紧贴肋间内肌浅面的是哪一块肌肉?
47.为什么肋提肌与肋下肌互相拮抗?
48.紧贴回旋肌浅面的是横突棘肌的哪个亚群?
49.哪一块肌肉构成了腋窝前皱襞的绝大部分?
50.哪些肌肉位于脊椎椎板沟的最深处?
51.胸大肌的两个头分别是什么?
52.对于脊柱关节的屈曲运动，哪两块腹壁肌肉与腹直肌协同作用?
53.右侧横突间肌离心性收缩时，发生哪种关节运动?
54.列出两种前锯肌与胸小肌协同作用的运动。
55.紧贴胸小肌浅面的是哪一块肌肉?
56.对如下结论判断对错：膈肌处于意识和无意识控制之下。
57.同侧腹外斜肌与腹内斜肌的肌纤维方向是什么关系?
58.哪两块肌肉构成了腋窝后皱襞的绝大部分?
59.胸小肌可以将什么结构压向肋骨?
60.棘间肌伸长时发生哪种关节运动?
61.如果骨盆在腰骶关节处向前倾，竖脊肌群的长度如何变化?
62.哪两块肌肉在后方贯穿膈肌?
63.哪一块肌肉与锁骨下表面相连?
64.躯干在脊柱关节处向左侧屈，会使右侧肋提肌变长还是变短?
65.竖脊肌的哪个亚群会从棘突走行至棘突?
66.前锯肌在前方与哪一块肌肉互相穿插?
67.紧贴肋提肌浅面的是哪一个肌群?
68.前锯肌附着于肋骨的上部纤维位于哪两块肌肉的深面?
69.如果固定住肋间外肌的上位肋附着点，会发生什么运动?

70.哪一块肌肉通常被称为“外套口袋肌”？
71.骨盆在腰骶关节处后倾时，左侧腰方肌的长度会如何变化?
72.哪两块腹壁肌附着于胸腰筋膜?
73.肩胛骨在肩胛肋关节处前伸（外展）时，菱形肌的长度会如何变化?
74.哪一块肌肉被称为“圣诞树肌”？
75.哪一块肌肉位于前肋骨笼的深面（后方），并且与腹横肌相似?
76.如果固定住肋间外肌的下位肋附着点，会发生什么运动?
77.哪两块肌肉会在肩胛肋关节处上旋肩胛骨?
78.下后锯肌与腰方肌如何互相协同?
79.在背阔肌与斜方肌的重叠处，哪一块更表浅?
80.骨盆在腰骶关节处前倾时，腹直肌的长度如何变化?
81.下后锯肌紧贴在哪一块肌肉的深面?
82.如果右侧回旋肌向心性收缩，会发生哪种脊柱旋转?
83.在哪里肋间内肌并不位于肋间外肌的深面?
84.胸小肌离心性收缩时，肩胛骨在肩胛肋关节处会前伸还是后缩?
85.竖脊肌最外侧的亚群是哪一个?
86.横突棘肌群中唯一与骨盆相连的亚群是哪一个?
87.肋间外肌的纤维走行方向与哪一块肌肉类似?
88.右侧腹外斜肌与右侧腹内斜肌如何相互协同，又相互拮抗?
89.竖脊肌的哪一个亚群最长?
90.躯干在脊柱关节处向左侧屈时，左侧腹直肌的长度如何变化?
91.背阔肌离心性收缩时，骨盆如何运动?
92.哪三块肌肉位于腹直肌外侧?
93.如果上臂在肩关节处内旋，背阔肌的长度会如何变化?
94.脊柱向右旋转时，右侧回旋肌的长度会如何变化?
95.列出拮抗肋间内肌上提第12肋作用的那一块肌肉的名称。

右侧盆部前面观

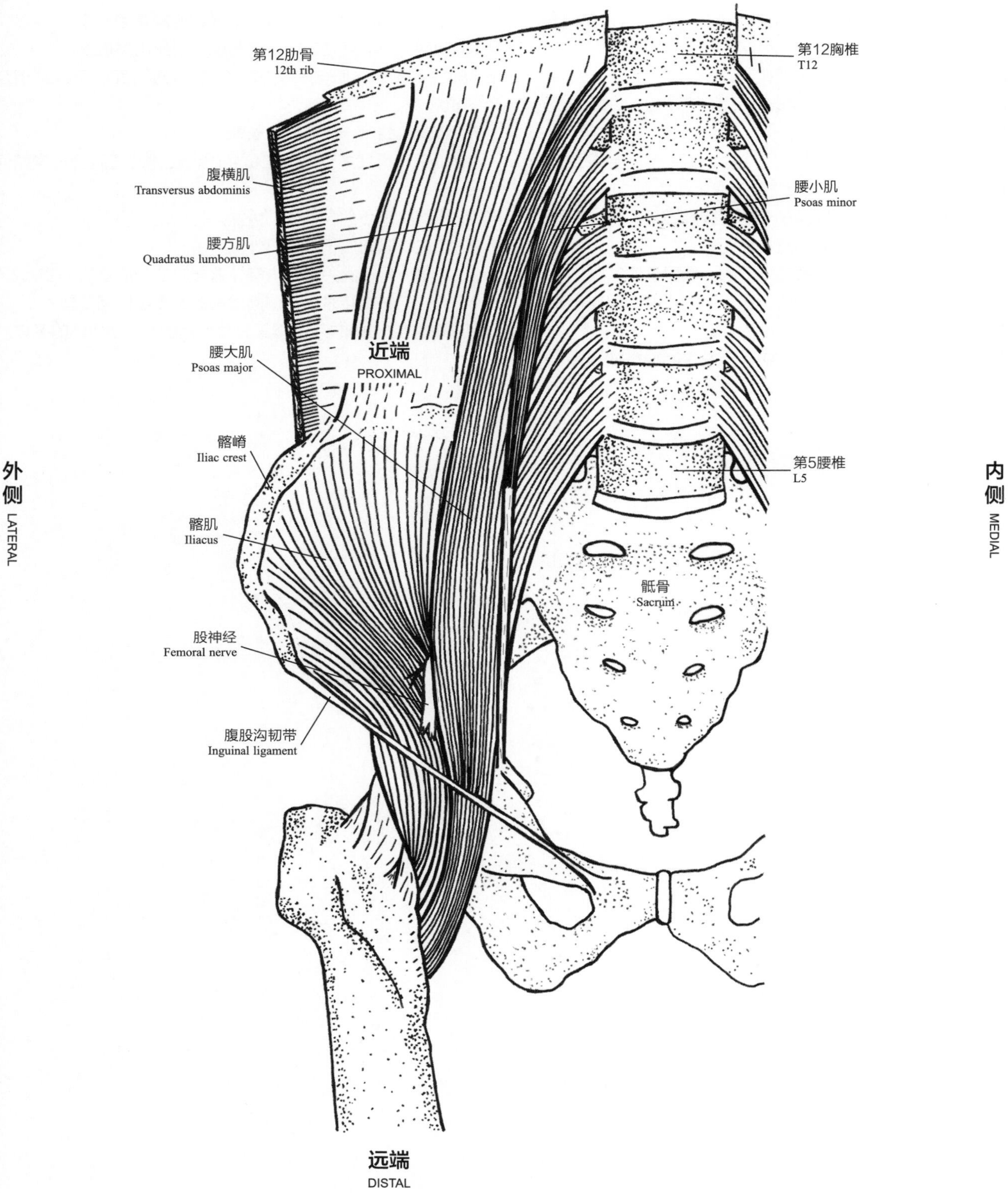
第12肋骨
12th rib
第12胸椎
T12
腹横肌
Transversus abdominis
腰小肌
Psoas minor
腰方肌
Quadratus lumborum
近端
PROXIMAL
腰大肌
Psoas major
髂嵴
Iliac crest
外侧
LATERAL
第5腰椎
L5
内侧
MEDIAL
髂肌
Iliacus
骶骨
Sacrum
股神经
Femoral nerve
腹股沟韧带
Inguinal ligament
远端
DISTAL

右侧盆部外侧面观

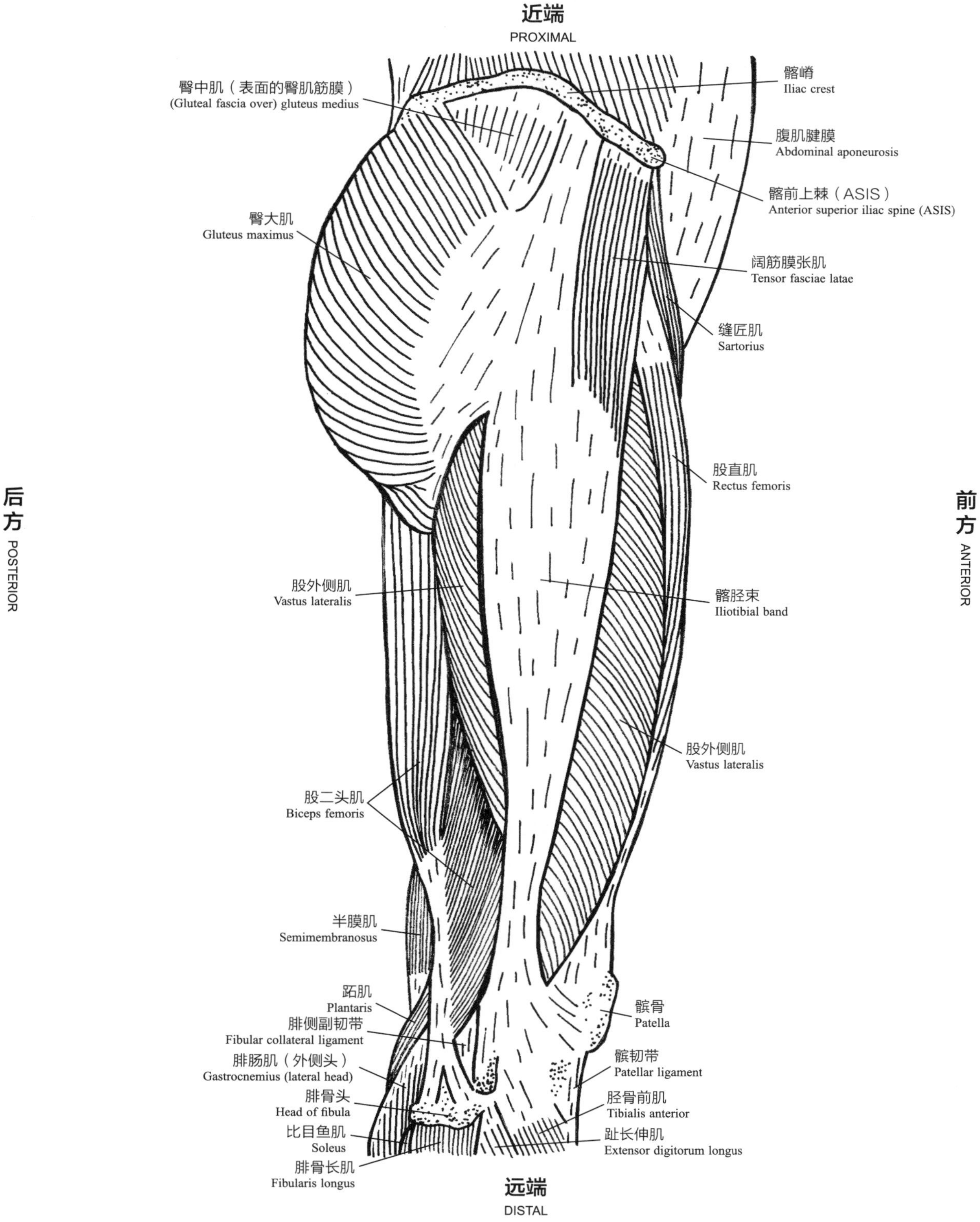
近端
PROXIMAL
后方
POSTERIOR
前方
ANTERIOR
臀中肌（表面的臀肌筋膜）
(Gluteal fascia over) gluteus medius
髂嵴
Iliac crest
腹肌腱膜
Abdominal aponeurosis
髂前上棘（ASIS）
Anterior superior iliac spine (ASIS)
臀大肌
Gluteus maximus
阔筋膜张肌
Tensor fasciae latae
缝匠肌
Sartorius
股直肌
Rectus femoris
股外侧肌
Vastus lateralis
髂胫束
Iliotibial band
股外侧肌
Vastus lateralis
股二头肌
Biceps femoris
半膜肌
Semimembranosus
跖肌
Plantaris
腓侧副韧带
Fibular collateral ligament
髌骨
Patella
腓肠肌（外侧头）
Gastrocnemius (lateral head)
髌韧带
Patellar ligament
腓骨头
Head of fibula
胫骨前肌
Tibialis anterior
比目鱼肌
Soleus
趾长伸肌
Extensor digitorum longus
腓骨长肌
Fibularis longus
远端
DISTAL

右侧盆部后面观（浅层）

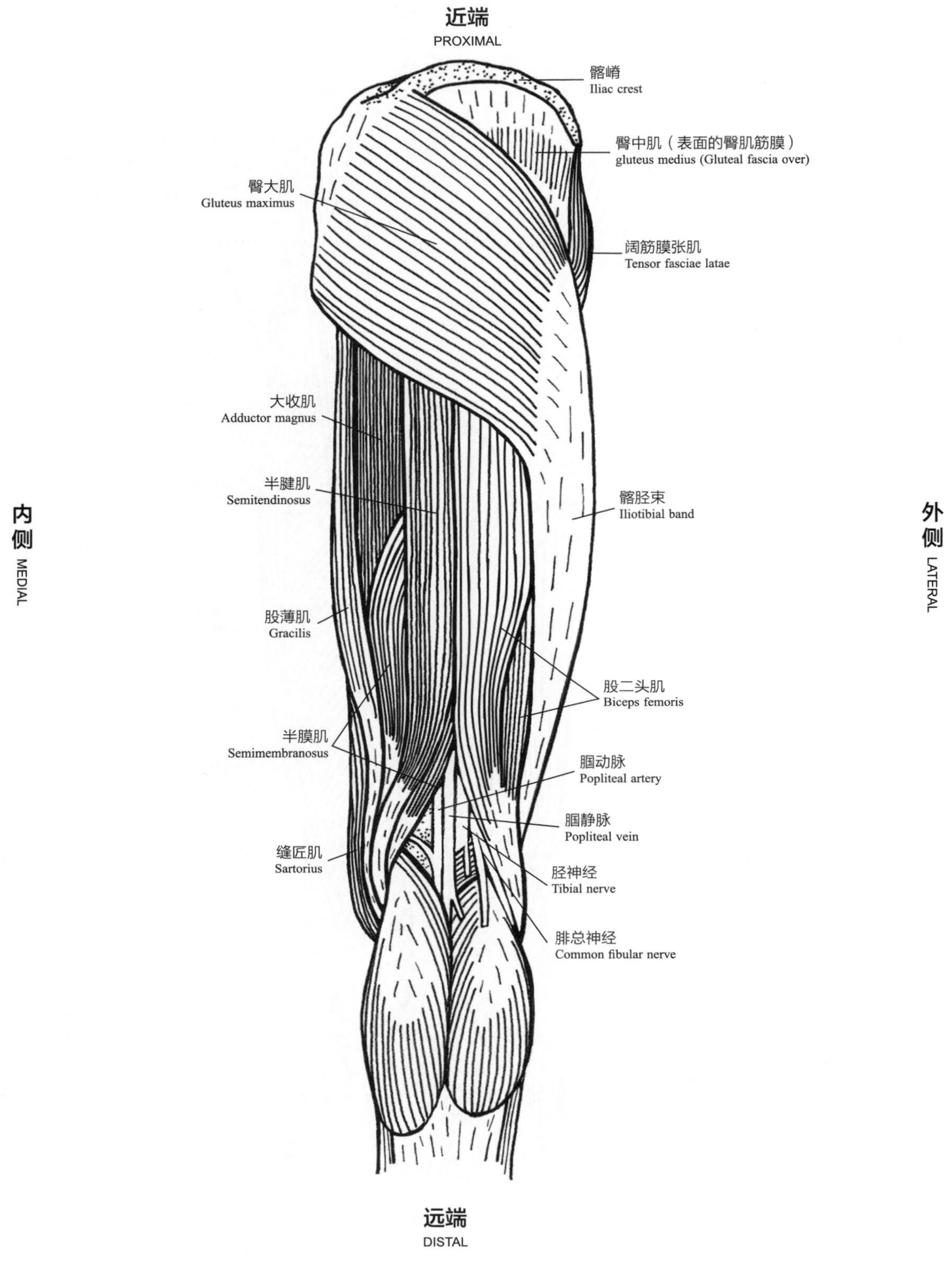
近端
PROXIMAL
髂嵴
Iliac crest
臀中肌（表面的臀肌筋膜）
gluteus medius (Gluteal fascia over)
臀大肌
Gluteus maximus
阔筋膜张肌
Tensor fasciae latae
大收肌
Adductor magnus
半腱肌
Semitendinosus
髂胫束
Iliotibial band
内侧
MEDIAL
外侧
LATERAL
股薄肌
Gracilis
股二头肌
Biceps femoris
半膜肌
Semimembranosus
腘动脉
Popliteal artery
腘静脉
Popliteal vein
缝匠肌
Sartorius
胫神经
Tibial nerve
腓总神经
Common fibular nerve
远端
DISTAL

右侧盆部后面观（深层）

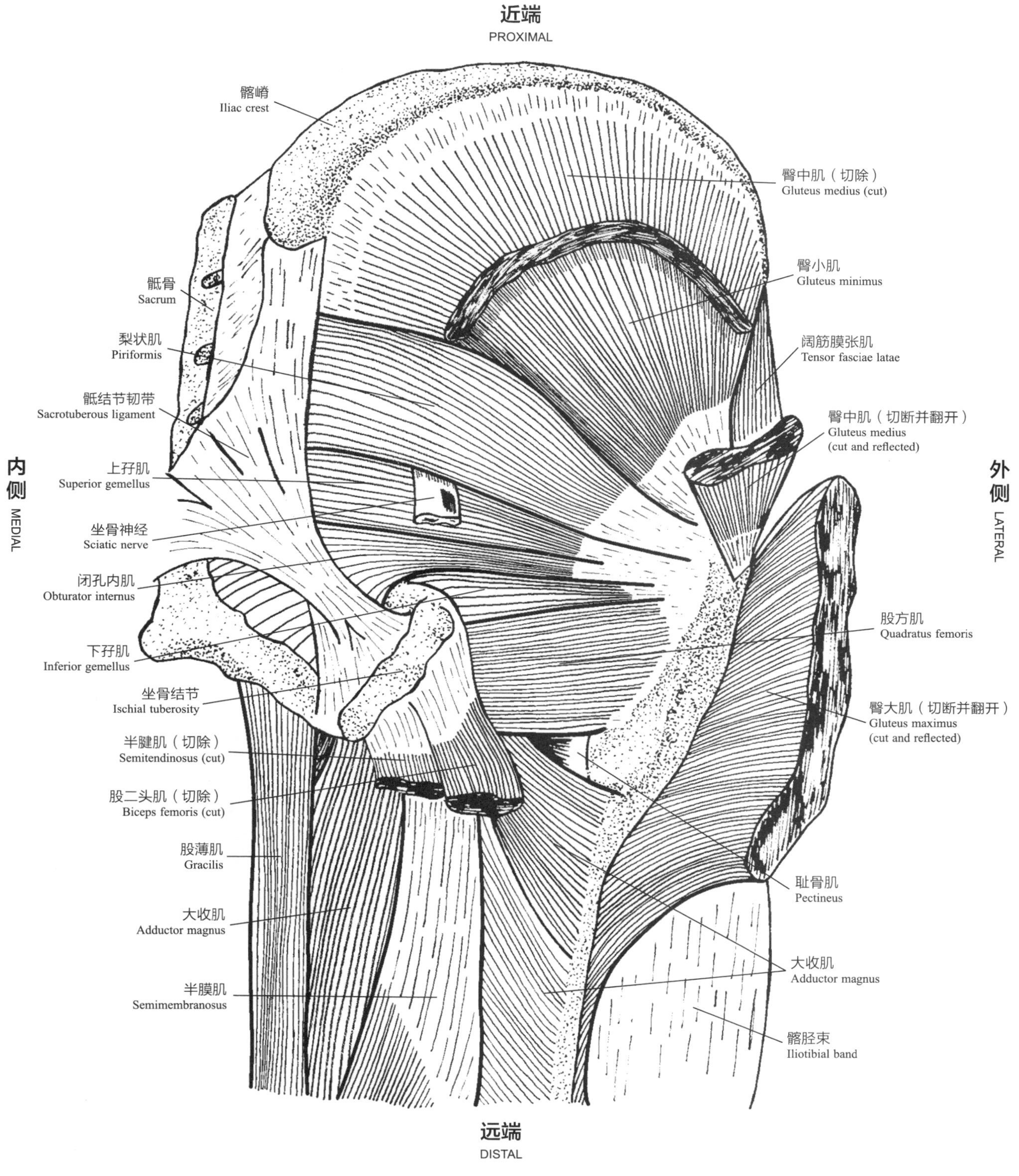
近端
PROXIMAL
髂嵴
Iliac crest
臀中肌（切除）
Gluteus medius (cut)
臀小肌
Gluteus minimus
骶骨
Sacrum
阔筋膜张肌
Tensor fasciae latae
梨状肌
Piriformis
骶结节韧带
Sacrotuberous ligament
臀中肌（切断并翻开）
Gluteus medius
(cut and reflected)
内侧
MEDIAL
上孖肌
Superior gemellus
外侧
LATERAL
坐骨神经
Sciatic nerve
闭孔内肌
Obturator internus
股方肌
Quadratus femoris
下孖肌
Inferior gemellus
坐骨结节
Ischial tuberosity
臀大肌（切断并翻开）
Gluteus maximus
(cut and reflected)
半腱肌（切除）
Semitendinosus (cut)
股二头肌（切除）
Biceps femoris (cut)
股薄肌
Gracilis
耻骨肌
Pectineus
大收肌
Adductor magnus
大收肌
Adductor magnus
半膜肌
Semimembranosus
髂胫束
Iliotibial band
远端
DISTAL

腰大肌（PSOAS MAJOR）
（属于髂腰肌）

so-as **may**-jor

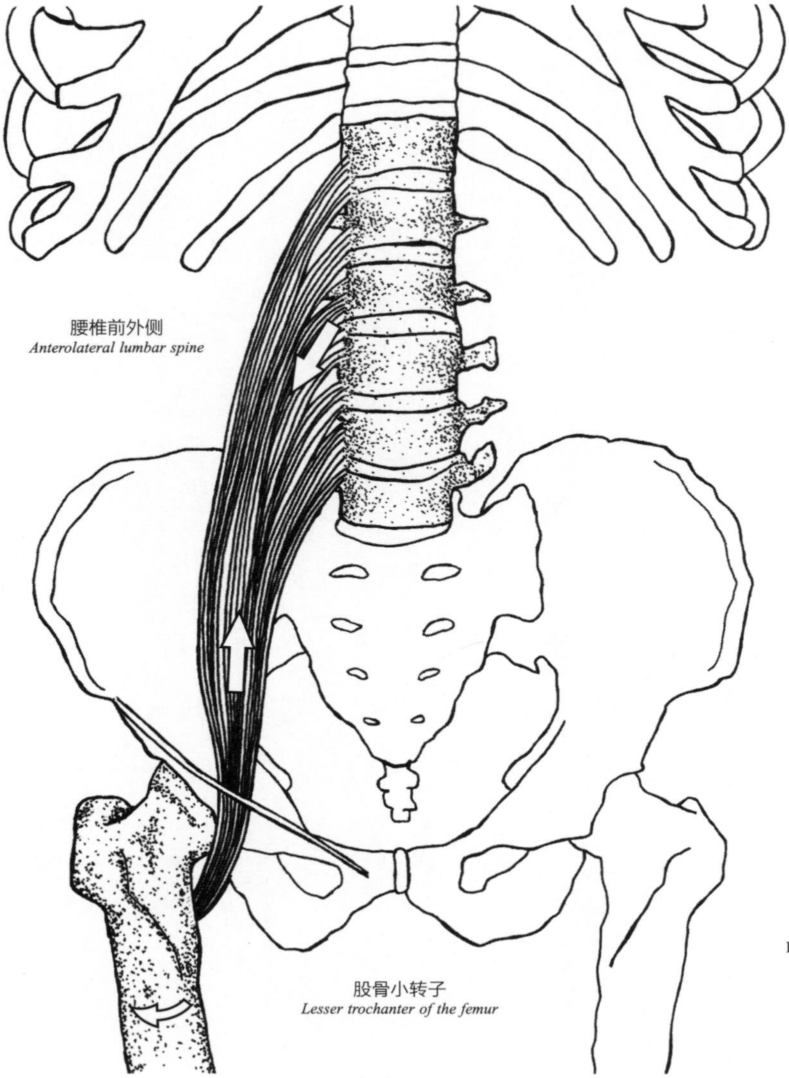
腰椎前外侧
Anterolateral lumbar spine
股骨小转子
Lesser trochanter of the femur

右侧腰大肌前面观
Anterior view of the right psoas major

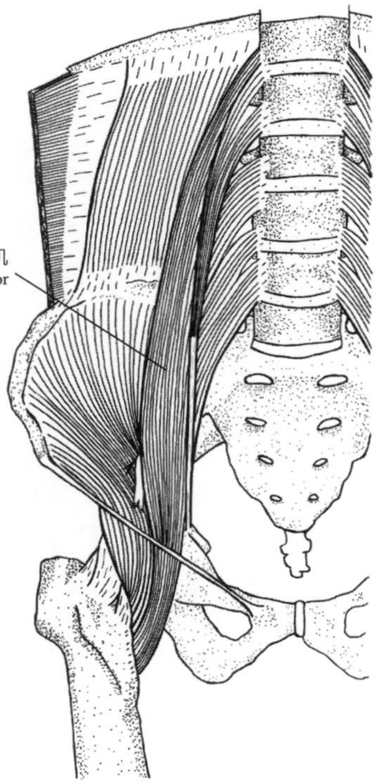
腰大肌
Psoas major

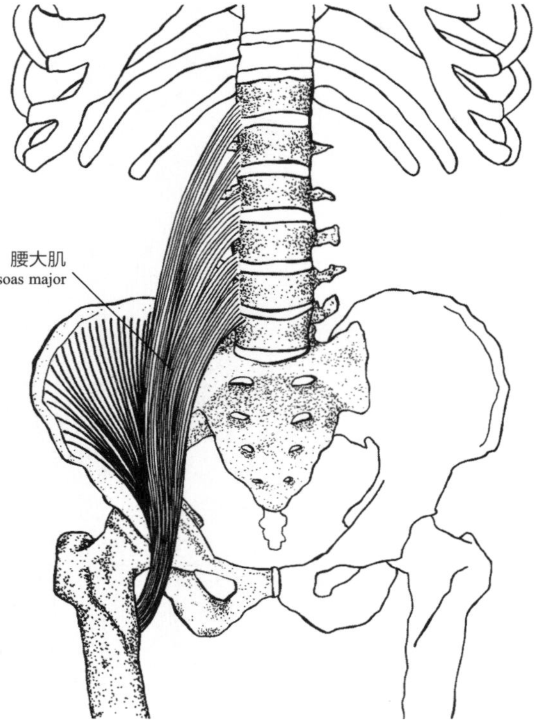
腰大肌
Psoas major

功能

- 在髋关节处屈大腿
- 在髋关节处外旋大腿
- 在脊柱关节处屈曲躯干
- 在脊柱关节处侧屈躯干
- 在髋关节处前倾骨盆
- 在脊柱关节处使躯干向对侧旋转
- 在髋关节处使骨盆向对侧旋转

神经支配

- 腰丛

动脉血供

- 腰动脉

你知道吗?

旧式的仰卧起坐被卷腹运动取代的原因是：避免过度拉紧腰大肌。

髂肌（ILIACUS）
（属于髂腰肌）

i-lee-**ak**-us

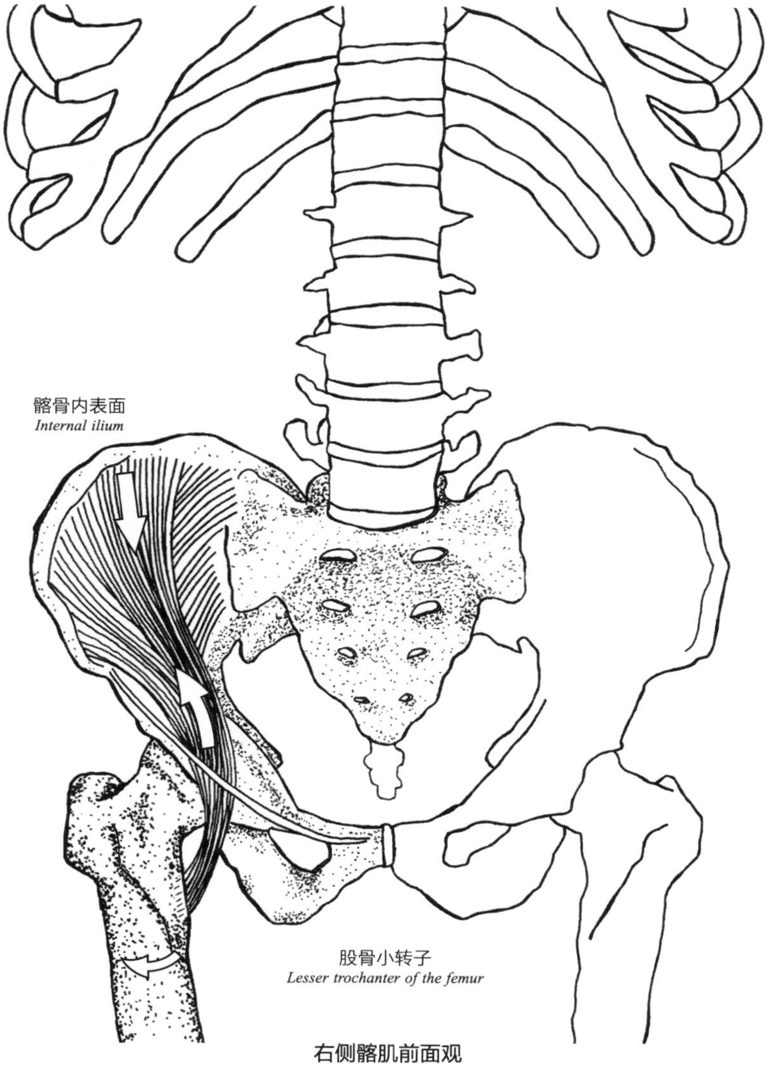
髂骨内表面
Internal ilium
股骨小转子
Lesser trochanter of the femur

右侧髂肌前面观
Anterior view of the right iliacus

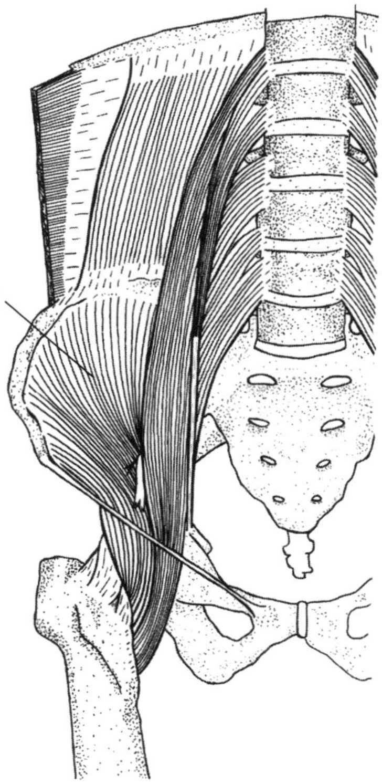
髂肌
Iliacus

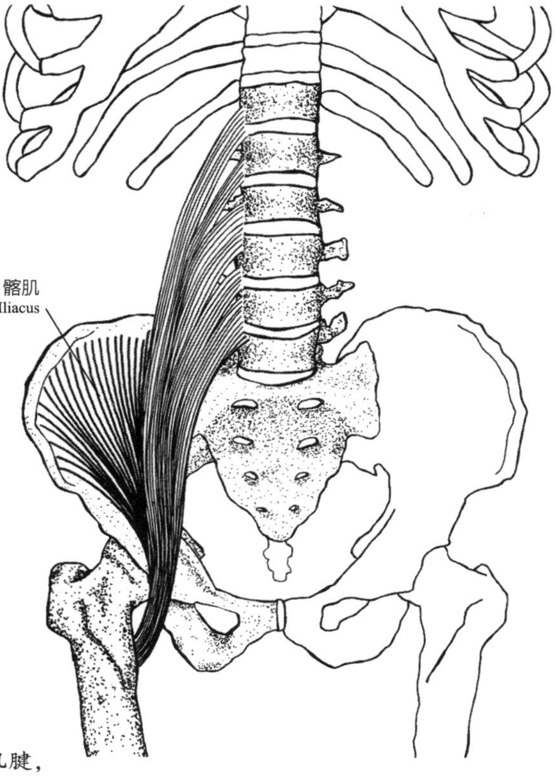
髂肌
Iliacus

功能

- 在髋关节处屈大腿
- 在髋关节处外旋大腿
- 在髋关节处前倾骨盆
- 在髋关节处使骨盆向对侧旋转

神经支配

- 股神经

动脉血供

- 髂腰动脉

你知道吗?

髂肌远端肌腱汇入腰大肌远端肌腱，因此这两块肌肉常常合称为髂腰肌。

腰小肌（PSOAS MINOR）

so-as **my**-nor

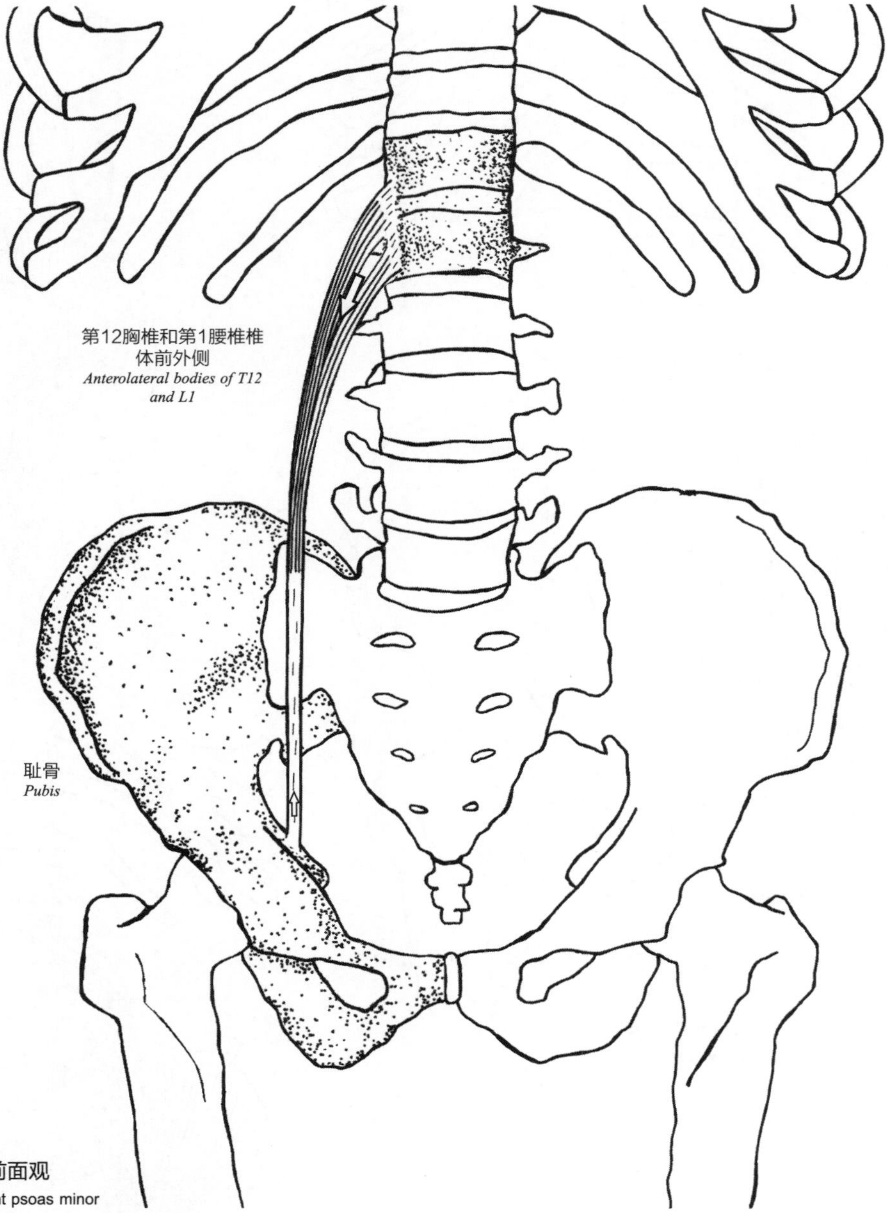
第12胸椎和第1腰椎椎
体前外侧
Anterolateral bodies of T12 and L1
耻骨
Pubis

右侧腰小肌前面观
Anterior view of the right psoas minor

功能

- 在脊柱关节处屈曲躯干
- 在腰骶关节处后倾骨盆

神经支配

- L1脊神经

动脉血供

- 腰动脉

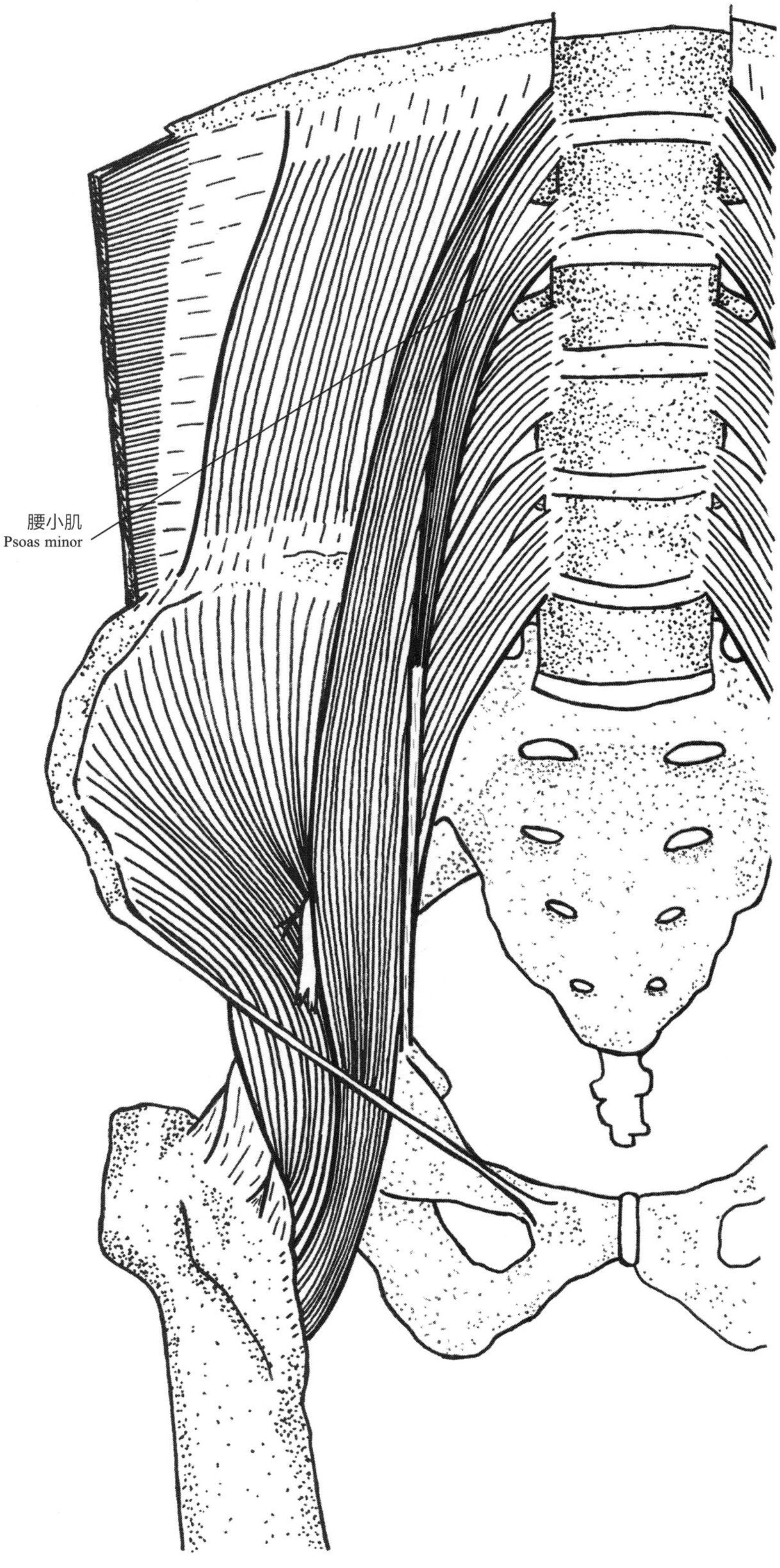

你知道吗?

40% 的人没有腰小肌。

臀大肌（GLUTEUS MAXIMUS）

gloo-tee-us **max**-i-mus

功能

- 在髋关节处伸大腿
- 在髋关节处外旋大腿
- 在髋关节处外展大腿（上1 / 3）
- 在髋关节处内收大腿（下2 / 3）
- 在髋关节处后倾骨盆
- 在髋关节处使骨盆向对侧旋转
- 在膝关节处伸小腿

神经支配

- 臀下神经（L5、S1、S2）

动脉血供

- 臀上动脉和臀下动脉

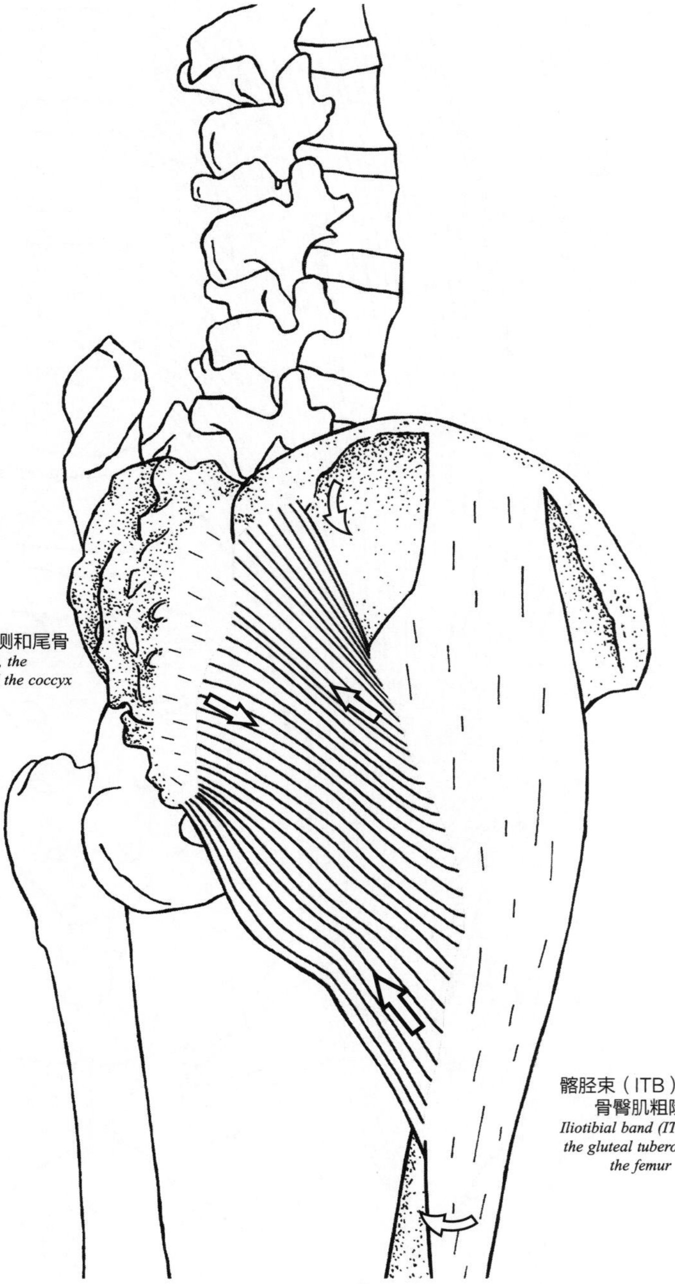
髂嵴后部、骶骨后外侧和尾骨
Posterior iliac crest, the posterolateral sacrum, and the coccyx
髂胫束（ITB）和股骨臀肌粗隆
Iliotibial band (ITB) and the gluteal tuberosity of the femur

右侧臀大肌后外侧观

Posterolateral view of the right gluteus maximus

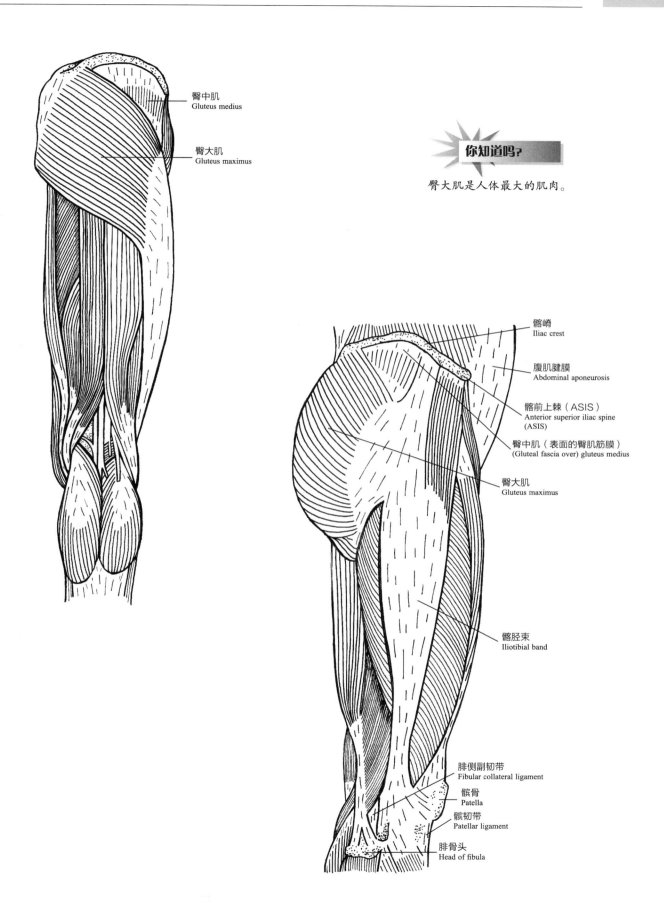

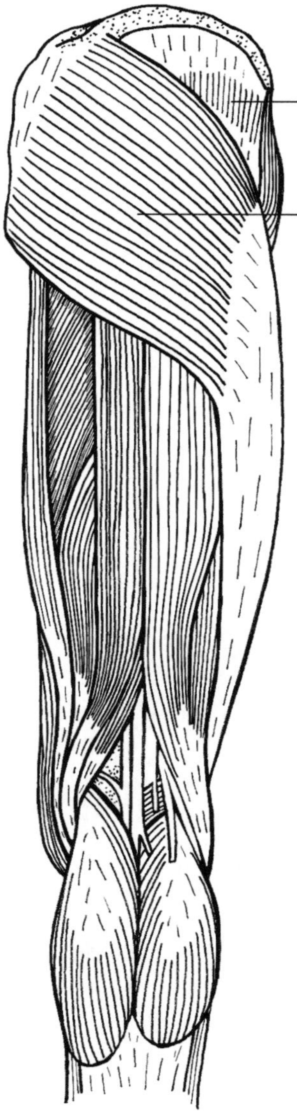
臀中肌
Gluteus medius
臀大肌
Gluteus maximus

你知道吗?

臀大肌是人体最大的肌肉。

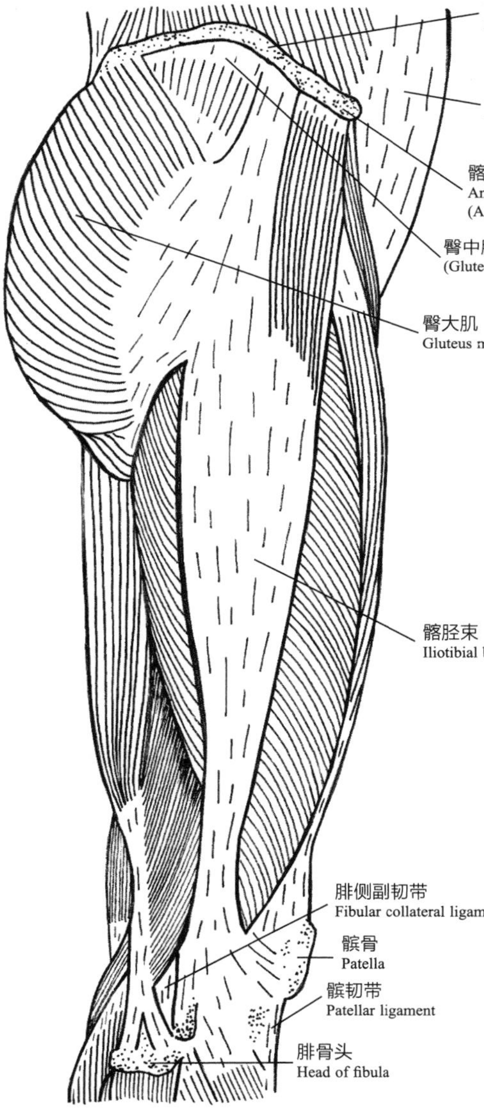
髂嵴
Iliac crest
腹肌腱膜
Abdominal aponeurosis
髂前上棘（ASIS）
Anterior superior iliac spine (ASIS)
臀中肌（表面的臀肌筋膜）
(Gluteal fascia over) gluteus medius
臀大肌
Gluteus maximus
髂胫束
Iliotibial band
腓侧副韧带
Fibular collateral ligament
髌骨
Patella
髌韧带
Patellar ligament
腓骨头
Head of fibula

臀中肌（GLUTEUS MEDIUS）

gloo-tee-us **meed**-ee-us

功能

- 在髋关节处外展大腿（整块肌肉）
- 在髋关节处屈大腿（前部纤维）
- 在髋关节处内旋大腿（前部纤维）
- 在髋关节处伸大腿（后部纤维）
- 在髋关节处外旋大腿（后部纤维）
- 在髋关节处后倾骨盆（后部纤维）
- 在髋关节处前倾骨盆（前部纤维）
- 在髋关节处下拉（侧向倾斜）骨盆（整块肌肉）
- 在髋关节处使骨盆向同侧旋转（前部纤维）
- 在髋关节处使骨盆向对侧旋转（后部纤维）

神经支配

- 臀上神经

动脉血供

- 臀上动脉

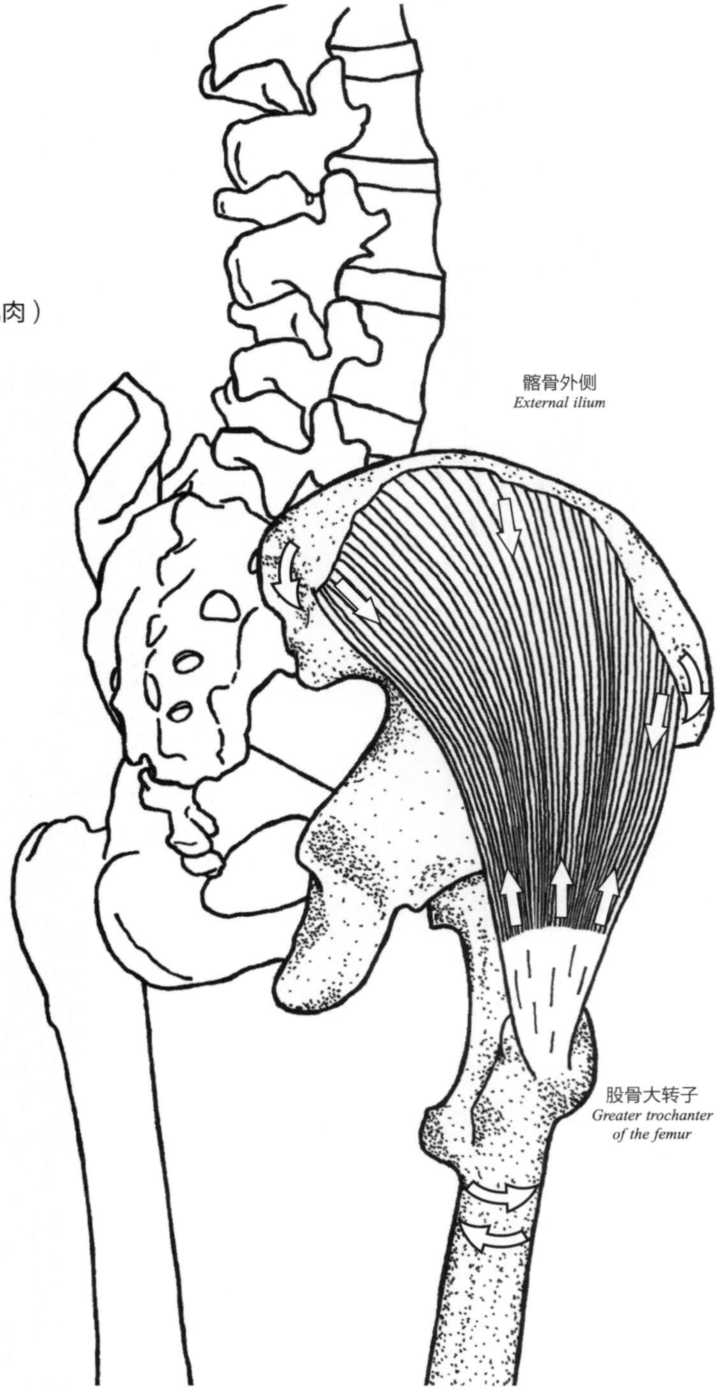
髂骨外侧
External ilium
股骨大转子
Greater trochanter of the femur

右侧臀中肌后外侧观

Posterolateral view of the right gluteus medius

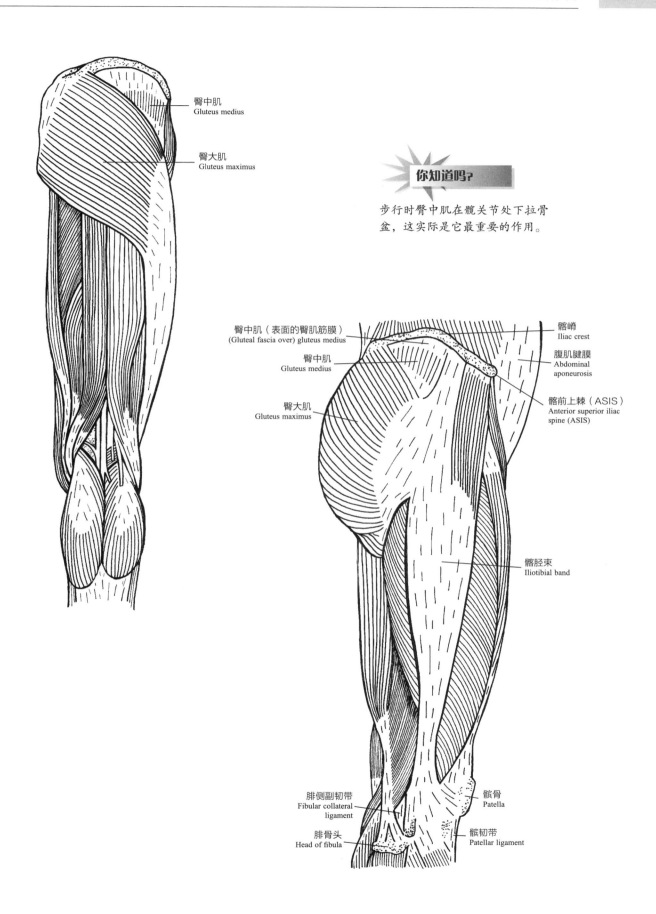

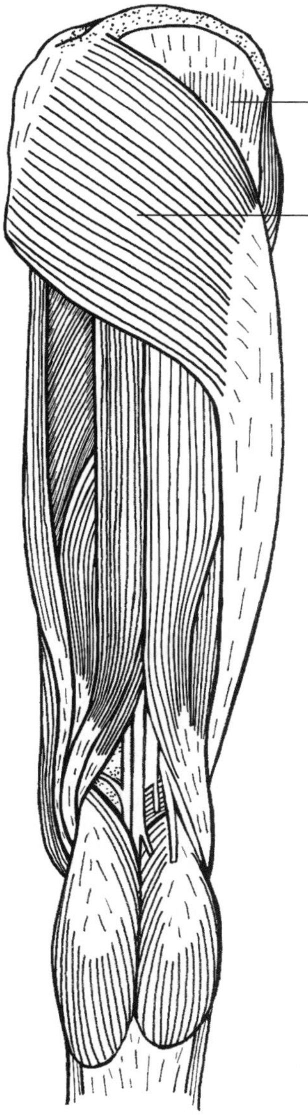
臀中肌
Gluteus medius
臀大肌
Gluteus maximus

你知道吗?

步行时臀中肌在髋关节处下拉骨盆，这实际是它最重要的作用。

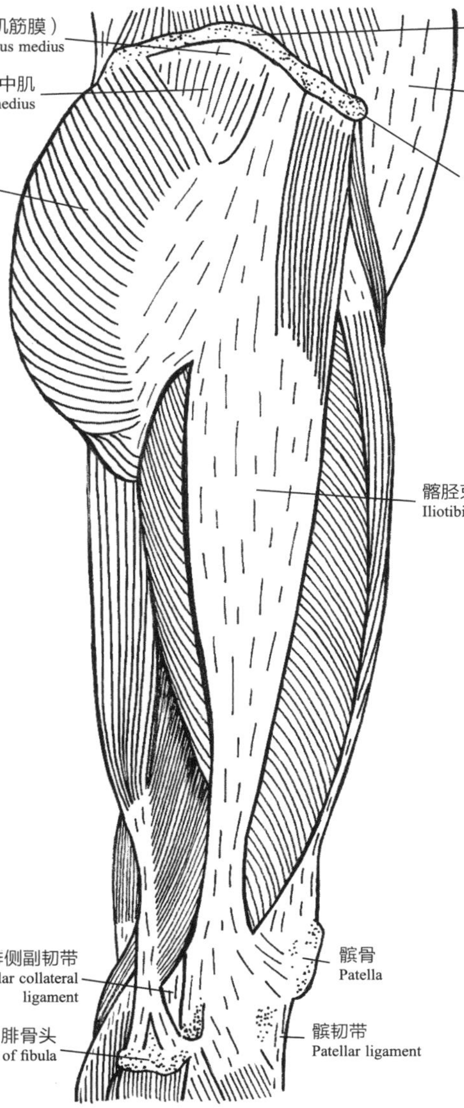
臀中肌（表面的臀肌筋膜）
(Gluteal fascia over) gluteus medius
臀中肌
Gluteus medius
臀大肌
Gluteus maximus
髂嵴
Iliac crest
腹肌腱膜
Abdominal aponeurosis
髂前上棘（ASIS）
Anterior superior iliac spine (ASIS)
髂胫束
Iliotibial band
腓侧副韧带
Fibular collateral ligament
腓骨头
Head of fibula
髌骨
Patella
髌韧带
Patellar ligament

臀小肌（GLUTEUS MINIMUS）

gloo-tee-us **min**-i-mus

功能

- 在髋关节处外展大腿（整块肌肉）
- 在髋关节处屈大腿（前部纤维）
- 在髋关节处内旋大腿（前部纤维）
- 在髋关节处伸大腿（后部纤维）
- 在髋关节处外旋大腿（后部纤维）
- 在髋关节处后倾骨盆（后部纤维）
- 在髋关节处前倾骨盆（前部纤维）
- 在髋关节处下拉（侧向倾斜）骨盆（整块肌肉）
- 在髋关节处使骨盆向同侧旋转（前部纤维）
- 在髋关节处使骨盆向对侧旋转（后部纤维）

神经支配

- 臀上神经

动脉血供

- 臀上动脉

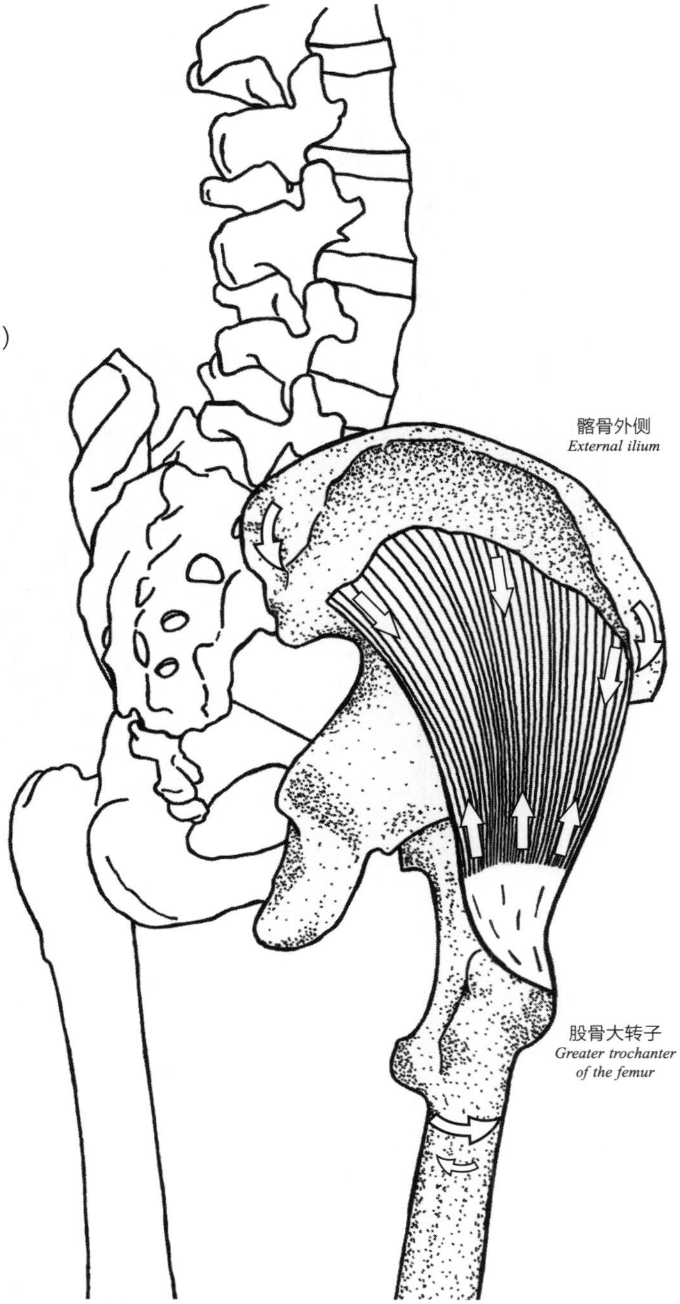
髂骨外侧
External ilium
股骨大转子
Greater trochanter of the femur

右侧臀小肌后外侧观

Posterolateral view of the right gluteus minimus

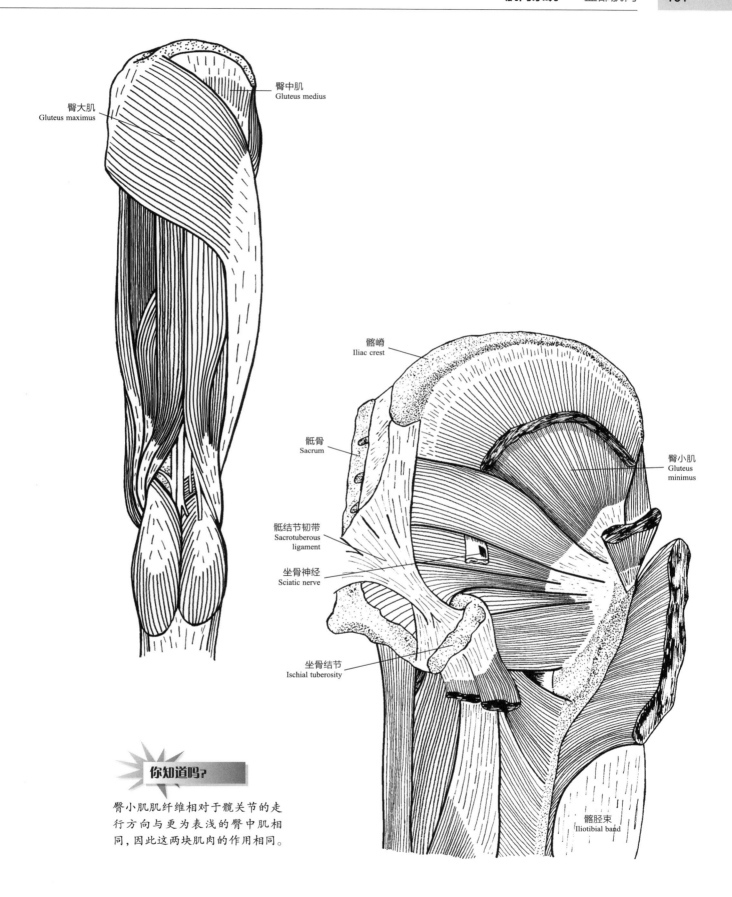

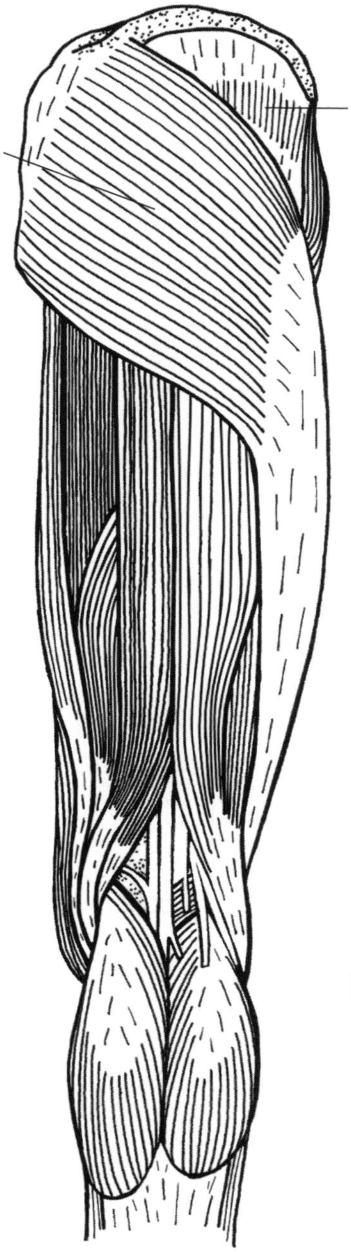
臀中肌
Gluteus medius
臀大肌
Gluteus maximus

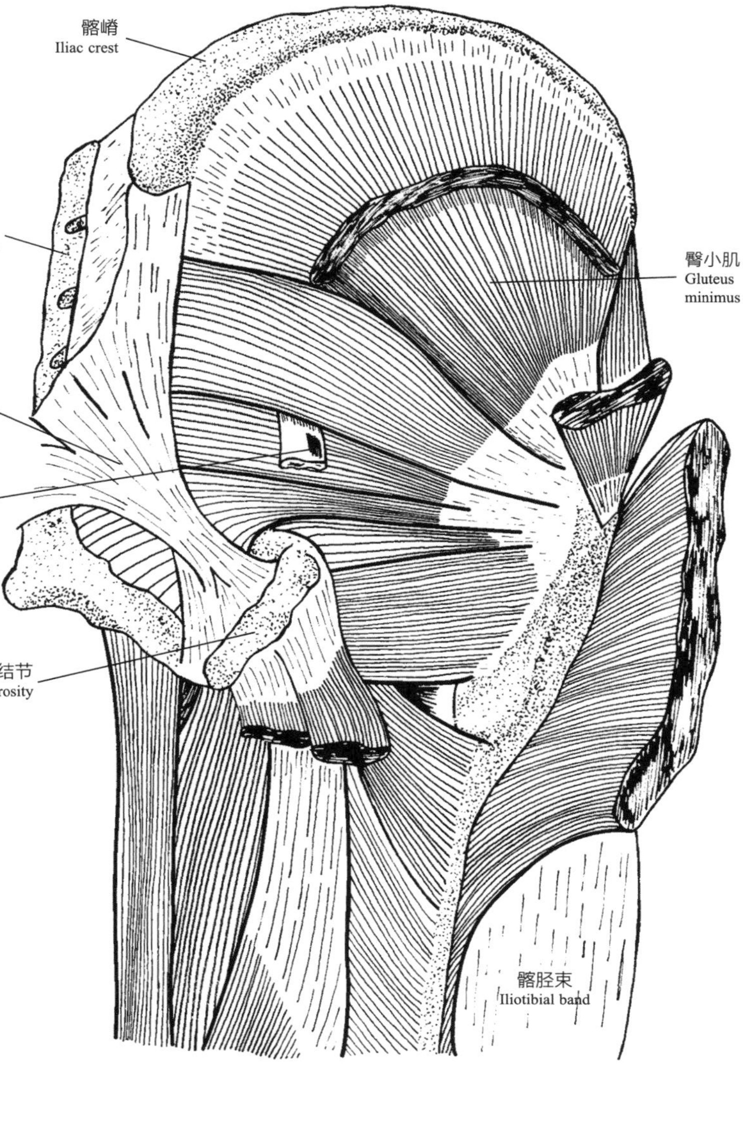
髂嵴
Iliac crest
骶骨
Sacrum
臀小肌
Gluteus minimus
骶结节韧带
Sacrotuberous ligament
坐骨神经
Sciatic nerve
坐骨结节
Ischial tuberosity
髂胫束
Iliotibial band

你知道吗？

臀小肌肌纤维相对于髋关节的走行方向与更为表浅的臀中肌相同，因此这两块肌肉的作用相同。

梨状肌（PIRIFORMIS）
（属于深部大腿外旋肌群）

pi-ri-**for**-mis

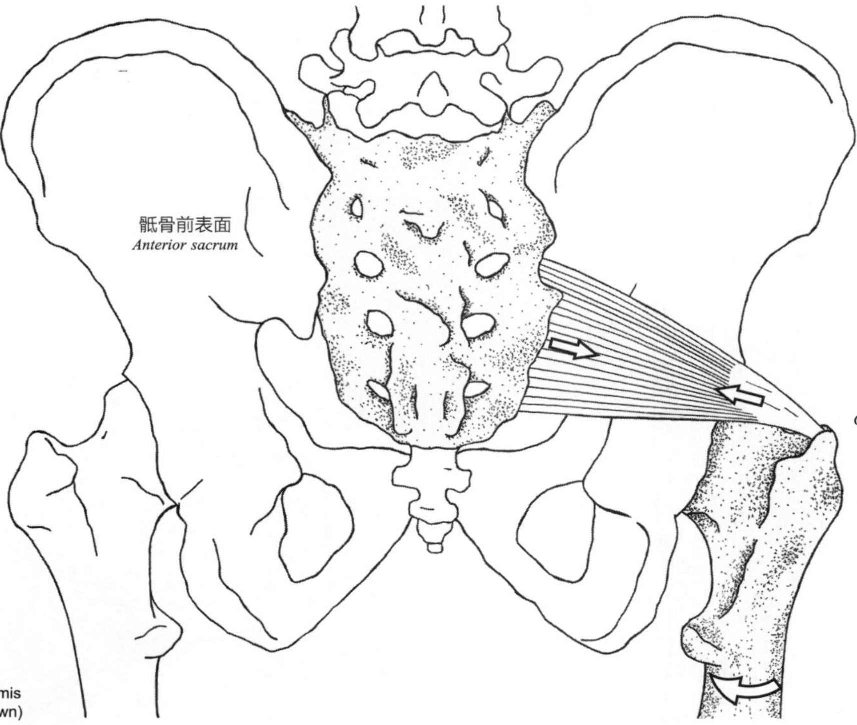
骶骨前表面
Anterior sacrum
股骨大转子
Greater trochanter
of the femur

右侧梨状肌后面观
（骶结节韧带未显示）
Posterior view of the right piriformis
(sacrotuberous ligament not shown)

功能

- 在髋关节处外旋大腿
- 在髋关节处水平方向伸（水平方向外展）大腿（如大腿处于屈曲位）
- 在髋关节处内旋大腿（如大腿处于屈曲位）
- 在髋关节处使骨盆向对侧旋转

神经支配

- 腰骶丛

动脉血供

- 臀上动脉和臀下动脉

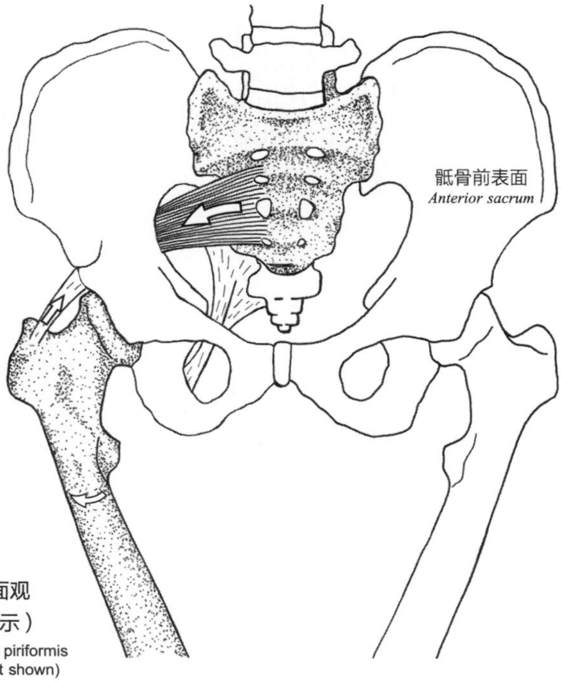
骶骨前表面
Anterior sacrum
股骨大转子
Greater trochanter
of the femur

右侧梨状肌前面观
（骶结节韧带显示）
Anterior view of the right piriformis
(sacrotuberous ligament shown)

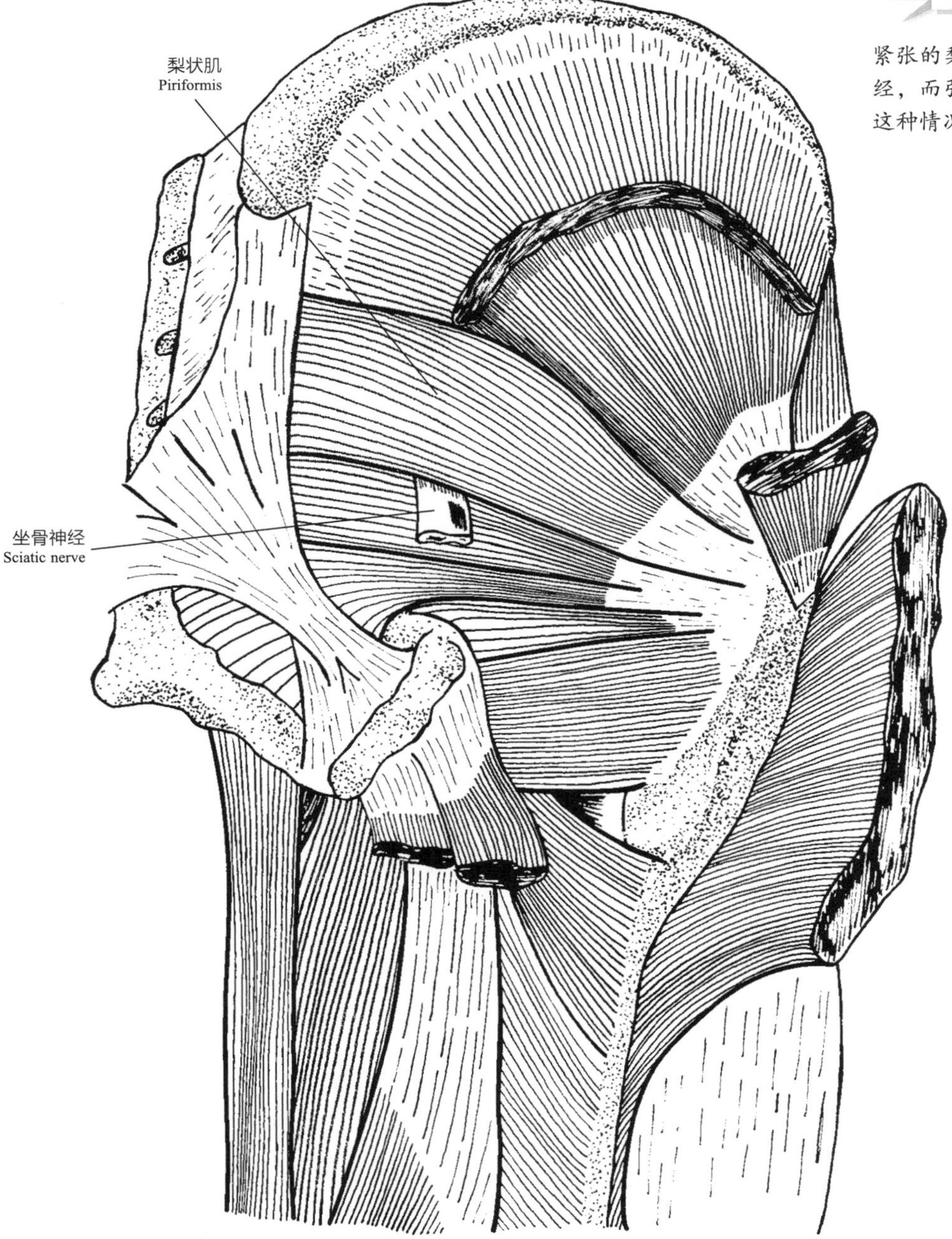
梨状肌
Piriformis
坐骨神经
Sciatic nerve

你知道吗?

紧张的梨状肌可能会压迫坐骨神经，而引起坐骨神经痛的症状。这种情况称为梨状肌综合征。

上孖肌（SUPERIOR GEMELLUS）
（属于深部大腿外旋肌群）

su-**pee**-ree-or jee-**mel**-us

功能

- 在髋关节处外旋大腿
- 在髋关节处水平方向伸（水平方向外展）大腿（如大腿处于屈曲位）
- 在髋关节处使骨盆向对侧旋转

神经支配

- 腰骶丛

动脉血供

- 臀下动脉

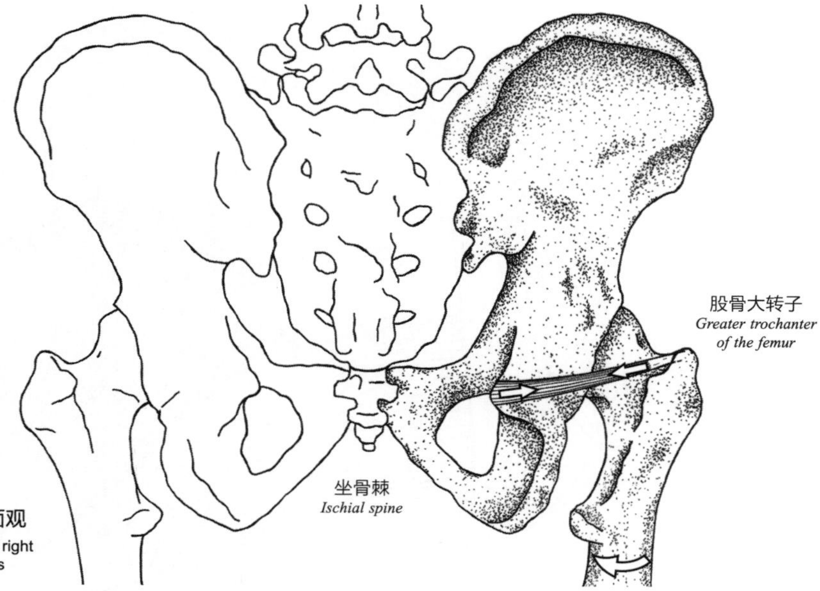
股骨大转子
Greater trochanter of the femur
坐骨棘
Ischial spine

右侧上孖肌后面观
Posterior view of the right superior gemellus

闭孔内肌（OBTURATOR INTERNUS）
（属于深部大腿外旋肌群）

ob-too-**ray**-tor in-**ter**-nus

功能

- 在髋关节处外旋大腿
- 在髋关节处水平方向伸（水平方向外展）大腿（如大腿处于屈曲位）
- 在髋关节处使骨盆向对侧旋转

神经支配

- 腰骶丛

动脉血供

- 臀上动脉和臀下动脉

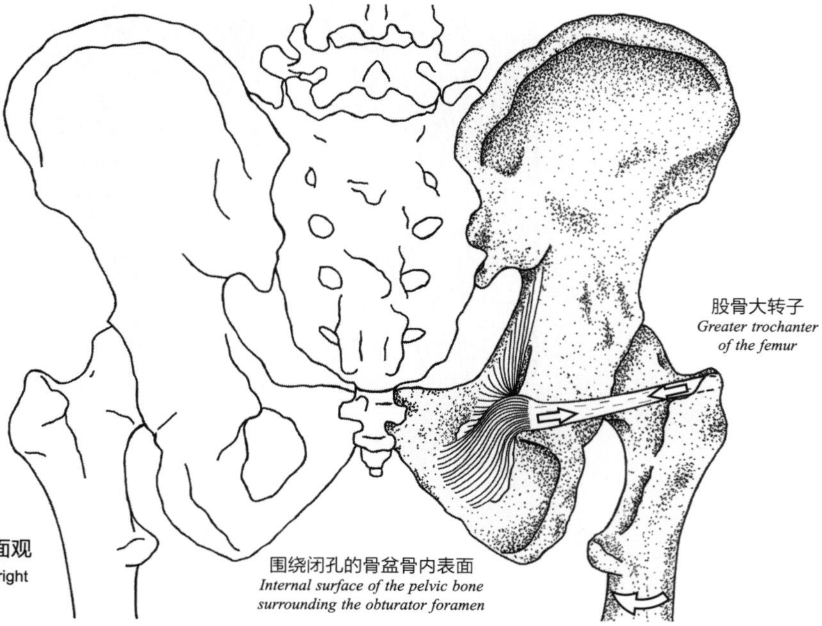
股骨大转子
Greater trochanter of the femur
围绕闭孔的骨盆骨内表面
Internal surface of the pelvic bone surrounding the obturator foramen

右侧闭孔内肌后面观
Posterior view of the right obturator internus

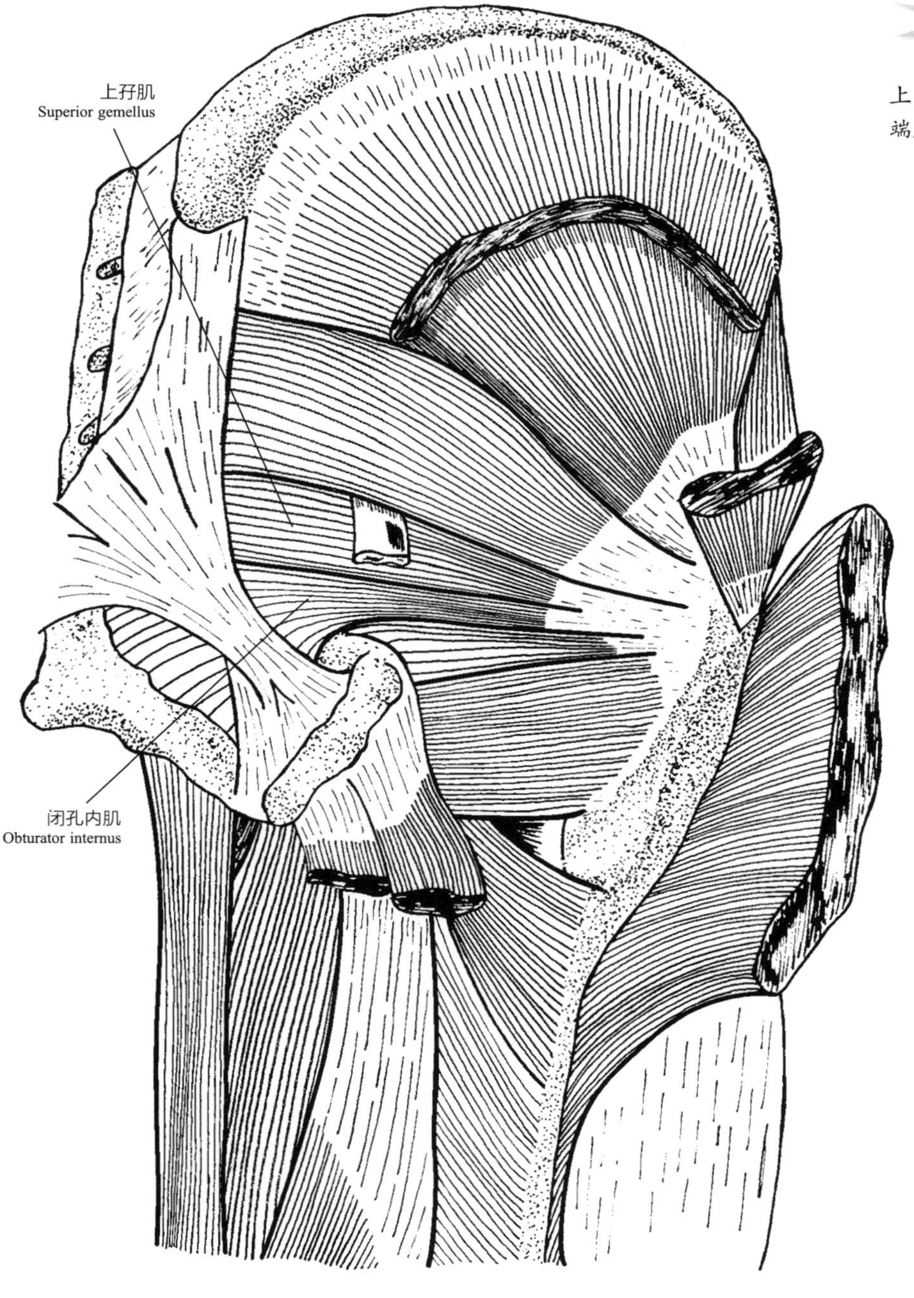

你知道吗?

上孖肌、闭孔内肌和下孖肌的远端肌腱通常会融合在一起。

下孖肌（INFERIOR GEMELLUS）
（属于深部大腿外旋肌群）

in-**fee**-ree-or jee-**mel**-us

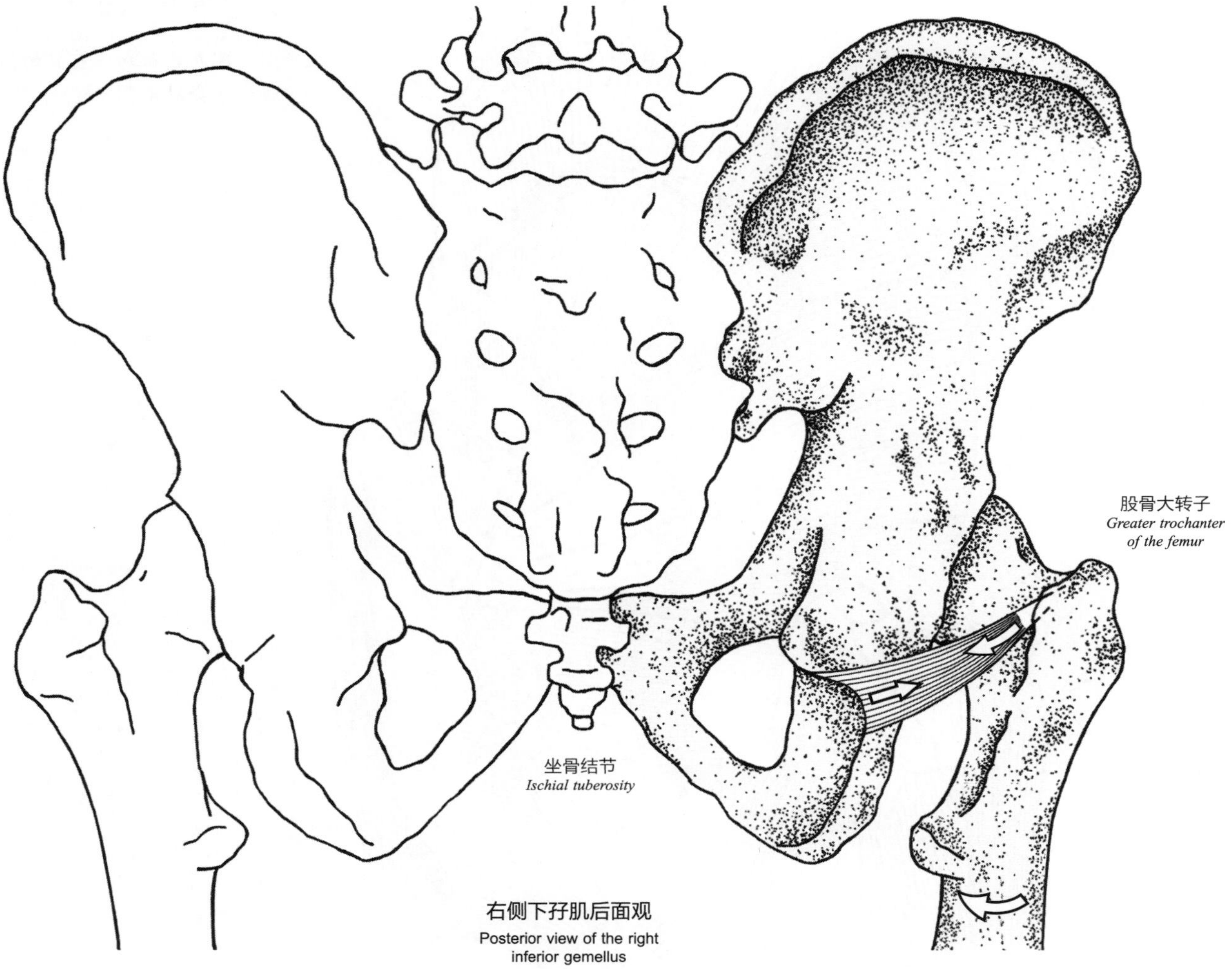
股骨大转子
Greater trochanter of the femur
坐骨结节
Ischial tuberosity

右侧下孖肌后面观

Posterior view of the right inferior gemellus

功能

- 在髋关节处外旋大腿
- 在髋关节处水平方向伸（水平方向外展）大腿（如大腿处于屈曲位）
- 在髋关节处使骨盆向对侧旋转

神经支配

- 腰骶丛

动脉血供

- 臀下动脉

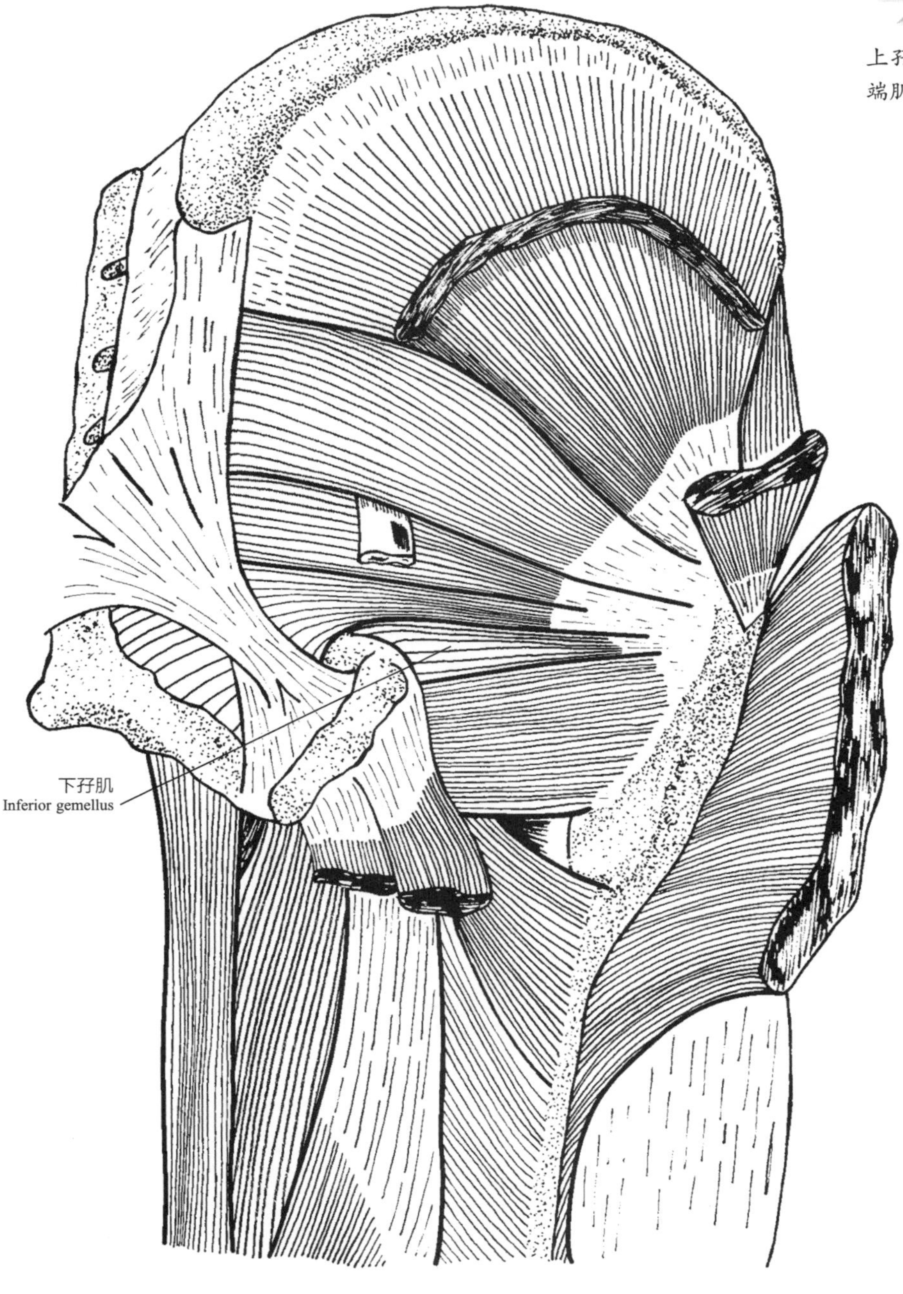

你知道吗?

上孖肌、闭孔内肌和下孖肌的远端肌腱通常会融合在一起。

闭孔外肌（OBTURATOR EXTERNUS）
（属于深部大腿外旋肌群）

ob-too-**ray**-tor ex-**ter**-nus

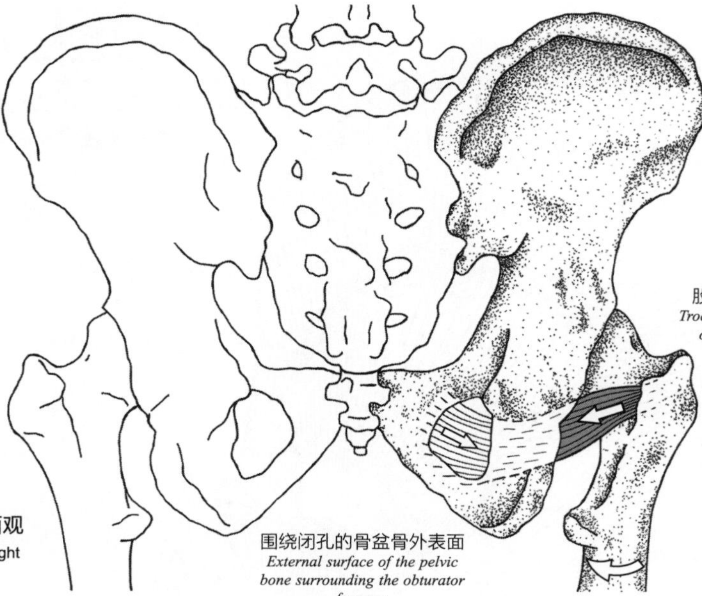
股骨转子窝
Trochanteric fossa of the femur
围绕闭孔的骨盆骨外表面
External surface of the pelvic bone surrounding the obturator foramen

右侧闭孔外肌后面观
Posterior view of the right obturator externus

功能

- 在髋关节处外旋大腿
- 在髋关节处使骨盆向对侧旋转

神经支配

- 闭孔神经

动脉血供

- 闭孔动脉

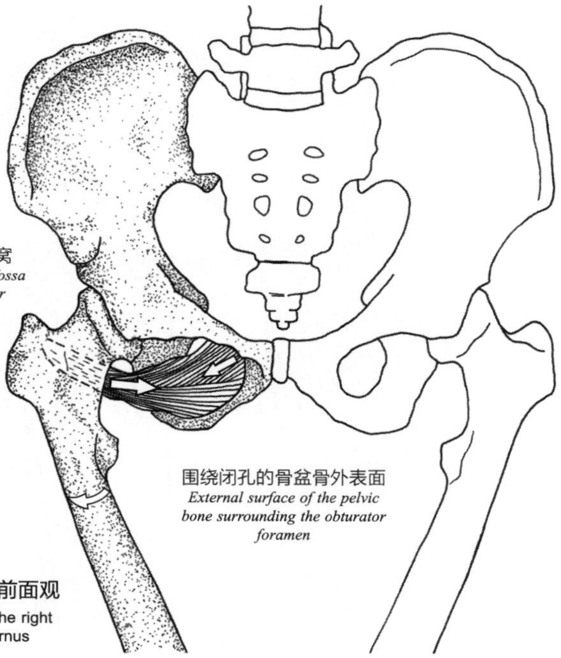
股骨转子窝
Trochanteric fossa of the femur
围绕闭孔的骨盆骨外表面
External surface of the pelvic bone surrounding the obturator foramen

右侧闭孔外肌前面观
Anterior view of the right obturator externus

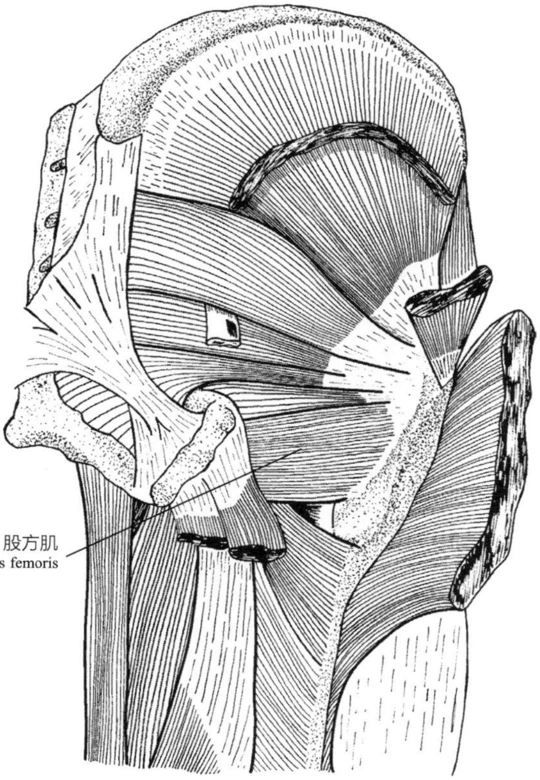

你知道吗?

闭孔外肌更为深在，其神经支配与其他深部大腿外旋肌不同。

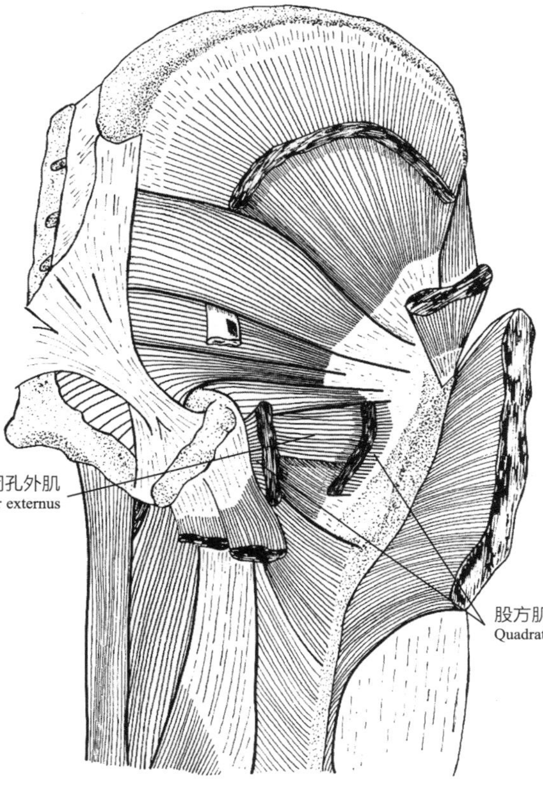

股方肌（QUADRATUS FEMORIS）
（属于深部大腿外旋肌群）

kwod-**rate**-us **fem**-o-ris

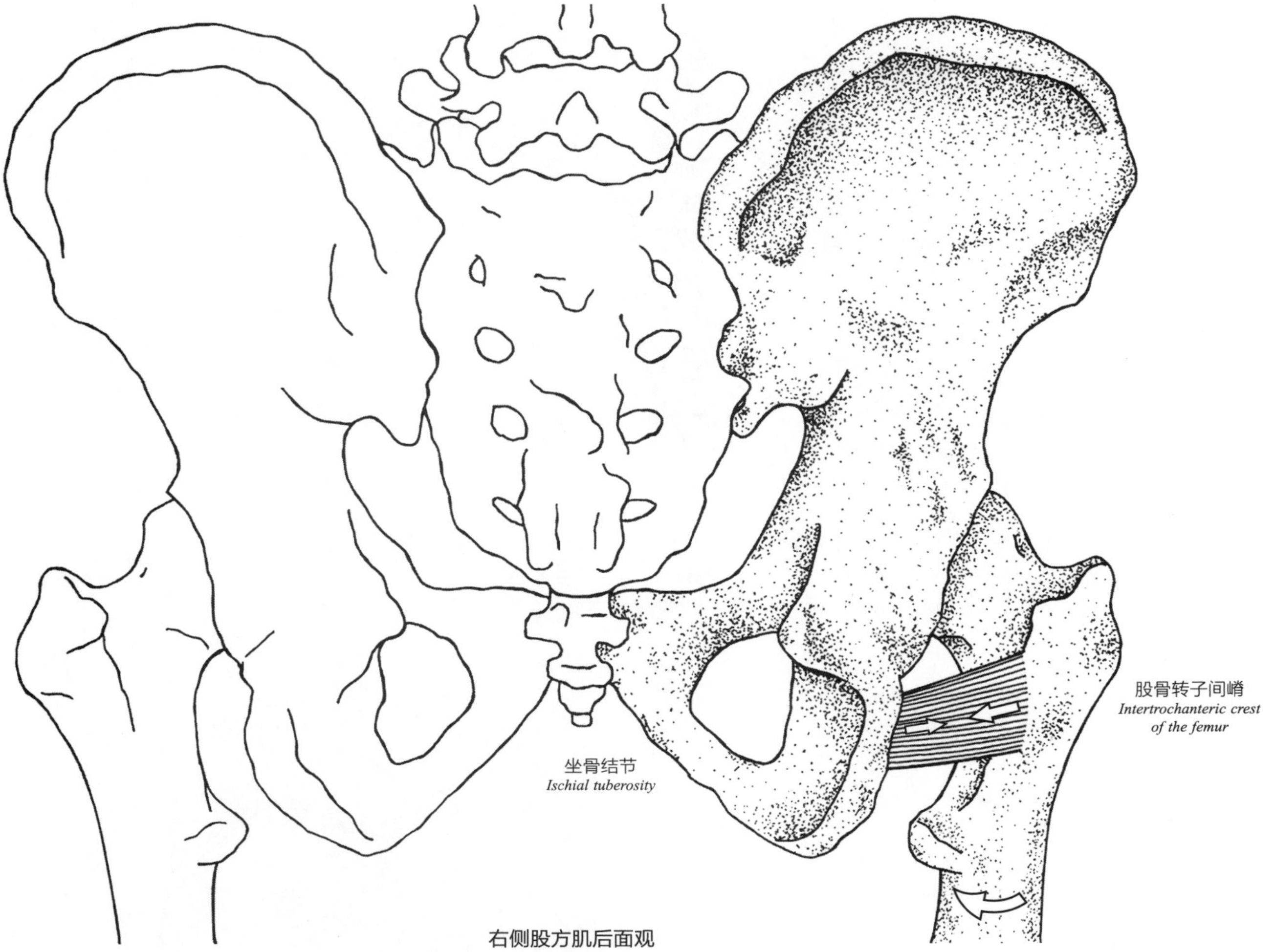
股骨转子间嵴
Intertrochanteric crest of the femur
坐骨结节
Ischial tuberosity

右侧股方肌后面观
Posterior view of the right quadratus femoris

功能

- 在髋关节处外旋大腿
- 在髋关节处内收大腿
- 在髋关节处使骨盆向对侧旋转

神经支配

- 腰骶丛

动脉血供

- 臀下动脉

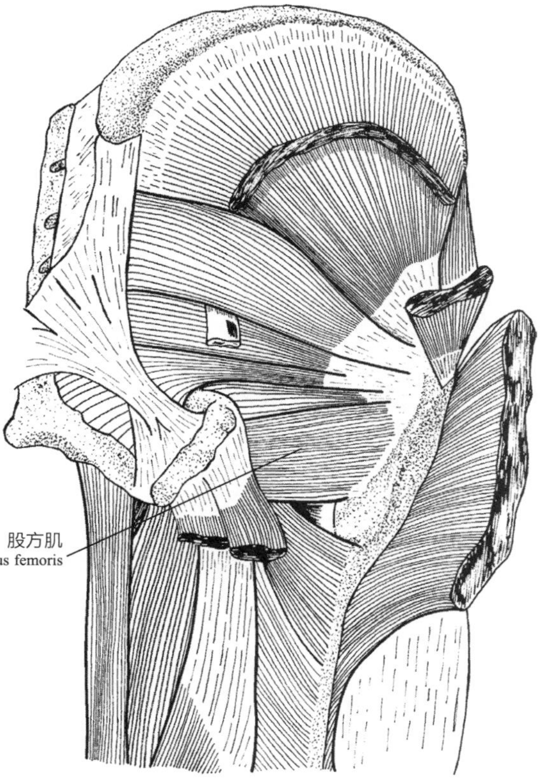
股方肌
Quadratus femoris

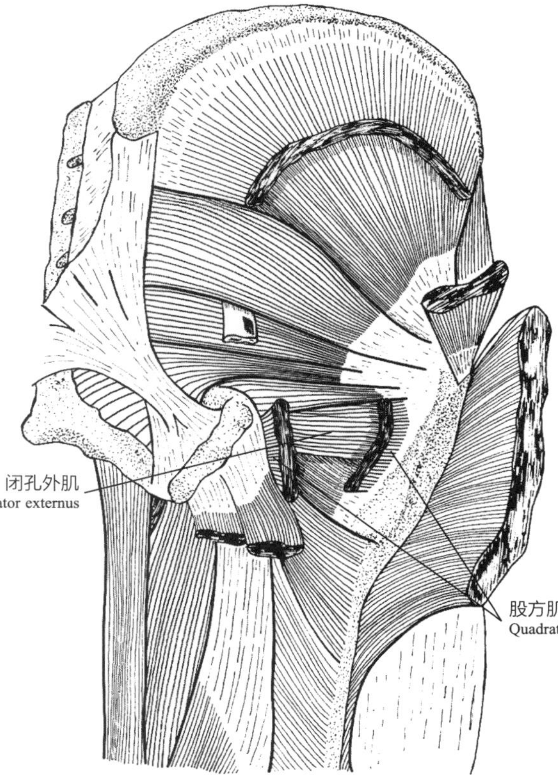
闭孔外肌
Obturator externus
股方肌
Quadratus femoris

你知道吗?

股方肌的股骨附着点足够远端，使其可以在髋关节处内收大腿。

右侧盆部前面观

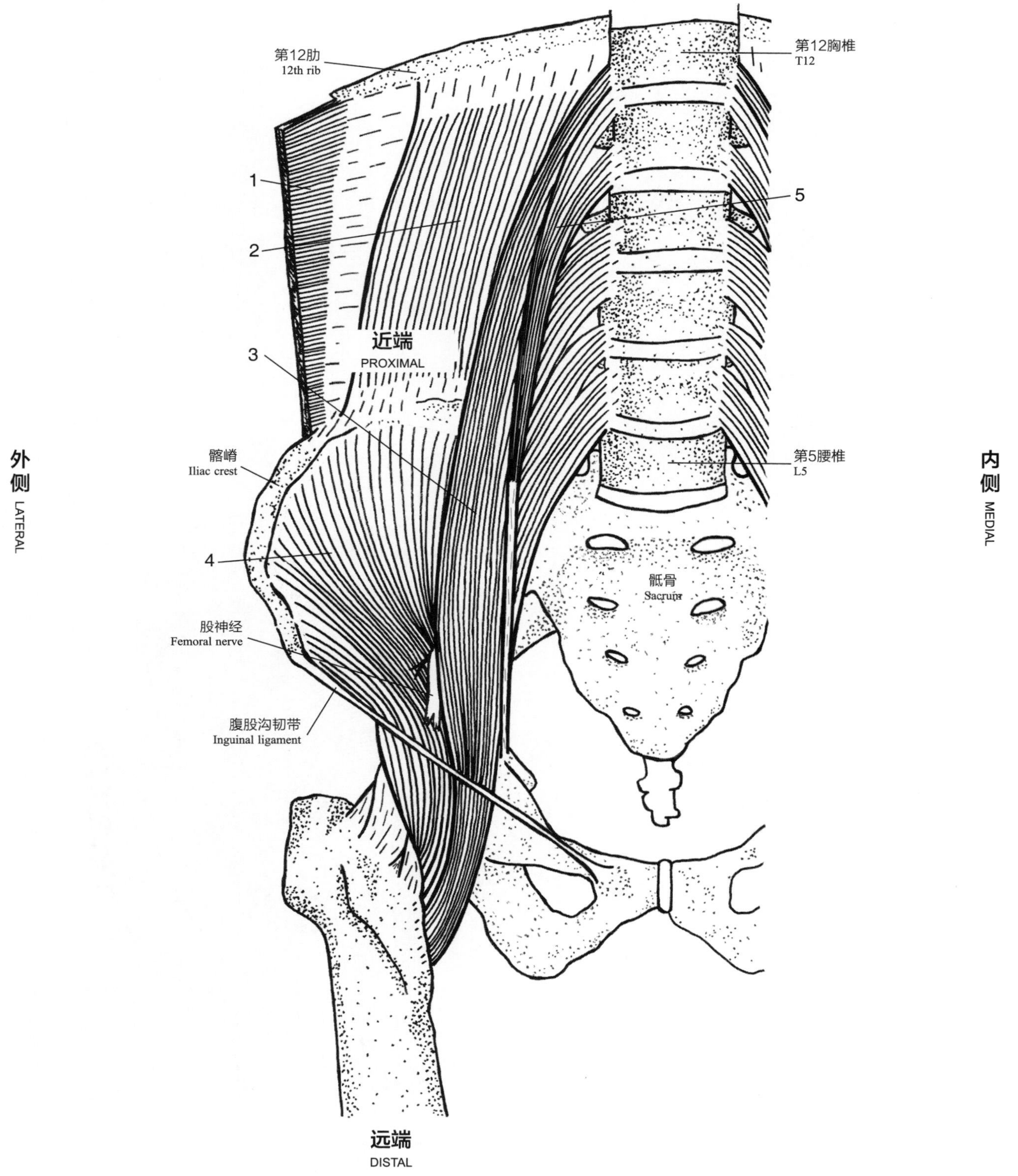

第12肋
12th rib
第12胸椎
T12
1
5
2
近端
PROXIMAL
3
外侧
LATERAL
髂嵴
Iliac crest
第5腰椎
L5
内侧
MEDIAL
4
骶骨
Sacrum
股神经
Femoral nerve
腹股沟韧带
Inguinal ligament
远端
DISTAL

填图练习题的答案在第405页

右侧盆部外侧面观

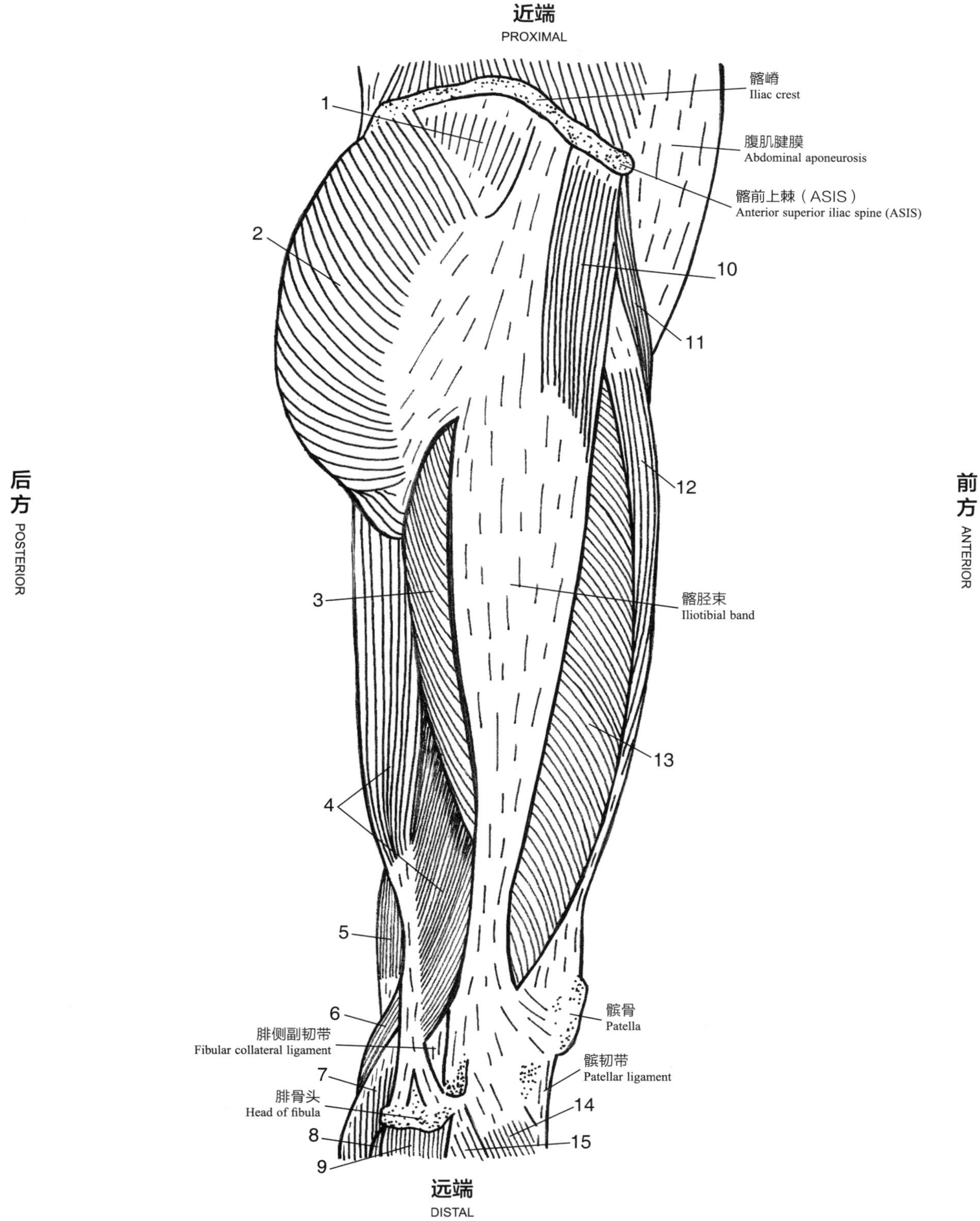
近端
PROXIMAL
髂嵴
Iliac crest
1
腹肌腱膜
Abdominal aponeurosis
髂前上棘（ASIS）
Anterior superior iliac spine (ASIS)
2
10
11
后方
POSTERIOR
前方
ANTERIOR
12
3
髂胫束
Iliotibial band
13
4
5
6
髌骨
Patella
腓侧副韧带
Fibular collateral ligament
7
髌韧带
Patellar ligament
腓骨头
Head of fibula
14
8
15
9
远端
DISTAL

右侧盆部后面观（浅层）

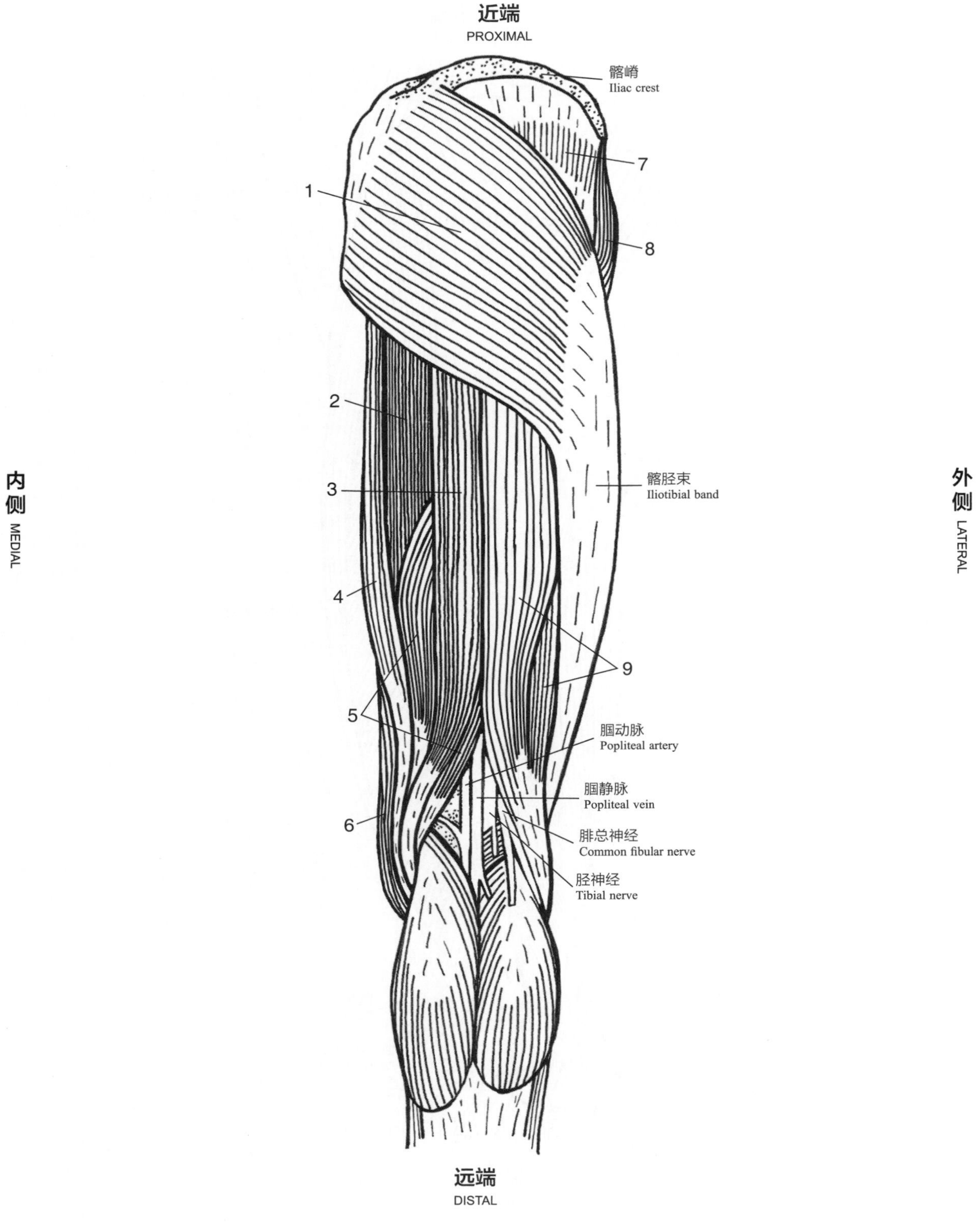
近端
PROXIMAL
髂嵴
Iliac crest
7
1
8
2
3
髂胫束
Iliotibial band
4
9
5
腘动脉
Popliteal artery
腘静脉
Popliteal vein
6
腓总神经
Common fibular nerve
胫神经
Tibial nerve
远端
DISTAL
内侧
MEDIAL
外侧
LATERAL

右侧盆部后面观（深层）

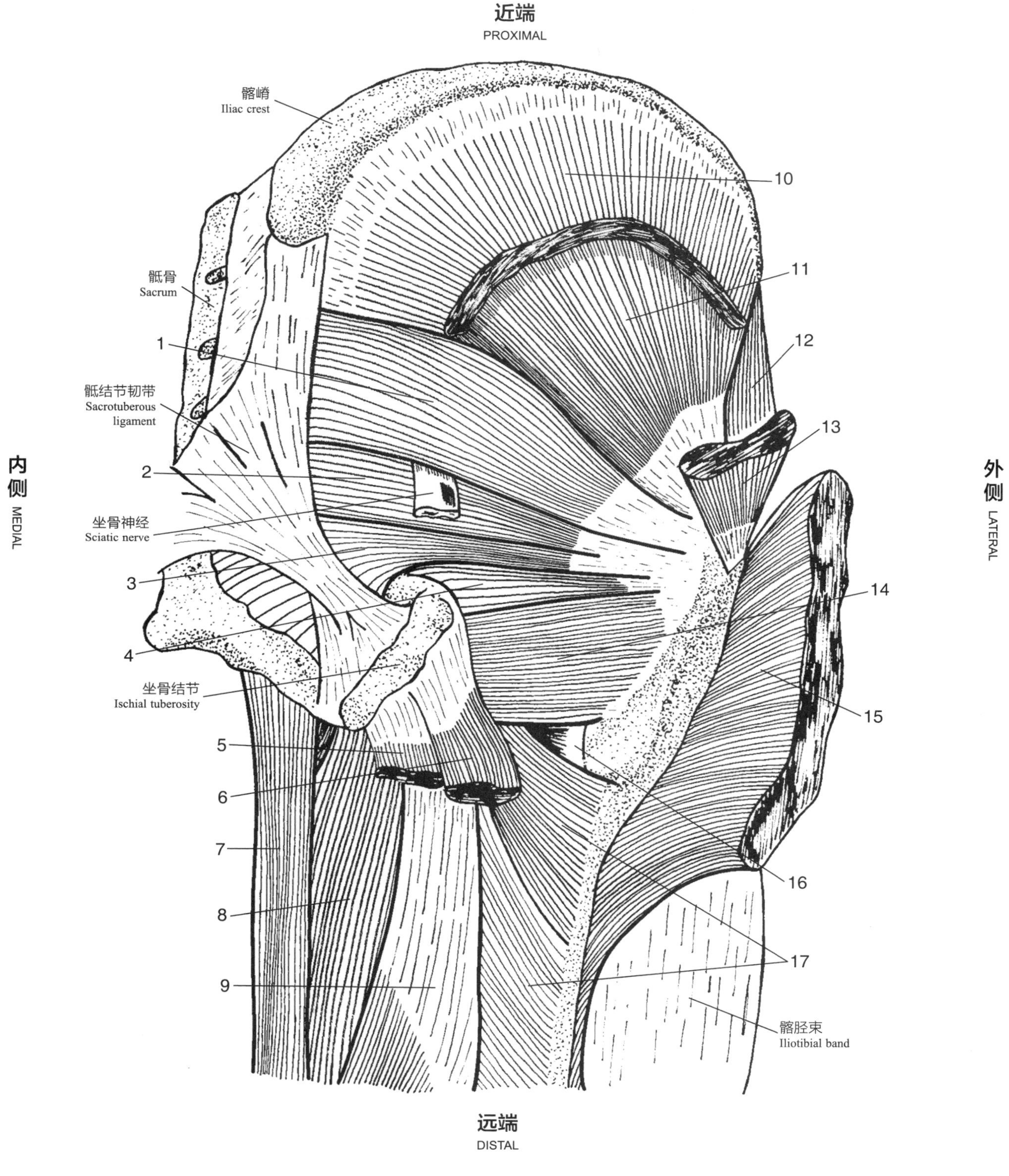
近端
PROXIMAL
髂嵴
Iliac crest
骶骨
Sacrum
1
骶结节韧带
Sacrotuberous ligament
2
坐骨神经
Sciatic nerve
3
4
坐骨结节
Ischial tuberosity
5
6
7
8
9
10
11
12
13
14
15
16
17
髂胫束
Iliotibial band
内侧
MEDIAL
外侧
LATERAL
远端
DISTAL

盆部肌肉复习题

答案参见406页

1.腰大肌与腰小肌如何互相协同?
2.臀中肌是如何与自身拮抗的?
3.两块股方肌如何互相拮抗?
4.哪一块肌肉位于梨状肌浅面?
5.当右侧腰大肌离心性收缩时，大腿在矢状面会发生怎样的关节运动?
6.大腿首先屈曲时，大腿关节再进行怎样的运动，可以拉伸梨状肌?
7.对于缝匠肌，髂腰肌能起协同作用，还是拮抗作用？为什么?
8.哪两块肌肉位于臀中肌的浅面?
9.大腿在髋关节处被动内旋时，髂腰肌会变短，还是变长?
10.当上孖肌离心性收缩时，大腿会出现怎样的关节运动?
11.哪些肌肉与股四头肌共有近端附着点?
12.大腿在髋关节处内旋时，下孖肌的长度会如何变化?
13.大腿在髋关节处主动屈曲时，对臀大肌的长度有什么影响?
14.当左侧腰小肌向心性收缩时，会出现怎样的关节运动?
15.紧贴闭孔外肌浅面的是哪一块肌肉?
16.哪两块下肢肌肉与腰椎前外侧相连?
17.如果大腿主动伸直并外旋，梨状肌的长度会如何变化?
18.紧贴闭孔外肌上方的是哪一块肌肉?
19.哪六块肌肉组成了深部外旋大腿肌群?
20.紧贴闭孔内肌下方的是哪一块肌肉?
21.腹盆部的哪一块肌肉在约40%个体中是缺如的?
22.右侧下孖肌会让骨盆产生怎样的运动?
23.旧式的直腿仰卧起坐已不被推荐，是因为这样会过度拉伸哪一块肌肉?
24.紧贴髂肌远端肌腱外侧的是哪一条肌腱?
25.臀中肌与臀小肌中，哪一块更深在?
26.大腿运动且闭孔外肌离心性收缩时，会出现怎样的关节运动?
27.紧贴股方肌深面的是哪一块肌肉?
28.紧贴下孖肌上方的是哪一块肌肉?
29.紧贴上孖肌上方的是哪一块肌肉?
30.如果股方肌被拉长，大腿会出现怎样的关节运动?
31.深部外旋大腿肌群中，最上方和最下方的肌肉分别是什么?
32.哪两块肌肉与闭孔外缘相连?
33.大腿在髋关节处被动屈曲时，会对臀大肌的长度产生怎样的影响?
34.哪三块肌肉组成了臀肌群?
35.人体最大的肌肉是什么?
36.哪两块肌肉的远端肌腱常常与闭孔内肌的远端肌腱相融合?
37.列出拮抗闭孔外肌对大腿运动作用的肌肉名称?
38.上孖肌与闭孔内肌是互相协同，还是互相拮抗?
39.紧贴腰小肌深面的是哪一块肌肉?
40.躯干在脊柱关节处被动伸直时，腰小肌的长度会如何变化?
41.右侧梨状肌会使骨盆在髋关节处发生怎样的旋转?
42.除了臀大肌，还有哪一块肌肉汇入髂胫束?
43.臀大肌上部纤维与下部纤维之间，是互相协同，还是互相拮抗?
44.哪两块肌肉与股骨小转子相连?
45.臀中肌引起的关节运动中，哪一种最为重要?
46.股方肌能引起大腿在冠状面上什么样的运动?
47.梨状肌位于臀大肌的什么方位?
48.上孖肌和闭孔内肌都是哪一个肌群的组成部分?
49.坐骨神经通常在梨状肌的什么方位离开骨盆?
50.臀中肌与臀小肌是互相协同，还是互相拮抗?
51.当大腿在髋关节处被动外旋时，闭孔外肌的长度会如何变化?
52.如果上孖肌向心性收缩，大腿会出现什么样的运动?
53.哪一块肌肉位于下孖肌的浅面?
54.紧贴梨状肌下方的是哪一块肌肉?

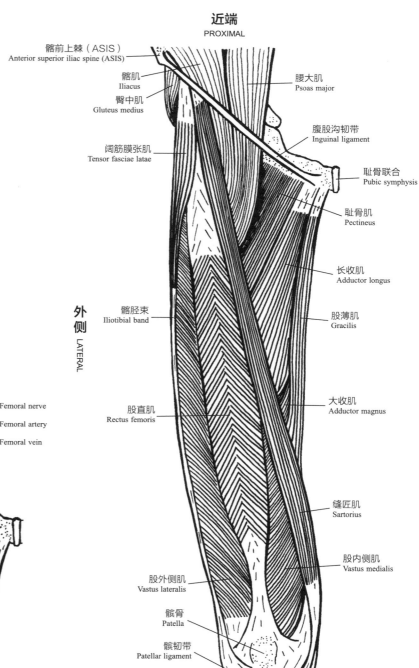

右侧大腿前面观（浅层）

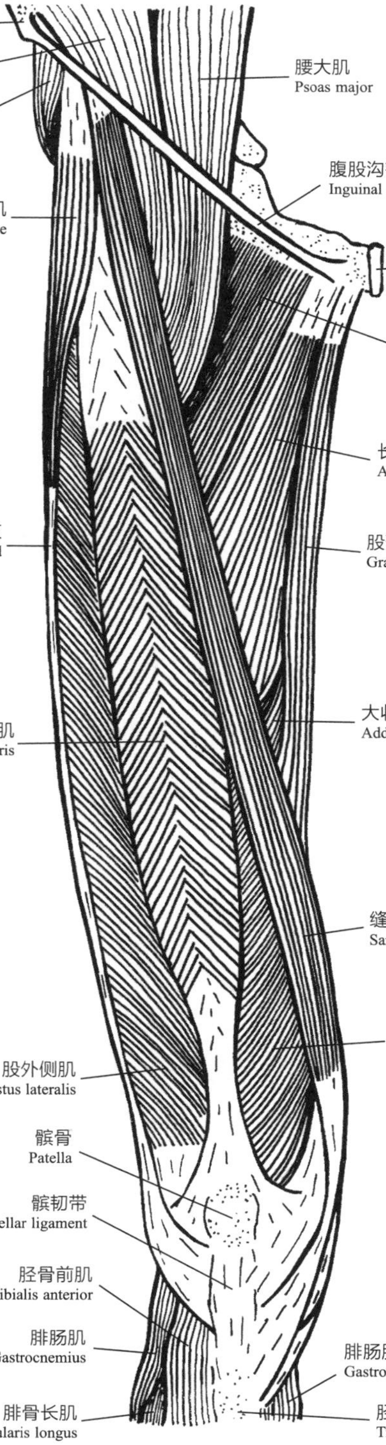
近端
PROXIMAL
髂前上棘（ASIS）
Anterior superior iliac spine (ASIS)
髂肌
Iliacus
臀中肌
Gluteus medius
阔筋膜张肌
Tensor fasciae latae
腰大肌
Psoas major
腹股沟韧带
Inguinal ligament
耻骨联合
Pubic symphysis
耻骨肌
Pectineus
长收肌
Adductor longus
外侧
LATERAL
髂胫束
Iliotibial band
股薄肌
Gracilis
内侧
MEDIAL
大收肌
Adductor magnus
股直肌
Rectus femoris
缝匠肌
Sartorius
股内侧肌
Vastus medialis
股外侧肌
Vastus lateralis
髌骨
Patella
髌韧带
Patellar ligament
胫骨前肌
Tibialis anterior
腓肠肌
Gastrocnemius
腓肠肌
Gastrocnemius
腓骨长肌
Fibularis longus
胫骨粗隆
Tibial tuberosity
远端
DISTAL

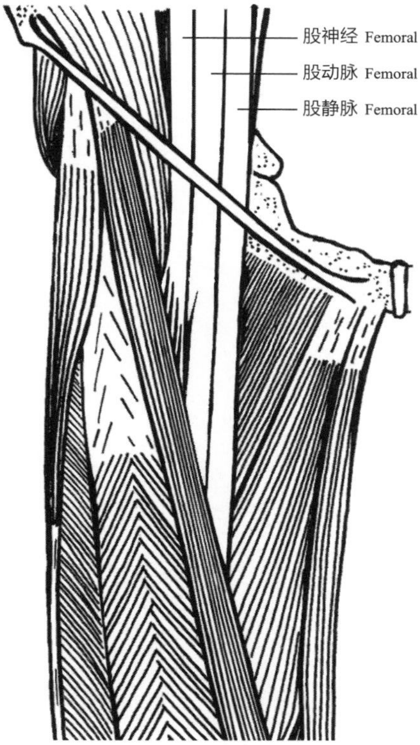
股神经 Femoral nerve
股动脉 Femoral artery
股静脉 Femoral vein

股血管与大腿前部的关系
Relationship of femoral vessels to anterior thigh

右侧大腿前面观（深层）

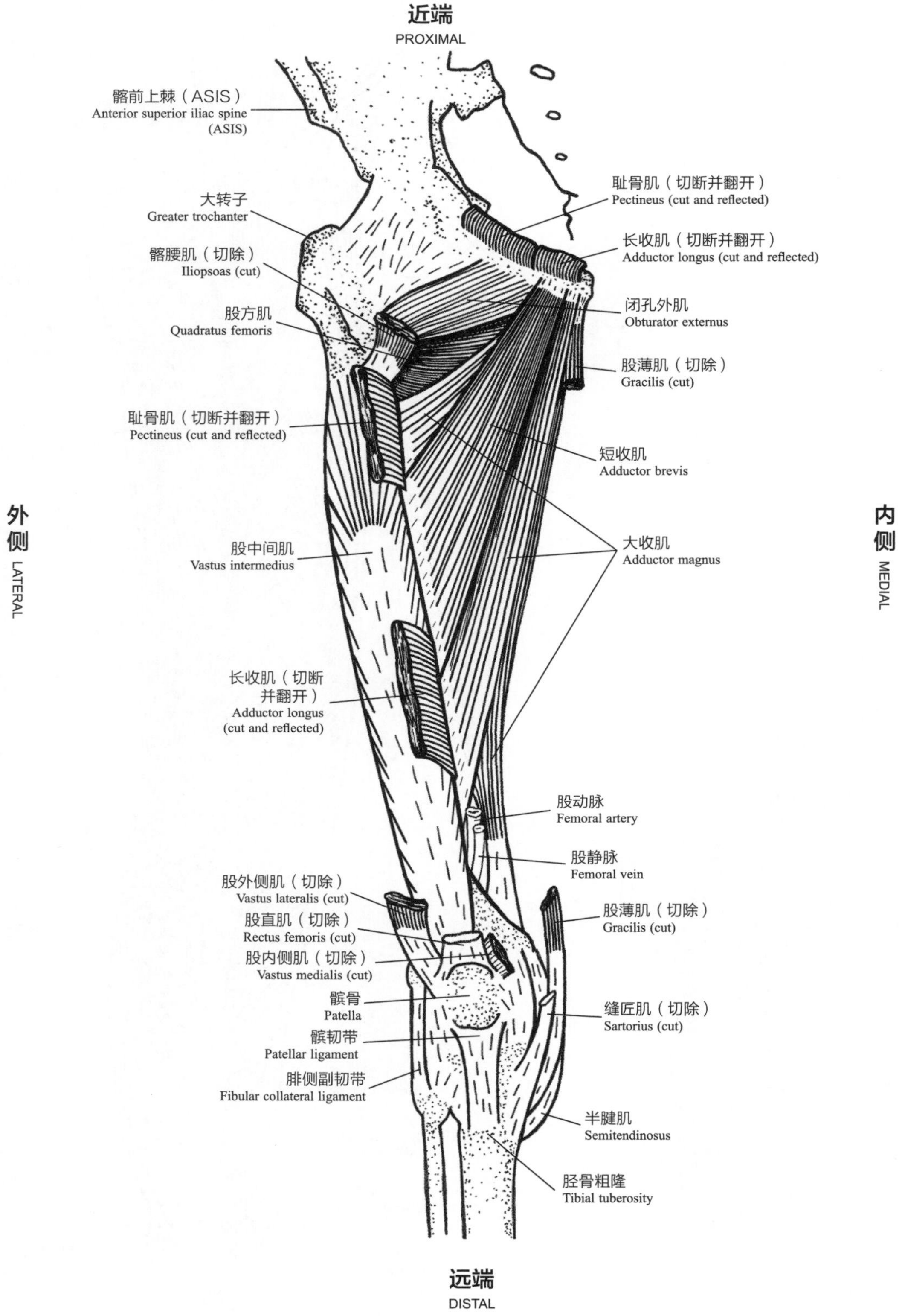
近端
PROXIMAL
髂前上棘（ASIS）
Anterior superior iliac spine (ASIS)
大转子
Greater trochanter
髂腰肌（切除）
Iliopsoas (cut)
股方肌
Quadratus femoris
耻骨肌（切断并翻开）
Pectineus (cut and reflected)
股中间肌
Vastus intermedius
长收肌（切断并翻开）
Adductor longus (cut and reflected)
股外侧肌（切除）
Vastus lateralis (cut)
股直肌（切除）
Rectus femoris (cut)
股内侧肌（切除）
Vastus medialis (cut)
髌骨
Patella
髌韧带
Patellar ligament
腓侧副韧带
Fibular collateral ligament
耻骨肌（切断并翻开）
Pectineus (cut and reflected)
长收肌（切断并翻开）
Adductor longus (cut and reflected)
闭孔外肌
Obturator externus
股薄肌（切除）
Gracilis (cut)
短收肌
Adductor brevis
大收肌
Adductor magnus
股动脉
Femoral artery
股静脉
Femoral vein
股薄肌（切除）
Gracilis (cut)
缝匠肌（切除）
Sartorius (cut)
半腱肌
Semitendinosus
胫骨粗隆
Tibial tuberosity
外侧
LATERAL
内侧
MEDIAL
远端
DISTAL

右侧大腿后面观（浅层）

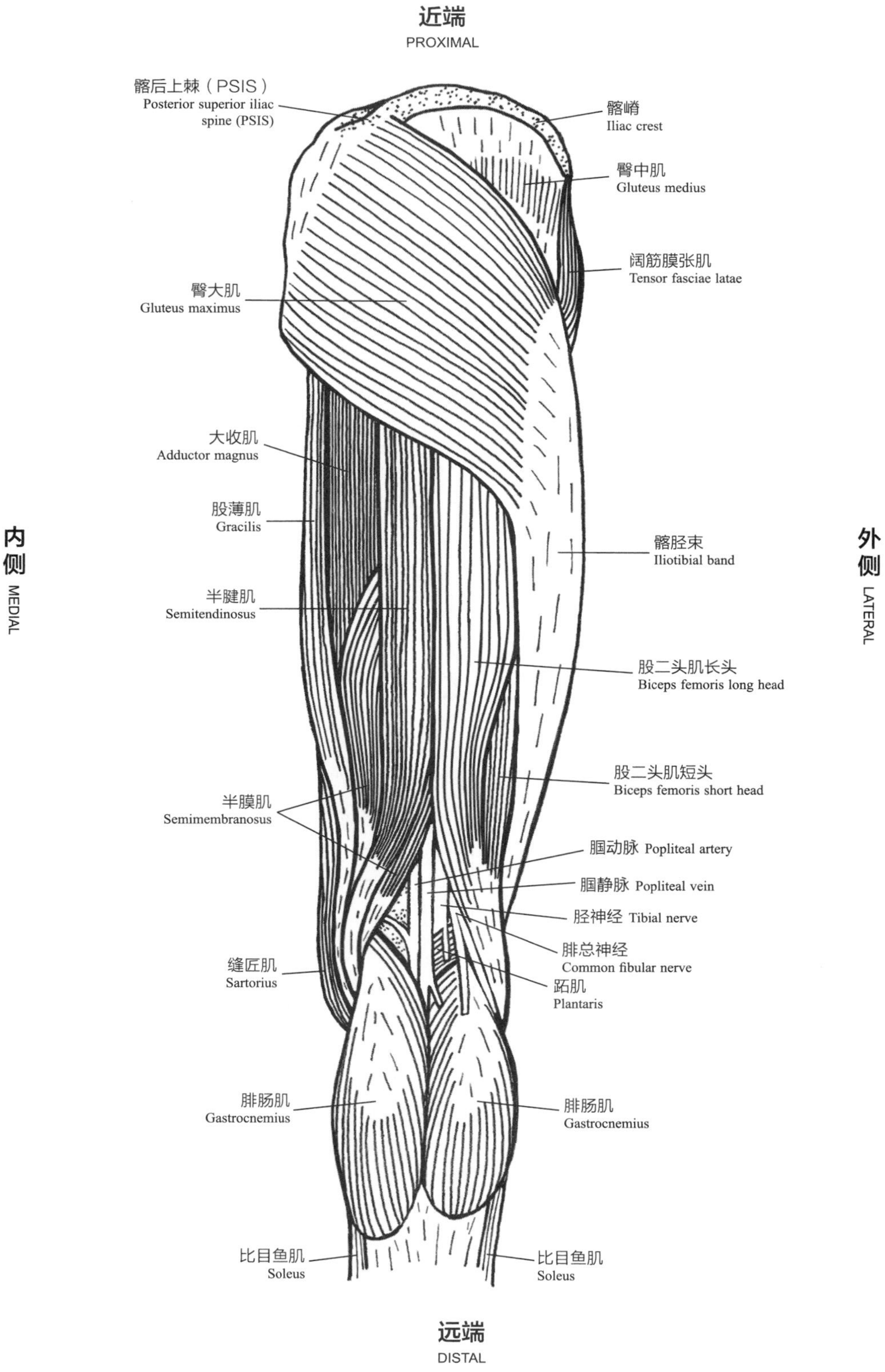
近端
PROXIMAL
髂后上棘（PSIS）
Posterior superior iliac spine (PSIS)
髂嵴
Iliac crest
臀中肌
Gluteus medius
阔筋膜张肌
Tensor fasciae latae
臀大肌
Gluteus maximus
大收肌
Adductor magnus
股薄肌
Gracilis
内侧
MEDIAL
髂胫束
Iliotibial band
外侧
LATERAL
半腱肌
Semitendinosus
股二头肌长头
Biceps femoris long head
股二头肌短头
Biceps femoris short head
半膜肌
Semimembranosus
腘动脉 Popliteal artery
腘静脉 Popliteal vein
胫神经 Tibial nerve
腓总神经
Common fibular nerve
缝匠肌
Sartorius
跖肌
Plantaris
腓肠肌
Gastrocnemius
腓肠肌
Gastrocnemius
比目鱼肌
Soleus
比目鱼肌
Soleus
远端
DISTAL

右侧大腿后面观（深层）

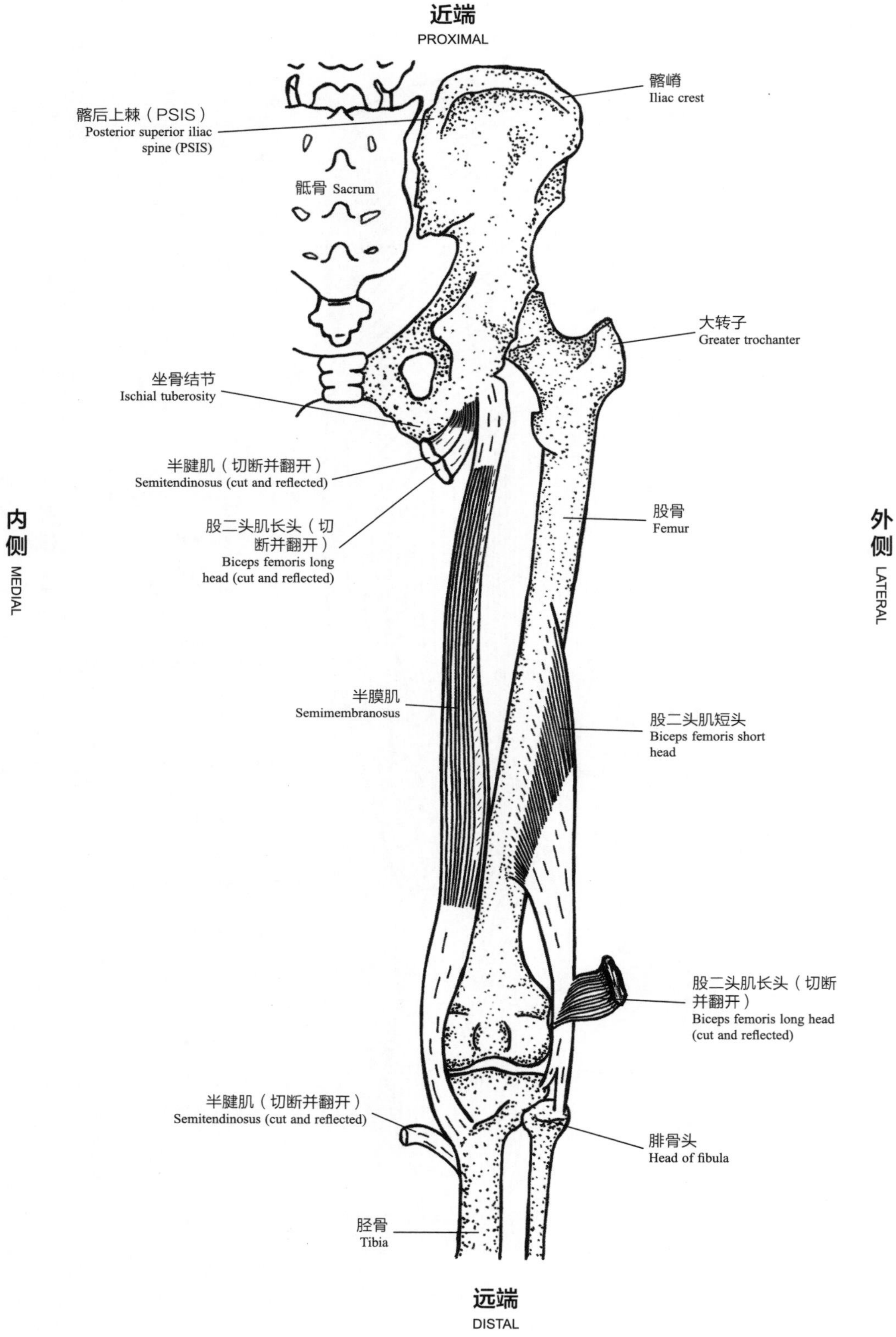
近端
PROXIMAL
髂嵴
Iliac crest
髂后上棘（PSIS）
Posterior superior iliac spine (PSIS)
骶骨 Sacrum
大转子
Greater trochanter
坐骨结节
Ischial tuberosity
半腱肌（切断并翻开）
Semitendinosus (cut and reflected)
股二头肌长头（切断并翻开）
Biceps femoris long head (cut and reflected)
股骨
Femur
内侧
MEDIAL
外侧
LATERAL
半膜肌
Semimembranosus
股二头肌短头
Biceps femoris short head
股二头肌长头（切断并翻开）
Biceps femoris long head (cut and reflected)
半腱肌（切断并翻开）
Semitendinosus (cut and reflected)
腓骨头
Head of fibula
胫骨
Tibia
远端
DISTAL

右侧大腿外侧面观

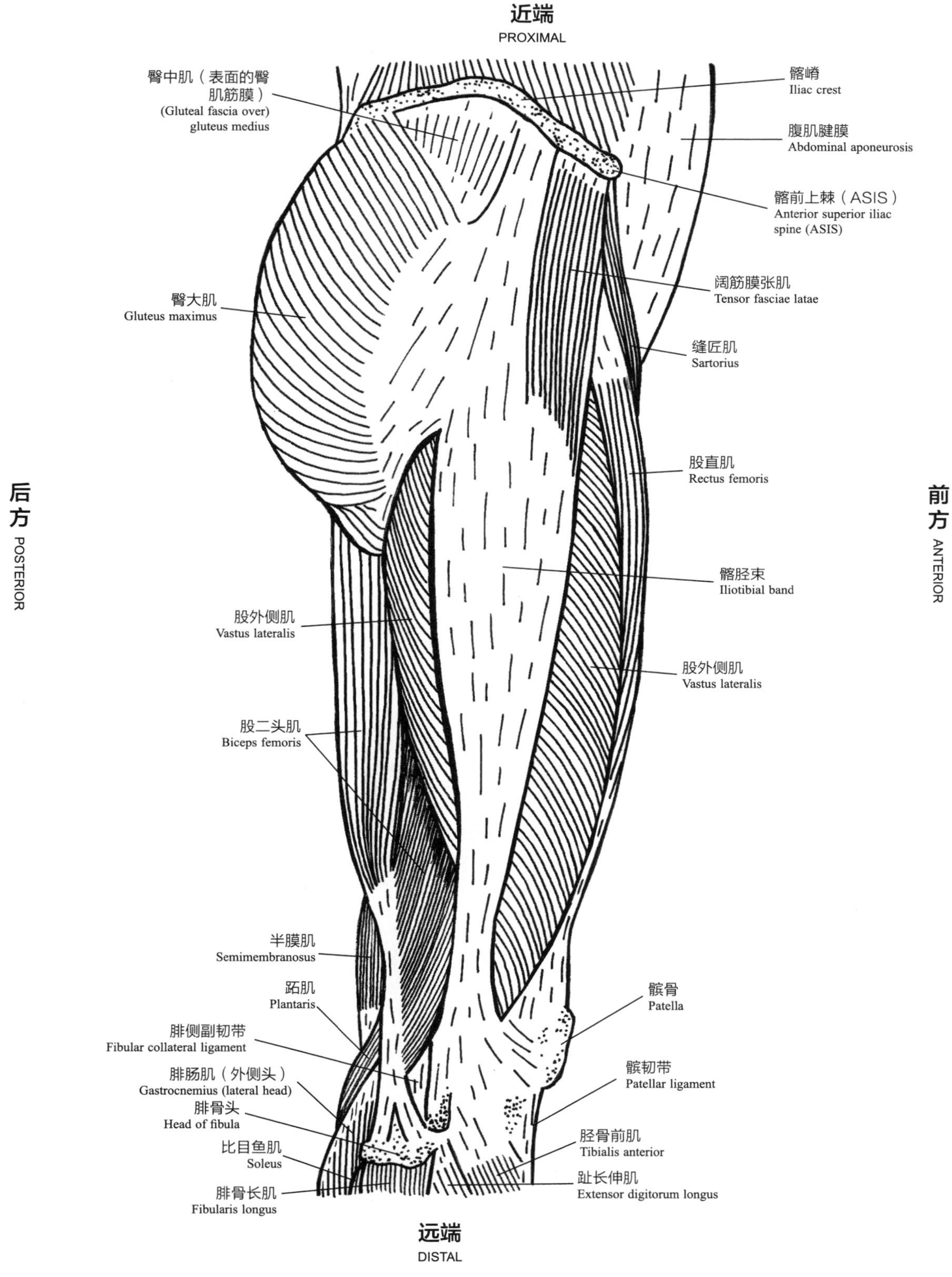
近端
PROXIMAL
臀中肌（表面的臀肌筋膜）
(Gluteal fascia over) gluteus medius
髂嵴
Iliac crest
腹肌腱膜
Abdominal aponeurosis
髂前上棘（ASIS）
Anterior superior iliac spine (ASIS)
阔筋膜张肌
Tensor fasciae latae
臀大肌
Gluteus maximus
缝匠肌
Sartorius
股直肌
Rectus femoris
后方
POSTERIOR
前方
ANTERIOR
髂胫束
Iliotibial band
股外侧肌
Vastus lateralis
股外侧肌
Vastus lateralis
股二头肌
Biceps femoris
半膜肌
Semimembranosus
跖肌
Plantaris
髌骨
Patella
腓侧副韧带
Fibular collateral ligament
髌韧带
Patellar ligament
腓肠肌（外侧头）
Gastrocnemius (lateral head)
腓骨头
Head of fibula
胫骨前肌
Tibialis anterior
比目鱼肌
Soleus
趾长伸肌
Extensor digitorum longus
腓骨长肌
Fibularis longus
远端
DISTAL

右侧大腿内侧面观

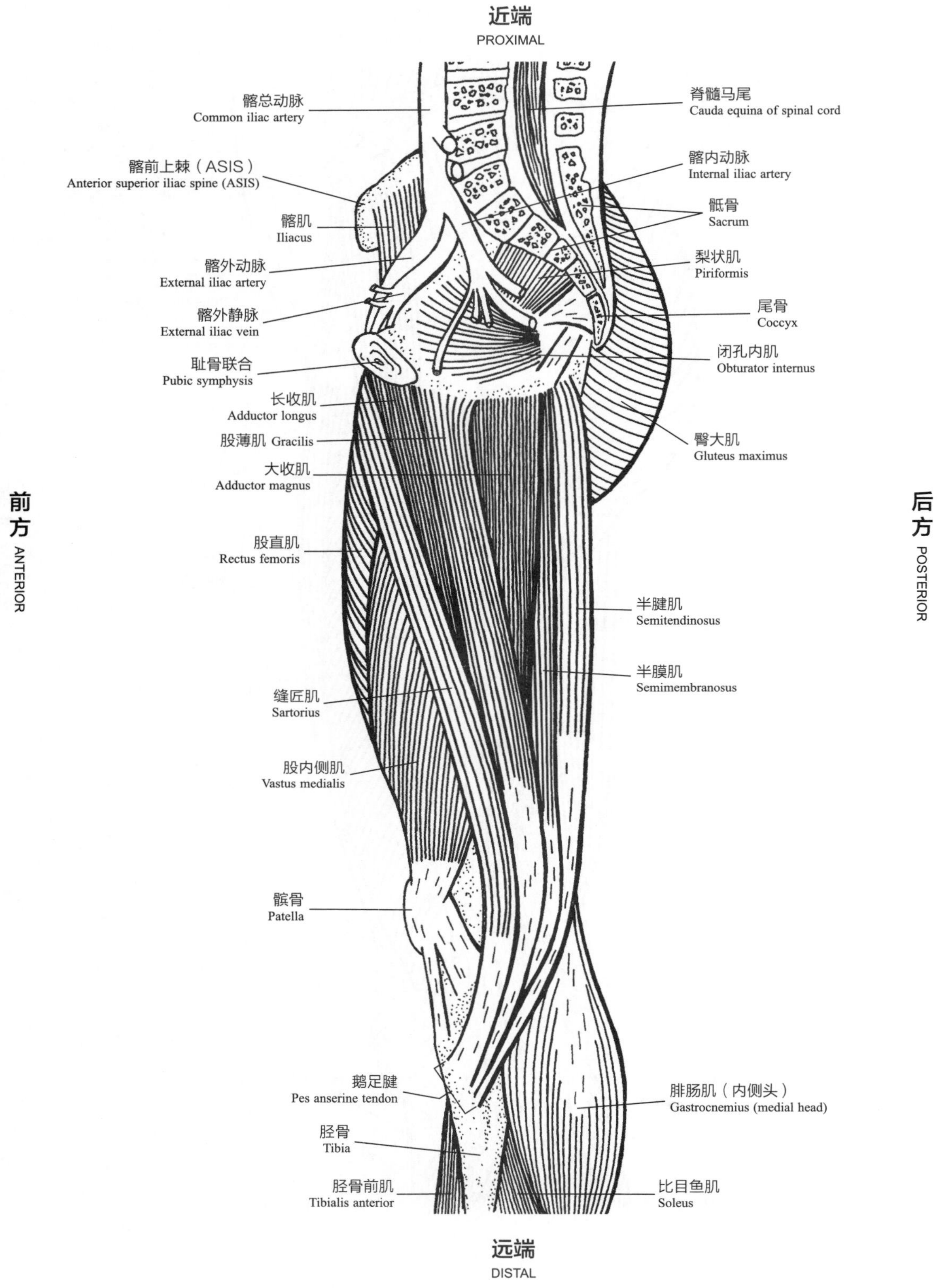
近端
PROXIMAL
髂总动脉
Common iliac artery
髂前上棘（ASIS）
Anterior superior iliac spine (ASIS)
髂肌
Iliacus
髂外动脉
External iliac artery
髂外静脉
External iliac vein
耻骨联合
Pubic symphysis
长收肌
Adductor longus
股薄肌 Gracilis
大收肌
Adductor magnus
股直肌
Rectus femoris
缝匠肌
Sartorius
股内侧肌
Vastus medialis
髌骨
Patella
鹅足腱
Pes anserine tendon
胫骨
Tibia
胫骨前肌
Tibialis anterior
脊髓马尾
Cauda equina of spinal cord
髂内动脉
Internal iliac artery
骶骨
Sacrum
梨状肌
Piriformis
尾骨
Coccyx
闭孔内肌
Obturator internus
臀大肌
Gluteus maximus
半腱肌
Semitendinosus
半膜肌
Semimembranosus
腓肠肌（内侧头）
Gastrocnemius (medial head)
比目鱼肌
Soleus
远端
DISTAL
前方
ANTERIOR
后方
POSTERIOR

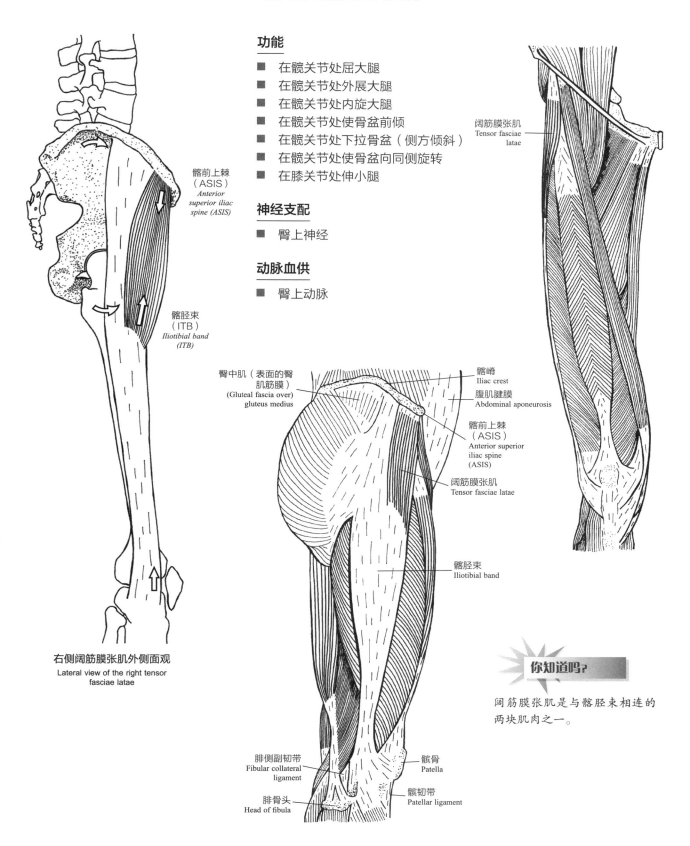

阔筋膜张肌 [TENSOR FASCIAE LATAE（“TFL”）]

ten-sor **fash**-ee-a **la**-tee

功能

- 在髋关节处屈大腿
- 在髋关节处外展大腿
- 在髋关节处内旋大腿
- 在髋关节处使骨盆前倾
- 在髋关节处下拉骨盆（侧方倾斜）
- 在髋关节处使骨盆向同侧旋转
- 在膝关节处伸小腿

神经支配

- 臀上神经

动脉血供

- 臀上动脉

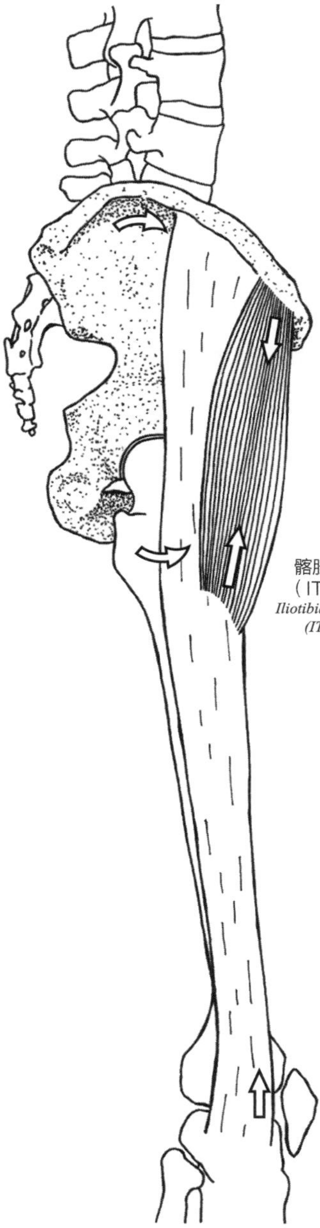
髂前上棘
（ASIS）
Anterior superior iliac spine (ASIS)
髂胫束
（ITB）
Iliotibial band (ITB)

右侧阔筋膜张肌外侧面观
Lateral view of the right tensor fasciae latae

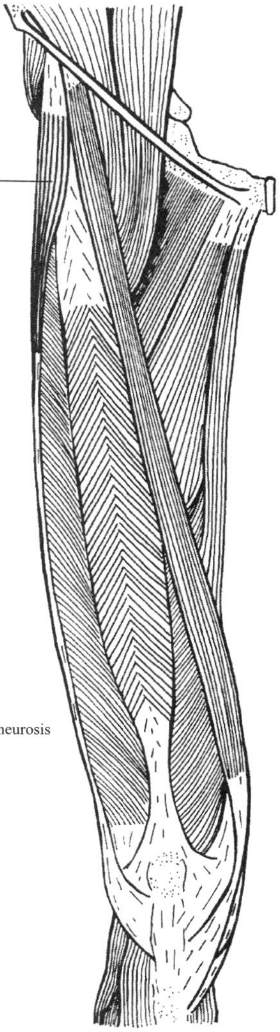
阔筋膜张肌
Tensor fasciae latae

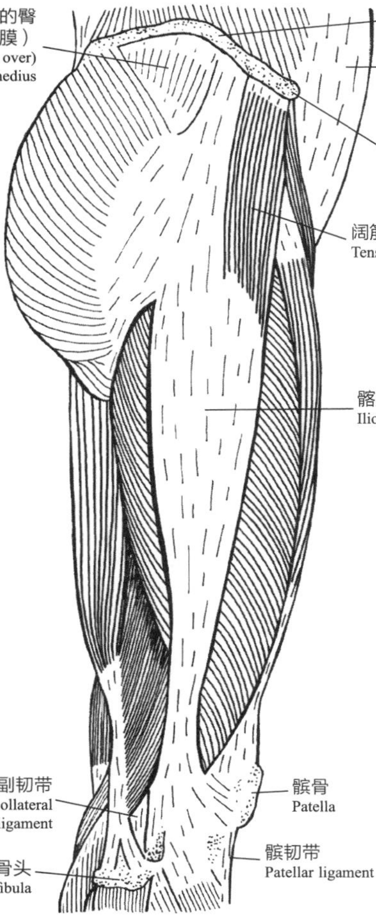
臀中肌（表面的臀肌筋膜）
(Gluteal fascia over) gluteus medius
髂嵴
Iliac crest
腹肌腱膜
Abdominal aponeurosis
髂前上棘
（ASIS）
Anterior superior iliac spine (ASIS)
阔筋膜张肌
Tensor fasciae latae
髂胫束
Iliotibial band
腓侧副韧带
Fibular collateral ligament
腓骨头
Head of fibula
髌骨
Patella
髌韧带
Patellar ligament

你知道吗?

阔筋膜张肌是与髂胫束相连的两块肌肉之一。

缝匠肌（SARTORIUS）

sar-**tor**-ee-us

功能

- 在髋关节处屈大腿
- 在髋关节处外展大腿
- 在髋关节处外旋大腿
- 在膝关节处屈小腿
- 在髋关节处前倾骨盆
- 在膝关节处内旋小腿
- 在髋关节处下拉骨盆（侧方倾斜）
- 在髋关节处使骨盆向对侧旋转

神经支配

- 股神经

动脉血供

- 股动脉

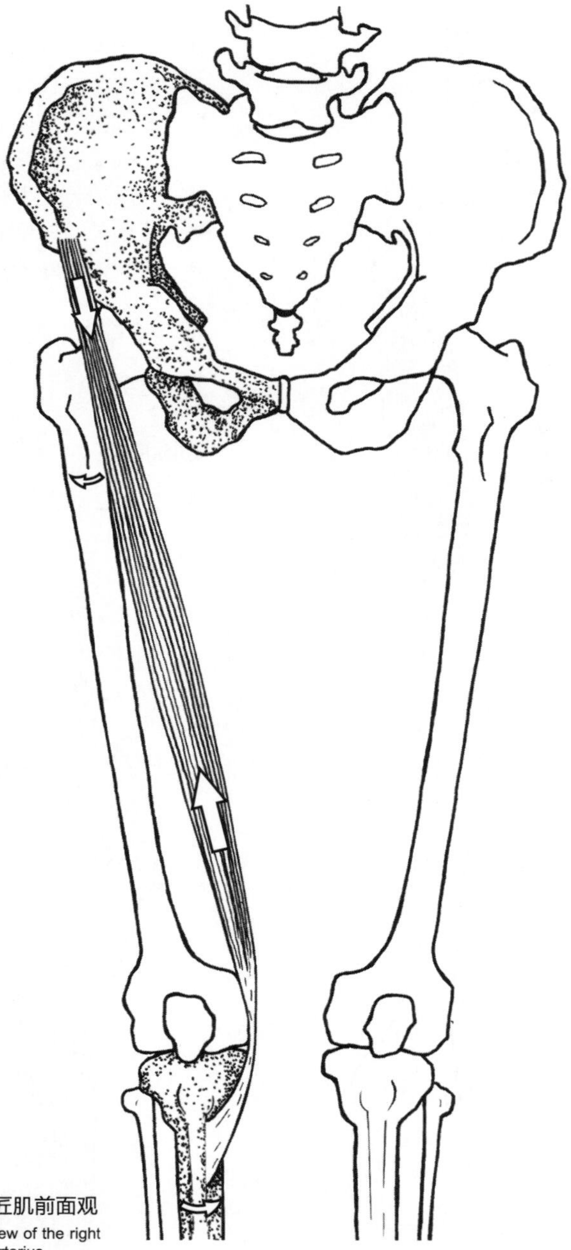
髂前上棘（ASIS）
Anterior superior iliac spine (ASIS)
鹅足腱
Pes anserine tendon

右侧缝匠肌前面观
Anterior view of the right sartorius

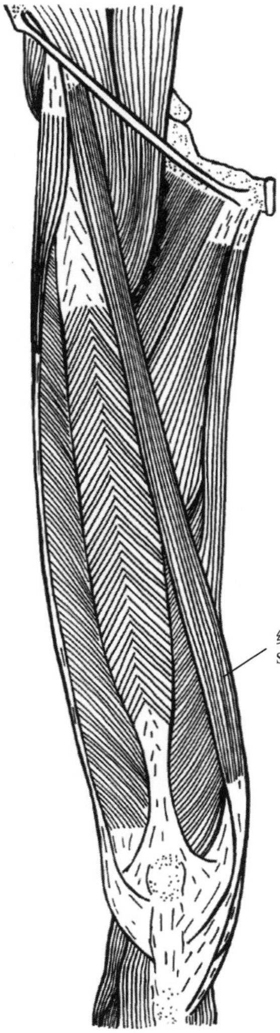
缝匠肌
Sartorius

你知道吗？

缝匠肌是人体最长的肌肉，它也是与鹅足腱相连的三块肌肉中的一块。

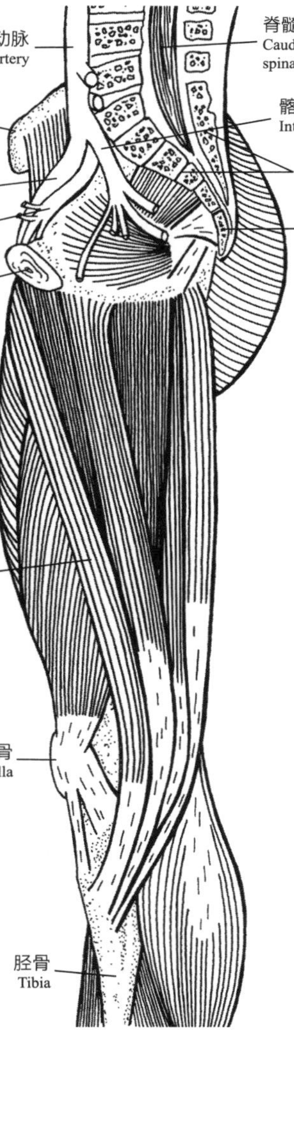
髂总动脉
Common iliac artery
脊髓马尾
Cauda equina of spinal cord
髂前上棘（ASIS）
Anterior superior iliac spine (ASIS)
髂内动脉
Internal iliac artery
髂外动脉
External iliac artery
骶骨
Sacrum
髂外静脉
External iliac vein
尾骨
Coccyx
耻骨联合
Pubic symphysis
缝匠肌
Sartorius
髌骨
Patella
胫骨
Tibia

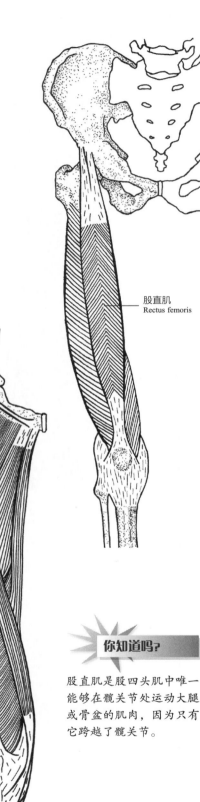

股直肌（RECTUS FEMORIS）
（属于股四头肌群）

rek-tus **fem**-o-ris

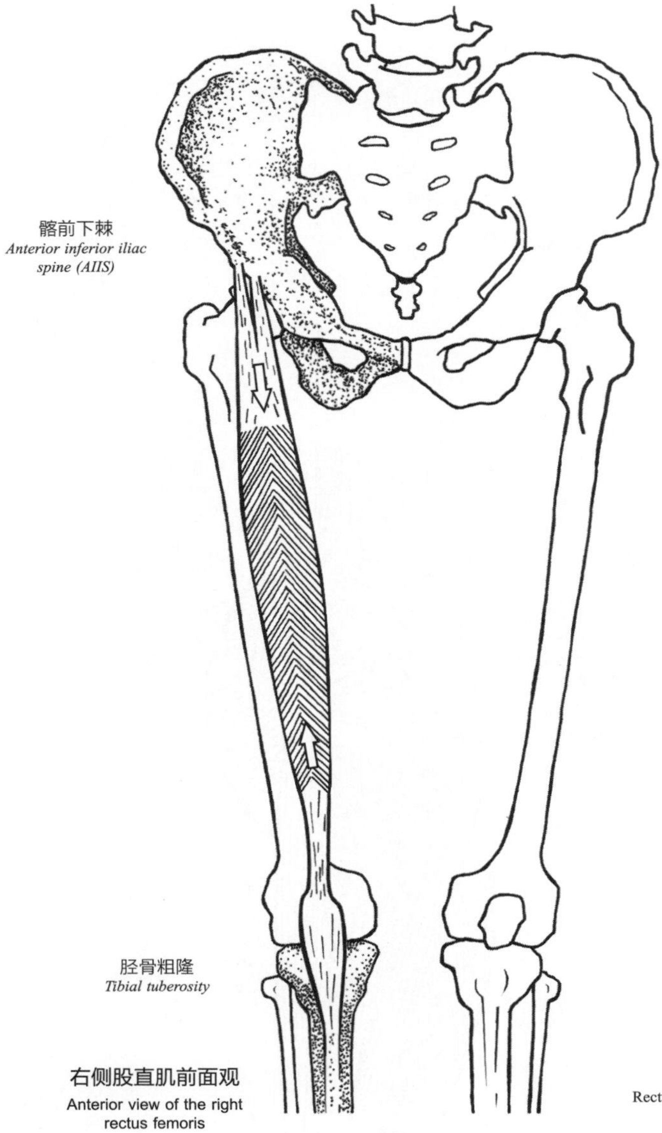
髂前下棘
Anterior inferior iliac spine (AIIS)
胫骨粗隆
Tibial tuberosity

右侧股直肌前面观
Anterior view of the right rectus femoris

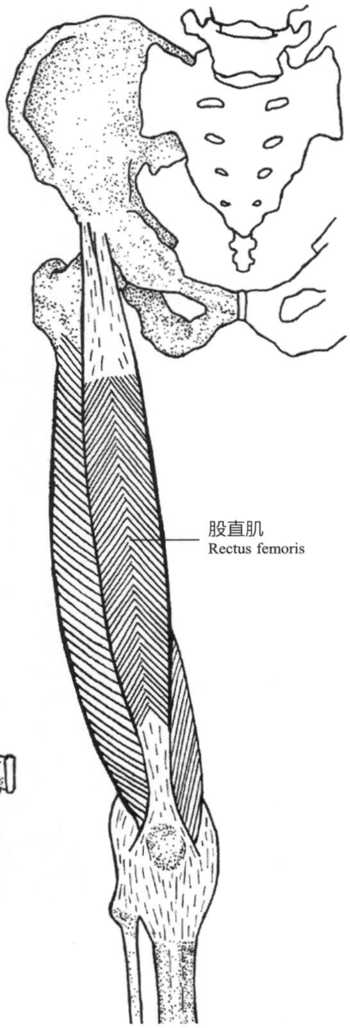
股直肌
Rectus femoris

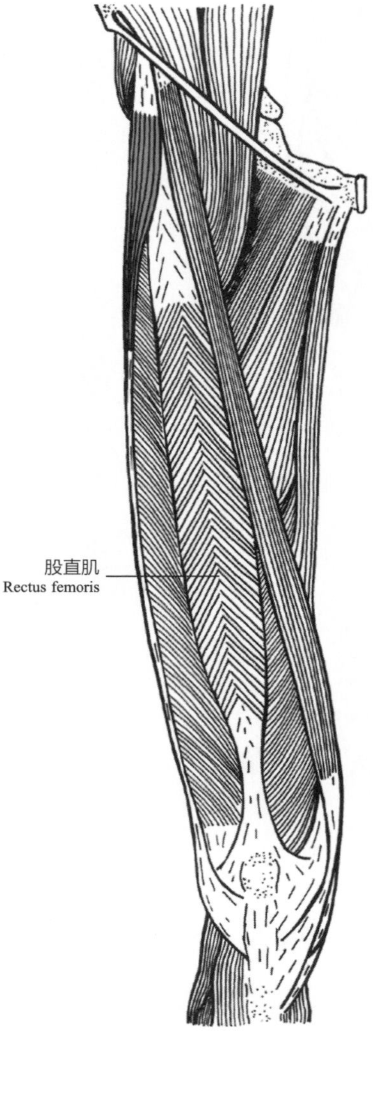
股直肌
Rectus femoris

功能

- 在膝关节处伸小腿
- 在髋关节处屈大腿
- 在髋关节处前倾骨盆

神经支配

- 股神经

动脉血供

- 股动脉与股深动脉

你知道吗?

股直肌是股四头肌中唯一能够在髋关节处运动大腿或骨盆的肌肉，因为只有它跨越了髋关节。

股外侧肌（VASTUS LATERALIS）
（属于股四头肌群）

vas-tus lat-er-**a**-lis

功能

- 在膝关节处伸小腿

神经支配

- 股神经

动脉血供

- 股动脉与股深动脉

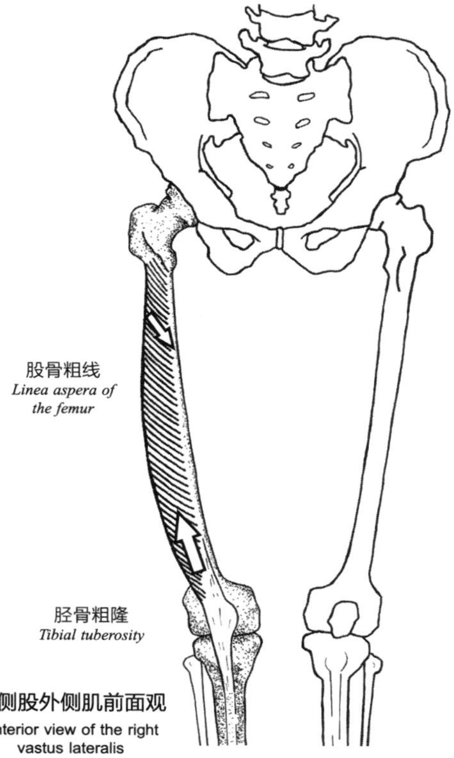
股骨粗线
Linea aspera of the femur
胫骨粗隆
Tibial tuberosity

右侧股外侧肌前面观
Anterior view of the right vastus lateralis

股内侧肌（VASTUS MEDIALIS）
（属于股四头肌群）

vas-tus mee-dee-**a**-lis

功能

- 在膝关节处伸小腿

神经支配

- 股神经

动脉血供

- 股动脉

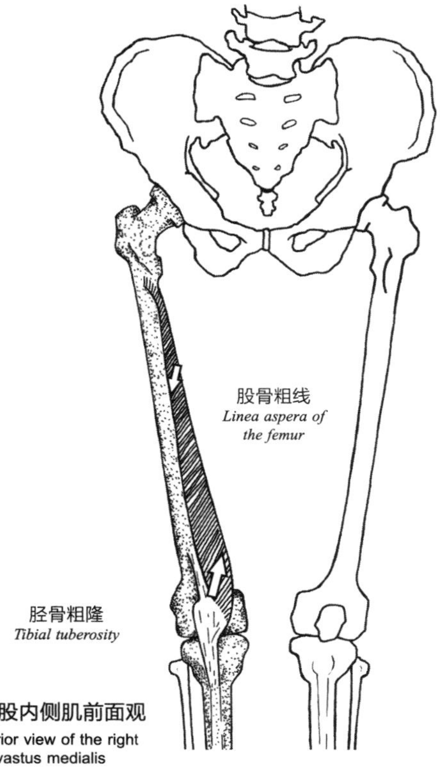
股骨粗线
Linea aspera of the femur
胫骨粗隆
Tibial tuberosity

右侧股内侧肌前面观
Anterior view of the right vastus medialis

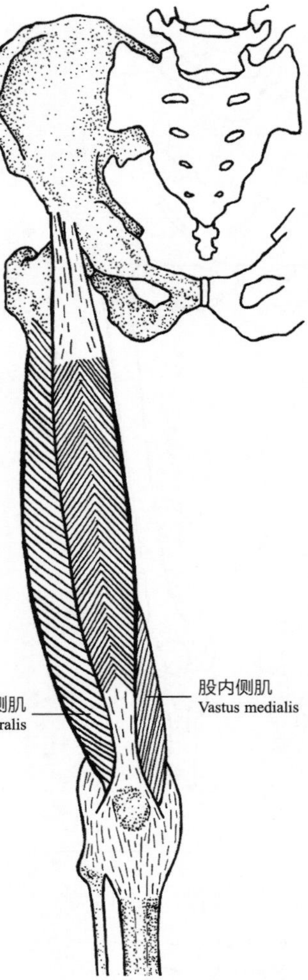
股外侧肌
Vastus lateralis
股内侧肌
Vastus medialis

你知道吗?

股外侧肌是股四头肌群中最大的肌肉，它位于髂胫束的深面，所以髂胫束处疼痛常常与这块肌肉有关。

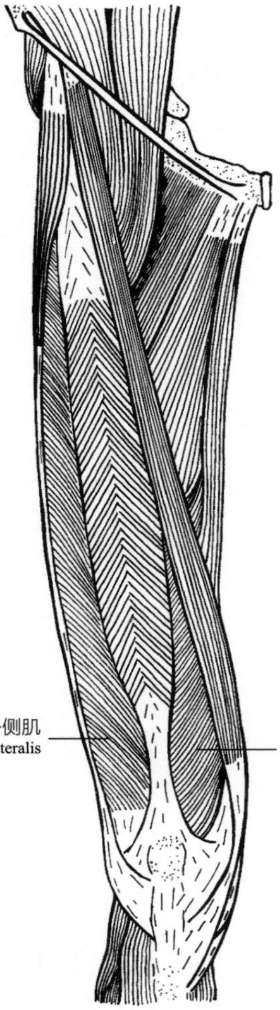
股外侧肌
Vastus lateralis
股内侧肌
Vastus medialis

你知道吗?

股内侧肌最远端很粗大，在体形健美的个体中可能会形成一个凸起。

股中间肌（VASTUS INTERMEDIUS）

（属于股四头肌群）

vas-tus in-ter-**mee**-dee-us

功能

- 在膝关节处伸小腿

神经支配

- 股神经

动脉血供

- 股深动脉

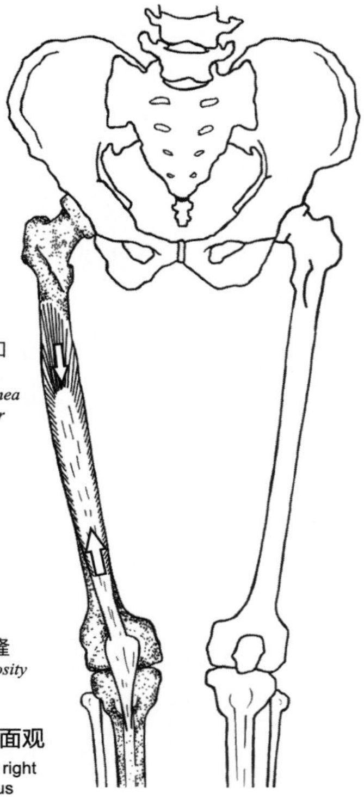
股骨干前表面和
股骨粗线
Anterior shaft and linea aspera of the femur
胫骨粗隆
Tibial tuberosity

右侧股中间肌前面观

Anterior view of the right vastus intermedius

膝关节肌（ARTICULARIS GENUS）

ar-**tik**-you-**la**-ris **je**-new

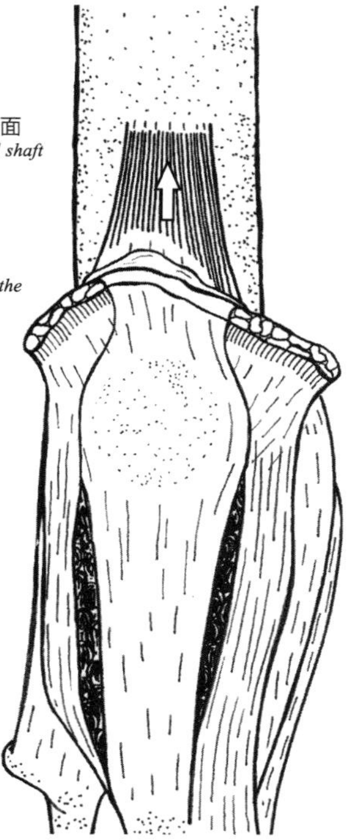
股骨干远端前表面
Anterior distal femoral shaft
膝关节囊
Joint capsule of the knee joint

右侧膝关节肌前面观

Anterior view of the right articularis genus

功能

- 从近端拉紧膝关节囊

神经支配

- 股神经

动脉血供

- 股深动脉

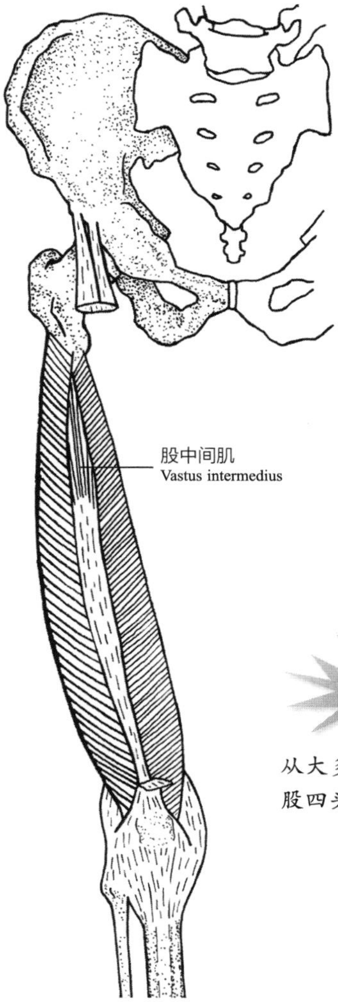
股中间肌
Vastus intermedius

你知道吗?

从大多数方位看，股中间肌都是股四头肌肌群中最深在的。

你知道吗?

膝关节肌没有使骨运动的功能。它的作用是运动关节囊，使其在膝关节运动时不被股骨和胫骨夹住。

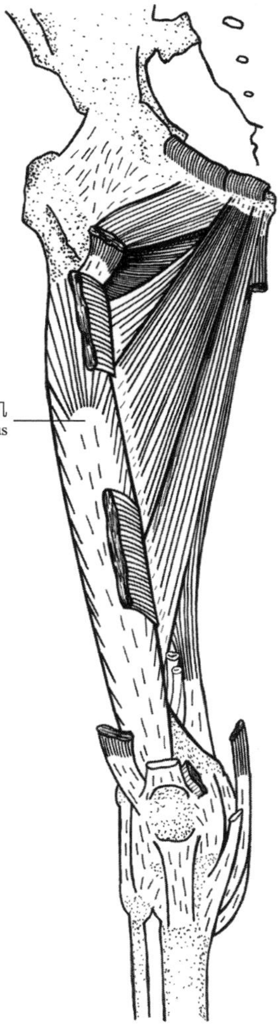
股中间肌
Vastus intermedius

耻骨肌（PECTINEUS）
（属于收肌群）

pek-**tin**-ee-us

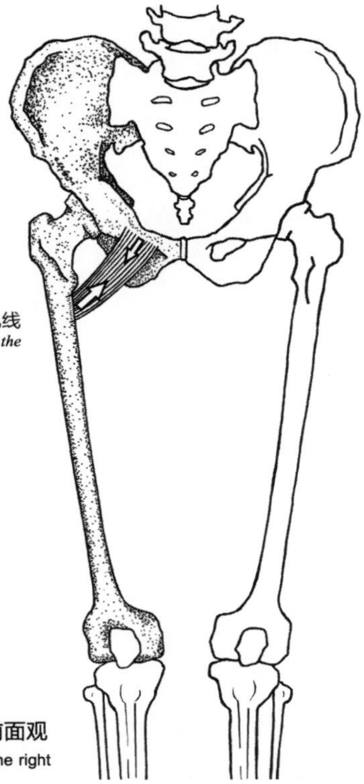
耻骨的耻骨肌线
Pectineal line of the pubis
股骨的耻骨肌线
Pectineal line of the femur

右侧耻骨肌前面观
Anterior view of the right pectineus

功能

- 在髋关节处内收大腿
- 在髋关节处屈大腿
- 在髋关节处前倾骨盆
- 在髋关节处上提骨盆【译注：怀疑应为“下拉骨盆”】

神经支配

- 股神经

动脉血供

- 股动脉和股深动脉

股薄肌（GRACILIS）
（属于收肌群）

gra-**sil**-is

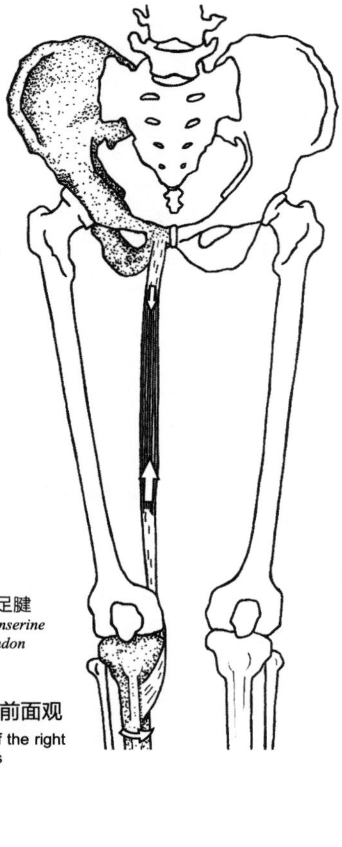
耻骨
Pubis
鹅足腱
Pes anserine tendon

右侧股薄肌前面观
Anterior view of the right gracilis

功能

- 在髋关节处内收大腿
- 在髋关节处屈大腿
- 在膝关节处屈小腿
- 在髋关节处前倾骨盆
- 在膝关节处内旋小腿
- 在髋关节处上提骨盆【译注：怀疑应为“下拉骨盆”】

神经支配

- 闭孔神经

动脉血供

- 股深动脉

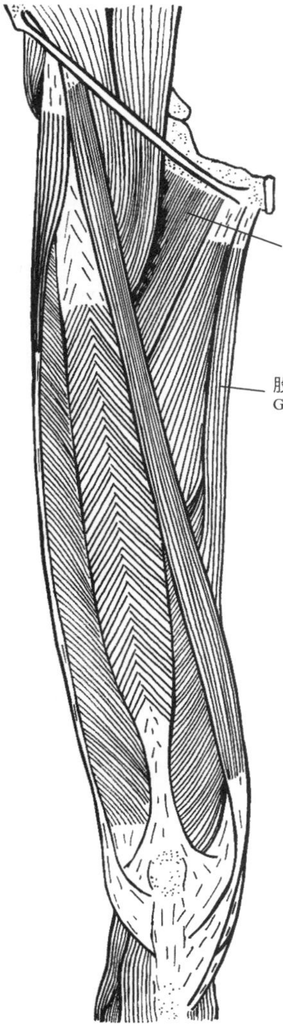

你知道吗?

耻骨肌从耻骨的耻骨肌线走行至股骨的耻骨肌线。

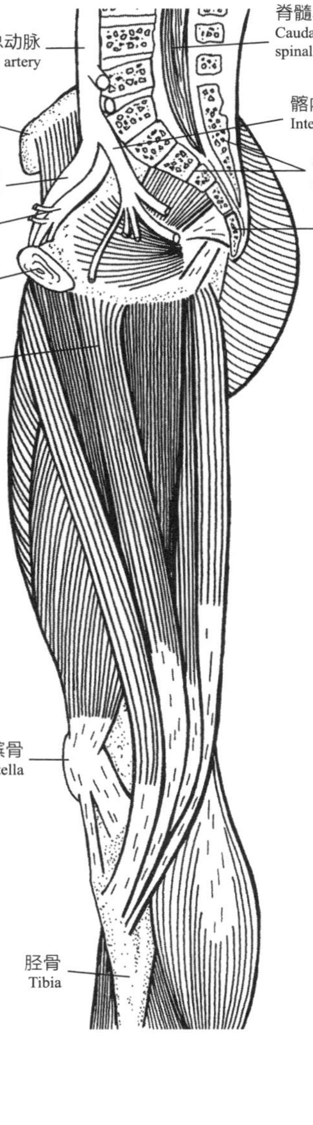

你知道吗?

股薄肌是人体第二长的肌肉。它也是与鹅足腱相连的三块肌肉中的一块。

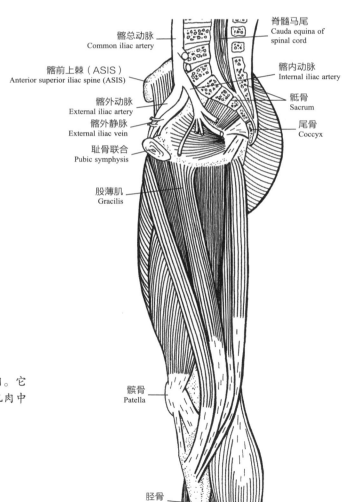

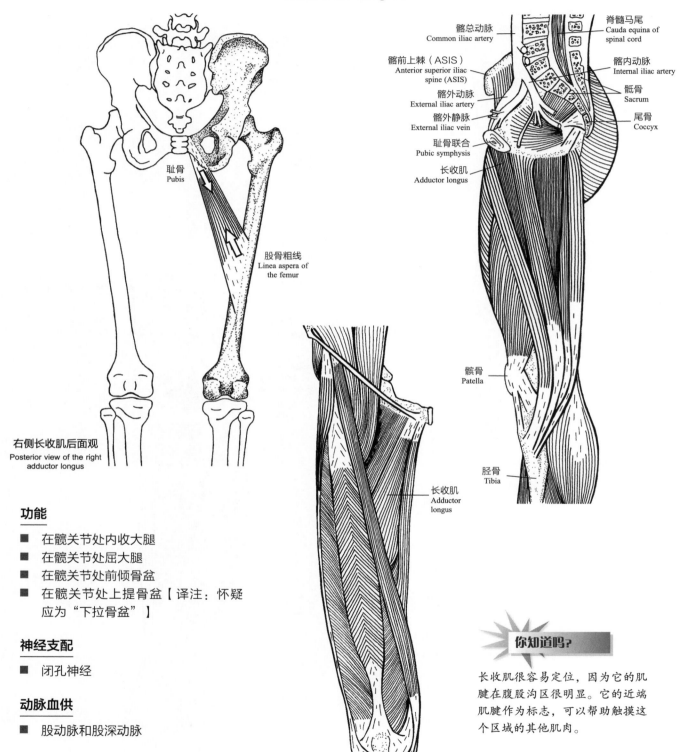

长收肌（ADDUCTOR LONGUS）
（属于收肌群）

ad-**duk**-tor **long**-us

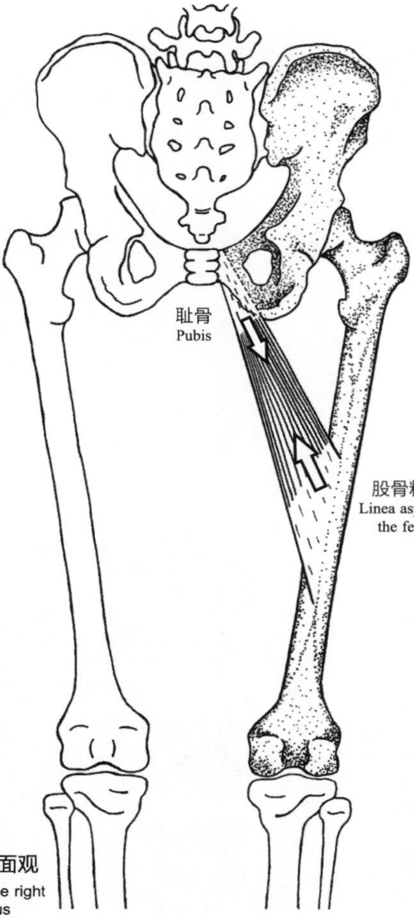
耻骨
Pubis
股骨粗线
Linea aspera of the femur

右侧长收肌后面观
Posterior view of the right adductor longus

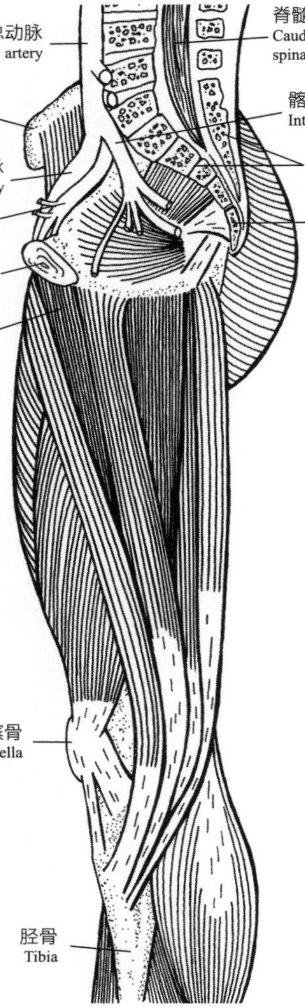
髂总动脉
Common iliac artery
髂前上棘（ASIS）
Anterior superior iliac spine (ASIS)
髂外动脉
External iliac artery
髂外静脉
External iliac vein
耻骨联合
Pubic symphysis
长收肌
Adductor longus
脊髓马尾
Cauda equina of spinal cord
髂内动脉
Internal iliac artery
骶骨
Sacrum
尾骨
Coccyx
髌骨
Patella
胫骨
Tibia

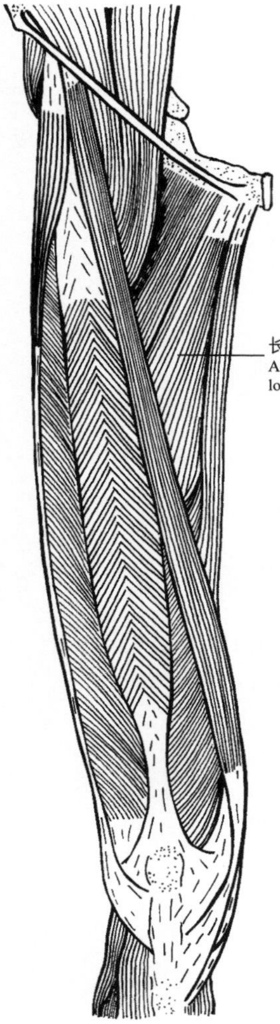
长收肌
Adductor longus

功能

- 在髋关节处内收大腿
- 在髋关节处屈大腿
- 在髋关节处前倾骨盆
- 在髋关节处上提骨盆【译注：怀疑应为“下拉骨盆”】

神经支配

- 闭孔神经

动脉血供

- 股动脉和股深动脉

你知道吗?

长收肌很容易定位，因为它的肌腱在腹股沟区很明显。它的近端肌腱作为标志，可以帮助触摸这个区域的其他肌肉。

短收肌（ADDUCTOR BREVIS）
（属于收肌群）

ad-**duk**-tor **bre**-vis

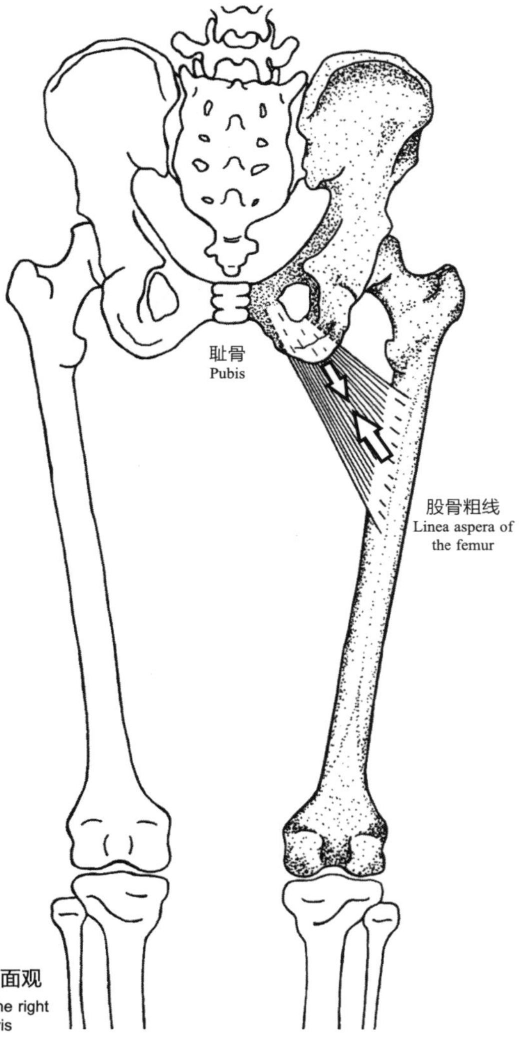
耻骨
Pubis
股骨粗线
Linea aspera of the femur

右侧短收肌后面观
Posterior view of the right adductor brevis

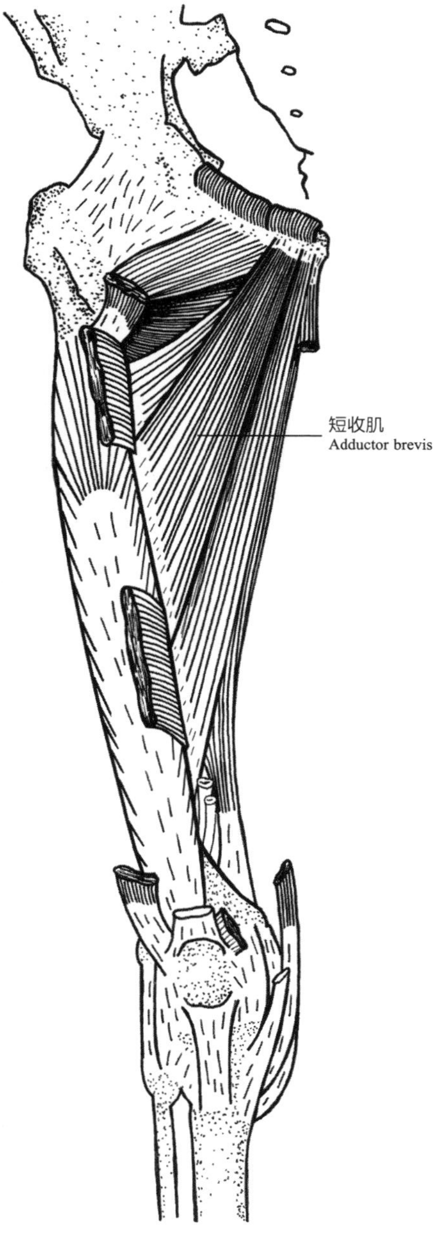
短收肌
Adductor brevis

功能

- 在髋关节处内收大腿
- 在髋关节处屈大腿
- 在髋关节处前倾骨盆
- 在髋关节处上提骨盆【译注：怀疑应为“下拉骨盆”】

神经支配

- 闭孔神经

动脉血供

- 股动脉和股深动脉

你知道吗?

短收肌位于长收肌和大收肌之间。

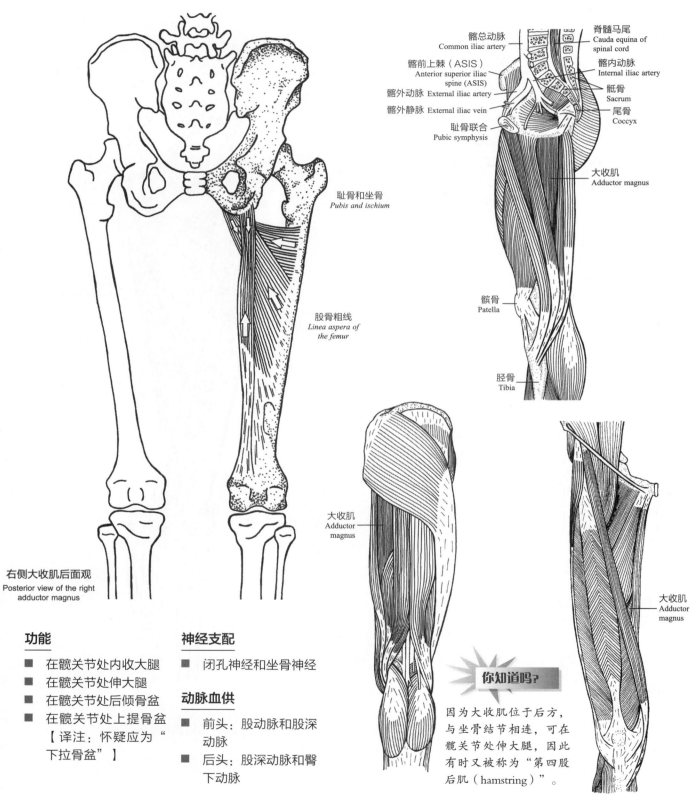

大收肌（ADDUCTOR MAGNUS）
（属于收肌群）

ad-**duk**-tor **mag**-nus

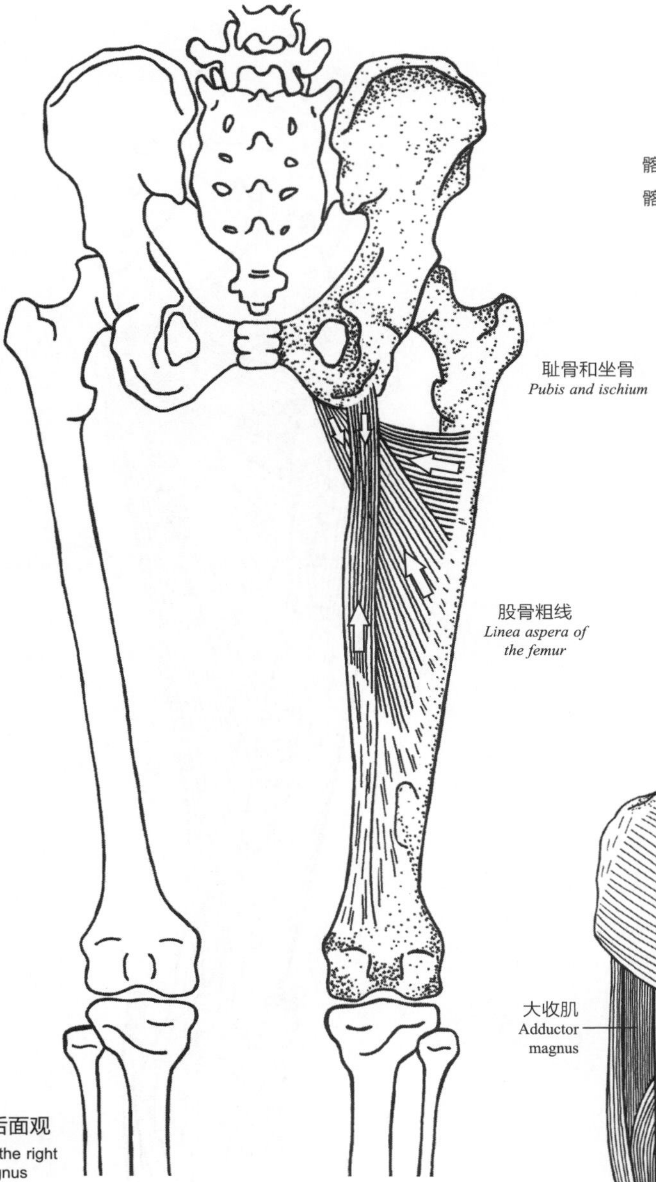
耻骨和坐骨
Pubis and ischium
股骨粗线
Linea aspera of the femur

右侧大收肌后面观
Posterior view of the right adductor magnus

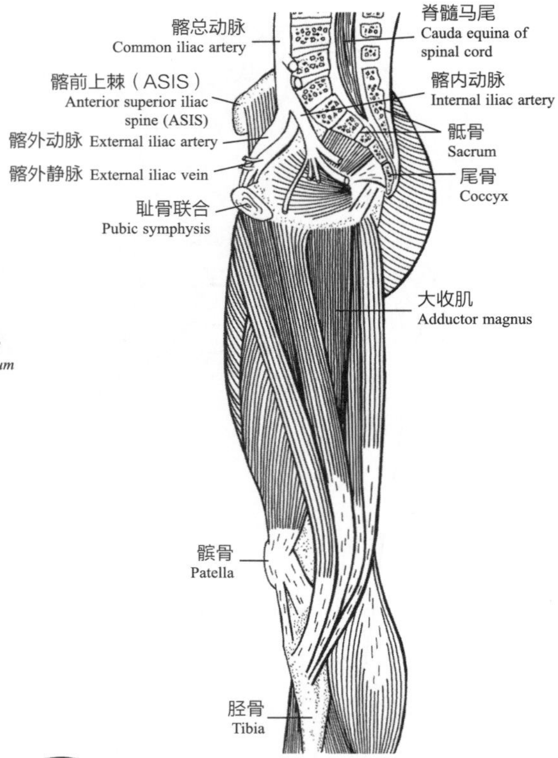
髂总动脉
Common iliac artery
髂前上棘（ASIS）
Anterior superior iliac spine (ASIS)
髂外动脉 External iliac artery
髂外静脉 External iliac vein
耻骨联合
Pubic symphysis
脊髓马尾
Cauda equina of spinal cord
髂内动脉
Internal iliac artery
骶骨
Sacrum
尾骨
Coccyx
大收肌
Adductor magnus
髌骨
Patella
胫骨
Tibia

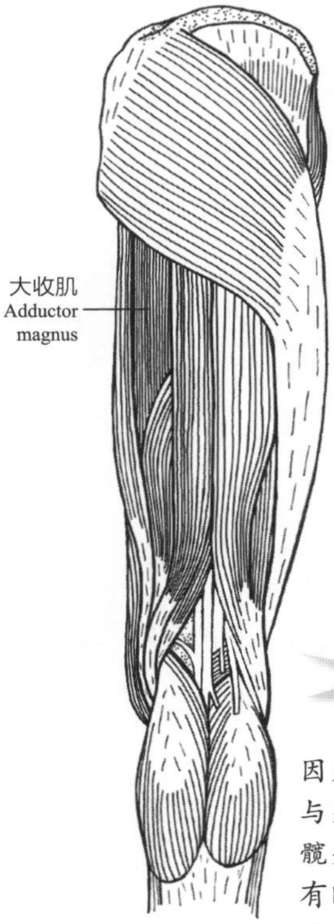
大收肌
Adductor magnus

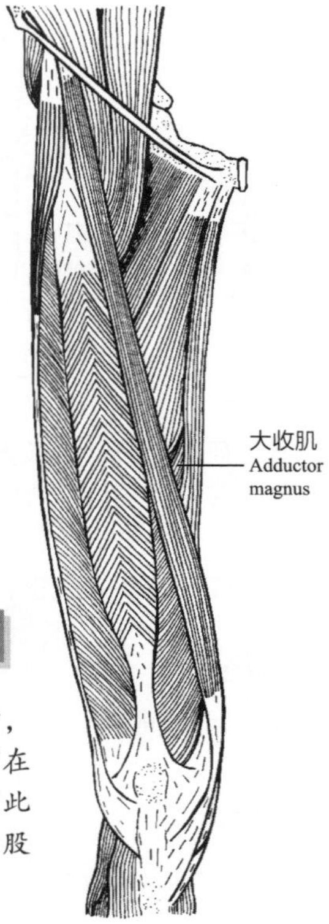
大收肌
Adductor magnus

功能

- 在髋关节处内收大腿
- 在髋关节处伸大腿
- 在髋关节处后倾骨盆
- 在髋关节处上提骨盆【译注：怀疑应为“下拉骨盆”】

神经支配

- 闭孔神经和坐骨神经

动脉血供

- 前头：股动脉和股深动脉
- 后头：股深动脉和臀下动脉

你知道吗?

因为大收肌位于后方，与坐骨结节相连，可在髋关节处伸大腿，因此有时又被称为“第四股后肌（hamstring）”。

股二头肌（BICEPS FEMORIS）
（属于股后肌群）

by-seps **fem**-o-ris

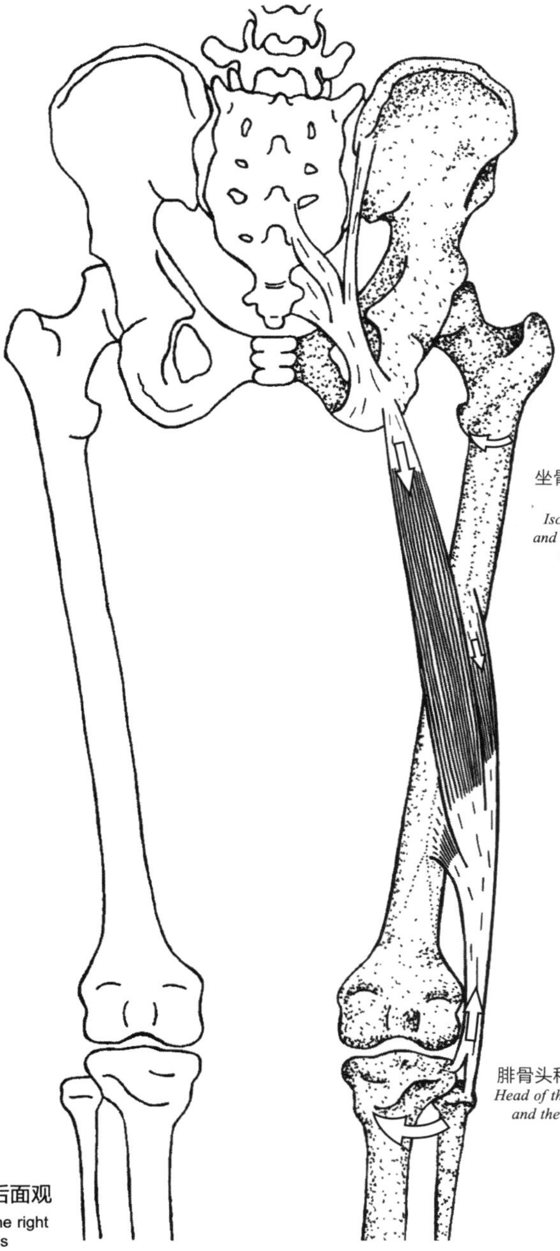
坐骨结节和股骨粗线
Ischial tuberosity and the linea aspera of the femur
腓骨头和胫骨
Head of the fibula and the tibia

右侧股二头肌后面观
Posterior view of the right biceps femoris

功能

- 在膝关节处屈小腿（整块肌肉）
- 在髋关节处伸大腿（长头）
- 在髋关节处后倾骨盆（长头）
- 在膝关节处外旋小腿（整块肌肉）
- 在髋关节处内收大腿（长头）
- 在髋关节处外旋大腿（长头）

神经支配

- 坐骨神经

动脉血供

- 长头：臀下动脉和股深动脉穿支
- 短头：股深动脉穿支

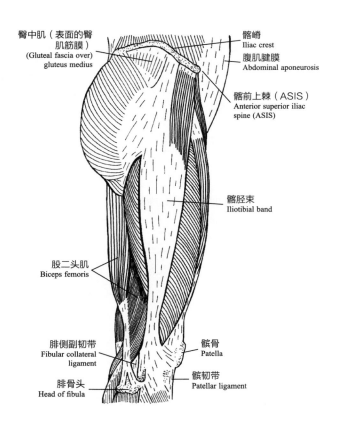

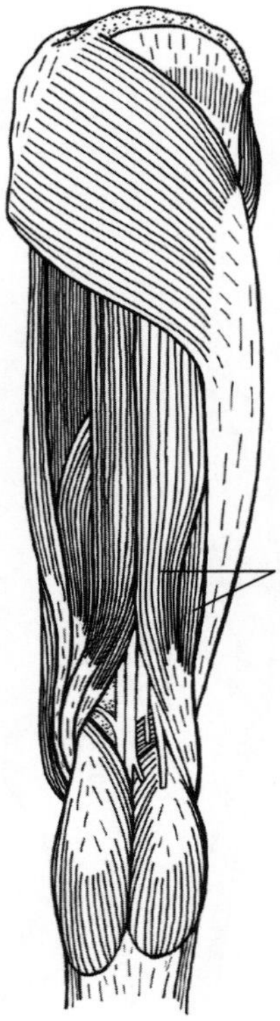
股二头肌
Biceps femoris

你知道吗？

股二头肌在股后肌群的外侧。它的短头是股后肌群中唯一不跨越髋关节的。

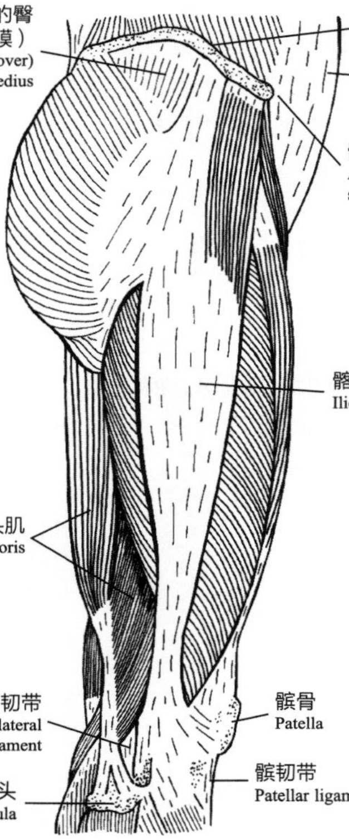
臀中肌（表面的臀肌筋膜）
(Gluteal fascia over) gluteus medius
髂嵴
Iliac crest
腹肌腱膜
Abdominal aponeurosis
髂前上棘（ASIS）
Anterior superior iliac spine (ASIS)
髂胫束
Iliotibial band
股二头肌
Biceps femoris
腓侧副韧带
Fibular collateral ligament
髌骨
Patella
腓骨头
Head of fibula
髌韧带
Patellar ligament

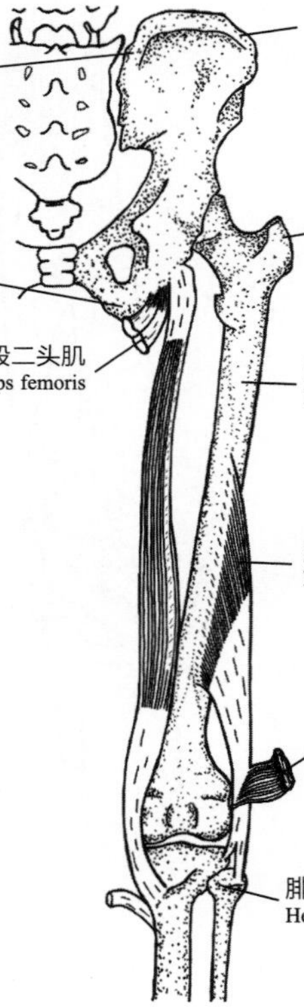
髂后上棘（PSIS）
Posterior superior iliac spine (PSIS)
髂嵴
Iliac crest
大转子
Greater trochanter
坐骨结节
Ischial tuberosity
股二头肌
Biceps femoris
股骨
Femur
股二头肌
Biceps femoris
股二头肌
Biceps femoris
腓骨头
Head of fibula

半腱肌（SEMITENDINOSUS）
（属于股后肌群）

sem-i-**ten**-di-**no**-sus

功能

- 在膝关节处屈小腿
- 在髋关节处伸大腿
- 在髋关节处后倾骨盆
- 在膝关节处内旋小腿
- 在髋关节处内旋大腿

神经支配

- 坐骨神经

动脉血供

- 臀下动脉和股深动脉穿支

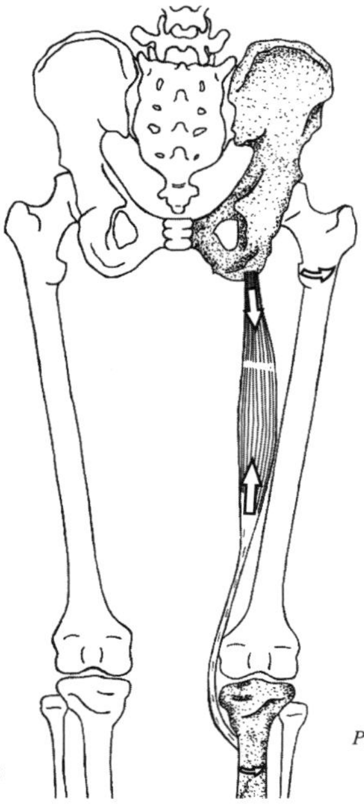
坐骨结节
Ischial tuberosity
鹅足腱
Pes anserine
tendon

右侧半腱肌后面观
Posterior view of the right semitendinosus

半膜肌（SEMIMEMBRANOSUS）
（属于股后肌群）

sem-i-**mem**-bra-**no**-sus

功能

- 在膝关节处屈小腿
- 在髋关节处伸大腿
- 在髋关节处后倾骨盆
- 在膝关节处内旋小腿
- 在髋关节处内旋大腿

神经支配

- 坐骨神经

动脉血供

- 臀下动脉和股深动脉穿支

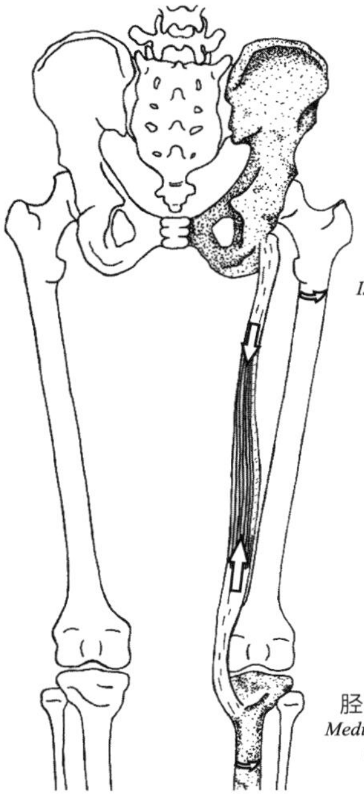
坐骨结节
Ischial tuberosity
胫骨内侧髁
Medial condyle of
the tibia

右侧半膜肌后面观
Posterior view of the right semimembranosus

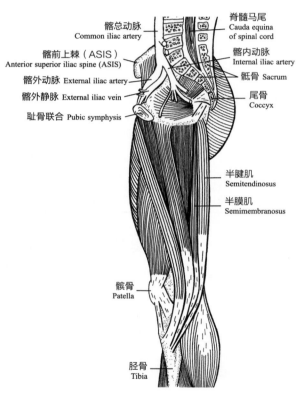

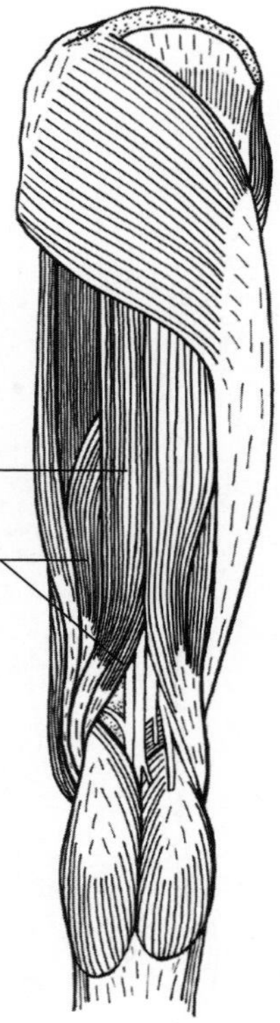
半腱肌
Semitendinosus
半膜肌
Semimembranosus

你知道吗?

半腱肌因其远端长肌腱而得名。它也是与鹅足腱相连的三块肌肉中的一块。

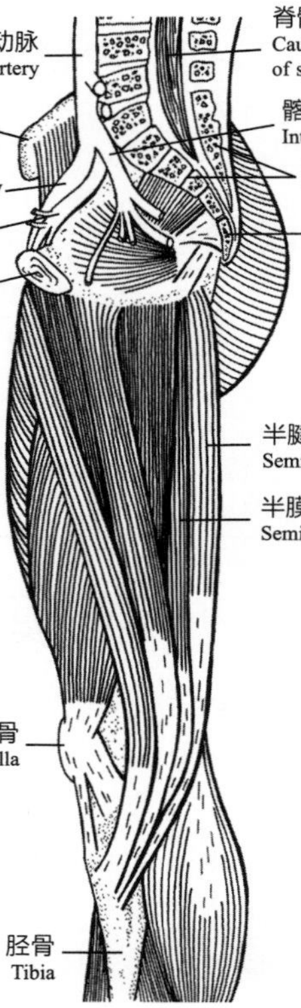
髂总动脉
Common iliac artery
髂前上棘（ASIS）
Anterior superior iliac spine (ASIS)
髂外动脉 External iliac artery
髂外静脉 External iliac vein
耻骨联合 Pubic symphysis
脊髓马尾
Cauda equina
of spinal cord
髂内动脉
Internal iliac artery
骶骨 Sacrum
尾骨
Coccyx
半腱肌
Semitendinosus
半膜肌
Semimembranosus
髌骨
Patella
胫骨
Tibia

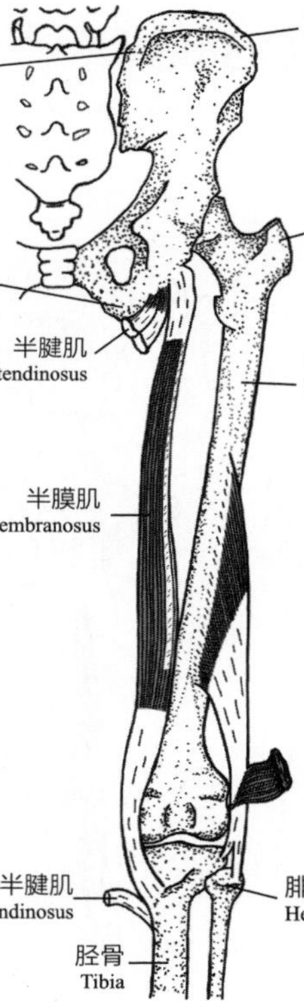
髂后上棘（PSIS）
Posterior superior iliac
spine (PSIS)
髂嵴
Iliac crest
大转子
Greater
trochanter
坐骨结节
Ischial tuberosity
半腱肌
Semitendinosus
股骨
Femur
半膜肌
Semimembranosus
半腱肌
Semitendinosus
腓骨头
Head of fibula
胫骨
Tibia

你知道吗?

半膜肌因其近端长腱膜而得名。

右侧大腿前面观（浅层）

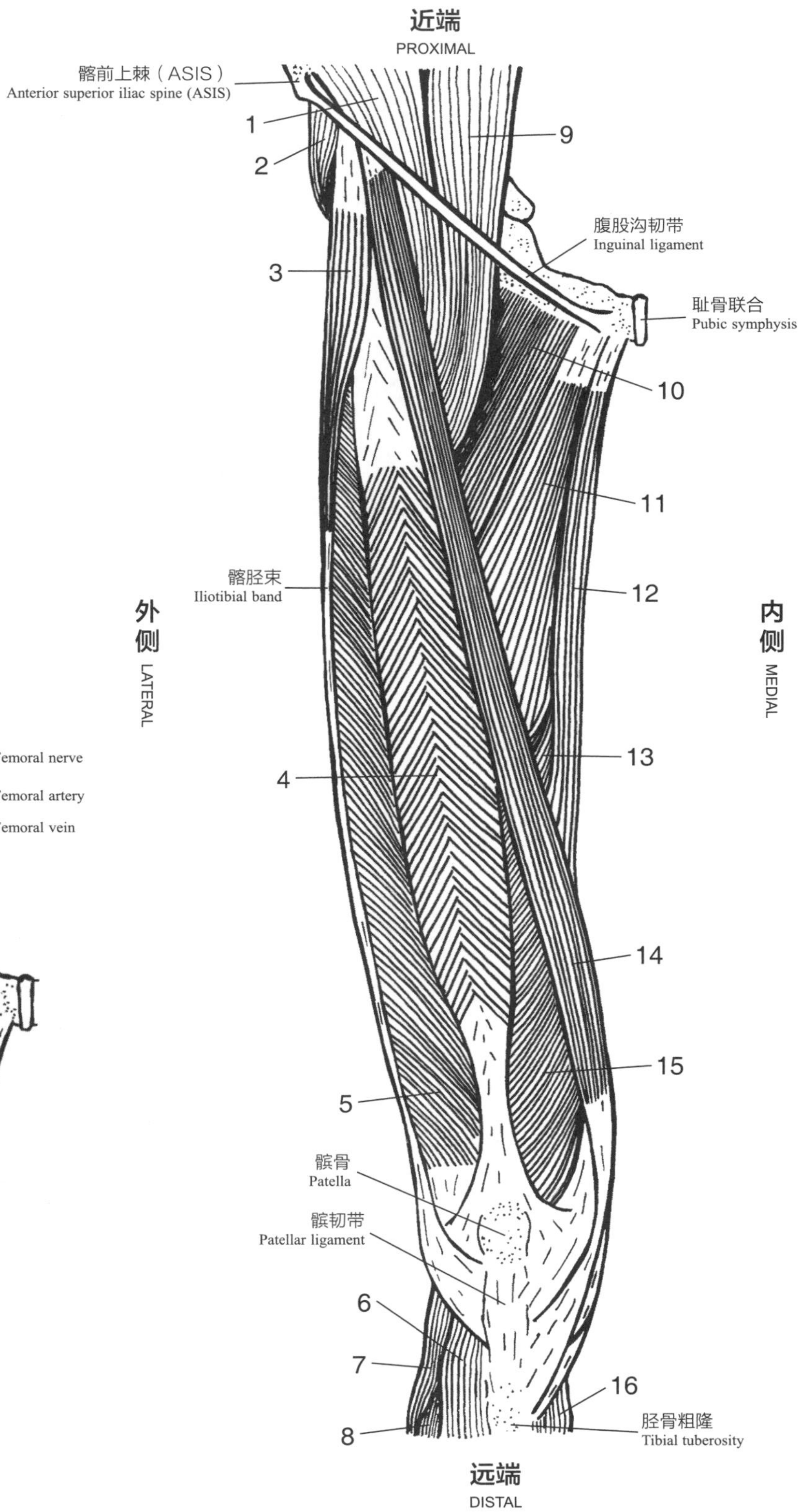

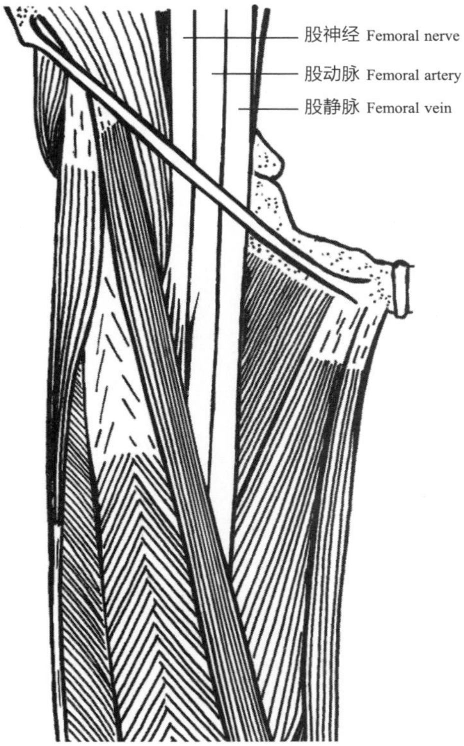

股血管与大腿前部的关系
Relationship of femoral vessels to anterior thigh

填图练习题答案在第406页

右侧大腿前面观（深层）

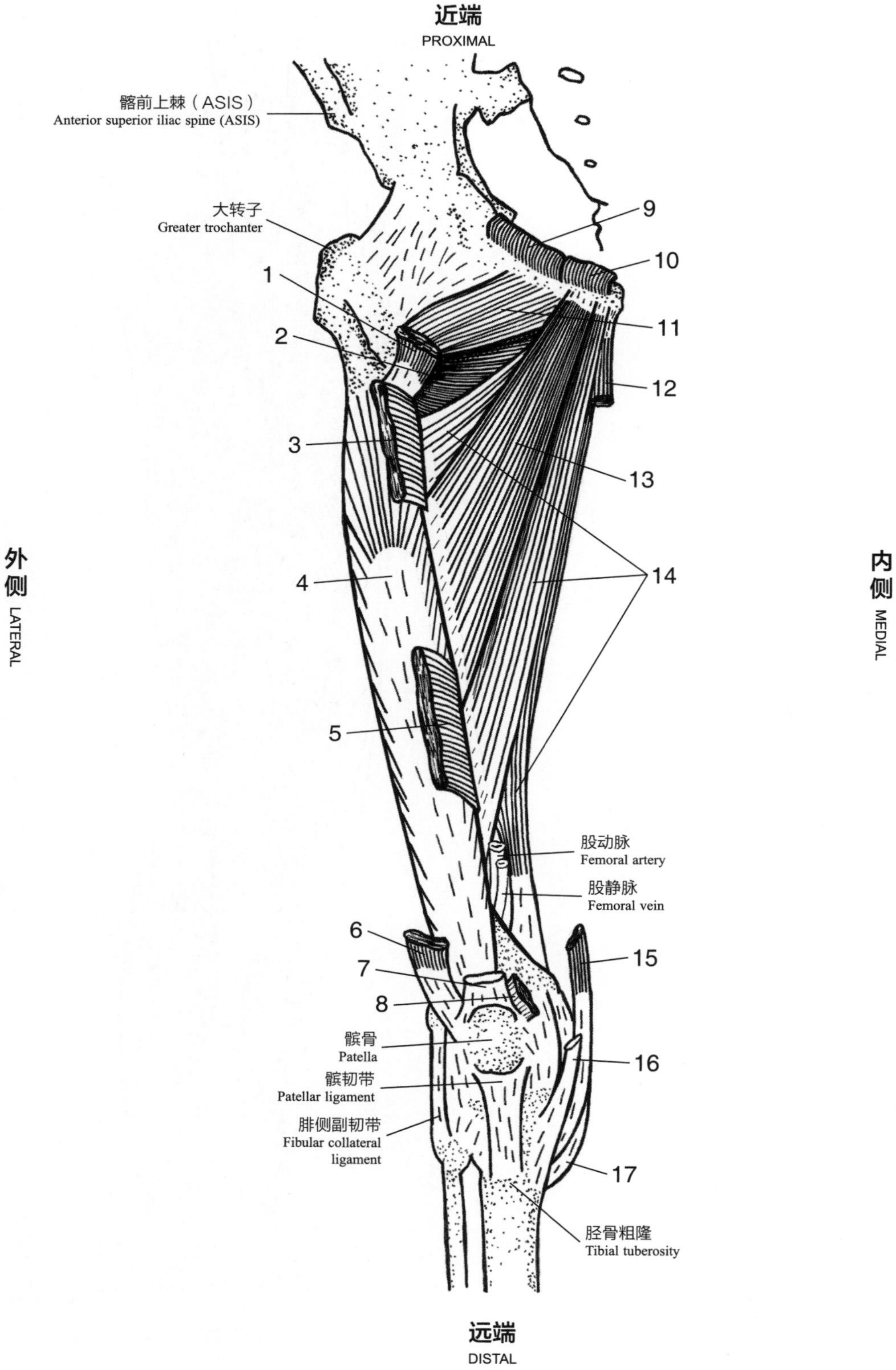
近端
PROXIMAL
髂前上棘（ASIS）
Anterior superior iliac spine (ASIS)
大转子
Greater trochanter
1
2
3
4
5
6
7
8
9
10
11
12
13
14
15
16
17
外侧
LATERAL
内侧
MEDIAL
股动脉
Femoral artery
股静脉
Femoral vein
髌骨
Patella
髌韧带
Patellar ligament
腓侧副韧带
Fibular collateral ligament
胫骨粗隆
Tibial tuberosity
远端
DISTAL

右侧大腿后面观（浅层）

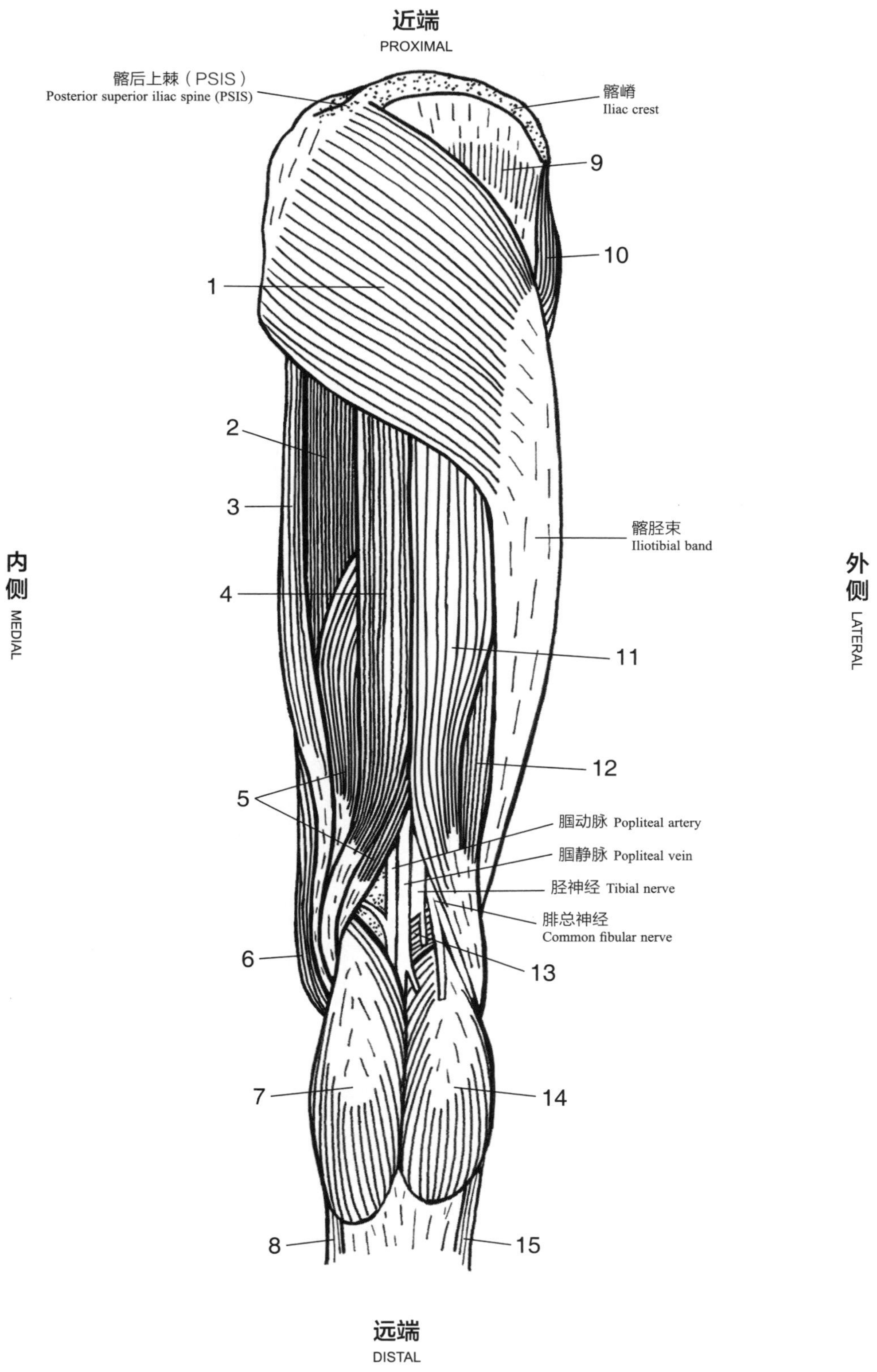
近端
PROXIMAL
髂后上棘（PSIS）
Posterior superior iliac spine (PSIS)
髂嵴
Iliac crest
9
10
1
2
3
4
髂胫束
Iliotibial band
内侧
MEDIAL
外侧
LATERAL
11
12
5
腘动脉 Popliteal artery
腘静脉 Popliteal vein
胫神经 Tibial nerve
腓总神经
Common fibular nerve
6
13
7
14
8
15
远端
DISTAL

右侧大腿后面观（深层）

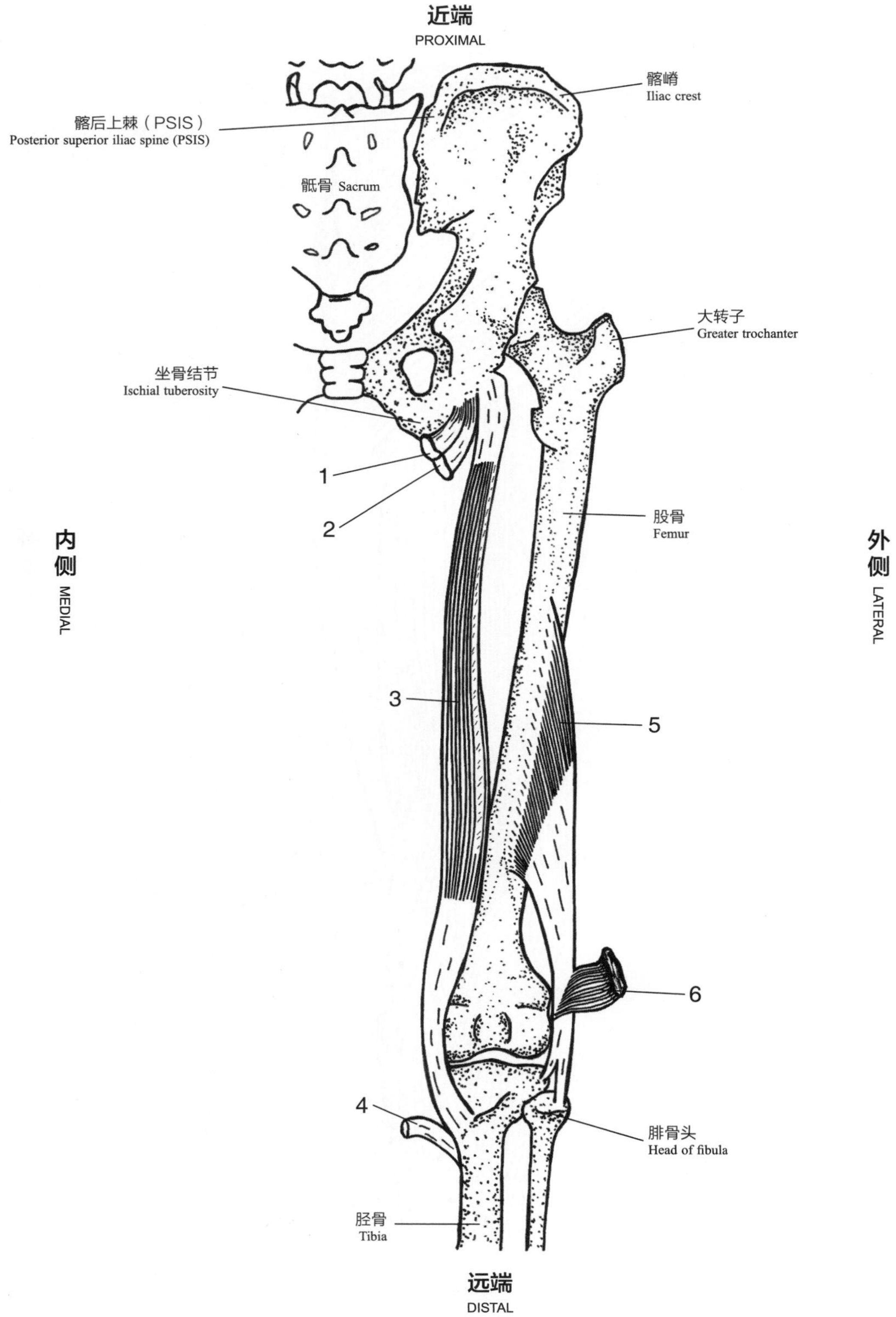
近端
PROXIMAL
髂嵴
Iliac crest
髂后上棘（PSIS）
Posterior superior iliac spine (PSIS)
骶骨 Sacrum
大转子
Greater trochanter
坐骨结节
Ischial tuberosity
1
2
股骨
Femur
内侧
MEDIAL
外侧
LATERAL
3
5
6
4
腓骨头
Head of fibula
胫骨
Tibia
远端
DISTAL

右侧大腿外侧面观

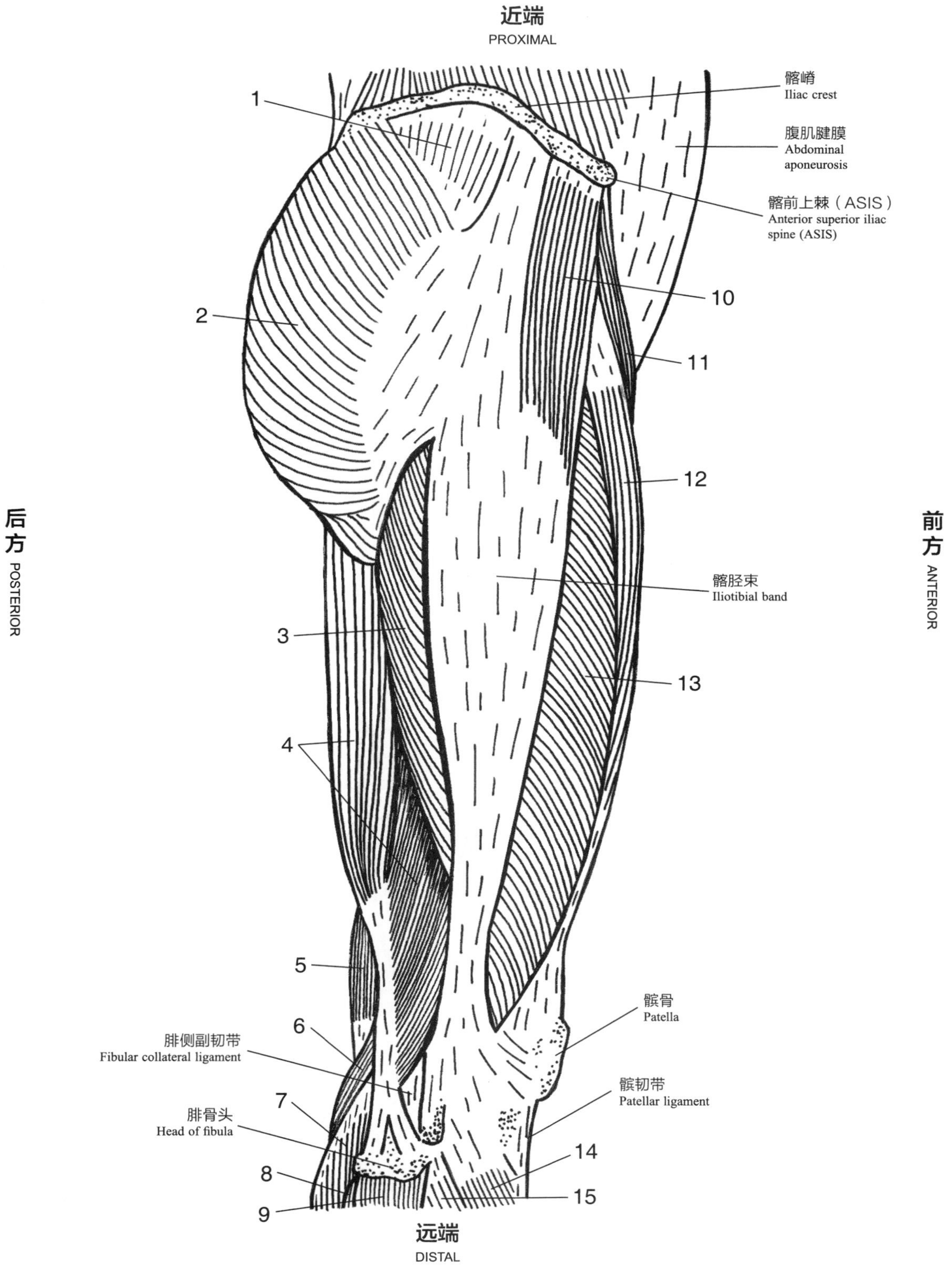
近端
PROXIMAL
远端
DISTAL
后方
POSTERIOR
前方
ANTERIOR
1
2
3
4
5
6
7
8
9
10
11
12
13
14
15
髂嵴
Iliac crest
腹肌腱膜
Abdominal aponeurosis
髂前上棘（ASIS）
Anterior superior iliac spine (ASIS)
髂胫束
Iliotibial band
髌骨
Patella
腓侧副韧带
Fibular collateral ligament
髌韧带
Patellar ligament
腓骨头
Head of fibula

右侧大腿内侧面观

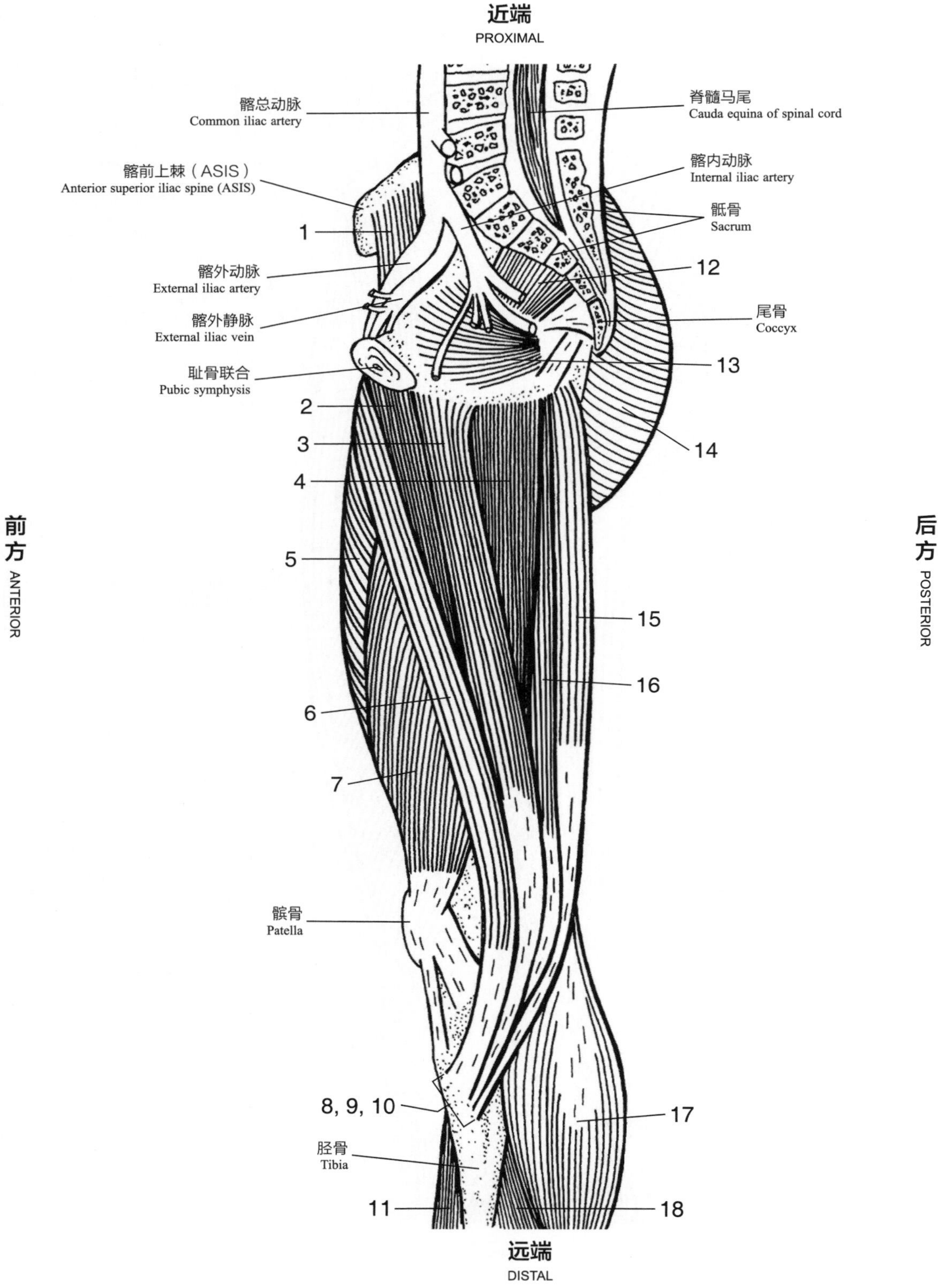
近端
PROXIMAL
髂总动脉
Common iliac artery
髂前上棘（ASIS）
Anterior superior iliac spine (ASIS)
1
髂外动脉
External iliac artery
髂外静脉
External iliac vein
耻骨联合
Pubic symphysis
2
3
4
5
6
7
髌骨
Patella
8, 9, 10
胫骨
Tibia
11
脊髓马尾
Cauda equina of spinal cord
髂内动脉
Internal iliac artery
骶骨
Sacrum
12
尾骨
Coccyx
13
14
15
16
17
18
远端
DISTAL
前方
ANTERIOR
后方
POSTERIOR

大腿肌肉复习题

答案参见407页

1.哪一块肌肉位于股中间肌的深面?
2.股收肌群中哪一块肌肉位于最后方?
3.哪三块肌肉组成了股后侧肌群（hamstring）?
4.如果大腿在髋关节处主动伸直，大收肌的长度如何变化?
5.如果大收肌在髋关节处离心性收缩，大腿在髋关节处会屈曲还是伸直?
6.股四头肌中最大的是什么?
7.如果大腿在髋关节处被动屈曲，阔筋膜张肌的长度会如何变化?
8.股收肌群中唯一跨过膝关节的肌肉是什么?
9.股后侧肌群最靠外侧的是哪一块肌肉?
10.如果小腿在膝关节处被动伸直，股中间肌的长度会如何变化?
11.为什么半腱肌是缝匠肌的拮抗肌?
12.紧贴阔筋膜张肌深面的是哪一块肌肉?
13.如果缝匠肌离心性收缩，髋关节会出现怎样的运动?
14.紧贴耻骨肌内侧的是哪一块肌肉?
15.哪一块肌肉在髂胫束大部的深面?
16.紧贴耻骨肌外侧的是哪一块肌肉?
17.紧贴长收肌深面的是哪一块肌肉?
18.为什么腹直肌可被认为是大收肌的协同肌?
19.股四头肌中有几块与股骨粗线相连?
20.人体最长的一块肌肉是什么?
21.收肌群中哪一块有着最为明显的近端肌腱?
22.哪一块肌肉直接位于股直肌的深面?
23.如果大腿在髋关节处被动外旋，阔筋膜张肌的长度会如何变化?
24.哪七块肌肉与股骨粗线相连?
25.髋关节屈曲时，股直肌的长度会如何变化?
26.哪五块肌肉组成了大腿收肌群?
27.如果骨盆在髋关节处后倾，股薄肌的长度会如何变化?
28.股四头肌中唯一跨越髋关节的是哪一块?
29.哪四块肌肉组成了股四头肌群?
30.列出股中间肌的一块协同肌的名称?
31.股直肌近端位于哪两块肌肉之间?
32.哪一块肌肉位于股二头肌近端附着点的浅面?
33.收肌群中，有几块肌肉与股骨粗线相连?
34.哪一块大腿肌因其很长的远端肌腱而得名?
35.如果股外侧肌离心性收缩，会出现怎样的关节运动?
36.列出耻骨肌两种大腿关节运动的一块拮抗肌的名称?
37.紧贴股后侧肌群内侧的是哪一块肌肉?
38.如果骨盆前倾，半腱肌的长度会如何变化?
39.股后侧肌群中，唯一不能在髋关节处伸直大腿的是什么?
40.除阔筋膜张肌外，哪一块肌肉与骨盆髂前上棘相连?
41.哪一块肌肉可以作用于膝关节囊?
42.如果半膜肌向心性收缩，骨盆在膝关节处会前倾，还是后倾?
43.列出股直肌对膝关节运动的三块协同肌的名称?
44.收肌群中有几块肌肉可以使大腿在髋关节处屈曲?
45.股二头肌与半腱肌如何互相拮抗?
46.股四头肌群中，所有四块肌肉如何互相协同作用?
47.股后侧肌群如何拮抗阔筋膜张肌的作用?
48.股后侧肌群中唯一没有跨越髋关节的部分是?
49.股四头肌群共有的远端附着点是?
50.哪两块肌肉与髂胫束相连?
51.哪三块肌肉汇成了“鹅足腱”（pes anserine tendon）?
52.当膝关节伸直时，缝匠肌的长度如何变化?
53.紧贴缝匠肌远端肌腱内侧的是哪一条肌腱?
54.耻骨肌如何与股直肌协同作用?
55.骨盆发生哪种关节运动时，长收肌会变长?
56.膝关节发生哪种运动时，股二头肌会变长?
57.哪种关节运动会拮抗长收肌对骨盆的运动?
58.哪三块肌肉汇成了“鹅足腱”（pes anserine tendon）?
59.哪一块肌肉有时被称为第四股后侧肌（hamstring）?

右侧小腿前面观

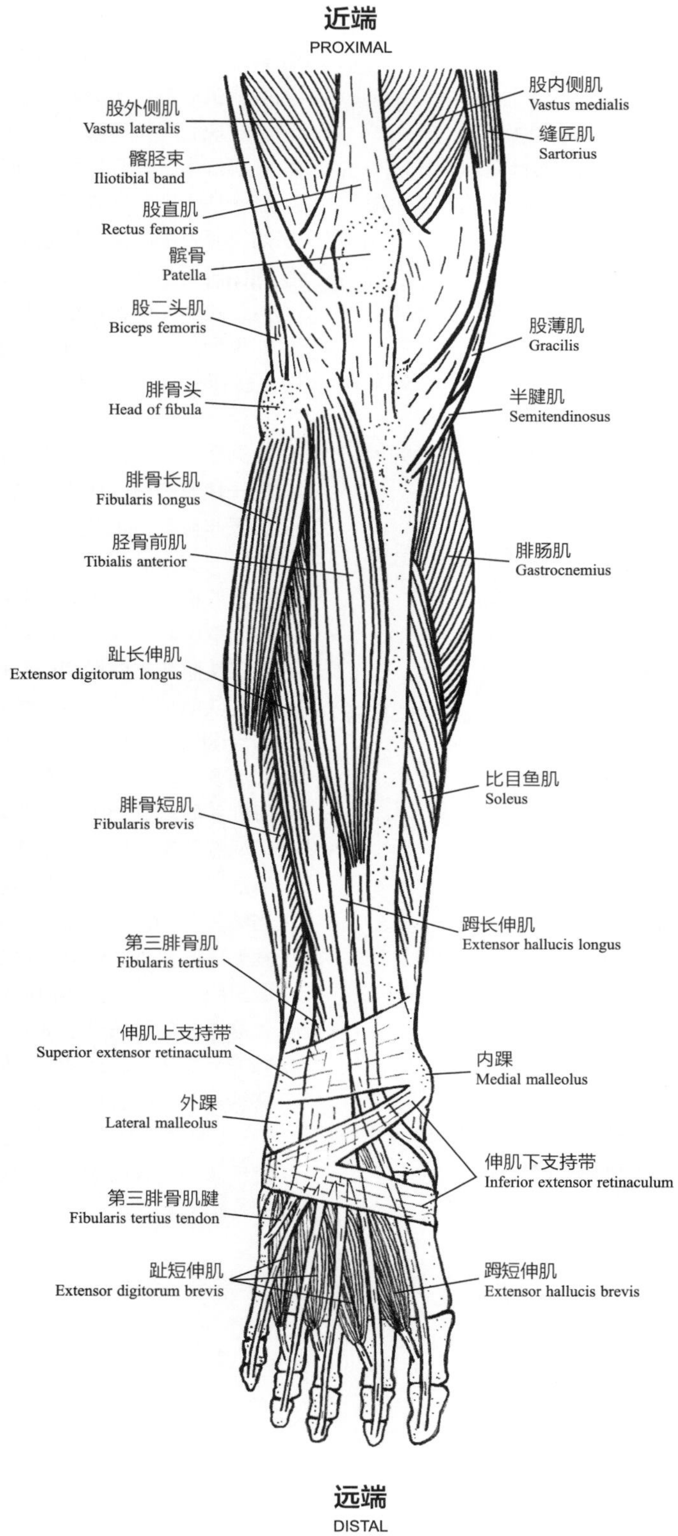
近端
PROXIMAL
股外侧肌
Vastus lateralis
髂胫束
Iliotibial band
股直肌
Rectus femoris
髌骨
Patella
股二头肌
Biceps femoris
腓骨头
Head of fibula
腓骨长肌
Fibularis longus
胫骨前肌
Tibialis anterior
趾长伸肌
Extensor digitorum longus
腓骨短肌
Fibularis brevis
第三腓骨肌
Fibularis tertius
伸肌上支持带
Superior extensor retinaculum
外踝
Lateral malleolus
第三腓骨肌腱
Fibularis tertius tendon
趾短伸肌
Extensor digitorum brevis
股内侧肌
Vastus medialis
缝匠肌
Sartorius
股薄肌
Gracilis
半腱肌
Semitendinosus
腓肠肌
Gastrocnemius
比目鱼肌
Soleus
踇长伸肌
Extensor hallucis longus
内踝
Medial malleolus
伸肌下支持带
Inferior extensor retinaculum
踇短伸肌
Extensor hallucis brevis
外侧
LATERAL
内侧
MEDIAL
远端
DISTAL

右侧小腿后面观（浅层）

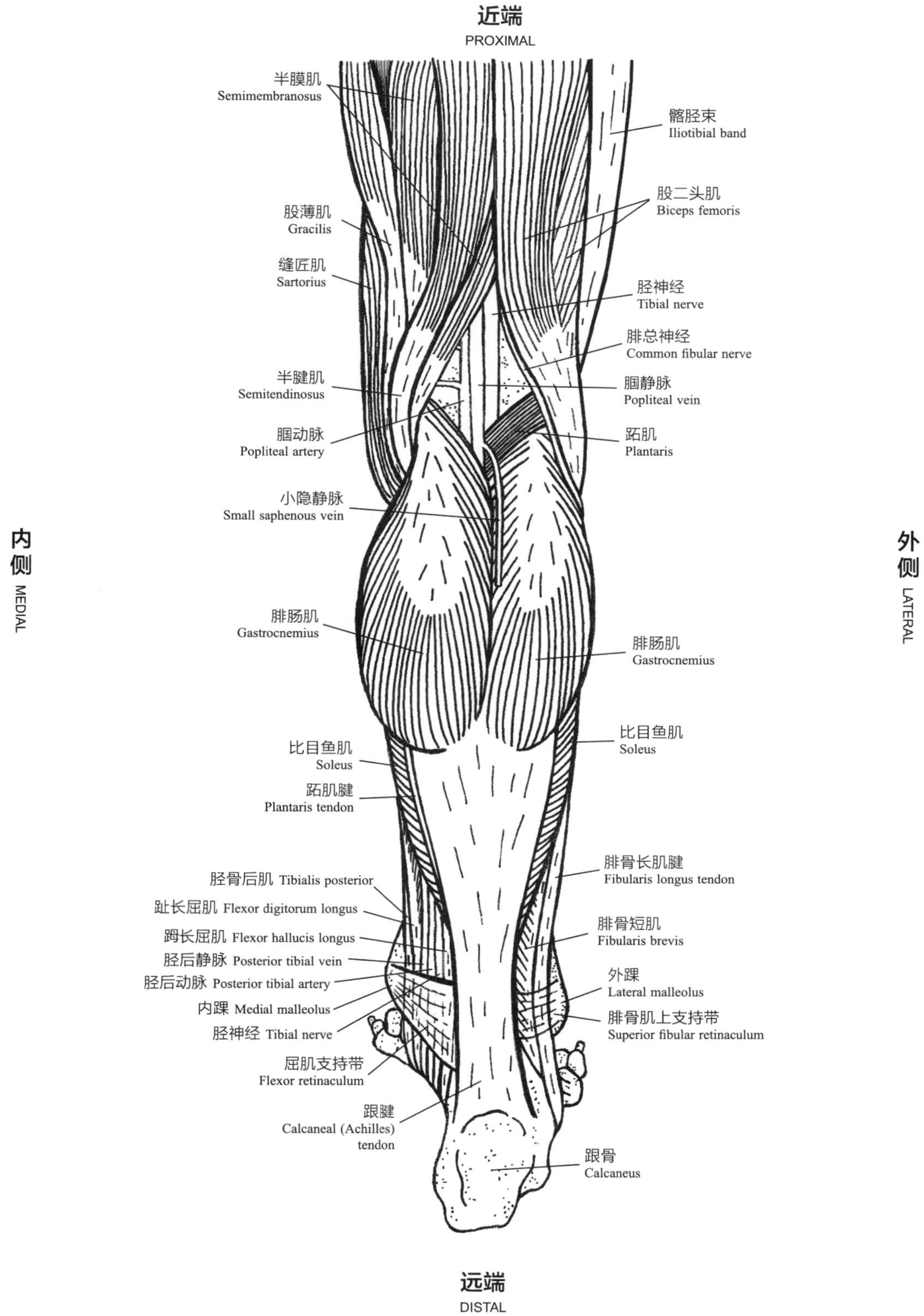
近端
PROXIMAL
半膜肌
Semimembranosus
髂胫束
Iliotibial band
股二头肌
Biceps femoris
股薄肌
Gracilis
缝匠肌
Sartorius
胫神经
Tibial nerve
腓总神经
Common fibular nerve
半腱肌
Semitendinosus
腘静脉
Popliteal vein
腘动脉
Popliteal artery
跖肌
Plantaris
小隐静脉
Small saphenous vein
内侧
MEDIAL
外侧
LATERAL
腓肠肌
Gastrocnemius
腓肠肌
Gastrocnemius
比目鱼肌
Soleus
比目鱼肌
Soleus
跖肌腱
Plantaris tendon
胫骨后肌 Tibialis posterior
腓骨长肌腱
Fibularis longus tendon
趾长屈肌 Flexor digitorum longus
姆长屈肌 Flexor hallucis longus
腓骨短肌
Fibularis brevis
胫后静脉 Posterior tibial vein
胫后动脉 Posterior tibial artery
外踝
Lateral malleolus
内踝 Medial malleolus
胫神经 Tibial nerve
腓骨肌上支持带
Superior fibular retinaculum
屈肌支持带
Flexor retinaculum
跟腱
Calcaneal (Achilles)
tendon
跟骨
Calcaneus
远端
DISTAL

右侧小腿后面观（中层）

近端
PROXIMAL

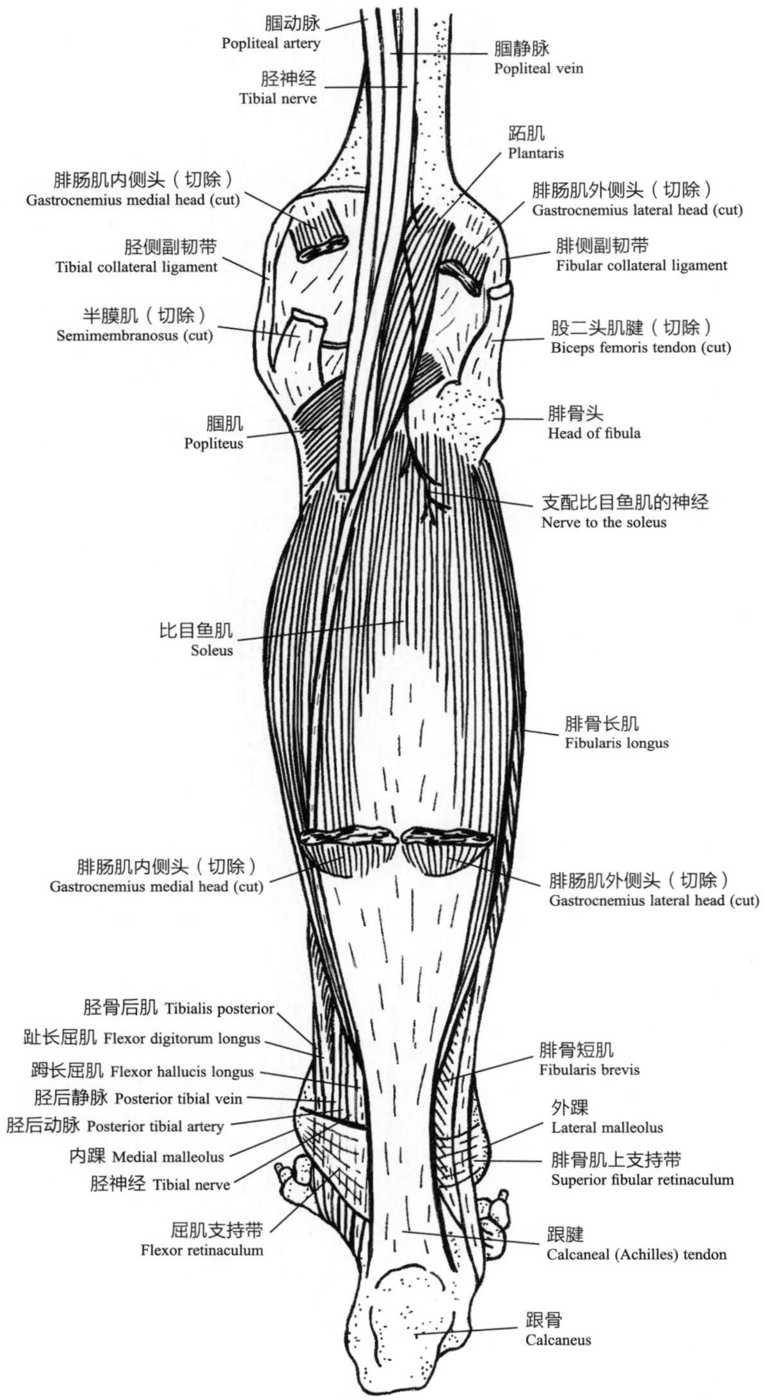
腘动脉 Popliteal artery
腘静脉 Popliteal vein
胫神经 Tibial nerve
跖肌 Plantaris
腓肠肌内侧头（切除） Gastrocnemius medial head (cut)
腓肠肌外侧头（切除） Gastrocnemius lateral head (cut)
胫侧副韧带 Tibial collateral ligament
腓侧副韧带 Fibular collateral ligament
半膜肌（切除） Semimembranosus (cut)
股二头肌腱（切除） Biceps femoris tendon (cut)
腓骨头 Head of fibula
腘肌 Popliteus
支配比目鱼肌的神经 Nerve to the soleus
比目鱼肌 Soleus
腓骨长肌 Fibularis longus
腓肠肌内侧头（切除） Gastrocnemius medial head (cut)
腓肠肌外侧头（切除） Gastrocnemius lateral head (cut)
胫骨后肌 Tibialis posterior
趾长屈肌 Flexor digitorum longus
腓骨短肌 Fibularis brevis
姆长屈肌 Flexor hallucis longus
胫后静脉 Posterior tibial vein
外踝 Lateral malleolus
胫后动脉 Posterior tibial artery
内踝 Medial malleolus
腓骨肌上支持带 Superior fibular retinaculum
胫神经 Tibial nerve
屈肌支持带 Flexor retinaculum
跟腱 Calcaneal (Achilles) tendon
跟骨 Calcaneus

内侧
MEDIAL

外侧
LATERAL

远端
DISTAL

右侧小腿后面观（深层）

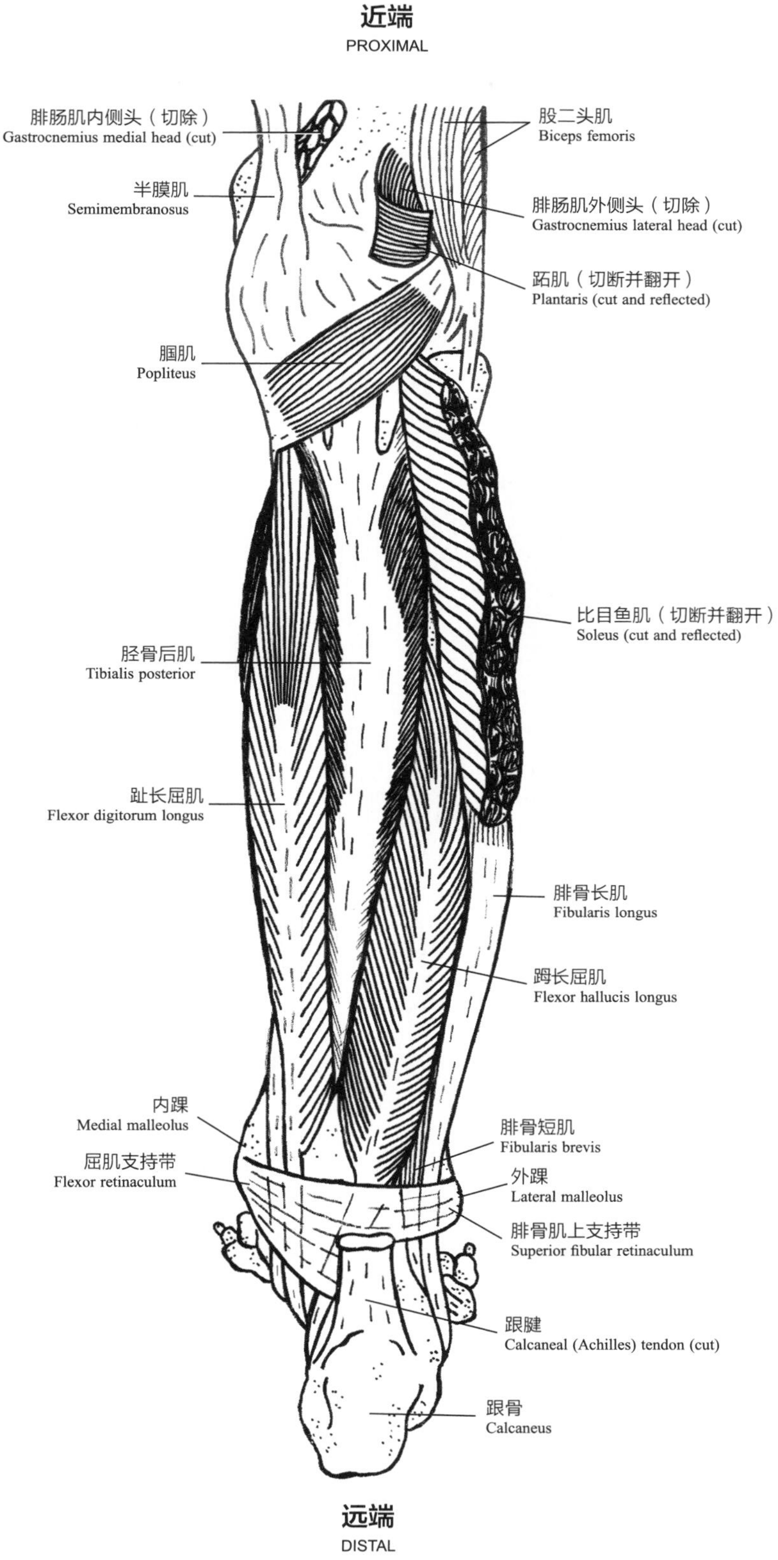
近端
PROXIMAL
远端
DISTAL
内侧
MEDIAL
外侧
LATERAL
腓肠肌内侧头（切除）
Gastrocnemius medial head (cut)
半膜肌
Semimembranosus
腘肌
Popliteus
胫骨后肌
Tibialis posterior
趾长屈肌
Flexor digitorum longus
内踝
Medial malleolus
屈肌支持带
Flexor retinaculum
股二头肌
Biceps femoris
腓肠肌外侧头（切除）
Gastrocnemius lateral head (cut)
跖肌（切断并翻开）
Plantaris (cut and reflected)
比目鱼肌（切断并翻开）
Soleus (cut and reflected)
腓骨长肌
Fibularis longus
踇长屈肌
Flexor hallucis longus
腓骨短肌
Fibularis brevis
外踝
Lateral malleolus
腓骨肌上支持带
Superior fibular retinaculum
跟腱
Calcaneal (Achilles) tendon (cut)
跟骨
Calcaneus

右侧小腿外侧面观

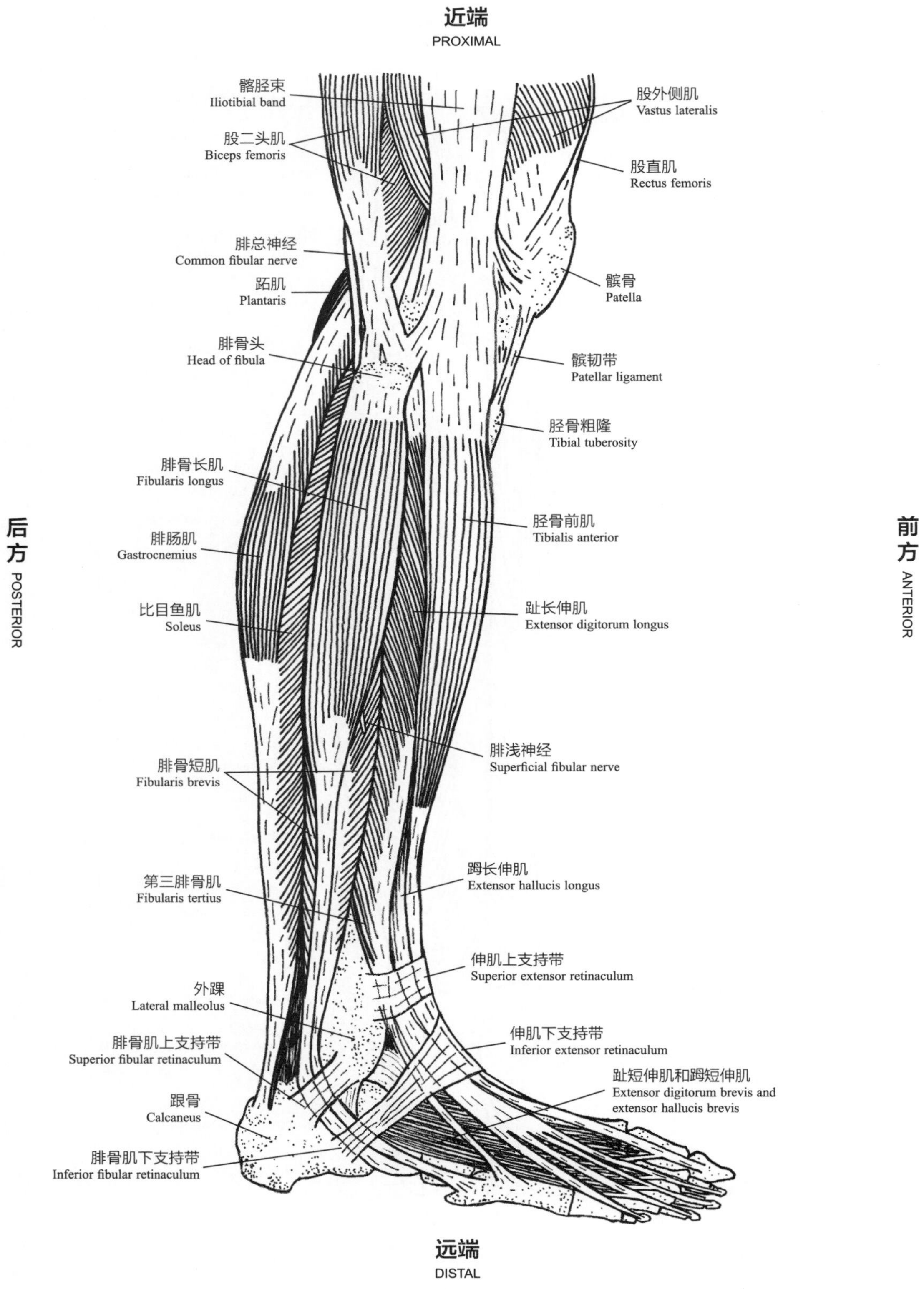
近端
PROXIMAL
髂胫束
Iliotibial band
股二头肌
Biceps femoris
腓总神经
Common fibular nerve
跖肌
Plantaris
腓骨头
Head of fibula
腓骨长肌
Fibularis longus
腓肠肌
Gastrocnemius
比目鱼肌
Soleus
腓骨短肌
Fibularis brevis
第三腓骨肌
Fibularis tertius
外踝
Lateral malleolus
腓骨肌上支持带
Superior fibular retinaculum
跟骨
Calcaneus
腓骨肌下支持带
Inferior fibular retinaculum
股外侧肌
Vastus lateralis
股直肌
Rectus femoris
髌骨
Patella
髌韧带
Patellar ligament
胫骨粗隆
Tibial tuberosity
胫骨前肌
Tibialis anterior
趾长伸肌
Extensor digitorum longus
腓浅神经
Superficial fibular nerve
拇长伸肌
Extensor hallucis longus
伸肌上支持带
Superior extensor retinaculum
伸肌下支持带
Inferior extensor retinaculum
趾短伸肌和拇短伸肌
Extensor digitorum brevis and extensor hallucis brevis
后方
POSTERIOR
前方
ANTERIOR
远端
DISTAL

右侧小腿内侧面观

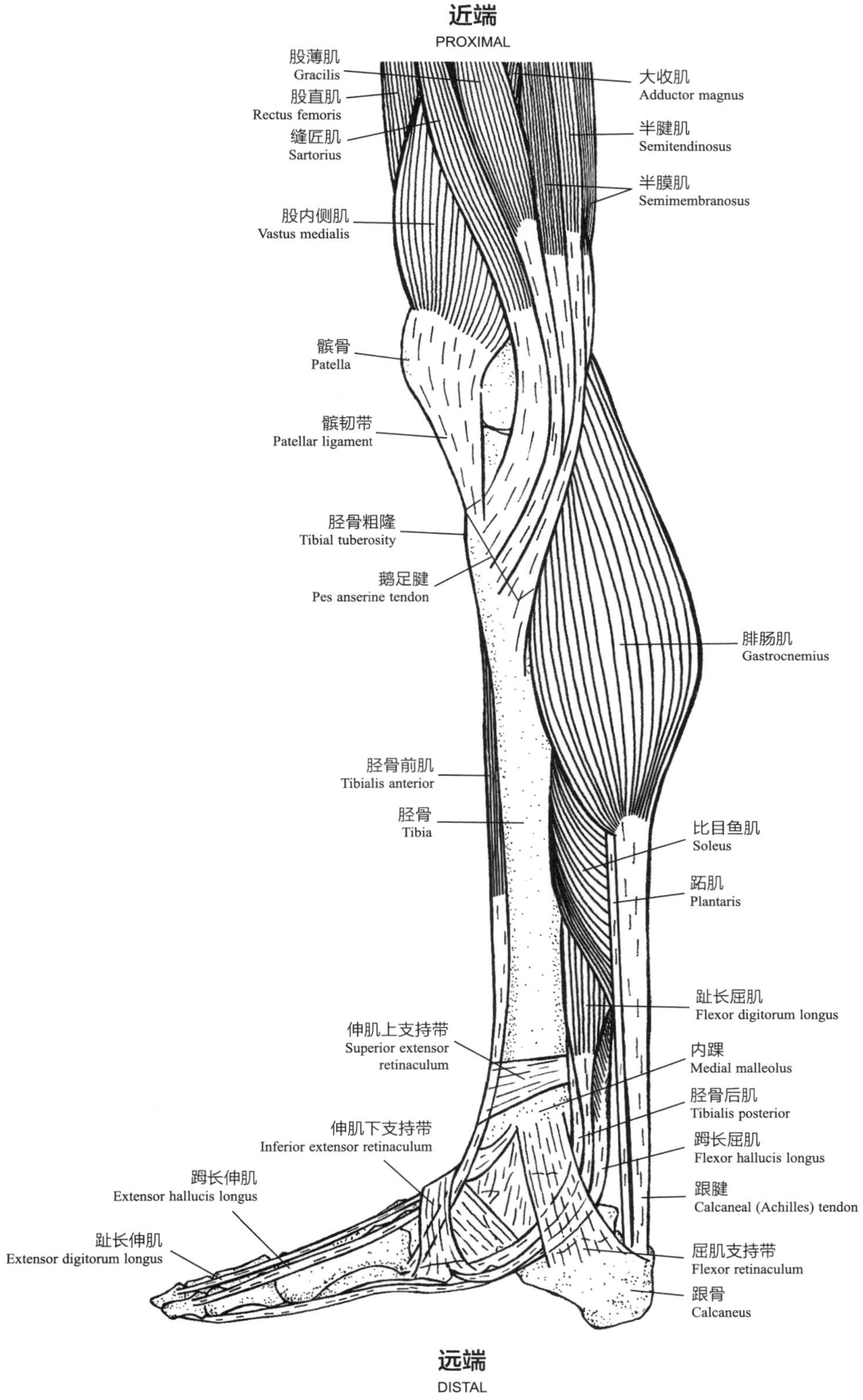
近端
PROXIMAL
股薄肌
Gracilis
股直肌
Rectus femoris
缝匠肌
Sartorius
股内侧肌
Vastus medialis
大收肌
Adductor magnus
半腱肌
Semitendinosus
半膜肌
Semimembranosus
髌骨
Patella
髌韧带
Patellar ligament
胫骨粗隆
Tibial tuberosity
鹅足腱
Pes anserine tendon
前方
ANTERIOR
后方
POSTERIOR
腓肠肌
Gastrocnemius
胫骨前肌
Tibialis anterior
胫骨
Tibia
比目鱼肌
Soleus
跖肌
Plantaris
趾长屈肌
Flexor digitorum longus
伸肌上支持带
Superior extensor retinaculum
内踝
Medial malleolus
胫骨后肌
Tibialis posterior
伸肌下支持带
Inferior extensor retinaculum
姆长屈肌
Flexor hallucis longus
姆长伸肌
Extensor hallucis longus
跟腱
Calcaneal (Achilles) tendon
趾长伸肌
Extensor digitorum longus
屈肌支持带
Flexor retinaculum
跟骨
Calcaneus
远端
DISTAL

胫骨前肌（TIBIALIS ANTERIOR）
（位于前筋膜室）

tib-ee-**a**-lis an-**tee**-ri-or

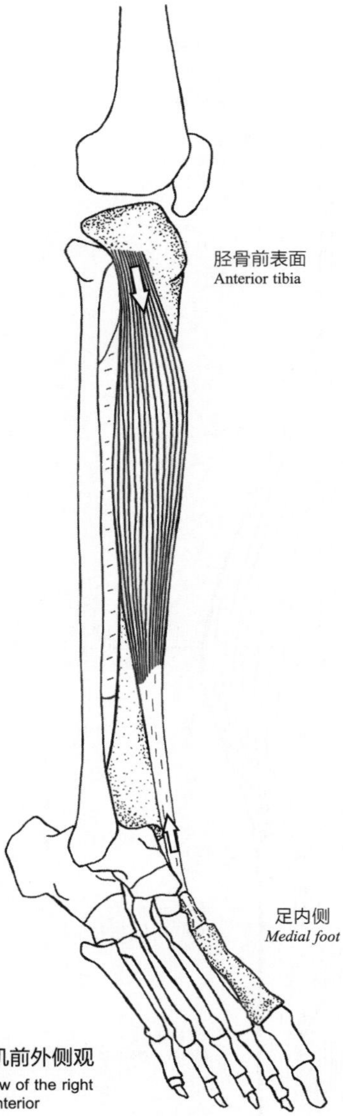

右侧胫骨前肌前外侧观
Anterolateral view of the right tibialis anterior

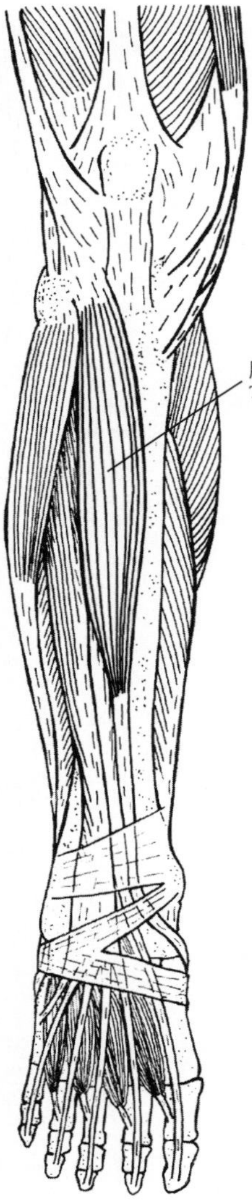

你知道吗?

胫骨前肌是外胫夹（肌肉劳损后沿胫骨出现疼痛的现象）时最常受累的肌肉。胫骨前肌也是两块“马镫肌”之一。

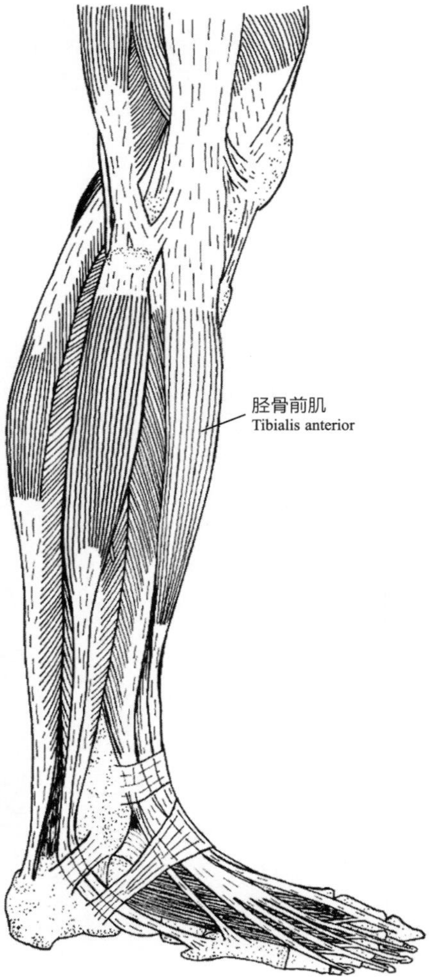

功能

- 在踝关节处背屈足部
- 在距下关节处内翻足部

神经支配

- 腓深神经

动脉血供

- 胫前动脉

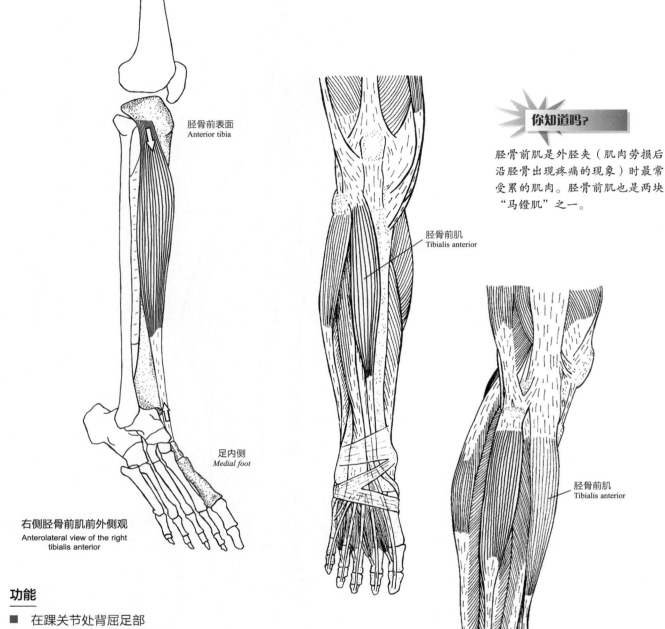

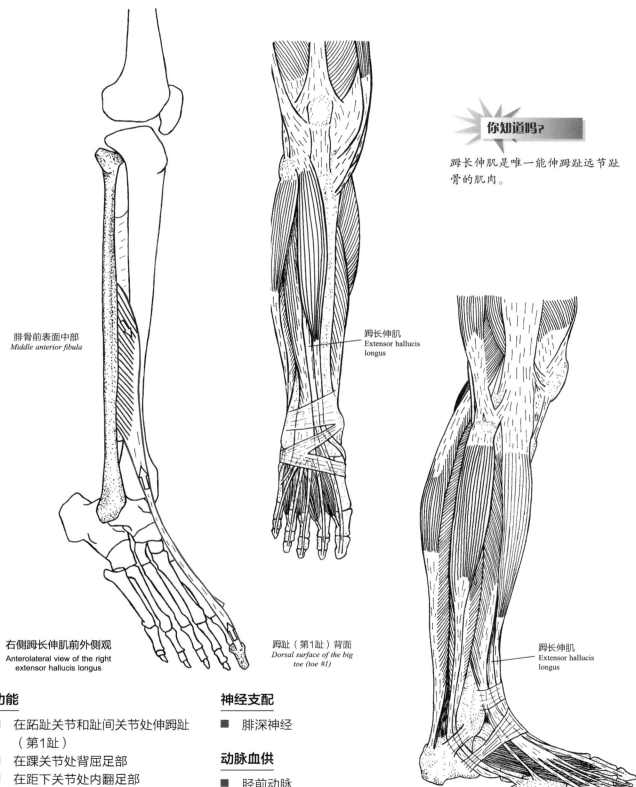

踇长伸肌（EXTENSOR HALLUCIS LONGUS）
（位于前筋膜室）

eks-**ten**-sor hal-**oo**-sis **long**-us

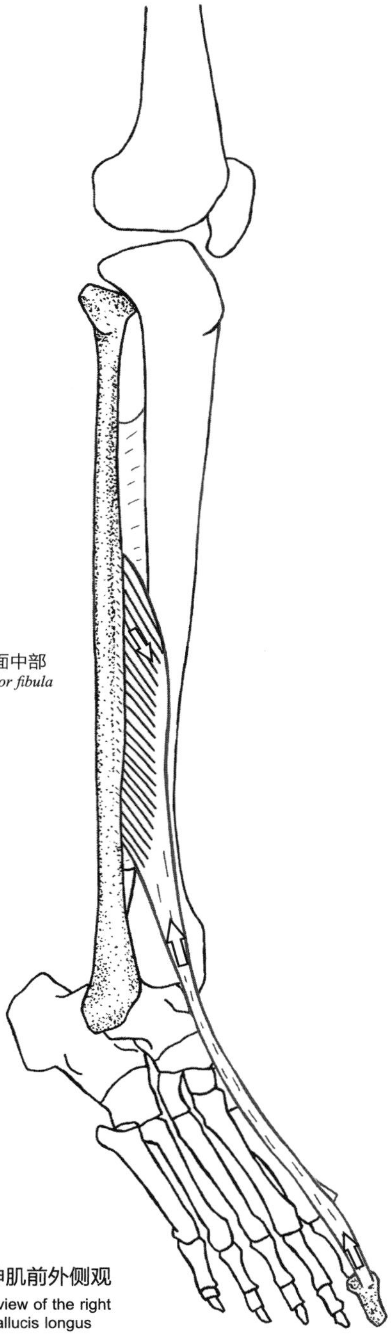

腓骨前表面中部
Middle anterior fibula

右侧踇长伸肌前外侧观
Anterolateral view of the right extensor hallucis longus

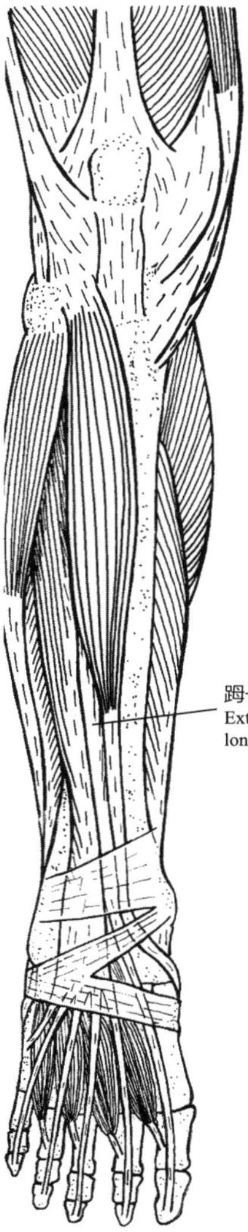

踇长伸肌
Extensor hallucis longus

踇趾（第1趾）背面
Dorsal surface of the big toe (toe #1)

你知道吗？

踇长伸肌是唯一能伸踇趾远节趾骨的肌肉。

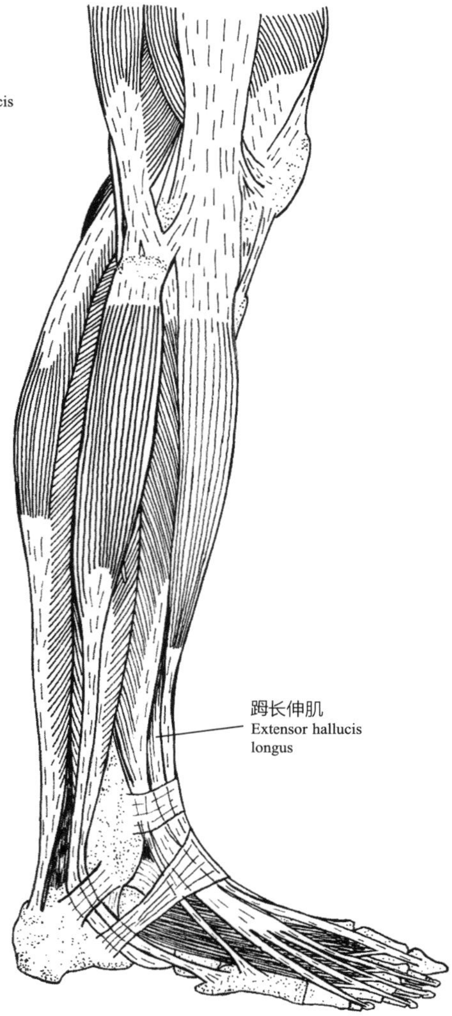

踇长伸肌
Extensor hallucis longus

功能

- 在跖趾关节和趾间关节处伸踇趾（第1趾）
- 在踝关节处背屈足部
- 在距下关节处内翻足部

神经支配

- 腓深神经

动脉血供

- 胫前动脉

趾长伸肌（EXTENSOR DIGITORUM LONGUS）（位于前筋膜室）

eks-**ten**-sor dij-i-**toe**-rum **long**-us

功能

- 在跖趾关节和近端、远端趾间关节处伸第2～5趾
- 在踝关节处背屈足部
- 在距下关节处外翻足部

神经支配

- 腓深神经

动脉血供

- 胫前动脉

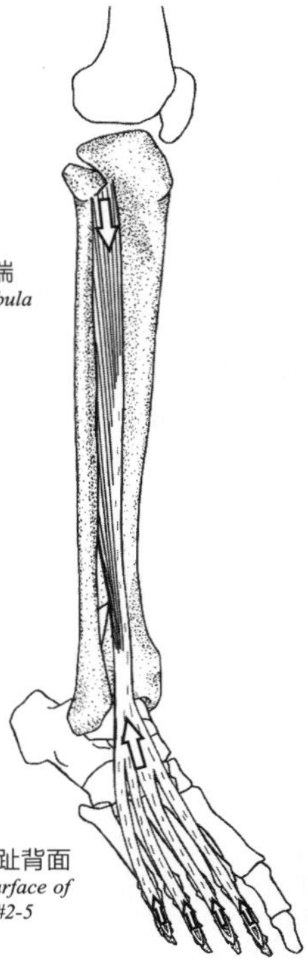
腓骨前表面近端
Proximal anterior fibula
第2～5趾背面
Dorsal surface of toes #2-5

右侧趾长伸肌前外侧观
Anterolateral view of the right extensor digitorum longus

第三腓骨肌（FIBULARIS TERTIUS）（位于前筋膜室）

fib-you **la**-ris **ter**-she-us

功能

- 在踝关节处背屈足部
- 在距下关节处外翻足部

神经支配

- 腓深神经

动脉血供

- 胫前动脉

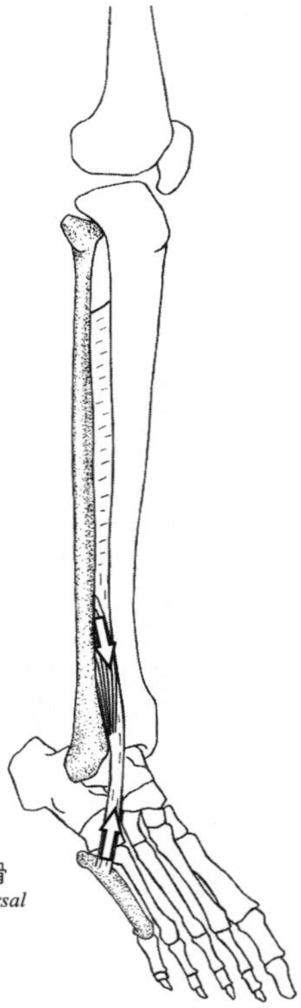
腓骨前表面远端
Distal anterior fibula
第5跖骨
5th metatarsal

右侧第3腓骨肌前外侧观
Anterolateral view of the right fibularis tertius

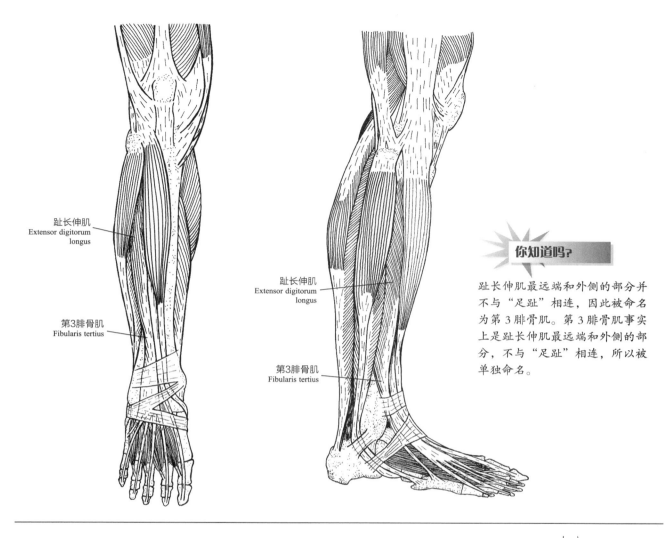

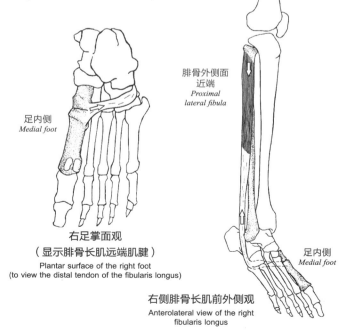

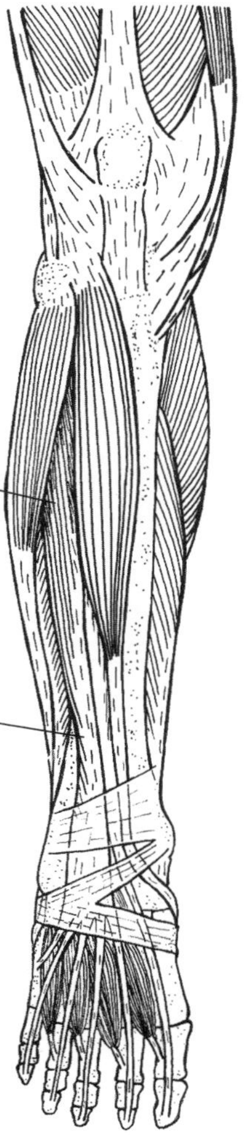

趾长伸肌
Extensor digitorum longus
第3腓骨肌
Fibularis tertius

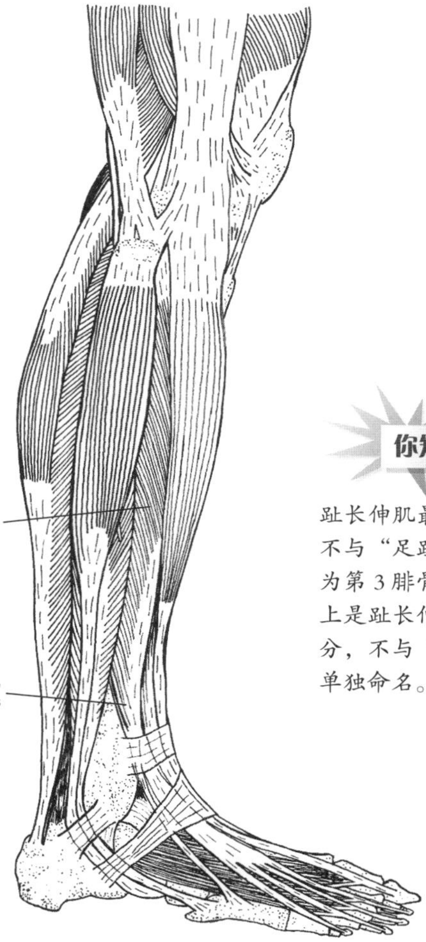

趾长伸肌
Extensor digitorum longus
第3腓骨肌
Fibularis tertius

你知道吗?

趾长伸肌最远端和外侧的部分并不与“足趾”相连，因此被命名为第3腓骨肌。第3腓骨肌事实上是趾长伸肌最远端和外侧的部分，不与“足趾”相连，所以被单独命名。

腓骨长肌（FIBULARIS LONGUS）
（位于外侧筋膜室）

fib-you-**la**-ris **long**-us

功能

- 在距下关节处外翻足部
- 在踝关节处跖屈足部

神经支配

- 腓浅神经

动脉血供

- 腓动脉

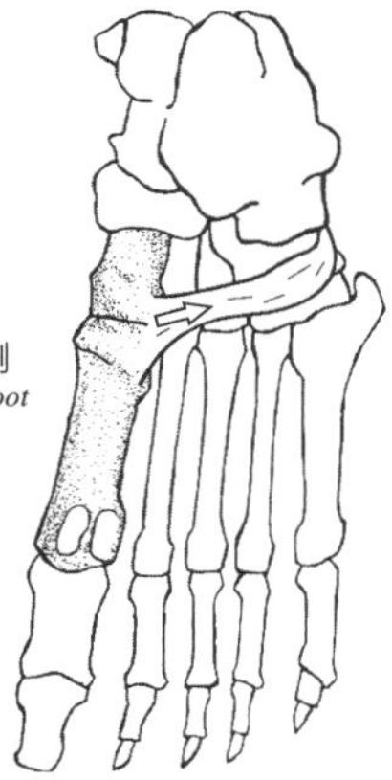

足内侧
Medial foot

右足掌面观
（显示腓骨长肌远端肌腱）
Plantar surface of the right foot
(to view the distal tendon of the fibularis longus)

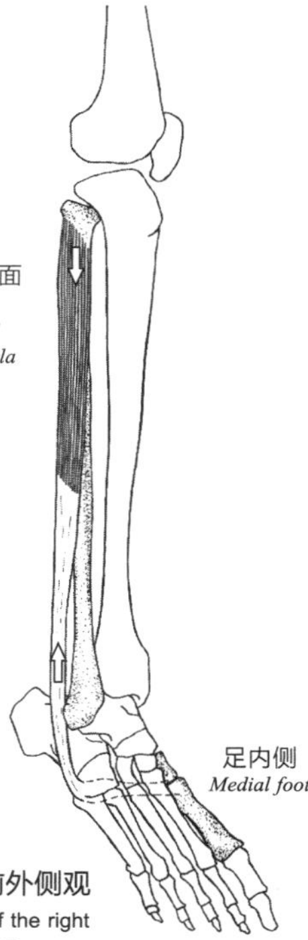

腓骨外侧面
近端
Proximal lateral fibula
足内侧
Medial foot

右侧腓骨长肌前外侧观
Anterolateral view of the right fibularis longus

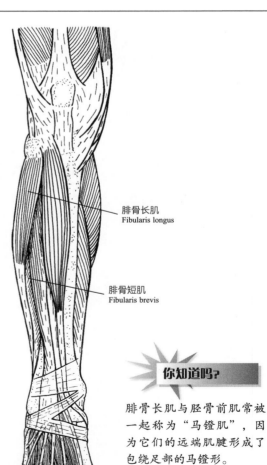

腓骨短肌（FIBULARIS BREVIS）
（位于外侧筋膜室）

fib-you-**la**-ris **bre**-vis

功能

- 在距下关节处外翻足部
- 在踝关节处跖屈足部

神经支配

- 腓浅神经

动脉血供

- 腓动脉

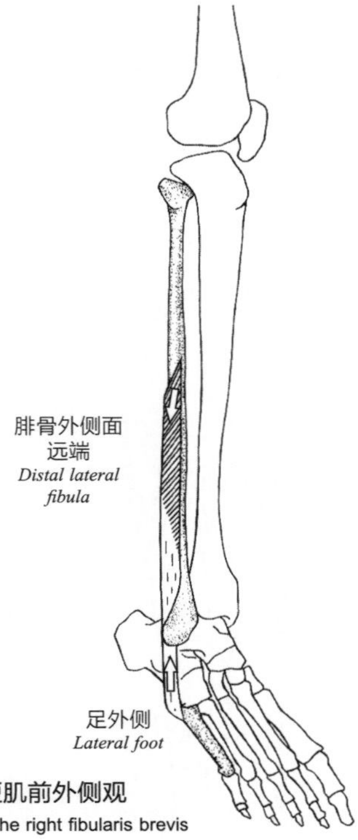
腓骨外侧面
远端
Distal lateral
fibula
足外侧
Lateral foot

右侧腓骨短肌前外侧观
Anterolateral view of the right fibularis brevis

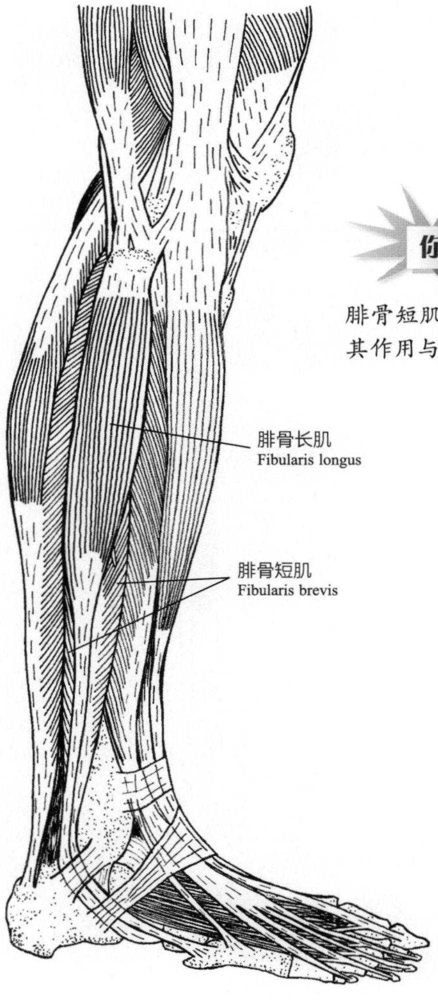
腓骨长肌
Fibularis longus
腓骨短肌
Fibularis brevis

你知道吗?

腓骨短肌位于腓骨长肌深面，其作用与腓骨长肌相同。

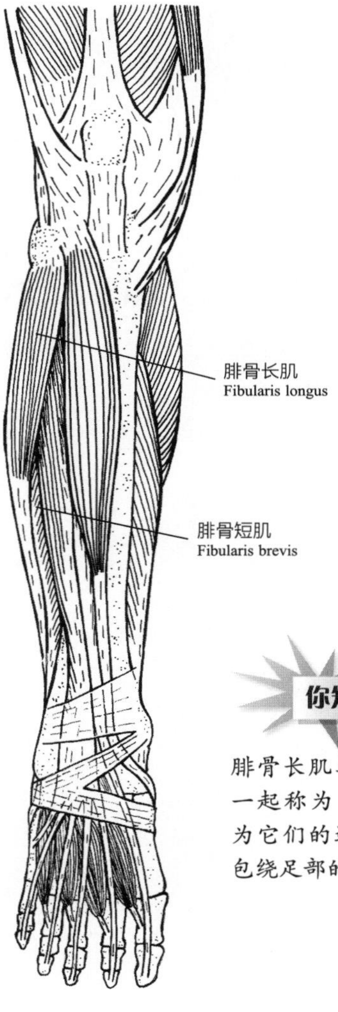
腓骨长肌
Fibularis longus
腓骨短肌
Fibularis brevis

你知道吗?

腓骨长肌与胫骨前肌常被一起称为“马镫肌”，因为它们的远端肌腱形成了包绕足部的马镫形。

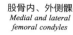

腓肠肌（GASTROCNEMIUS（“GASTROC”））

（属于小腿三头肌，位于后浅筋膜室）

gas-trok-**nee**-me-us

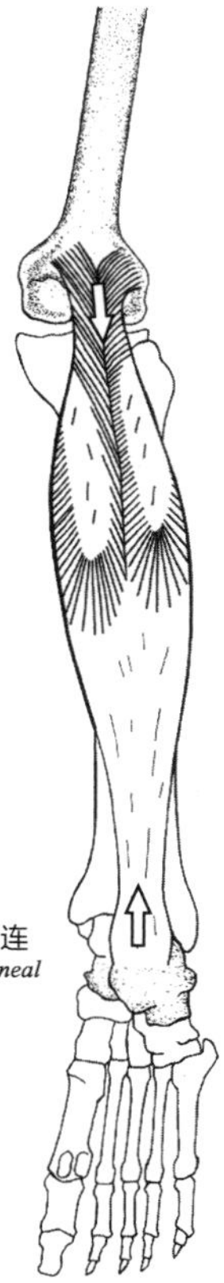
股骨内、外侧髁
Medial and lateral femoral condyles
通过跟腱与跟骨相连
Calcaneus via the calcaneal (Achilles) tendon

右侧腓肠肌后面观（足部跖屈）
Posterior view of the right gastrocnemius (with the foot plantarflexed)

功能

- 在踝关节处跖屈足部
- 在膝关节处屈小腿
- 在距下关节处内翻足部

神经支配

- 胫神经

动脉血供

- 腘动脉腓肠支

比目鱼肌（SOLEUS）

（属于小腿三头肌，位于后浅筋膜室）

so-lee-us

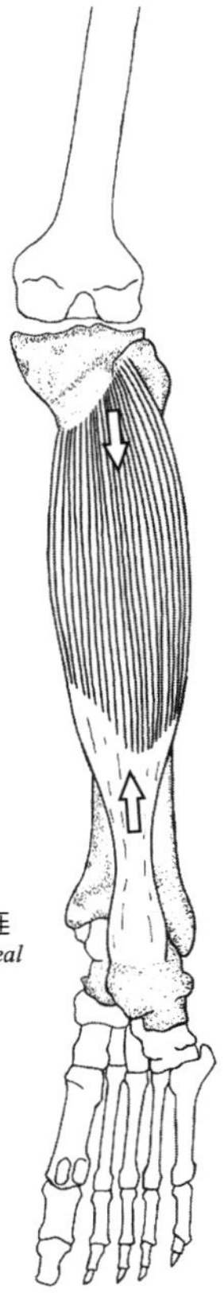
胫骨和腓骨后表面
Posterior tibia and fibula
通过跟腱与跟骨相连
Calcaneus via the calcaneal (Achilles) tendon

右侧比目鱼肌后面观（足部跖屈）
Posterior view of the right soleus (with the foot plantarflexed)

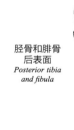

功能

- 在踝关节处跖屈足部
- 在距下关节处内翻足部

神经支配

- 胫神经

动脉血供

- 腘动脉腓肠支

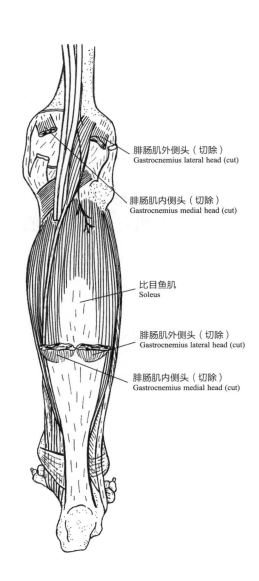

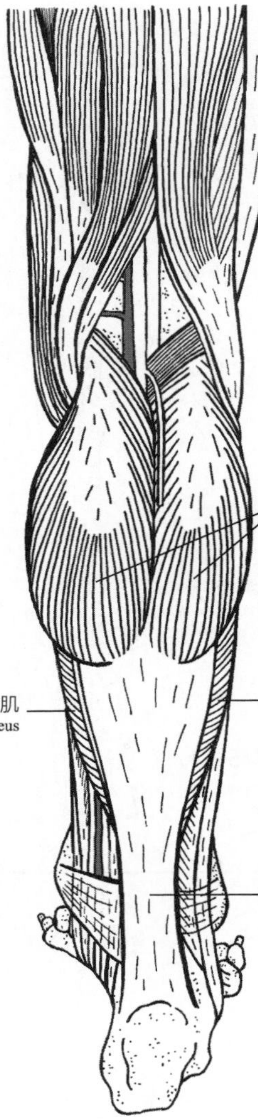
腓肠肌
Gastrocnemius
比目鱼肌
Soleus
比目鱼肌
Soleus
跟腱
Calcaneal tendon

你知道吗?

腓肠肌和（比目鱼肌）通过跟腱与跟骨相连，跟腱更为人熟知的名字是阿喀琉斯（Achilles）腱。

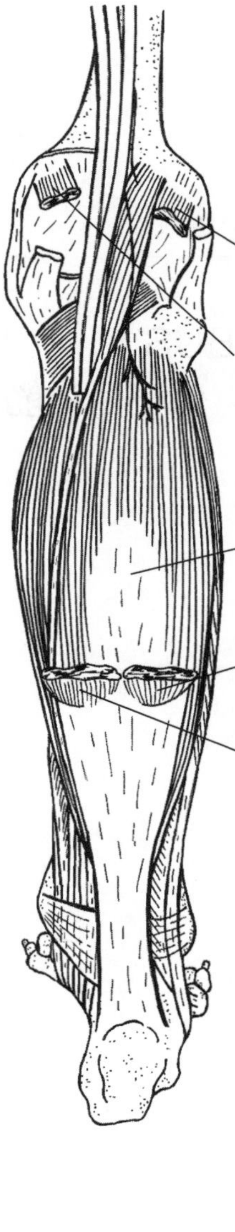
腓肠肌外侧头（切除）
Gastrocnemius lateral head (cut)
腓肠肌内侧头（切除）
Gastrocnemius medial head (cut)
比目鱼肌
Soleus
腓肠肌外侧头（切除）
Gastrocnemius lateral head (cut)
腓肠肌内侧头（切除）
Gastrocnemius medial head (cut)

你知道吗?

比目鱼肌事实上很大，从而使腓肠肌的轮廓很明显。“每块强壮的腓肠肌后面，是一块强壮的比目鱼肌”。

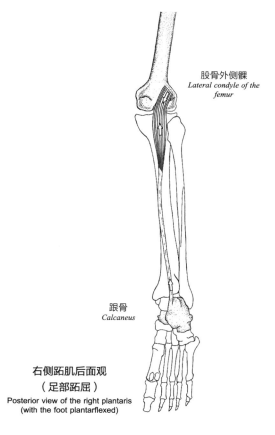

跖肌（PLANTARIS）
（位于后浅筋膜室）

plan-**ta**-ris

功能

- 在踝关节处跖屈足部
- 在膝关节处屈小腿

神经支配

- 胫神经

动脉血供

- 腘动脉腓肠支

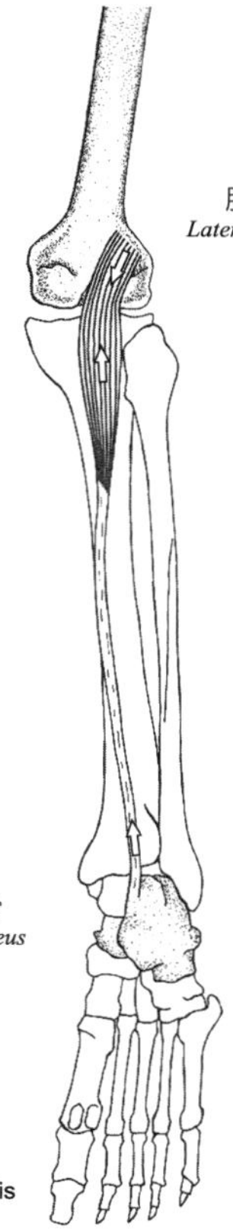
股骨外侧髁
Lateral condyle of the femur
跟骨
Calcaneus

右侧跖肌后面观
（足部跖屈）
Posterior view of the right plantaris
(with the foot plantarflexed)

腘肌（POPLITEUS）
（位于后深筋膜室）

pop-**lit**-ee-us

功能

- 在膝关节处内旋小腿
- 在膝关节处屈小腿
- 在膝关节处外旋大腿

神经支配

- 胫神经

动脉血供

- 腘动脉分支

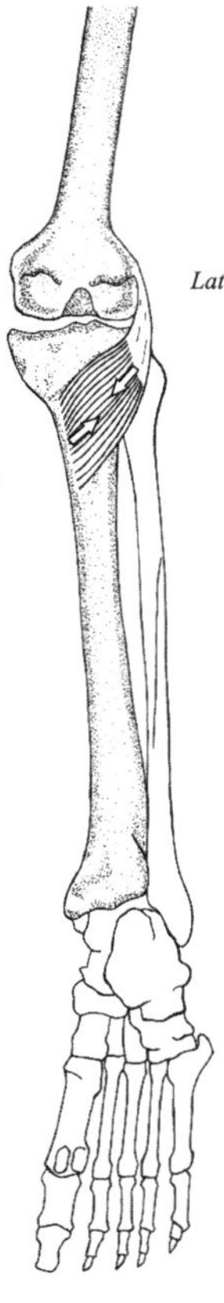
股骨外侧髁
Lateral condyle of the femur
胫骨后表面近端
Proximal posterior tibia

右侧腘肌后面观
（足部跖屈）
Posterior view of the right popliteus
(with the foot plantarflexed)

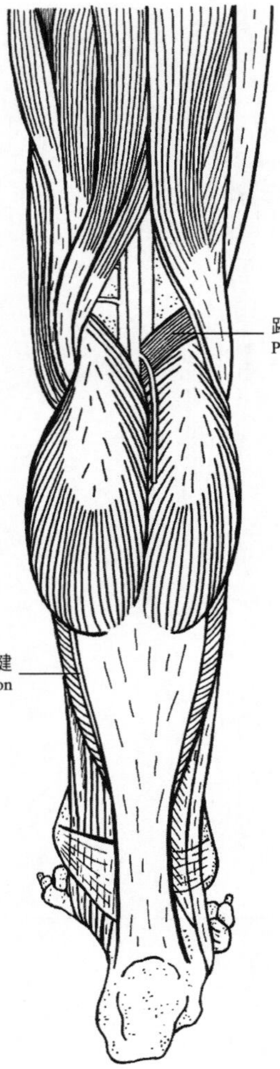

你知道吗？

跖肌中的大部分是它修长的远端肌腱。

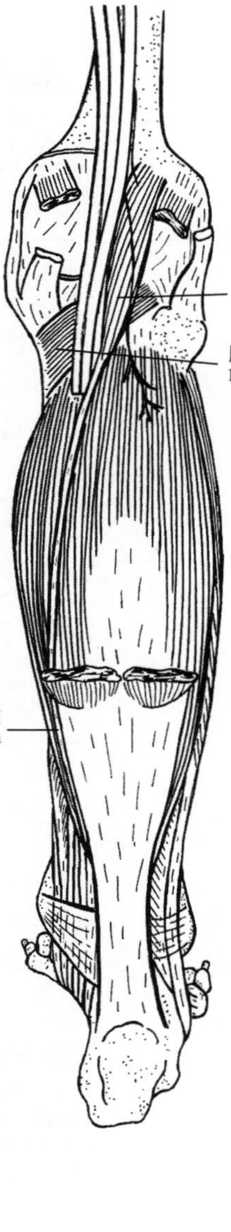

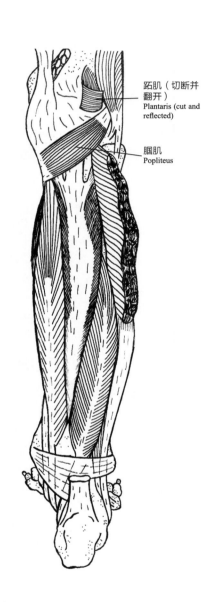

你知道吗？

腘肌的重要作用是在膝关节处的旋转运动，据说可以使伸直的膝盖“解锁”。

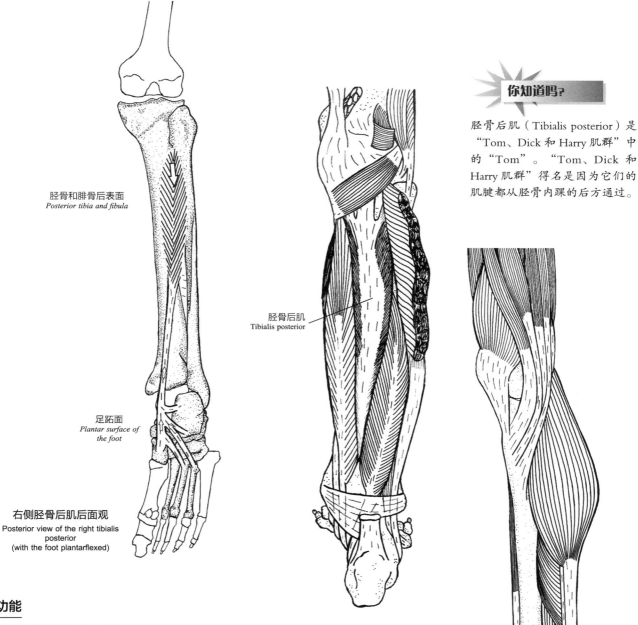

胫骨后肌（TIBIALIS POSTERIOR）
（位于后深筋膜室）

tib-ee-**a**-lis pos-**tee**-ri-or

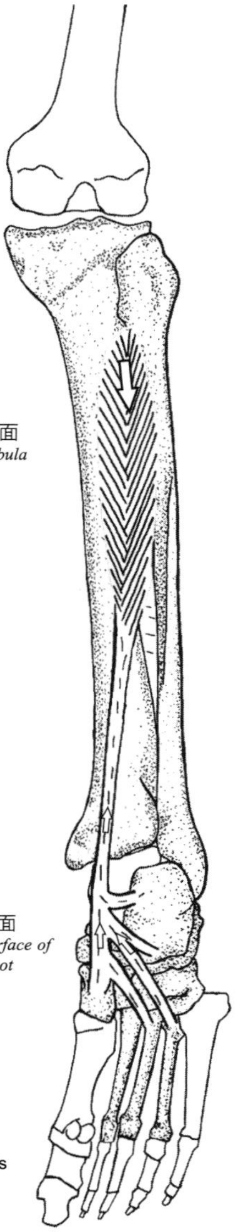
胫骨和腓骨后表面
Posterior tibia and fibula
足跖面
Plantar surface of the foot

右侧胫骨后肌后面观

Posterior view of the right tibialis posterior (with the foot plantarflexed)

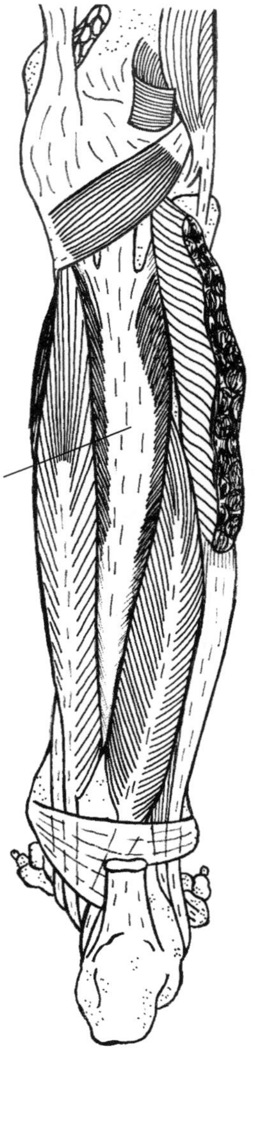
胫骨后肌
Tibialis posterior

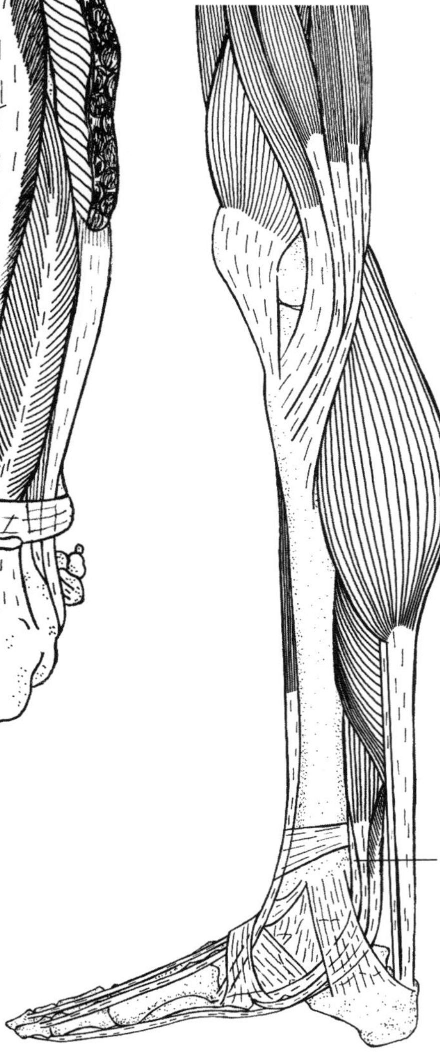
胫骨后肌
Tibialis posterior

你知道吗？

胫骨后肌（Tibialis posterior）是"Tom、Dick和Harry肌群"中的"Tom"。"Tom、Dick和Harry肌群"得名是因为它们的肌腱都从胫骨内踝的后方通过。

功能

- 在踝关节处跖屈足部
- 在距下关节处内翻足部

神经支配

- 胫神经

动脉血供

- 胫后动脉

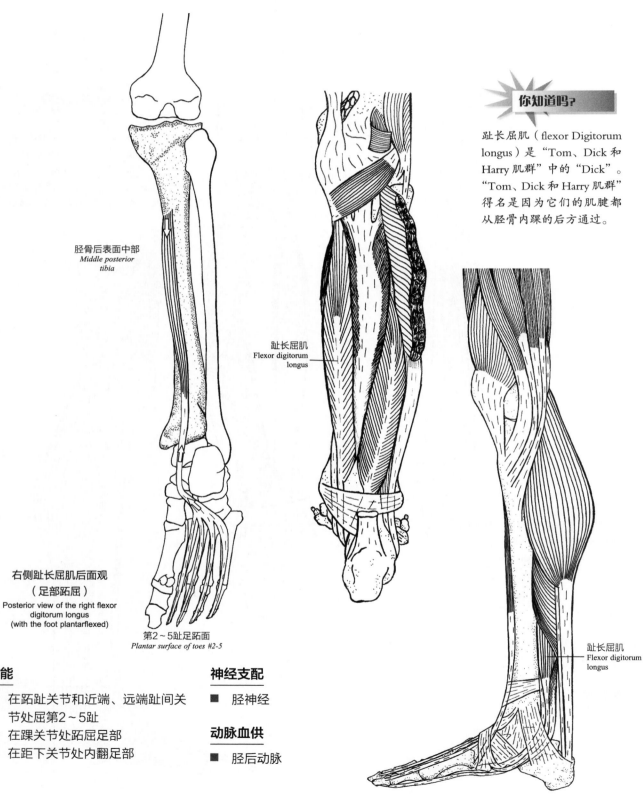

趾长屈肌（FLEXOR DIGITORUM LONGUS）
（位于后深筋膜室）

fleks-or dij-i-**toe**-rum **long**-us

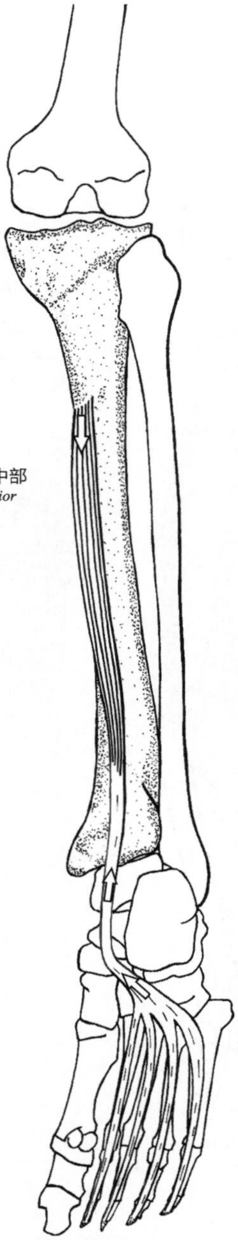
胫骨后表面中部
Middle posterior tibia
第2～5趾足跖面
Plantar surface of toes #2-5

右侧趾长屈肌后面观
（足部跖屈）
Posterior view of the right flexor digitorum longus
(with the foot plantarflexed)

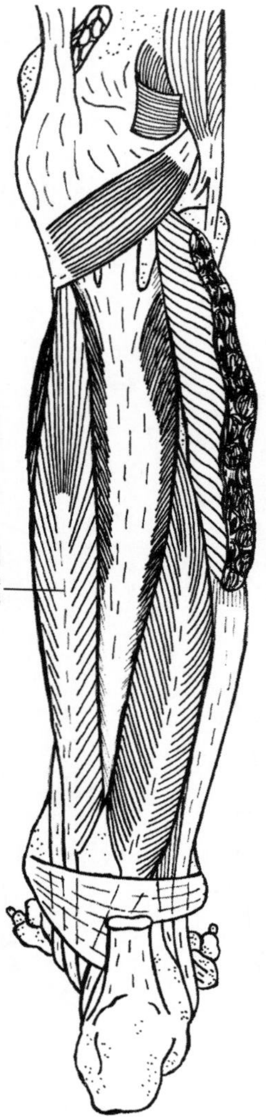
趾长屈肌
Flexor digitorum longus

你知道吗?

趾长屈肌（flexor Digitorum longus）是“Tom、Dick 和 Harry 肌群”中的“Dick”。“Tom、Dick 和 Harry 肌群”得名是因为它们的肌腱都从胫骨内踝的后方通过。

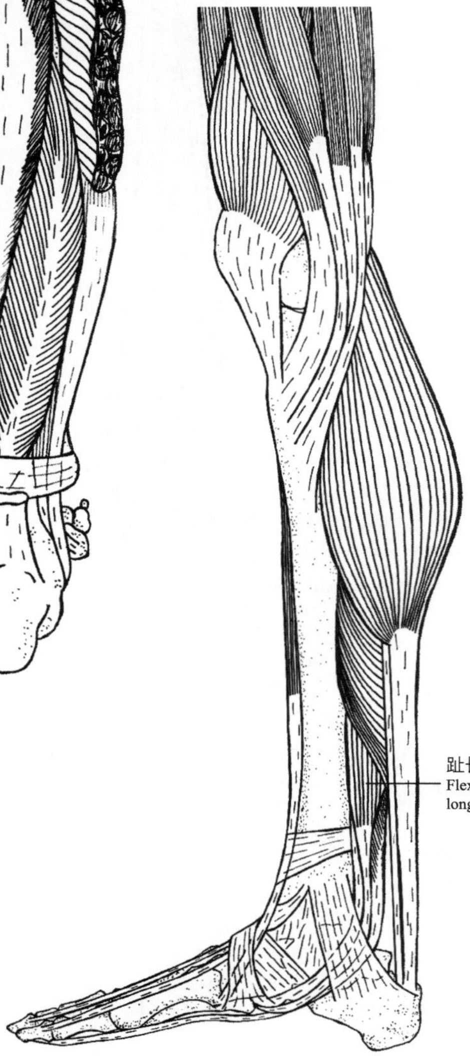
趾长屈肌
Flexor digitorum longus

功能

- 在跖趾关节和近端、远端趾间关节处屈第2～5趾
- 在踝关节处跖屈足部
- 在距下关节处内翻足部

神经支配

- 胫神经

动脉血供

- 胫后动脉

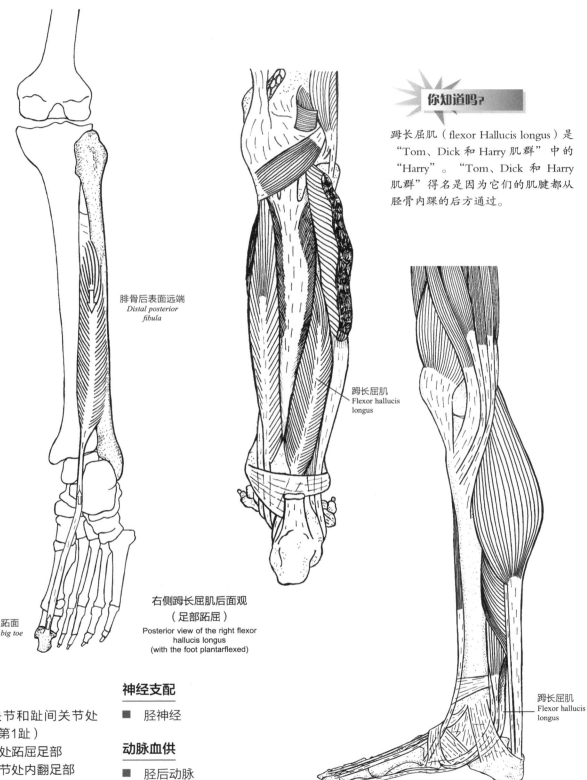

踇长屈肌（FLEXOR HALLUCIS LONGUS）
（位于后深筋膜室）

fleks-or hal-**oo**-sis **long**-us

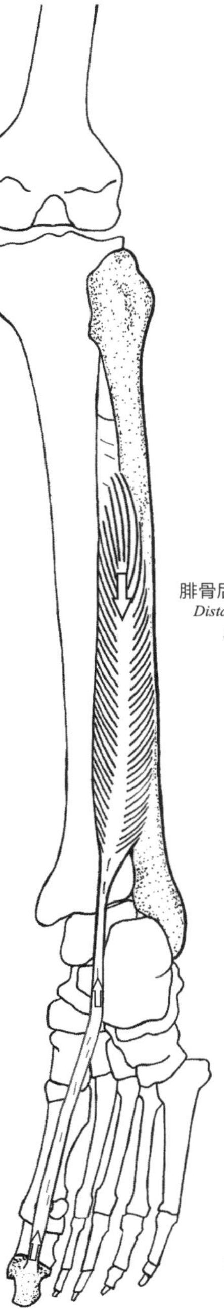
腓骨后表面远端
Distal posterior fibula
踇趾（第1趾）足跖面
Plantar surface of the big toe (toe #1)

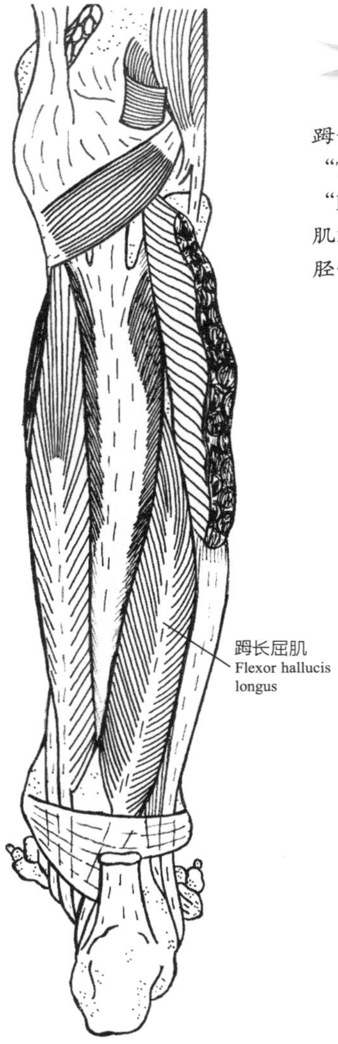
踇长屈肌
Flexor hallucis longus

右侧踇长屈肌后面观
（足部跖屈）
Posterior view of the right flexor hallucis longus
(with the foot plantarflexed)

你知道吗？

踇长屈肌（flexor Hallucis longus）是"Tom、Dick 和 Harry 肌群"中的"Harry"。"Tom、Dick 和 Harry 肌群"得名是因为它们的肌腱都从胫骨内踝的后方通过。

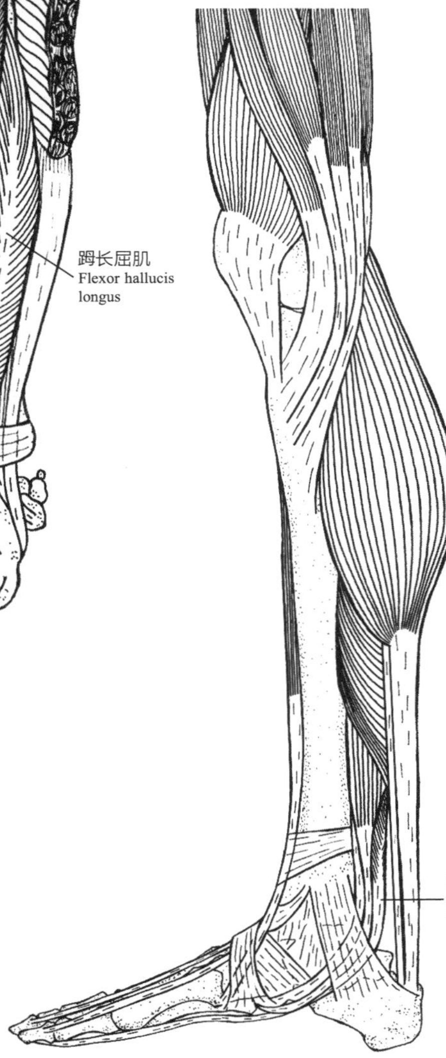
踇长屈肌
Flexor hallucis longus

功能

- 在跖趾关节和趾间关节处屈踇趾（第1趾）
- 在踝关节处跖屈足部
- 在距下关节处内翻足部

神经支配

- 胫神经

动脉血供

- 胫后动脉

右侧小腿前面观

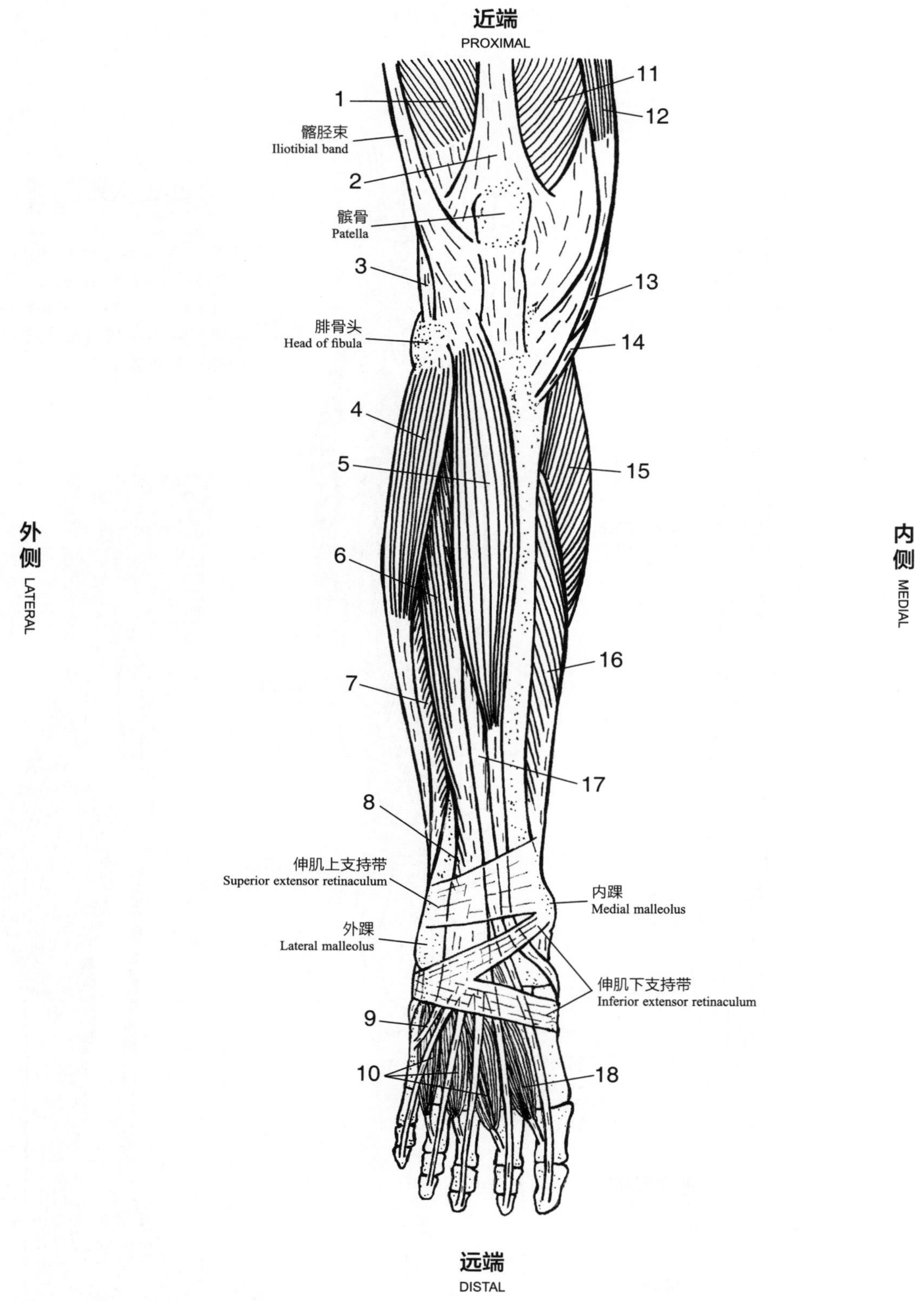
近端
PROXIMAL
1
髂胫束
Iliotibial band
2
髌骨
Patella
3
腓骨头
Head of fibula
4
5
6
7
8
伸肌上支持带
Superior extensor retinaculum
外踝
Lateral malleolus
9
10
11
12
13
14
15
16
17
内踝
Medial malleolus
伸肌下支持带
Inferior extensor retinaculum
18
外侧
LATERAL
内侧
MEDIAL
远端
DISTAL

填图题答案在第407页

右侧小腿后面观（浅层）

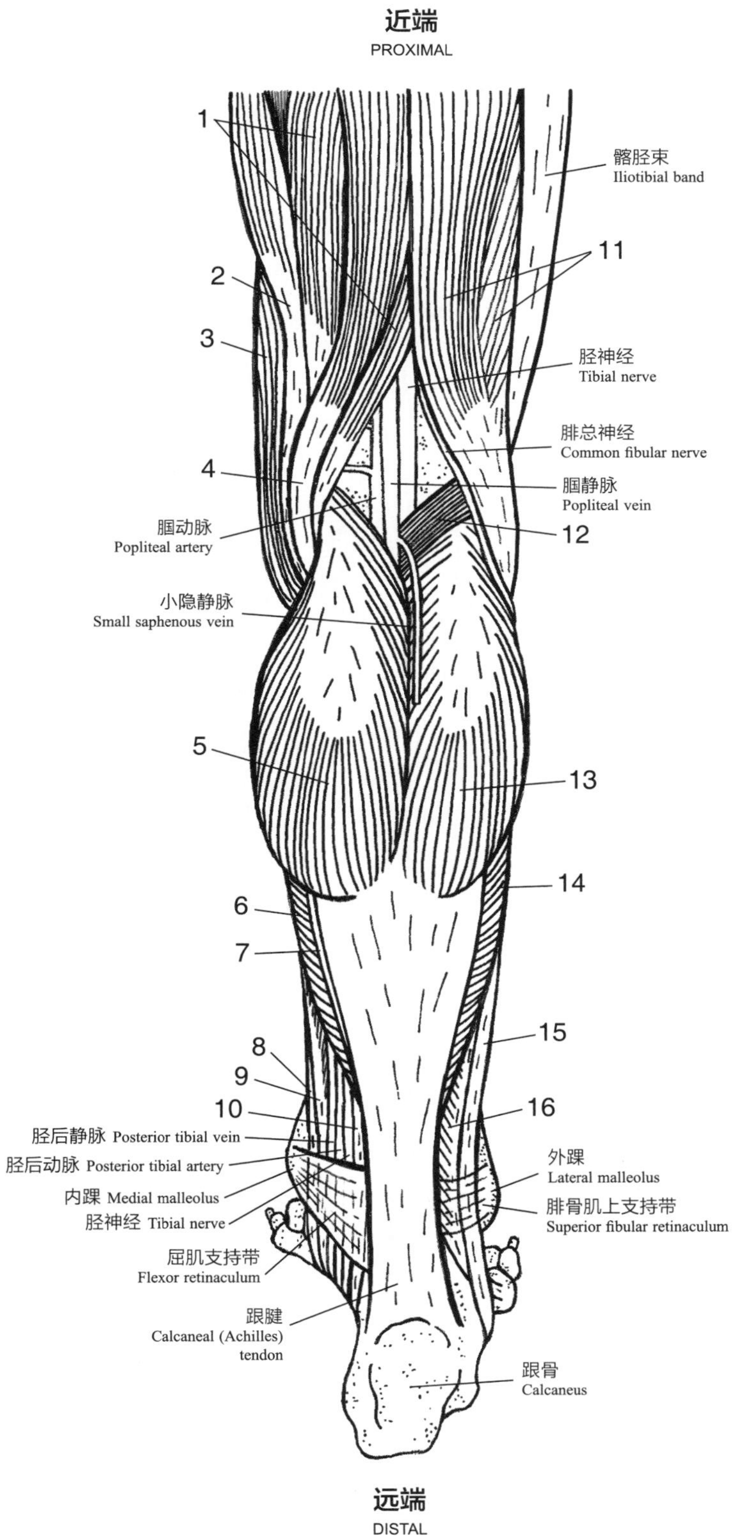
近端
PROXIMAL
远端
DISTAL
内侧
MEDIAL
外侧
LATERAL
1
2
3
4
5
6
7
8
9
10
11
12
13
14
15
16
髂胫束
Iliotibial band
胫神经
Tibial nerve
腓总神经
Common fibular nerve
腘静脉
Popliteal vein
腘动脉
Popliteal artery
小隐静脉
Small saphenous vein
胫后静脉 Posterior tibial vein
胫后动脉 Posterior tibial artery
内踝 Medial malleolus
胫神经 Tibial nerve
屈肌支持带
Flexor retinaculum
跟腱
Calcaneal (Achilles) tendon
外踝
Lateral malleolus
腓骨肌上支持带
Superior fibular retinaculum
跟骨
Calcaneus

右侧小腿后面观（中层）

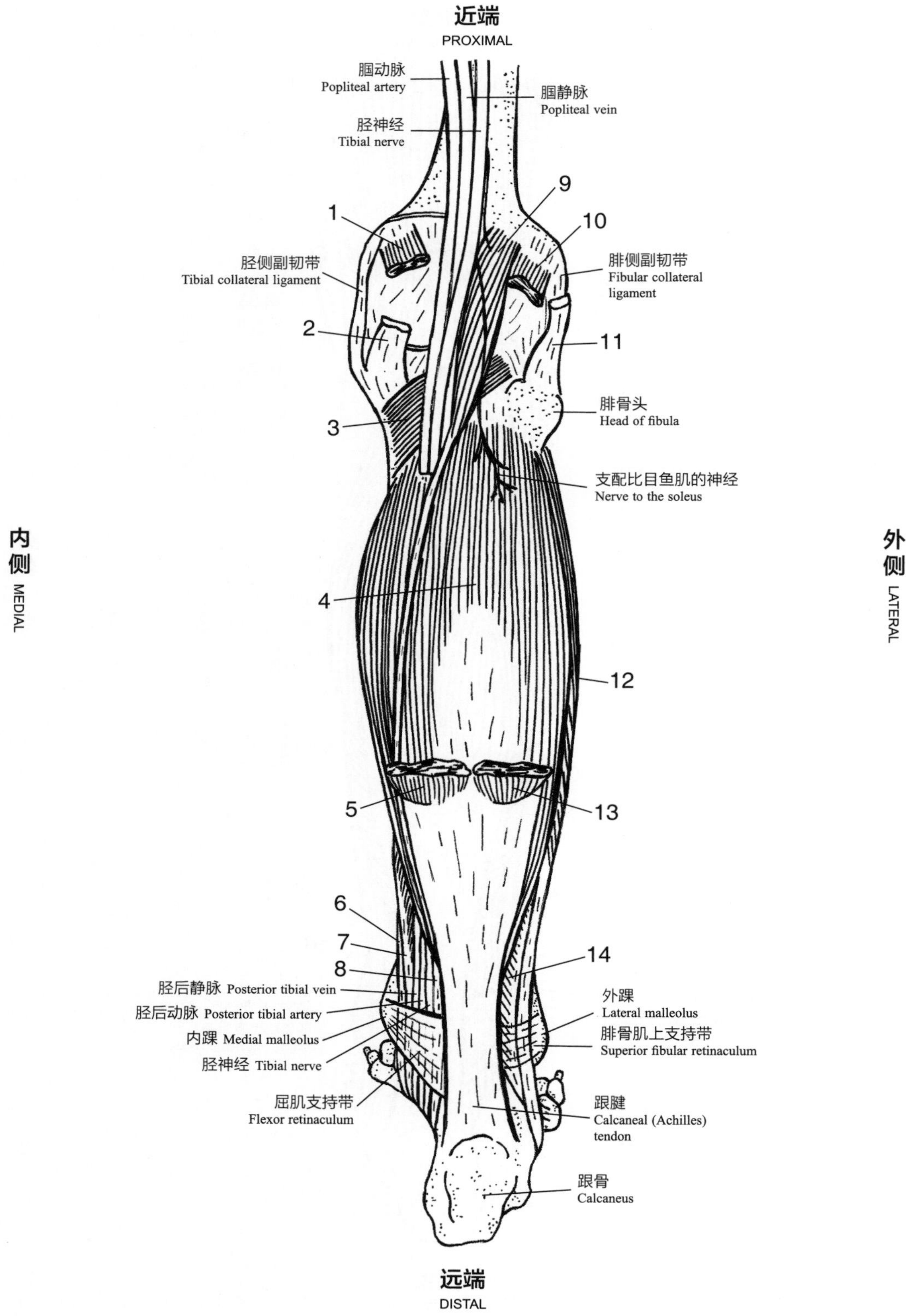
近端
PROXIMAL
腘动脉
Popliteal artery
腘静脉
Popliteal vein
胫神经
Tibial nerve
9
1
10
胫侧副韧带
Tibial collateral ligament
腓侧副韧带
Fibular collateral ligament
2
11
腓骨头
Head of fibula
3
支配比目鱼肌的神经
Nerve to the soleus
内侧
MEDIAL
外侧
LATERAL
4
12
5
13
6
7
14
8
胫后静脉 Posterior tibial vein
外踝
Lateral malleolus
胫后动脉 Posterior tibial artery
腓骨肌上支持带
Superior fibular retinaculum
内踝 Medial malleolus
胫神经 Tibial nerve
屈肌支持带
Flexor retinaculum
跟腱
Calcaneal (Achilles) tendon
跟骨
Calcaneus
远端
DISTAL

右侧小腿后面观（深层）

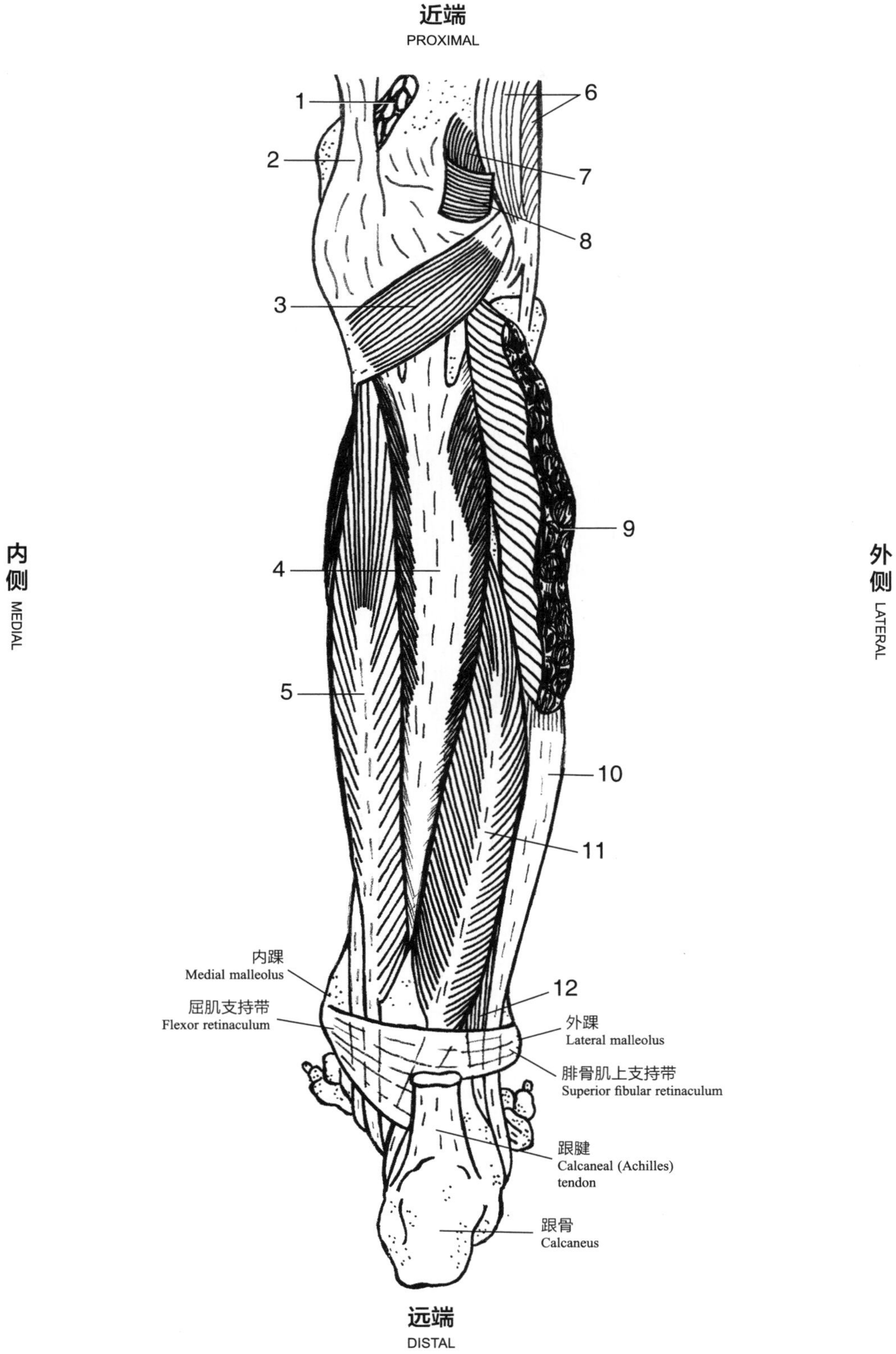
近端
PROXIMAL
内侧
MEDIAL
外侧
LATERAL
1
2
3
4
5
6
7
8
9
10
11
12
内踝
Medial malleolus
屈肌支持带
Flexor retinaculum
外踝
Lateral malleolus
腓骨肌上支持带
Superior fibular retinaculum
跟腱
Calcaneal (Achilles) tendon
跟骨
Calcaneus
远端
DISTAL

右侧小腿外侧面观

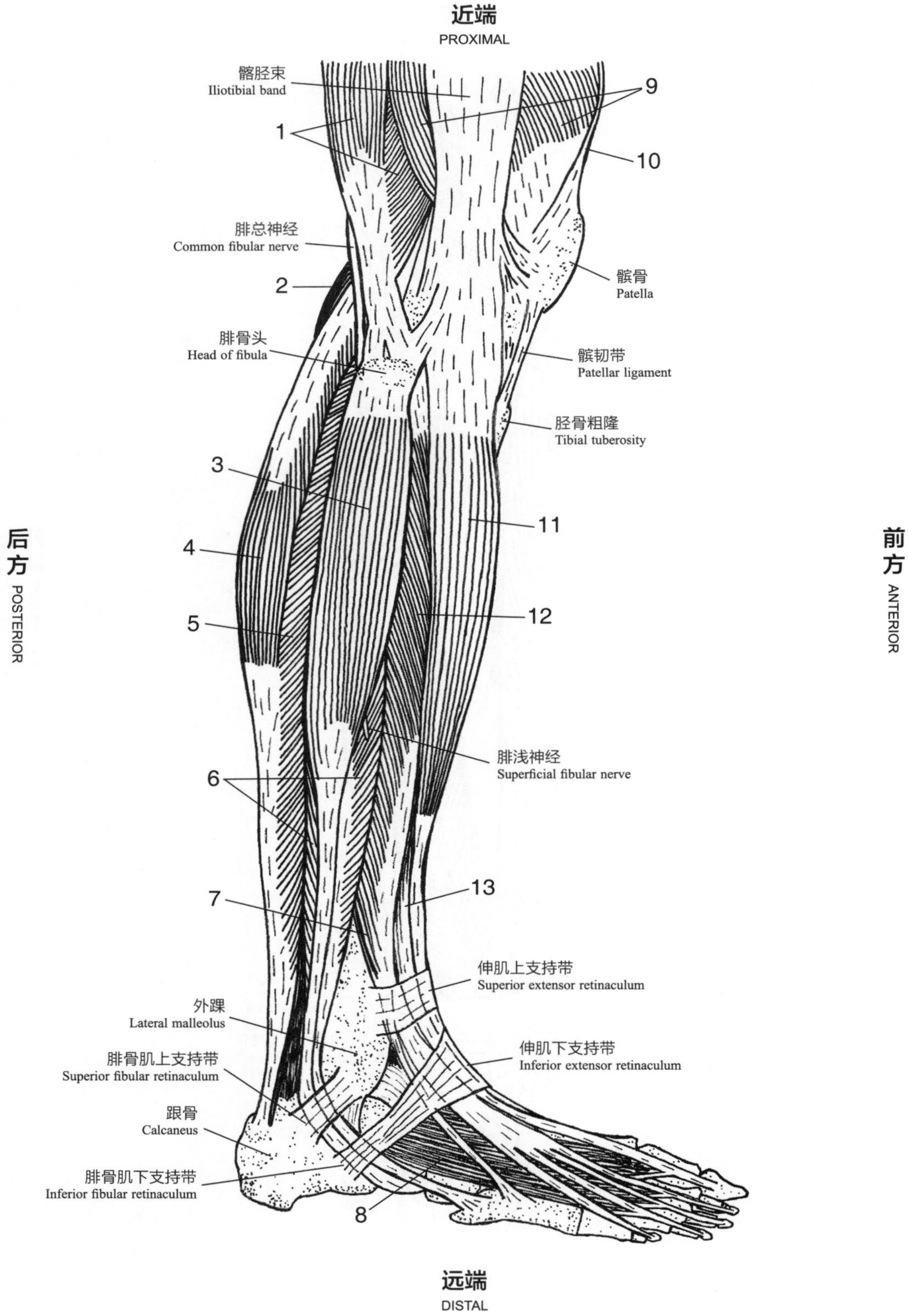
近端
PROXIMAL
髂胫束
Iliotibial band
9
1
10
腓总神经
Common fibular nerve
2
髌骨
Patella
腓骨头
Head of fibula
髌韧带
Patellar ligament
胫骨粗隆
Tibial tuberosity
3
11
后方
POSTERIOR
4
前方
ANTERIOR
5
12
腓浅神经
Superficial fibular nerve
6
7
13
伸肌上支持带
Superior extensor retinaculum
外踝
Lateral malleolus
伸肌下支持带
Inferior extensor retinaculum
腓骨肌上支持带
Superior fibular retinaculum
跟骨
Calcaneus
腓骨肌下支持带
Inferior fibular retinaculum
8
远端
DISTAL

右侧小腿内侧面观

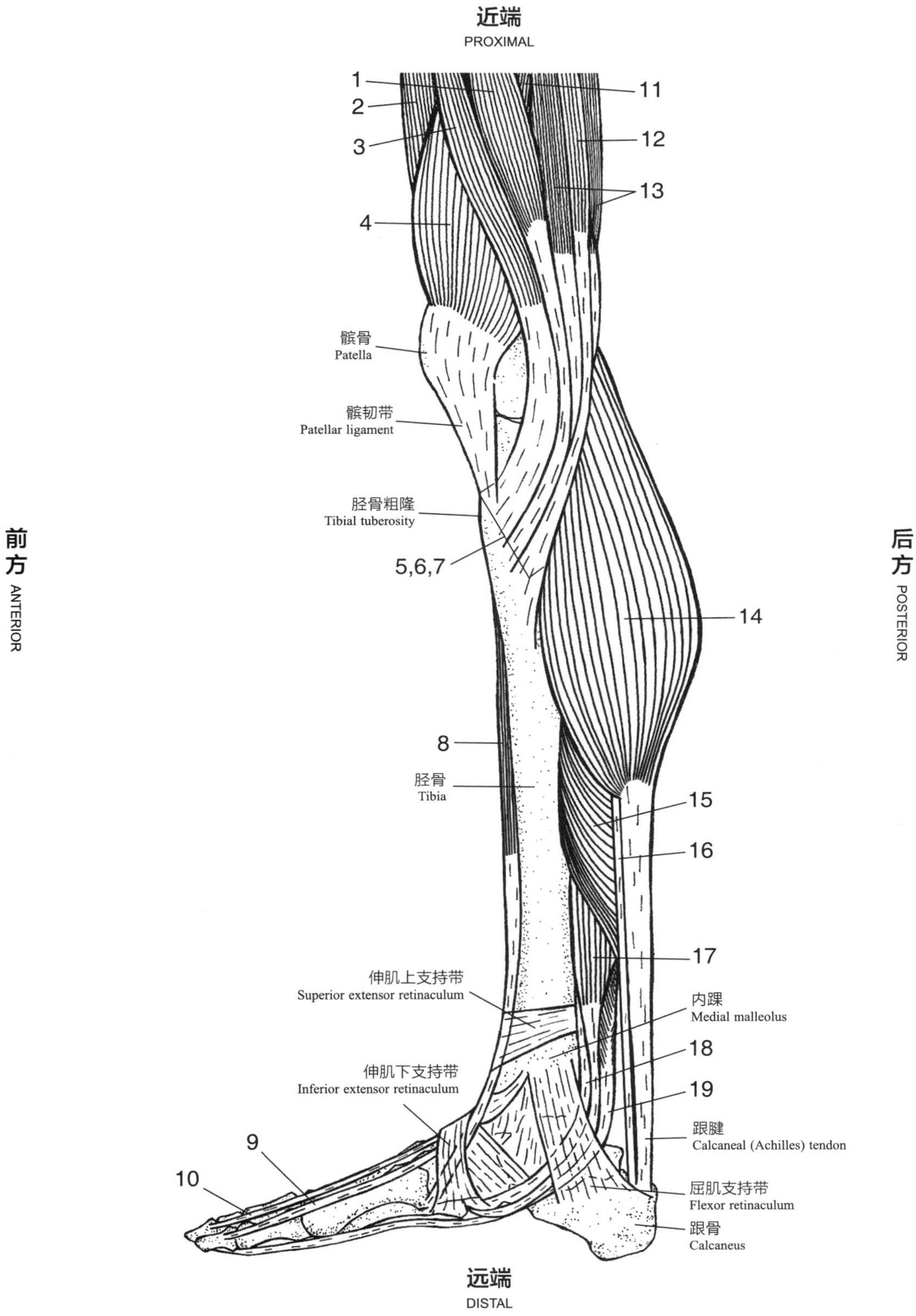
近端
PROXIMAL
远端
DISTAL
前方
ANTERIOR
后方
POSTERIOR
1
2
3
4
11
12
13
髌骨
Patella
髌韧带
Patellar ligament
胫骨粗隆
Tibial tuberosity
5,6,7
14
8
胫骨
Tibia
15
16
17
伸肌上支持带
Superior extensor retinaculum
内踝
Medial malleolus
18
伸肌下支持带
Inferior extensor retinaculum
19
跟腱
Calcaneal (Achilles) tendon
9
10
屈肌支持带
Flexor retinaculum
跟骨
Calcaneus

小腿肌肉复习题

答案参见408页

1.哪两块肌肉与股骨外侧髁相连?
2.如果踇趾在跖趾关节及趾间关节处屈曲，踇长伸肌的长度如何变化?
3.Tom肌、Dick肌及Harry肌中，哪一块最靠近胫骨内踝?
4.在小腿内侧远端，Tom肌、Dick肌及Harry肌中，哪一块最表浅?
5.紧贴腓骨长肌后方的是哪一块肌肉?
6.“马镫肌（stirrup muscles）”包括哪两块肌肉?
7.胫骨前肌与腓肠肌是协同作用，还是拮抗作用?
8.腓骨长肌与腓骨短肌中，哪一块肌肉更深在?
9.小腿后间隔室肌肉中，唯一没有跨越踝关节的是哪一块?
10.腘肌是如何既能内旋又能外旋膝关节?
11.Tom肌、Dick肌及Harry肌都参与哪一种关节运动?
12.哪两块肌肉与第一跖骨和第一楔骨相连?
13.哪两块肌肉位于小腿外间隔室内?
14.紧贴Tom肌、Dick肌及Harry肌浅面的是哪一块肌肉?
15.哪一块肌肉拮抗踇长屈肌的两种足部运动?
16.哪一块跗骨是唯一不与胫骨后肌相连的?
17.紧贴胫骨后肌肌腹内侧的是哪一块肌肉?
18.如果腓骨长肌和腓骨短肌离心性收缩，会出现怎样的关节运动?
19.从后方看，紧贴腓肠肌深面的是哪一块肌肉?
20.如踝关节被动跖屈及主动跖屈时，胫骨后肌的长度会如何变化?
21.哪四块肌肉位于小腿后深筋膜室?
22.第三腓骨肌与腓骨短肌如何协同作用?
23.Tom肌、Dick肌及Harry肌在哪个部位最为表浅?
24.哪一块肌肉在膝关节的旋转运动中很重要?
25.所有三块腓骨肌的近端都与哪一块骨相连?
26.第三腓骨肌与腓骨短肌如何相互拮抗?
27.第三腓骨肌实际上是哪一块肌肉的最远端?
28.腓骨长肌的拮抗肌可能有哪些作用?
29.哪一块腓骨肌走行于足底深部?
30.胫骨前肌与趾长伸肌如何相互协同作用?
31.哪三块肌肉位于小腿后浅间隔室?
32.哪两块肌肉与第五跖骨相连?
33.当膝关节被动屈曲时，趾长屈肌的长度如何变化?
34.小腿三头肌由哪些肌肉组成?
35.趾长屈肌和踇长屈肌附着于哪些趾骨?
36.哪两块肌肉的远端肌腱被称为跟腱?
37.Tom肌、Dick肌及Harry肌是哪些肌肉?
38.趾长伸肌和踇长伸肌中，哪一块肌肉更深在?
39.紧贴跖肌浅面的是哪一块肌肉?
40.紧贴腓骨长肌后方浅面的是哪一块肌肉?
41.哪四块肌肉位于小腿前间隔室?
42.如果胫骨前肌向心性收缩，会出现怎样的关节运动?

右足背面观

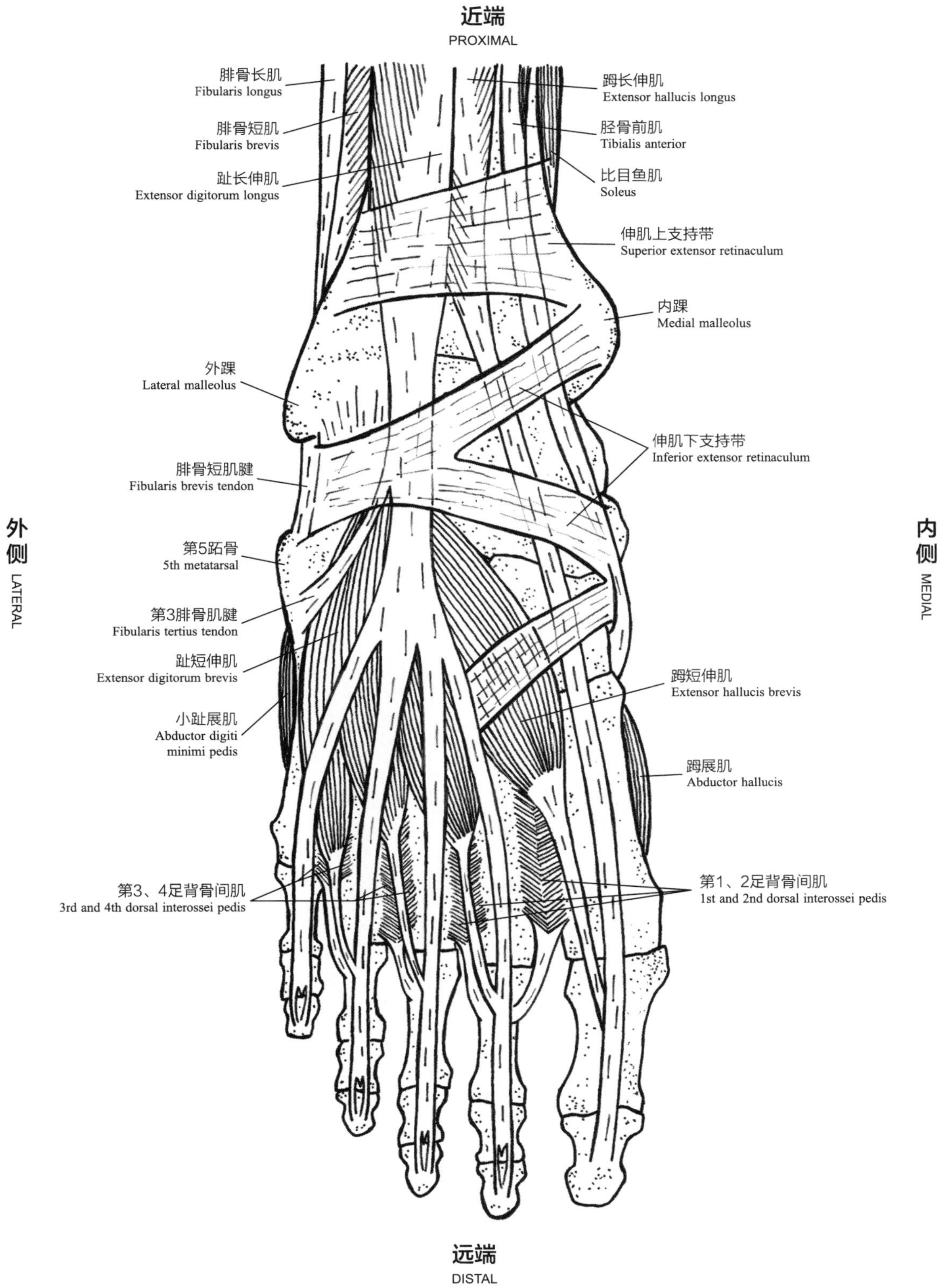
近端
PROXIMAL
腓骨长肌
Fibularis longus
腓骨短肌
Fibularis brevis
趾长伸肌
Extensor digitorum longus
外踝
Lateral malleolus
腓骨短肌腱
Fibularis brevis tendon
外侧
LATERAL
第5跖骨
5th metatarsal
第3腓骨肌腱
Fibularis tertius tendon
趾短伸肌
Extensor digitorum brevis
小趾展肌
Abductor digiti minimi pedis
第3、4足背骨间肌
3rd and 4th dorsal interossei pedis
姆长伸肌
Extensor hallucis longus
胫骨前肌
Tibialis anterior
比目鱼肌
Soleus
伸肌上支持带
Superior extensor retinaculum
内踝
Medial malleolus
伸肌下支持带
Inferior extensor retinaculum
内侧
MEDIAL
姆短伸肌
Extensor hallucis brevis
姆展肌
Abductor hallucis
第1、2足背骨间肌
1st and 2nd dorsal interossei pedis
远端
DISTAL

右足掌面观（浅肌层）

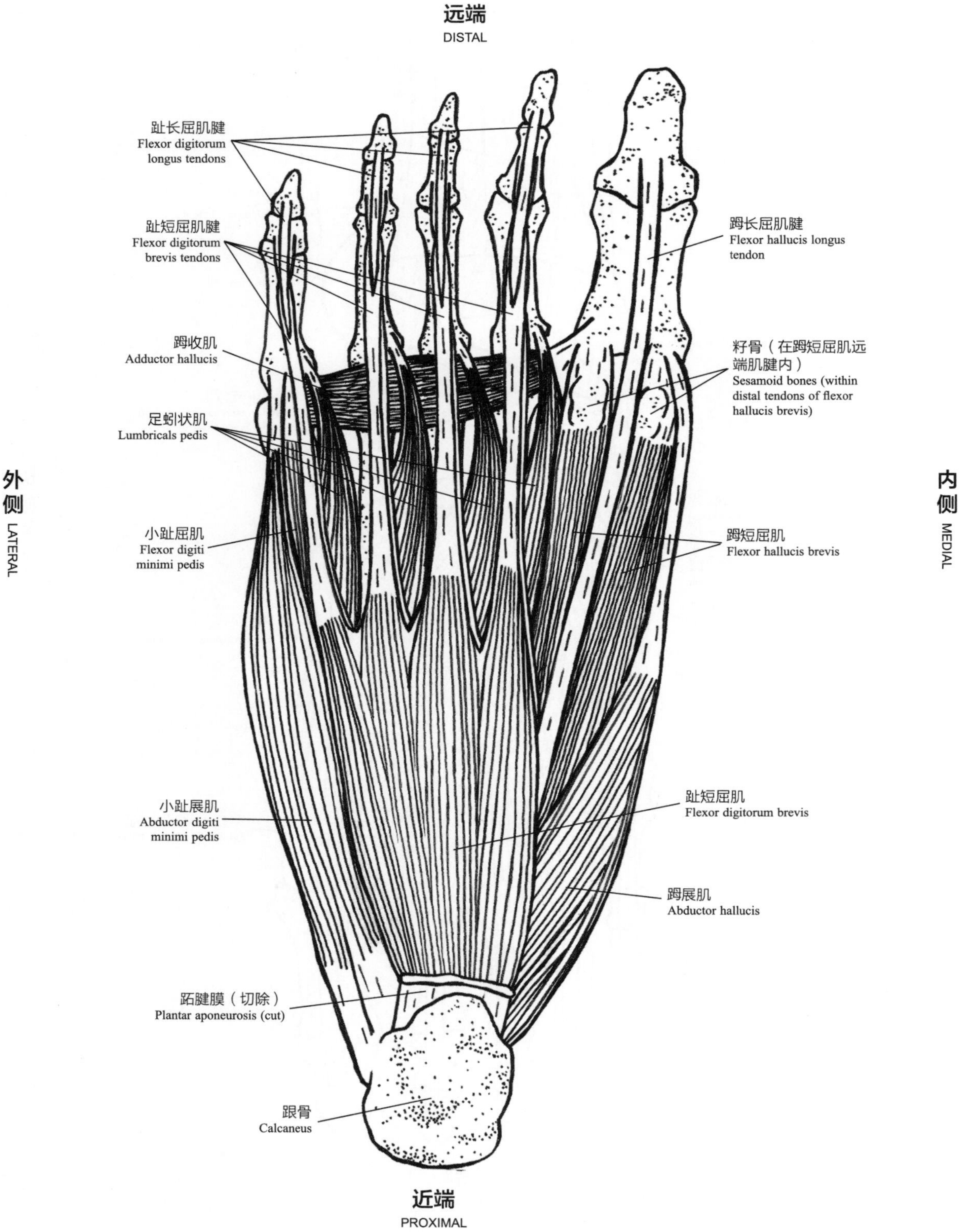
远端
DISTAL
趾长屈肌腱
Flexor digitorum longus tendons
趾短屈肌腱
Flexor digitorum brevis tendons
踇收肌
Adductor hallucis
足蚓状肌
Lumbricals pedis
外侧
LATERAL
小趾屈肌
Flexor digiti minimi pedis
小趾展肌
Abductor digiti minimi pedis
跖腱膜（切除）
Plantar aponeurosis (cut)
跟骨
Calcaneus
踇长屈肌腱
Flexor hallucis longus tendon
籽骨（在踇短屈肌远端肌腱内）
Sesamoid bones (within distal tendons of flexor hallucis brevis)
内侧
MEDIAL
踇短屈肌
Flexor hallucis brevis
趾短屈肌
Flexor digitorum brevis
踇展肌
Abductor hallucis
近端
PROXIMAL

右足掌面观（中间肌层）

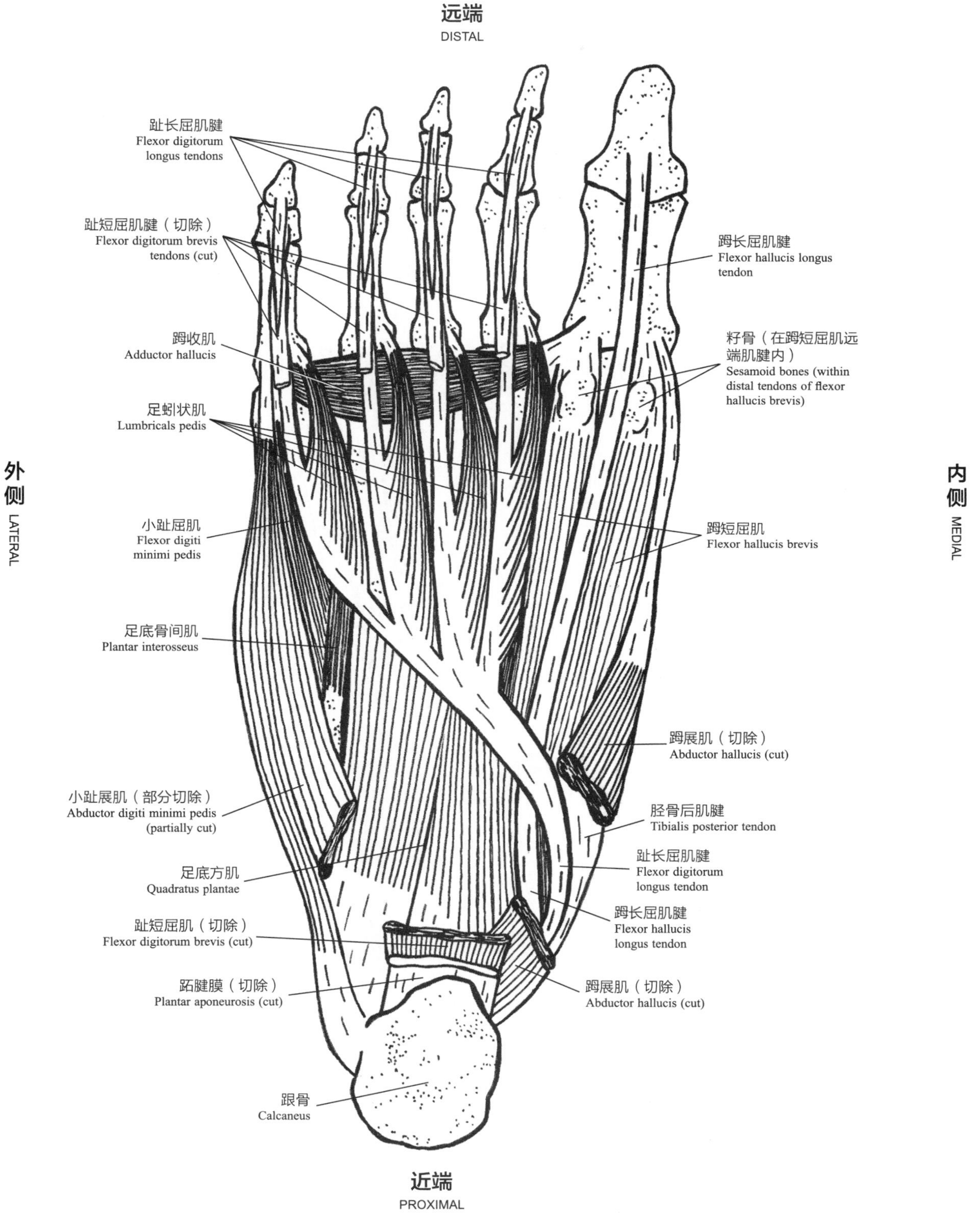
远端
DISTAL
近端
PROXIMAL
外侧
LATERAL
内侧
MEDIAL
趾长屈肌腱
Flexor digitorum longus tendons
趾短屈肌腱（切除）
Flexor digitorum brevis tendons (cut)
踇收肌
Adductor hallucis
足蚓状肌
Lumbricals pedis
小趾屈肌
Flexor digiti minimi pedis
足底骨间肌
Plantar interosseus
小趾展肌（部分切除）
Abductor digiti minimi pedis (partially cut)
足底方肌
Quadratus plantae
趾短屈肌（切除）
Flexor digitorum brevis (cut)
跖腱膜（切除）
Plantar aponeurosis (cut)
跟骨
Calcaneus
踇长屈肌腱
Flexor hallucis longus tendon
籽骨（在踇短屈肌远端肌腱内）
Sesamoid bones (within distal tendons of flexor hallucis brevis)
踇短屈肌
Flexor hallucis brevis
踇展肌（切除）
Abductor hallucis (cut)
胫骨后肌腱
Tibialis posterior tendon
趾长屈肌腱
Flexor digitorum longus tendon
踇长屈肌腱
Flexor hallucis longus tendon
踇展肌（切除）
Abductor hallucis (cut)

右足掌面观（深肌层）

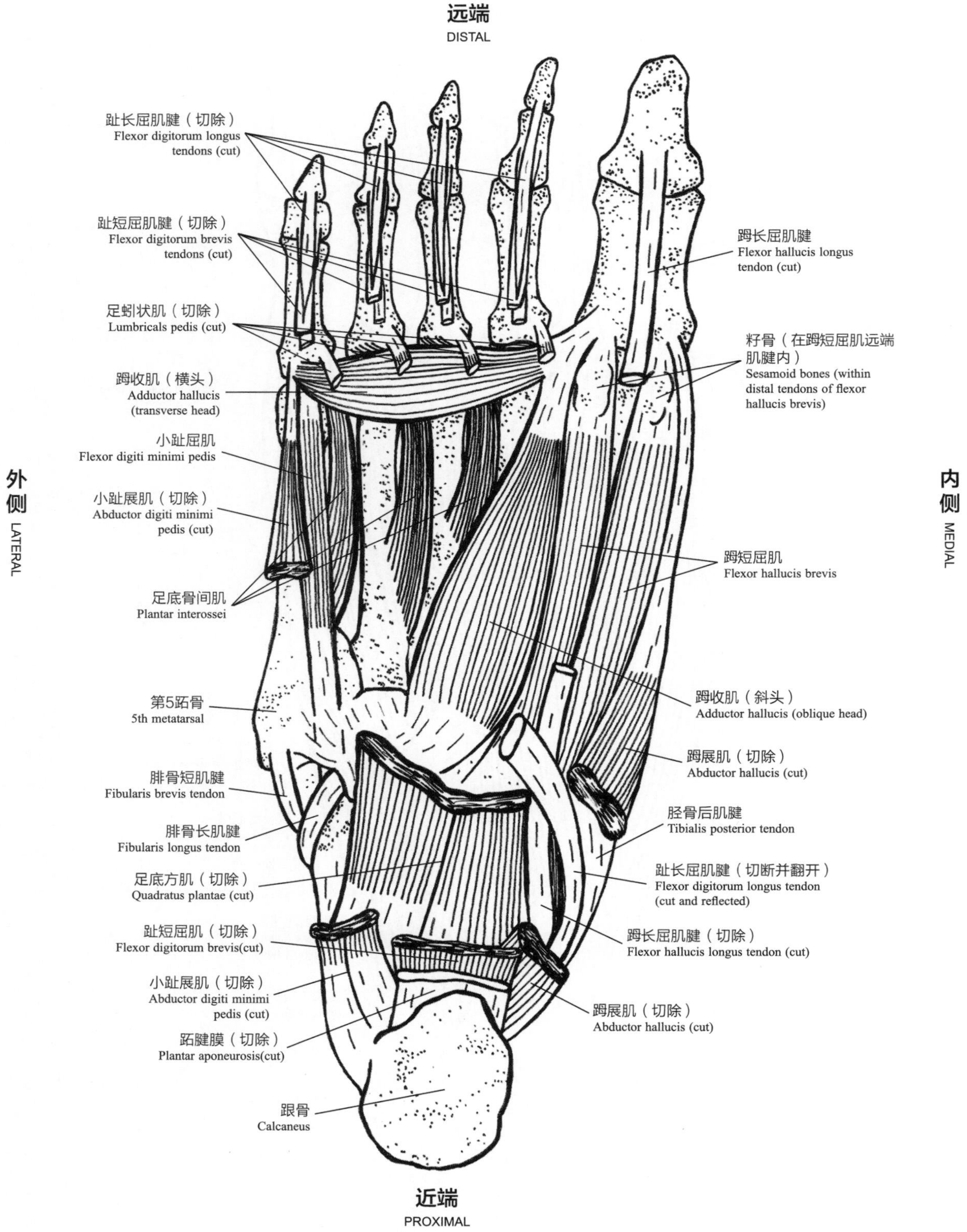
远端
DISTAL
趾长屈肌腱（切除）
Flexor digitorum longus tendons (cut)
趾短屈肌腱（切除）
Flexor digitorum brevis tendons (cut)
足蚓状肌（切除）
Lumbricals pedis (cut)
踇收肌（横头）
Adductor hallucis (transverse head)
小趾屈肌
Flexor digiti minimi pedis
小趾展肌（切除）
Abductor digiti minimi pedis (cut)
足底骨间肌
Plantar interossei
第5跖骨
5th metatarsal
腓骨短肌腱
Fibularis brevis tendon
腓骨长肌腱
Fibularis longus tendon
足底方肌（切除）
Quadratus plantae (cut)
趾短屈肌（切除）
Flexor digitorum brevis(cut)
小趾展肌（切除）
Abductor digiti minimi pedis (cut)
跖腱膜（切除）
Plantar aponeurosis(cut)
跟骨
Calcaneus
外侧
LATERAL
内侧
MEDIAL
踇长屈肌腱
Flexor hallucis longus tendon (cut)
籽骨（在踇短屈肌远端肌腱内）
Sesamoid bones (within distal tendons of flexor hallucis brevis)
踇短屈肌
Flexor hallucis brevis
踇收肌（斜头）
Adductor hallucis (oblique head)
踇展肌（切除）
Abductor hallucis (cut)
胫骨后肌腱
Tibialis posterior tendon
趾长屈肌腱（切断并翻开）
Flexor digitorum longus tendon (cut and reflected)
踇长屈肌腱（切除）
Flexor hallucis longus tendon (cut)
踇展肌（切除）
Abductor hallucis (cut)
近端
PROXIMAL

趾短伸肌
（EXTENSOR DIGITORUM BREVIS）
（足背面）

eks-**ten**-sor dij-i-**toe**-rum **bre**-vis

功能

- 在跖趾关节、近端趾间关节、远端趾间关节处伸第2～4趾

神经支配

- 腓深神经

动脉血供

- 足背动脉

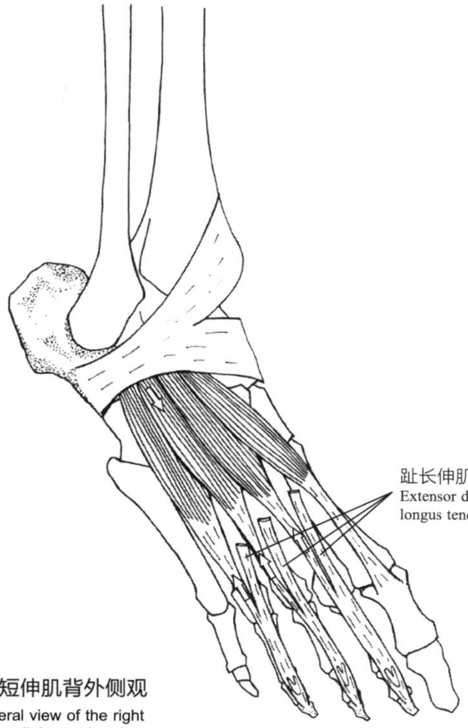
跟骨
Calcaneus
趾长伸肌腱
Extensor digitorum longus tendons
第2～4趾
Toes #2-4

右侧趾短伸肌背外侧观
Dorsolateral view of the right extensor digitorum brevis

踇短伸肌
（EXTENSOR HALLUCIS BREVIS）
（足背面）

eks-**ten**-sor hal-**oo**-sis **bre**-vis

功能

- 在跖趾关节处伸踇趾（第1趾）

神经支配

- 腓深神经

动脉血供

- 足背动脉

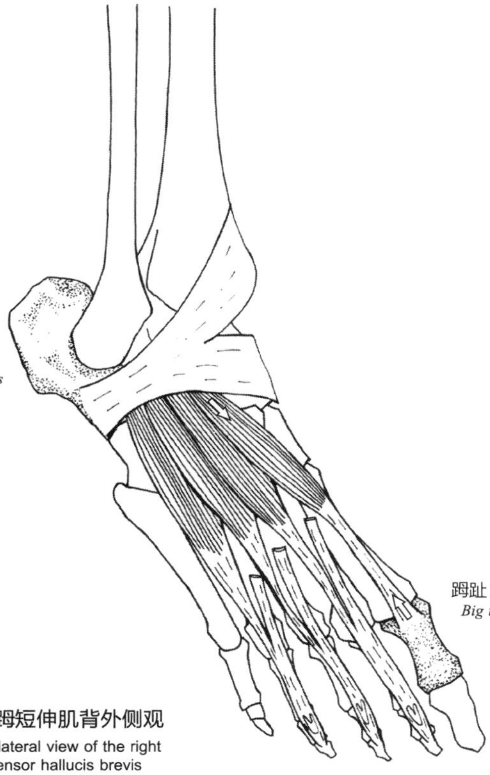
跟骨
Calcaneus
踇趾（第1趾）
Big toe (toe #1)

右侧踇短伸肌背外侧观
Dorsolateral view of the right extensor hallucis brevis

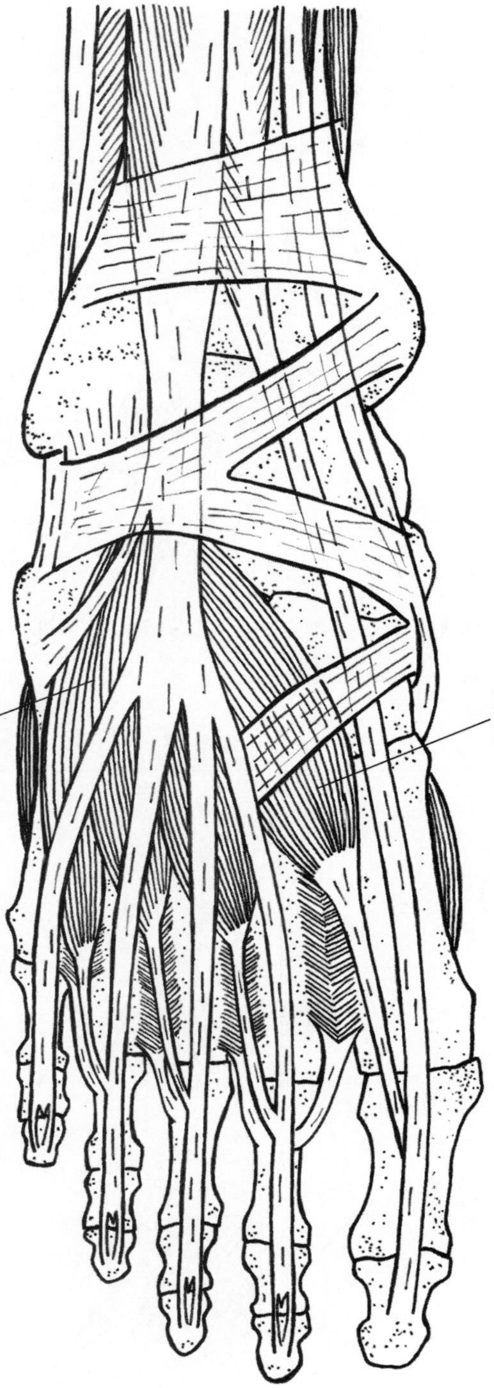

你知道吗?

趾短伸肌和跚短伸肌实际上是同一块肌肉的不同部分，也是足背仅有的足部固有肌肉。

跗展肌（ABDUCTOR HALLUCIS）（足跖面——第一层）

ab-**duk**-tor hal-**oo**-sis

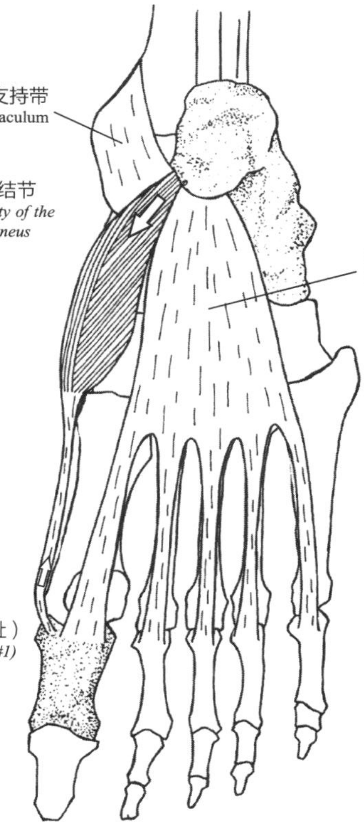

右侧跗展肌掌面观
Plantar view of the right abductor halluci

功能

- 在跖趾关节处外展跗趾（第1趾）
- 在跖趾关节处屈跗趾（第1趾）

神经支配

- 足底内侧神经

动脉血供

- 足底内侧动脉

小趾展肌（ABDUCTOR DIGITI MINIMI PEDIS）（足跖面——第一层）

ab-**duk**-tor **dij**-i-tee **min**-i-mee **peed**-us

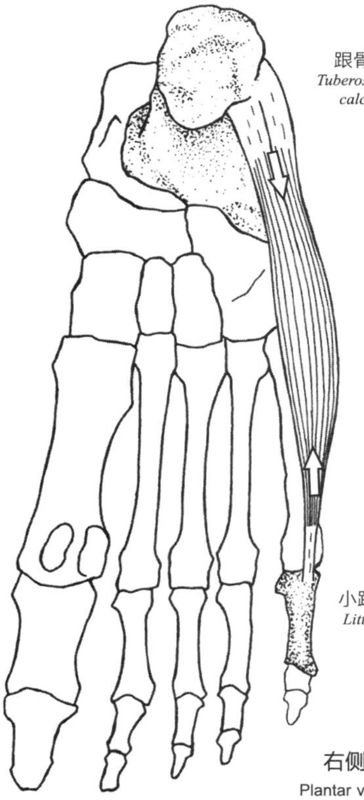

右侧小趾展肌掌面观
Plantar view of the right abductor digiti minimi pedis

功能

- 在跖趾关节处外展小趾（第5趾）
- 在跖趾关节处屈小趾（第5趾）

神经支配

- 足底外侧神经

动脉血供

- 足底外侧动脉

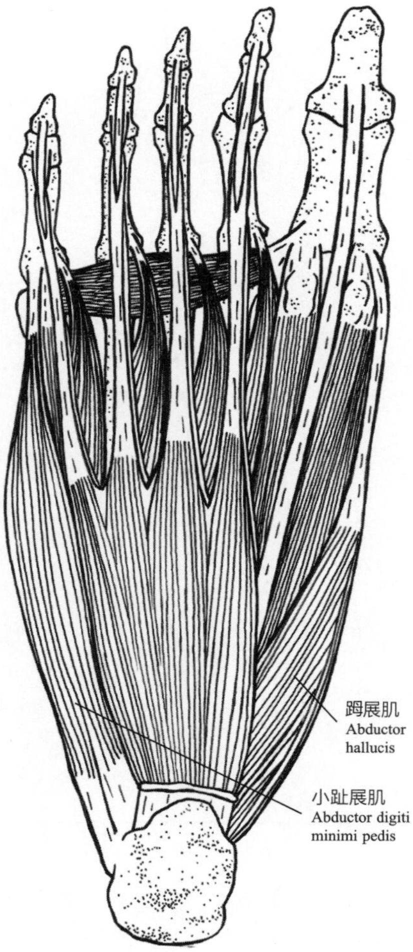

你知道吗?

在足底内侧可以很容易摸到踇展肌。

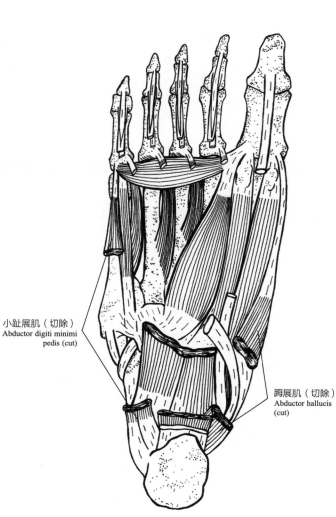

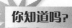

你知道吗?

足小趾展肌（abductor digiti minimi pedis）常写作小趾展肌（abductor digiti minimi）。但手部有小指展肌[abductor digiti minimi（manus）]，因此可能出现混淆。【译注：英文 abductor digiti minimi 既可以指小趾展肌，也可以指小指展肌，存在混淆的可能，中文不会发生混淆】

趾短屈肌（FLEXOR DIGITORUM BREVIS）
（足跖面——第一层）

fleks-or dij-i-**toe**-rum **bre**-vis

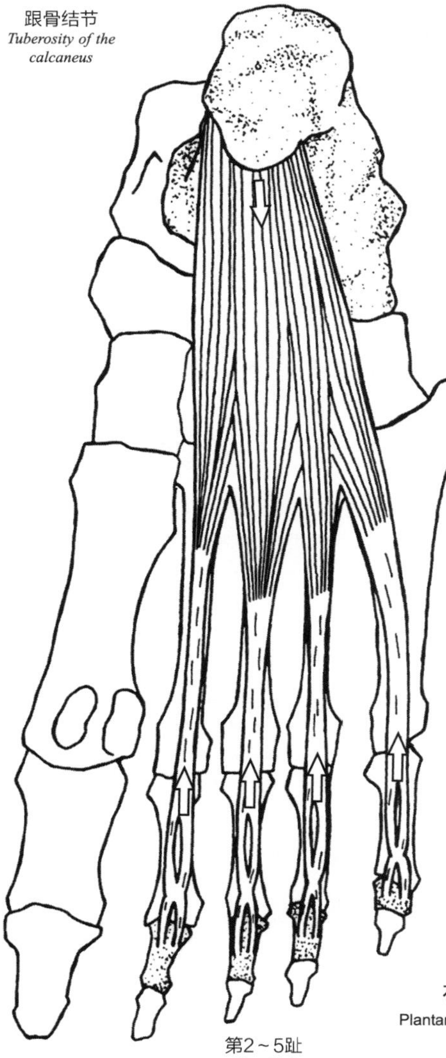
跟骨结节
Tuberosity of the calcaneus
第2～5趾
Toes #2-5
右侧趾短屈肌
Plantar view of the right flexor digitorum brevis

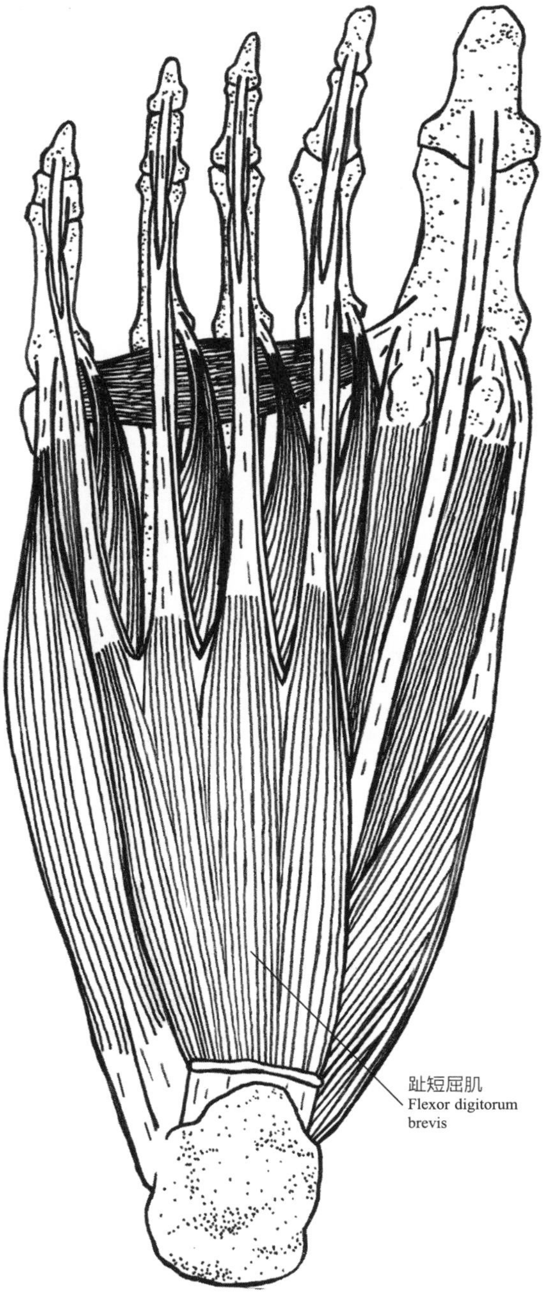
趾短屈肌
Flexor digitorum brevis

功能

■ 在跖趾关节和近端趾间关节处屈第2～5趾

神经支配

■ 足底内侧神经

动脉血供

■ 足底内侧和外侧动脉

你知道吗?

趾短屈肌的远端肌腱裂开，趾长屈肌远端肌腱从中通过连到第 2 ～ 5 趾。

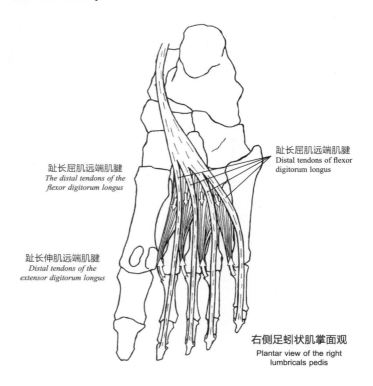

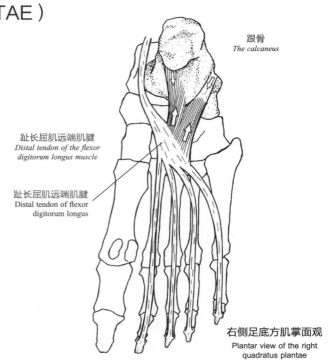

足底方肌（QUADRATUS PLANTAE）
（足跖面——第二层）

kwod-**ray**-tus **plan**-tee

功能

- 在跖趾关节、近端和远端趾间关节处屈第2～5趾

神经支配

- 足底外侧神经

动脉血供

- 足底内侧和外侧动脉

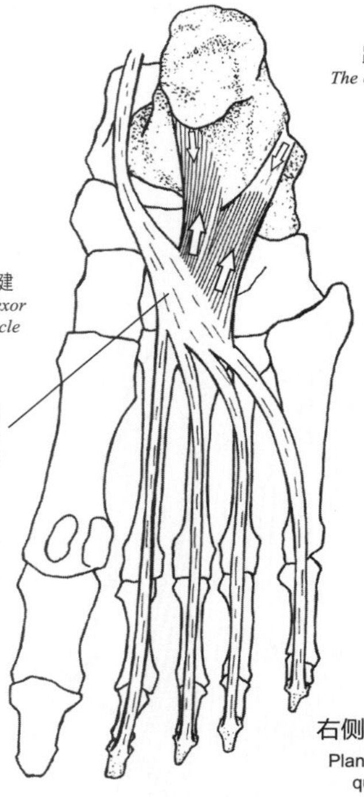
跟骨
The calcaneus
趾长屈肌远端肌腱
Distal tendon of the flexor digitorum longus muscle
趾长屈肌远端肌腱
Distal tendon of flexor digitorum longus

右侧足底方肌掌面观
Plantar view of the right quadratus plantae

足蚓状肌（LUMBRICALS PEDIS）
（足跖面——第二层）
（有四块足蚓状肌，分别命名为第1、2、3、4足蚓状肌）

lum-bri-kuls **peed**-us

功能

- 在近端和远端趾间关节处伸第2～5趾
- 在跖趾关节处屈第2～5趾

神经支配

- 足底内侧和外侧神经

动脉血供

- 足底内侧和外侧动脉

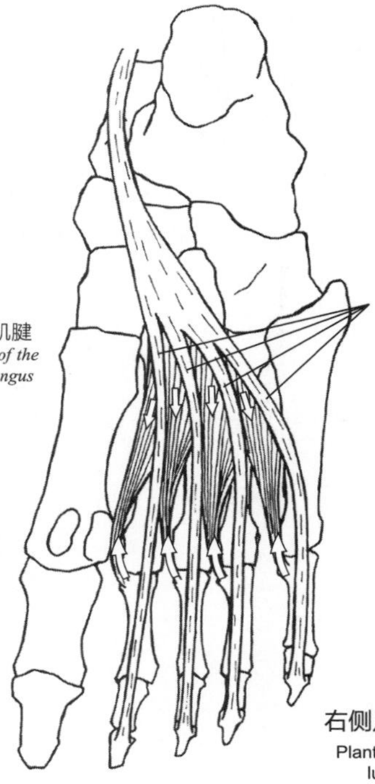
趾长屈肌远端肌腱
The distal tendons of the flexor digitorum longus
趾长屈肌远端肌腱
Distal tendons of flexor digitorum longus
趾长伸肌远端肌腱
Distal tendons of the extensor digitorum longus

右侧足蚓状肌掌面观
Plantar view of the right lumbricals pedis

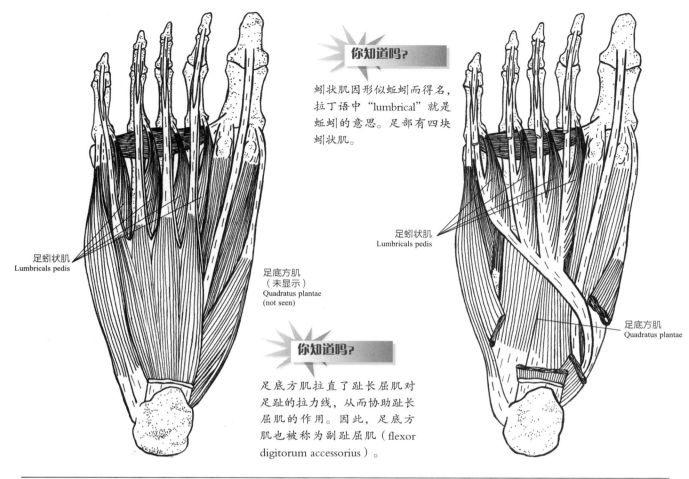

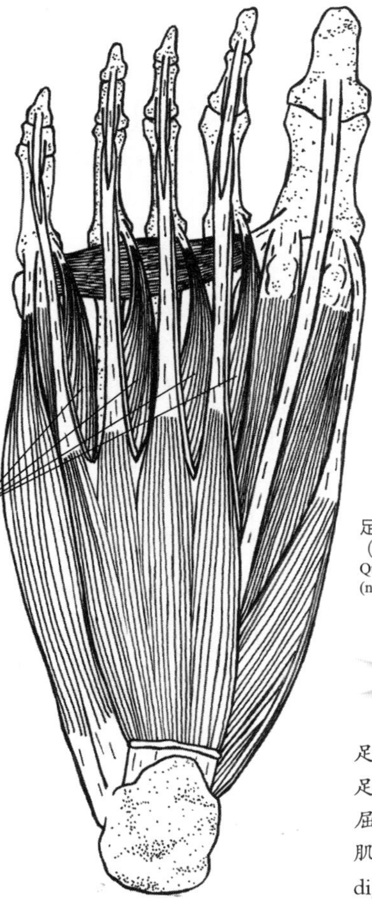
足蚓状肌
Lumbricals pedis
足底方肌
（未显示）
Quadratus plantae
(not seen)

你知道吗？

蚓状肌因形似蚯蚓而得名，拉丁语中“lumbrical”就是蚯蚓的意思。足部有四块蚓状肌。

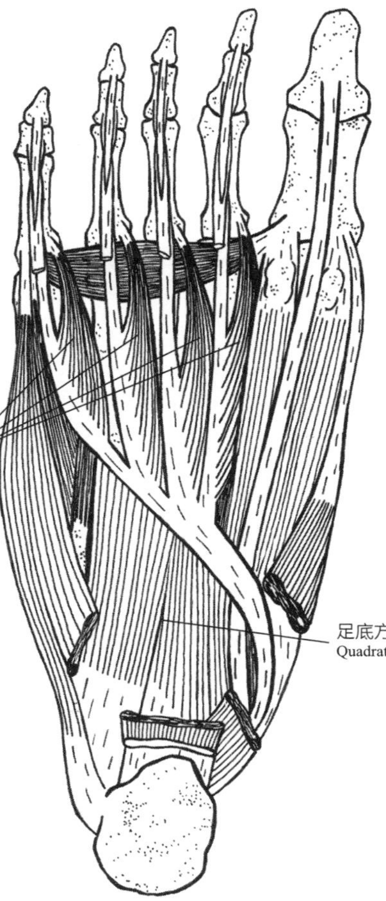
足蚓状肌
Lumbricals pedis
足底方肌
Quadratus plantae

你知道吗？

足底方肌拉直了趾长屈肌对足趾的拉力线，从而协助趾长屈肌的作用。因此，足底方肌也被称为副趾屈肌（flexor digitorum accessorius）。

䠀短屈肌（FLEXOR HALLUCIS BREVIS）

（足跖面——第三层）

fleks-or hal-**oo**-sis **bre**-vis

功能

- 在跖趾关节处屈䠀趾（第1趾）

神经支配

- 足底内侧神经

动脉血供

- 足底内侧动脉

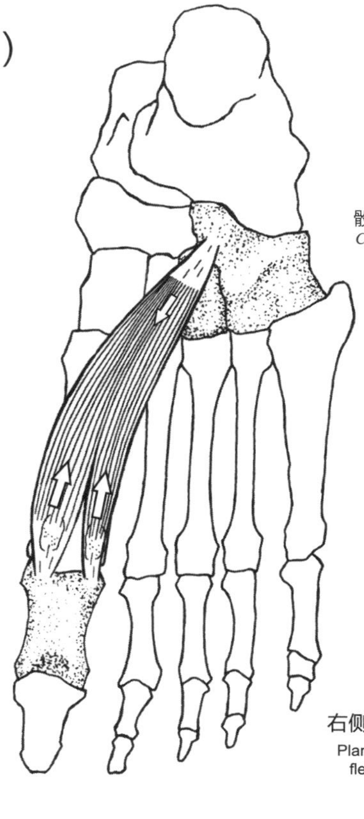
骰骨和外侧楔骨
Cuboid and the 3rd cuneiform
䠀趾
Big toe (toe #1)

右侧䠀短屈肌掌面观

Plantar view of the right flexor hallucis brevis

小趾屈肌（FLEXOR DIGITI MINIMI PEDIS）（足跖面——第三层）

fleks-or **dij**-i-tee **min**-i-mee **peed**-us

功能

- 在跖趾关节处屈小趾（第5趾）

神经支配

- 足底外侧神经

动脉血供

- 足底外侧动脉

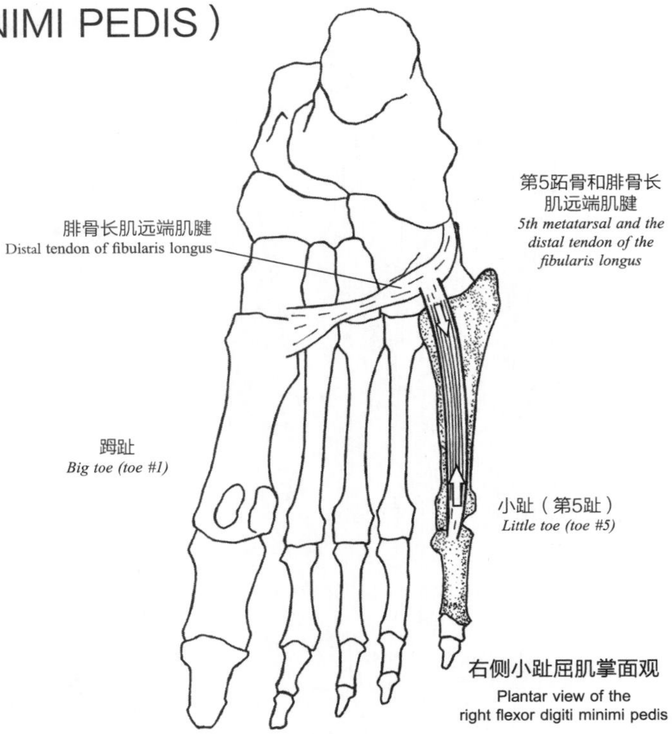
第5跖骨和腓骨长肌远端肌腱
5th metatarsal and the distal tendon of the fibularis longus
腓骨长肌远端肌腱
Distal tendon of fibularis longus
踇趾
Big toe (toe #1)
小趾（第5趾）
Little toe (toe #5)

右侧小趾屈肌掌面观

Plantar view of the right flexor digiti minimi pedis

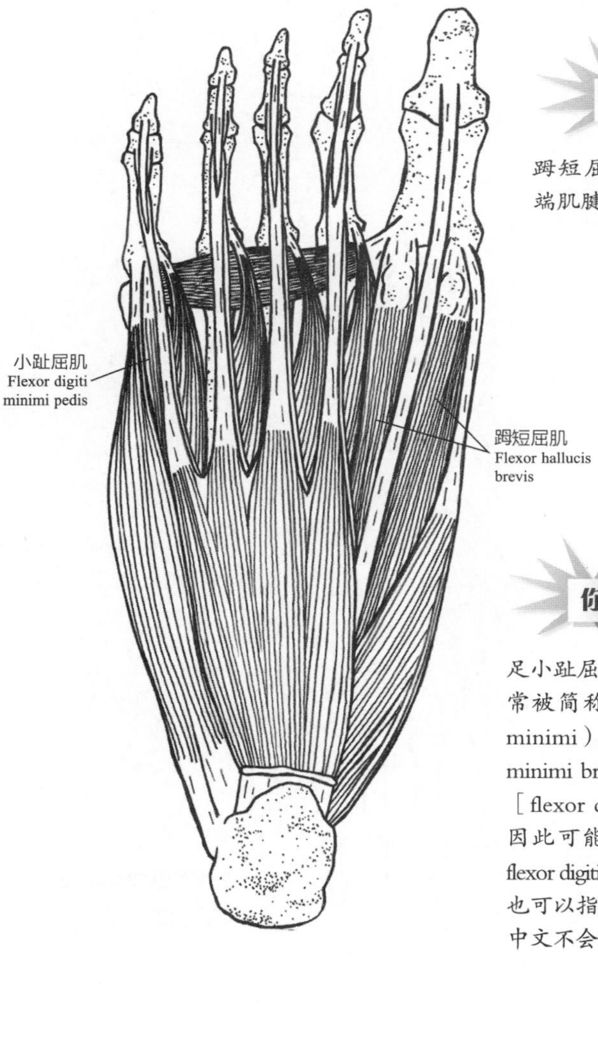
小趾屈肌
Flexor digiti minimi pedis
踇短屈肌
Flexor hallucis brevis

你知道吗?

踇短屈肌的内侧、外侧远端肌腱内各有一块籽骨。

你知道吗?

足小趾屈肌（flexor digiti minimi pedis）常被简称为小趾屈肌（flexor digiti minimi）或小趾短屈肌（flexor digiti minimi brevis）。但手部有小指屈肌［flexor digiti minimi（manus）］，因此可能出现混淆。【译注：英文flexor digiti minimi既可以指小趾屈肌，也可以指小指屈肌，存在混淆的可能，中文不会发生混淆】

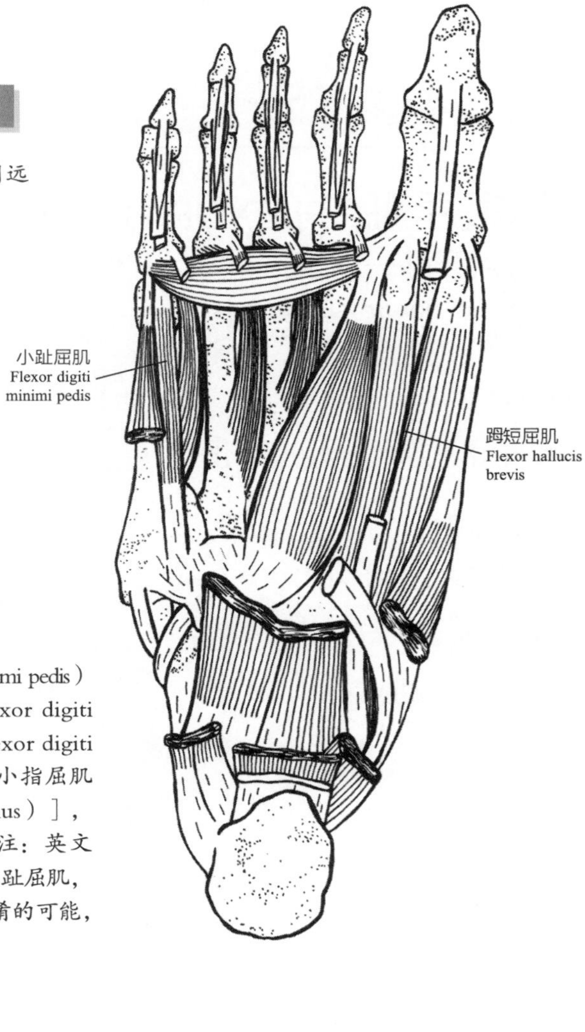
小趾屈肌
Flexor digiti minimi pedis
踇短屈肌
Flexor hallucis brevis

踇收肌（ADDUCTOR HALLUCIS）
（足跖面——第三层）

ad-**duk**-tor hal-oo-sis

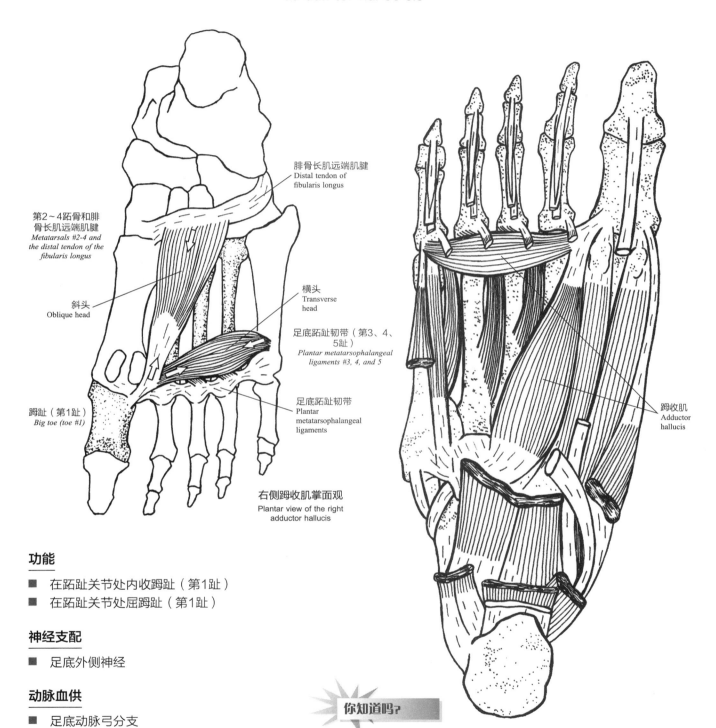

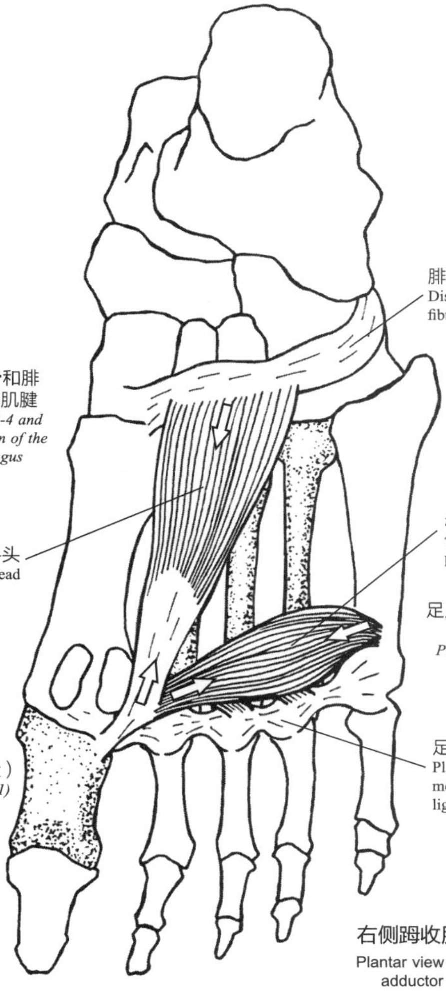

右侧踇收肌掌面观
Plantar view of the right adductor hallucis

功能

- 在跖趾关节处内收踇趾（第1趾）
- 在跖趾关节处屈踇趾（第1趾）

神经支配

- 足底外侧神经

动脉血供

- 足底动脉弓分支

你知道吗?

踇收肌偶尔会与第1跖骨相连，从而可以使踇趾产生对掌运动。此时，这块肌肉就可以称为踇对掌肌。这种情况在猿类中更常见，它们脚的功能比人类的脚要更像“手”。

足底骨间肌（PLANTAR INTEROSSEI）

（足底面——第四层）

（有三块足底骨间肌，分别称为第1、2、3足底骨间肌）

plan-tar in-ter-**oss**-ee-eye

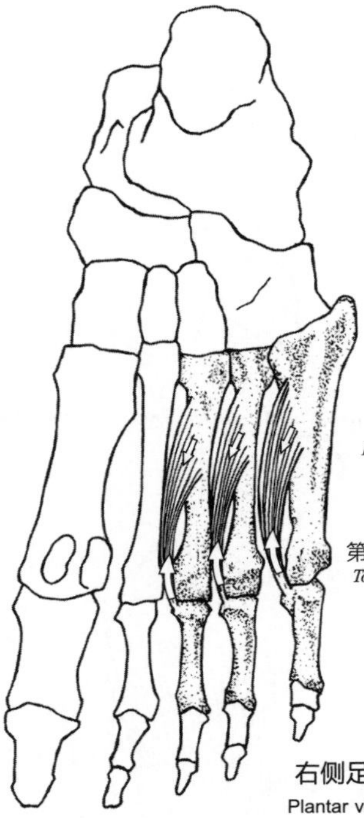
第3～5跖骨
Metatarsals #3-5
第3～5趾和趾背腱膜
Toes #3-5 and the dorsal digital expansion

右侧足底骨间肌掌面观

Plantar view of the right plantar interossei

功能

- 在跖趾关节处内收第3～5趾
- 在跖趾关节处屈第3～5趾
- 在近端和远端趾间关节处伸第3～5趾

神经支配

- 足底外侧神经

动脉血供

- 足底弓分支

足背骨间肌（DORSAL INTEROSSEI PEDIS）

（足跖面——第四层）

（有四块足背骨间肌，分别称为第1、2、3、4足背骨间肌）

plan-tar in-ter-**oss**-ee-eye **peed**-us

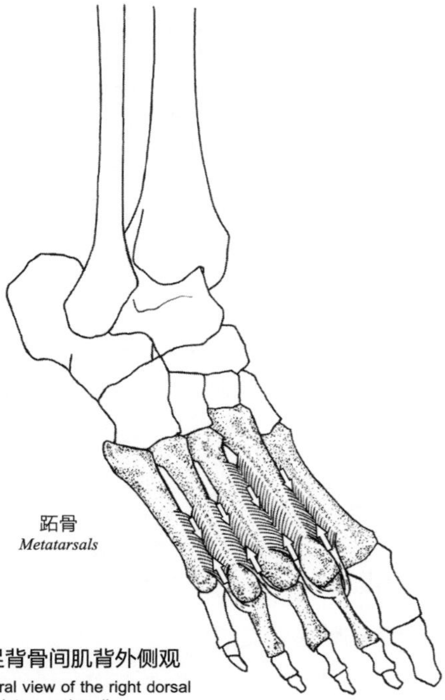
跖骨
Metatarsals
第2～4趾和趾背腱膜
Toes #2-4 and the dorsal digital expansion

右侧足背骨间肌背外侧观

Dorsolateral view of the right dorsal interossei pedis

功能

- 在跖趾关节处外展第2～4趾
- 在跖趾关节处屈第2～4趾
- 在近端和远端趾间关节处伸第2～4趾

神经支配

- 足底外侧神经

动脉血供

- 足底弓分支

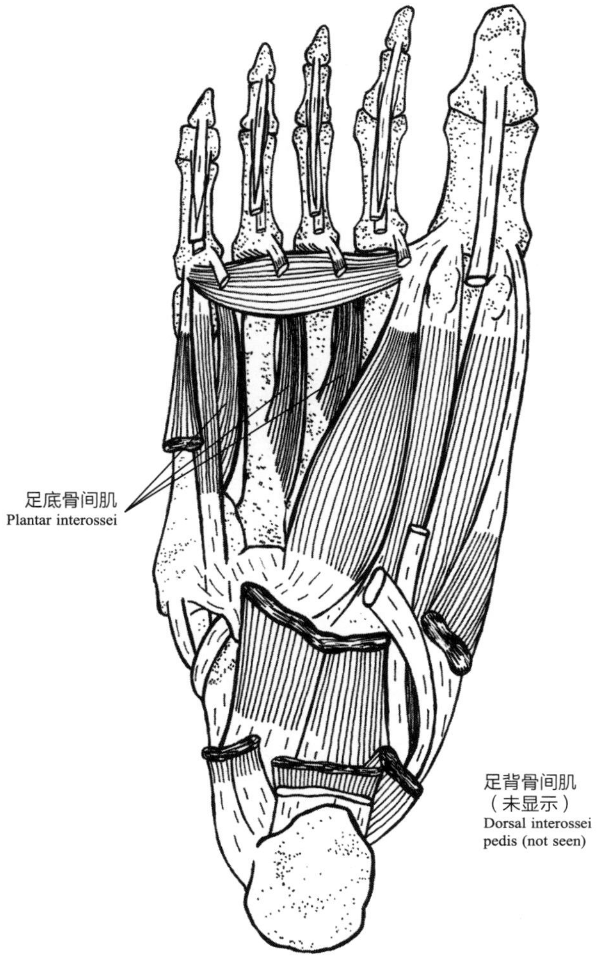

你知道吗?

足背骨间肌的主要作用是在跖趾关节处外展足趾，足底骨间肌的主要作用是在跖趾关节处内收足趾。可以用如下方法记忆："背展跖收"，DAB PAD（Dorsals ABduct, Plantars ADduct）

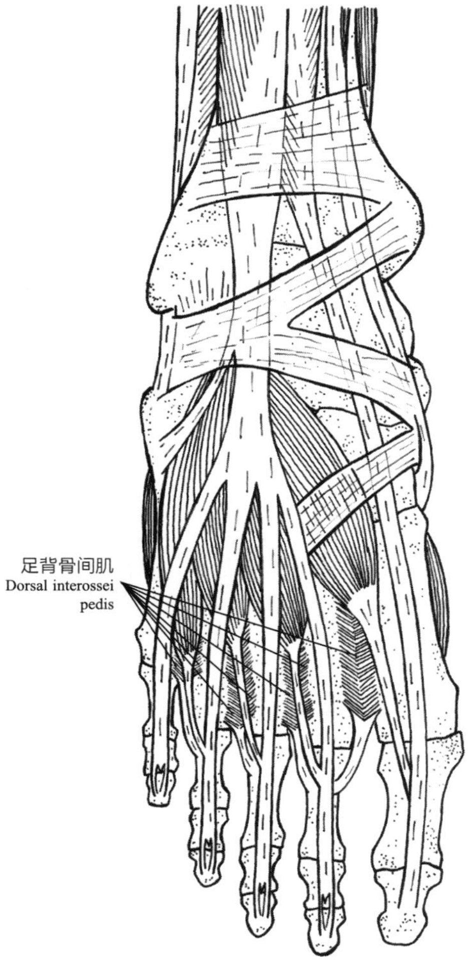

右足背面观

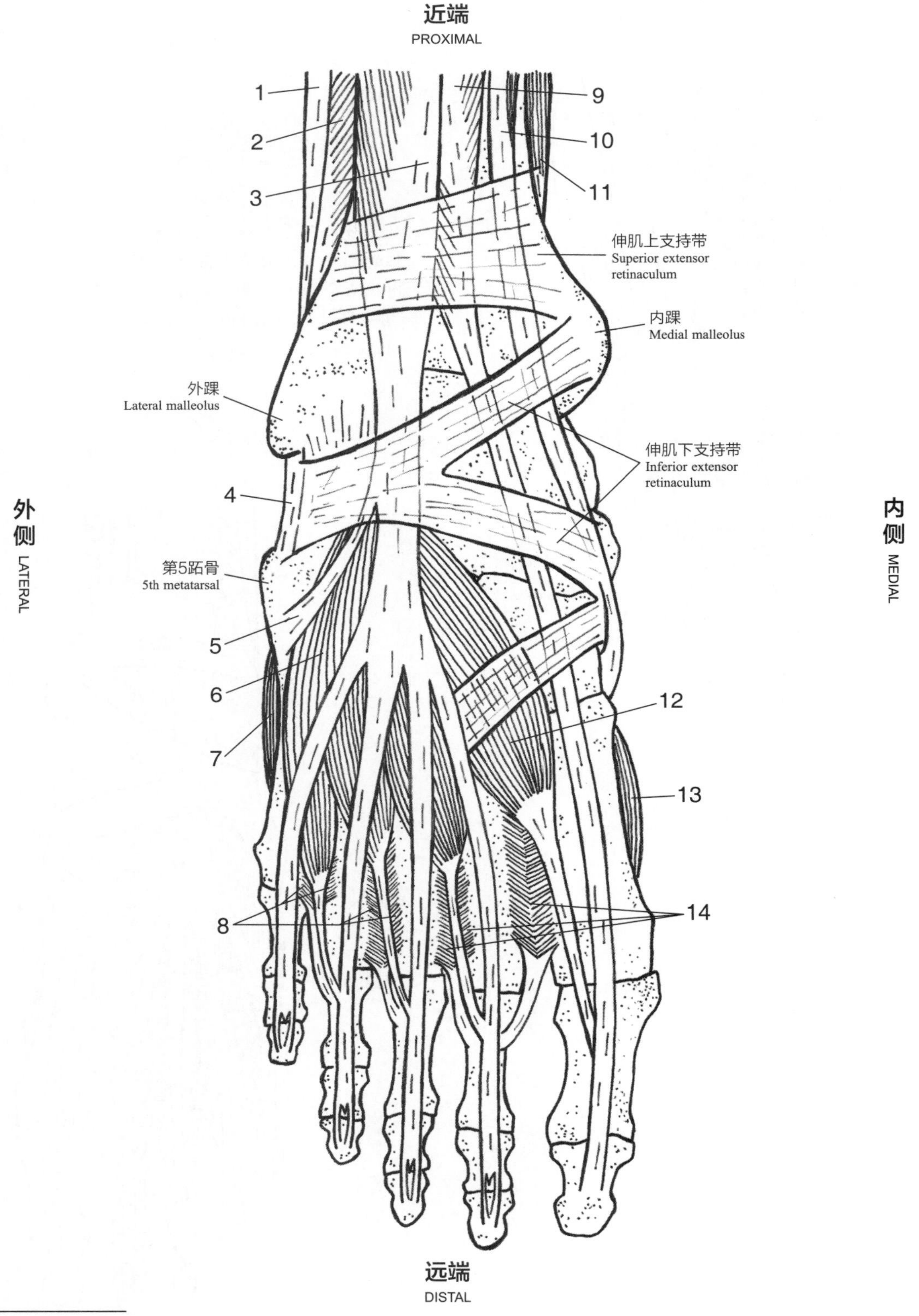
近端
PROXIMAL
1
2
3
9
10
11
伸肌上支持带
Superior extensor retinaculum
内踝
Medial malleolus
外踝
Lateral malleolus
伸肌下支持带
Inferior extensor retinaculum
4
外侧
LATERAL
内侧
MEDIAL
第5跖骨
5th metatarsal
5
6
7
12
13
8
14
远端
DISTAL

填图题答案在第408页

右足掌面观（浅肌层）

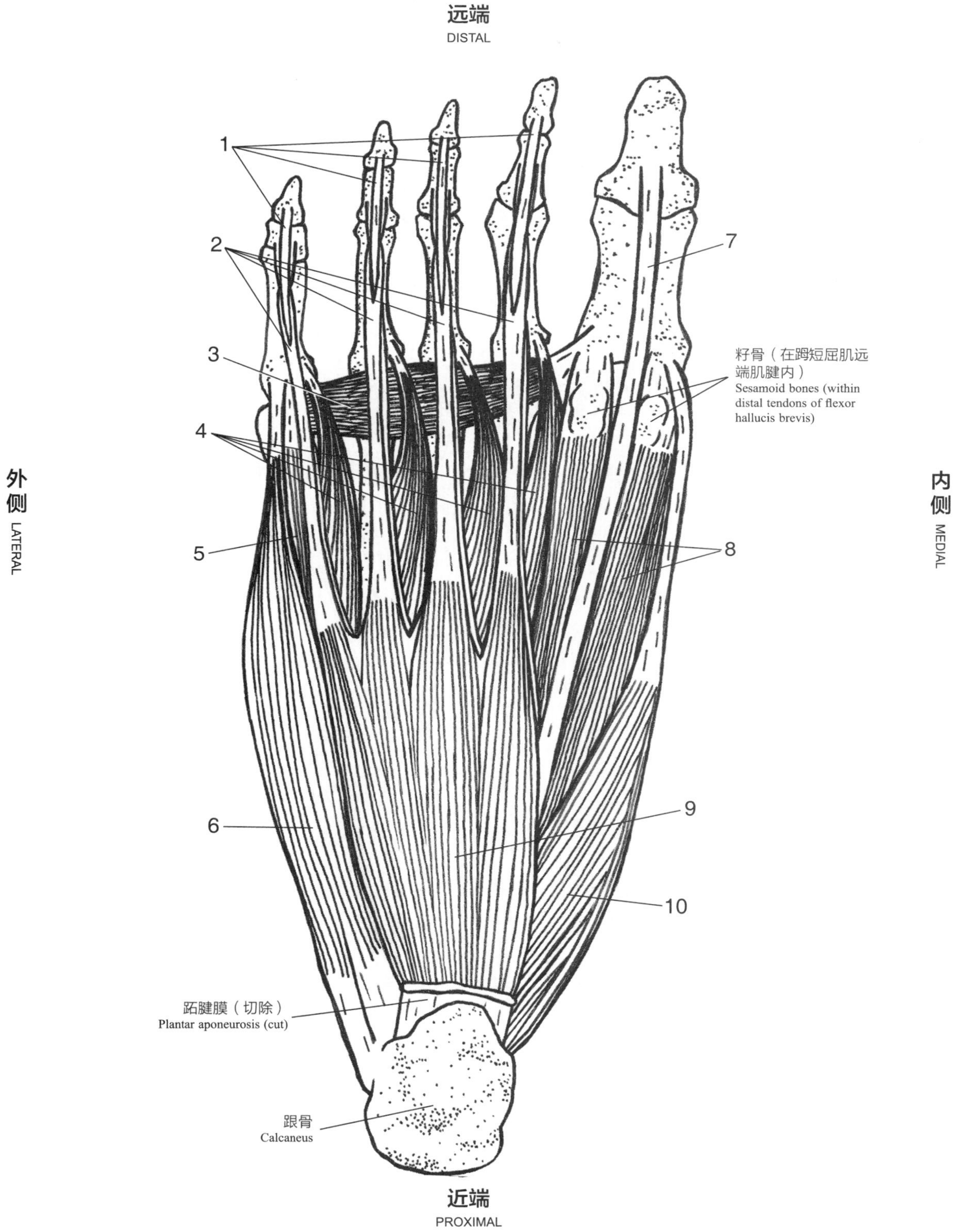
远端
DISTAL
1
2
3
4
5
6
7
籽骨（在蹈短屈肌远端肌腱内）
Sesamoid bones (within distal tendons of flexor hallucis brevis)
8
9
10
外侧
LATERAL
内侧
MEDIAL
跖腱膜（切除）
Plantar aponeurosis (cut)
跟骨
Calcaneus
近端
PROXIMAL

右足掌面观（中间肌层）

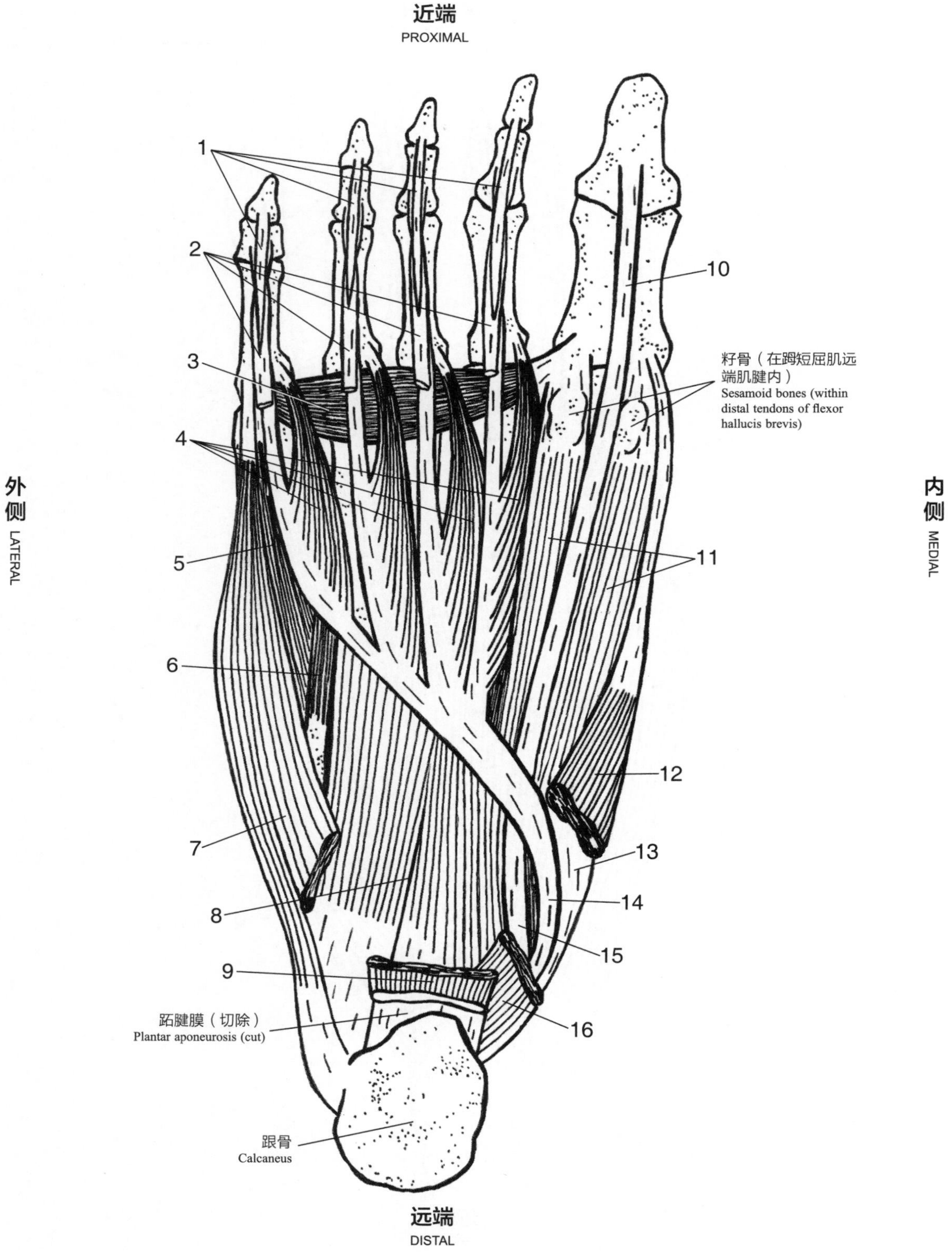
近端
PROXIMAL
1
2
3
4
5
6
7
8
9
10
11
12
13
14
15
16
籽骨（在蹞短屈肌远端肌腱内）
Sesamoid bones (within distal tendons of flexor hallucis brevis)
外侧
LATERAL
内侧
MEDIAL
跖腱膜（切除）
Plantar aponeurosis (cut)
跟骨
Calcaneus
远端
DISTAL

右足掌面观（深肌层）

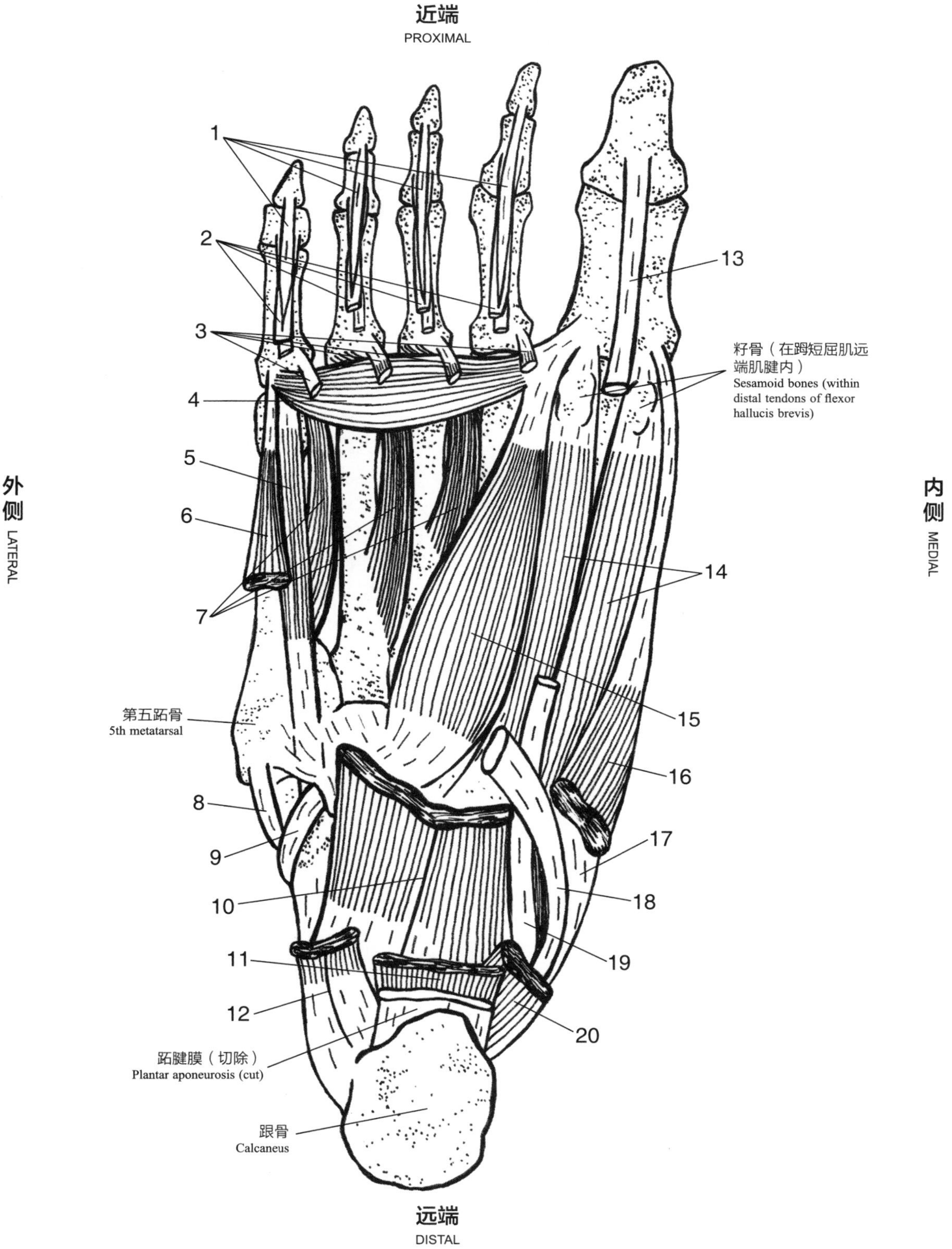
近端
PROXIMAL
远端
DISTAL
外侧
LATERAL
内侧
MEDIAL
1
2
3
4
5
6
7
8
9
10
11
12
13
14
15
16
17
18
19
20
籽骨（在踇短屈肌远端肌腱内）
Sesamoid bones (within distal tendons of flexor hallucis brevis)
第五跖骨
5th metatarsal
跖腱膜（切除）
Plantar aponeurosis (cut)
跟骨
Calcaneus

足部固有肌肉复习题

答案参见409页

1.从掌侧面看，足底骨间肌与足背骨间肌中，哪一个肌群更深在?
2.趾短屈肌远端肌腱分开处，哪些肌腱从中穿过?
3.踇展肌与小趾展肌共有的近端附着点是什么?
4.踇收肌两个头的名称是什么?
5.哪两块足背骨间肌（DIP）互相拮抗?
6.紧贴小趾展肌内侧的是哪一块肌肉?
7.在足部近端，紧贴趾短屈肌外侧的是哪一块肌肉?
8.哪三块肌肉与跟骨结节相连?
9.足部哪一根肌腱是小趾屈肌的近端附着点?
10.哪一块肌肉与踇短伸肌协同作用?
11.哪一块肌肉在足底方肌的浅面?
12.当趾短屈肌伸长时，会有怎样的关节活动?
13.足底骨间肌使小趾（第5趾）内收运动时，哪一块肌肉产生拮抗作用?
14.哪一块肌肉是踇展肌的拮抗肌?
15.当踇展肌离心性收缩时，会出现怎样的关节活动?
16.足底方肌使第2～5趾在远端趾间关节发生屈曲时，哪一块肌肉产生协同作用?
17.足蚓状肌的近端附着点是什么?
18.哪两块肌肉位于足底第四层?
19.哪一块足固有肌肉包含籽骨?
20.小趾在跖趾关节处背伸时，小趾屈肌的长度如何变化?
21.蚓状肌使第2～5趾发生跖屈，还是背伸运动?
22.足底方肌的另一个名称是什么?
23.哪一块肌肉与趾短伸肌产生协同作用?
24.当趾短屈肌向心性收缩时，会发生怎样的关节运动?
25.哪两块肌肉是踇短屈肌的拮抗肌?
26.当踇收肌向心性收缩时，会发生怎样的关节运动?
27.哪一块肌肉是踇收肌的拮抗肌?
28.如果踇趾在跖趾关节处被动背伸，踇短伸肌的长度会如何变化?
29.如果第2趾向胫骨侧外展时，哪一块骨间肌会变长?
30.哪三块肌肉位于足底第三层?
31.足部固有肌中的哪一块肌肉在其远端肌腱有籽骨?
32.紧贴踇收肌斜头内侧的是哪一块肌肉?
33.有多少足固有肌肉位于足背?
34.紧贴踇收肌横头深面的是哪一块肌肉?
35.哪三块肌肉位于足底第一层?
36.足蚓状肌与踇收肌横头之间的位置关系是怎样的?
37.巧记足背骨间肌和足底骨间肌作用的方法是什么?
38.在足部近端，紧贴趾短屈肌深面的是哪一块肌肉?
39.踇短伸肌和趾短伸肌共有哪个近端附着点?
40.哪一块肌肉是小趾展肌的拮抗肌?
41.哪些肌腱在趾短伸肌的浅面?
42.哪两块肌肉位于足底的第二层?

右肩部前面观

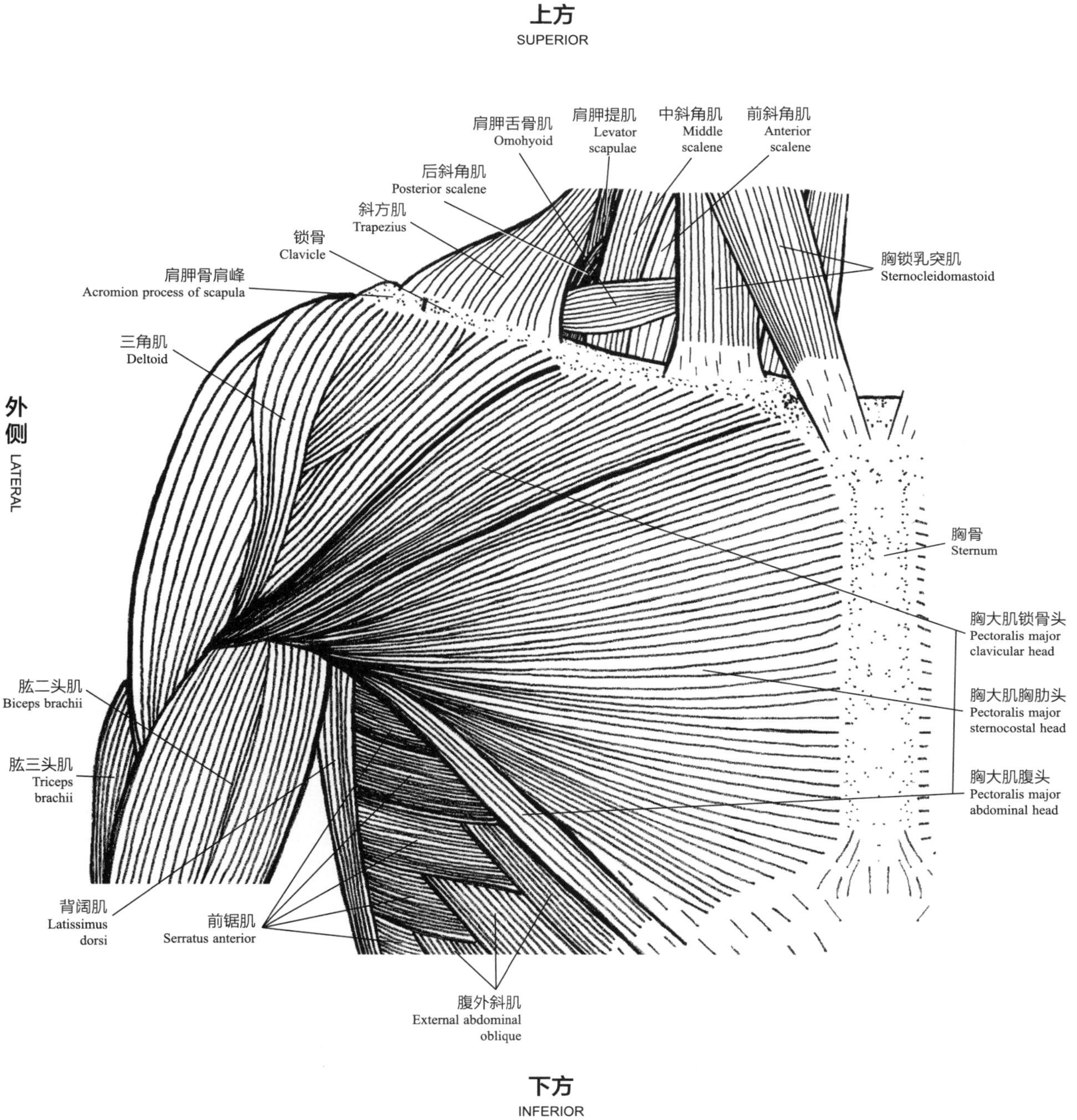
上方
SUPERIOR
肩胛舌骨肌
Omohyoid
肩胛提肌
Levator scapulae
中斜角肌
Middle scalene
前斜角肌
Anterior scalene
后斜角肌
Posterior scalene
斜方肌
Trapezius
锁骨
Clavicle
肩胛骨肩峰
Acromion process of scapula
胸锁乳突肌
Sternocleidomastoid
三角肌
Deltoid
外侧
LATERAL
内侧
MEDIAL
胸骨
Sternum
胸大肌锁骨头
Pectoralis major clavicular head
胸大肌胸肋头
Pectoralis major sternocostal head
肱二头肌
Biceps brachii
肱三头肌
Triceps brachii
胸大肌腹头
Pectoralis major abdominal head
背阔肌
Latissimus dorsi
前锯肌
Serratus anterior
腹外斜肌
External abdominal oblique
下方
INFERIOR

肩部后面观（浅层和中层）

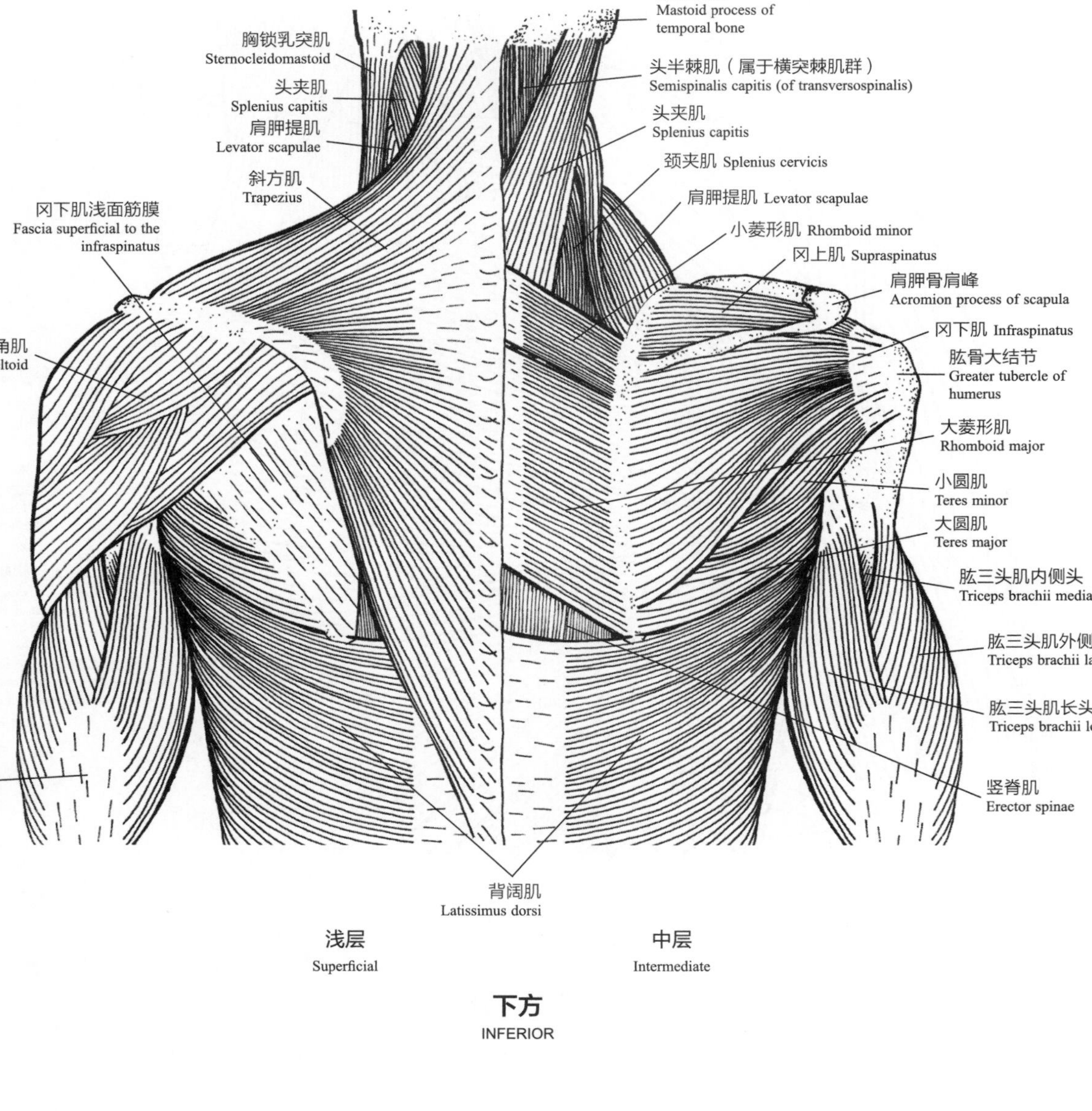
上方
SUPERIOR
颞骨乳突
Mastoid process of temporal bone
胸锁乳突肌
Sternocleidomastoid
头半棘肌（属于横突棘肌群）
Semispinalis capitis (of transversospinalis)
头夹肌
Splenius capitis
肩胛提肌
Levator scapulae
头夹肌
Splenius capitis
颈夹肌 Splenius cervicis
斜方肌
Trapezius
肩胛提肌 Levator scapulae
冈下肌浅面筋膜
Fascia superficial to the infraspinatus
小菱形肌 Rhomboid minor
冈上肌 Supraspinatus
外侧
LATERAL
外侧
LATERAL
肩胛骨肩峰
Acromion process of scapula
三角肌
Deltoid
冈下肌 Infraspinatus
肱骨大结节
Greater tubercle of humerus
大菱形肌
Rhomboid major
小圆肌
Teres minor
大圆肌
Teres major
肱三头肌内侧头
Triceps brachii medial head
肱三头肌外侧头
Triceps brachii lateral head
肱三头肌长头
Triceps brachii long head
肱三头肌
Triceps brachii
竖脊肌
Erector spinae
背阔肌
Latissimus dorsi
浅层
Superficial
中层
Intermediate
下方
INFERIOR

右上臂前面观（浅层）

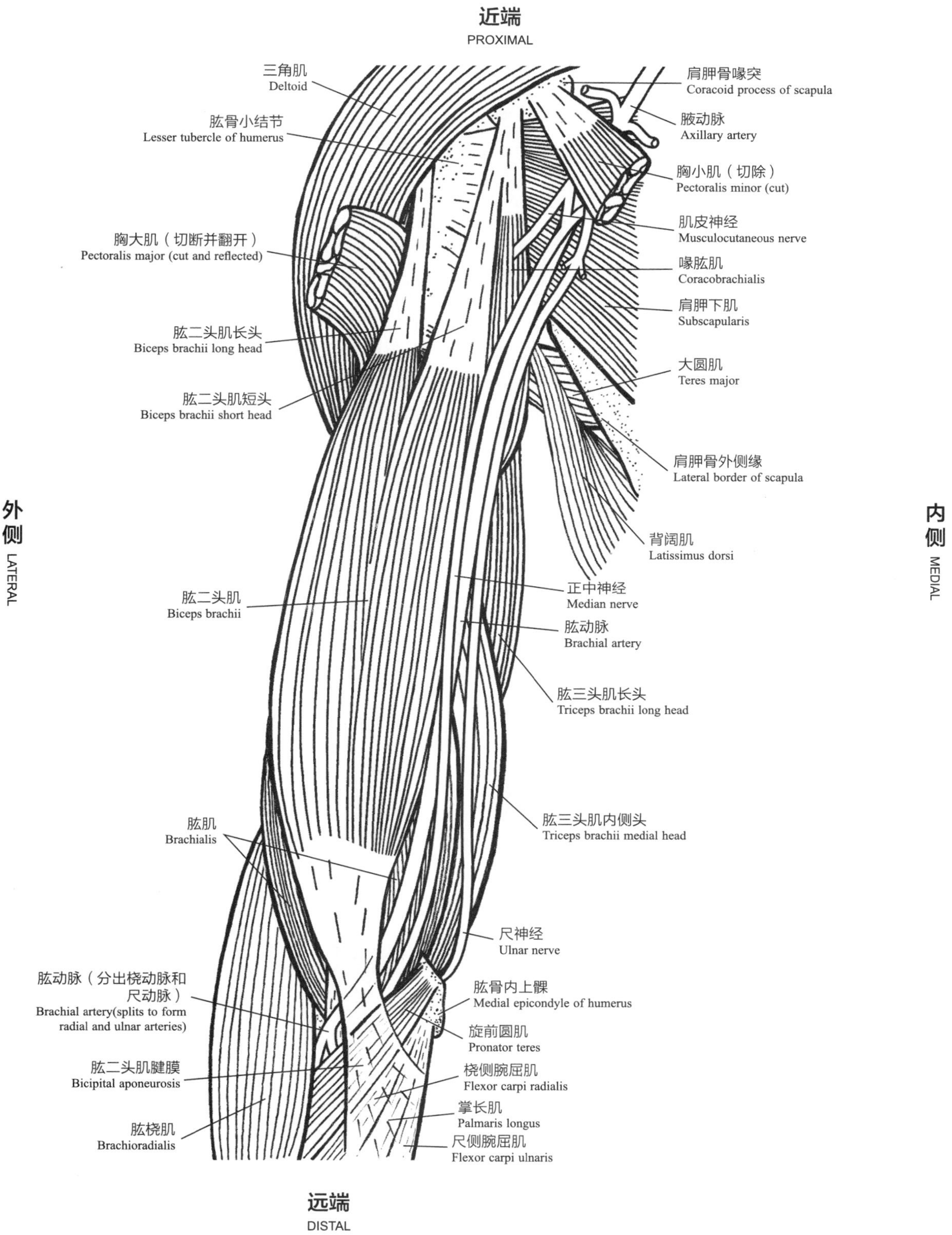

近端
PROXIMAL
三角肌
Deltoid
肱骨小结节
Lesser tubercle of humerus
胸大肌（切断并翻开）
Pectoralis major (cut and reflected)
肱二头肌长头
Biceps brachii long head
肱二头肌短头
Biceps brachii short head
肱二头肌
Biceps brachii
肱肌
Brachialis
肱动脉（分出桡动脉和尺动脉）
Brachial artery(splits to form radial and ulnar arteries)
肱二头肌腱膜
Bicipital aponeurosis
肱桡肌
Brachioradialis
肩胛骨喙突
Coracoid process of scapula
腋动脉
Axillary artery
胸小肌（切除）
Pectoralis minor (cut)
肌皮神经
Musculocutaneous nerve
喙肱肌
Coracobrachialis
肩胛下肌
Subscapularis
大圆肌
Teres major
肩胛骨外侧缘
Lateral border of scapula
背阔肌
Latissimus dorsi
正中神经
Median nerve
肱动脉
Brachial artery
肱三头肌长头
Triceps brachii long head
肱三头肌内侧头
Triceps brachii medial head
尺神经
Ulnar nerve
肱骨内上髁
Medial epicondyle of humerus
旋前圆肌
Pronator teres
桡侧腕屈肌
Flexor carpi radialis
掌长肌
Palmaris longus
尺侧腕屈肌
Flexor carpi ulnaris
外侧
LATERAL
内侧
MEDIAL
远端
DISTAL

右上臂前面观（深层）

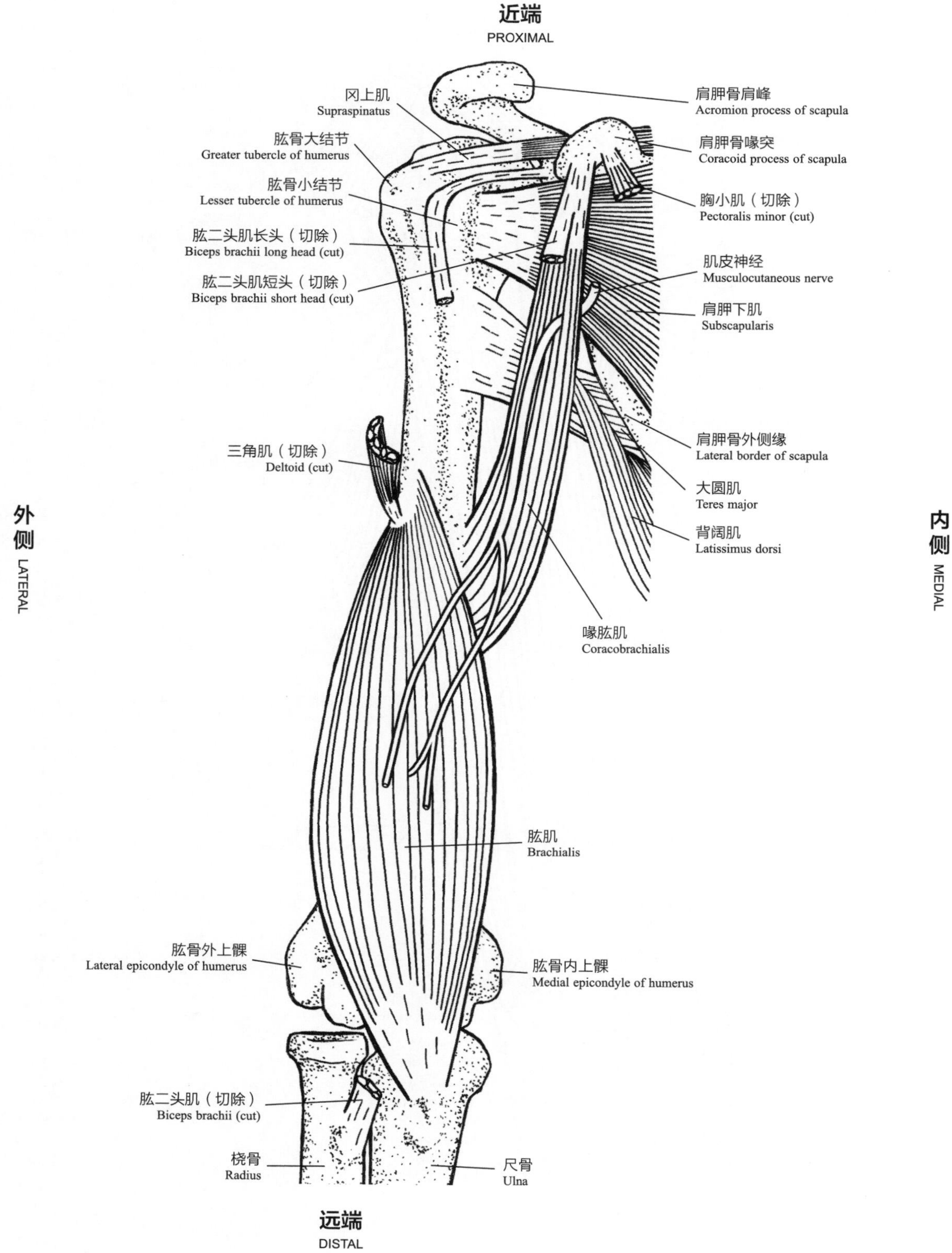
近端
PROXIMAL
冈上肌
Supraspinatus
肱骨大结节
Greater tubercle of humerus
肱骨小结节
Lesser tubercle of humerus
肱二头肌长头（切除）
Biceps brachii long head (cut)
肱二头肌短头（切除）
Biceps brachii short head (cut)
肩胛骨肩峰
Acromion process of scapula
肩胛骨喙突
Coracoid process of scapula
胸小肌（切除）
Pectoralis minor (cut)
肌皮神经
Musculocutaneous nerve
肩胛下肌
Subscapularis
三角肌（切除）
Deltoid (cut)
肩胛骨外侧缘
Lateral border of scapula
大圆肌
Teres major
背阔肌
Latissimus dorsi
外侧
LATERAL
内侧
MEDIAL
喙肱肌
Coracobrachialis
肱肌
Brachialis
肱骨外上髁
Lateral epicondyle of humerus
肱骨内上髁
Medial epicondyle of humerus
肱二头肌（切除）
Biceps brachii (cut)
桡骨
Radius
尺骨
Ulna
远端
DISTAL

右上臂内侧面观

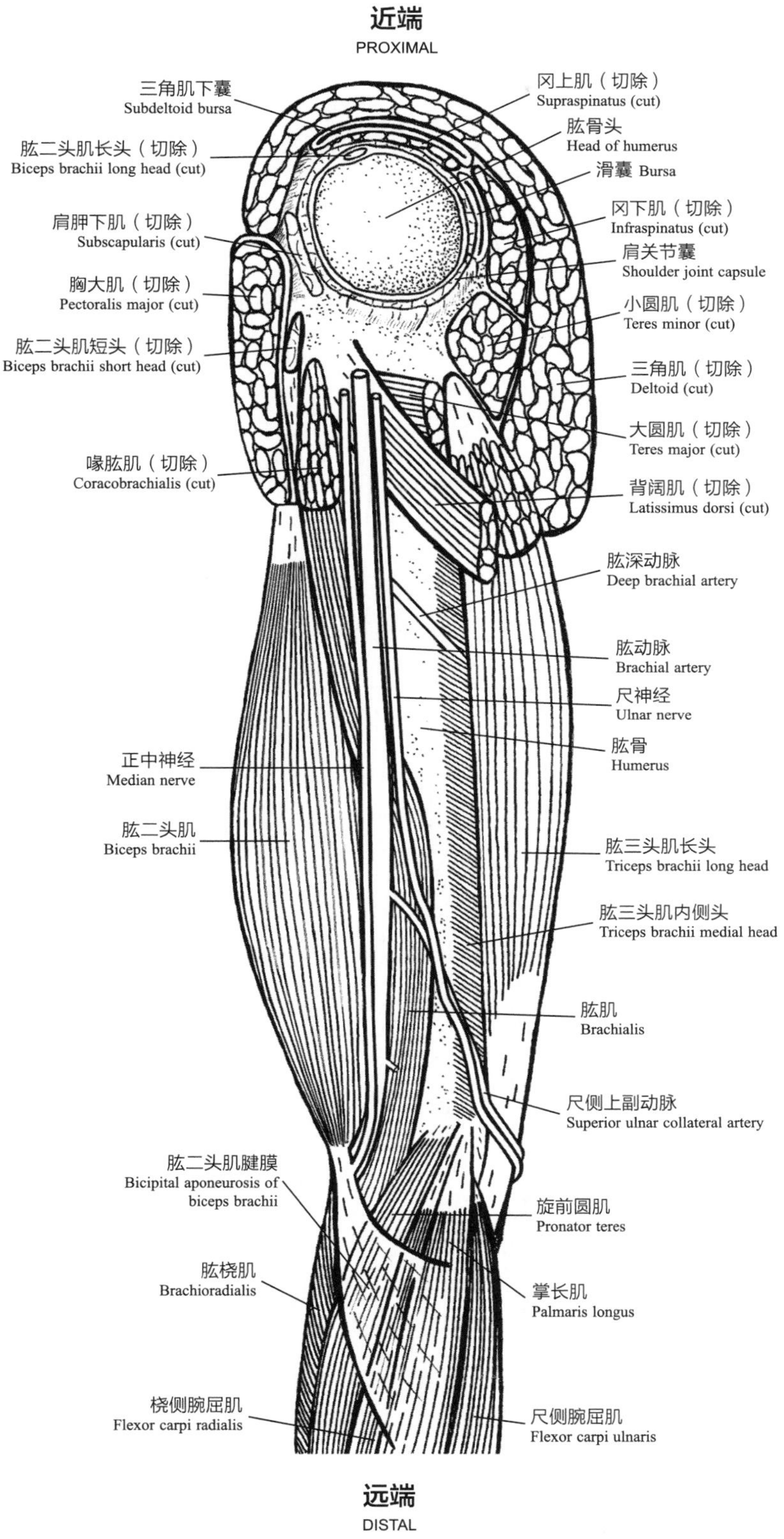
近端
PROXIMAL
三角肌下囊
Subdeltoid bursa
肱二头肌长头（切除）
Biceps brachii long head (cut)
肩胛下肌（切除）
Subscapularis (cut)
胸大肌（切除）
Pectoralis major (cut)
肱二头肌短头（切除）
Biceps brachii short head (cut)
喙肱肌（切除）
Coracobrachialis (cut)
冈上肌（切除）
Supraspinatus (cut)
肱骨头
Head of humerus
滑囊 Bursa
冈下肌（切除）
Infraspinatus (cut)
肩关节囊
Shoulder joint capsule
小圆肌（切除）
Teres minor (cut)
三角肌（切除）
Deltoid (cut)
大圆肌（切除）
Teres major (cut)
背阔肌（切除）
Latissimus dorsi (cut)
肱深动脉
Deep brachial artery
前方
ANTERIOR
后方
POSTERIOR
肱动脉
Brachial artery
尺神经
Ulnar nerve
肱骨
Humerus
正中神经
Median nerve
肱二头肌
Biceps brachii
肱三头肌长头
Triceps brachii long head
肱三头肌内侧头
Triceps brachii medial head
肱肌
Brachialis
尺侧上副动脉
Superior ulnar collateral artery
肱二头肌腱膜
Bicipital aponeurosis of biceps brachii
旋前圆肌
Pronator teres
肱桡肌
Brachioradialis
掌长肌
Palmaris longus
桡侧腕屈肌
Flexor carpi radialis
尺侧腕屈肌
Flexor carpi ulnaris
远端
DISTAL

右上臂外侧面观

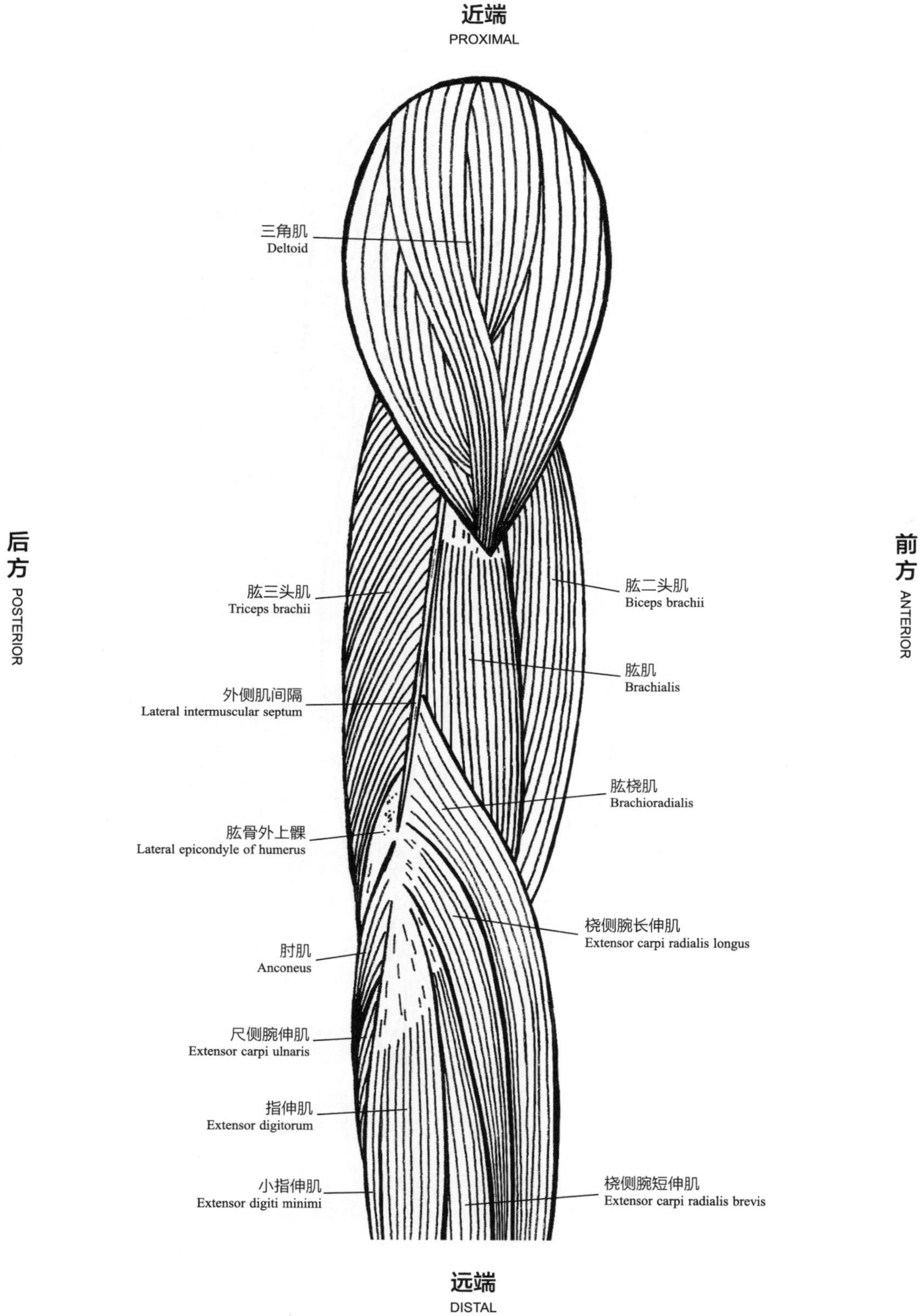
近端
PROXIMAL
后方
POSTERIOR
前方
ANTERIOR
三角肌
Deltoid
肱三头肌
Triceps brachii
外侧肌间隔
Lateral intermuscular septum
肱骨外上髁
Lateral epicondyle of humerus
肘肌
Anconeus
尺侧腕伸肌
Extensor carpi ulnaris
指伸肌
Extensor digitorum
小指伸肌
Extensor digiti minimi
肱二头肌
Biceps brachii
肱肌
Brachialis
肱桡肌
Brachioradialis
桡侧腕长伸肌
Extensor carpi radialis longus
桡侧腕短伸肌
Extensor carpi radialis brevis
远端
DISTAL

右上臂后面观

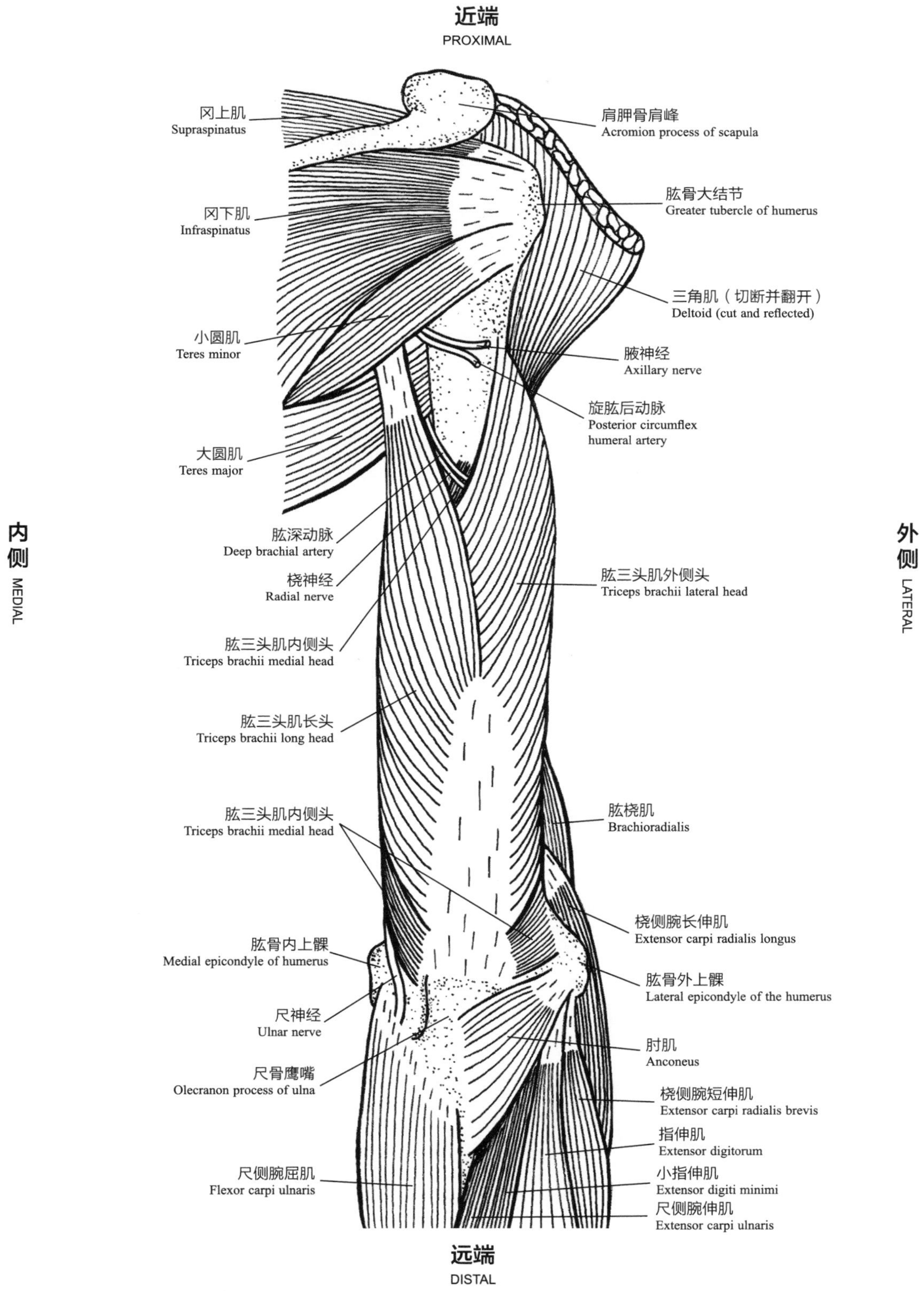
近端
PROXIMAL
冈上肌
Supraspinatus
冈下肌
Infraspinatus
小圆肌
Teres minor
大圆肌
Teres major
肱深动脉
Deep brachial artery
桡神经
Radial nerve
肱三头肌内侧头
Triceps brachii medial head
肱三头肌长头
Triceps brachii long head
肱三头肌内侧头
Triceps brachii medial head
肱骨内上髁
Medial epicondyle of humerus
尺神经
Ulnar nerve
尺骨鹰嘴
Olecranon process of ulna
尺侧腕屈肌
Flexor carpi ulnaris
肩胛骨肩峰
Acromion process of scapula
肱骨大结节
Greater tubercle of humerus
三角肌（切断并翻开）
Deltoid (cut and reflected)
腋神经
Axillary nerve
旋肱后动脉
Posterior circumflex
humeral artery
肱三头肌外侧头
Triceps brachii lateral head
肱桡肌
Brachioradialis
桡侧腕长伸肌
Extensor carpi radialis longus
肱骨外上髁
Lateral epicondyle of the humerus
肘肌
Anconeus
桡侧腕短伸肌
Extensor carpi radialis brevis
指伸肌
Extensor digitorum
小指伸肌
Extensor digiti minimi
尺侧腕伸肌
Extensor carpi ulnaris
内侧
MEDIAL
外侧
LATERAL
远端
DISTAL

右侧盂肱关节前面观

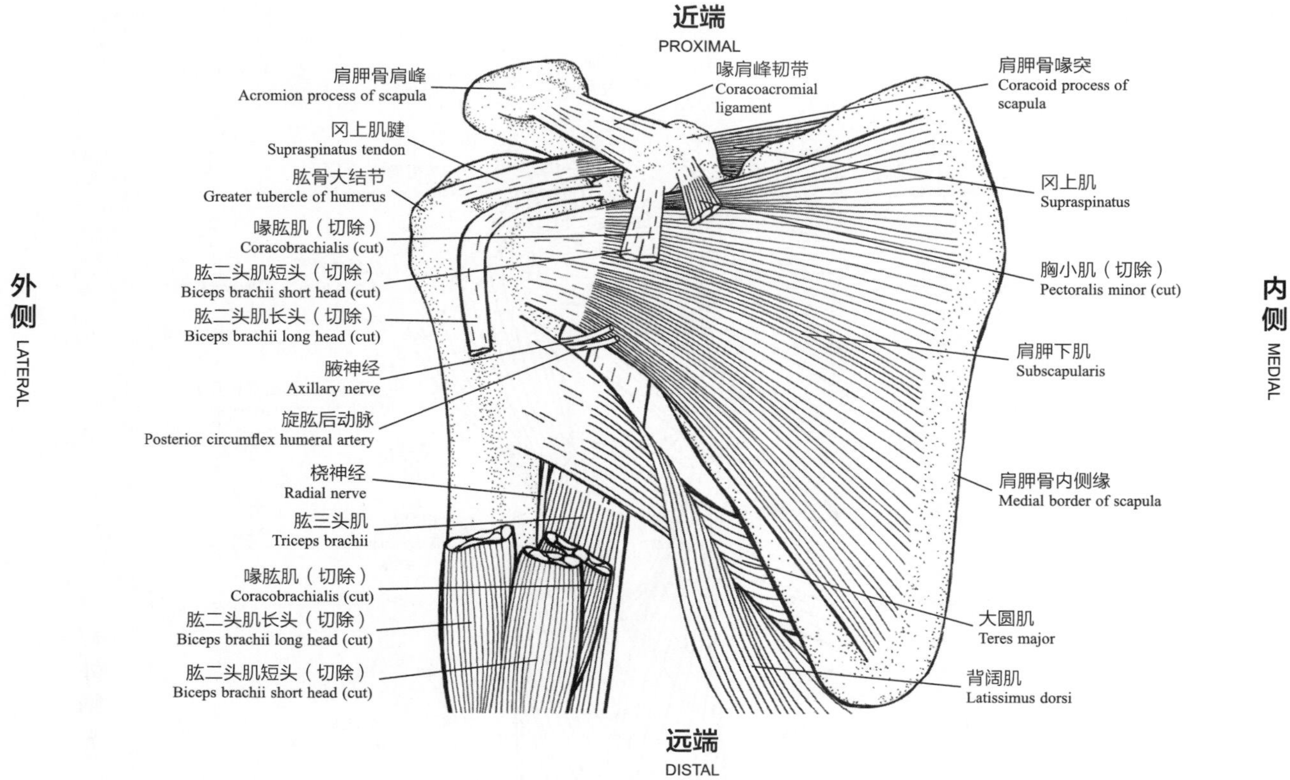
近端
PROXIMAL
肩胛骨肩峰
Acromion process of scapula
喙肩峰韧带
Coracoacromial ligament
肩胛骨喙突
Coracoid process of scapula
冈上肌腱
Supraspinatus tendon
肱骨大结节
Greater tubercle of humerus
冈上肌
Supraspinatus
喙肱肌（切除）
Coracobrachialis (cut)
肱二头肌短头（切除）
Biceps brachii short head (cut)
胸小肌（切除）
Pectoralis minor (cut)
外侧
LATERAL
内侧
MEDIAL
肱二头肌长头（切除）
Biceps brachii long head (cut)
肩胛下肌
Subscapularis
腋神经
Axillary nerve
旋肱后动脉
Posterior circumflex humeral artery
桡神经
Radial nerve
肩胛骨内侧缘
Medial border of scapula
肱三头肌
Triceps brachii
喙肱肌（切除）
Coracobrachialis (cut)
大圆肌
Teres major
肱二头肌长头（切除）
Biceps brachii long head (cut)
肱二头肌短头（切除）
Biceps brachii short head (cut)
背阔肌
Latissimus dorsi
远端
DISTAL

右侧盂肱关节后面观

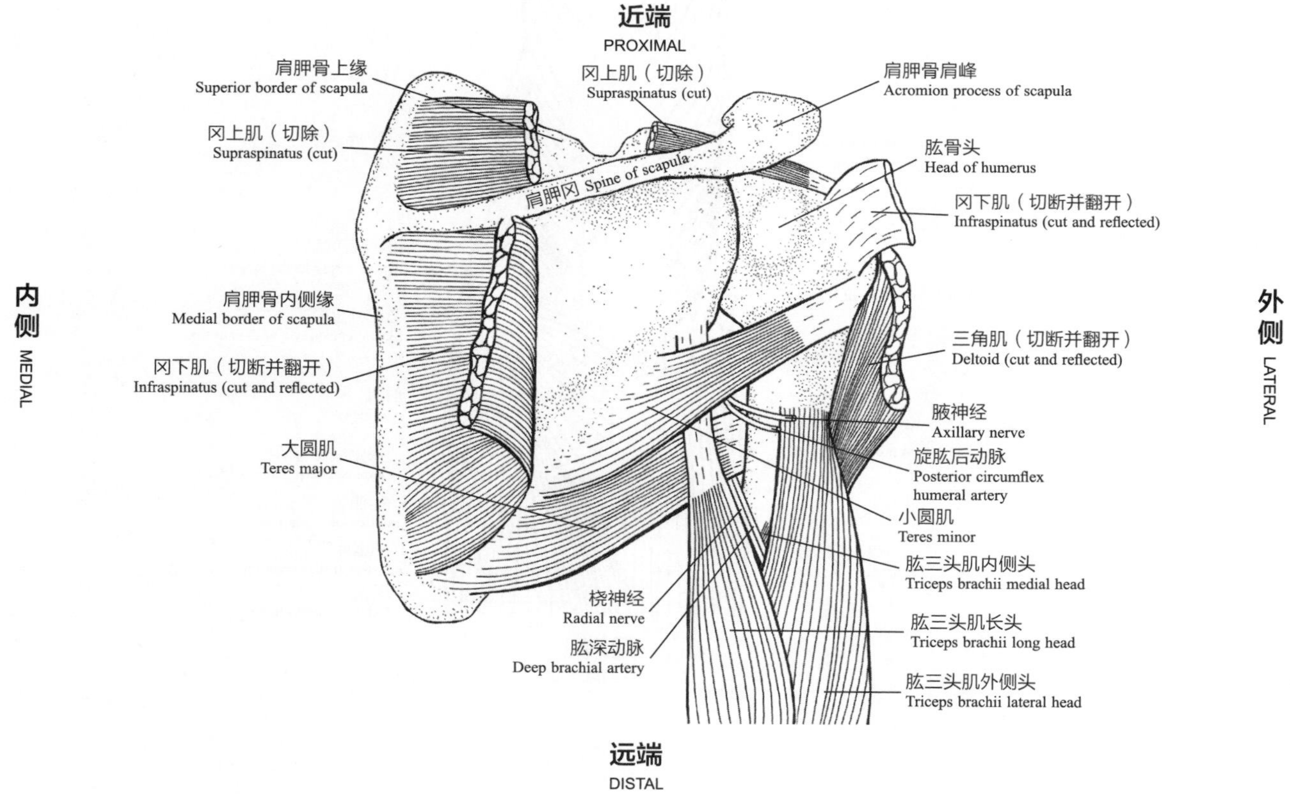
近端
PROXIMAL
肩胛骨上缘
Superior border of scapula
冈上肌（切除）
Supraspinatus (cut)
肩胛骨肩峰
Acromion process of scapula
冈上肌（切除）
Supraspinatus (cut)
肩胛冈 Spine of scapula
肱骨头
Head of humerus
冈下肌（切断并翻开）
Infraspinatus (cut and reflected)
内侧
MEDIAL
外侧
LATERAL
肩胛骨内侧缘
Medial border of scapula
三角肌（切断并翻开）
Deltoid (cut and reflected)
冈下肌（切断并翻开）
Infraspinatus (cut and reflected)
腋神经
Axillary nerve
旋肱后动脉
Posterior circumflex humeral artery
大圆肌
Teres major
小圆肌
Teres minor
肱三头肌内侧头
Triceps brachii medial head
桡神经
Radial nerve
肱深动脉
Deep brachial artery
肱三头肌长头
Triceps brachii long head
肱三头肌外侧头
Triceps brachii lateral head
远端
DISTAL

冈上肌（SUPRASPINATUS）
（属于肩袖肌群）

soo-pra-spy-**nay**-tus

功能

- 在肩关节处外展上臂

神经支配

- 肩胛上神经

动脉血供

- 肩胛上动脉

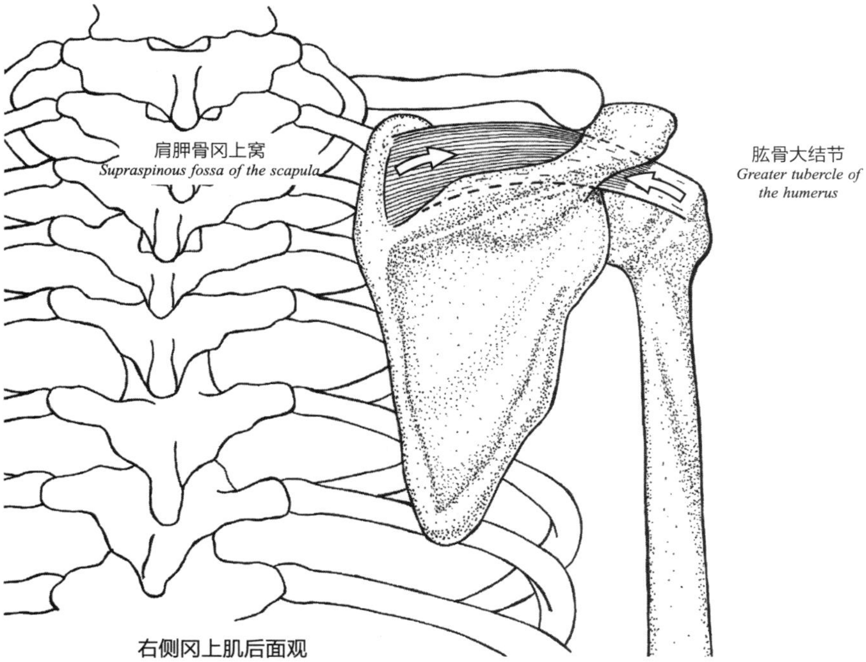
肩胛骨冈上窝
Supraspinous fossa of the scapula
肱骨大结节
Greater tubercle of the humerus

右侧冈上肌后面观
Posterior view of the right supraspinatus

冈下肌（INFRASPINATUS）
（属于肩袖肌群）

in-fra-spy-**nay**-tus

功能

- 在肩关节处外旋上臂

神经支配

- 肩胛上神经

动脉血供

- 肩胛上动脉

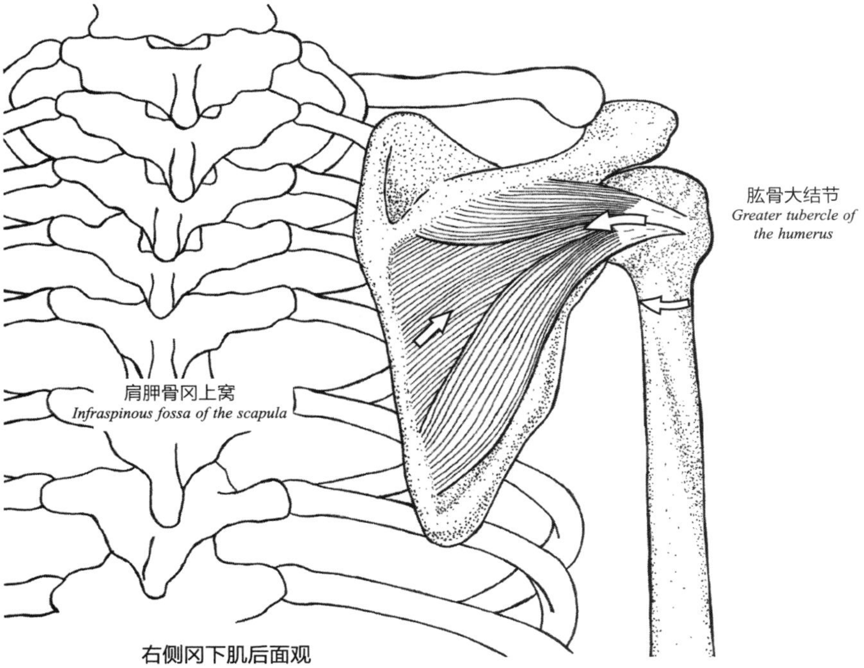
肱骨大结节
Greater tubercle of the humerus
肩胛骨冈上窝
Infraspinous fossa of the scapula

右侧冈下肌后面观
Posterior view of the right infraspinatus

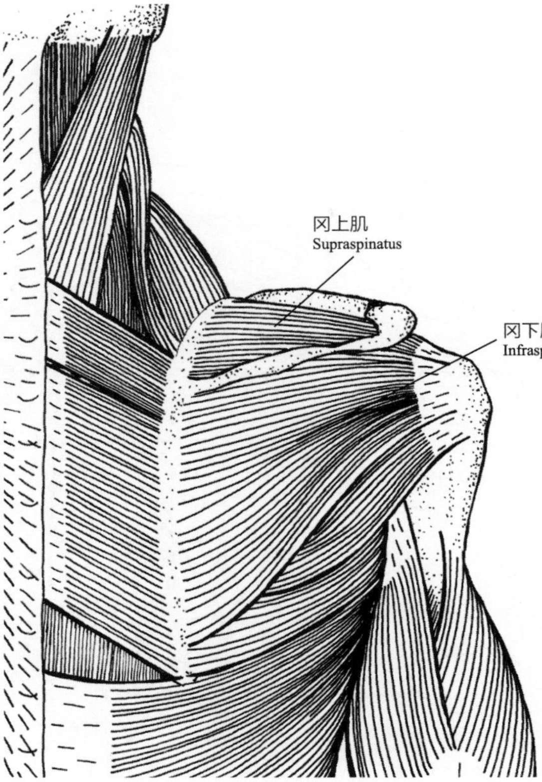
冈上肌
Supraspinatus
冈下肌
Infraspinatus

你知道吗?

冈上肌远端肌腱是肩袖肌群中最容易受伤的。

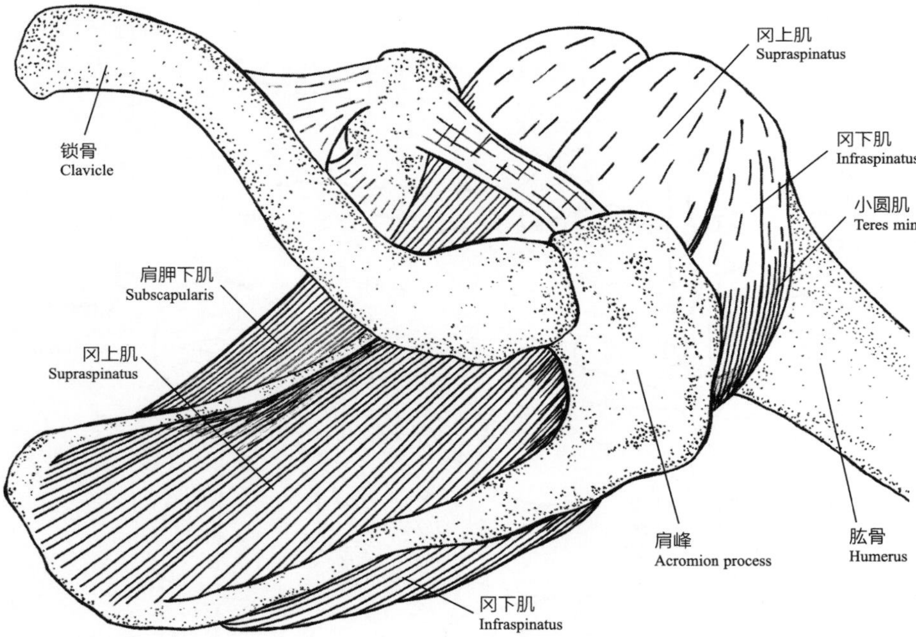
冈上肌
Supraspinatus
锁骨
Clavicle
冈下肌
Infraspinatus
小圆肌
Teres minor
肩胛下肌
Subscapularis
冈上肌
Supraspinatus
肩峰
Acromion process
肱骨
Humerus
冈下肌
Infraspinatus

上面观
Superior view

你知道吗?

冈下肌表面通常会覆盖一层厚的筋膜。

小圆肌（TERES MINOR）
（属于肩袖肌群）

te-reez **my**-nor

功能

- 在肩关节处外旋上臂
- 在肩关节处内收上臂

神经支配

- 腋神经

动脉血供

- 旋肩胛动脉

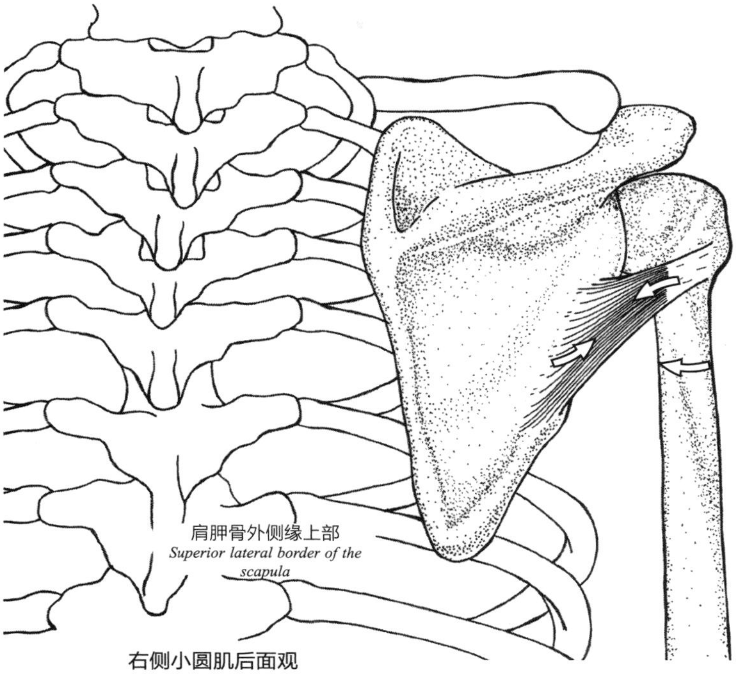
肱骨大结节
Greater tubercle of the humerus
肩胛骨外侧缘上部
Superior lateral border of the scapula

右侧小圆肌后面观
Posterior view of the right teres minor

肩胛下肌（SUBSCAPULARIS）
（属于肩袖肌群）

sub-skap-u-**la**-ris

功能

- 在肩关节处内旋上臂

神经支配

- 肩胛下神经上支和下支

动脉血供

- 旋肩胛动脉、肩胛背动脉和肩胛上动脉

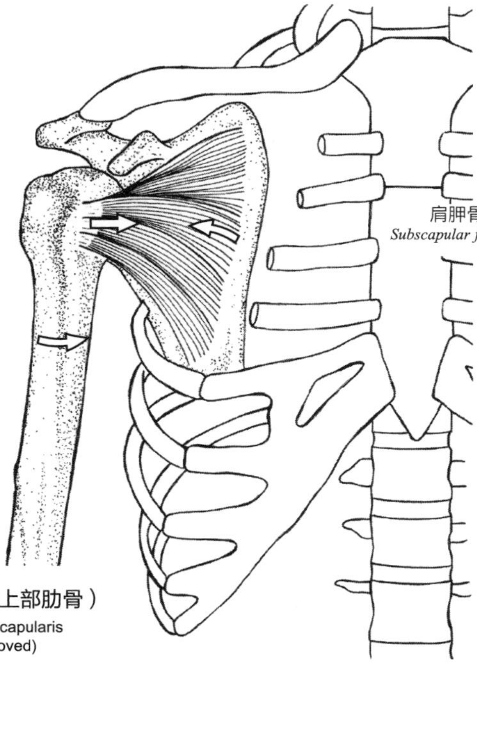
肱骨小结节
Lesser tubercleof the humerus
肩胛骨肩胛下窝
Subscapular fossaof the scapula

右侧肩胛下肌前面观（切除上部肋骨）
Anterior view of the right subscapularis (superior ribs cut and removed)

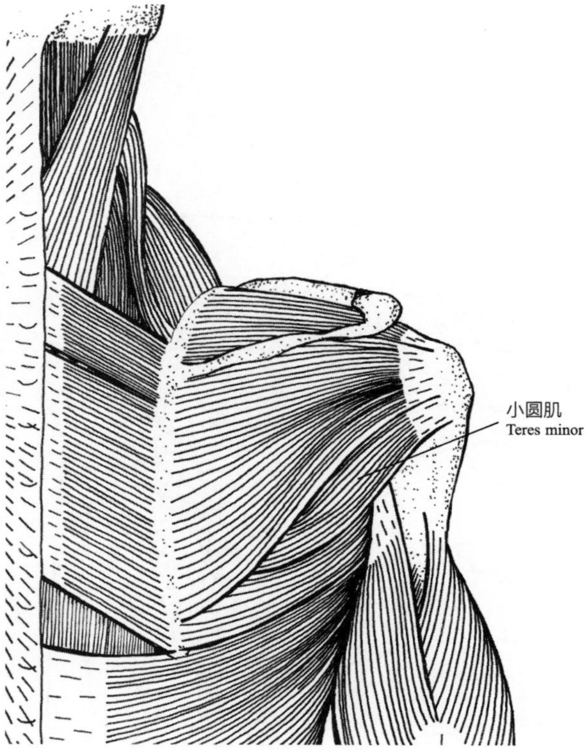

你知道吗?

小圆肌常与冈下肌融合。

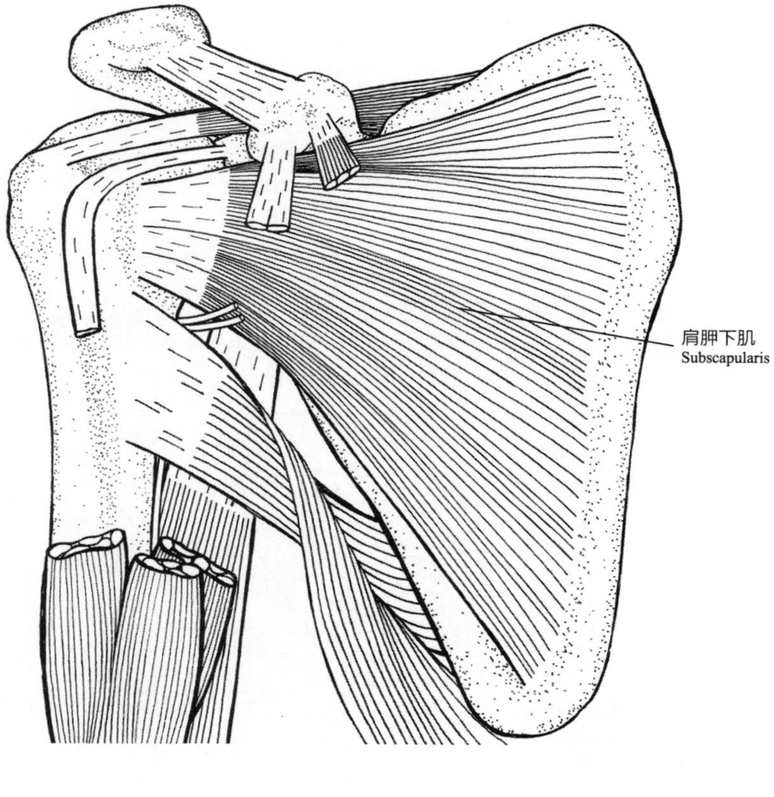

你知道吗?

肩胛下肌是肩袖肌群中唯一与肱骨小结节相连的肌肉。

大圆肌（TERES MAJOR）

te-reez **may**-jor

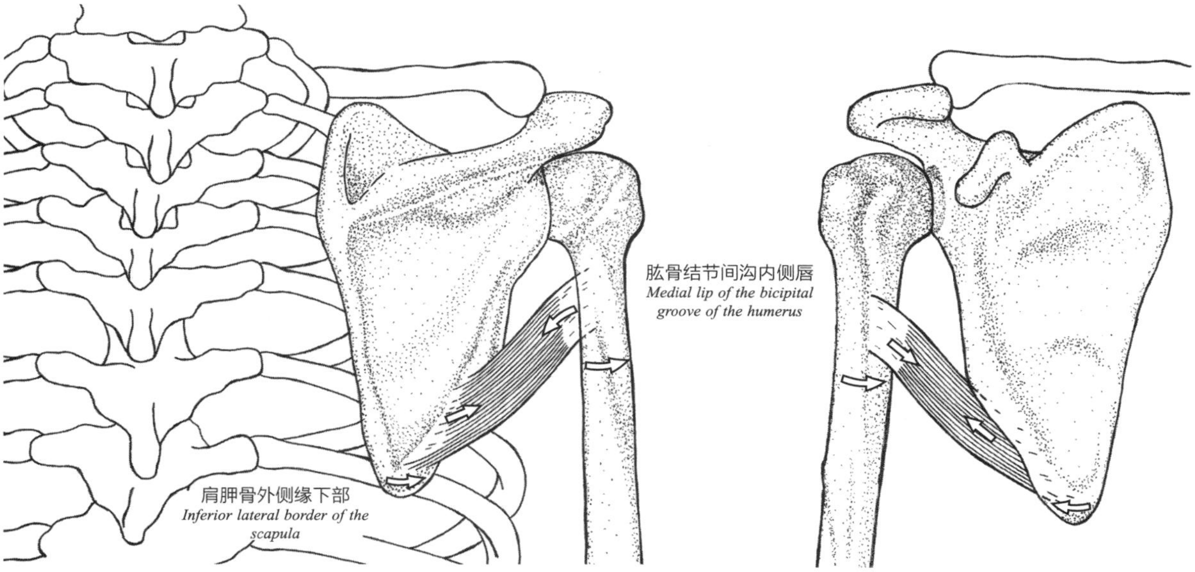
肱骨结节间沟内侧唇
Medial lip of the bicipital groove of the humerus
肩胛骨外侧缘下部
Inferior lateral border of the scapula

右侧大圆肌后面观

Posterior view of the right teres major

右侧大圆肌前面观

Anterior view of the right teres major

功能

- 在肩关节处内旋上臂
- 在肩关节处内收上臂
- 在肩关节处伸上臂
- 在肩胛肋关节处上旋肩胛骨

神经支配

- 肩胛下神经下支

动脉血供

- 旋肩胛动脉

你知道吗?

大圆肌在肩关节处能引起的运动（伸、内收、内旋）与背阔肌相同。因此，这两块肌肉通常共同工作。

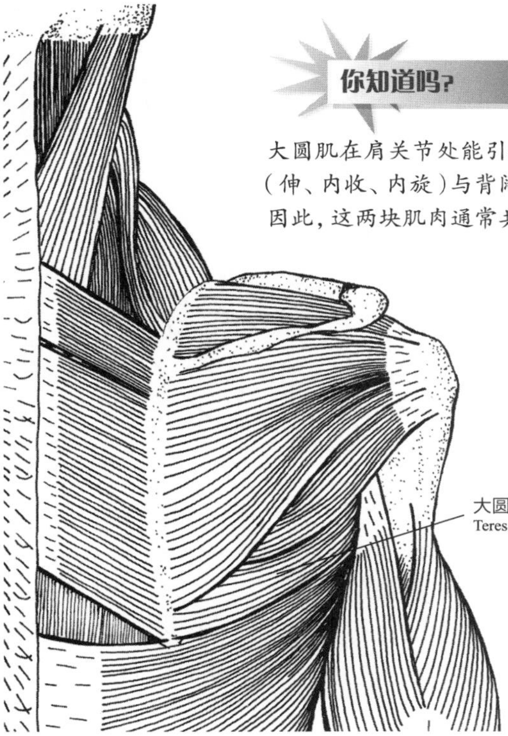
大圆肌
Teres major

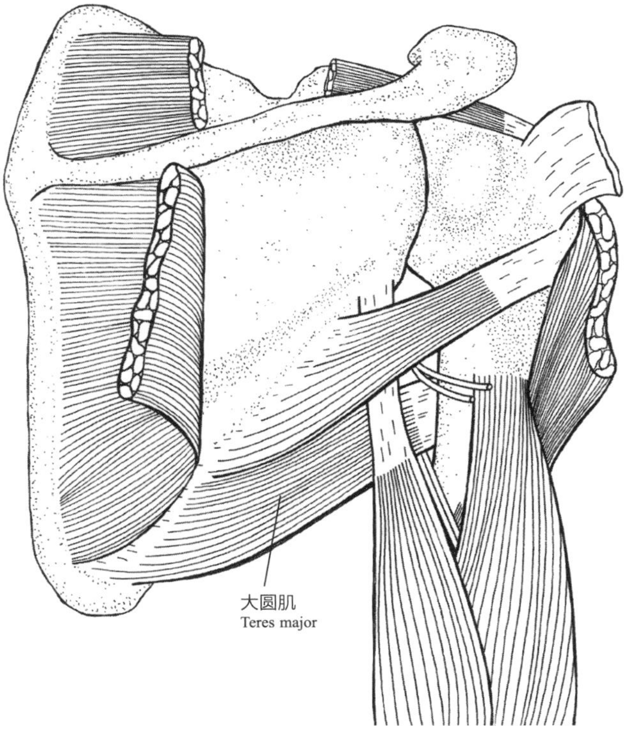
大圆肌
Teres major

三角肌（DELTOID）

del-toid

功能

- 在肩关节处外展上臂（整块肌肉）
- 在肩关节处屈上臂（三角肌前部）
- 在肩关节处伸上臂（三角肌后部）
- 在肩关节处内旋上臂（三角肌前部）
- 在肩关节的外旋上臂（三角肌后部）
- 在肩胛肋关节处下旋肩胛骨（整块肌肉）
- 在肩关节处使躯干向同侧旋转（三角肌前部）
- 在肩关节处使躯干向对侧旋转（三角肌后部）

神经支配

- 腋神经

动脉血供

- 旋肱前、后动脉

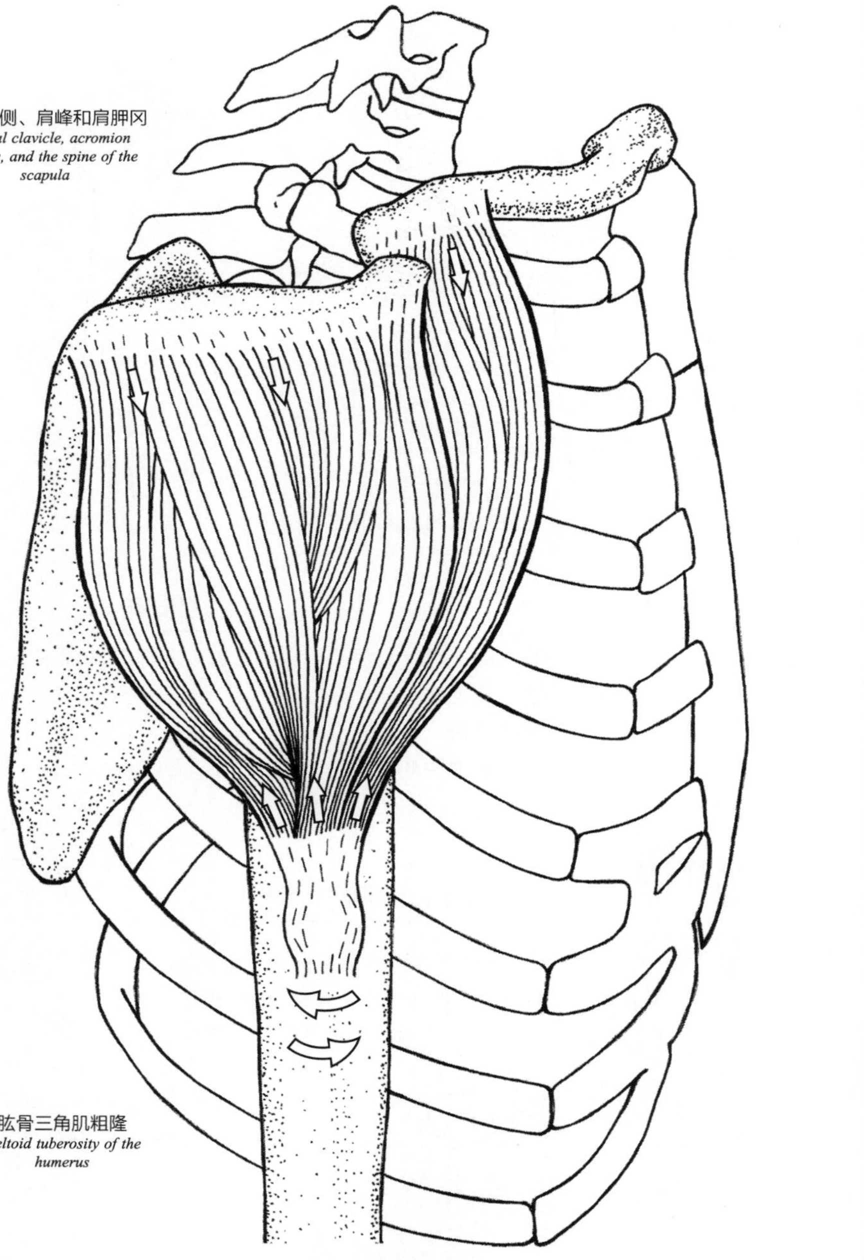
锁骨外侧、肩峰和肩胛冈
Lateral clavicle, acromion process, and the spine of the scapula
肱骨三角肌粗隆
Deltoid tuberosity of the humerus

右侧三角肌外侧面观

Lateral view of the right deltoid

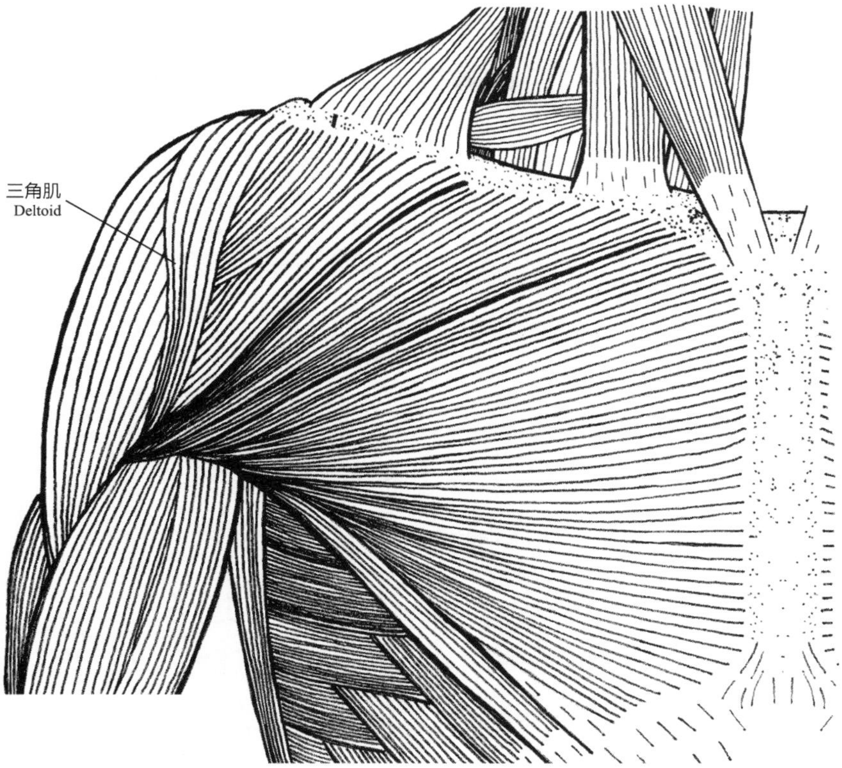

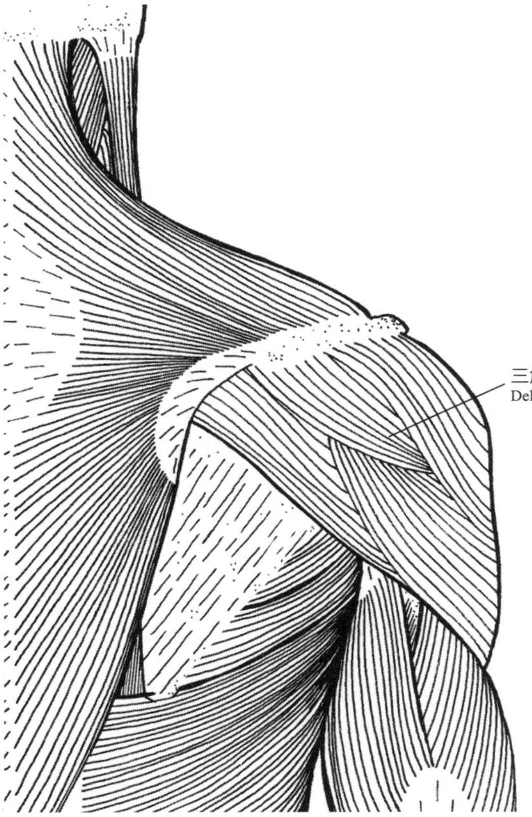

你知道吗?

三角肌名称“deltoid”意指肌肉形状为三角形，就像希腊字母delta（Δ）。

喙肱肌（CORACOBRACHIALIS）

kor-a-ko-**bray**-key-**al**-is

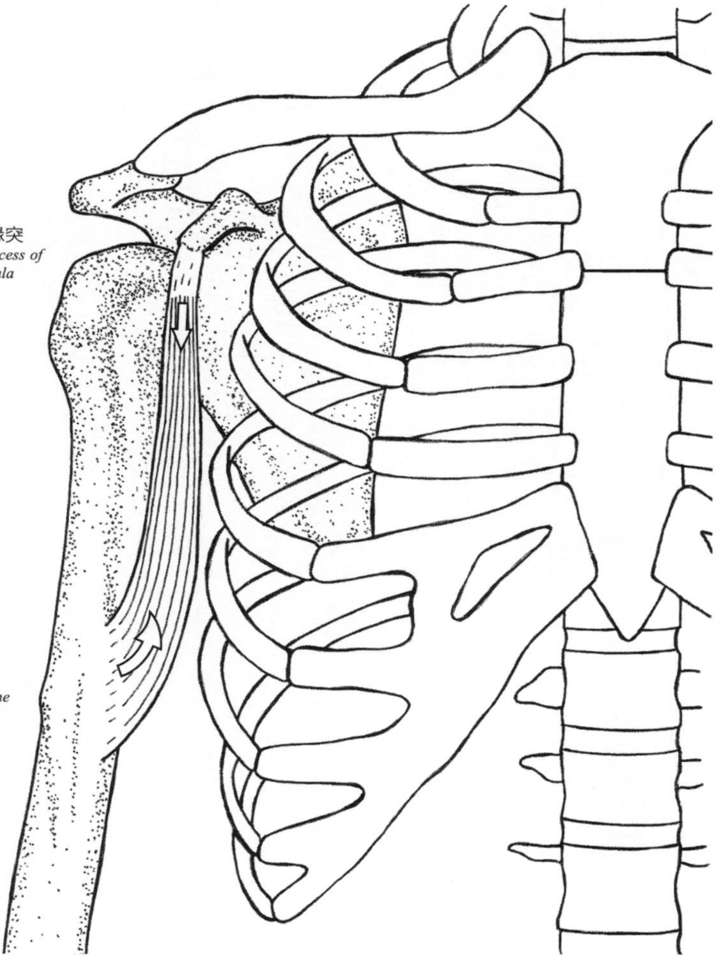
肩胛骨喙突
Coracoid process of the scapula
肱骨干内侧
Medial shaft of the humerus

右侧喙肱肌前面观

Anterior view of the right coracobrachialis

功能

- 在肩关节处屈上臂
- 在肩关节处内收上臂

神经支配

- 肌皮神经

动脉血供

- 肱动脉肌支

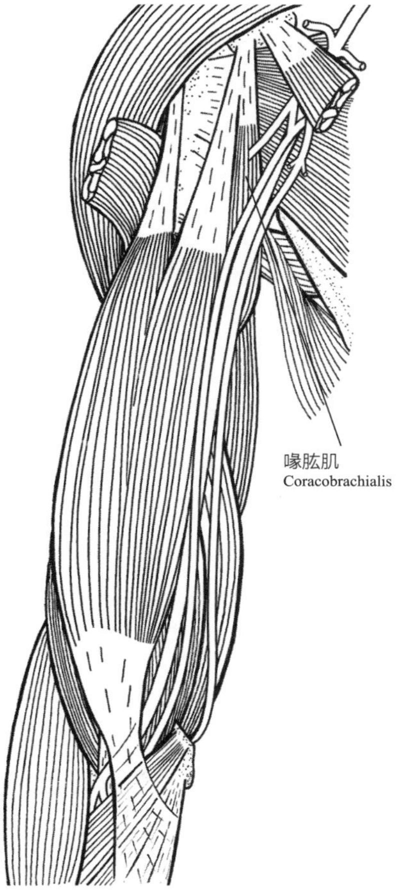
喙肱肌
Coracobrachialis

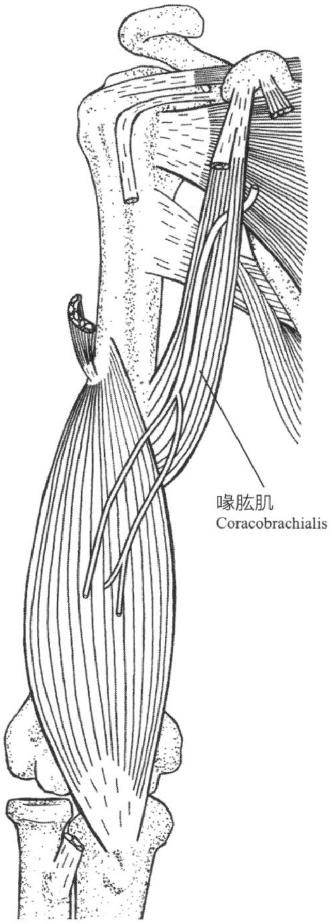
喙肱肌
Coracobrachialis

你知道吗?

喙肱肌的名称提示我们这块肌肉从肩胛骨喙突走行至上臂，同时也提示它跨越了肩关节，因此会作用于肩关节。

肱二头肌（BICEPS BRACHII）

by-seps **bray**-key-eye

功能

- 在肘关节处屈前臂（整块肌肉）
- 在尺桡关节处使前臂旋后（整块肌肉）
- 在肩关节处屈上臂（整块肌肉）
- 在肩关节处外展上臂（长头）
- 在肩关节处内收上臂（短头）

神经支配

- 肌皮神经

动脉血供

- 肱动脉肌支

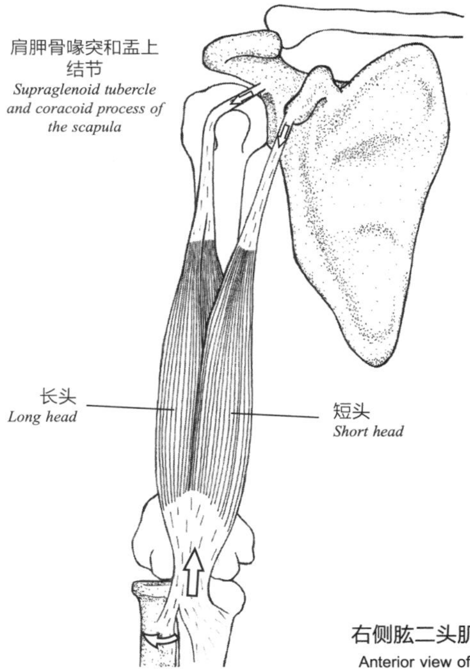
肩胛骨喙突和盂上结节
Supraglenoid tubercle and coracoid process of the scapula
长头
Long head
短头
Short head
桡骨粗隆和覆盖尺骨的筋膜
Radial tuberosity and fascia overlying the ulna

右侧肱二头肌前面观
Anterior view of the right biceps brachii

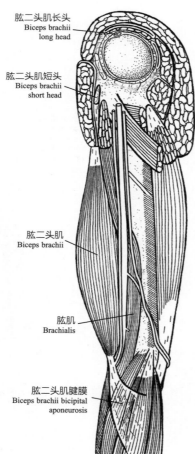

肱肌（BRACHIALIS）

bray-key-**al**-is

功能

- 在肘关节处屈前臂

神经支配

- 肌皮神经

动脉血供

- 肱动脉肌支

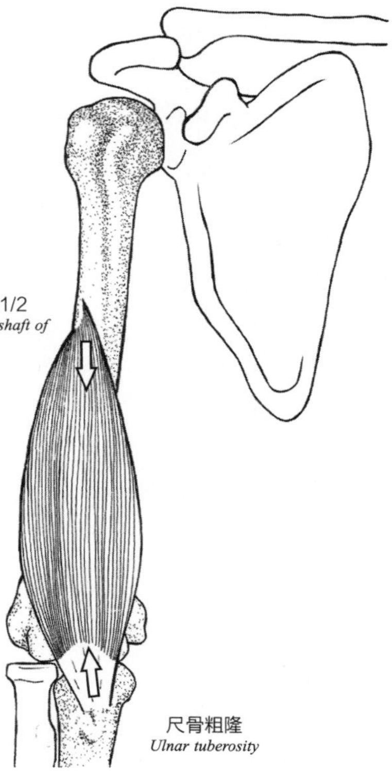
肱骨干前表面远端1/2
Distal 1/2 of the anterior shaft of the humerus
尺骨粗隆
Ulnar tuberosity

右侧肱肌前面观
Anterior view of the right brachialis

你知道吗?

肱骨肱二头肌沟（结节间沟）因肱二头肌长头走行其中而得名。

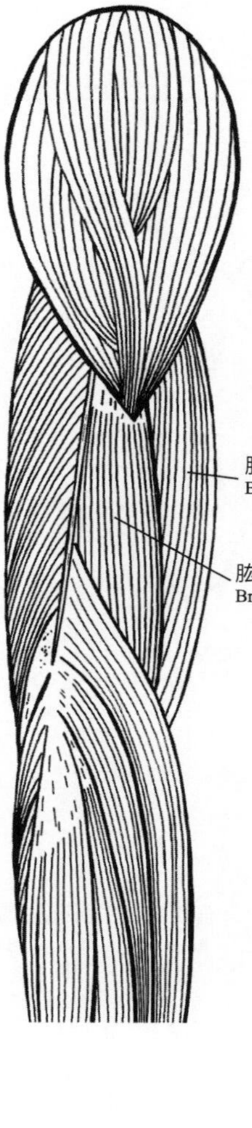
肱二头肌
Biceps brachii
肱肌
Brachialis

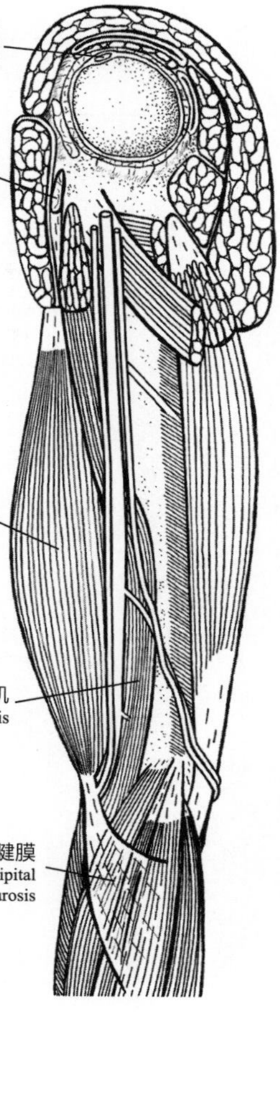
肱二头肌长头
Biceps brachii long head
肱二头肌短头
Biceps brachii short head
肱二头肌
Biceps brachii
肱肌
Brachialis
肱二头肌腱膜
Biceps brachii bicipital aponeurosis

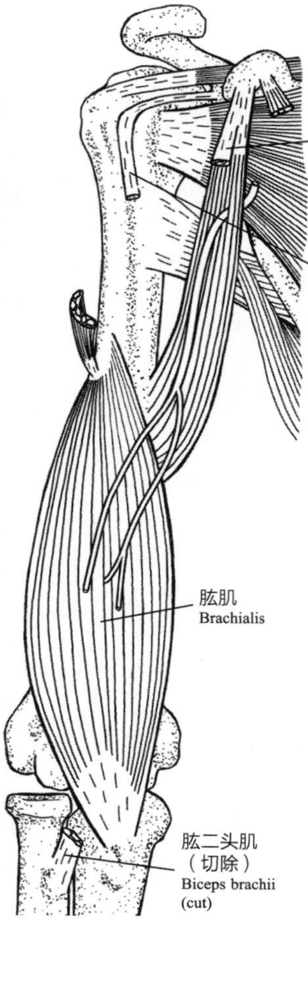
肱二头肌短头（切除）
Biceps brachii short head (cut)
肱二头肌长头（切除）
Biceps brachii long head (cut)
肱肌
Brachialis
肱二头肌（切除）
Biceps brachii (cut)

你知道吗?

肱肌是一块强大的肌肉，使得肱二头肌外形在体表易见。在每一块强壮的肱二头肌的背后，是一块强壮的肱肌。

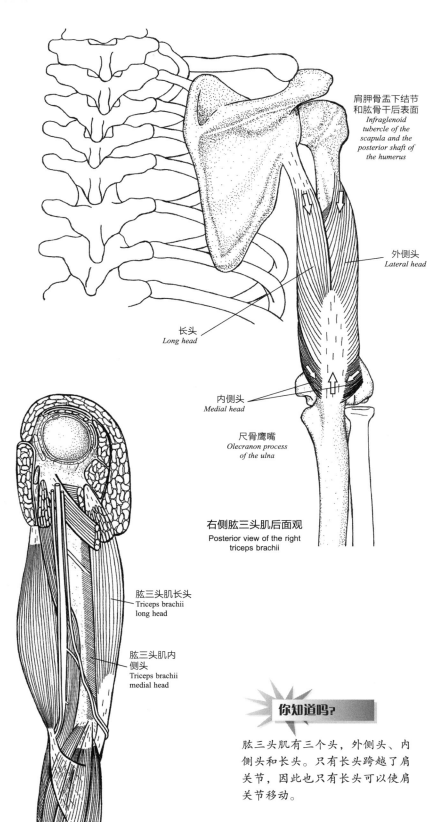

肱三头肌（TRICEPS BRACHII）

try-seps **bray**-key-eye

功能

- 在肘关节处伸前臂（整块肌肉）
- 在肩关节处内收上臂（长头）
- 在肩关节处伸上臂（长头）

神经支配

- 桡神经

动脉血供

- 肱深动脉

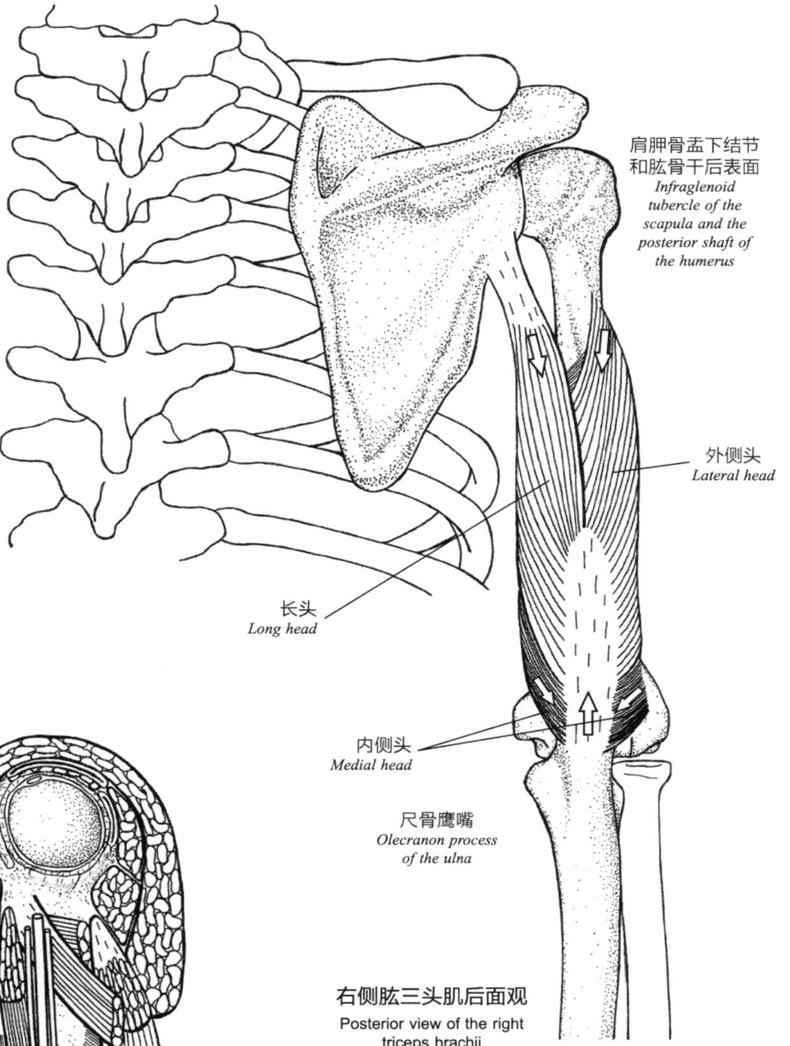

肩胛骨盂下结节和肱骨干后表面
Infraglenoid tubercle of the scapula and the posterior shaft of the humerus
外侧头
Lateral head
长头
Long head
内侧头
Medial head
尺骨鹰嘴
Olecranon process of the ulna

右侧肱三头肌后面观

Posterior view of the right triceps brachii

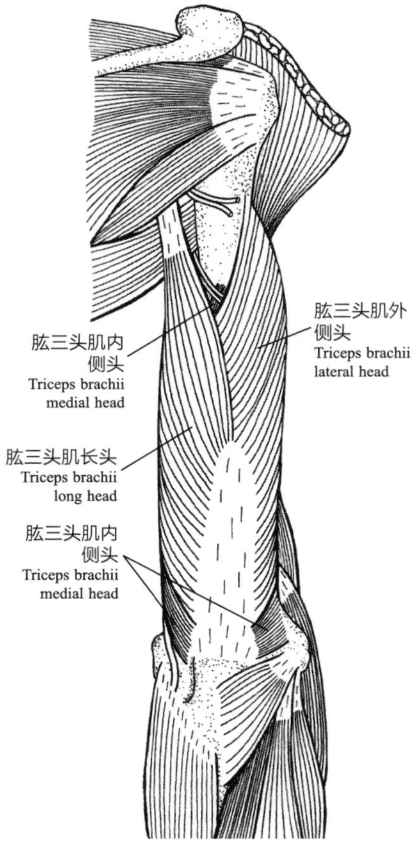

肱三头肌内侧头
Triceps brachii medial head
肱三头肌外侧头
Triceps brachii lateral head
肱三头肌长头
Triceps brachii long head
肱三头肌内侧头
Triceps brachii medial head

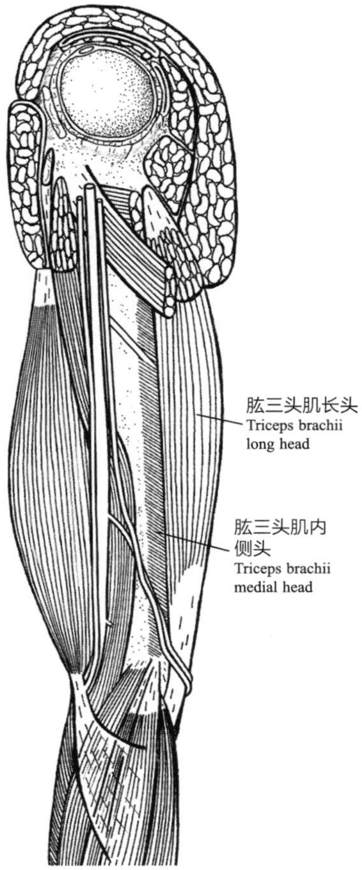

肱三头肌长头
Triceps brachii long head
肱三头肌内侧头
Triceps brachii medial head

你知道吗？

肱三头肌有三个头，外侧头、内侧头和长头。只有长头跨越了肩关节，因此也只有长头可以使肩关节移动。

右肩部前面观

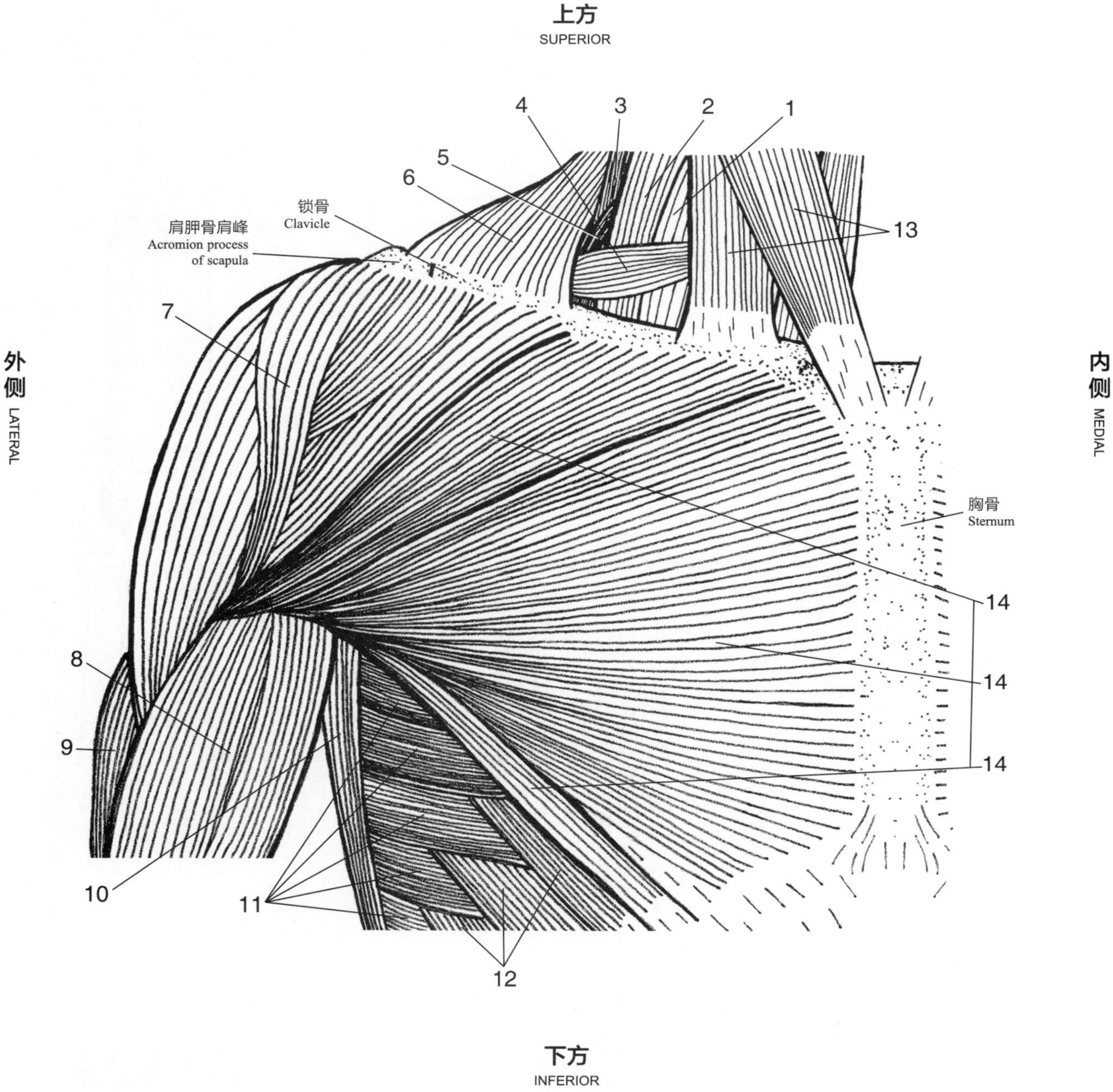

填图题答案在第409页

肩部后面观（浅层与中层）

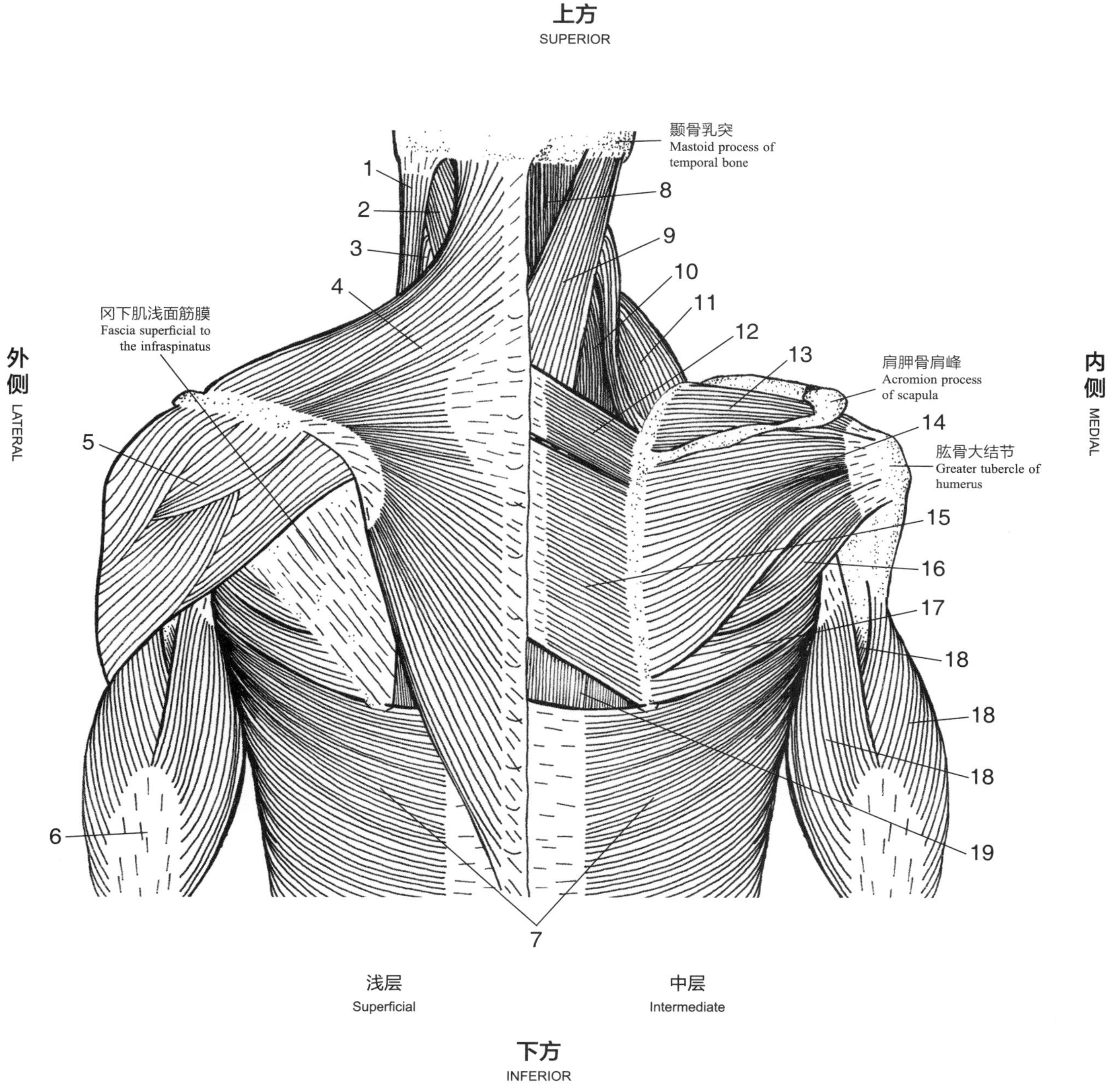
上方
SUPERIOR
下方
INFERIOR
外侧
LATERAL
内侧
MEDIAL
颞骨乳突
Mastoid process of temporal bone
冈下肌浅面筋膜
Fascia superficial to the infraspinatus
肩胛骨肩峰
Acromion process of scapula
肱骨大结节
Greater tubercle of humerus
1
2
3
4
5
6
7
8
9
10
11
12
13
14
15
16
17
18
18
18
18
19
浅层
Superficial
中层
Intermediate

右上臂前面观（浅层）

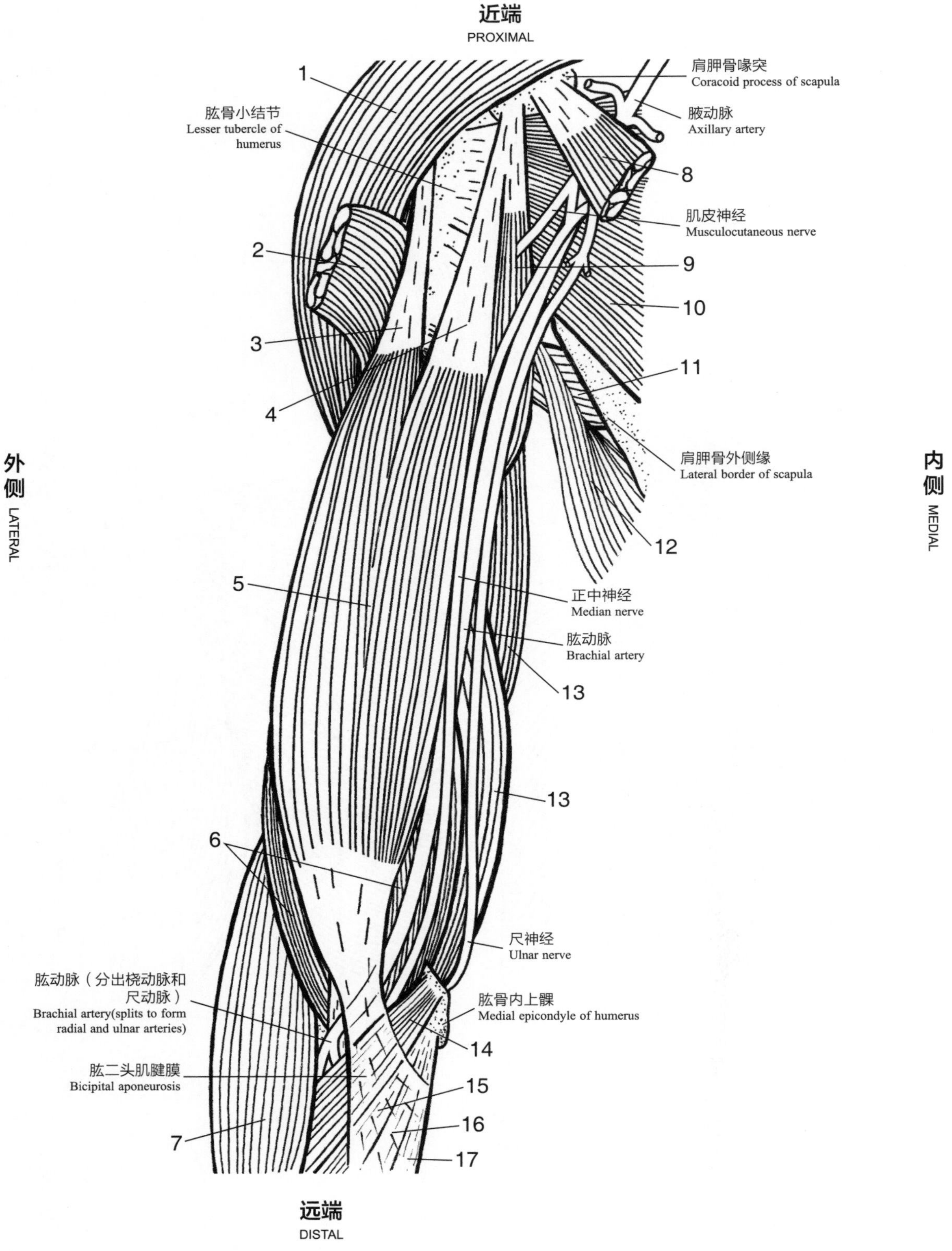
近端
PROXIMAL
1
肩胛骨喙突
Coracoid process of scapula
肱骨小结节
Lesser tubercle of humerus
腋动脉
Axillary artery
8
2
肌皮神经
Musculocutaneous nerve
9
10
3
11
4
肩胛骨外侧缘
Lateral border of scapula
外侧
LATERAL
内侧
MEDIAL
12
5
正中神经
Median nerve
肱动脉
Brachial artery
13
13
6
尺神经
Ulnar nerve
肱动脉（分出桡动脉和尺动脉）
Brachial artery(splits to form radial and ulnar arteries)
肱骨内上髁
Medial epicondyle of humerus
14
肱二头肌腱膜
Bicipital aponeurosis
15
16
7
17
远端
DISTAL

右上臂前面观（深层）

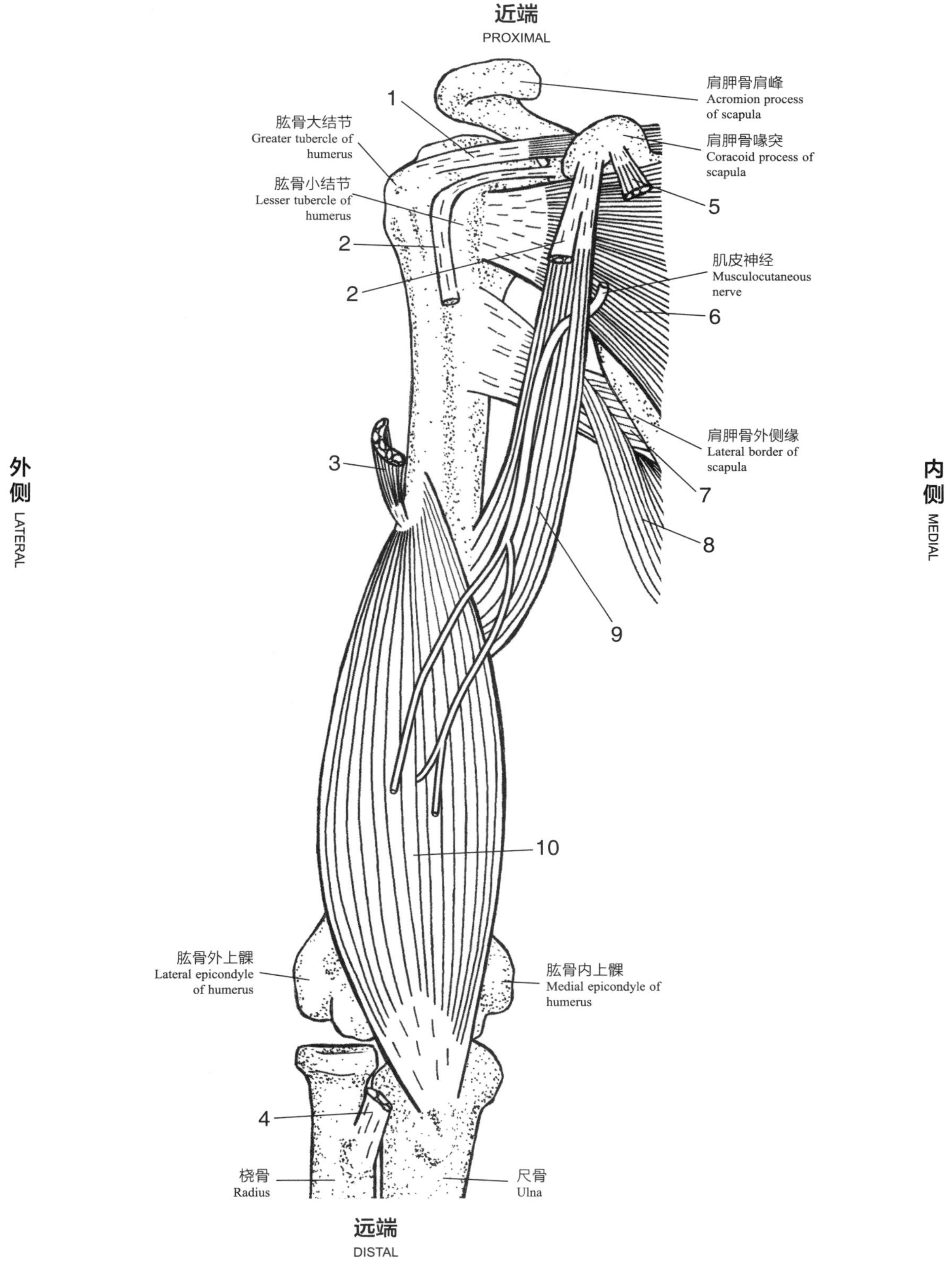
近端
PROXIMAL
肩胛骨肩峰
Acromion process of scapula
1
肱骨大结节
Greater tubercle of humerus
肩胛骨喙突
Coracoid process of scapula
肱骨小结节
Lesser tubercle of humerus
5
2
2
肌皮神经
Musculocutaneous nerve
6
肩胛骨外侧缘
Lateral border of scapula
外侧
LATERAL
3
内侧
MEDIAL
7
8
9
10
肱骨外上髁
Lateral epicondyle of humerus
肱骨内上髁
Medial epicondyle of humerus
4
桡骨
Radius
尺骨
Ulna
远端
DISTAL

右上臂内侧面观

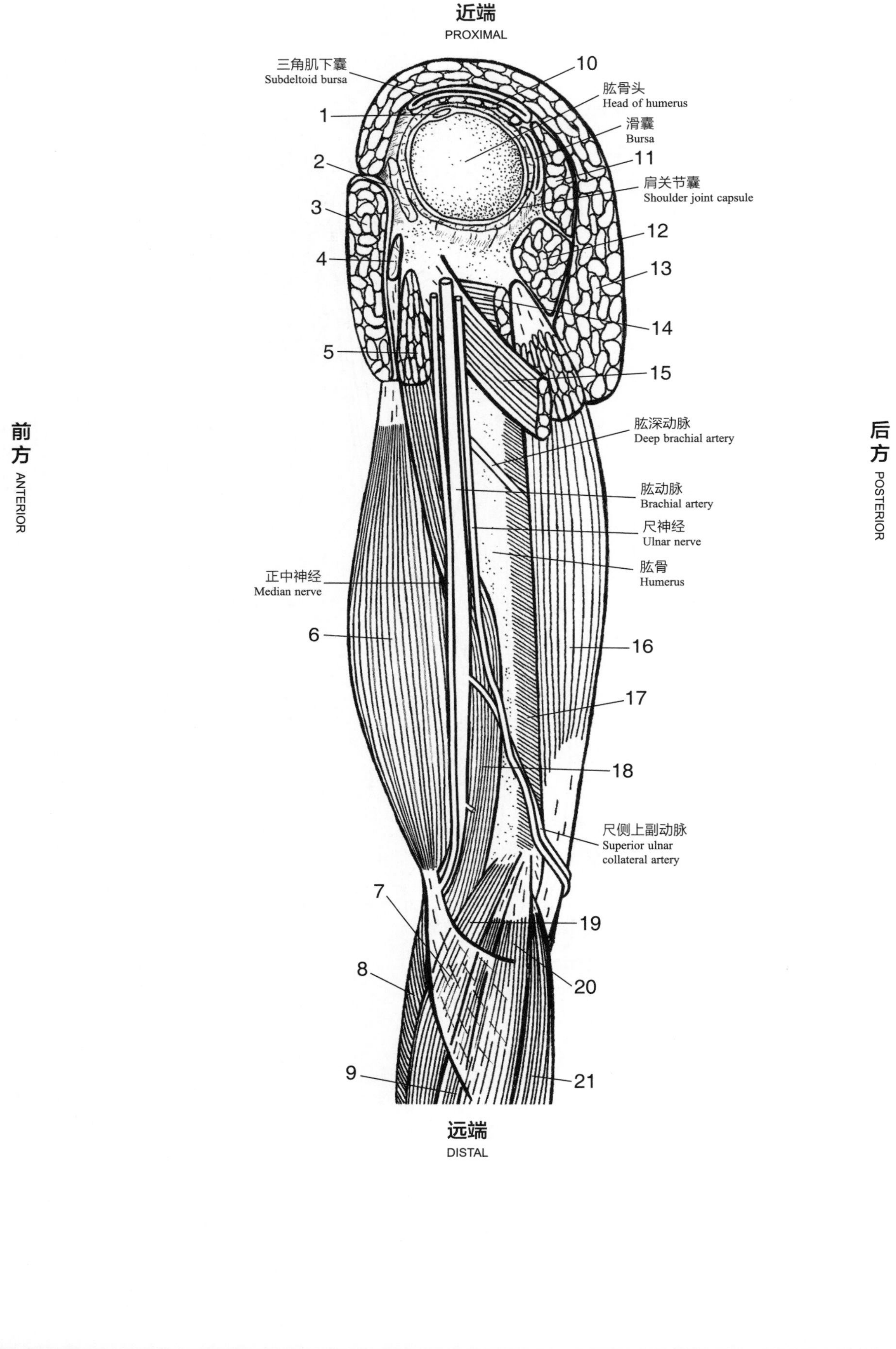
近端
PROXIMAL
远端
DISTAL
前方
ANTERIOR
后方
POSTERIOR
三角肌下囊
Subdeltoid bursa
肱骨头
Head of humerus
滑囊
Bursa
肩关节囊
Shoulder joint capsule
肱深动脉
Deep brachial artery
肱动脉
Brachial artery
尺神经
Ulnar nerve
肱骨
Humerus
正中神经
Median nerve
尺侧上副动脉
Superior ulnar
collateral artery
1
2
3
4
5
6
7
8
9
10
11
12
13
14
15
16
17
18
19
20
21

右上臂外侧面观

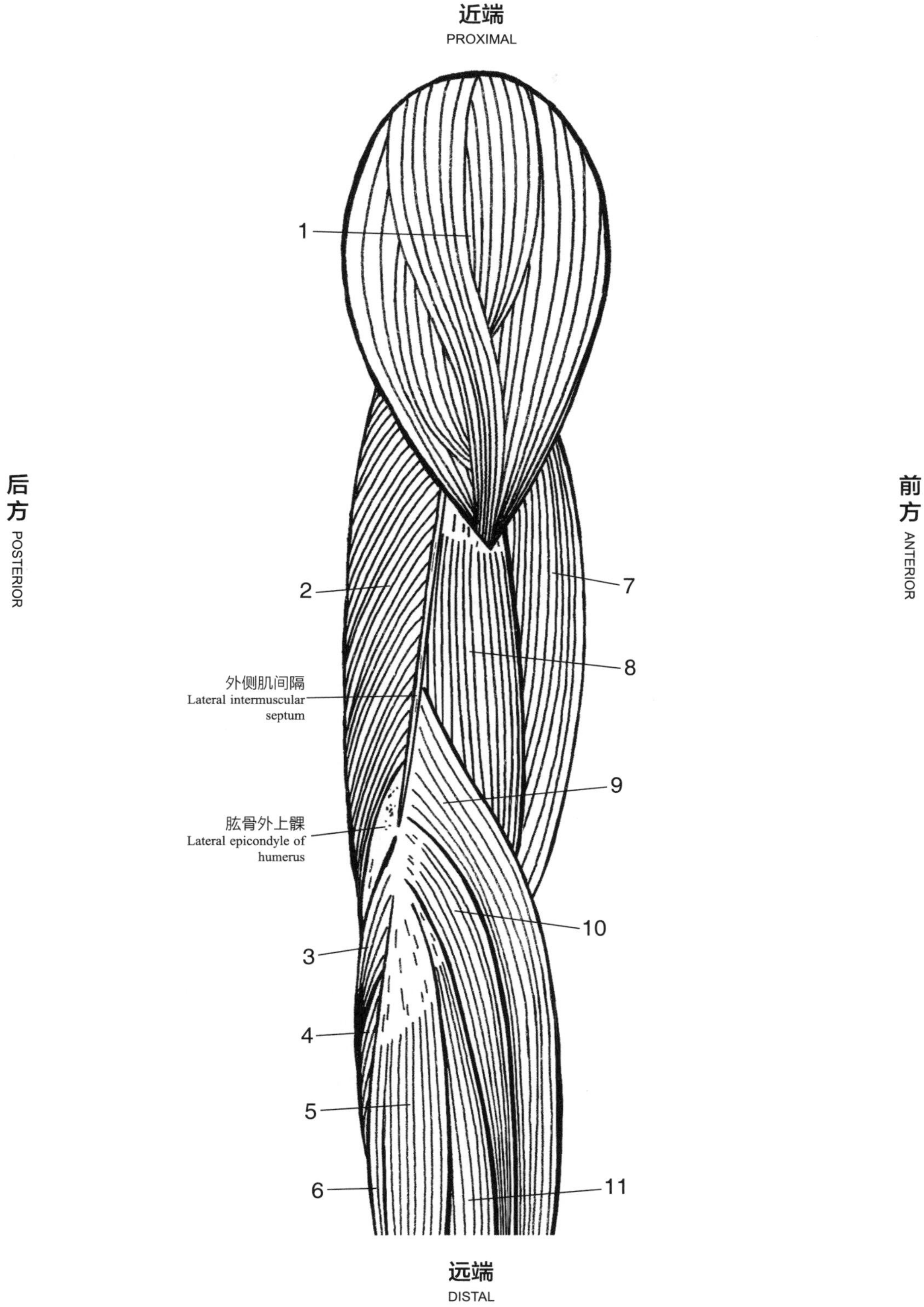
近端
PROXIMAL
后方
POSTERIOR
前方
ANTERIOR
1
2
7
8
外侧肌间隔
Lateral intermuscular septum
9
肱骨外上髁
Lateral epicondyle of humerus
10
3
4
5
6
11
远端
DISTAL

右上臂后面观

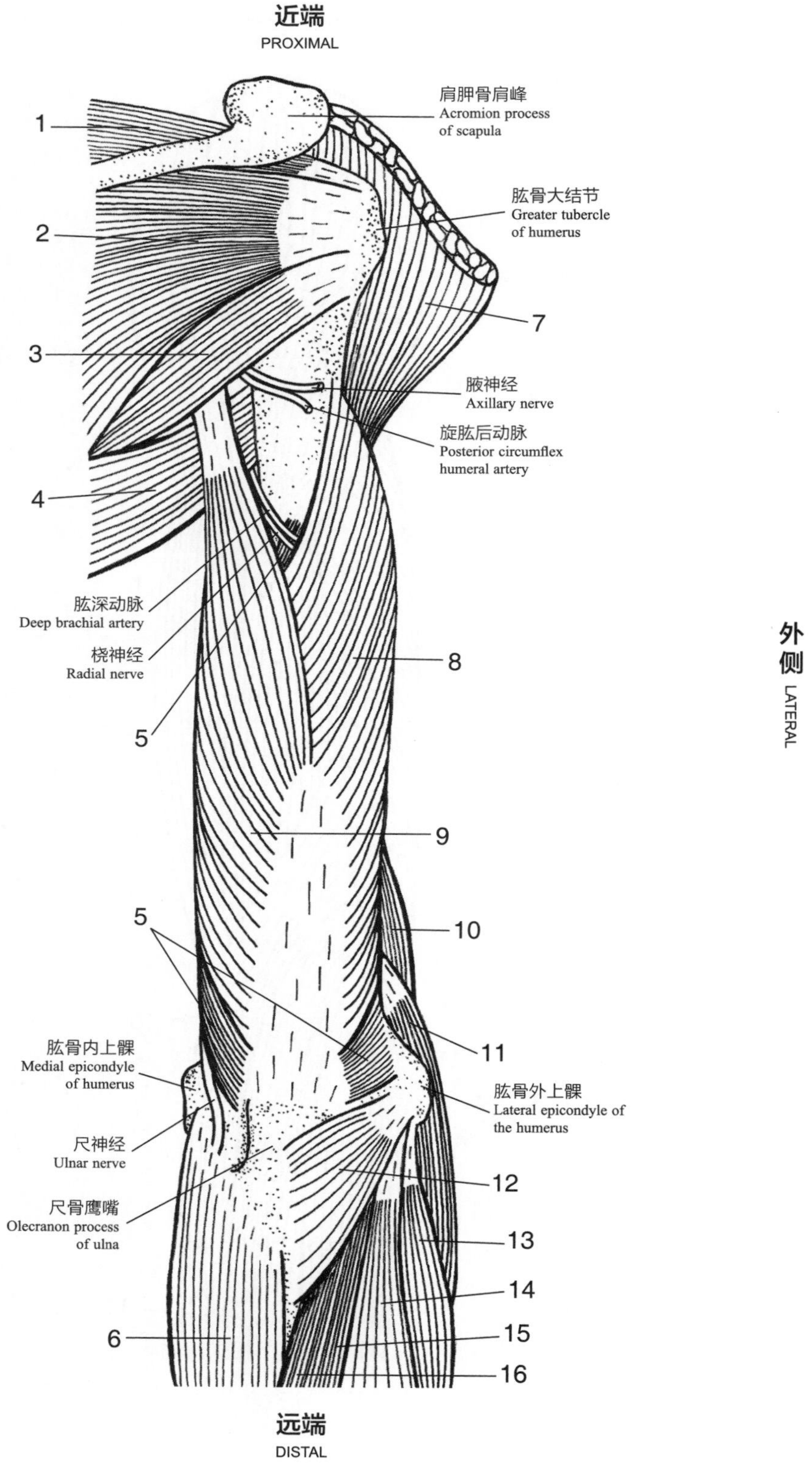
近端
PROXIMAL
肩胛骨肩峰
Acromion process of scapula
肱骨大结节
Greater tubercle of humerus
1
2
3
4
7
腋神经
Axillary nerve
旋肱后动脉
Posterior circumflex humeral artery
肱深动脉
Deep brachial artery
桡神经
Radial nerve
5
8
9
内侧
MEDIAL
外侧
LATERAL
10
5
11
肱骨内上髁
Medial epicondyle of humerus
肱骨外上髁
Lateral epicondyle of the humerus
尺神经
Ulnar nerve
12
尺骨鹰嘴
Olecranon process of ulna
13
14
6
15
16
远端
DISTAL

右侧盂肱关节前面观

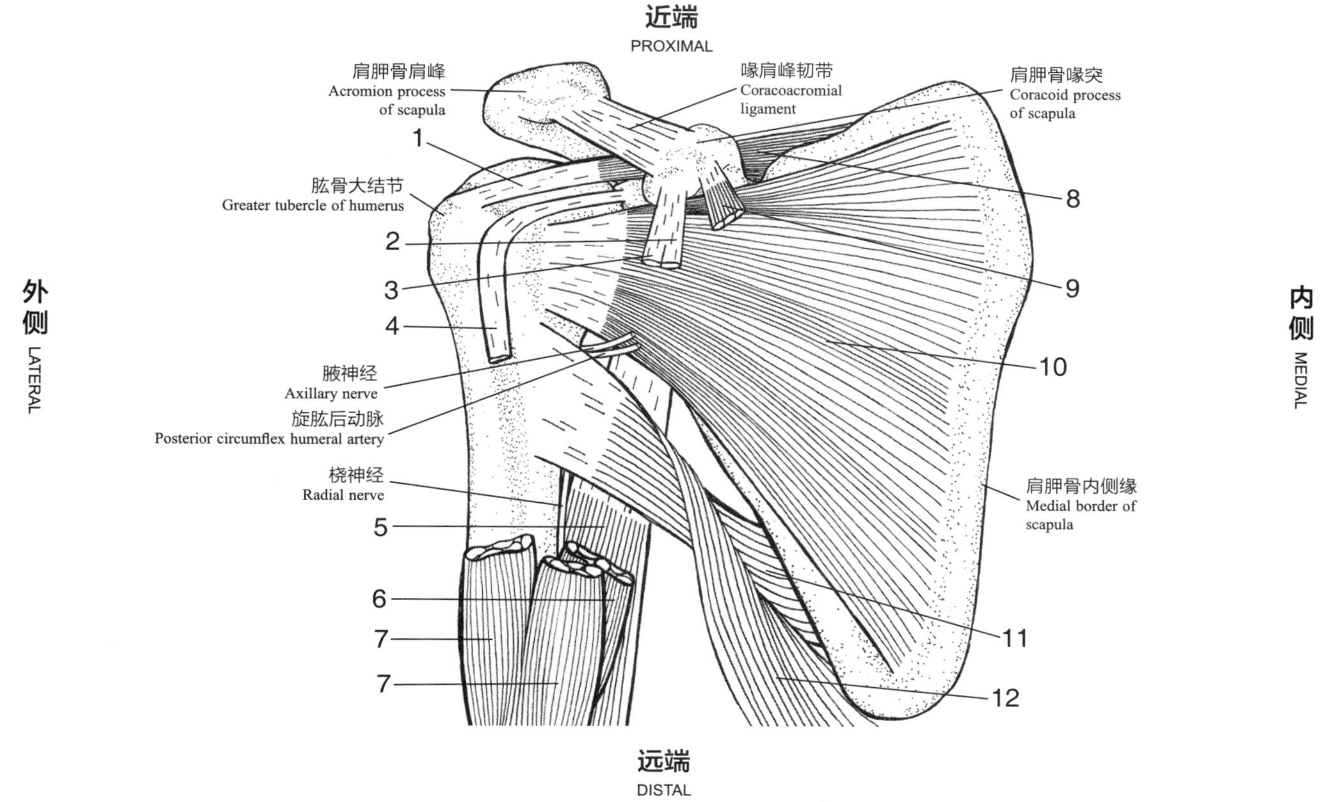
近端
PROXIMAL
肩胛骨肩峰
Acromion process of scapula
喙肩峰韧带
Coracoacromial ligament
肩胛骨喙突
Coracoid process of scapula
1
肱骨大结节
Greater tubercle of humerus
8
2
3
9
4
10
腋神经
Axillary nerve
旋肱后动脉
Posterior circumflex humeral artery
外侧
LATERAL
内侧
MEDIAL
桡神经
Radial nerve
肩胛骨内侧缘
Medial border of scapula
5
6
7
11
7
12
远端
DISTAL

右侧盂肱关节后面观

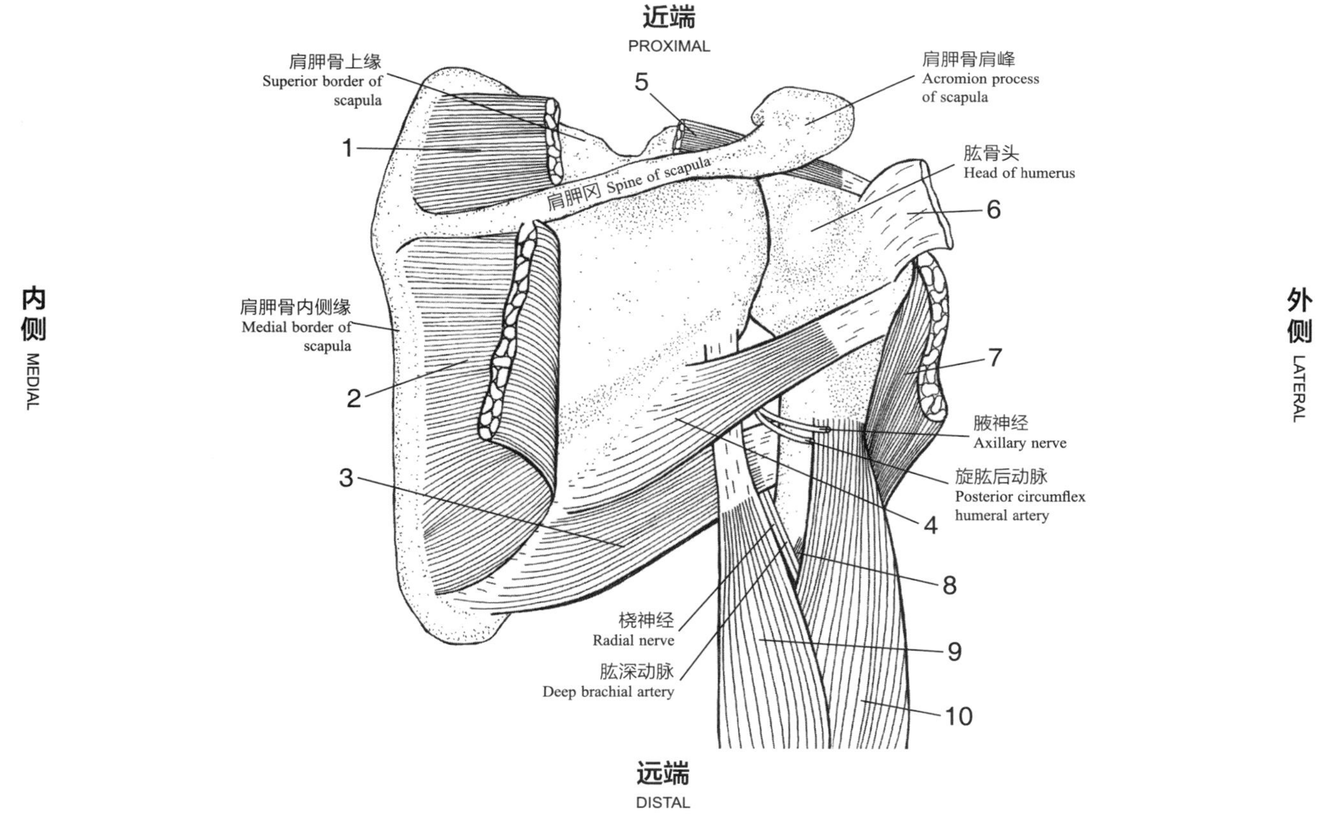
近端
PROXIMAL
肩胛骨上缘
Superior border of scapula
5
肩胛骨肩峰
Acromion process of scapula
1
肩胛冈 Spine of scapula
肱骨头
Head of humerus
6
内侧
MEDIAL
外侧
LATERAL
肩胛骨内侧缘
Medial border of scapula
7
2
腋神经
Axillary nerve
3
旋肱后动脉
Posterior circumflex humeral artery
4
8
桡神经
Radial nerve
9
肱深动脉
Deep brachial artery
10
远端
DISTAL

肩胛/上臂肌肉复习题

答案参见410页

1.从前方看，肱二头肌与肱肌之中，哪一块肌肉更深在?
2.肱二头肌与肱肌是互相协同，还是互相拮抗?
3.肱骨怎样的运动会拉长大圆肌?
4.除了大圆肌外，还有哪一块肌肉与肱骨结节间沟的内侧唇相连?
5.哪一块肩袖肌深入肩胛骨肩峰?
6.从哪个角度看，肱肌的大部分最为表浅?
7.肱二头肌跨过了几个关节?
8.还有哪两块肌肉与冈下肌有着相同的远端附着点?
9.肘关节被动伸直时，肱三头肌是会变短还是变长?
10.肩袖肌群是由哪四块肌肉组成的?
11.小圆肌与大圆肌是互相协同，还是互相拮抗?
12.哪一块肩袖肌与小圆肌协同作用?
13.三角肌前部纤维与后部纤维如何协同作用?
14.列出与肱骨大结节相连的三块肌肉的名称。
15.胸大肌的哪一部分邻近三角肌?
16.肩关节发生什么运动时，会牵拉喙肱肌?
17.冈下肌是在冈上肌的上方，还是下方?
18.小圆肌在大圆肌的什么方位?
19.对于肩关节运动，发自盆部和背部的哪一块肌肉的作用与大圆肌类似?
20.哪两块肌肉与锁骨外侧、肩峰及肩胛冈相连?
21.哪一块肌肉因为三角形的外形而被命名?
22.列出肱肌的一块拮抗肌。
23.肱二头肌短头与喙肱肌是互相协同，还是互相拮抗?
24.从前方看，喙肱肌是在肩胛下肌的浅面还是深面?
25.怎样的关节活动会拉长冈下肌?
26.三角肌与冈上肌如何协同作用?
27.肱三头肌的长头从哪两块肌肉间通过?
28.从后方看，大圆肌在肱三头肌长头的什么方位?
29.肱三头肌的哪一个头最深在?
30.三角肌前部纤维与后部纤维是如何拮抗的?
31.三角肌的哪一个部分与锁骨外侧相连?
32.冈上肌与冈下肌的远端附着点在哪一块肌肉的深面?
33.列出与肩胛骨喙突相连的三块肌肉的名称。
34.列出与大圆肌协同作用的肩袖肌的名称。
35.当肩关节屈曲时，肱三头肌的哪一个头会被牵拉?
36.大圆肌的肩胛骨附着点在小圆肌的什么方位?
37.旋前圆肌与肱三头肌是互相协同，还是互相拮抗?
38.紧贴肱三头肌外前方的是哪一块肌肉?
39.上臂在肩关节处被动外旋时，会使小圆肌变短还是变长?
40.前臂在桡尺关节处旋前时，肱肌会变短还是变长?
41.如果上臂在肩关节处被动屈曲，喙肱肌会变短还是变长?
42.从前方看，喙肱肌是在三角肌的浅面还是深面?

右侧前臂前面观（浅层）

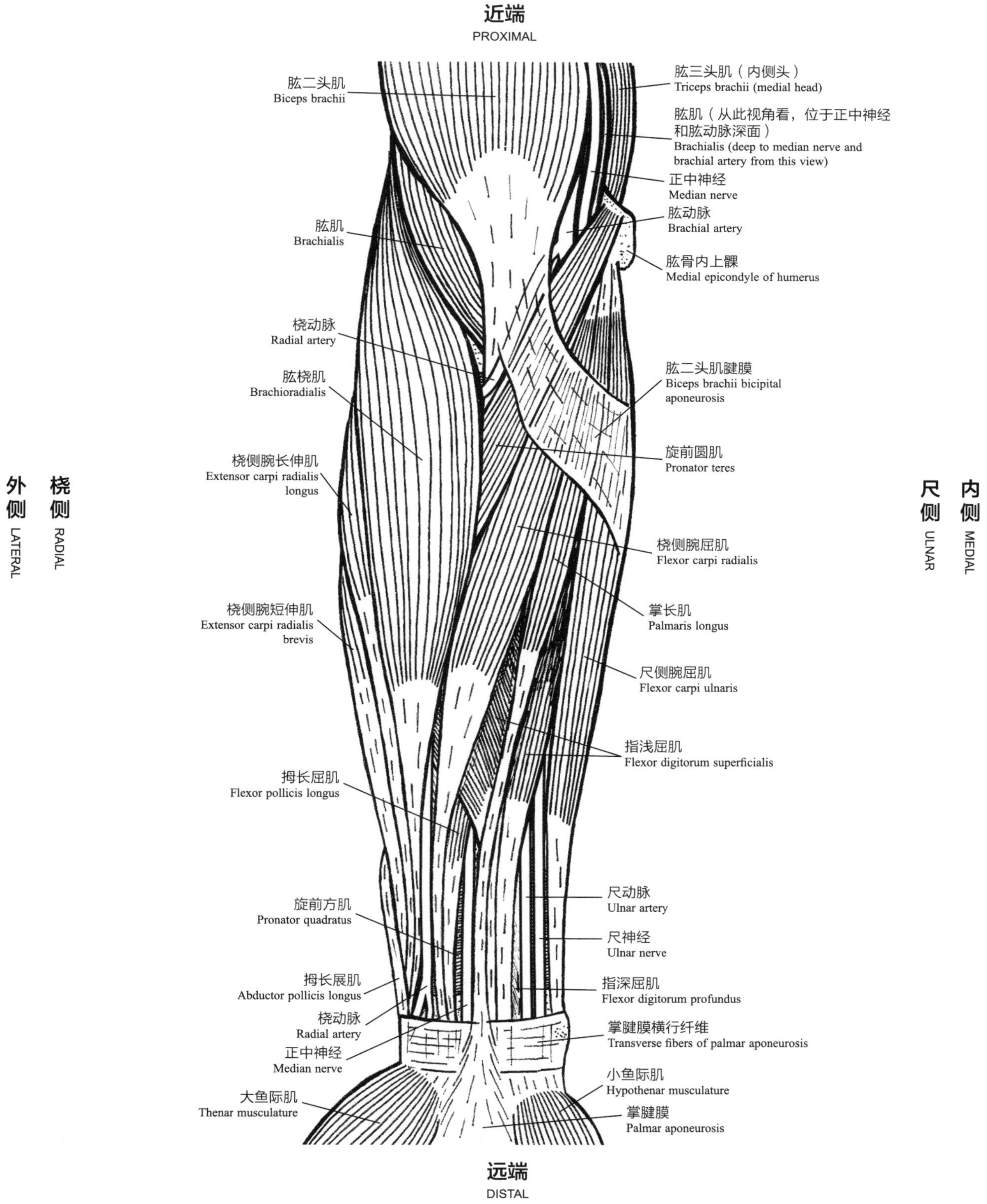
近端
PROXIMAL
肱二头肌
Biceps brachii
肱三头肌（内侧头）
Triceps brachii (medial head)
肱肌（从此视角看，位于正中神经和肱动脉深面）
Brachialis (deep to median nerve and brachial artery from this view)
正中神经
Median nerve
肱动脉
Brachial artery
肱肌
Brachialis
肱骨内上髁
Medial epicondyle of humerus
桡动脉
Radial artery
肱桡肌
Brachioradialis
肱二头肌腱膜
Biceps brachii bicipital aponeurosis
桡侧腕长伸肌
Extensor carpi radialis longus
旋前圆肌
Pronator teres
外侧
LATERAL
桡侧
RADIAL
尺侧
ULNAR
内侧
MEDIAL
桡侧腕屈肌
Flexor carpi radialis
桡侧腕短伸肌
Extensor carpi radialis brevis
掌长肌
Palmaris longus
尺侧腕屈肌
Flexor carpi ulnaris
指浅屈肌
Flexor digitorum superficialis
拇长屈肌
Flexor pollicis longus
旋前方肌
Pronator quadratus
尺动脉
Ulnar artery
尺神经
Ulnar nerve
拇长展肌
Abductor pollicis longus
指深屈肌
Flexor digitorum profundus
桡动脉
Radial artery
掌腱膜横行纤维
Transverse fibers of palmar aponeurosis
正中神经
Median nerve
小鱼际肌
Hypothenar musculature
大鱼际肌
Thenar musculature
掌腱膜
Palmar aponeurosis
远端
DISTAL

右侧前臂前面观（中层）

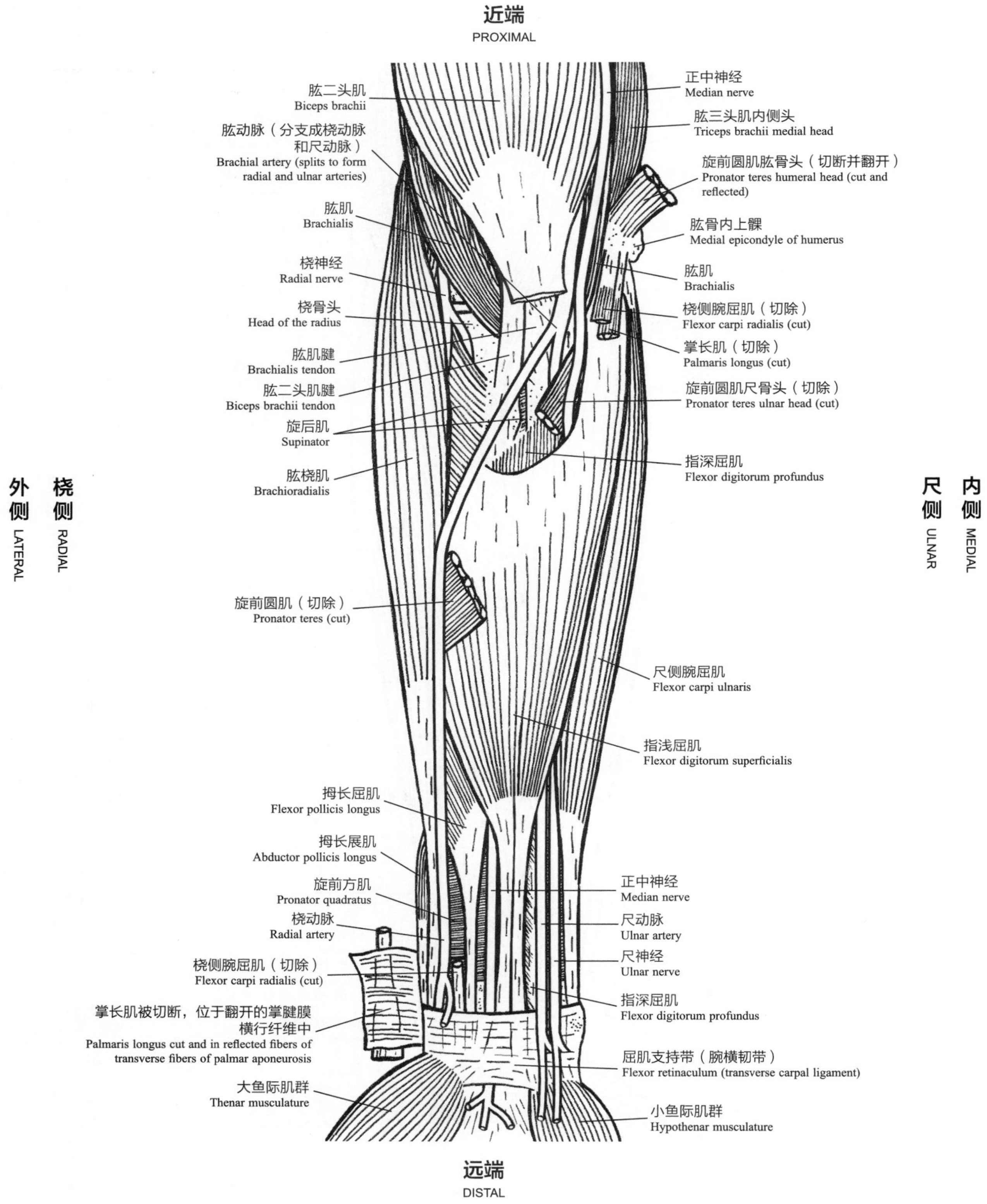
近端
PROXIMAL
远端
DISTAL
外侧
LATERAL
桡侧
RADIAL
尺侧
ULNAR
内侧
MEDIAL
肱二头肌
Biceps brachii
肱动脉（分支成桡动脉和尺动脉）
Brachial artery (splits to form radial and ulnar arteries)
肱肌
Brachialis
桡神经
Radial nerve
桡骨头
Head of the radius
肱肌腱
Brachialis tendon
肱二头肌腱
Biceps brachii tendon
旋后肌
Supinator
肱桡肌
Brachioradialis
旋前圆肌（切除）
Pronator teres (cut)
拇长屈肌
Flexor pollicis longus
拇长展肌
Abductor pollicis longus
旋前方肌
Pronator quadratus
桡动脉
Radial artery
桡侧腕屈肌（切除）
Flexor carpi radialis (cut)
掌长肌被切断，位于翻开的掌腱膜横行纤维中
Palmaris longus cut and in reflected fibers of transverse fibers of palmar aponeurosis
大鱼际肌群
Thenar musculature
正中神经
Median nerve
肱三头肌内侧头
Triceps brachii medial head
旋前圆肌肱骨头（切断并翻开）
Pronator teres humeral head (cut and reflected)
肱骨内上髁
Medial epicondyle of humerus
肱肌
Brachialis
桡侧腕屈肌（切除）
Flexor carpi radialis (cut)
掌长肌（切除）
Palmaris longus (cut)
旋前圆肌尺骨头（切除）
Pronator teres ulnar head (cut)
指深屈肌
Flexor digitorum profundus
尺侧腕屈肌
Flexor carpi ulnaris
指浅屈肌
Flexor digitorum superficialis
正中神经
Median nerve
尺动脉
Ulnar artery
尺神经
Ulnar nerve
指深屈肌
Flexor digitorum profundus
屈肌支持带（腕横韧带）
Flexor retinaculum (transverse carpal ligament)
小鱼际肌群
Hypothenar musculature

右侧前臂前面观（深层）

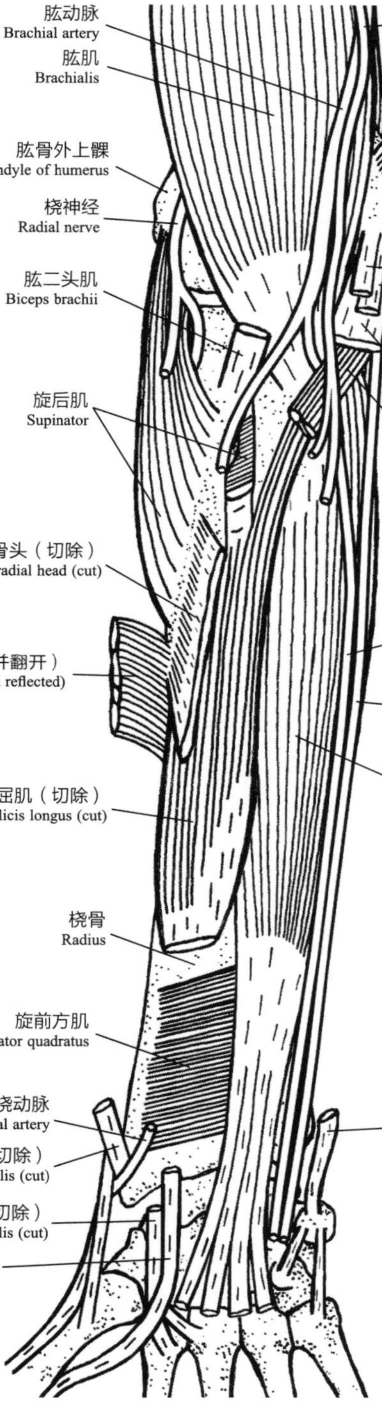
近端
PROXIMAL
肱动脉
Brachial artery
肱肌
Brachialis
肱骨外上髁
Lateral epicondyle of humerus
桡神经
Radial nerve
肱二头肌
Biceps brachii
旋后肌
Supinator
指浅屈肌桡骨头（切除）
Flexor digitorum superficialis radial head (cut)
旋前圆肌（切断并翻开）
Pronator teres (cut and reflected)
拇长屈肌（切除）
Flexor pollicis longus (cut)
桡骨
Radius
旋前方肌
Pronator quadratus
桡动脉
Radial artery
肱桡肌（切除）
Brachioradialis (cut)
桡侧腕屈肌（切除）
Flexor carpi radialis (cut)
拇长屈肌（切除）
Flexor pollicis longus (cut)
正中神经
Median nerve
尺神经
Ulnar nerve
肱三头肌
Triceps brachii
旋前圆肌肱骨头（切断并翻开）
Pronator teres humeral head (cut and reflected)
肱骨内上髁
Medial epicondyle of humerus
桡侧腕屈肌（切断并翻开）
Flexor carpi radialis (cut and reflected)
掌长肌（切除）
Palmaris longus (cut)
尺侧腕屈肌（切除）
Flexor carpi ulnaris (cut)
指浅屈肌肱尺头（切除）
Flexor digitorum superficialis humeroulnar head (cut)
旋前圆肌尺骨头（切除）
Pronator teres ulnar head (cut)
尺动脉
Ulnar artery
尺神经
Ulnar nerve
指深屈肌（切除）
Flexor digitorum profundus (cut)
尺侧腕屈肌（切除）
Flexor carpi ulnaris (cut)
外侧
LATERAL
桡侧
RADIAL
尺侧
ULNAR
内侧
MEDIAL
远端
DISTAL

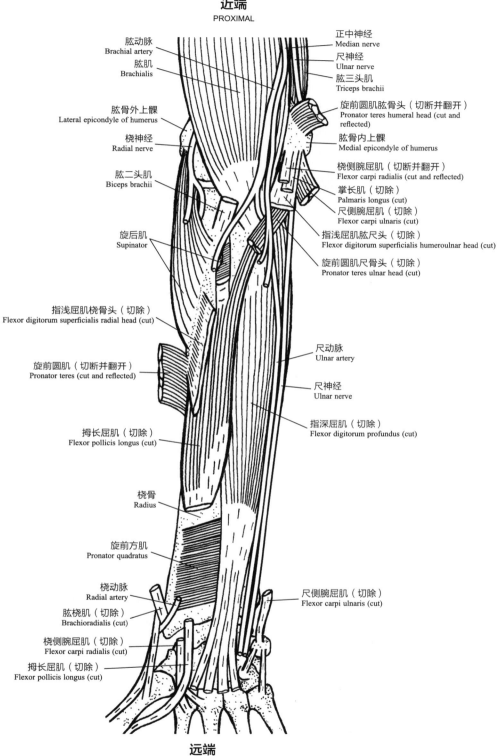

右侧桡骨旋前肌和旋后肌前面观

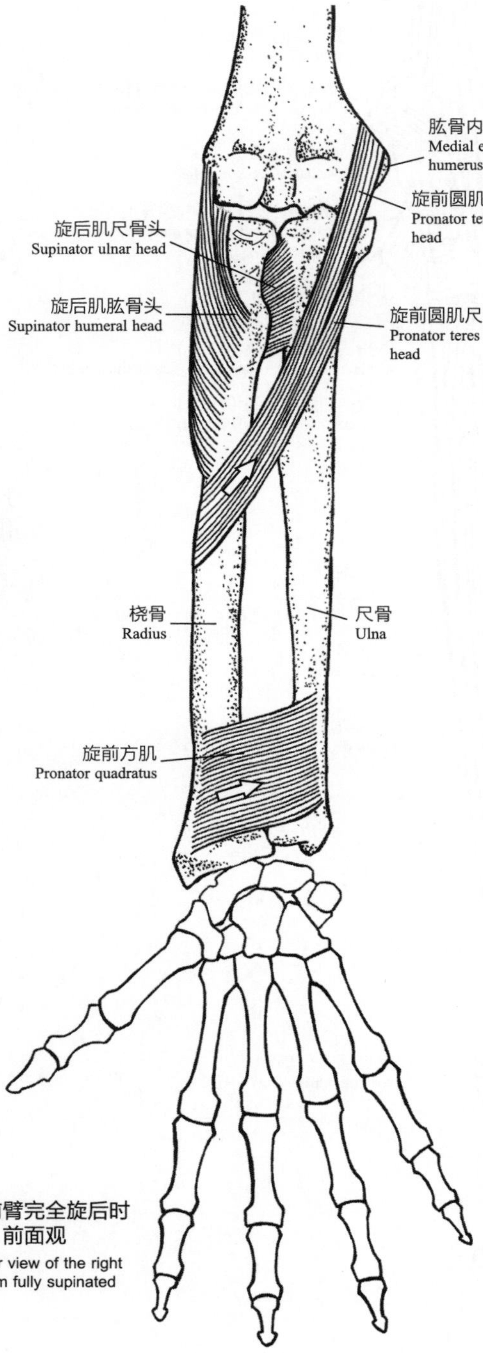
近端
PROXIMAL
肱骨内上髁
Medial epicondyle of humerus
旋前圆肌肱骨头
Pronator teres humeral head
旋后肌尺骨头
Supinator ulnar head
旋后肌肱骨头
Supinator humeral head
旋前圆肌尺骨头
Pronator teres ulnar head
外侧
LATERAL
桡侧
RADIAL
桡骨
Radius
尺骨
Ulna
旋前方肌
Pronator quadratus
远端
DISTAL
尺侧
ULNAR
/
内侧
MEDIAL

右侧前臂完全旋后时前面观
Anterior view of the right forearm fully supinated

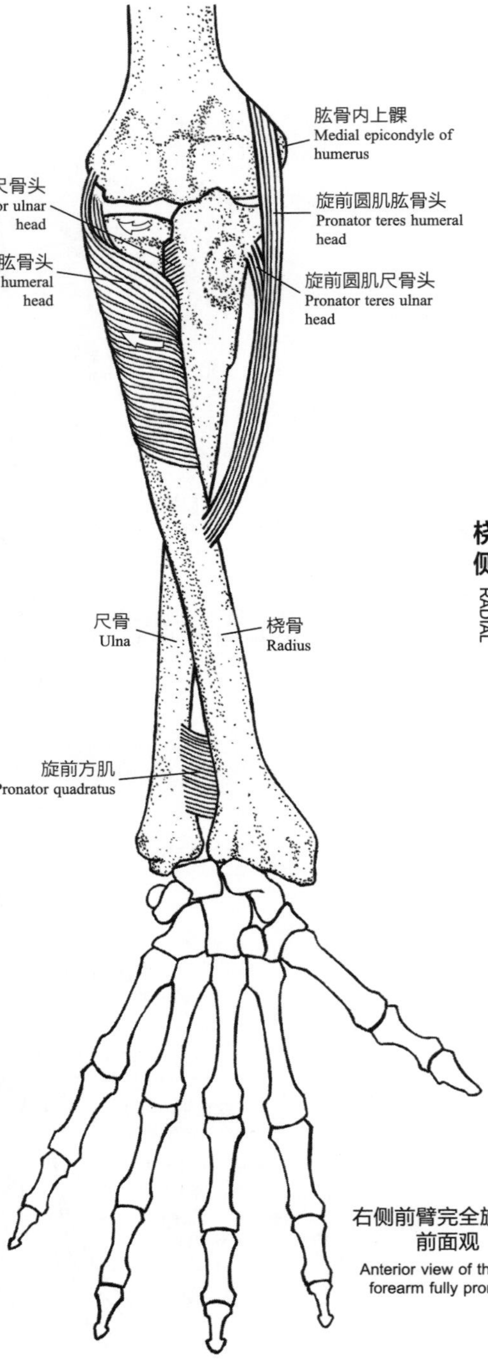
近端
PROXIMAL
肱骨内上髁
Medial epicondyle of humerus
旋后肌尺骨头
Supinator ulnar head
旋前圆肌肱骨头
Pronator teres humeral head
旋后肌肱骨头
Supinator humeral head
旋前圆肌尺骨头
Pronator teres ulnar head
桡侧
RADIAL
外侧
LATERAL
尺骨
Ulna
桡骨
Radius
旋前方肌
Pronator quadratus
远端
DISTAL

右侧前臂完全旋前时前面观
Anterior view of the right forearm fully pronated

右侧前臂后面观（浅层）

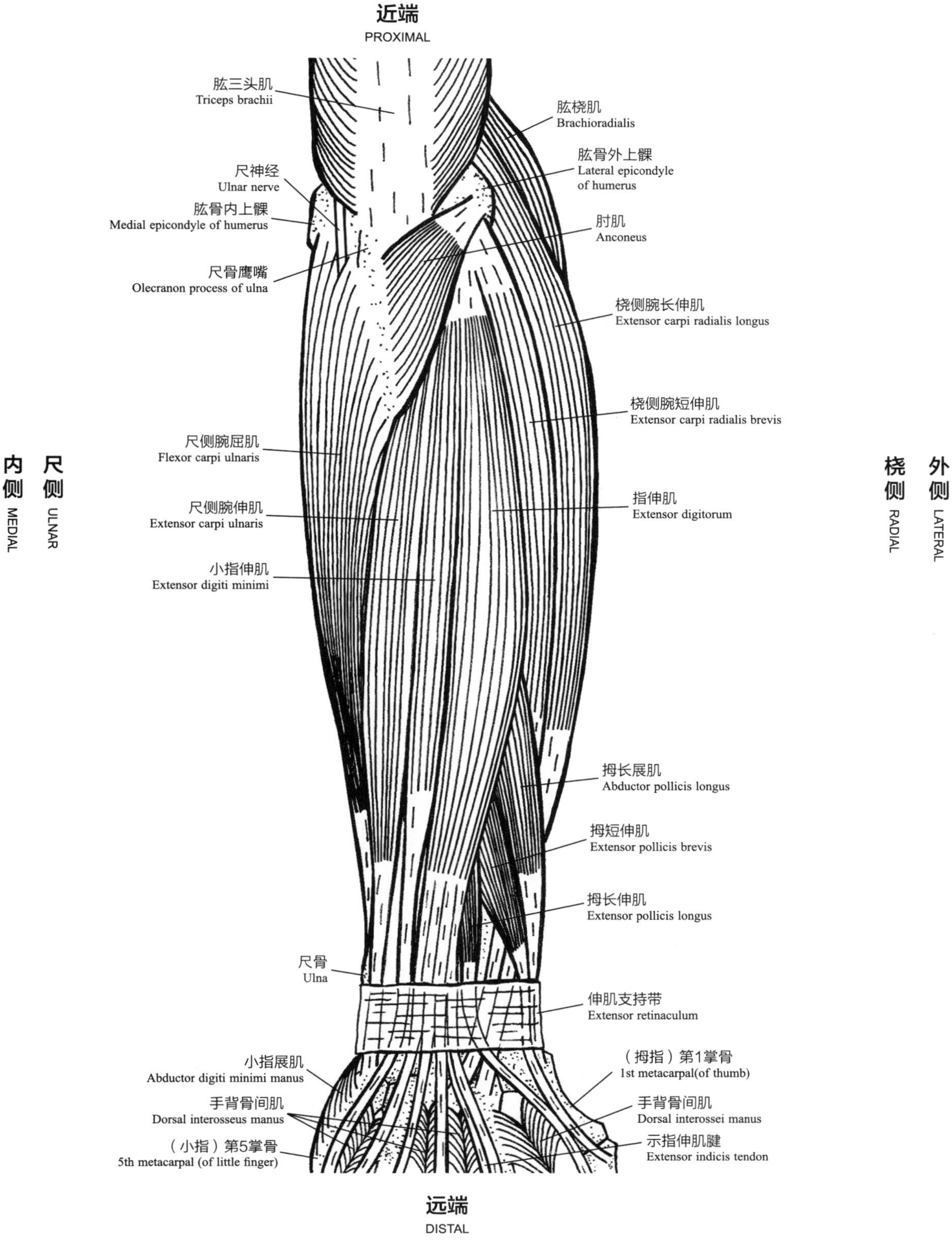
近端
PROXIMAL
肱三头肌
Triceps brachii
肱桡肌
Brachioradialis
尺神经
Ulnar nerve
肱骨外上髁
Lateral epicondyle of humerus
肱骨内上髁
Medial epicondyle of humerus
肘肌
Anconeus
尺骨鹰嘴
Olecranon process of ulna
桡侧腕长伸肌
Extensor carpi radialis longus
桡侧腕短伸肌
Extensor carpi radialis brevis
尺侧腕屈肌
Flexor carpi ulnaris
内侧
MEDIAL
尺侧
ULNAR
桡侧
RADIAL
外侧
LATERAL
尺侧腕伸肌
Extensor carpi ulnaris
指伸肌
Extensor digitorum
小指伸肌
Extensor digiti minimi
拇长展肌
Abductor pollicis longus
拇短伸肌
Extensor pollicis brevis
拇长伸肌
Extensor pollicis longus
尺骨
Ulna
伸肌支持带
Extensor retinaculum
小指展肌
Abductor digiti minimi manus
（拇指）第1掌骨
1st metacarpal(of thumb)
手背骨间肌
Dorsal interosseus manus
手背骨间肌
Dorsal interossei manus
（小指）第5掌骨
5th metacarpal (of little finger)
示指伸肌腱
Extensor indicis tendon
远端
DISTAL

右侧前臂后面观（深层）

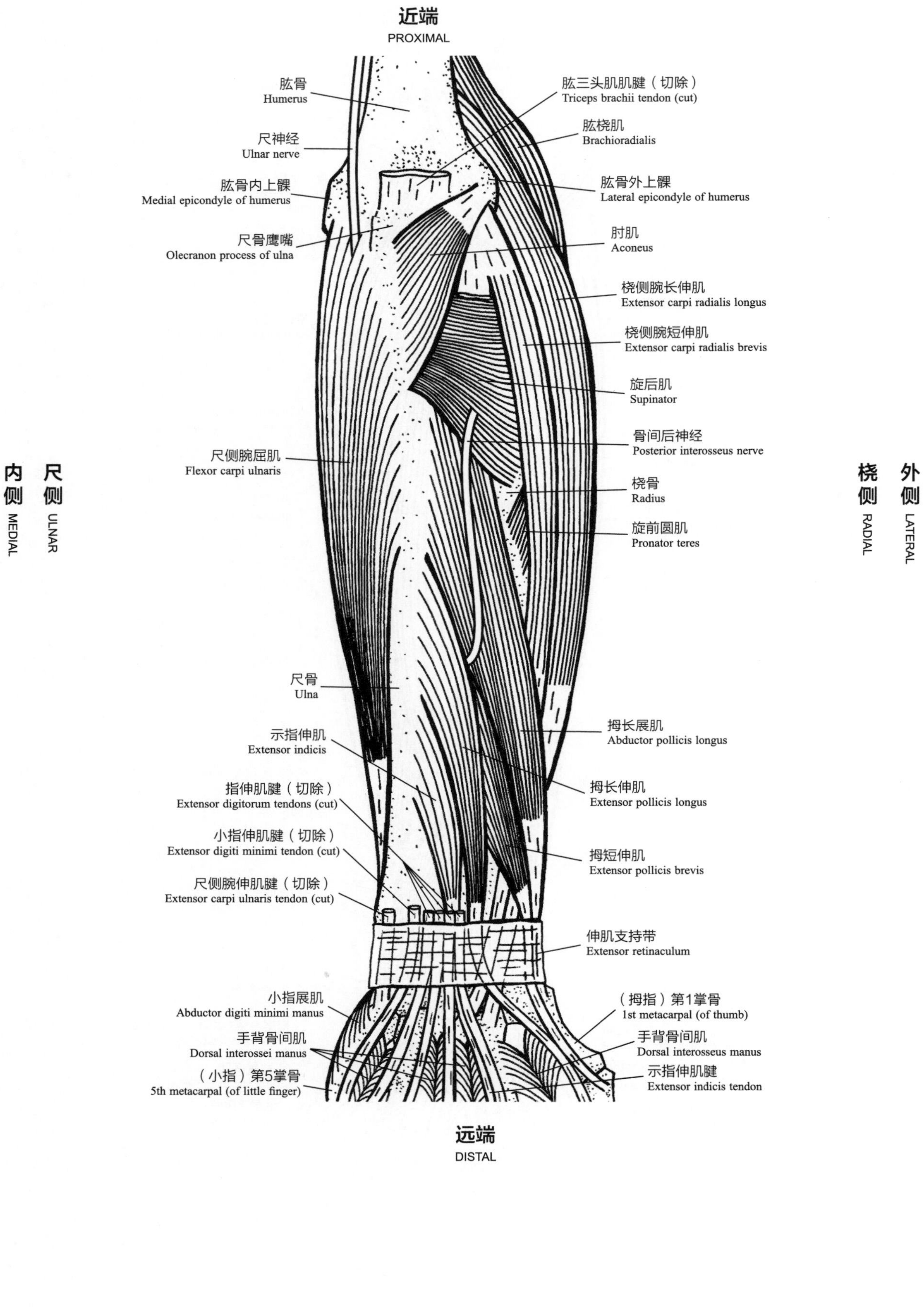
近端
PROXIMAL
远端
DISTAL
尺侧
ULNAR
内侧
MEDIAL
桡侧
RADIAL
外侧
LATERAL
肱骨
Humerus
尺神经
Ulnar nerve
肱骨内上髁
Medial epicondyle of humerus
尺骨鹰嘴
Olecranon process of ulna
尺侧腕屈肌
Flexor carpi ulnaris
尺骨
Ulna
示指伸肌
Extensor indicis
指伸肌腱（切除）
Extensor digitorum tendons (cut)
小指伸肌腱（切除）
Extensor digiti minimi tendon (cut)
尺侧腕伸肌腱（切除）
Extensor carpi ulnaris tendon (cut)
小指展肌
Abductor digiti minimi manus
手背骨间肌
Dorsal interossei manus
（小指）第5掌骨
5th metacarpal (of little finger)
肱三头肌肌腱（切除）
Triceps brachii tendon (cut)
肱桡肌
Brachioradialis
肱骨外上髁
Lateral epicondyle of humerus
肘肌
Aconeus
桡侧腕长伸肌
Extensor carpi radialis longus
桡侧腕短伸肌
Extensor carpi radialis brevis
旋后肌
Supinator
骨间后神经
Posterior interosseus nerve
桡骨
Radius
旋前圆肌
Pronator teres
拇长展肌
Abductor pollicis longus
拇长伸肌
Extensor pollicis longus
拇短伸肌
Extensor pollicis brevis
伸肌支持带
Extensor retinaculum
（拇指）第1掌骨
1st metacarpal (of thumb)
手背骨间肌
Dorsal interosseus manus
示指伸肌腱
Extensor indicis tendon

右侧前臂和右手后面观（浅层）

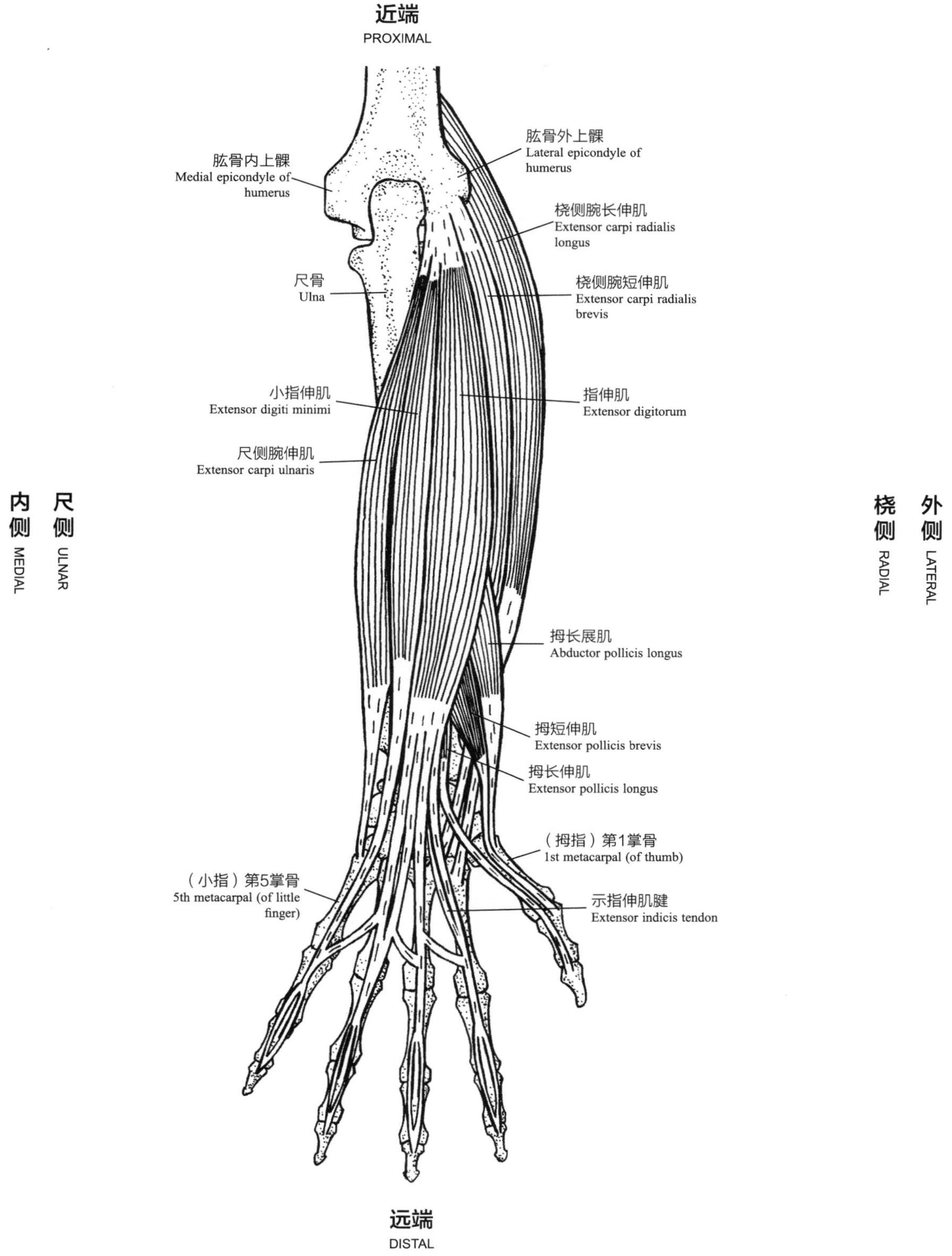
近端
PROXIMAL
肱骨内上髁
Medial epicondyle of humerus
肱骨外上髁
Lateral epicondyle of humerus
桡侧腕长伸肌
Extensor carpi radialis longus
尺骨
Ulna
桡侧腕短伸肌
Extensor carpi radialis brevis
小指伸肌
Extensor digiti minimi
指伸肌
Extensor digitorum
尺侧腕伸肌
Extensor carpi ulnaris
内侧
MEDIAL
尺侧
ULNAR
桡侧
RADIAL
外侧
LATERAL
拇长展肌
Abductor pollicis longus
拇短伸肌
Extensor pollicis brevis
拇长伸肌
Extensor pollicis longus
（拇指）第1掌骨
1st metacarpal (of thumb)
（小指）第5掌骨
5th metacarpal (of little finger)
示指伸肌腱
Extensor indicis tendon
远端
DISTAL

右侧前臂和右手后面观（深层）

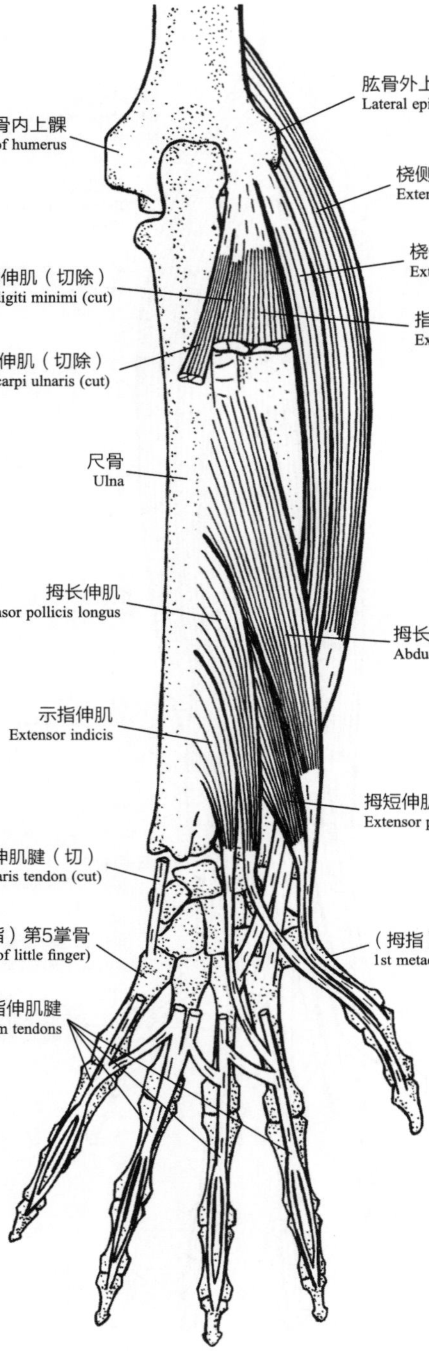
近端
PROXIMAL
肱骨外上髁
Lateral epicondyle of humerus
肱骨内上髁
Medial epicondyle of humerus
桡侧腕长伸肌
Extensor carpi radialis longus
桡侧腕短伸肌
Extensor carpi radialis brevis
小指伸肌（切除）
Extensor digiti minimi (cut)
指伸肌（切除）
Extensor digitorum (cut)
尺侧腕伸肌（切除）
Extensor carpi ulnaris (cut)
尺骨
Ulna
内侧
MEDIAL
尺侧
ULNAR
桡侧
RADIAL
外侧
LATERAL
拇长伸肌
Extensor pollicis longus
拇长展肌
Abductor pollicis longus
示指伸肌
Extensor indicis
拇短伸肌
Extensor pollicis brevis
尺侧腕伸肌腱（切）
Extensor carpi ulnaris tendon (cut)
（小指）第5掌骨
5th metacarpal (of little finger)
（拇指）第1掌骨
1st metacarpal (of thumb)
指伸肌腱
Extensor digitorum tendons
远端
DISTAL
深层
DEEP

旋前圆肌（PRONATOR TERES）

pro-**nay**-tor **te**-reez

功能

- 在尺桡关节处使前臂旋前
- 在肘关节处屈前臂

神经支配

- 正中神经

动脉血供

- 尺动脉

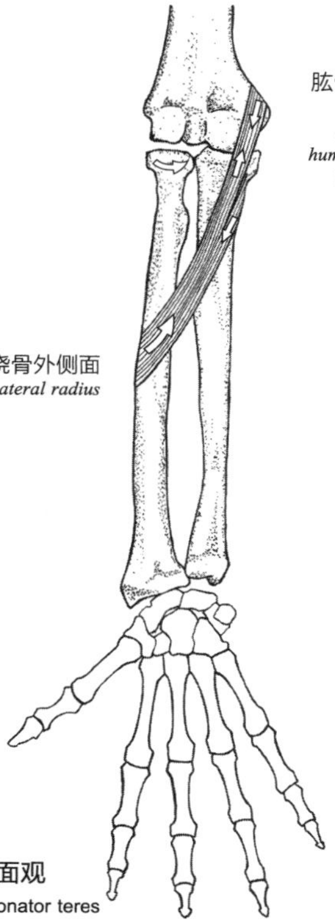
肱骨内上髁（通过屈肌总腱）和尺骨冠突
Medial epicondyle of the humerus (via the common flexor tendon) and the coronoid process of the ulna
桡骨外侧面
Lateral radius

右侧旋前圆肌前面观
Anterior view of the right pronator teres

旋前方肌（PRONATOR QUADRATUS）

pro-**nay**-tor kwod-**ray**-tus

功能

- 在尺桡关节处使前臂旋前

神经支配

- 正中神经

动脉血供

- 骨间前动脉

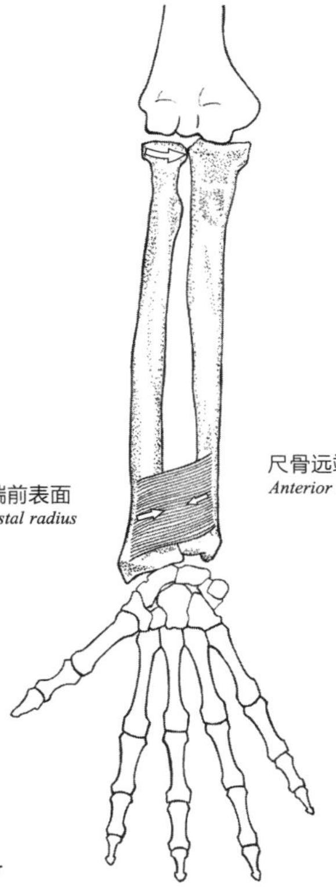
桡骨远端前表面
Anterior distal radius
尺骨远端前表面
Anterior distal ulna

右侧旋前方肌前面观
Anterior view of the right pronator quadratus

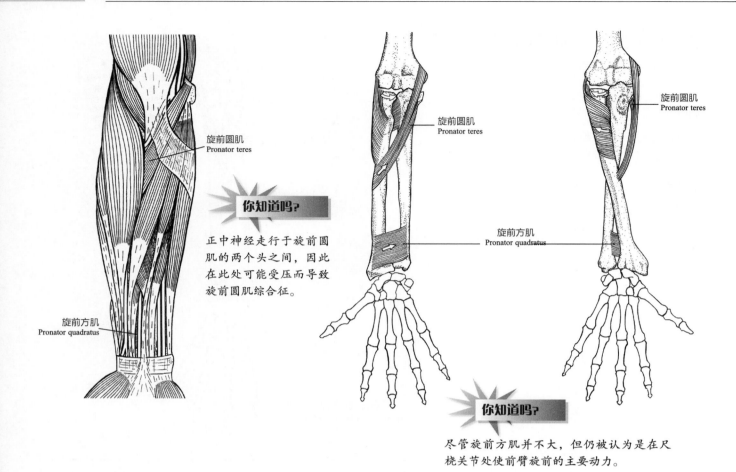

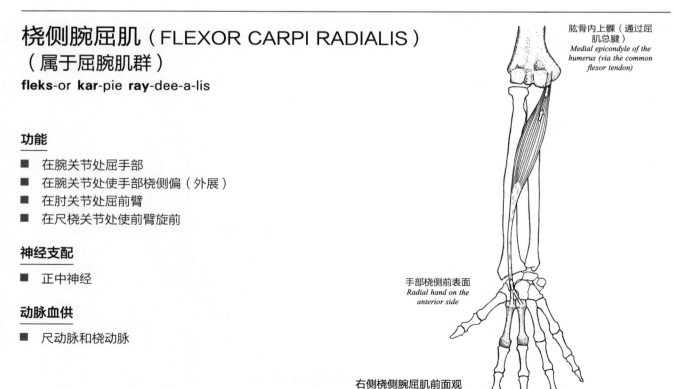

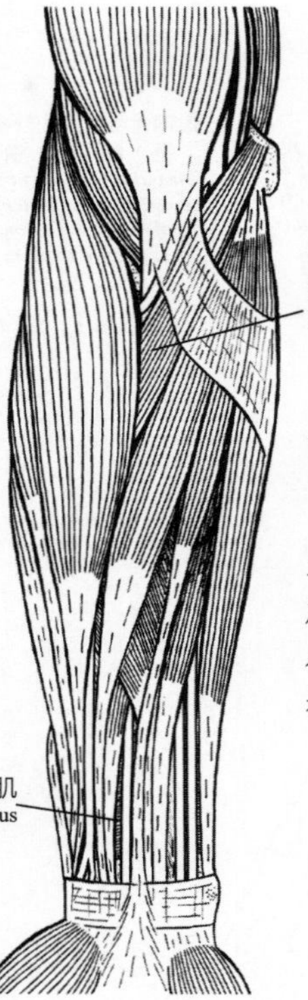
旋前圆肌
Pronator teres
旋前方肌
Pronator quadratus

你知道吗?

正中神经走行于旋前圆肌的两个头之间，因此在此处可能受压而导致旋前圆肌综合征。

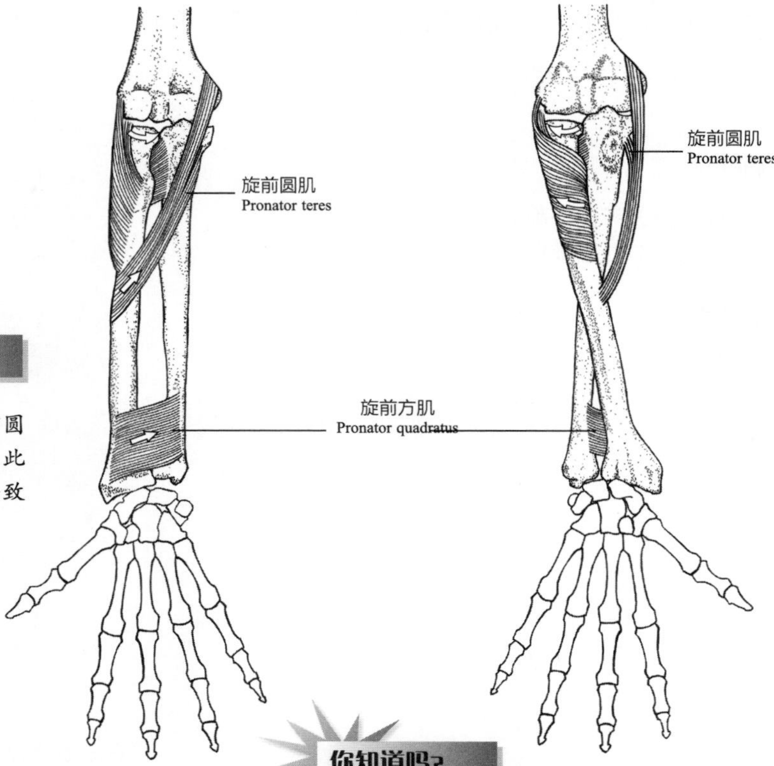
旋前圆肌
Pronator teres
旋前方肌
Pronator quadratus
旋前圆肌
Pronator teres

你知道吗?

尽管旋前方肌并不大，但仍被认为是在尺桡关节处使前臂旋前的主要动力。

桡侧腕屈肌（FLEXOR CARPI RADIALIS）（属于屈腕肌群）

fleks-or **kar**-pie **ray**-dee-a-lis

功能

- 在腕关节处屈手部
- 在腕关节处使手部桡侧偏（外展）
- 在肘关节处屈前臂
- 在尺桡关节处使前臂旋前

神经支配

- 正中神经

动脉血供

- 尺动脉和桡动脉

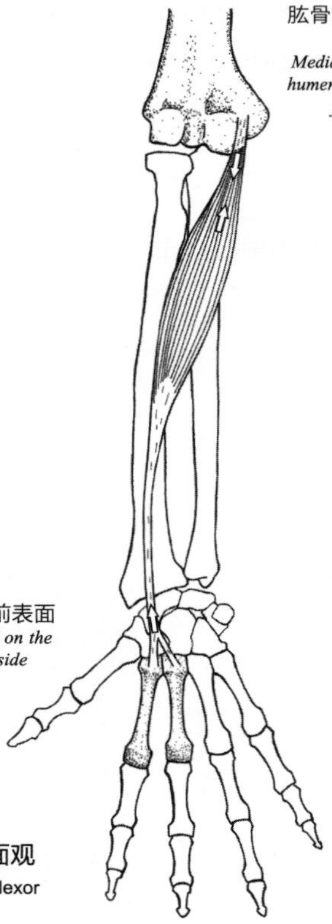
肱骨内上髁（通过屈肌总腱）
Medial epicondyle of the humerus (via the common flexor tendon)
手部桡侧前表面
Radial hand on the anterior side

右侧桡侧腕屈肌前面观

Anterior view of the right flexor carpi radialis

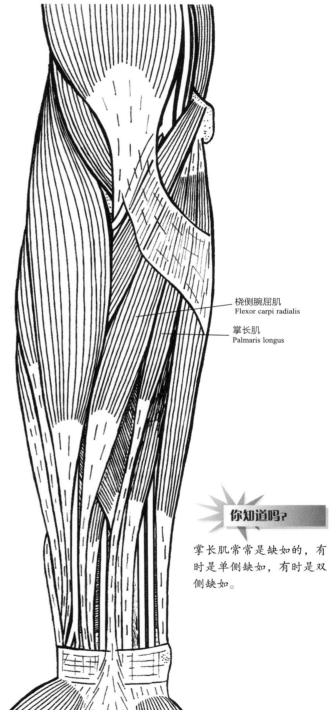

掌长肌（PALMARIS LONGUS）
（属于屈腕肌群）

pall-**ma**-ris **long**-us

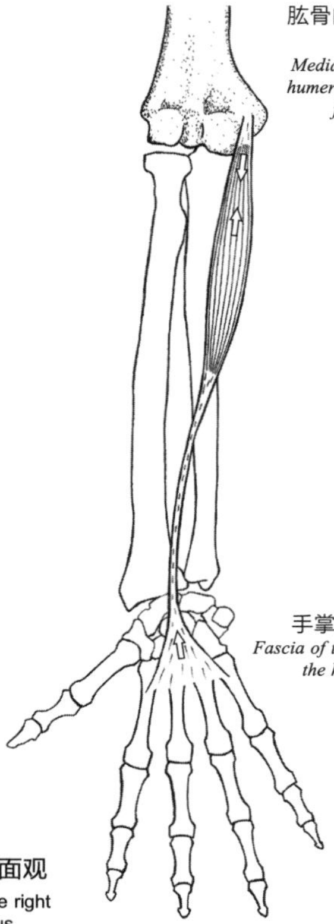
肱骨内上髁（通过屈肌总腱）
Medial epicondyle of the humerus (via the common flexor tendon)
手掌筋膜
Fascia of the palm of the hand

右侧掌长肌前面观
Anterior view of the right palmaris longus

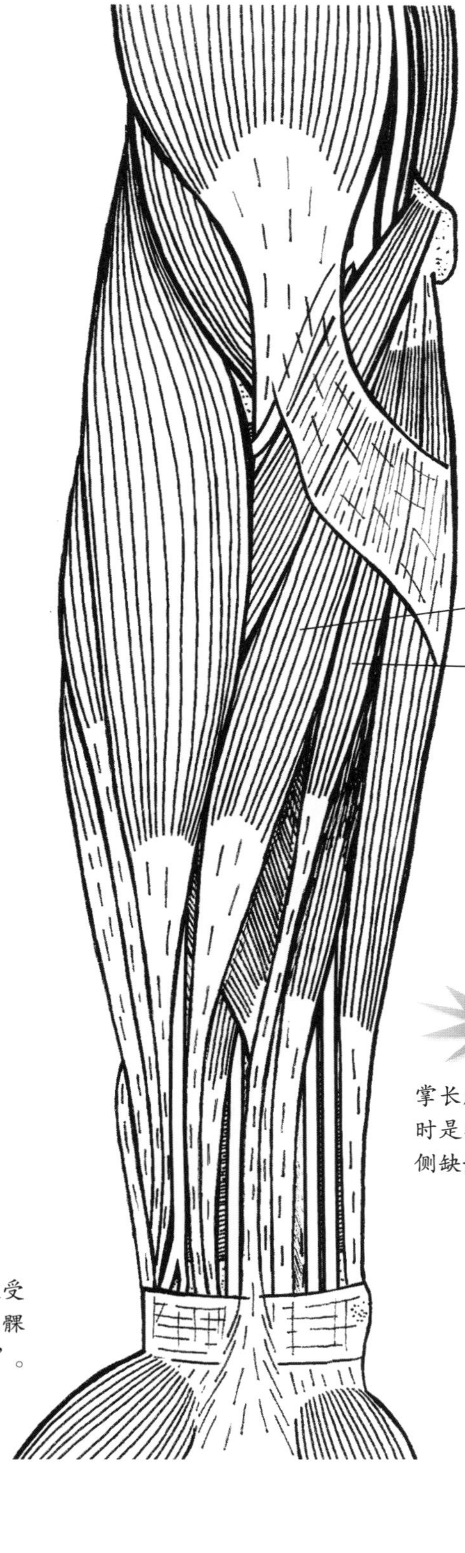
桡侧腕屈肌
Flexor carpi radialis
掌长肌
Palmaris longus

功能

- 在腕关节处屈手部
- 在肘关节处屈前臂
- 在尺桡关节处使前臂旋前
- 使手掌皮肤出现皱纹

神经支配

- 正中神经

动脉血供

- 尺动脉

你知道吗?

肱骨内上髁和（或）屈肌总腱受到刺激或发生炎症，就是内上髁炎，也常被称为“高尔夫球肘”。

你知道吗?

掌长肌常常是缺如的，有时是单侧缺如，有时是双侧缺如。

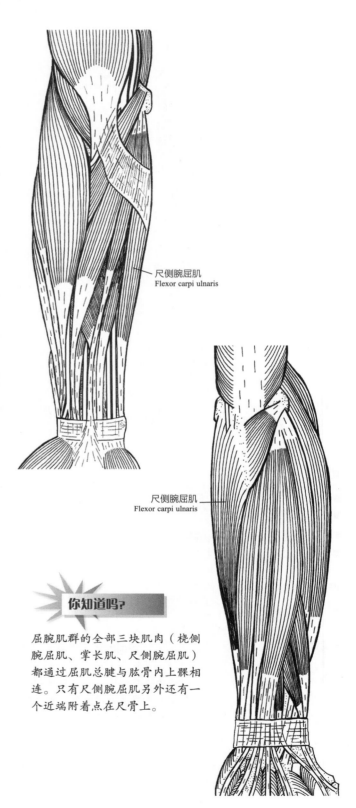

尺侧腕屈肌（FLEXOR CARPI ULNARIS）
（属于屈腕肌群）

fleks-or **kar**-pie ul-**na**-ris

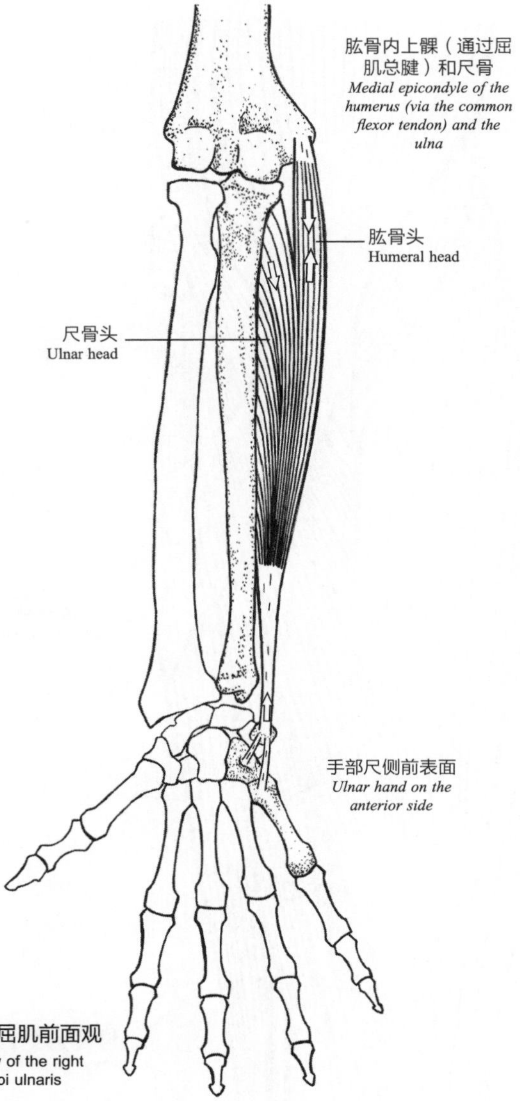

肱骨内上髁（通过屈肌总腱）和尺骨
Medial epicondyle of the humerus (via the common flexor tendon) and the ulna
肱骨头
Humeral head
尺骨头
Ulnar head
手部尺侧前表面
Ulnar hand on the anterior side

右侧尺侧腕屈肌前面观
Anterior view of the right flexor carpi ulnaris

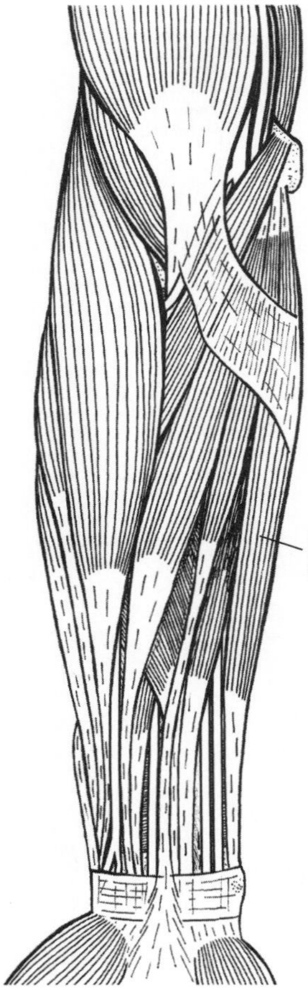

尺侧腕屈肌
Flexor carpi ulnaris

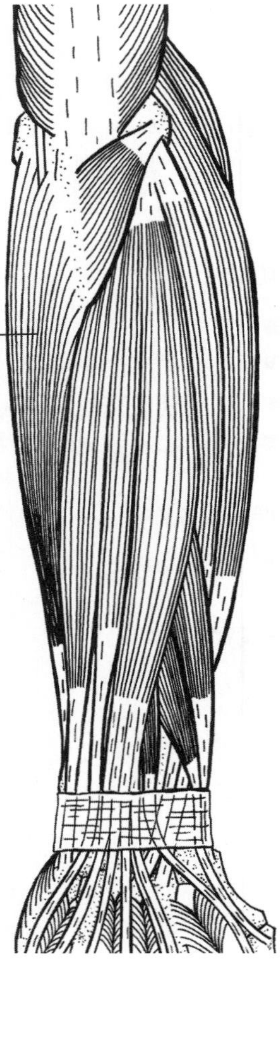

尺侧腕屈肌
Flexor carpi ulnaris

功能

- 在腕关节处屈手部
- 在腕关节处使手部尺侧偏（内收）
- 在肘关节处屈前臂

神经支配

- 尺神经

动脉血供

- 尺动脉

你知道吗?

屈腕肌群的全部三块肌肉（桡侧腕屈肌、掌长肌、尺侧腕屈肌）都通过屈肌总腱与肱骨内上髁相连。只有尺侧腕屈肌另外还有一个近端附着点在尺骨上。

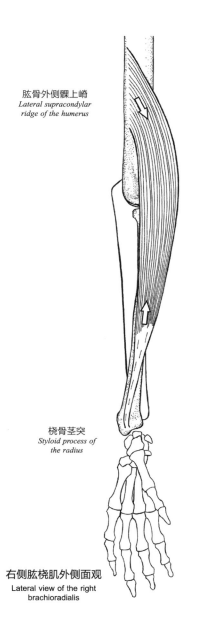

肱桡肌（BRACHIORADIALIS）
（属于桡侧肌群）

bray-key-o-**ray**-dee-**al**-is

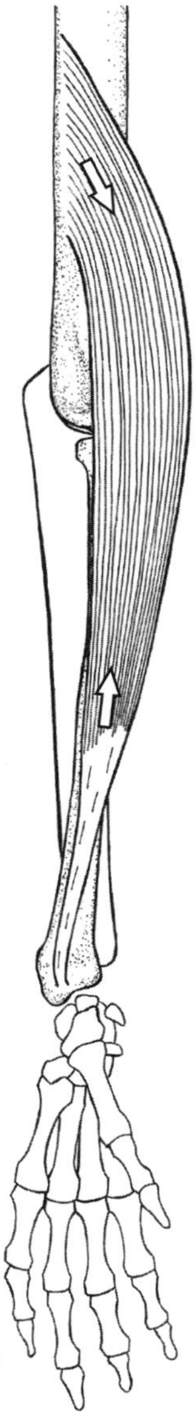

肱骨外侧髁上嵴
Lateral supracondylar ridge of the humerus
桡骨茎突
Styloid process of the radius

右侧肱桡肌外侧面观
Lateral view of the right brachioradialis

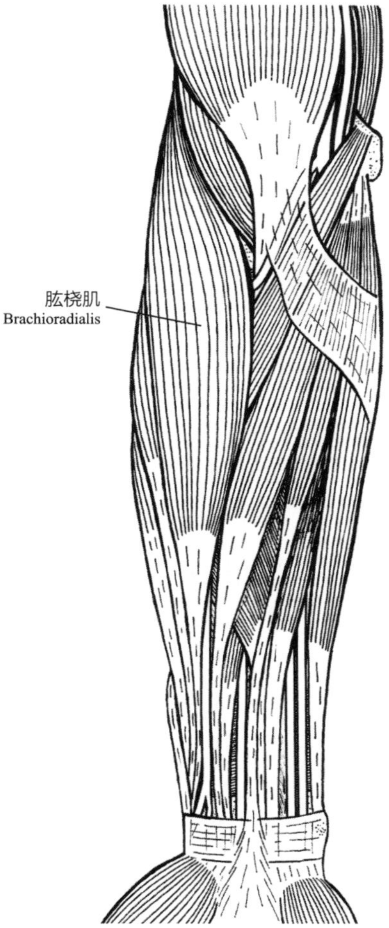

肱桡肌
Brachioradialis

你知道吗?

肱桡肌在尺桡关节处使前臂既可以旋前，也可以旋后。但它只能使这些运动到中间位置。

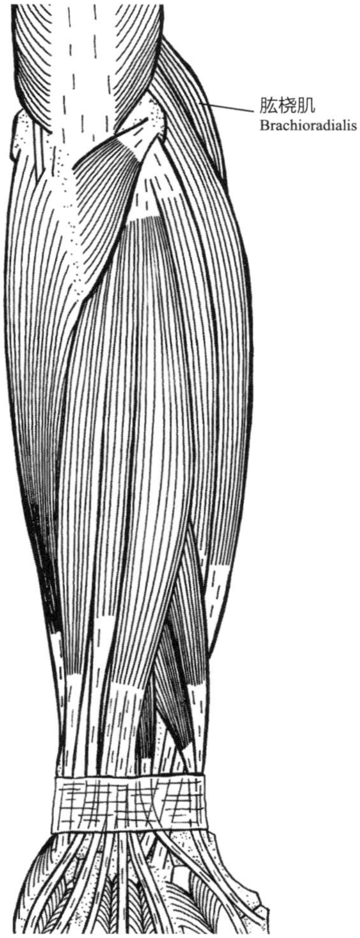

肱桡肌
Brachioradialis

功能

- 在肘关节处屈前臂
- 在尺桡关节处使前臂旋后
- 在尺桡关节处使前臂旋前

神经支配

- 桡神经

动脉血供

- 肱动脉和桡动脉分支

指浅屈肌
（FLEXOR DIGITORUM SUPERFICIALIS）
fleks-or dij-i-**toe**-rum **soo**-per-fish-ee-**a**-lis

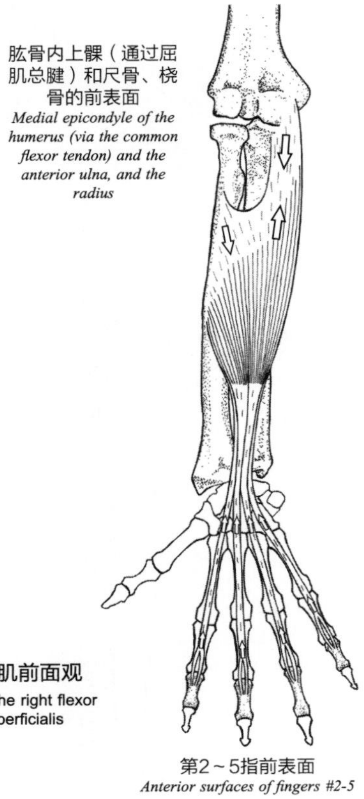
肱骨内上髁（通过屈肌总腱）和尺骨、桡骨的前表面
Medial epicondyle of the humerus (via the common flexor tendon) and the anterior ulna, and the radius
第2～5指前表面
Anterior surfaces of fingers #2-5

右侧指浅屈肌前面观
Anterior view of the right flexor digitorum superficialis

功能
- 在掌指关节和近端指间关节处屈第2～5指
- 在腕关节处屈手部
- 在肘关节处屈前臂

神经支配
- 正中神经

动脉血供
- 尺动脉和桡动脉

指深屈肌
（FLEXOR DIGITORUM PROFUNDUS）
fleks-or dij-i-**toe**-rum pro-**fun**-dus

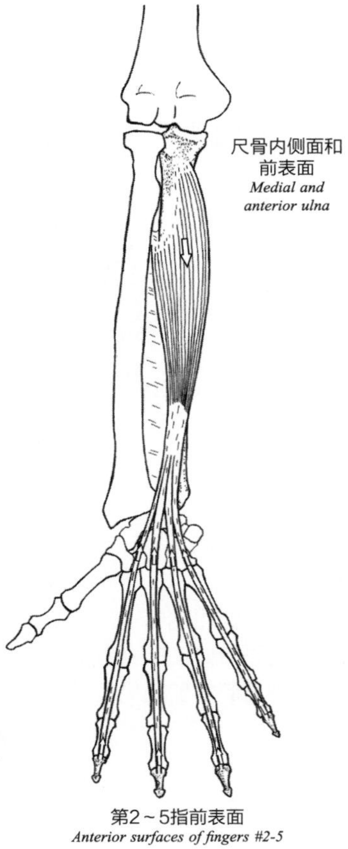
尺骨内侧面和前表面
Medial and anterior ulna
第2～5指前表面
Anterior surfaces of fingers #2-5

右侧指深屈肌前面观
Anterior view of the right flexor digitorum profundus

功能
- 在掌指关节、近端和远端指间关节处屈第2～5指
- 在腕关节处屈手部

神经支配
- 正中神经和尺神经

动脉血供
- 尺动脉、桡动脉和骨间前动脉

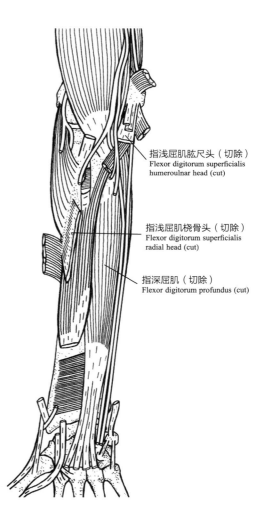

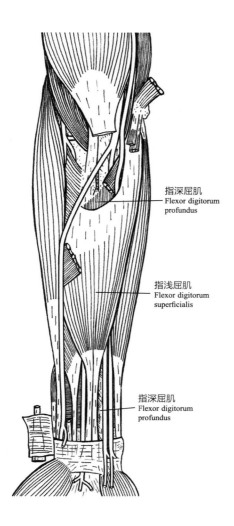

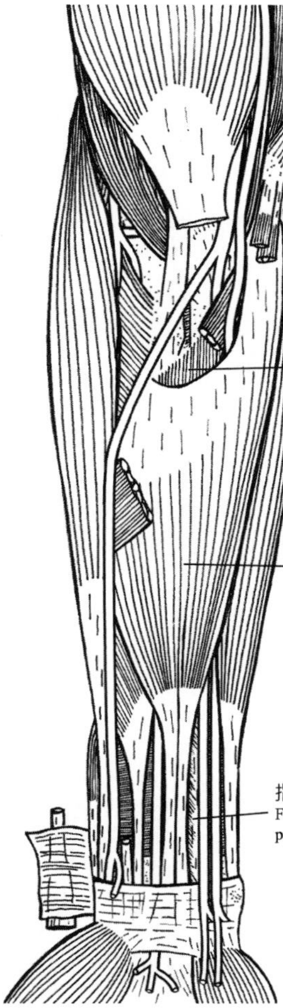
指深屈肌
Flexor digitorum profundus
指浅屈肌
Flexor digitorum superficialis
指深屈肌
Flexor digitorum profundus

你知道吗?

指浅屈肌远端肌腱分裂开，以使指深屈肌远端肌腱通过而到达第2～5指的远端指节。

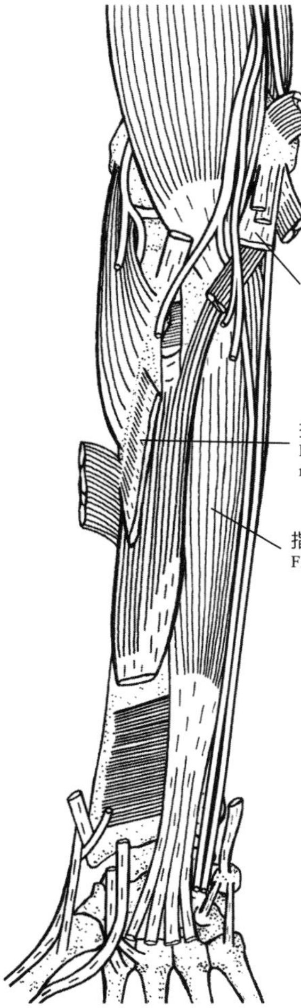
指浅屈肌肱尺头（切除）
Flexor digitorum superficialis humeroulnar head (cut)
指浅屈肌桡骨头（切除）
Flexor digitorum superficialis radial head (cut)
指深屈肌（切除）
Flexor digitorum profundus (cut)

你知道吗?

指深屈肌是唯一可以在远端指间关节处屈第2～5远端指节的肌肉。

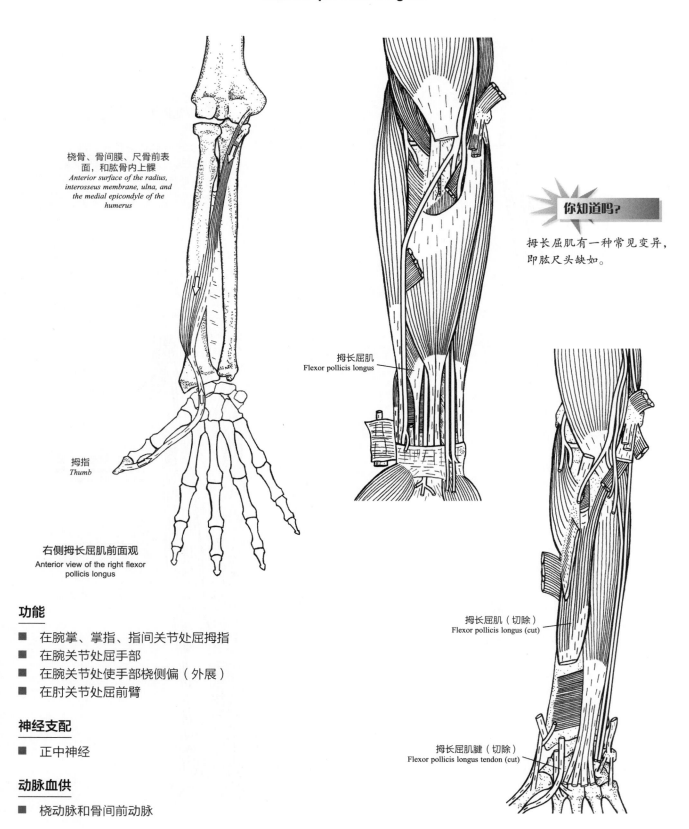

拇长屈肌（FLEXOR POLLICIS LONGUS）

fleks-or **pol**-i-sis **long**-us

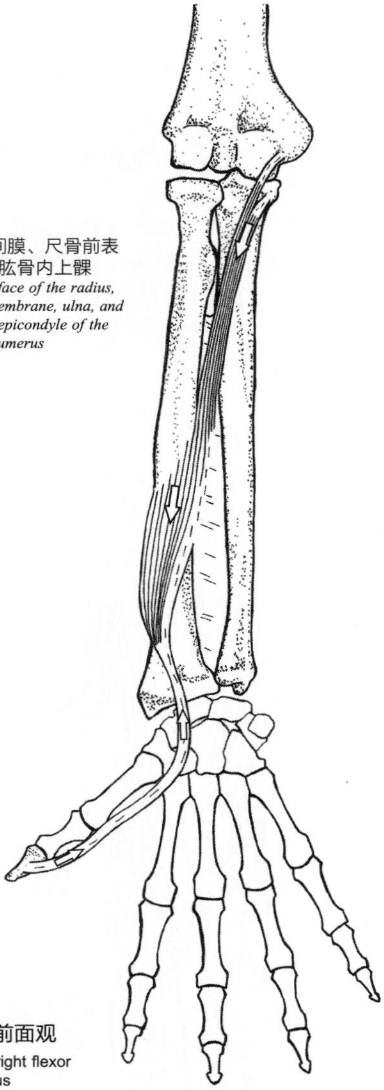

桡骨、骨间膜、尺骨前表面，和肱骨内上髁
Anterior surface of the radius, interosseus membrane, ulna, and the medial epicondyle of the humerus
拇指
Thumb

右侧拇长屈肌前面观

Anterior view of the right flexor pollicis longus

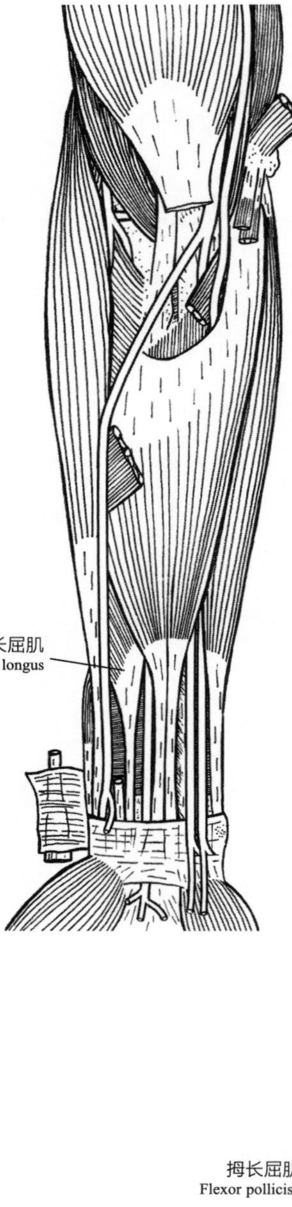

拇长屈肌
Flexor pollicis longus

你知道吗?

拇长屈肌有一种常见变异，即肱尺头缺如。

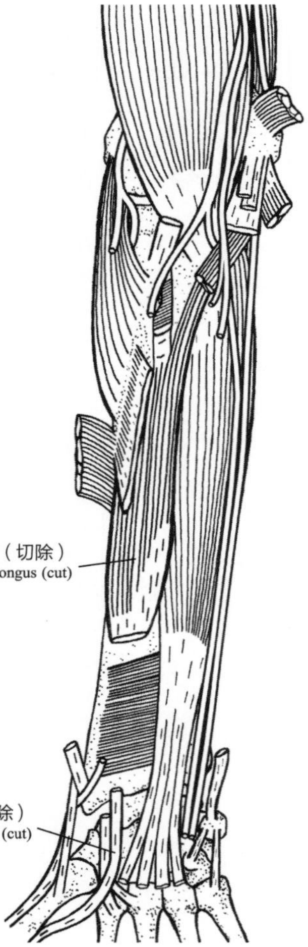

拇长屈肌（切除）
Flexor pollicis longus (cut)
拇长屈肌腱（切除）
Flexor pollicis longus tendon (cut)

功能

- 在腕掌、掌指、指间关节处屈拇指
- 在腕关节处屈手部
- 在腕关节处使手部桡侧偏（外展）
- 在肘关节处屈前臂

神经支配

- 正中神经

动脉血供

- 桡动脉和骨间前动脉

肘肌（ANCONEUS）

an-**ko**-nee-us

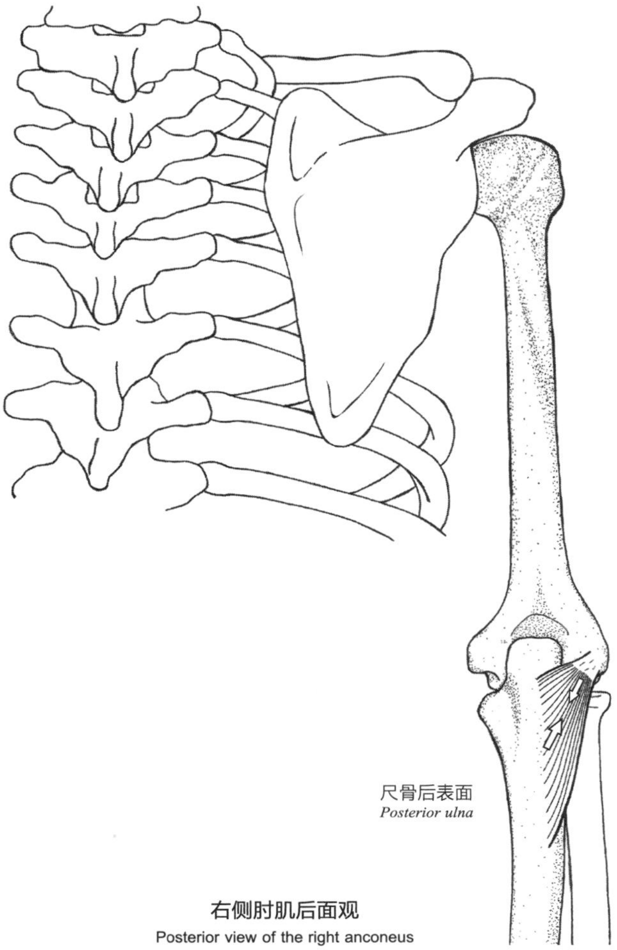
肱骨外上髁
Lateral epicondyle of the humerus
尺骨后表面
Posterior ulna

右侧肘肌后面观
Posterior view of the right anconeus

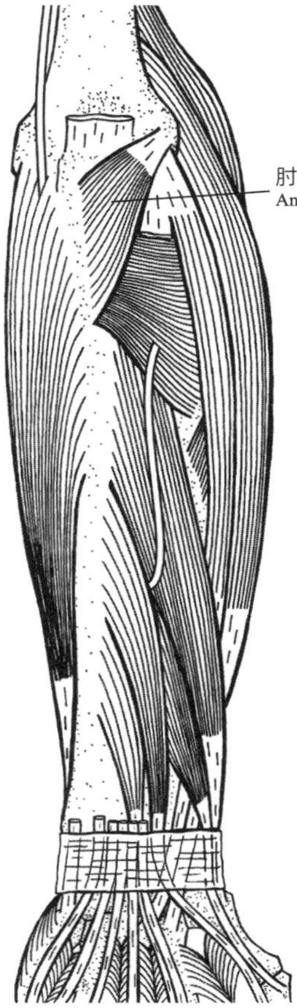
肘肌
Anconeus

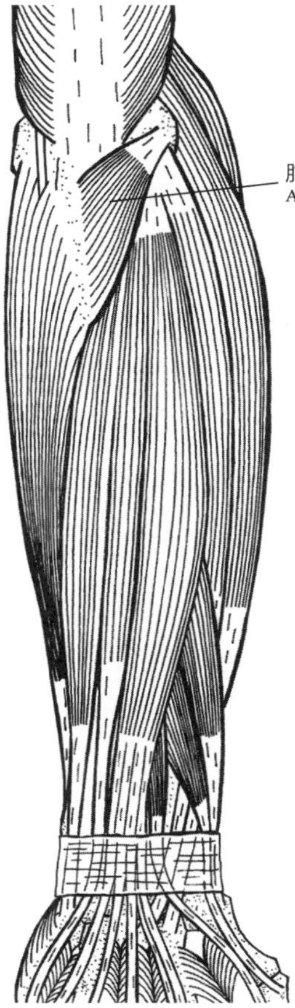
肘肌
Anconeus

功能

- 在肘关节处伸前臂

神经支配

- 桡神经

动脉血供

- 肱深动脉

你知道吗?

肘肌在前臂近端后方很容易触及，在尺骨鹰嘴和肱骨外上髁连线中点的远端。

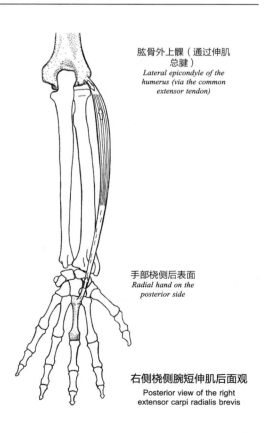

桡侧腕长伸肌

（EXTENSOR CARPI RADIALIS LONGUS）

（属于伸腕肌群和桡侧肌群）

eks-**ten**-sor **kar**-pie **ray**-dee-a-lis **long**-us

功能

- 在腕关节处伸手部
- 在腕关节处使手部桡侧偏（外展）
- 在肘关节处屈前臂
- 在尺桡关节处使前臂旋前

神经支配

- 桡神经

动脉血供

- 肱动脉和桡动脉分支

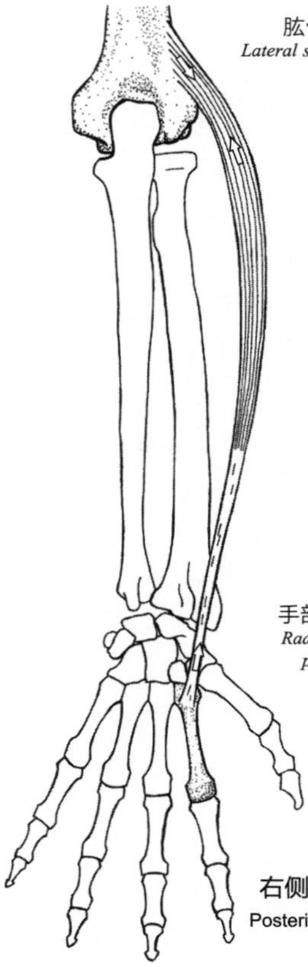
肱骨外侧髁上嵴
Lateral supracondylar ridge of the humerus
手部桡侧后表面
Radial hand on the posterior side

右侧桡侧腕长伸肌后面观

Posterior view of the right extensor carpi radialis longus

桡侧腕短伸肌

（EXTENSOR CARPI RADIALIS BREVIS）

（属于伸腕肌群和桡侧肌群）

eks-**ten**-sor **kar**-pie **ray**-dee-**a**-lis **bre**-vis

功能

- 在腕关节处伸手部
- 在腕关节处使手部桡侧偏（外展）
- 在肘关节处屈前臂

神经支配

- 桡神经

动脉血供

- 肱动脉和桡动脉分支

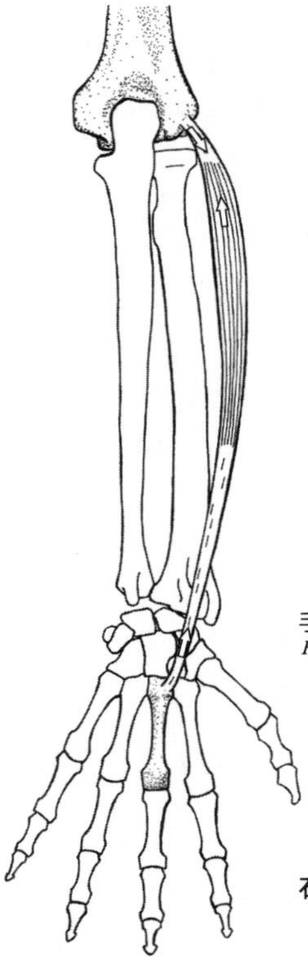
肱骨外上髁（通过伸肌总腱）
Lateral epicondyle of the humerus (via the common extensor tendon)
手部桡侧后表面
Radial hand on the posterior side

右侧桡侧腕短伸肌后面观

Posterior view of the right extensor carpi radialis brevis

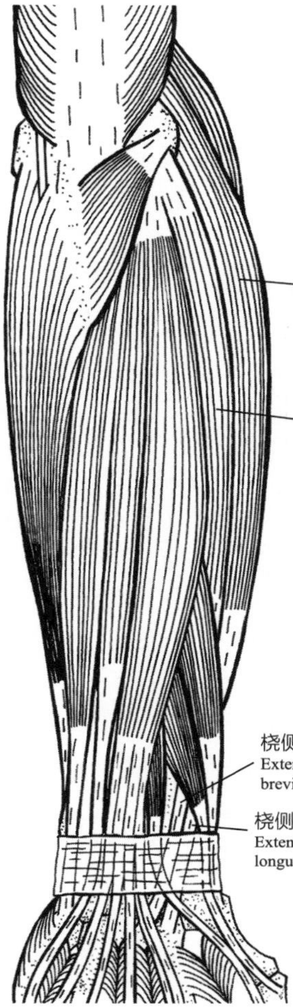

你知道吗?

桡侧腕长伸肌是伸腕肌群（桡侧腕长伸肌、桡侧腕短伸肌和尺侧腕伸肌）中唯一与肱骨外侧髁上嵴相连的肌肉。

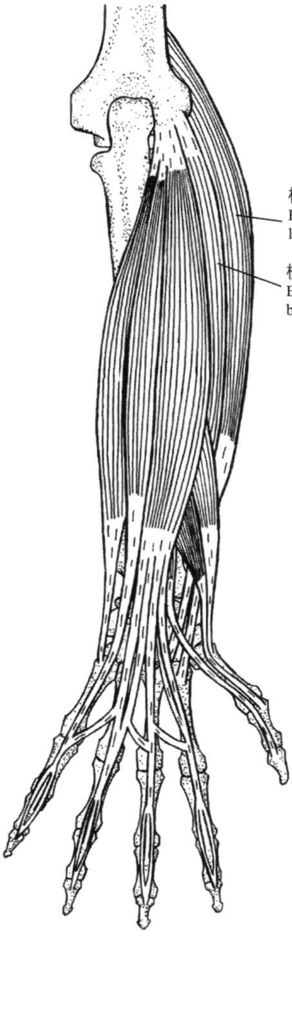

你知道吗?

肱骨外上髁和（或）伸肌总腱受到刺激或发生炎症，就是外上髁炎，也常被称为“网球肘”。

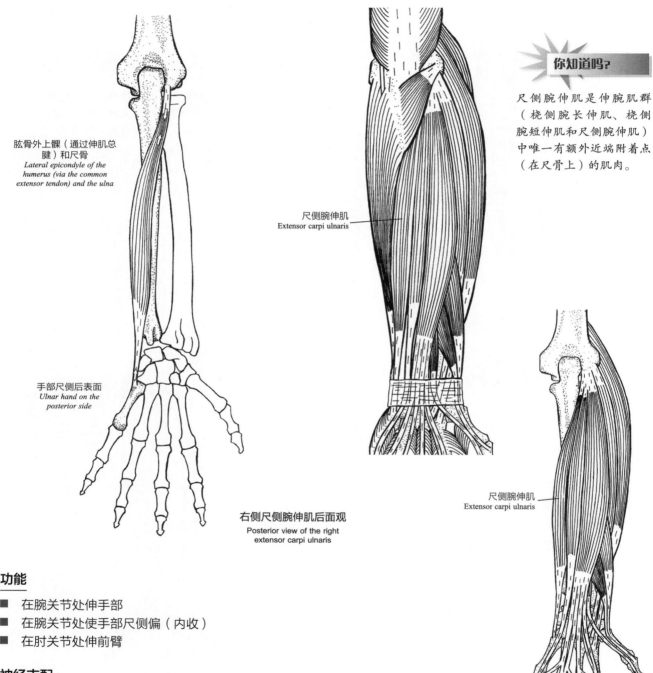

尺侧腕伸肌（EXTENSOR CARPI ULNARIS）
（属于伸腕肌群）

eks-**ten**-sor **kar**-pie ul-**na**-ris

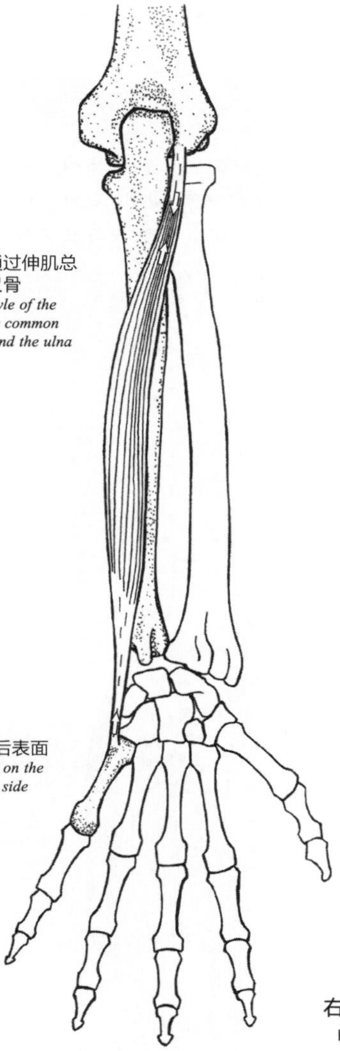
肱骨外上髁（通过伸肌总腱）和尺骨
Lateral epicondyle of the humerus (via the common extensor tendon) and the ulna
手部尺侧后表面
Ulnar hand on the posterior side

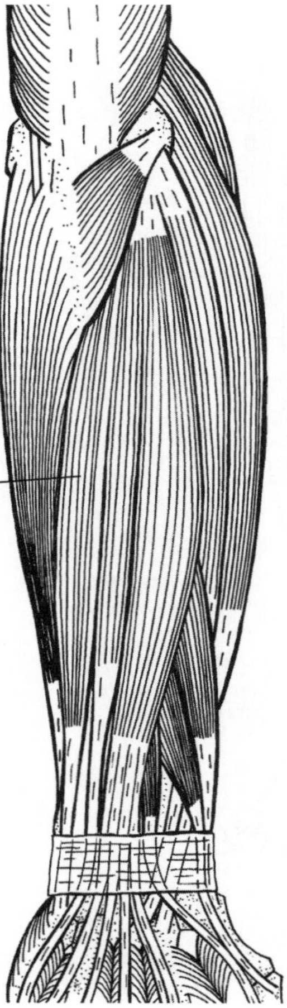
尺侧腕伸肌
Extensor carpi ulnaris

你知道吗?

尺侧腕伸肌是伸腕肌群（桡侧腕长伸肌、桡侧腕短伸肌和尺侧腕伸肌）中唯一有额外近端附着点（在尺骨上）的肌肉。

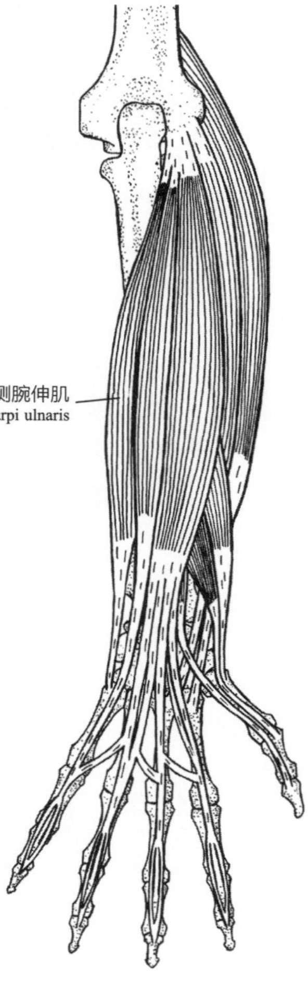
尺侧腕伸肌
Extensor carpi ulnaris

右侧尺侧腕伸肌后面观
Posterior view of the right extensor carpi ulnaris

功能

- 在腕关节处伸手部
- 在腕关节处使手部尺侧偏（内收）
- 在肘关节处伸前臂

神经支配

- 桡神经

动脉血供

- 骨间后动脉

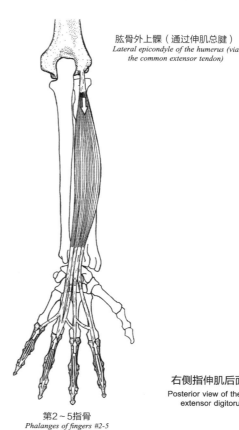

指伸肌（EXTENSOR DIGITORUM）

eks-**ten**-sor dij-i-**toe**-rum

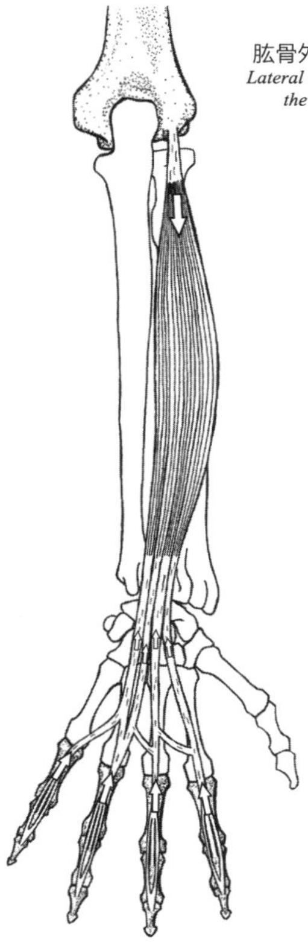
肱骨外上髁（通过伸肌总腱）
Lateral epicondyle of the humerus (via the common extensor tendon)
第2～5指骨
Phalanges of fingers #2-5

右侧指伸肌后面观

Posterior view of the right extensor digitorum

功能

- 在掌指、近端和远端指间关节处伸第2～5指
- 在腕关节处伸手部
- 在腕掌关节处内旋小指（第5指）
- 在肘关节处伸前臂

神经支配

- 桡神经

动脉血供

- 骨间后动脉

小指伸肌（EXTENSOR DIGITI MINIMI）

eks-**ten**-sor **dij**-i-tee **min**-i-mee

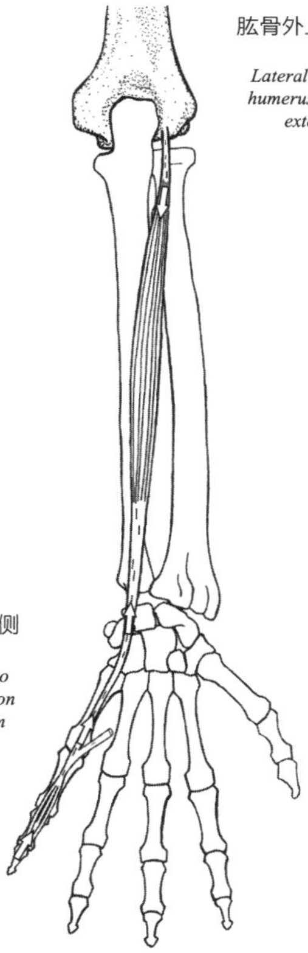
肱骨外上髁（通过伸肌总腱）
Lateral epicondyle of the humerus (via the common extensor tendon)
小指（与指伸肌腱尺侧融合）
Little finger (attaches into the ulnar side of the tendon of the extensor digitorum muscle)

右侧小指伸肌后面观

Posterior view of the right extensor digiti minimi

功能

- 在掌指、近端和远端指间关节处伸小指（第5指）
- 在腕关节处伸手部
- 在腕掌关节处内旋小指（第5指）
- 在肘关节处伸前臂

神经支配

- 桡神经

动脉血供

- 骨间后动脉

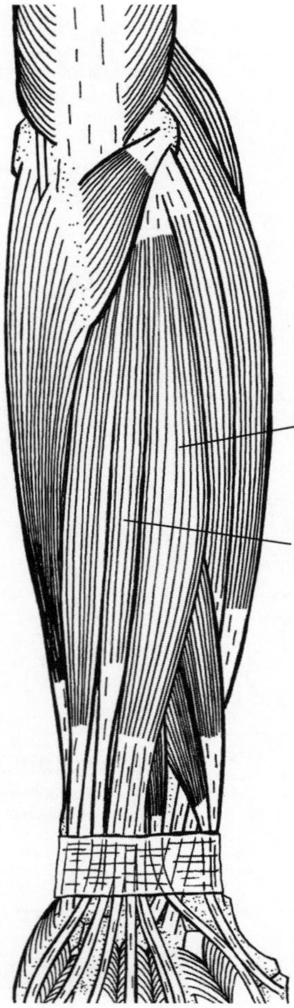

你知道吗?

指伸肌的远端附着点形成了指背腱膜，这是很多手固有肌肉的附着点。

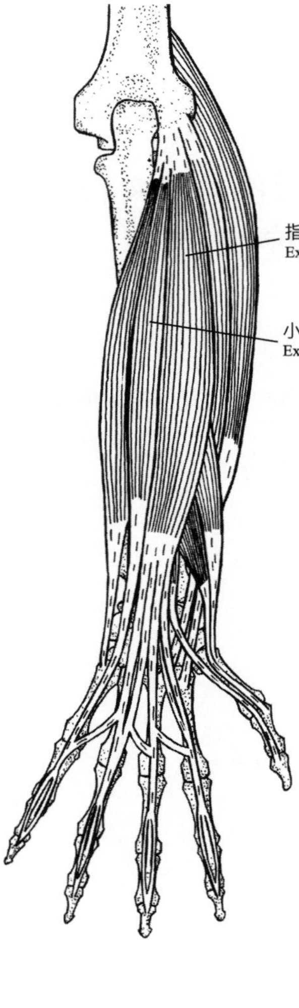

你知道吗?

小指伸肌的远端肌腱与指伸肌中走行至小指的远端肌腱相融合。

旋后肌（SUPINATOR）

sue-pin-**a**-tor

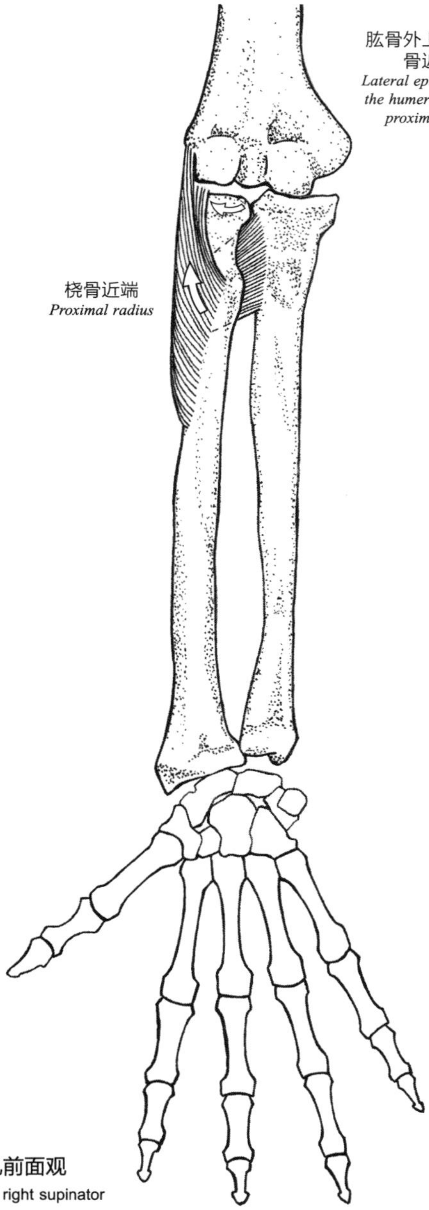
肱骨外上髁和尺
骨近端
Lateral epicondyle of
the humerus and the
proximal ulna
桡骨近端
Proximal radius

右侧旋后肌前面观

Anterior view of the right supinator

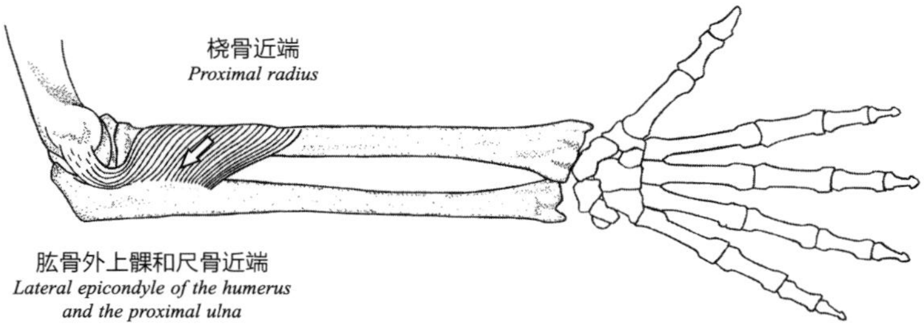
桡骨近端
Proximal radius
肱骨外上髁和尺骨近端
Lateral epicondyle of the humerus
and the proximal ulna

右侧旋后肌外侧面观（前臂处于完全旋前和完全旋后间的中立位）

Lateral view of the right supinator (with the forearm halfway between full pronation and full supination)

功能

■ 在尺桡关节处使前臂旋后

神经支配

■ 桡神经

动脉血供

■ 桡动脉、骨间返动脉和骨间后动脉的分支

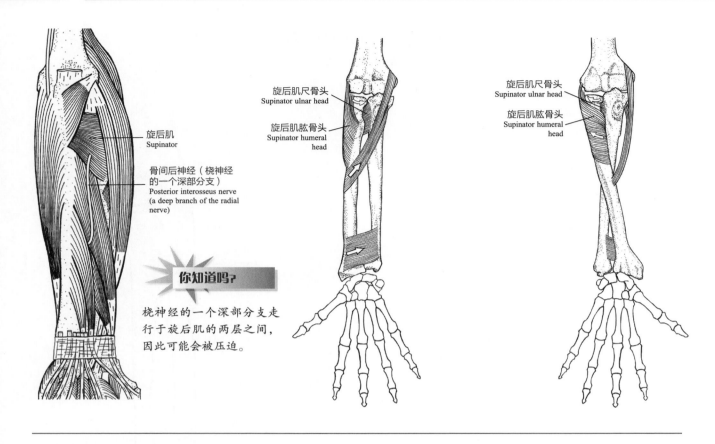

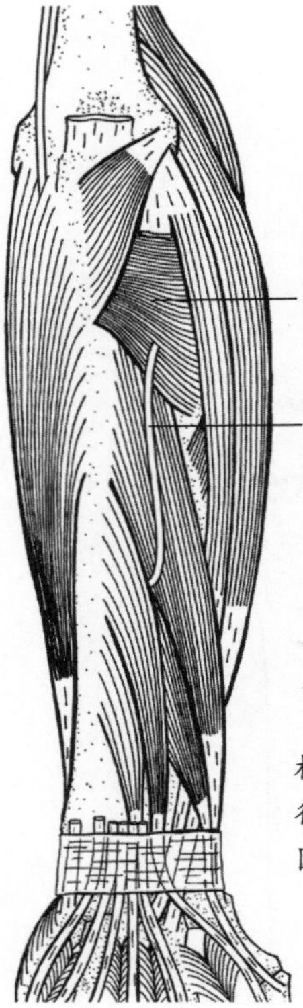
旋后肌
Supinator
骨间后神经（桡神经的一个深部分支）
Posterior interosseus nerve (a deep branch of the radial nerve)

你知道吗?

桡神经的一个深部分支走行于旋后肌的两层之间，因此可能会被压迫。

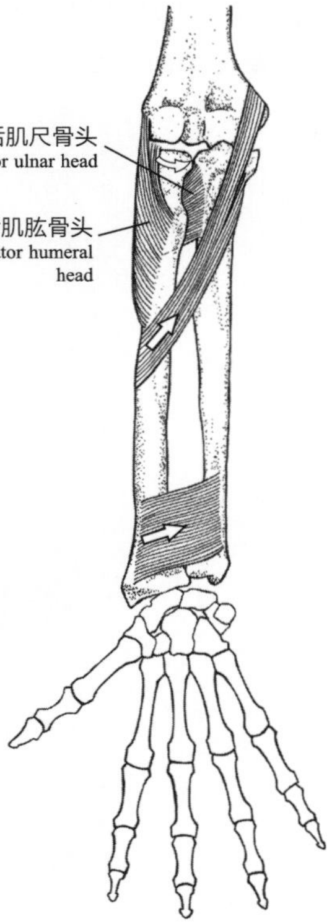
旋后肌尺骨头
Supinator ulnar head
旋后肌肱骨头
Supinator humeral head

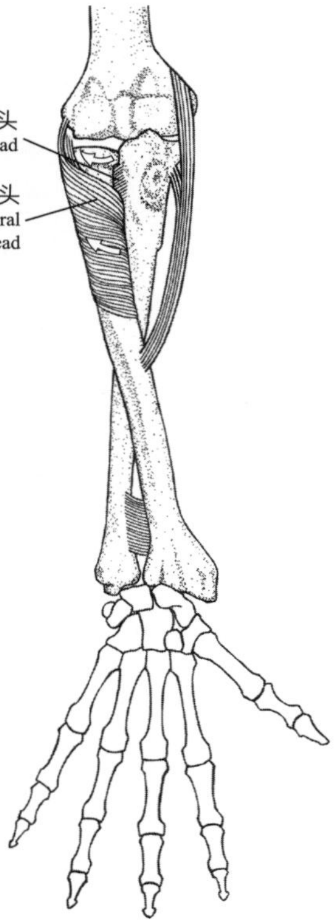
旋后肌尺骨头
Supinator ulnar head
旋后肌肱骨头
Supinator humeral head

拇长展肌

（ABDUCTOR POLLICIS LONGUS）

（属于深部远端四肌群）

ab-**duk**-tor **pol**-i-sis **long**-us

功能

- 在腕掌关节处外展拇指
- 在腕掌关节处伸拇指
- 在腕掌关节处外旋拇指
- 在腕关节处使手部桡侧偏（外展）
- 在腕关节处屈手部
- 在桡尺关节处使前臂旋后

神经支配

- 桡神经

动脉血供

- 骨间后动脉

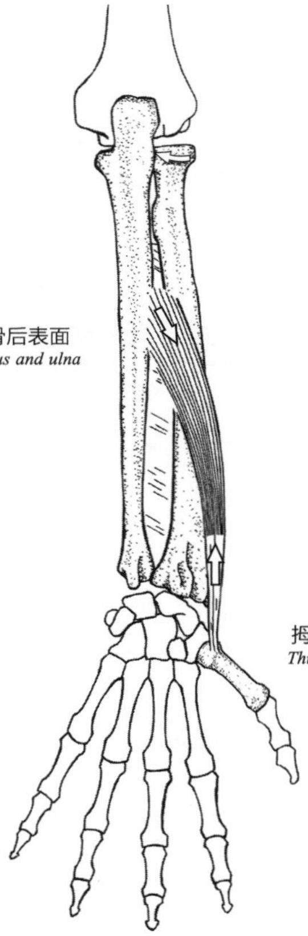
桡骨和尺骨后表面
Posterior radius and ulna
拇指
Thumb

右侧拇长展肌后面观

Posterior view of the right abductor pollicis longus

拇短伸肌

（EXTENSOR POLLICIS BREVIS）
（属于深部远端四肌群）

eks-**ten**-sor **pol**-i-sis **bre**-vis

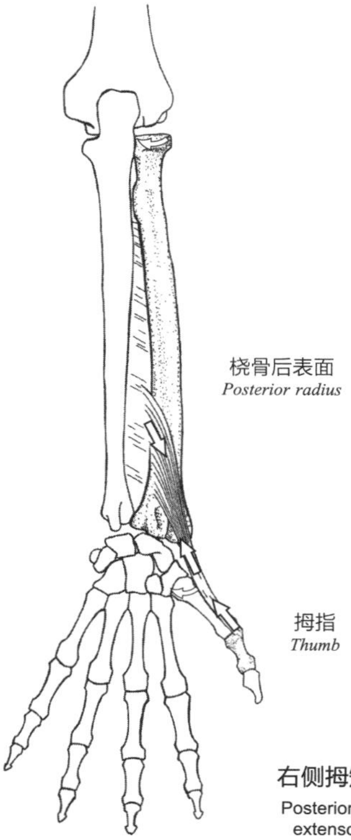

桡骨后表面
Posterior radius
拇指
Thumb

右侧拇短伸肌后面观
Posterior view of the right extensor pollicis brevis

功能

- 在腕掌和掌指关节处伸拇指
- 在腕掌关节处外展拇指
- 在腕掌关节处外旋拇指
- 在腕关节处使手部桡侧偏（外展）

神经支配

- 桡神经

动脉血供

- 骨间后动脉

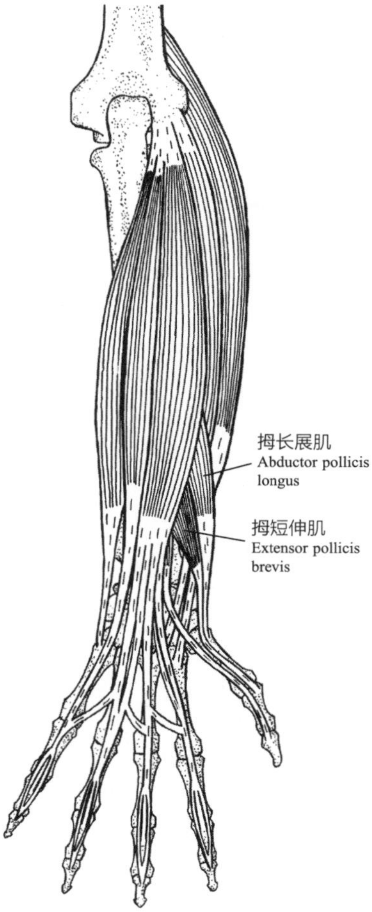

拇长展肌
Abductor pollicis longus
拇短伸肌
Extensor pollicis brevis

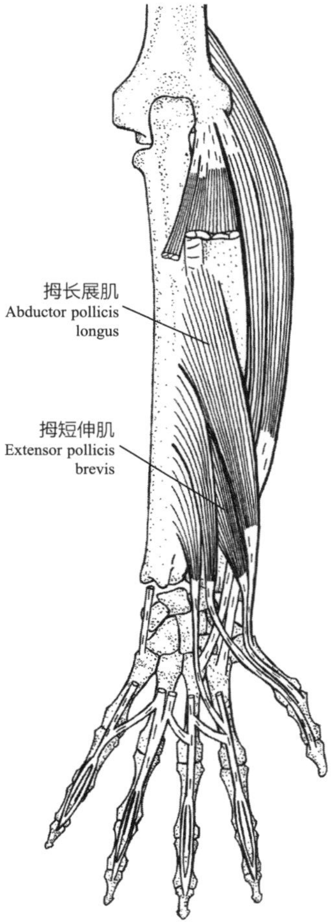

拇长展肌
Abductor pollicis longus
拇短伸肌
Extensor pollicis brevis

你知道吗?

这两块肌肉的远端肌腱构成了解剖鼻烟窝的外侧（桡侧）缘。

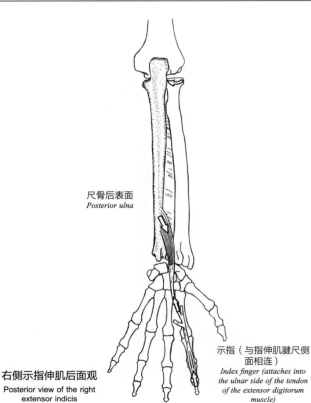

拇长伸肌

（EXTENSOR POLLICIS LONGUS）
（属于深部远端四肌群）

eks-**ten**-sor **pol**-i-sis **long**-us

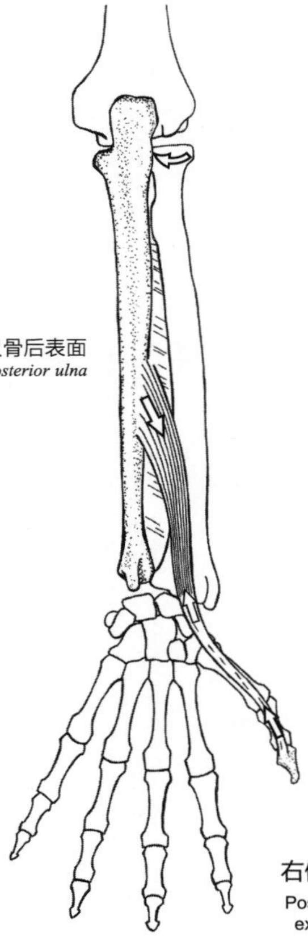
尺骨后表面
Posterior ulna
拇指
Thumb

右侧拇长伸肌后面观
Posterior view of the right extensor pollicis longus

功能

- 在腕掌、掌指和指间关节处伸拇指
- 在腕掌关节处外旋拇指
- 在腕关节处伸手部
- 在腕关节处使手部桡侧偏（外展）
- 在尺桡关节处使前臂旋后

神经支配

- 桡神经

动脉血供

- 骨间后动脉

示指伸肌

（EXTENSOR INDICIS）
（属于深部远端四肌群）

eks-**ten**-sor **in**-di-sis

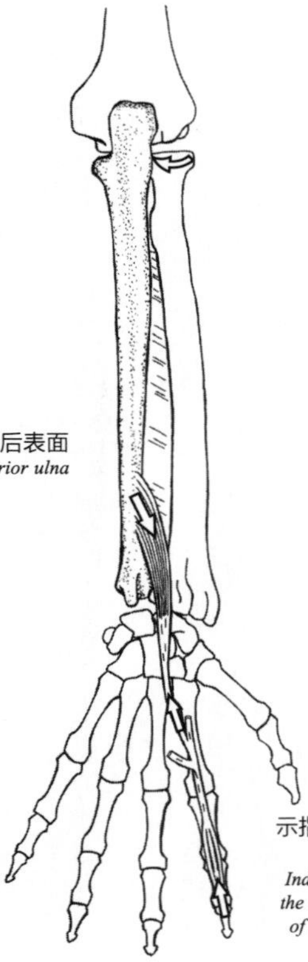
尺骨后表面
Posterior ulna
示指（与指伸肌腱尺侧面相连）
Index finger (attaches into the ulnar side of the tendon of the extensor digitorum muscle)

右侧示指伸肌后面观
Posterior view of the right extensor indicis

功能

- 在掌指、近端和远端指间关节处伸示指（第2指）
- 在腕关节处伸手部
- 在掌指关节处内收示指（第2指）
- 在尺桡关节处使前臂旋后

神经支配

- 桡神经

动脉血供

- 骨间后动脉

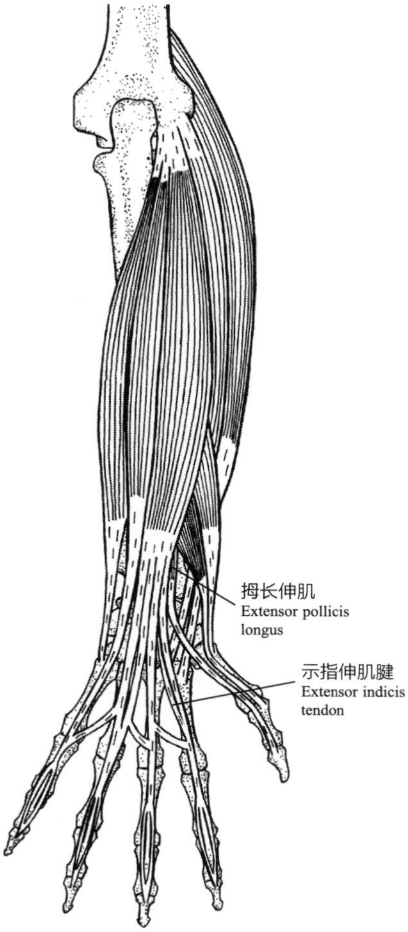
拇长伸肌
Extensor pollicis longus
示指伸肌腱
Extensor indicis tendon

你知道吗?

拇长伸肌的远端肌腱构成了解剖鼻烟窝的内侧缘。

你知道吗?

示指伸肌协助指伸肌伸示指，这使我们可以用手指物。

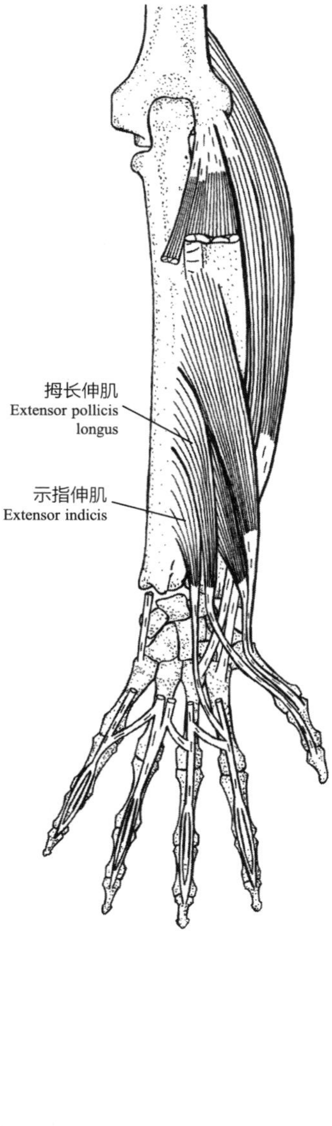
拇长伸肌
Extensor pollicis longus
示指伸肌
Extensor indicis

右侧前臂前面观（浅层）

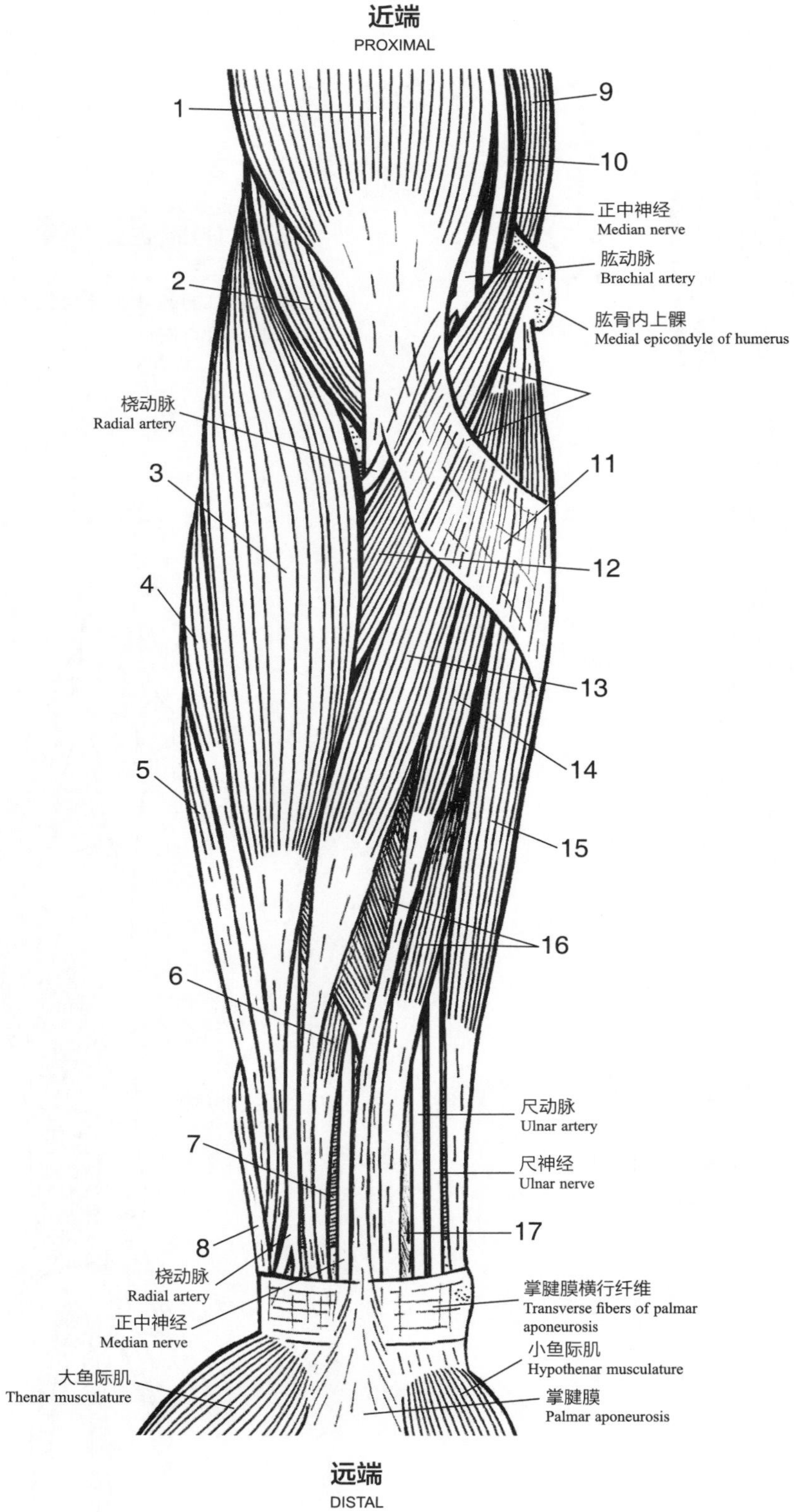
近端
PROXIMAL
1
2
桡动脉
Radial artery
3
4
5
6
7
8
桡动脉
Radial artery
正中神经
Median nerve
大鱼际肌
Thenar musculature
9
10
正中神经
Median nerve
肱动脉
Brachial artery
肱骨内上髁
Medial epicondyle of humerus
11
12
13
14
15
16
尺动脉
Ulnar artery
尺神经
Ulnar nerve
17
掌腱膜横行纤维
Transverse fibers of palmar aponeurosis
小鱼际肌
Hypothenar musculature
掌腱膜
Palmar aponeurosis
远端
DISTAL
外侧
LATERAL
桡侧
RADIAL
尺侧
ULNAR
内侧
MEDIAL

填图题答案在第410页

右侧前臂前面观（中层）

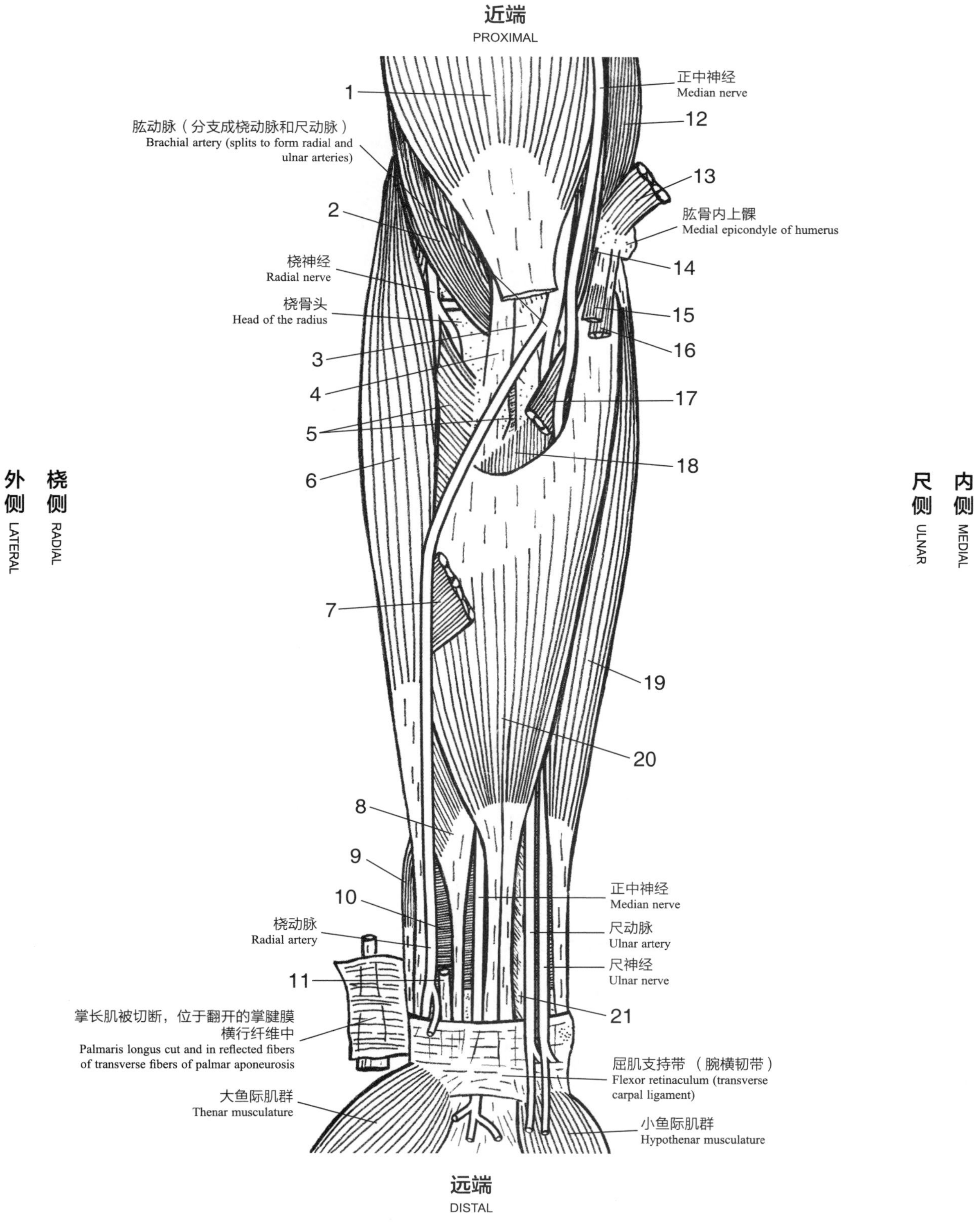
近端
PROXIMAL
1
肱动脉（分支成桡动脉和尺动脉）
Brachial artery (splits to form radial and ulnar arteries)
2
桡神经
Radial nerve
桡骨头
Head of the radius
3
4
5
6
7
8
9
10
桡动脉
Radial artery
11
掌长肌被切断，位于翻开的掌腱膜横行纤维中
Palmaris longus cut and in reflected fibers of transverse fibers of palmar aponeurosis
大鱼际肌群
Thenar musculature
正中神经
Median nerve
12
13
肱骨内上髁
Medial epicondyle of humerus
14
15
16
17
18
19
20
正中神经
Median nerve
尺动脉
Ulnar artery
尺神经
Ulnar nerve
21
屈肌支持带（腕横韧带）
Flexor retinaculum (transverse carpal ligament)
小鱼际肌群
Hypothenar musculature
远端
DISTAL
外侧
LATERAL
桡侧
RADIAL
尺侧
ULNAR
内侧
MEDIAL

右侧前臂前面观（深层）

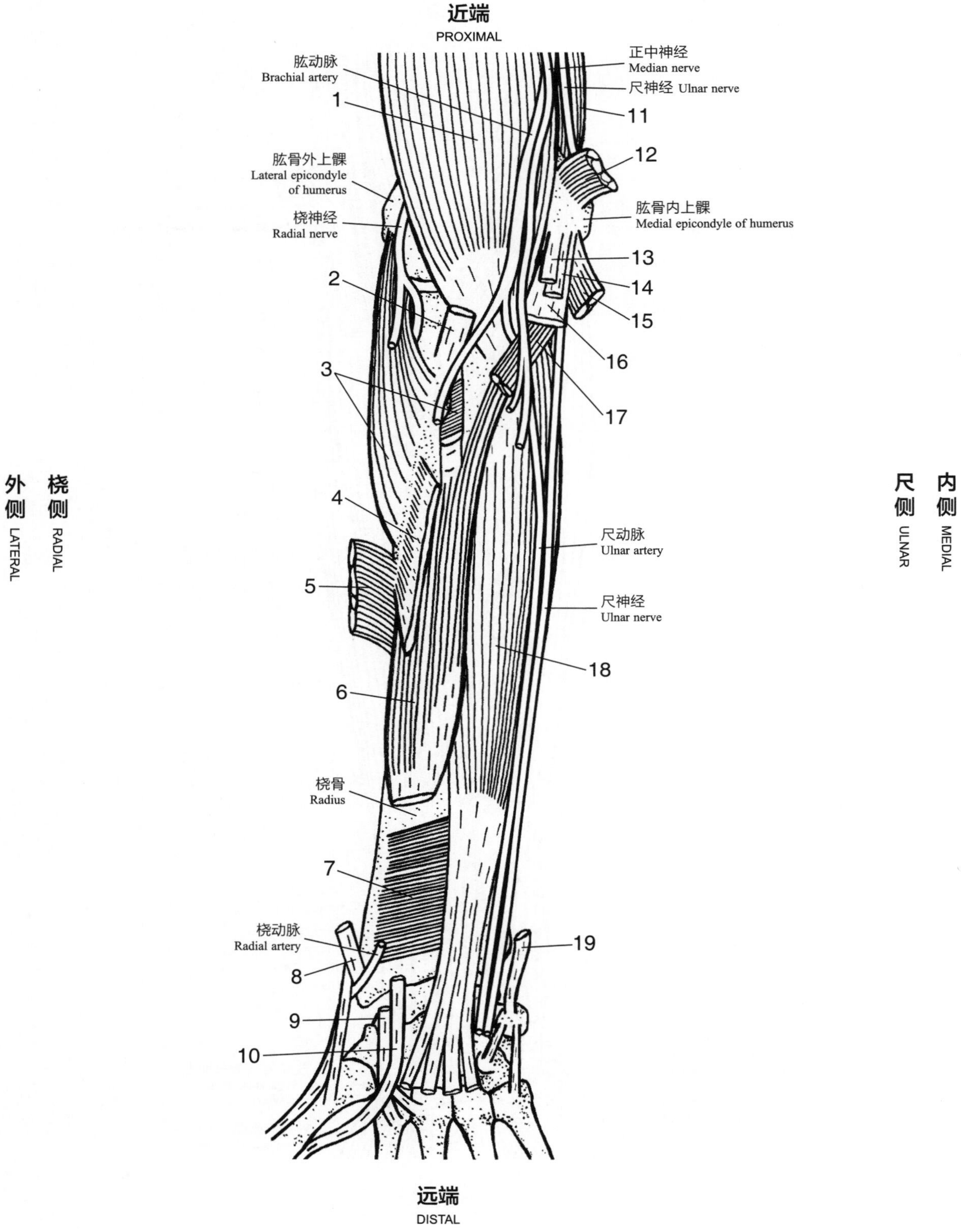
近端
PROXIMAL
肱动脉
Brachial artery
1
肱骨外上髁
Lateral epicondyle
of humerus
桡神经
Radial nerve
2
3
4
5
6
桡骨
Radius
7
桡动脉
Radial artery
8
9
10
正中神经
Median nerve
尺神经 Ulnar nerve
11
12
肱骨内上髁
Medial epicondyle of humerus
13
14
15
16
17
尺动脉
Ulnar artery
尺神经
Ulnar nerve
18
19
外侧
LATERAL
桡侧
RADIAL
尺侧
ULNAR
内侧
MEDIAL
远端
DISTAL

右侧桡骨、旋前肌和旋后肌前面观

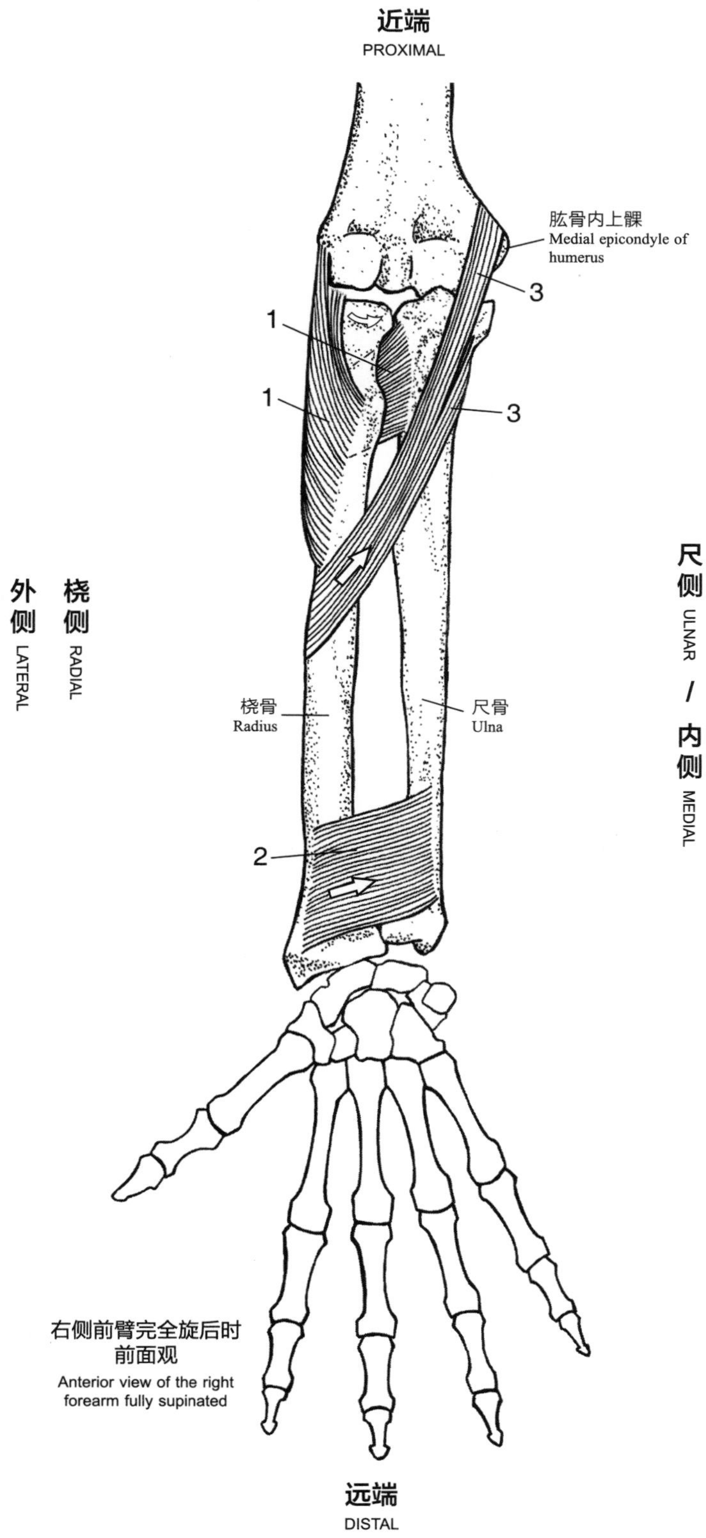
近端
PROXIMAL
肱骨内上髁
Medial epicondyle of humerus
1
1
3
3
外侧
LATERAL
桡侧
RADIAL
桡骨
Radius
尺骨
Ulna
2
右侧前臂完全旋后时前面观
Anterior view of the right forearm fully supinated
远端
DISTAL

尺侧 ULNAR / 内侧 MEDIAL

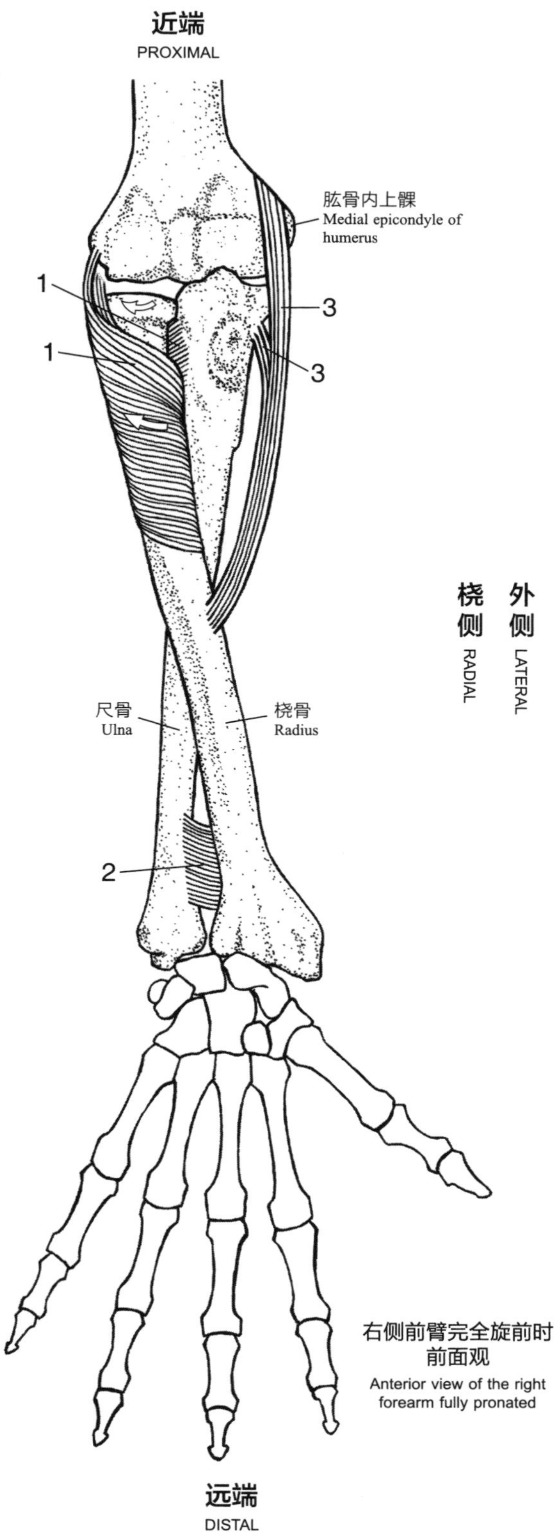
近端
PROXIMAL
肱骨内上髁
Medial epicondyle of humerus
1
1
3
3
桡侧
RADIAL
外侧
LATERAL
尺骨
Ulna
桡骨
Radius
2
右侧前臂完全旋前时前面观
Anterior view of the right forearm fully pronated
远端
DISTAL

右侧前臂后面观（浅层）

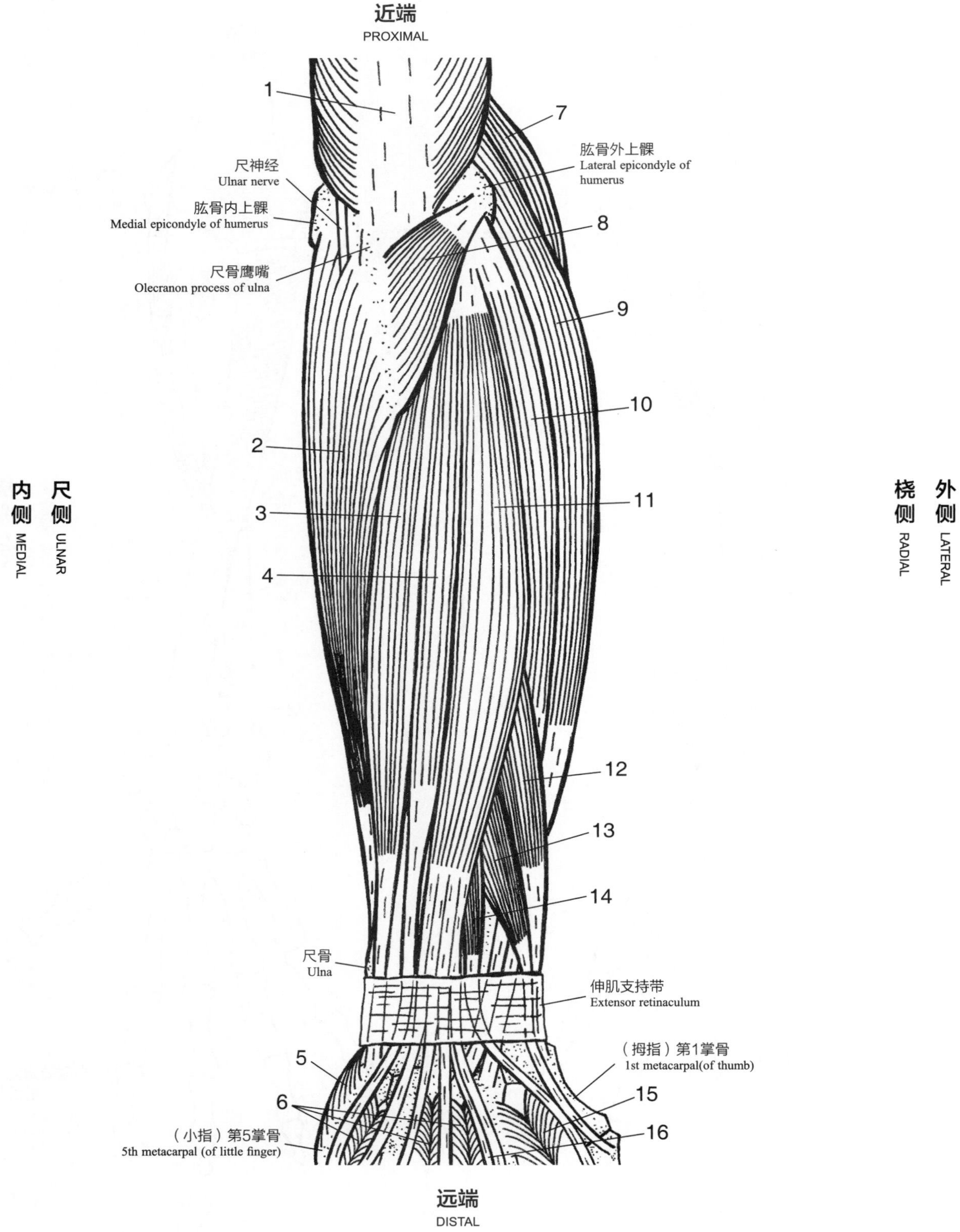
近端
PROXIMAL
1
7
肱骨外上髁
Lateral epicondyle of humerus
尺神经
Ulnar nerve
肱骨内上髁
Medial epicondyle of humerus
8
尺骨鹰嘴
Olecranon process of ulna
9
10
2
内侧
MEDIAL
尺侧
ULNAR
3
11
桡侧
RADIAL
外侧
LATERAL
4
12
13
14
尺骨
Ulna
伸肌支持带
Extensor retinaculum
5
（拇指）第1掌骨
1st metacarpal(of thumb)
15
6
（小指）第5掌骨
5th metacarpal (of little finger)
16
远端
DISTAL

右侧前臂后面观（深层）

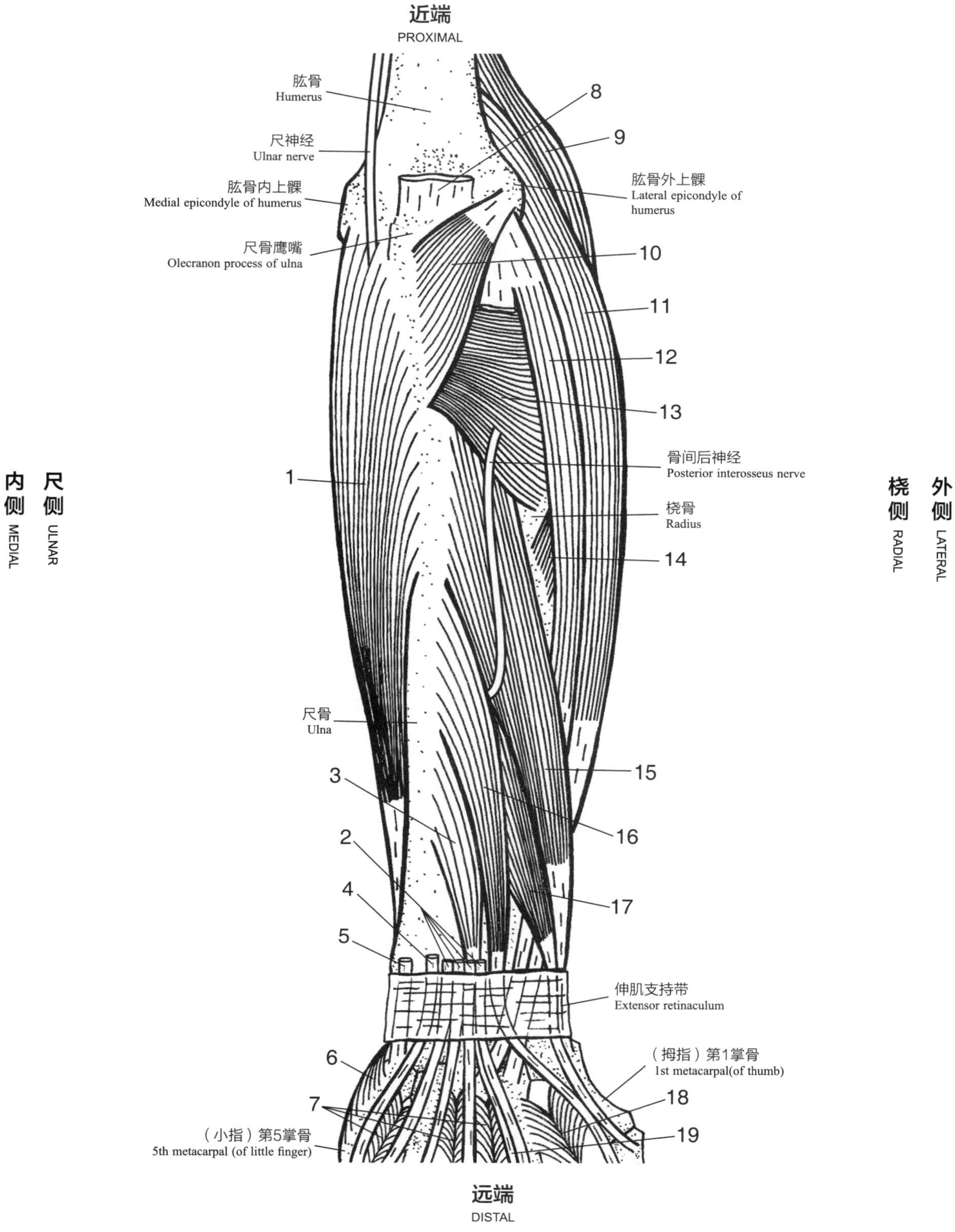
近端
PROXIMAL
肱骨
Humerus
尺神经
Ulnar nerve
肱骨内上髁
Medial epicondyle of humerus
尺骨鹰嘴
Olecranon process of ulna
8
9
肱骨外上髁
Lateral epicondyle of humerus
10
11
12
13
骨间后神经
Posterior interosseus nerve
1
桡骨
Radius
14
尺侧
ULNAR
内侧
MEDIAL
桡侧
RADIAL
外侧
LATERAL
尺骨
Ulna
3
15
16
2
17
4
5
伸肌支持带
Extensor retinaculum
6
（拇指）第1掌骨
1st metacarpal(of thumb)
7
18
（小指）第5掌骨
5th metacarpal (of little finger)
19
远端
DISTAL

右侧前臂和右手后面观（浅层）

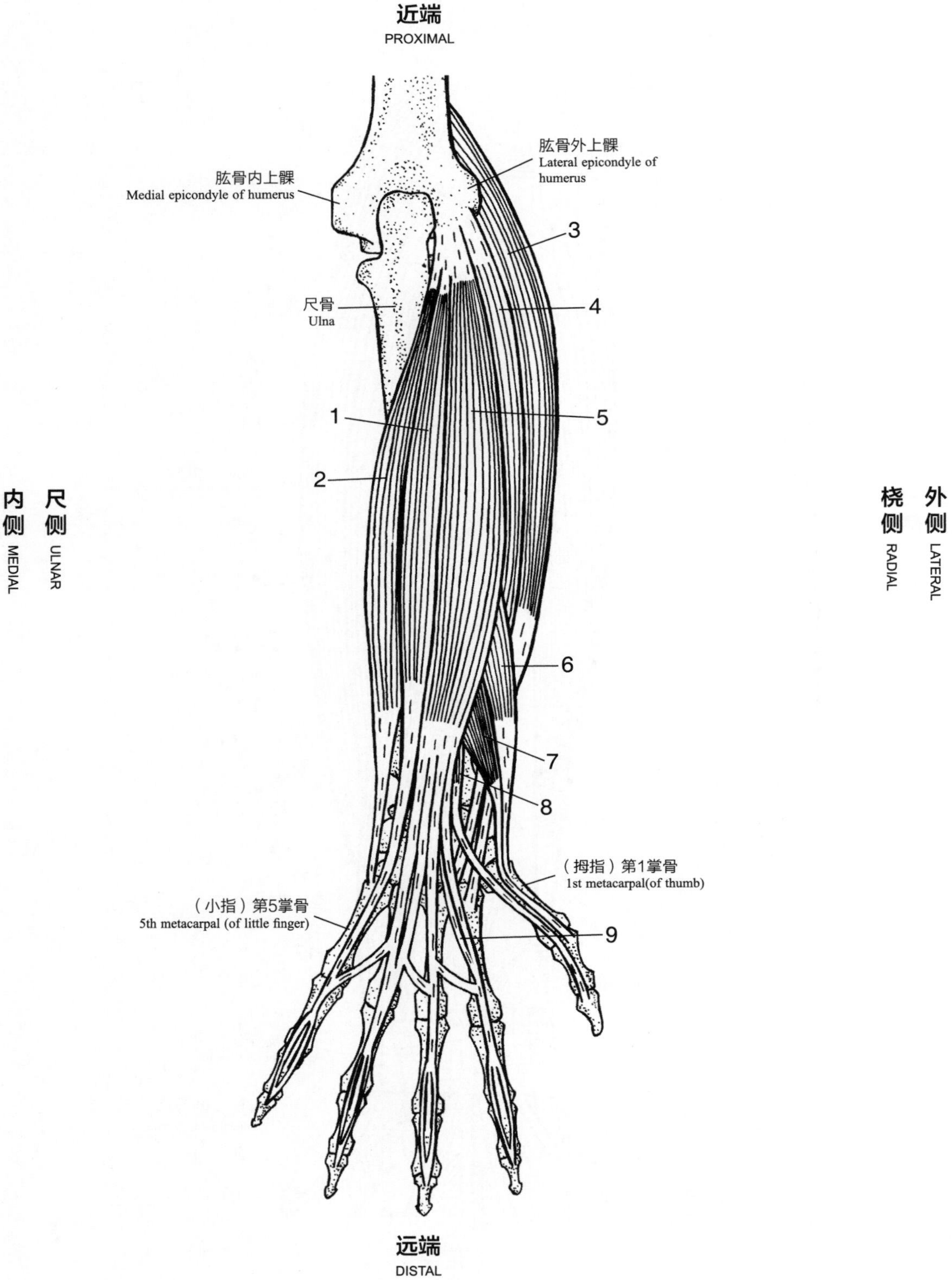

浅层
Superficial

右侧前臂和右手后面观（深层）

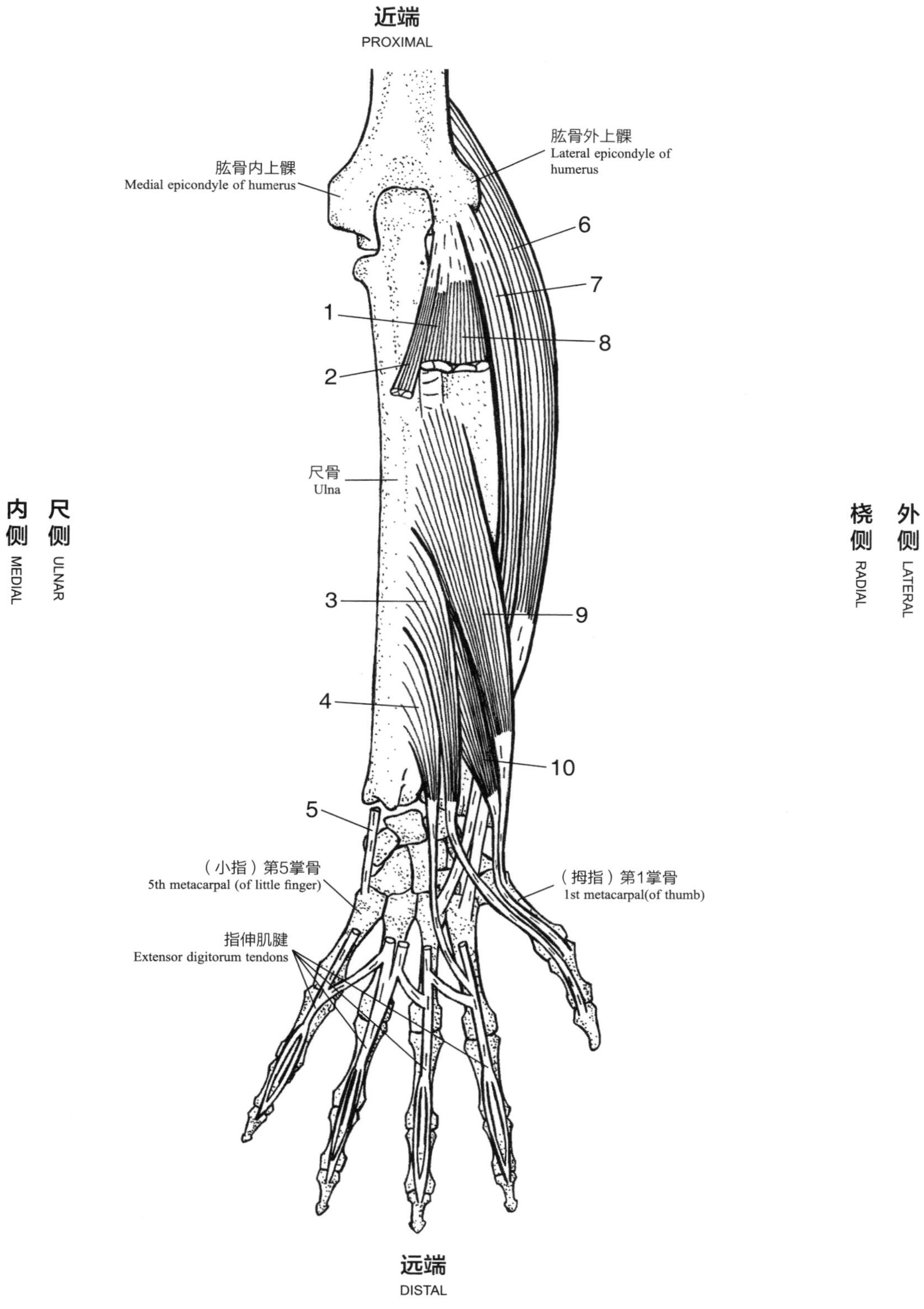

前臂肌肉复习题

答案参见411页

1.紧贴尺侧腕屈肌的尺骨头的是哪一块肌肉?
2.桡骨肌群由哪三块肌肉组成?
3.肘肌主要的协同肌是什么?
4.紧贴尺侧腕伸肌前方的是哪一块肌肉?
5.桡侧腕屈肌和尺侧腕屈肌如何互相拮抗?
6.哪一块“旋前肌”与腕屈肌群有着相同的近端附着点?
7.旋后肌的两块主要拮抗肌是什么?
8.旋前圆肌和旋前方肌共有的远端附着点是什么?
9.手部在腕关节处桡侧偏时,桡侧腕长伸肌和桡侧腕短伸肌的长度如何变化?
10.手部在腕关节处背伸时,指伸肌的长度如何变化?
11.哪四块肌肉可在腕掌关节处屈曲拇指?
12.桡侧腕屈肌、尺侧腕屈肌和掌长肌共有的近端附着点是什么?
13.紧贴肘肌近端的是哪一块肌肉?
14.腕屈肌群包括哪三块肌肉?
15.哪一块“旋前肌”跨越了肘关节和桡尺关节?
16.桡侧腕屈肌、尺侧腕屈肌如何互相协同?
17.哪五块肌肉位于指伸肌和小指伸肌的深面?
18.紧贴尺侧腕屈肌后方的是哪一块肌肉?
19.列出与指浅屈肌互相协同参与手指运动的肌肉名称。
20.在前臂近端,紧贴桡侧腕短伸肌内侧的是哪一块肌肉?
21.列出与旋后肌互相协同的肌肉名称。
22.列出在肘关节处,肱桡肌三块强有力的协同肌名称。
23.哪一块肌肉拮抗尺侧腕伸肌的所有三个关节运动?
24.拇长屈肌及旋前方肌中,哪一块更深在?
25.指伸肌两块主要的拮抗肌是什么?
26.旋后肌离心性收缩时,会发生什么关节运动?
27.哪些肌肉通过伸肌总腱与外上髁相连?
28.紧贴桡侧腕屈肌、掌长肌肌腹深面的是哪一块肌肉的肌腹?
29.肘关节被动屈曲时,肱桡肌的长度会发生什么?
30.紧贴肱桡肌后方的是哪一块肌肉?
31.尺侧腕屈肌离心性收缩时,腕关节会发生什么运动?
32.手指在掌指关节和指间关节屈曲时,指伸肌长度会如何变化?
33.哪一块肌肉的远端附着点形成了指背腱膜?
34.手部在腕关节处尺侧偏时,桡侧腕长伸肌与桡侧腕短伸肌的长度会如何变化?
35.腕关节主动背伸时,尺侧腕屈肌的长度会如何变化?
36.肘肌缩短时,会发生什么关节运动?
37.手部在腕关节处屈曲时,拇长屈肌的长度会如何变化?
38.指浅屈肌离心性收缩时,可能会发生什么关节运动?
39.前臂的哪一块指屈肌跨越了远端指间关节?
40.哪一块肌肉的远端肌腱裂开,使指深屈肌肌腱得以通过并连接到远端指骨上?
41.从前方看,旋前圆肌桡侧附着点与肱桡肌的相对位置关系是怎样的?
42.在肘肌及尺侧腕伸肌的重叠处,哪一块更深在?
43.在腕部,拇长屈肌的远端肌腱位于哪两块腕屈肌的远端肌腱之间?
44.旋前圆肌远端附着点位于哪一块肌肉的深面?
45.尺侧腕伸肌在腕关节处向心性收缩时,会发生什么关节运动?
46.哪六块肌肉与肱骨外上髁相连?
47.桡侧腕长伸肌、桡侧腕短伸肌与尺侧腕伸肌都与哪些掌骨相连?
48.哪些关节运动会拉长桡侧腕屈肌?
49.指深屈肌的主要拮抗肌是哪一块?
50.桡侧腕屈肌如何拮抗肘肌?
51.肱桡肌如何与旋后肌协同?
52.紧贴小指伸肌内侧的是哪一块肌肉?
53.在指浅屈肌与拇长屈肌的重叠处,哪一块肌肉更深在?
54.哪两块肌肉与肱骨外侧髁上嵴相连?
55.哪种关节运动能拉伸旋前圆肌,而不能拉伸旋前方肌?
56.从前方看,指浅屈肌与指深屈肌中,哪一块更深在?
57.哪一根神经走行在旋前圆肌的两个头之间?
58.高尔夫球肘(又称内上髁炎)累及前臂的哪一条肌腱?
59.唯一能在指间关节处屈曲拇指的肌肉是哪一块?
60.紧贴桡侧腕短伸肌外侧的是哪一块肌肉?
61.桡侧腕屈肌与掌长肌如何互相协同?
62.腕伸肌群由哪三块肌肉组成?
63.紧贴尺侧腕伸肌内侧的是哪一块肌肉?
64.哪两块肌肉不通过伸肌总腱,而与肱骨外上髁直接相连?
65.“深层远端四肌群(deep distalfour group)”中的哪一块肌肉的附着点最靠近端?
66.哪两块肌肉的远端与指伸肌的一个肌腱相连?
67.哪三块肌肉构成了解剖鼻烟窝的边缘?
68.拇长展肌从哪两块肌肉之间向浅面走行?
69.拇短伸肌与尺侧腕伸肌如何互相拮抗?

70.旋后肌远端附着点紧贴在哪三块肌肉的深面?

71.拇短伸肌向心性收缩时，手部在腕关节处会发生什么运动?

72.旋后肌的近端附着点位于哪一块肌肉的深面?

73.“深层远端四肌群（deep distalfour group）”中的哪一块肌肉并不跨越桡尺关节?

74.前臂“深层远端四肌群（deep distalfour group）”由哪四块肌肉组成?

75.在示指远端指间关节处，哪一块肌肉拮抗示指伸肌的作用?

76.哪两块肌肉的远端肌腱走行到拇长伸肌的深面?

77.当拇指在腕掌关节处屈曲时，拇长展肌的长度如何变化?

78.“深层远端四肌群（deep distalfour group）”中的哪一块肌肉最深在?

右手掌侧观（浅层）

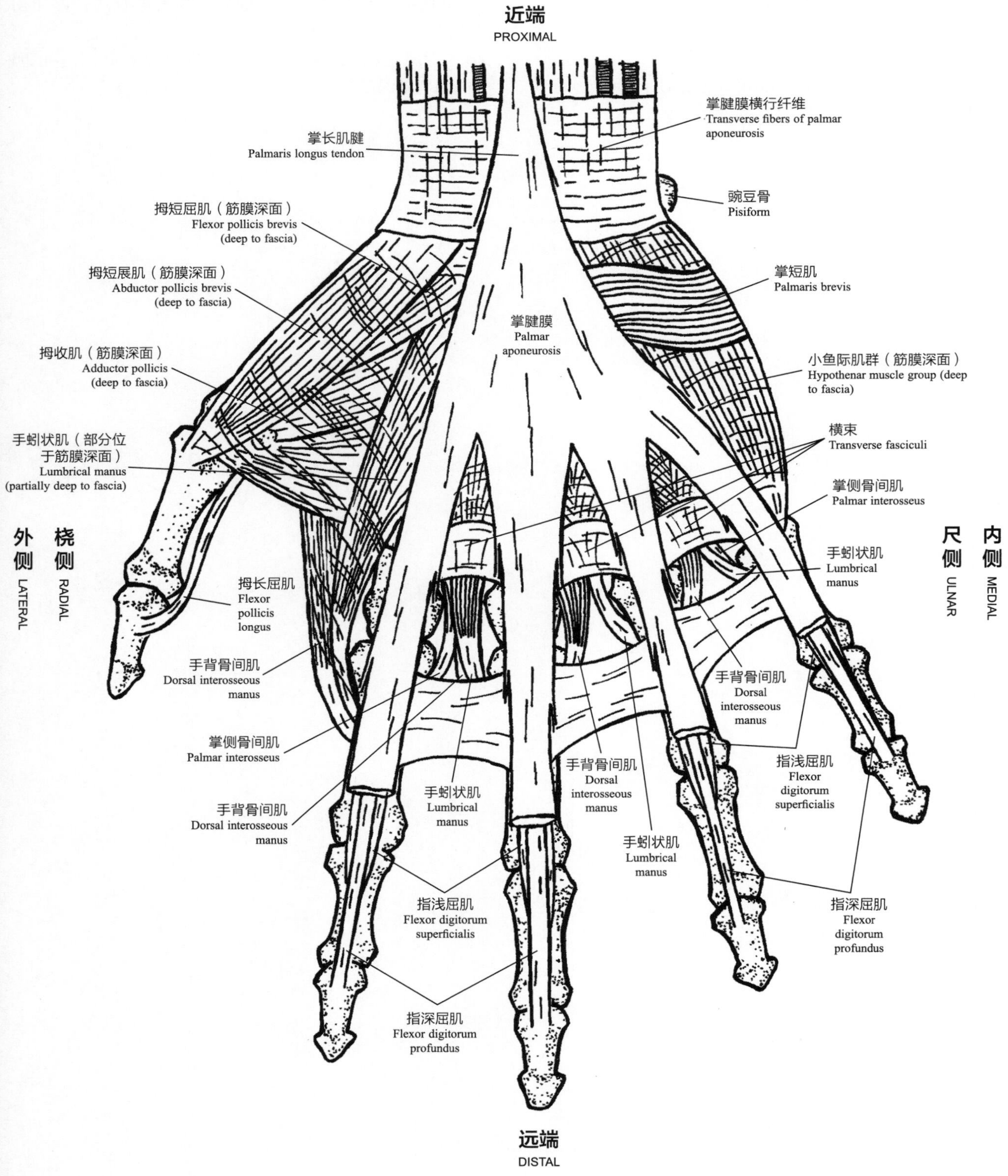
近端
PROXIMAL
掌腱膜横行纤维
Transverse fibers of palmar aponeurosis
掌长肌腱
Palmaris longus tendon
豌豆骨
Pisiform
拇短屈肌（筋膜深面）
Flexor pollicis brevis (deep to fascia)
拇短展肌（筋膜深面）
Abductor pollicis brevis (deep to fascia)
掌短肌
Palmaris brevis
掌腱膜
Palmar aponeurosis
拇收肌（筋膜深面）
Adductor pollicis (deep to fascia)
小鱼际肌群（筋膜深面）
Hypothenar muscle group (deep to fascia)
横束
Transverse fasciculi
手蚓状肌（部分位于筋膜深面）
Lumbrical manus (partially deep to fascia)
掌侧骨间肌
Palmar interosseus
外侧
LATERAL
桡侧
RADIAL
尺侧
ULNAR
内侧
MEDIAL
手蚓状肌
Lumbrical manus
拇长屈肌
Flexor pollicis longus
手背骨间肌
Dorsal interosseous manus
手背骨间肌
Dorsal interosseous manus
掌侧骨间肌
Palmar interosseus
手背骨间肌
Dorsal interosseous manus
指浅屈肌
Flexor digitorum superficialis
手背骨间肌
Dorsal interosseous manus
手蚓状肌
Lumbrical manus
手蚓状肌
Lumbrical manus
指浅屈肌
Flexor digitorum superficialis
指深屈肌
Flexor digitorum profundus
指深屈肌
Flexor digitorum profundus
远端
DISTAL

右手掌侧观（浅肌层）

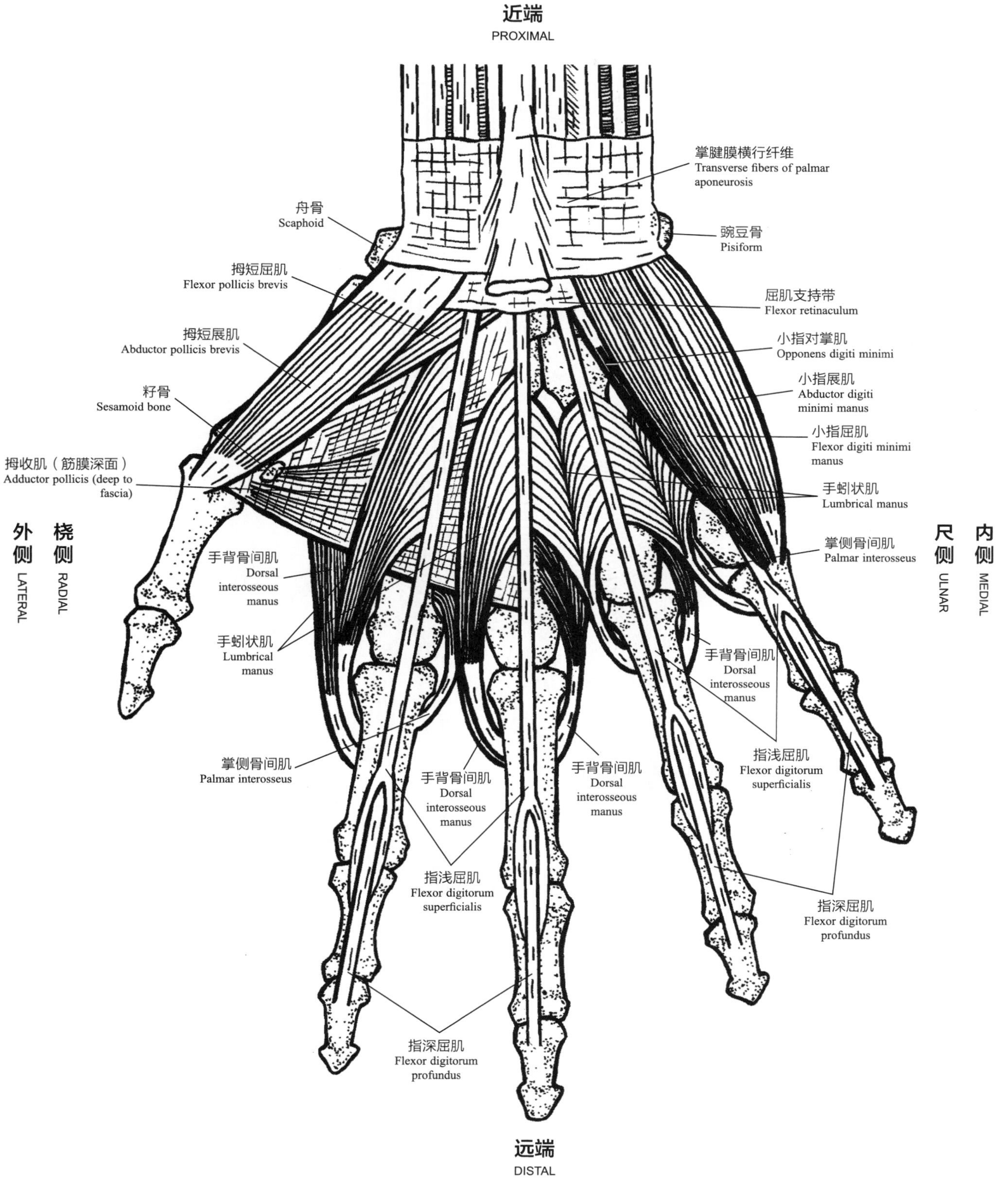
近端
PROXIMAL
掌腱膜横行纤维
Transverse fibers of palmar aponeurosis
舟骨
Scaphoid
豌豆骨
Pisiform
拇短屈肌
Flexor pollicis brevis
屈肌支持带
Flexor retinaculum
拇短展肌
Abductor pollicis brevis
小指对掌肌
Opponens digiti minimi
籽骨
Sesamoid bone
小指展肌
Abductor digiti minimi manus
小指屈肌
Flexor digiti minimi manus
拇收肌（筋膜深面）
Adductor pollicis (deep to fascia)
手蚓状肌
Lumbrical manus
外侧
LATERAL
桡侧
RADIAL
掌侧骨间肌
Palmar interosseus
尺侧
ULNAR
内侧
MEDIAL
手背骨间肌
Dorsal interosseous manus
手蚓状肌
Lumbrical manus
手背骨间肌
Dorsal interosseous manus
掌侧骨间肌
Palmar interosseus
指浅屈肌
Flexor digitorum superficialis
手背骨间肌
Dorsal interosseous manus
手背骨间肌
Dorsal interosseous manus
指浅屈肌
Flexor digitorum superficialis
指深屈肌
Flexor digitorum profundus
指深屈肌
Flexor digitorum profundus
远端
DISTAL

右手掌侧观（深肌层）

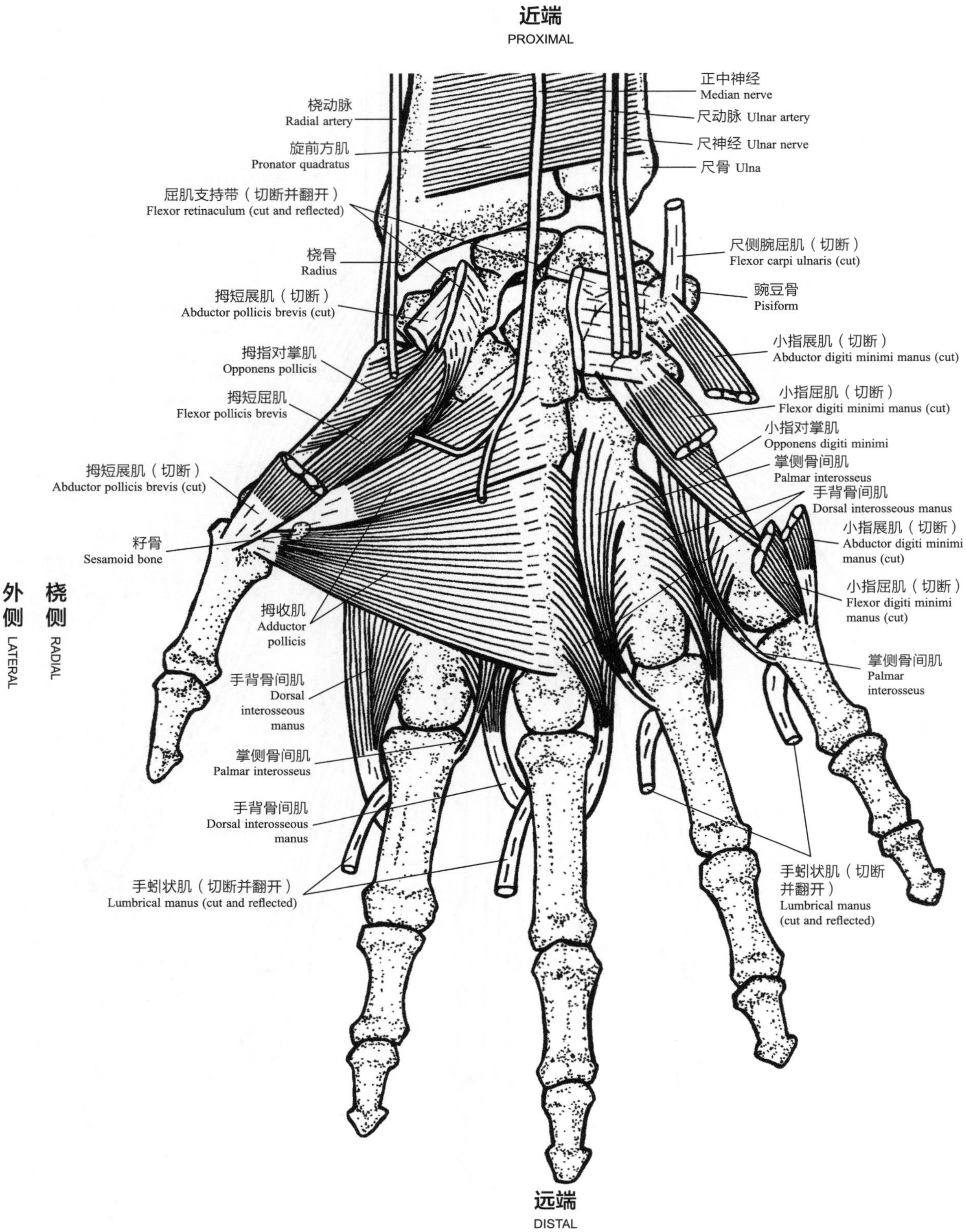

近端
PROXIMAL
桡动脉
Radial artery
旋前方肌
Pronator quadratus
屈肌支持带（切断并翻开）
Flexor retinaculum (cut and reflected)
桡骨
Radius
拇短展肌（切断）
Abductor pollicis brevis (cut)
拇指对掌肌
Opponens pollicis
拇短屈肌
Flexor pollicis brevis
拇短展肌（切断）
Abductor pollicis brevis (cut)
籽骨
Sesamoid bone
拇收肌
Adductor pollicis
手背骨间肌
Dorsal interosseous manus
掌侧骨间肌
Palmar interosseus
手背骨间肌
Dorsal interosseous manus
手蚓状肌（切断并翻开）
Lumbrical manus (cut and reflected)
正中神经
Median nerve
尺动脉 Ulnar artery
尺神经 Ulnar nerve
尺骨 Ulna
尺侧腕屈肌（切断）
Flexor carpi ulnaris (cut)
豌豆骨
Pisiform
小指展肌（切断）
Abductor digiti minimi manus (cut)
小指屈肌（切断）
Flexor digiti minimi manus (cut)
小指对掌肌
Opponens digiti minimi
掌侧骨间肌
Palmar interosseus
手背骨间肌
Dorsal interosseous manus
小指展肌（切断）
Abductor digiti minimi manus (cut)
小指屈肌（切断）
Flexor digiti minimi manus (cut)
掌侧骨间肌
Palmar interosseus
手蚓状肌（切断并翻开）
Lumbrical manus (cut and reflected)
外侧 LATERAL
桡侧 RADIAL
尺侧 ULNAR
内侧 MEDIAL
远端
DISTAL

右手背侧观

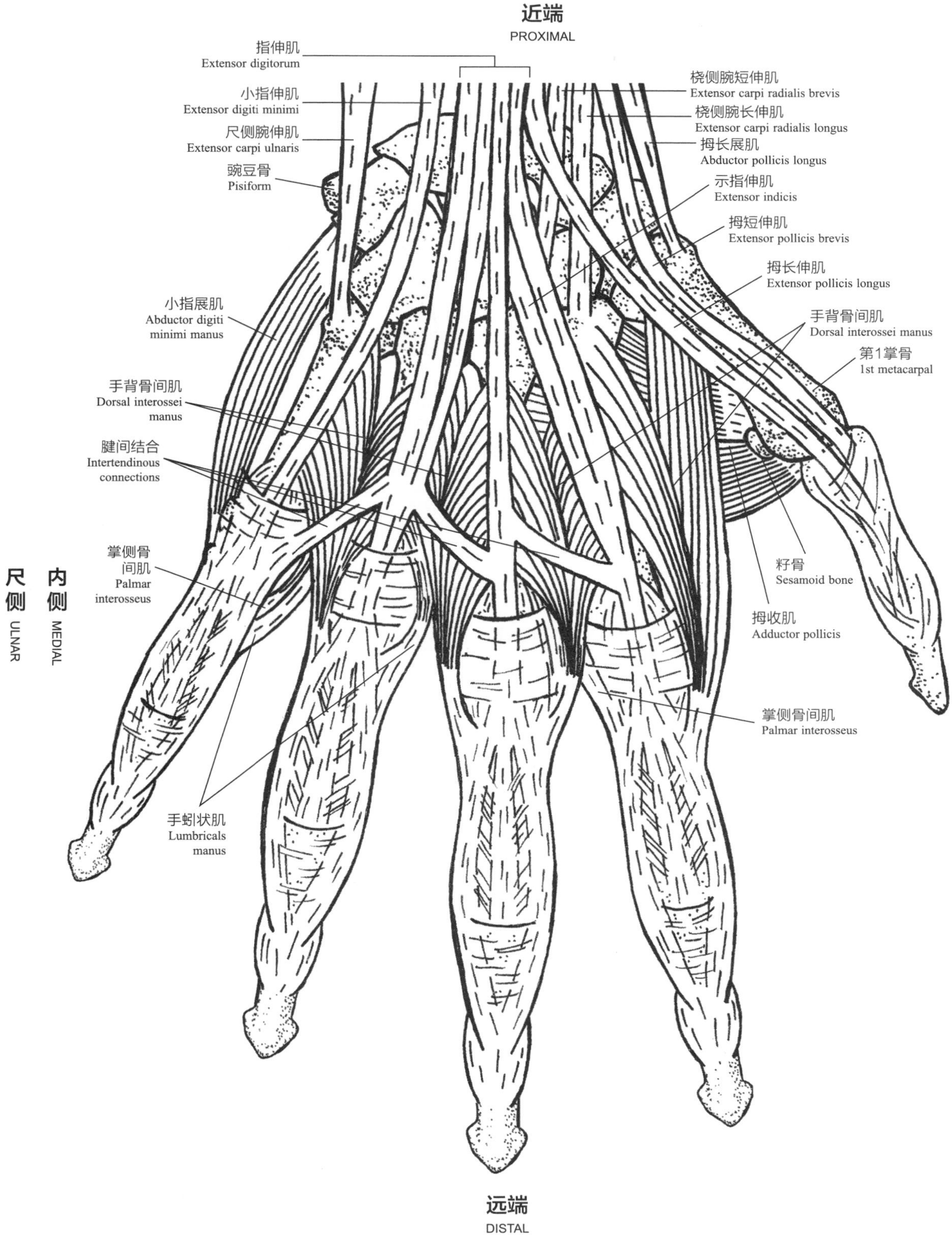
近端
PROXIMAL
指伸肌
Extensor digitorum
小指伸肌
Extensor digiti minimi
尺侧腕伸肌
Extensor carpi ulnaris
豌豆骨
Pisiform
桡侧腕短伸肌
Extensor carpi radialis brevis
桡侧腕长伸肌
Extensor carpi radialis longus
拇长展肌
Abductor pollicis longus
示指伸肌
Extensor indicis
拇短伸肌
Extensor pollicis brevis
拇长伸肌
Extensor pollicis longus
小指展肌
Abductor digiti minimi manus
手背骨间肌
Dorsal interossei manus
第1掌骨
1st metacarpal
手背骨间肌
Dorsal interossei manus
腱间结合
Intertendinous connections
掌侧骨间肌
Palmar interosseus
籽骨
Sesamoid bone
拇收肌
Adductor pollicis
尺侧
ULNAR
内侧
MEDIAL
外侧
LATERAL
桡侧
RADIAL
掌侧骨间肌
Palmar interosseus
手蚓状肌
Lumbricals manus
远端
DISTAL

拇短展肌（ABDUCTOR POLLICIS BREVIS）
（属于大鱼际）

ab-**duk**-tor **pol**-i-sis **bre**-vis

功能

- 在腕掌关节处外展拇指
- 在掌指关节处屈拇指
- 在腕掌关节和指间关节处伸拇指

神经支配

- 正中神经

动脉血供

- 桡动脉分支

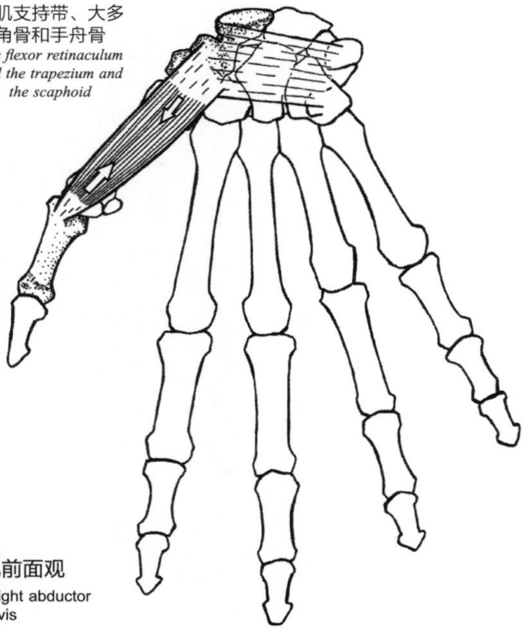
屈肌支持带、大多角骨和手舟骨
The flexor retinaculum and the trapezium and the scaphoid
拇指近节指骨
Proximal phalanx of the thumb

右侧拇短展肌前面观

Anterior view of the right abductor pollicis brevis

拇短屈肌（FLEXOR POLLICIS BREVIS）
（属于大鱼际）

fleks-or **pol**-i-sis **bre**-vis

功能

- 在腕掌关节和掌指关节处屈拇指
- 在腕掌关节处外展拇指

神经支配

- 正中神经、尺神经

动脉血供

- 桡动脉分支

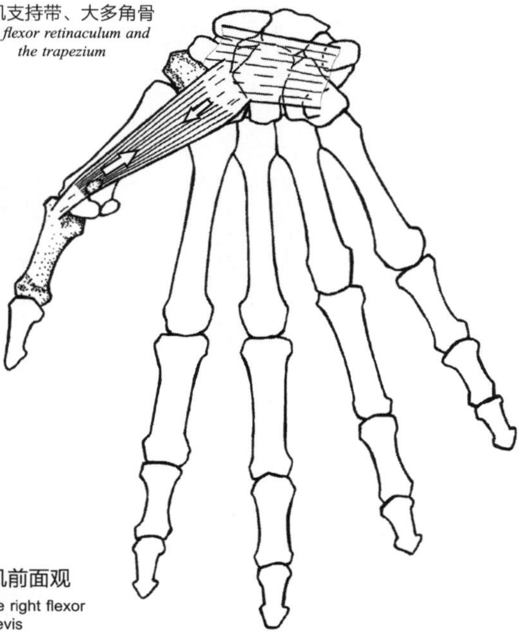
屈肌支持带、大多角骨
The flexor retinaculum and the trapezium
拇指近节指骨
Proximal phalanx of the thumb

右侧拇短屈肌前面观

Anterior view of the right flexor pollicis brevis

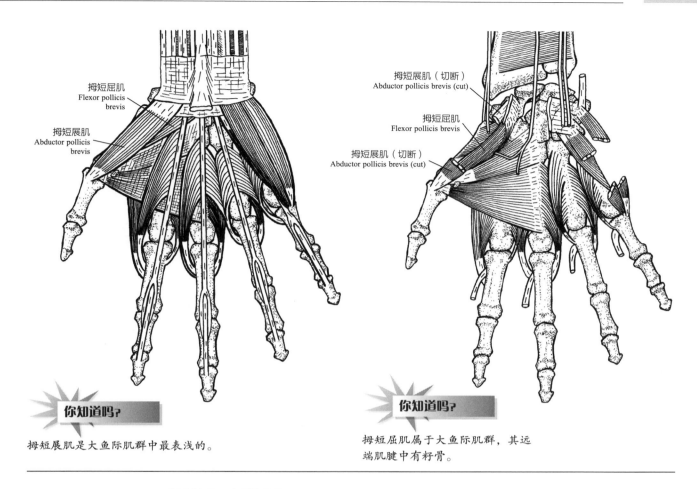

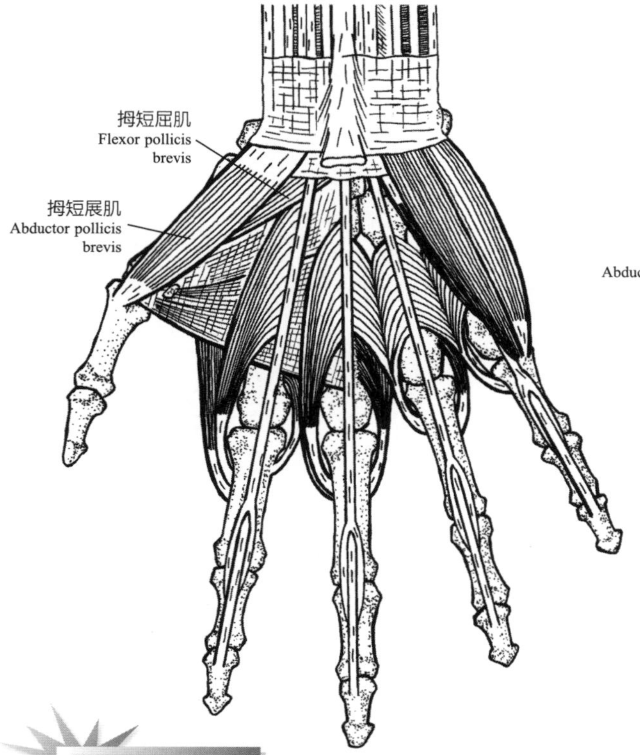

拇短屈肌
Flexor pollicis brevis
拇短展肌
Abductor pollicis brevis

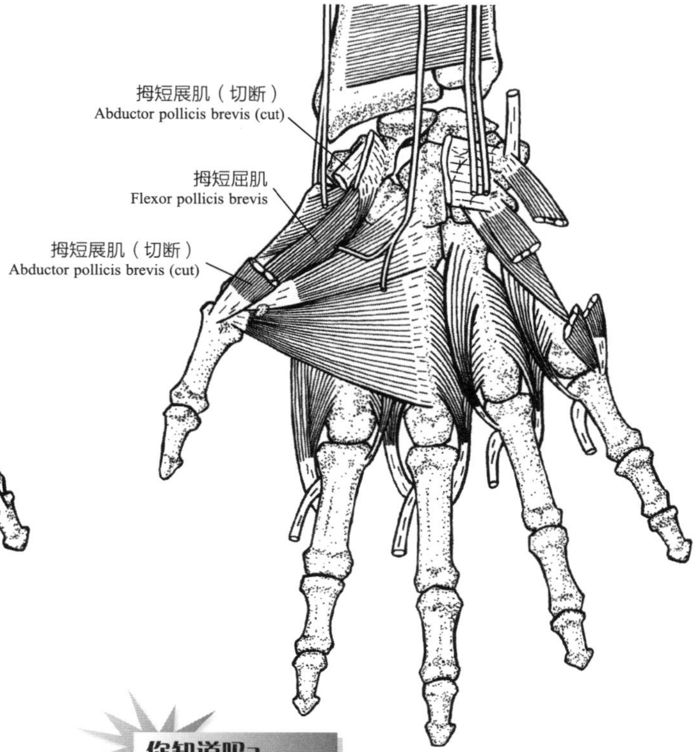

拇短展肌（切断）
Abductor pollicis brevis (cut)
拇短屈肌
Flexor pollicis brevis
拇短展肌（切断）
Abductor pollicis brevis (cut)

你知道吗?

拇短展肌是大鱼际肌群中最表浅的。

你知道吗?

拇短屈肌属于大鱼际肌群，其远端肌腱中有籽骨。

拇指对掌肌（OPPONENS POLLICIS）

（属于大鱼际）

op-**po**-nens **pol**-i-sis

功能

- 在腕掌关节处使拇指对掌
- 在腕掌关节处屈拇指
- 在腕掌关节处内旋拇指
- 在腕掌关节处外展拇指

神经支配

- 正中神经、尺神经

动脉血供

- 桡动脉分支

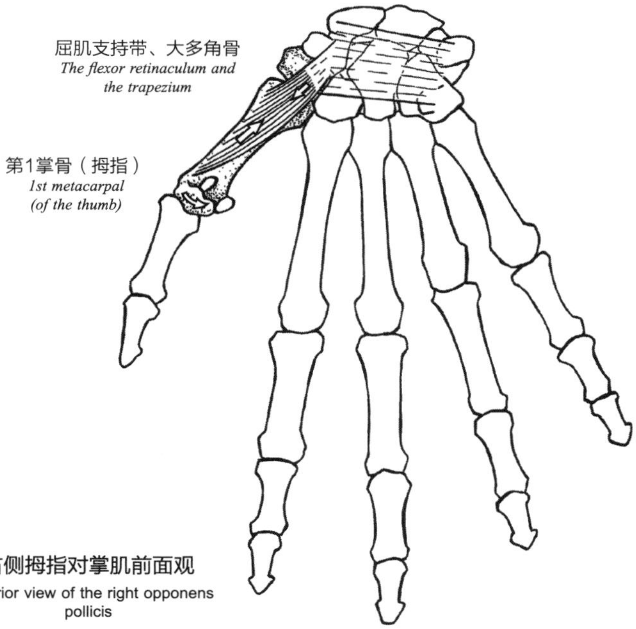

屈肌支持带、大多角骨
The flexor retinaculum and the trapezium
第1掌骨（拇指）
1st metacarpal (of the thumb)

右侧拇指对掌肌前面观

Anterior view of the right opponens pollicis

小指对掌肌（OPPONENS DIGITI MINIMI）
（属于小鱼际）

op-**po**-nens **dij**-i-tee **min**-i-mee

功能

- 在腕掌关节处使小指（第5指）对掌
- 在腕掌关节处屈小指（第5指）
- 在腕掌关节处内收小指（第5指）
- 在腕掌关节处外旋小指（第5指）

神经支配

- 尺神经

动脉血供

- 尺动脉分支

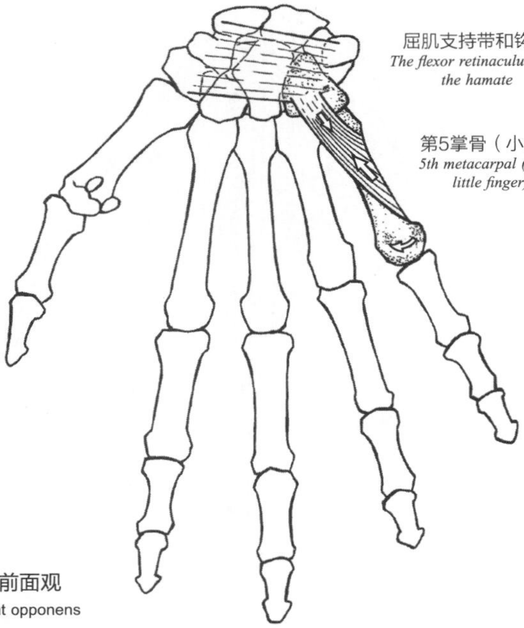

屈肌支持带和钩骨
The flexor retinaculum and the hamate
第5掌骨（小指）
5th metacarpal (of the little finger)

右侧小指对掌肌前面观

Anterior view of the right opponens digiti minimi

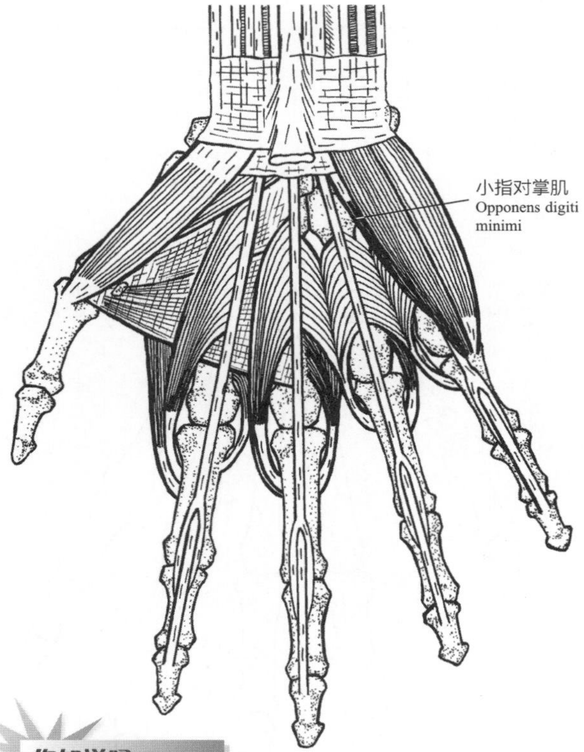

小指对掌肌
Opponens digiti minimi

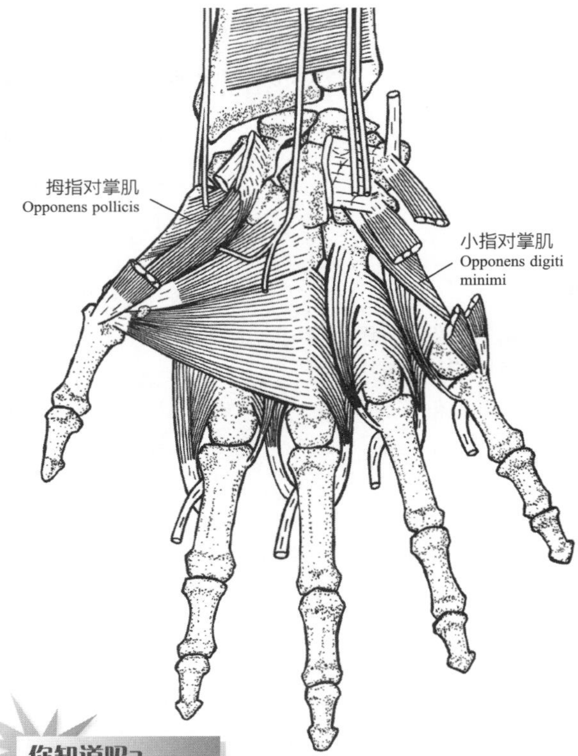

拇指对掌肌
Opponens pollicis
小指对掌肌
Opponens digiti minimi

你知道吗?

拇指对掌肌是大鱼际肌群中唯一与拇指掌骨相连，而不与拇指近节指骨相连的肌肉。

你知道吗?

拇指并非唯一可以对掌的手指，小鱼际肌群中的小指对掌肌可以使小指对掌。

小指展肌（ABDUCTOR DIGITI MINIMI MANUS）
（属于小鱼际）

ab-**duk**-tor **dij**-i-tee **min**-i-mee **man**-us

功能

- 在腕掌关节和掌指关节处外展小指（第5指）
- 在近端和远端指间关节处伸小指（第5指）

神经支配

- 尺神经

动脉血供

- 尺动脉

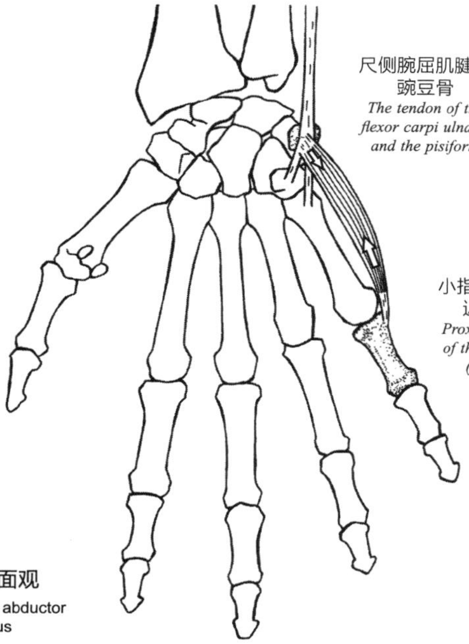

尺侧腕屈肌腱和豌豆骨
The tendon of the flexor carpi ulnaris and the pisiform
小指（第5指）近节指骨
Proximal phalanx of the little finger (finger #5)

右侧小指展肌前面观

Anterior view of the right abductor digiti minimi manus

小指屈肌（FLEXOR DIGITI MINIMI MANUS）
（属于小鱼际）

fleks-or **dij**-i-tee **min**-i-mee **man**-us

功能

- 在掌指关节处屈小指（第5指）

神经支配

- 尺神经

动脉血供

- 尺动脉分支

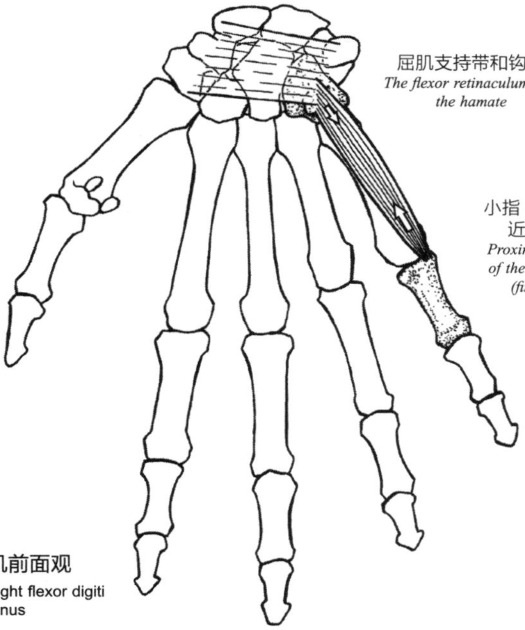

屈肌支持带和钩骨
The flexor retinaculum and the hamate
小指（第5指）近节指骨
Proximal phalanx of the little finger (finger #5)

右侧小指屈肌前面观

Anterior view of the right flexor digiti minimi manus

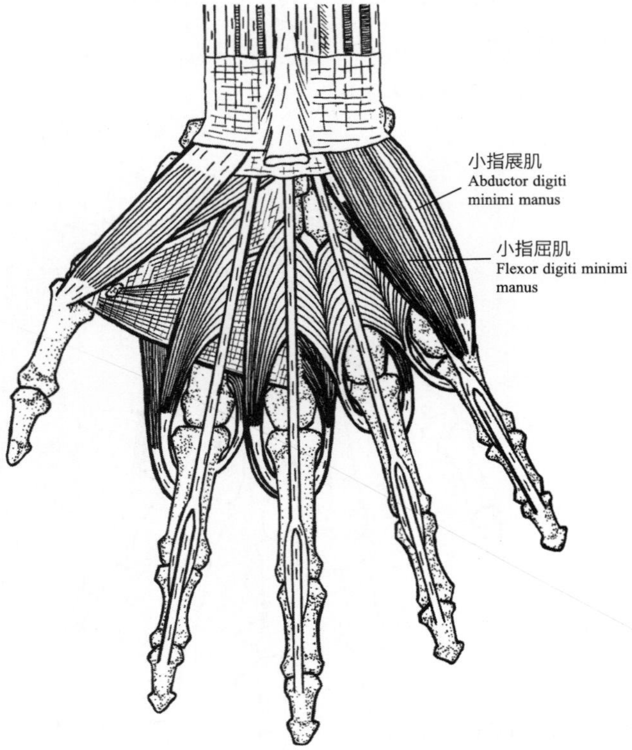
小指展肌
Abductor digiti minimi manus
小指屈肌
Flexor digiti minimi manus

你知道吗?

小指展肌是小鱼际肌群的三块肌肉中最表浅的。

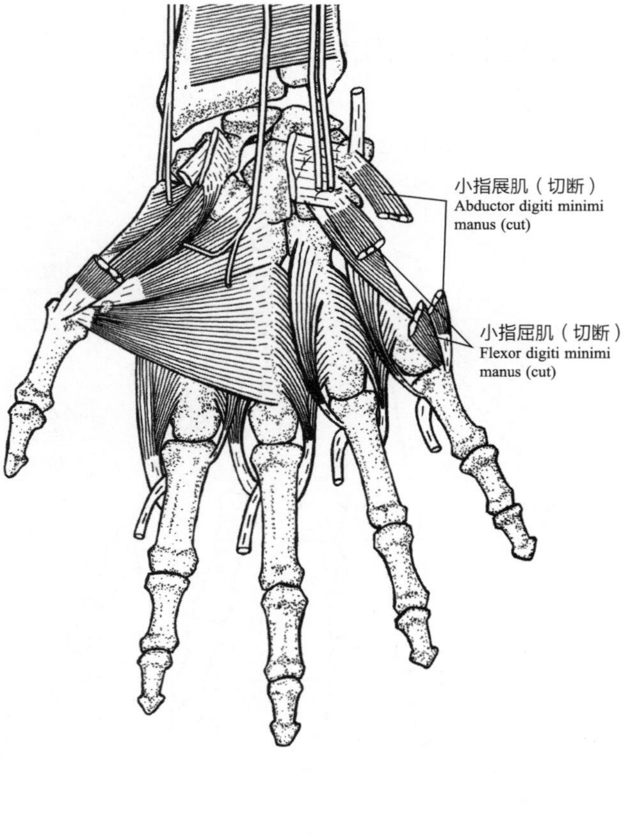
小指展肌（切断）
Abductor digiti minimi manus (cut)
小指屈肌（切断）
Flexor digiti minimi manus (cut)

你知道吗?

小鱼际肌群中的手小指屈肌（flexor digiti minimi manus），经常被称为小指屈肌（flexor digiti minimi）或小指短屈肌（flexor digiti minimi brevis）。

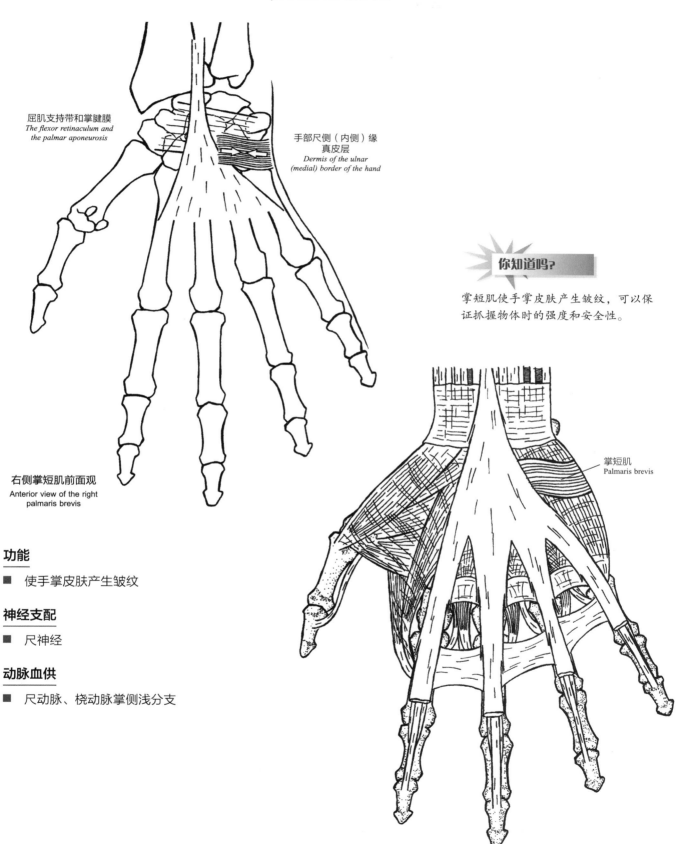

掌短肌（PALMARIS BREVIS）

pall-**ma**-ris **bre**-vis

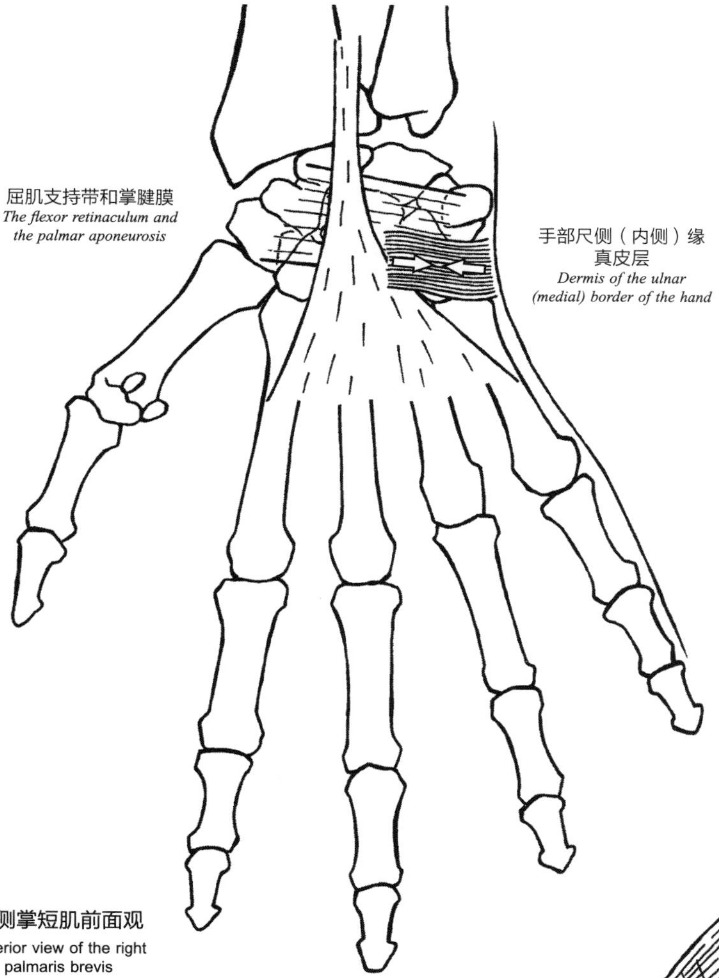
屈肌支持带和掌腱膜
The flexor retinaculum and the palmar aponeurosis
手部尺侧（内侧）缘真皮层
Dermis of the ulnar (medial) border of the hand

右侧掌短肌前面观

Anterior view of the right palmaris brevis

你知道吗？

掌短肌使手掌皮肤产生皱纹，可以保证抓握物体时的强度和安全性。

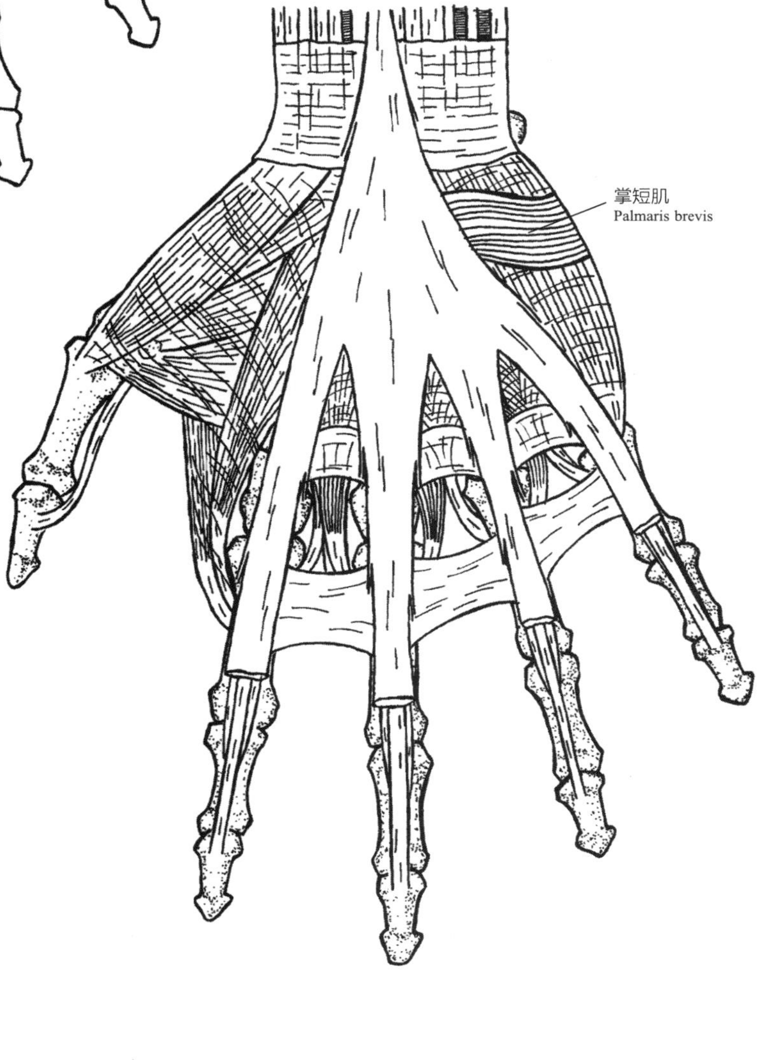
掌短肌
Palmaris brevis

功能

- 使手掌皮肤产生皱纹

神经支配

- 尺神经

动脉血供

- 尺动脉、桡动脉掌侧浅分支

拇收肌（ADDUCTOR POLLICIS）
（属于中间筋膜鞘）
ad-**duk**-tor **pol**-i-sis

功能
- 在腕掌关节处内收拇指
- 在腕掌关节和掌指关节处屈拇指
- 在指间关节处伸拇指

神经支配
- 尺神经

动脉血供
- 桡动脉分支

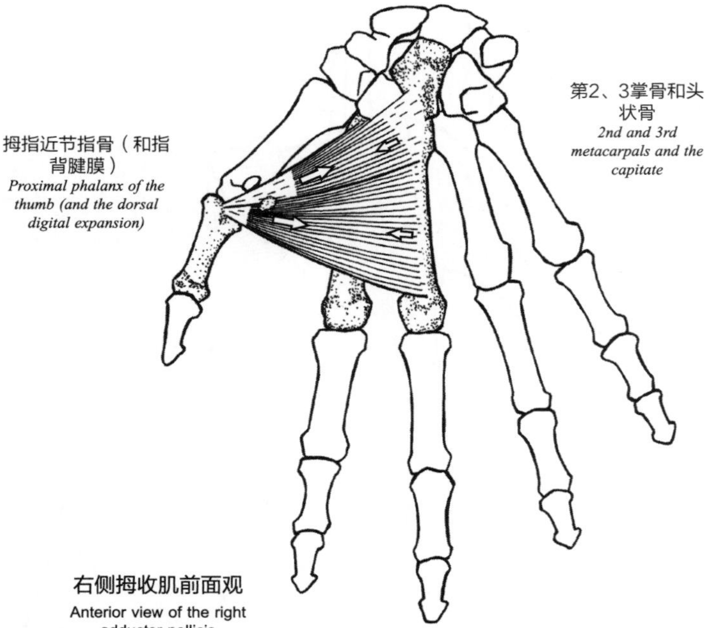
第2、3掌骨和头状骨
2nd and 3rd metacarpals and the capitate
拇指近节指骨（和指背腱膜）
Proximal phalanx of the thumb (and the dorsal digital expansion)

右侧拇收肌前面观
Anterior view of the right adductor pollicis

手蚓状肌（LUMBRICALS MANUS）
（属于中间筋膜鞘）
（有四块手蚓状肌，命名为第1、2、3、4蚓状肌）
lum-bri-kuls **man**-us

功能
- 在近端和远端指间关节处伸第2～5指
- 在掌指关节处屈第2～5指

神经支配
- 正中神经、尺神经

动脉血供
- 桡动脉及尺动脉分支

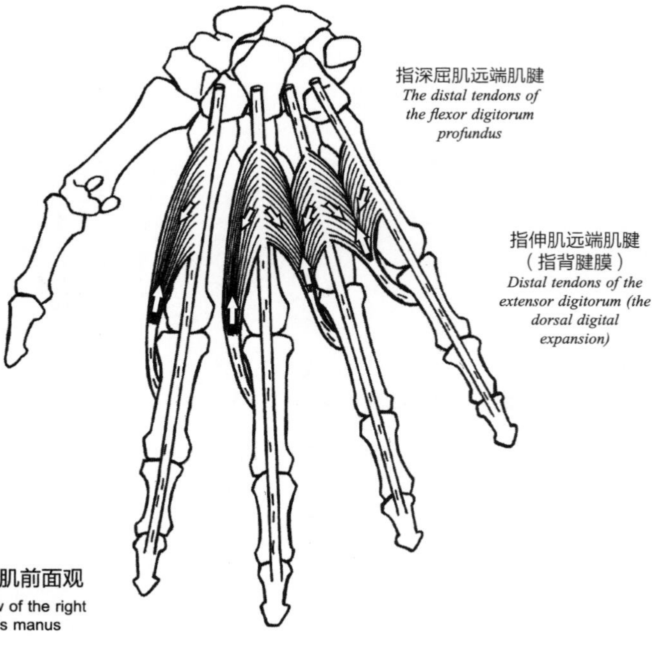
指深屈肌远端肌腱
The distal tendons of the flexor digitorum profundus
指伸肌远端肌腱（指背腱膜）
Distal tendons of the extensor digitorum (the dorsal digital expansion)

右手蚓状肌前面观
Anterior view of the right lumbricals manus

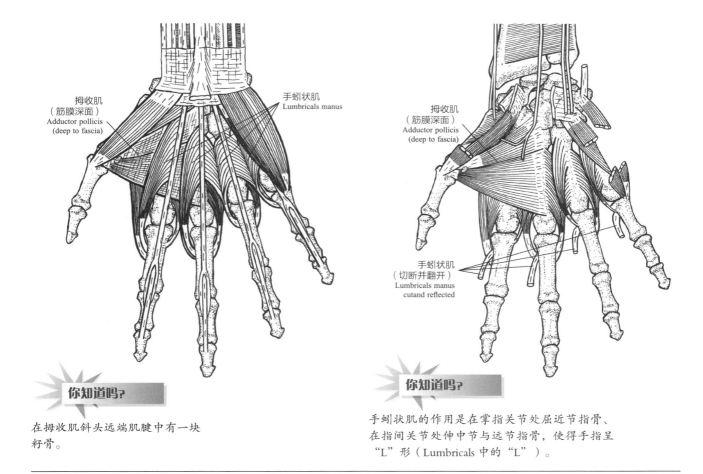

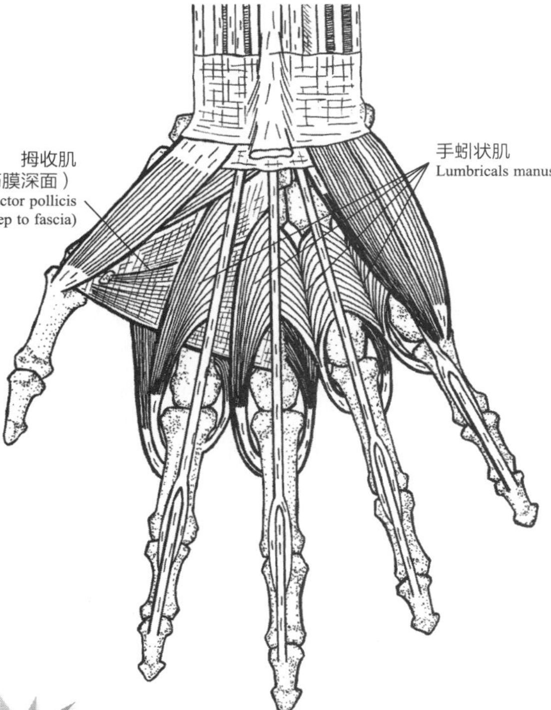
拇收肌
（筋膜深面）
Adductor pollicis
(deep to fascia)
手蚓状肌
Lumbricals manus

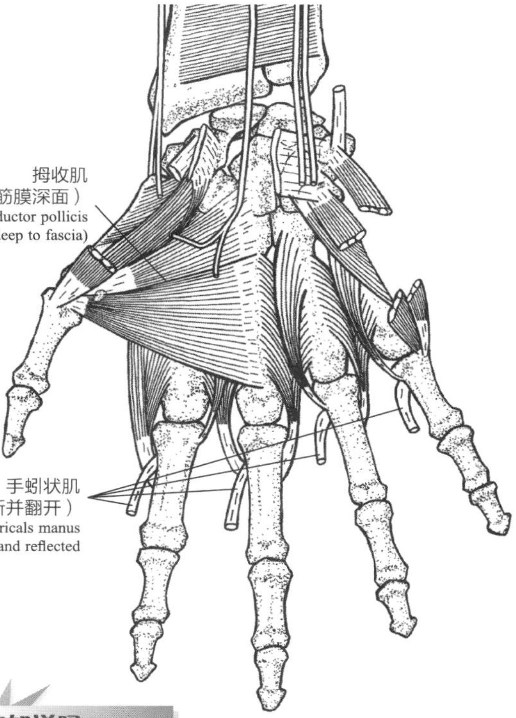
拇收肌
（筋膜深面）
Adductor pollicis
(deep to fascia)
手蚓状肌
（切断并翻开）
Lumbricals manus
cutand reflected

你知道吗?

在拇收肌斜头远端肌腱中有一块籽骨。

你知道吗?

手蚓状肌的作用是在掌指关节处屈近节指骨、在指间关节处伸中节与远节指骨，使得手指呈“L”形（Lumbricals 中的“L”）。

掌侧骨间肌（PALMAR INTEROSSEI）
（属于中间筋膜鞘）
（有三块掌侧骨间肌，命名为第1、2、3掌侧骨间肌）

pal-mar **in**-ter-**oss**-ee-i

功能

- 在掌指关节处内收第2、4、5指
- 在掌指关节处屈第2、4、5指
- 在近端和远端指间关节处伸第2、4、5指

神经支配

- 尺神经

动脉血供

- 桡动脉及尺动脉分支

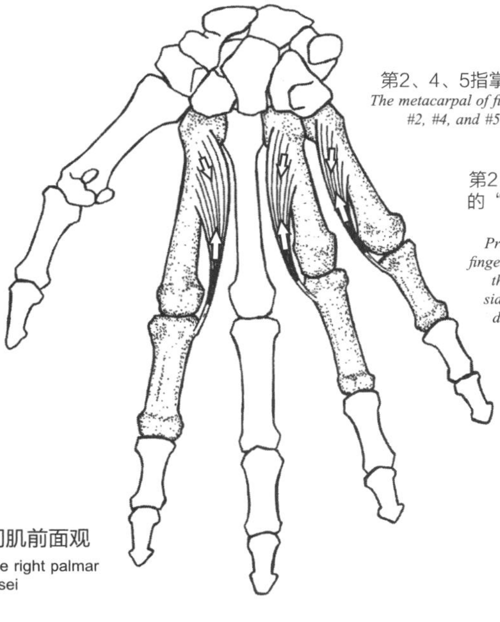
第2、4、5指掌骨
The metacarpal of fingers #2, #4, and #5
第2、4、5近节指骨的“中指侧”（和指背腱膜）
Proximal phalanx of fingers #2, #4, and #5 on the “middle finger side”(and the dorsal digital expansion)

右侧掌侧骨间肌前面观
Anterior view of the right palmar interossei

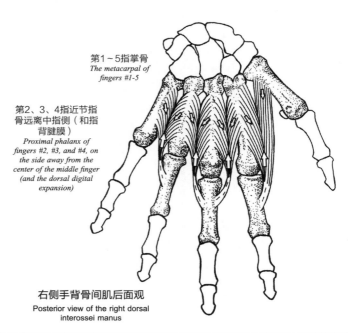

手背骨间肌（DORSAL INTEROSSEI MANUS）
（属于中间筋膜鞘）
（有四块手背骨间肌，命名为第1、2、3、4手背骨间肌）

dor-sul **in**-ter-**oss**-ee-i **man**-us

功能

- 在掌指关节处外展第2、3、4指
- 在掌指关节处屈第2、3、4指
- 在近端和远端指间关节处伸第2、3、4指

神经支配

- 尺神经

动脉血供

- 桡动脉及尺动脉分支

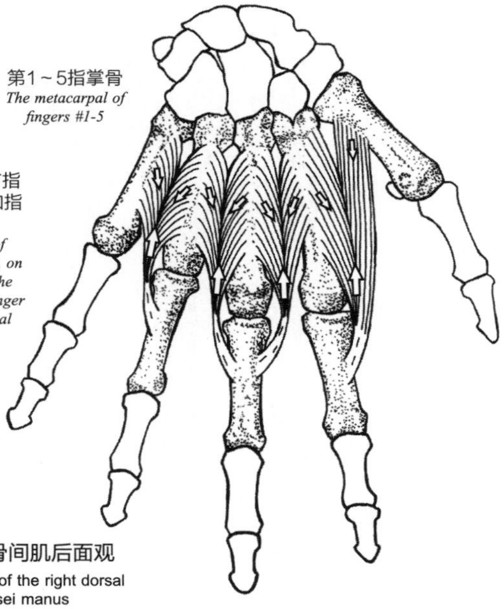
第1～5指掌骨
The metacarpal of fingers #1-5
第2、3、4指近节指骨远离中指侧（和指背腱膜）
Proximal phalanx of fingers #2, #3, and #4, on the side away from the center of the middle finger (and the dorsal digital expansion)
右侧手背骨间肌后面观
Posterior view of the right dorsal interossei manus

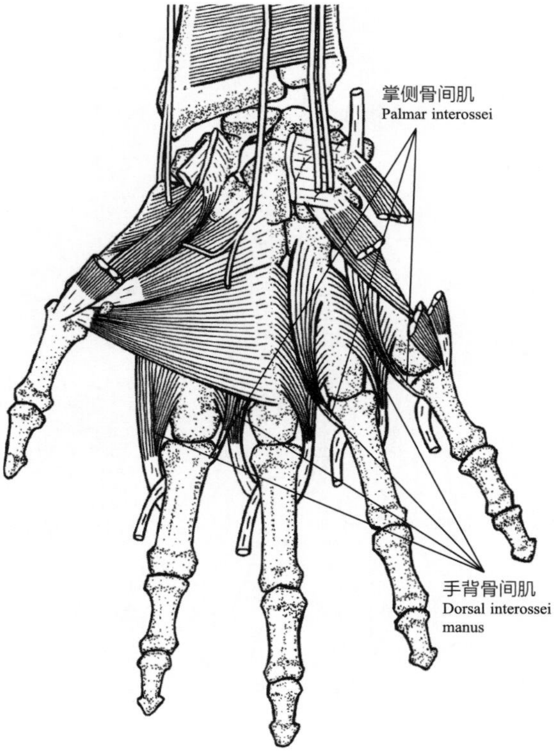
掌侧骨间肌
Palmar interossei
手背骨间肌
Dorsal interossei manus

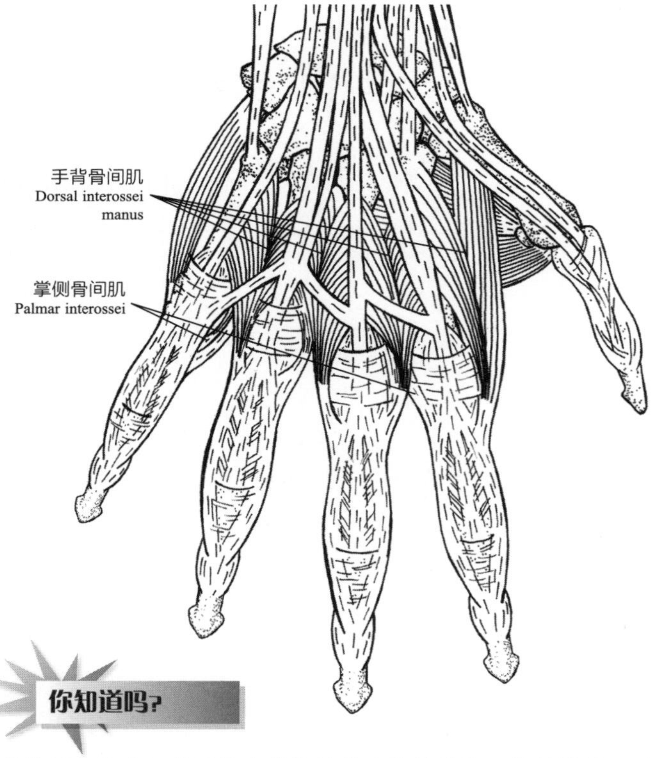
手背骨间肌
Dorsal interossei manus
掌侧骨间肌
Palmar interossei

你知道吗?

手背骨间肌的主要作用是在掌指关节处外展手指。掌侧骨间肌的主要作用是在掌指关节处内收手指。记忆这些作用的方法是DAB PAD，“背展掌收”（Dorsals ABduct，Palmars ADduct）。

右手掌侧观（浅层）

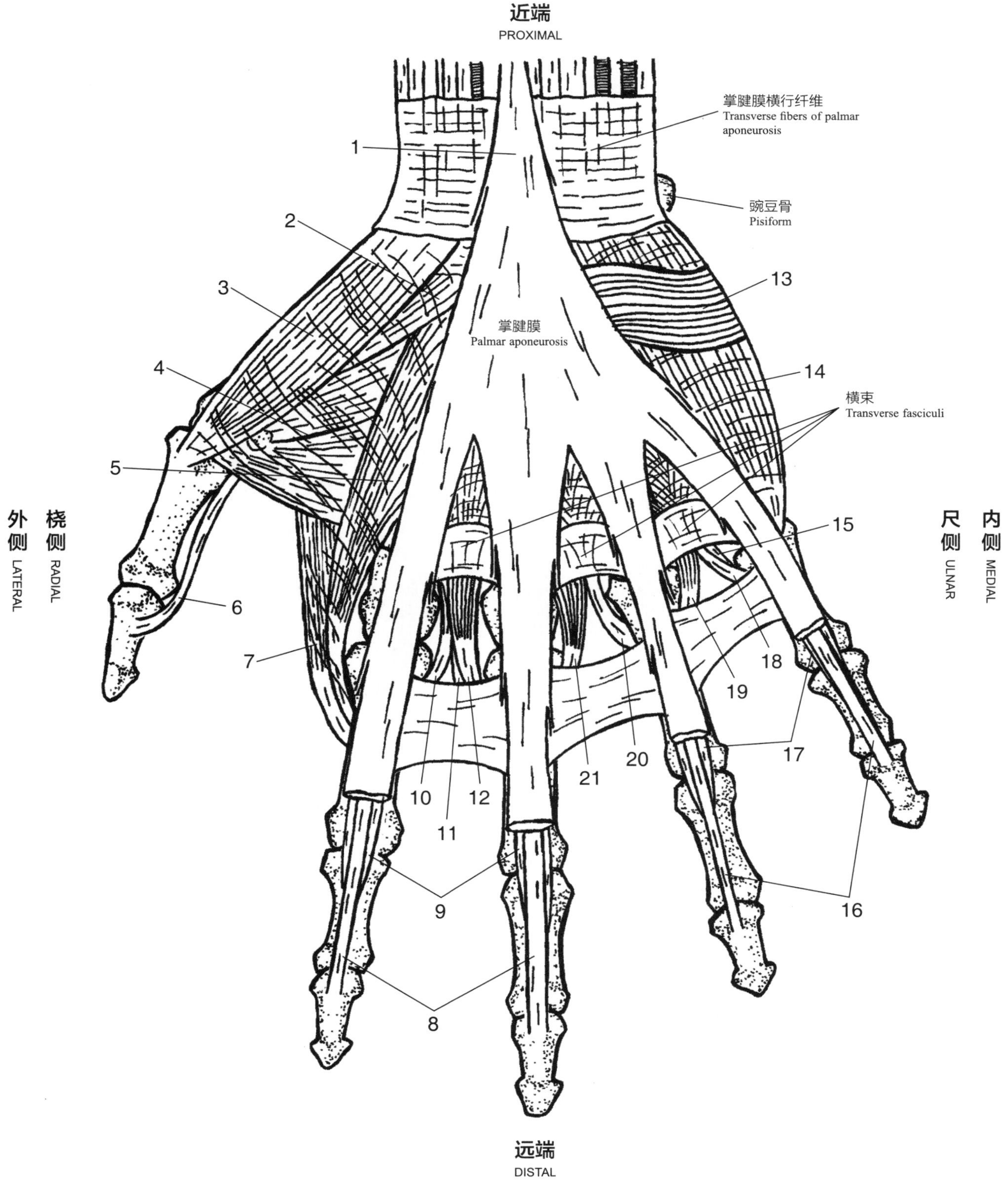

填图练习的答案在第412页。

右手掌侧观（浅肌层）

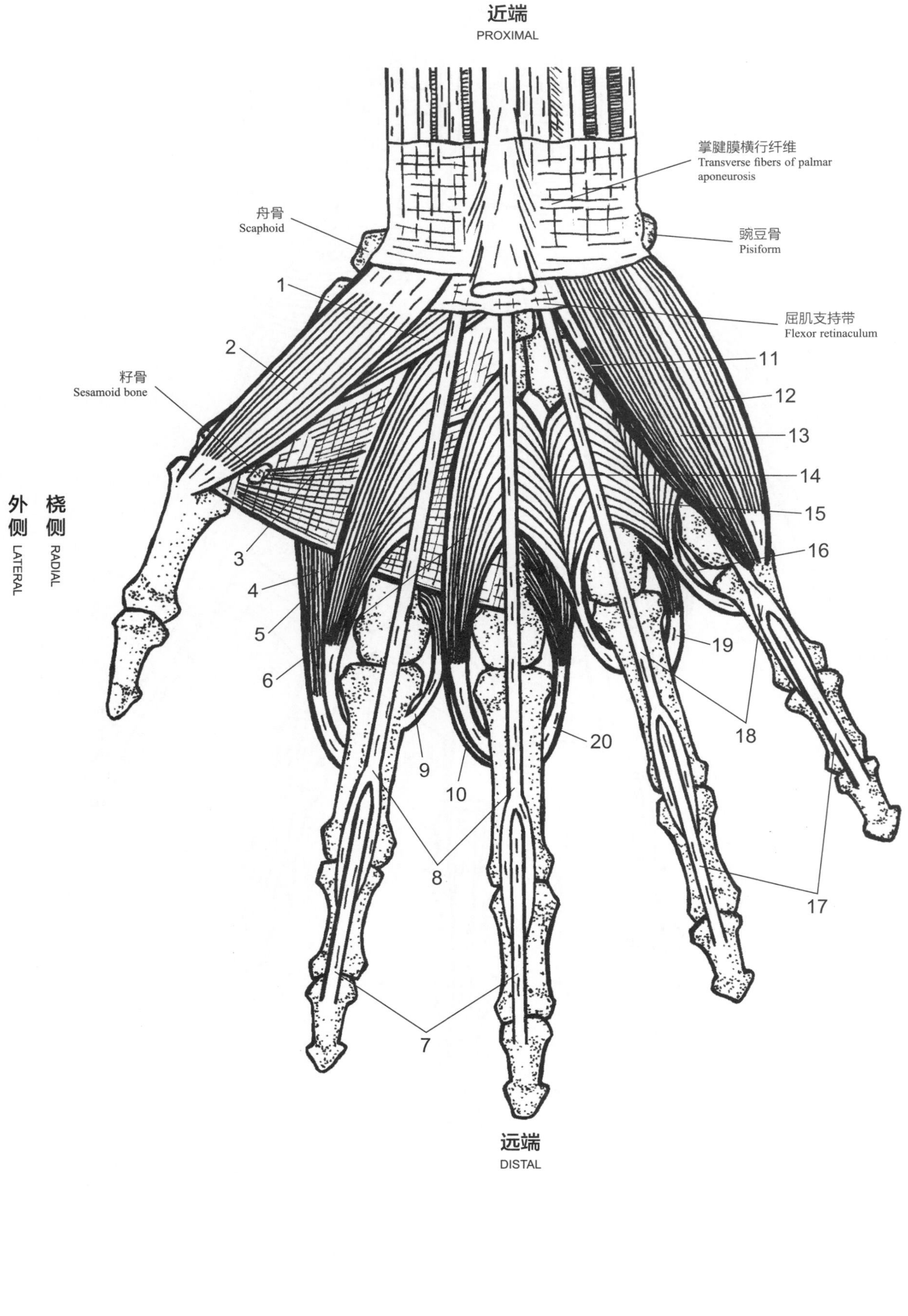
近端
PROXIMAL
掌腱膜横行纤维
Transverse fibers of palmar aponeurosis
舟骨
Scaphoid
豌豆骨
Pisiform
1
屈肌支持带
Flexor retinaculum
2
11
籽骨
Sesamoid bone
12
13
14
外侧
LATERAL
桡侧
RADIAL
15
尺侧
ULNAR
内侧
MEDIAL
3
16
4
5
19
6
18
20
9
10
8
17
7
远端
DISTAL

右手掌侧观（深肌层）

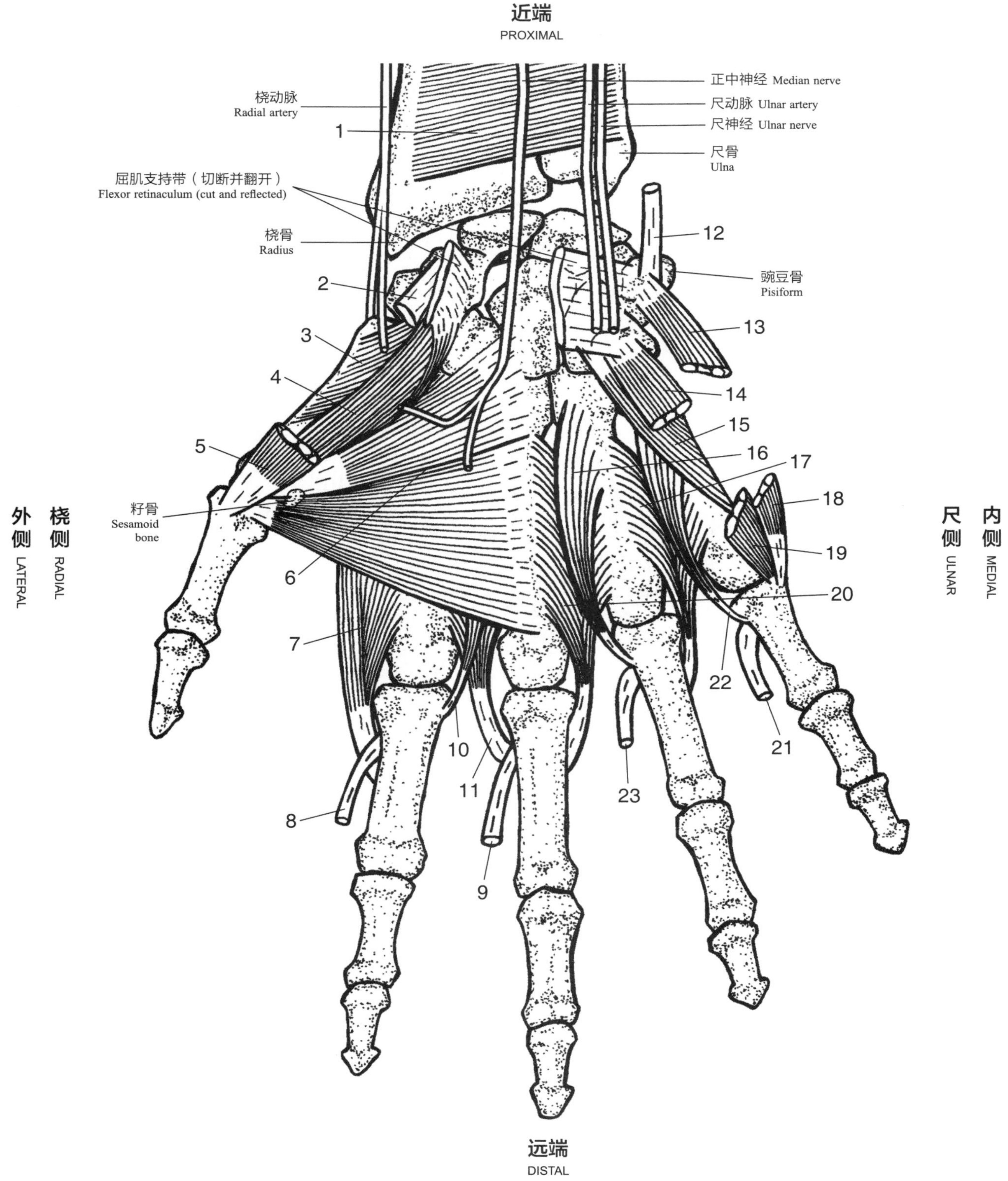
近端
PROXIMAL
桡动脉
Radial artery
1
屈肌支持带（切断并翻开）
Flexor retinaculum (cut and reflected)
桡骨
Radius
2
3
4
5
籽骨
Sesamoid
bone
6
7
8
9
10
11
正中神经 Median nerve
尺动脉 Ulnar artery
尺神经 Ulnar nerve
尺骨
Ulna
12
豌豆骨
Pisiform
13
14
15
16
17
18
19
20
21
22
23
外侧
LATERAL
桡侧
RADIAL
尺侧
ULNAR
内侧
MEDIAL
远端
DISTAL

右手背侧观

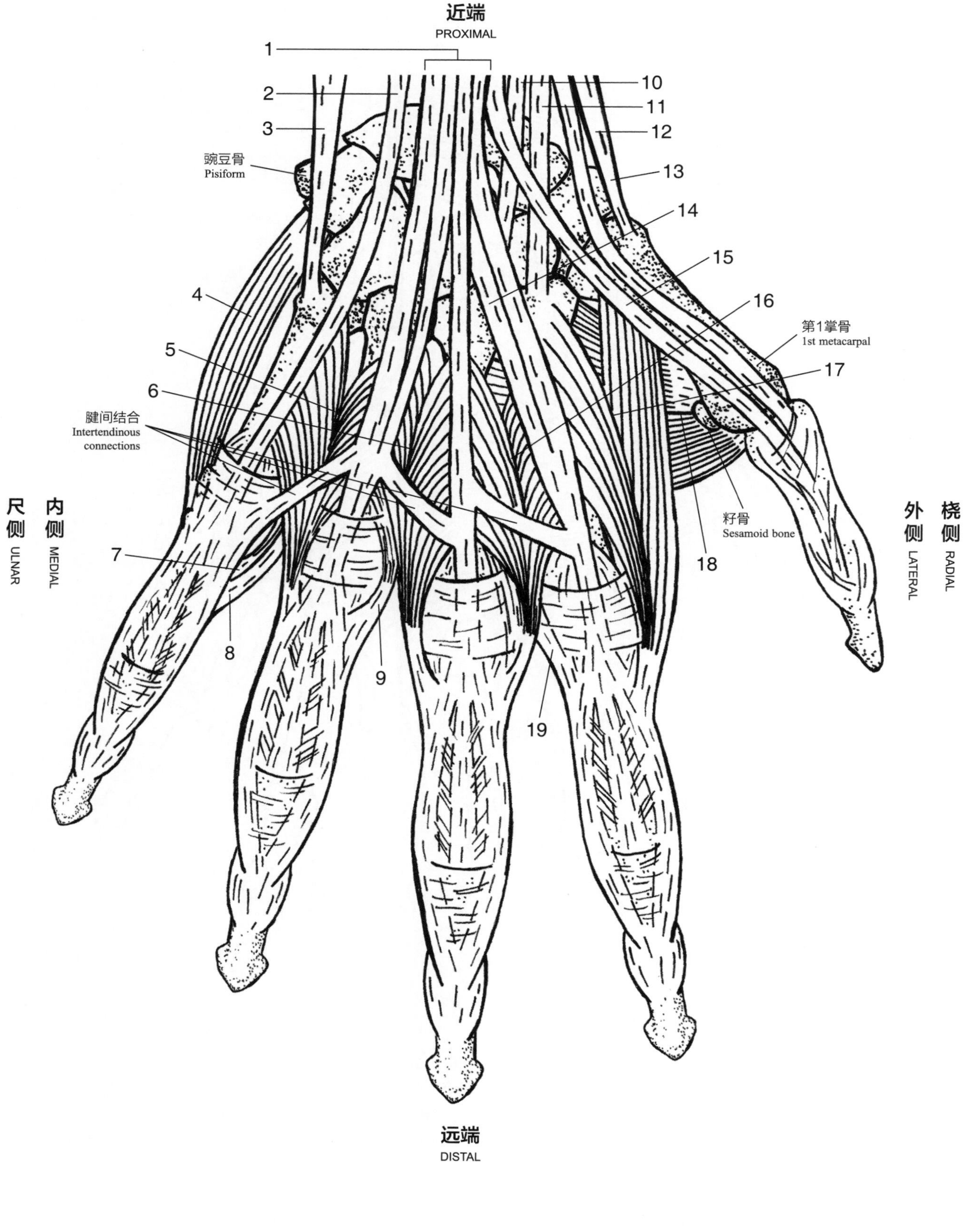
近端
PROXIMAL
1
2
3
10
11
12
13
14
15
16
豌豆骨
Pisiform
4
5
6
腱间结合
Intertendinous
connections
第1掌骨
1st metacarpal
17
尺侧
ULNAR
内侧
MEDIAL
外侧
LATERAL
桡侧
RADIAL
籽骨
Sesamoid bone
18
7
8
9
19
远端
DISTAL

手部肌肉复习题

答案参见412页

1.掌短肌通常在哪项功能活动中发生收缩?
2.手小指屈肌发生等长收缩时，会出现哪种关节运动?
3.大鱼际肌群中的哪一块肌肉，在其远端肌腱处存在籽骨?
4.从前面看，拇收肌与手蚓状肌的相对位置关系如何?
5.大鱼际肌群中最浅表的肌肉是哪一块?
6.哪一块手固有肌肉，在掌指关节处屈指，又在指间关节处伸指?
7.如果拇指在腕掌关节处被动伸指时，拇短屈肌的长度会如何变化?
8.小鱼际肌群肌肉附着于哪两块掌骨?
9.当手小指屈肌离心收缩时，会发生怎样的关节运动?
10.掌短肌深面是哪一块肌肉?
11.小指对掌肌可引起怎样的旋转?
12.当拇收肌向心收缩并使腕掌关节运动时，拇短展肌的长度如何变化?
13.从后面看，掌侧骨间肌和手背骨间肌，哪一个更深在?
14.小鱼际肌群的三块手固有肌肉分别是什么?
15.在远端附着点方面，拇指对掌肌和小指对掌肌有怎样的相似性?
16.手部蚓状肌是屈曲手指，还是伸直手指?
17.紧贴小指对掌肌浅面的是哪一块肌肉?
18.掌侧骨间肌与手背骨间肌是如何进行拮抗的?
19.手部固有肌主要分为哪三个肌群?
20.手固有肌中的哪一块肌肉拮抗拇收肌对腕掌关节的作用?
21.哪些手固有肌与指背腱膜相连?
22.掌侧骨间肌与手背骨间肌是如何协同作用的?
23.掌短肌位于手固有肌的哪一个肌群的浅面?
24.哪一块肌肉与掌短肌协同作用?
25.哪一块肌肉位于小指对掌肌深面?
26.当拇短屈肌向心性收缩时，会出现哪些关节运动?
27.大鱼际肌群与哪一块掌骨相连?
28.哪一块肌肉构成了虎口的大部分?
29.屈肌支持带与掌短肌的位置关系是怎样的?
30.哪些手固有肌肉组成了中央筋膜室肌群?
31.大鱼际肌群包括哪三块肌肉?
32.哪些手固有肌使拇指在腕掌关节处外展?
33.从前面看，手蚓状肌与掌侧骨间肌中，哪一块肌肉更深在?
34.掌短肌附着点有怎样不同寻常之处?
35.哪些肌肉与拇对掌肌协同作用?
36.小指对掌肌如何与手小指展肌拮抗?

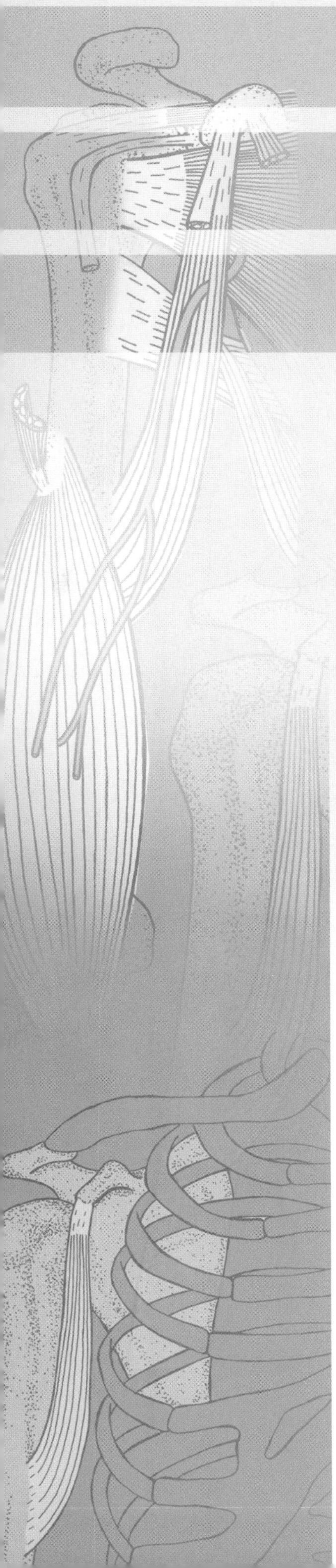

3 其他骨骼肌

开始探索吧：

标记练习的答案在第413页。

腹部其他肌肉前面观

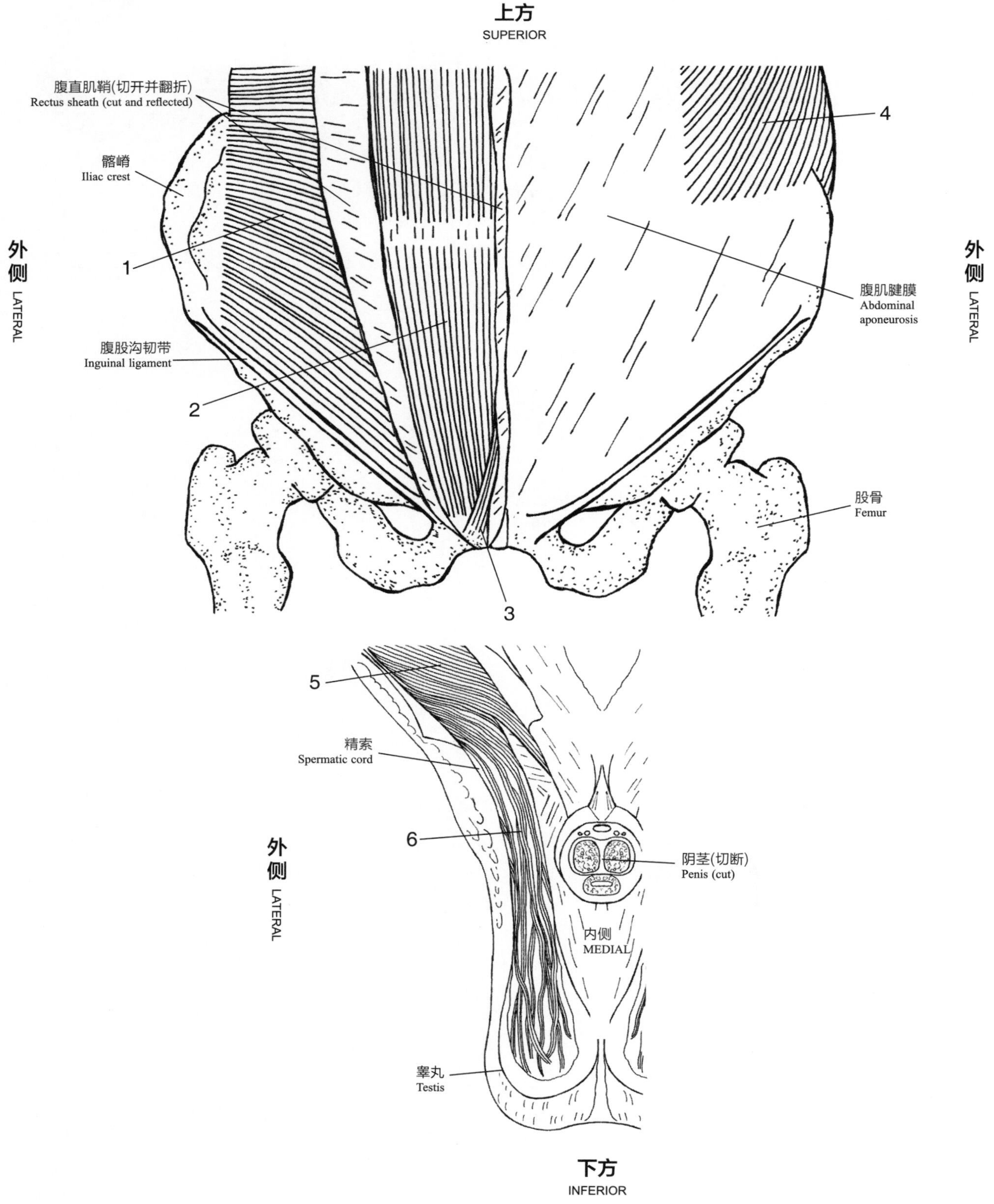
上方
SUPERIOR
腹直肌鞘(切开并翻折)
Rectus sheath (cut and reflected)
髂嵴
Iliac crest
1
外侧
LATERAL
腹股沟韧带
Inguinal ligament
2
3
4
腹肌腱膜
Abdominal aponeurosis
外侧
LATERAL
股骨
Femur
5
精索
Spermatic cord
6
外侧
LATERAL
阴茎(切断)
Penis (cut)
内侧
MEDIAL
睾丸
Testis
下方
INFERIOR

会阴部肌肉

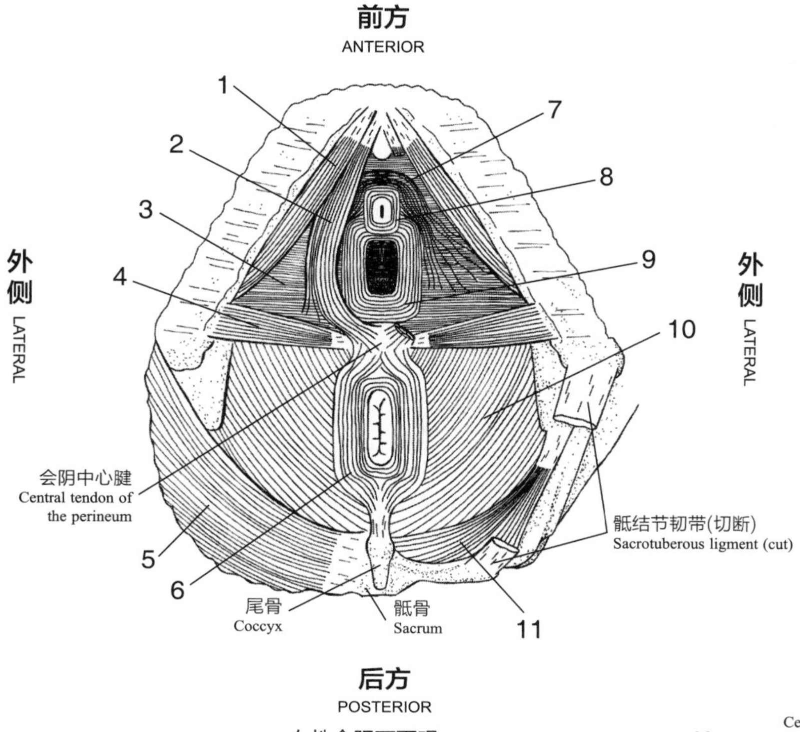
前方
ANTERIOR
1
2
3
4
7
8
9
10
外侧
LATERAL
外侧
LATERAL
会阴中心腱
Central tendon of the perineum
5
6
尾骨
Coccyx
骶骨
Sacrum
11
骶结节韧带(切断)
Sacrotuberous ligment (cut)
后方
POSTERIOR

女性会阴下面观

Inferior view of female perineum

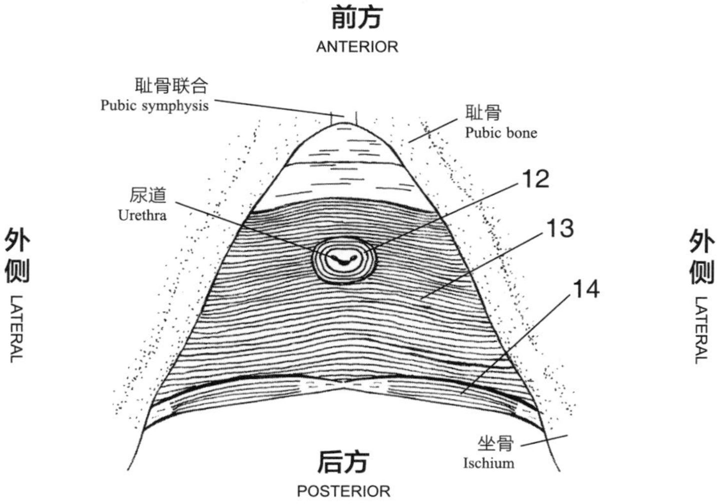
前方
ANTERIOR
耻骨联合
Pubic symphysis
耻骨
Pubic bone
尿道
Urethra
12
13
14
外侧
LATERAL
外侧
LATERAL
坐骨
Ischium
后方
POSTERIOR

男性会阴下面观（深层）

Inferior view of male perineum (deep)

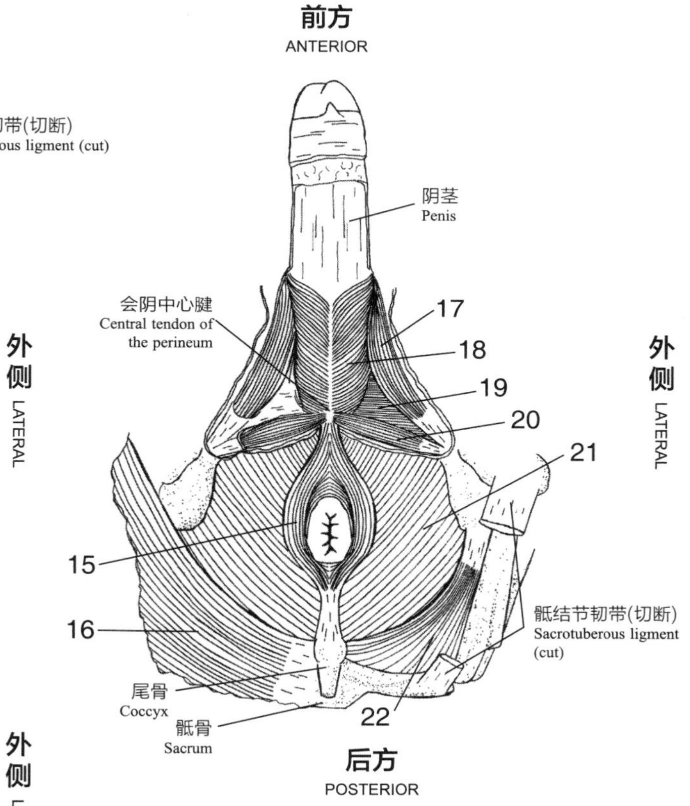
前方
ANTERIOR
阴茎
Penis
会阴中心腱
Central tendon of the perineum
17
18
19
20
21
外侧
LATERAL
外侧
LATERAL
15
16
骶结节韧带(切断)
Sacrotuberous ligment (cut)
尾骨
Coccyx
骶骨
Sacrum
22
后方
POSTERIOR

男性会阴下面观（浅层）

Inferior view of male perineum (superficial)

舌肌

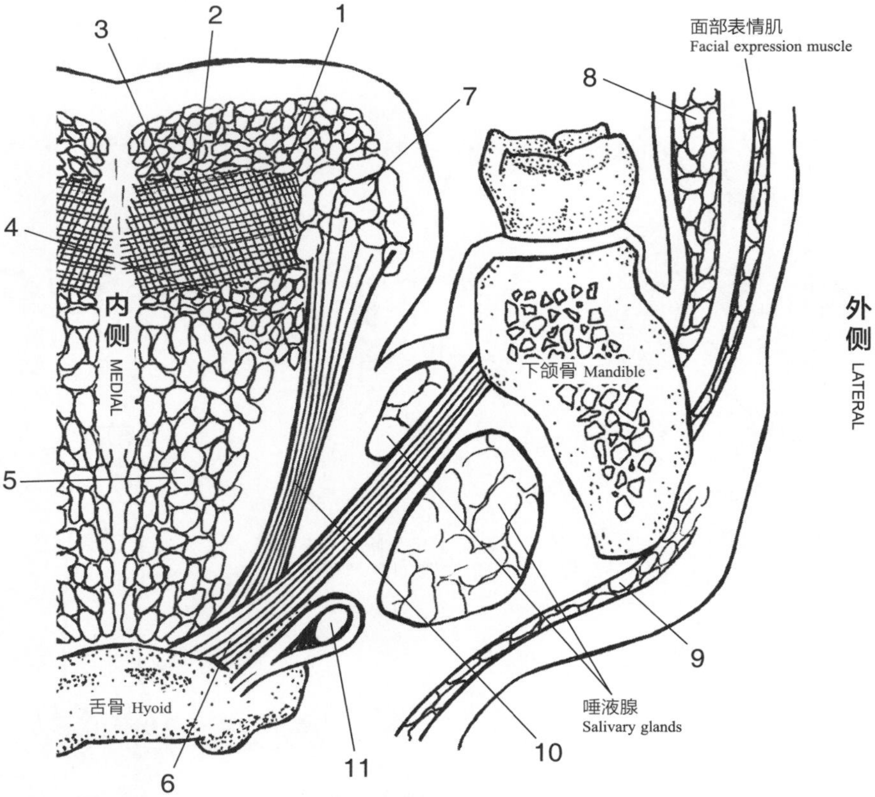
3
2
1
7
面部表情肌
Facial expression muscle
8
4
内侧
MEDIAL
外侧
LATERAL
下颌骨 Mandible
5
9
舌骨 Hyoid
唾液腺
Salivary glands
10
11
6

前面观（冠状切面）
Anterior view (frontal plane section)

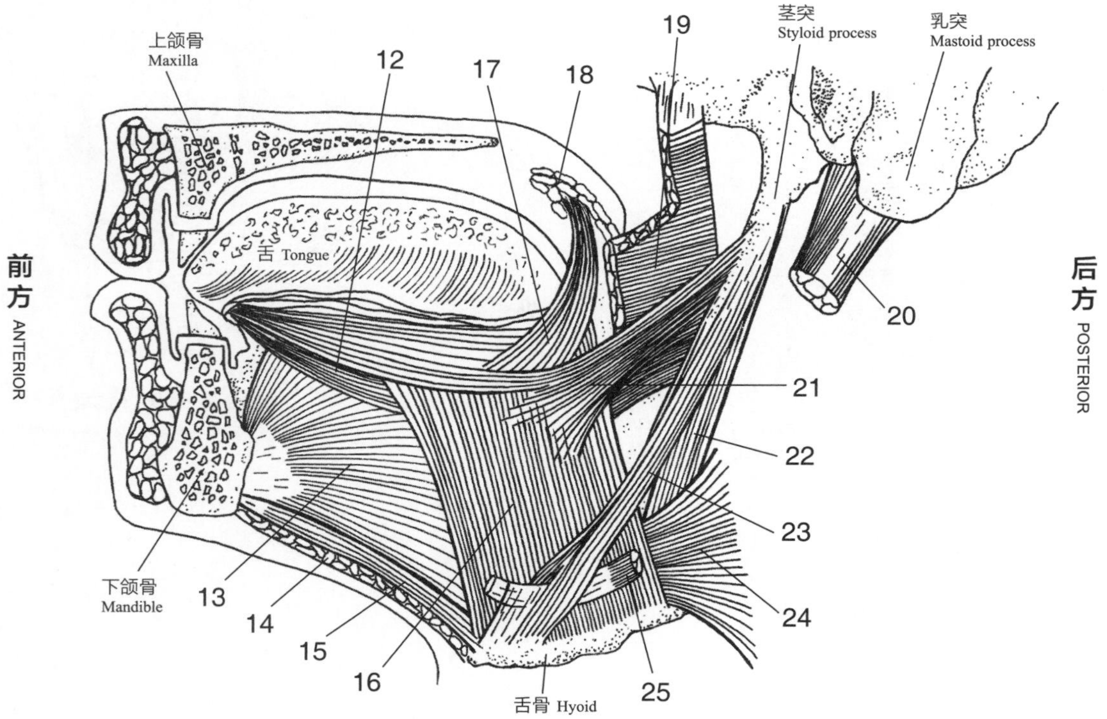
19
茎突
Styloid process
乳突
Mastoid process
上颌骨
Maxilla
12
17
18
舌 Tongue
前方
ANTERIOR
后方
POSTERIOR
20
21
22
23
24
下颌骨
Mandible
13
14
15
16
舌骨 Hyoid
25

外侧面观（矢状切面）
Lateral view (sagittal plane section)

腭肌

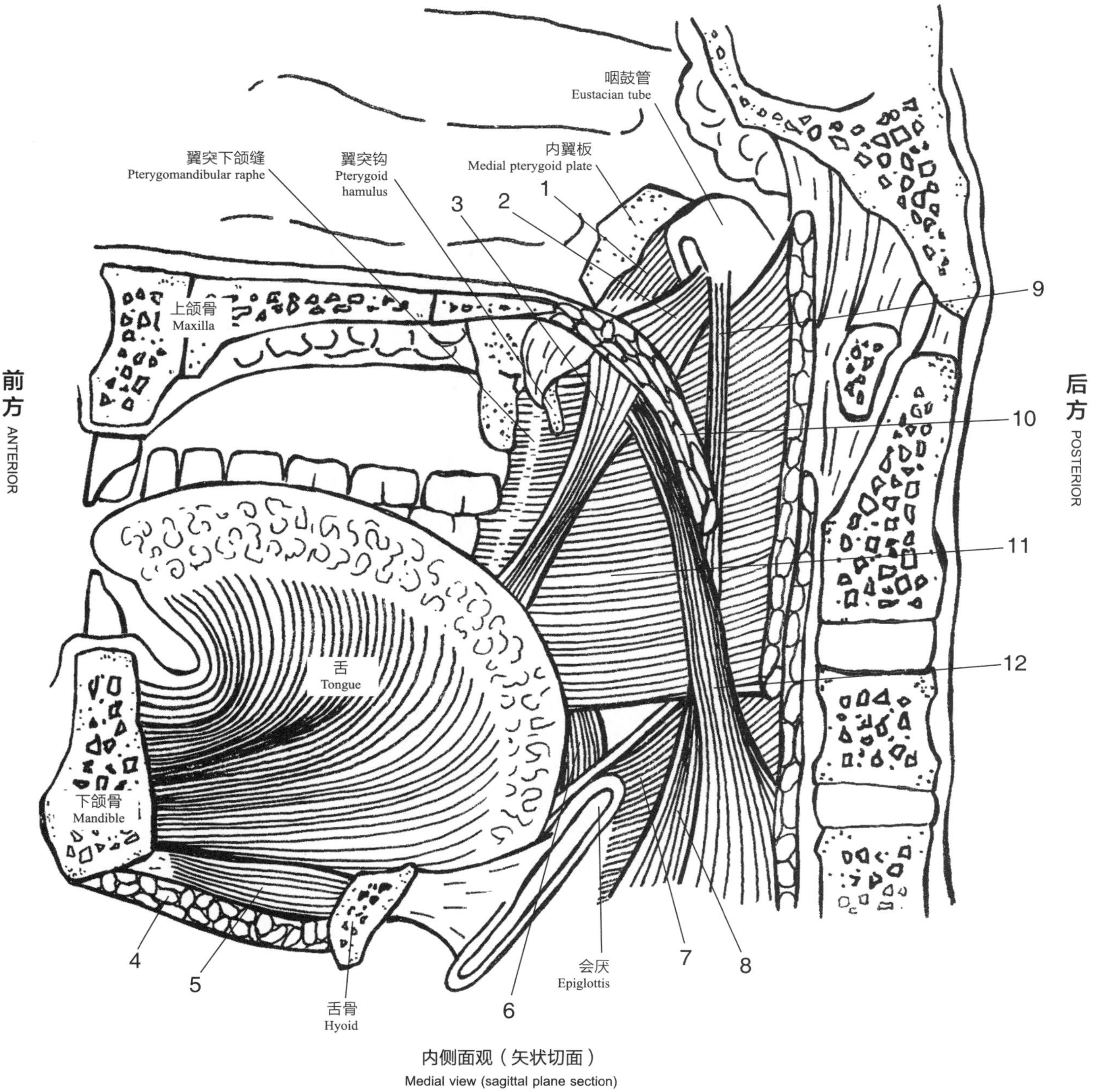
咽鼓管
Eustacian tube
内翼板
Medial pterygoid plate
翼突下颌缝
Pterygomandibular raphe
翼突钩
Pterygoid
hamulus
1
2
3
9
10
11
12
上颌骨
Maxilla
前方
ANTERIOR
后方
POSTERIOR
舌
Tongue
下颌骨
Mandible
4
5
舌骨
Hyoid
6
会厌
Epiglottis
7
8

内侧面观（矢状切面）
Medial view (sagittal plane section)

咽肌

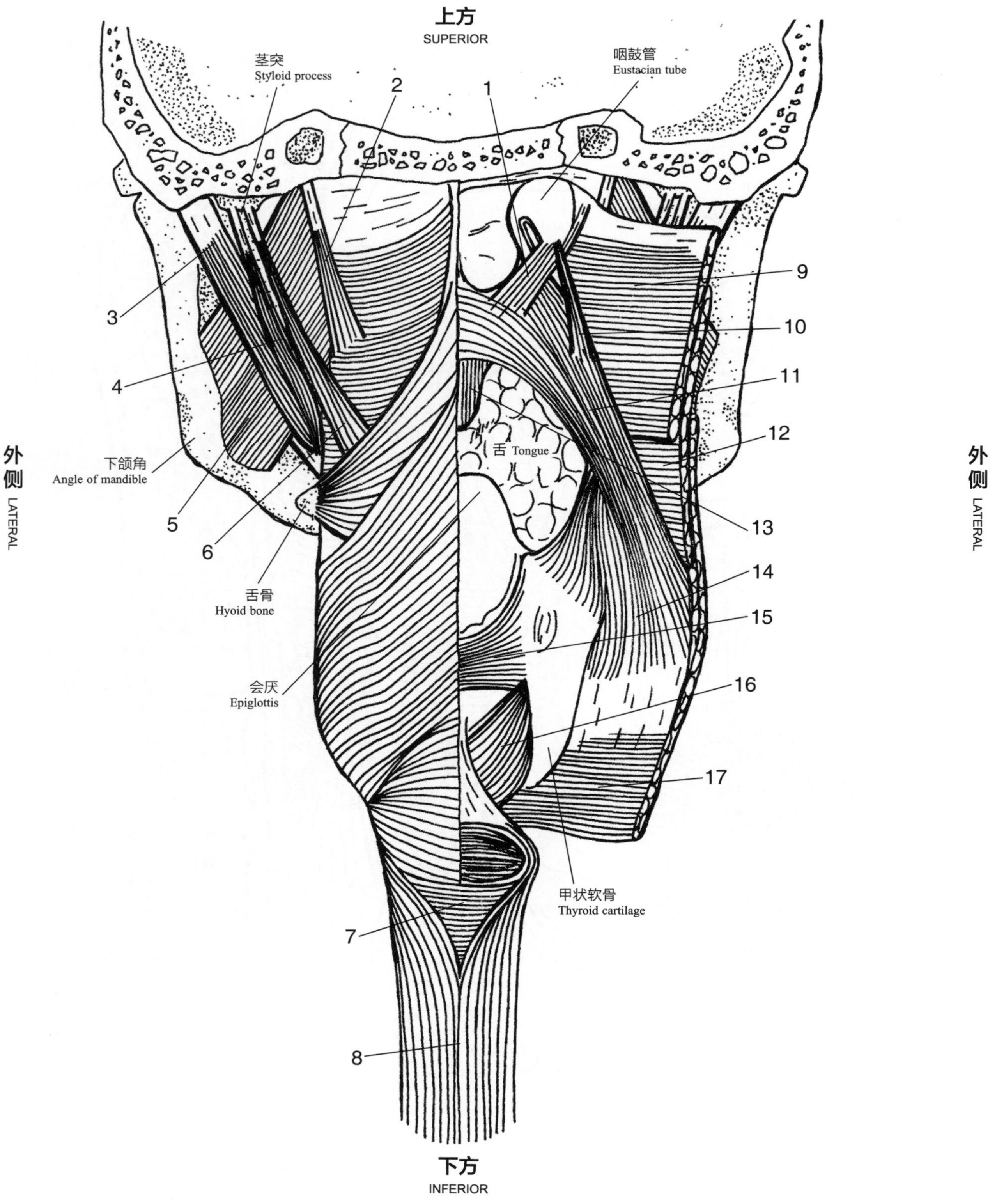
上方
SUPERIOR
茎突
Styloid process
咽鼓管
Eustacian tube
1
2
3
4
5
6
7
8
9
10
11
12
13
14
15
16
17
外侧
LATERAL
下颌角
Angle of mandible
舌 Tongue
舌骨
Hyoid bone
会厌
Epiglottis
甲状软骨
Thyroid cartilage
外侧
LATERAL
下方
INFERIOR

后面观（右侧切开）
Posterior view (opened up on the right side)

喉肌

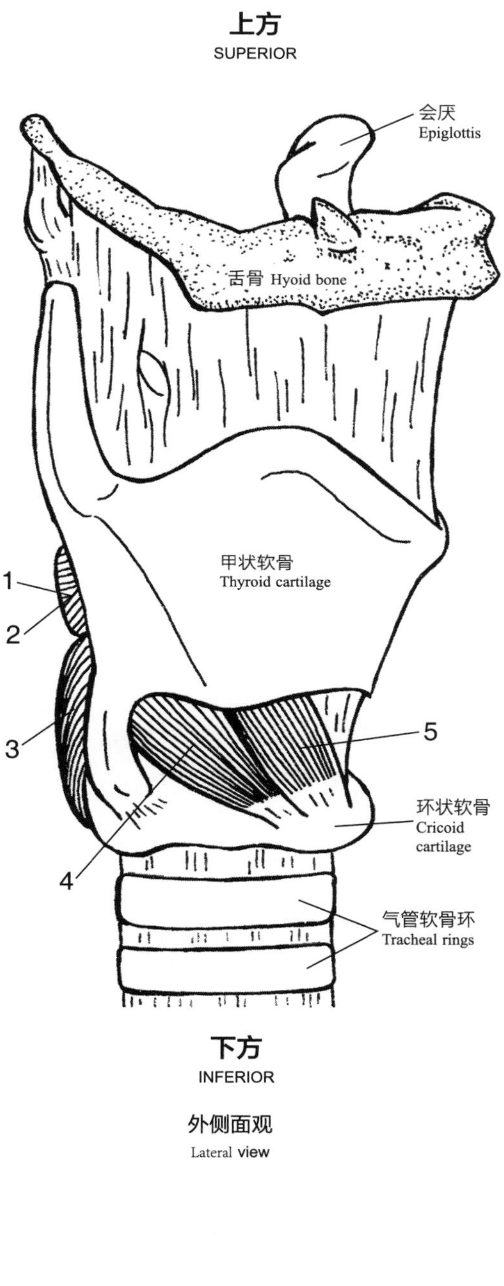
上方
SUPERIOR
会厌
Epiglottis
舌骨 Hyoid bone
甲状软骨
Thyroid cartilage
1
2
3
4
5
环状软骨
Cricoid
cartilage
气管软骨环
Tracheal rings
下方
INFERIOR

外侧面观
Lateral view

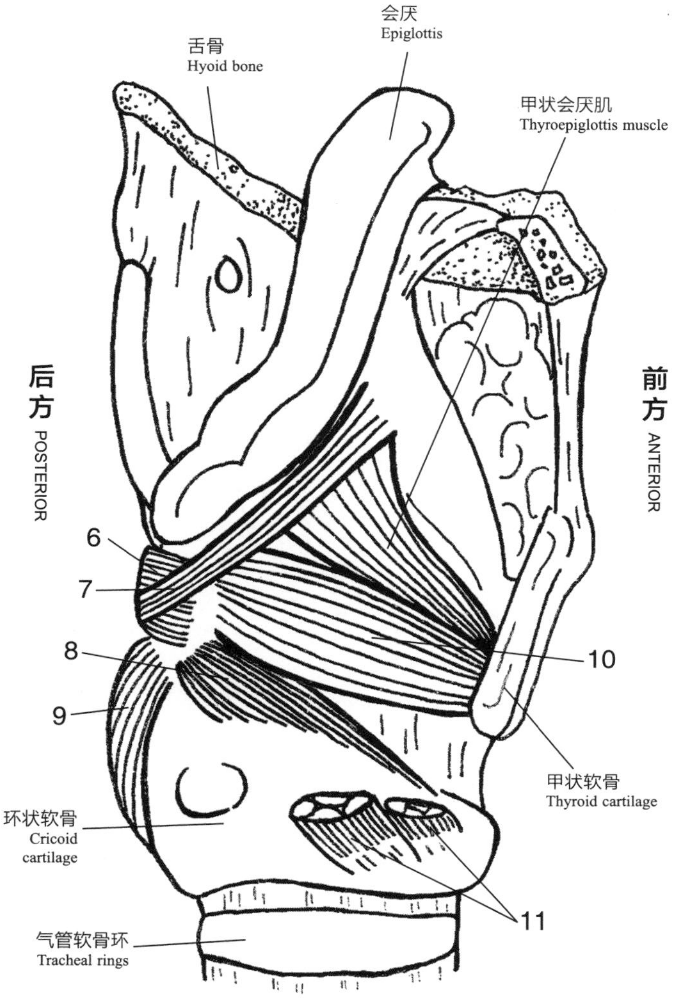
舌骨
Hyoid bone
会厌
Epiglottis
甲状会厌肌
Thyroepiglottis muscle
后方
POSTERIOR
前方
ANTERIOR
6
7
8
9
10
11
甲状软骨
Thyroid cartilage
环状软骨
Cricoid
cartilage
气管软骨环
Tracheal rings

外侧面观（切开）
Lateral view (dissected)

喉肌

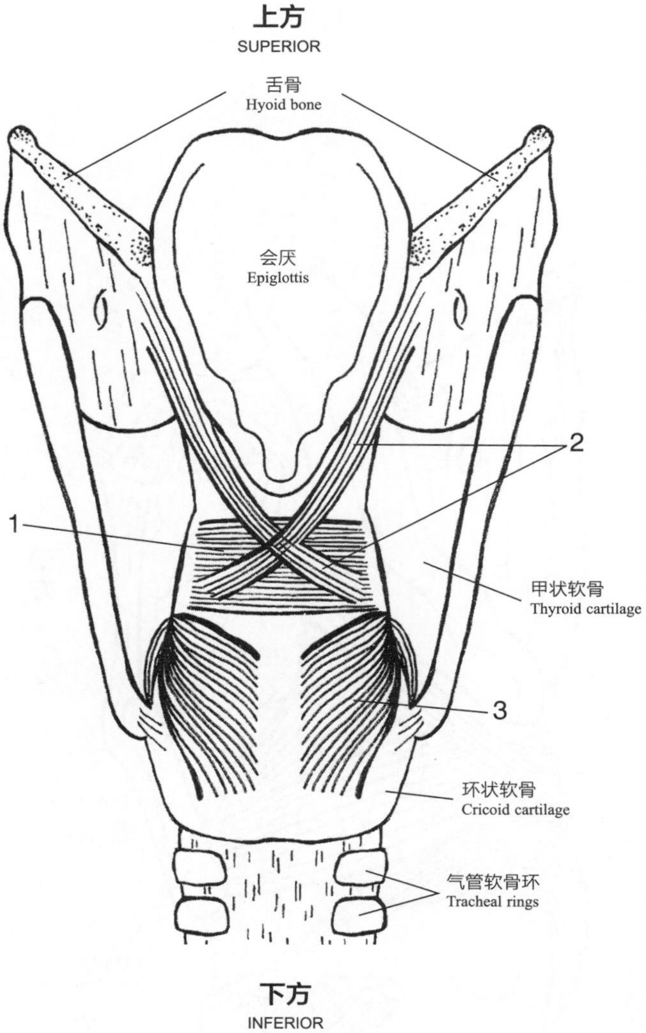
上方
SUPERIOR
舌骨
Hyoid bone
会厌
Epiglottis
2
1
甲状软骨
Thyroid cartilage
3
环状软骨
Cricoid cartilage
气管软骨环
Tracheal rings
下方
INFERIOR

后侧观
Posterior view

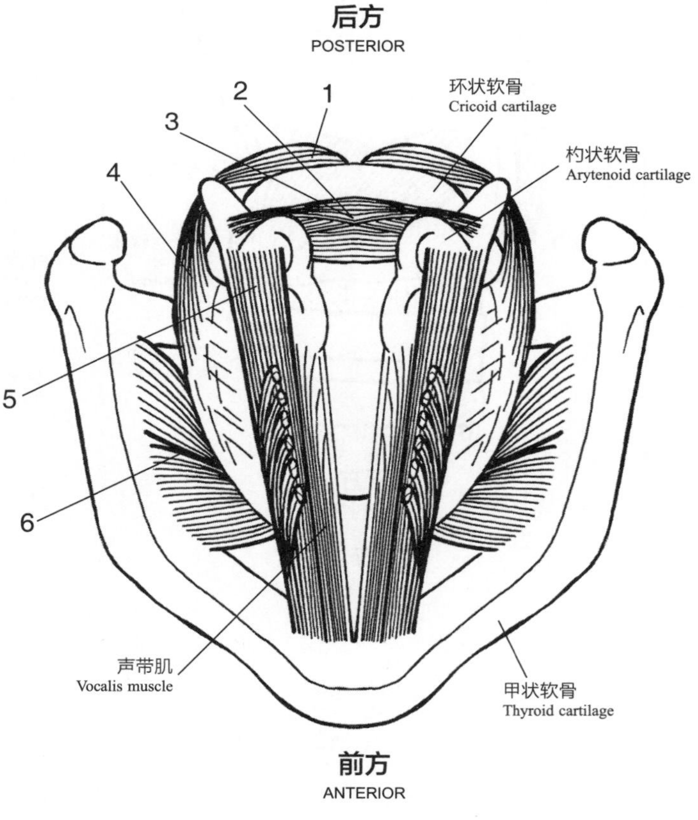
后方
POSTERIOR
2
1
环状软骨
Cricoid cartilage
3
杓状软骨
Arytenoid cartilage
4
5
6
声带肌
Vocalis muscle
甲状软骨
Thyroid cartilage
前方
ANTERIOR

上面观
Superior view

右侧眼外肌

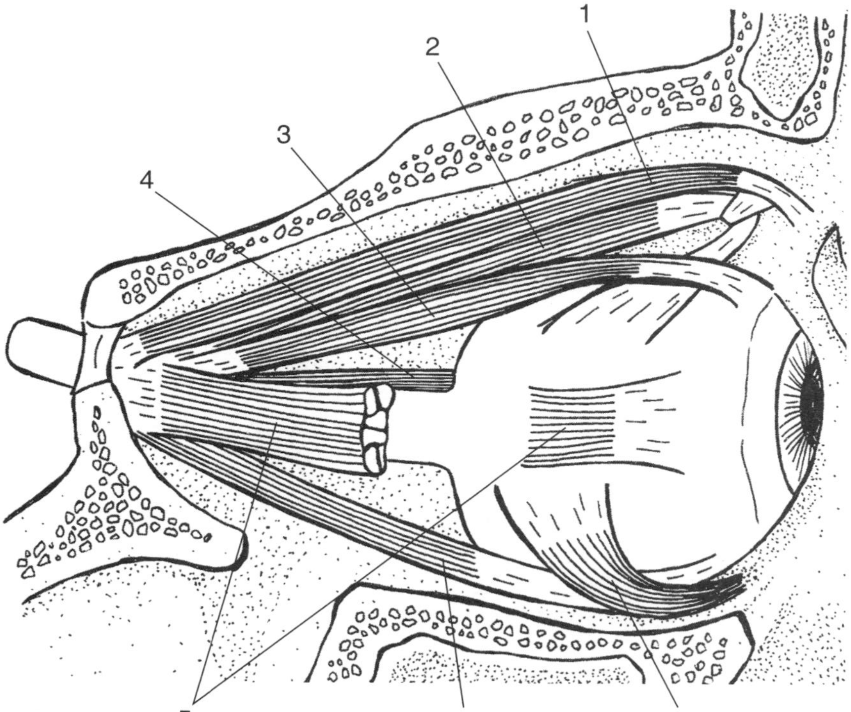
1
2
3
4
后方
POSTERIOR
前方
ANTERIOR
5
6
7

外侧面观
Lateral view

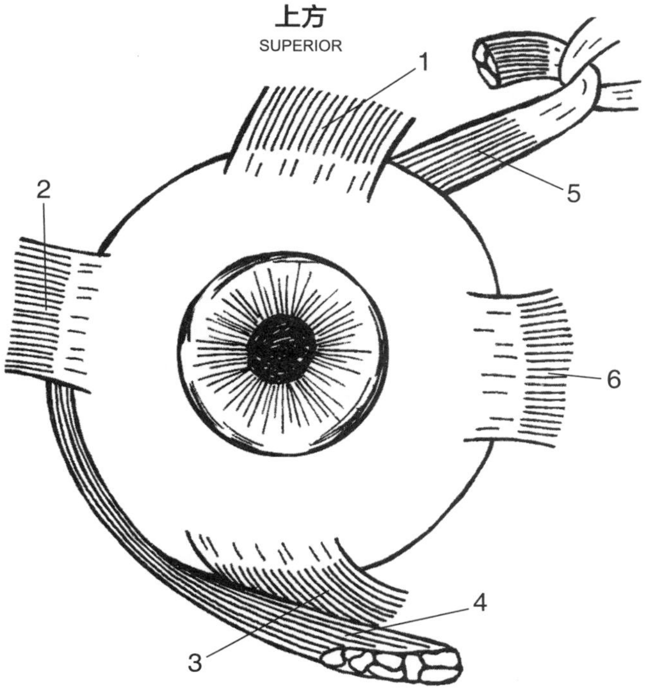
上方
SUPERIOR
1
2
5
6
4
3
下方
INFERIOR

前面观
Anterior view

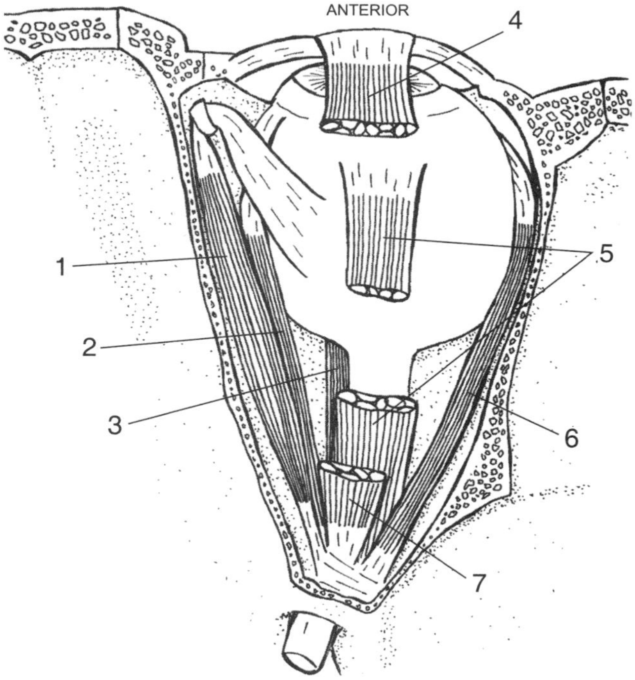
前方
ANTERIOR
4
1
5
2
3
6
7
后方
POSTERIOR

上面观
Superior view

鼓室肌

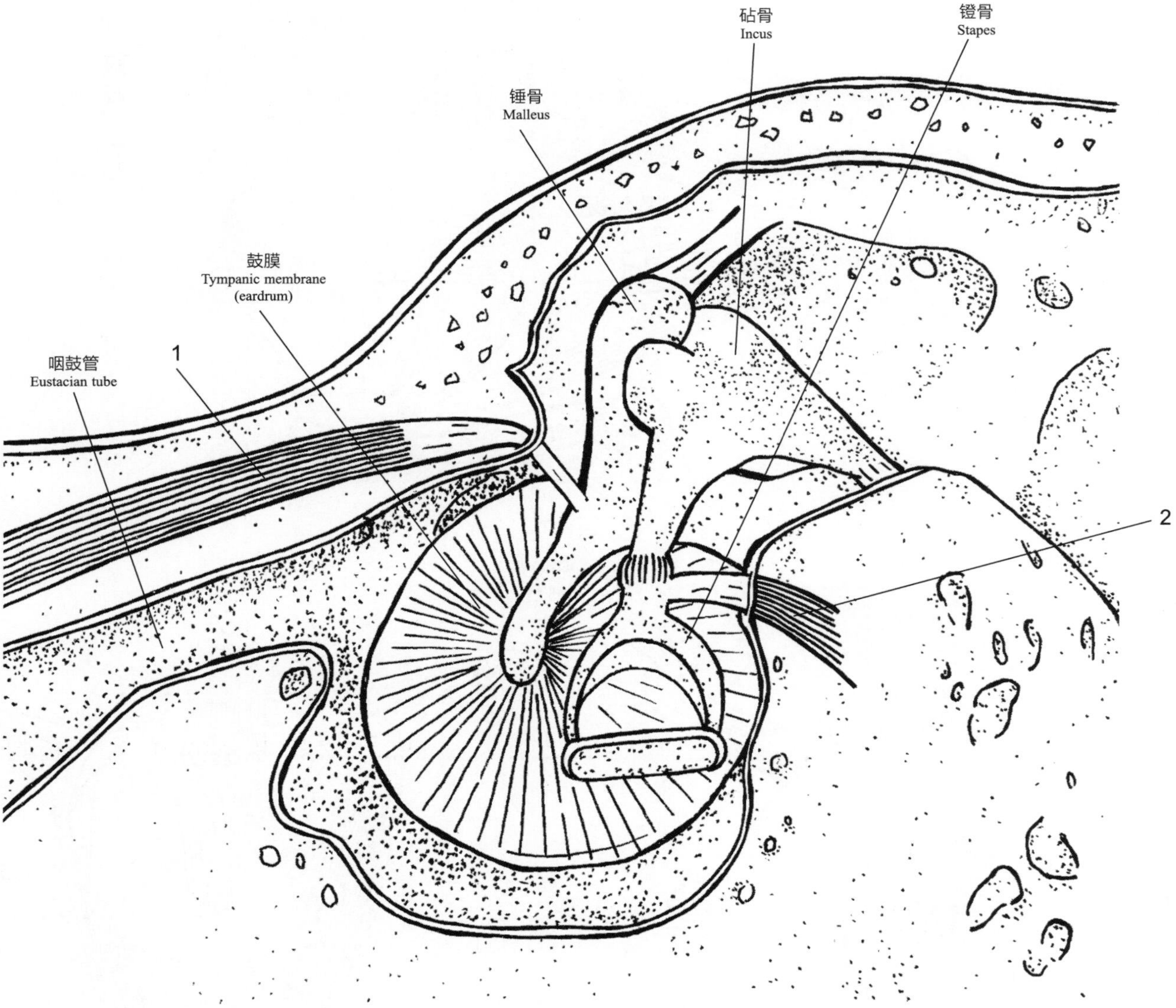
砧骨
Incus
镫骨
Stapes
锤骨
Malleus
鼓膜
Tympanic membrane
(eardrum)
咽鼓管
Eustacian tube
1
2

内侧观（在颞骨内）

Medial view (within the temporal bone)

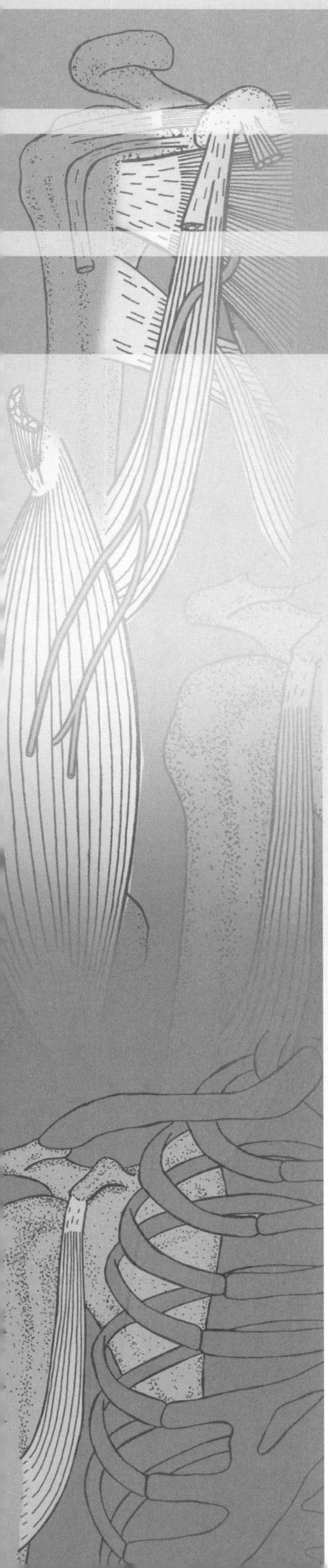

神经系统 4

开始探索吧：

标记练习的答案在第414页。

脑神经

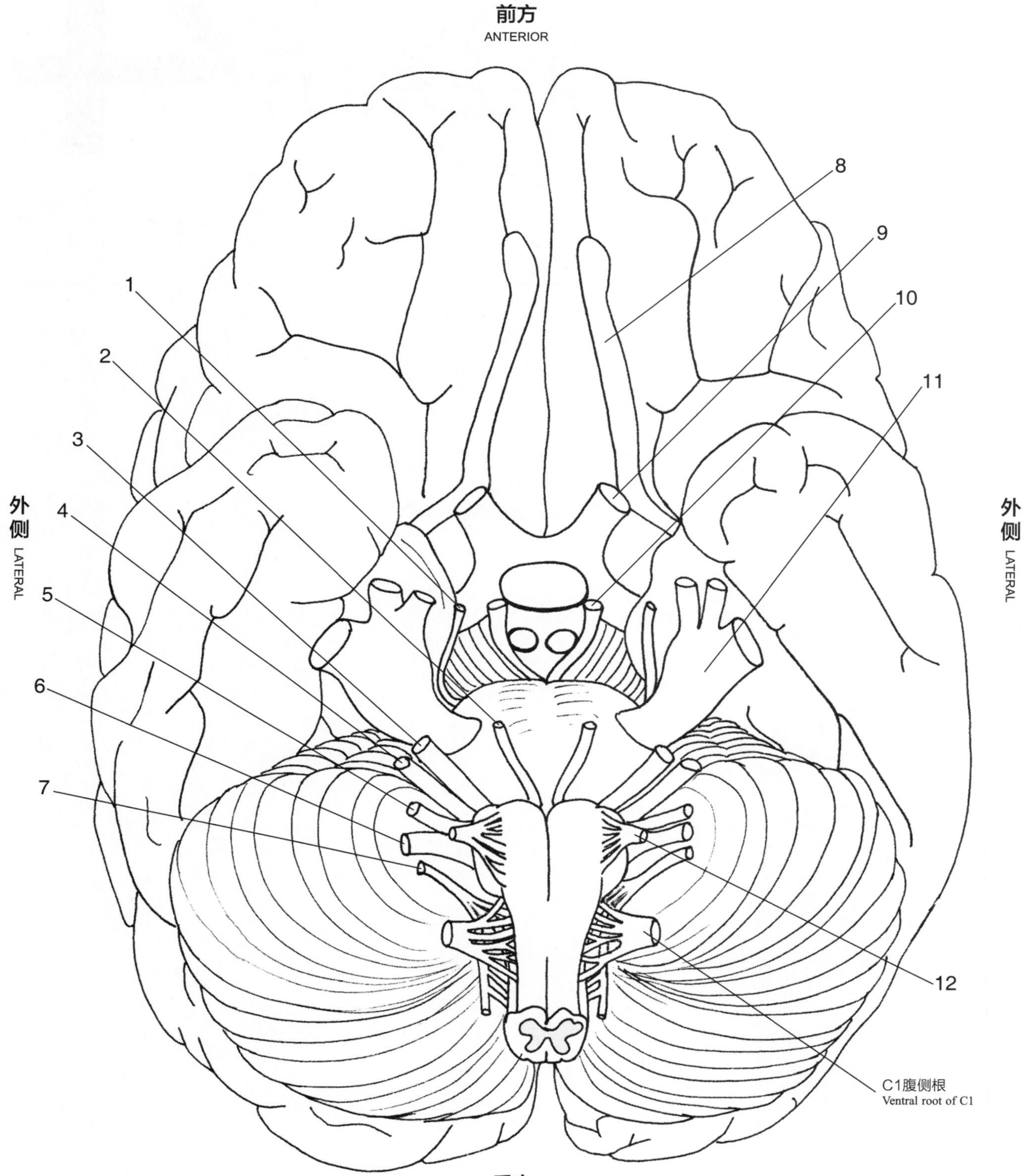
前方
ANTERIOR
外侧
LATERAL
外侧
LATERAL
1
2
3
4
5
6
7
8
9
10
11
12
C1腹侧根
Ventral root of C1
后方
POSTERIOR

脑的下面观
Inferior view of the brain

脊神经的构成

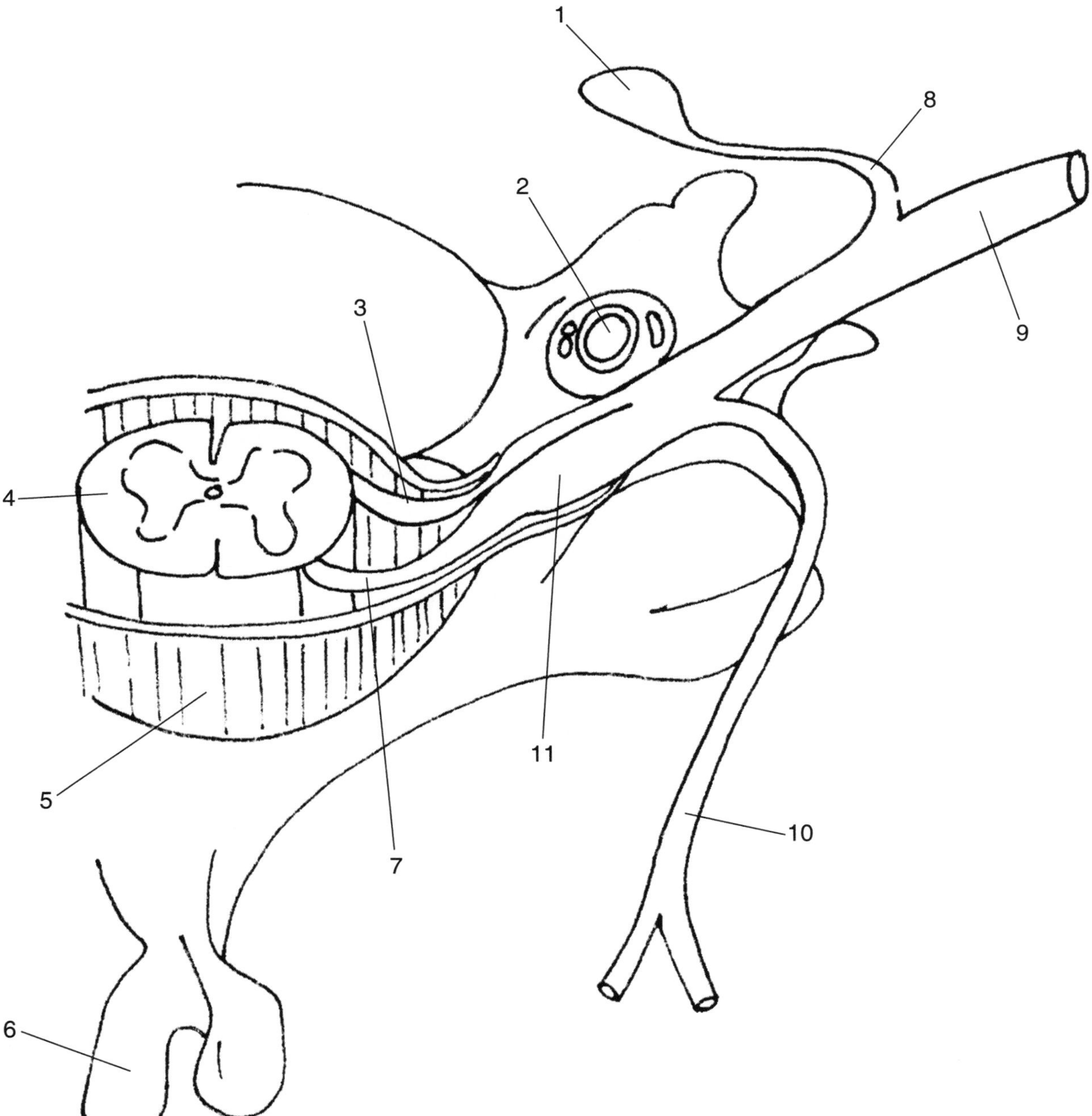

颈髓横断面——脊神经示意图

Cross section view of the spinal cord through a cervical vertebra-spinal nerve diagram

颈丛

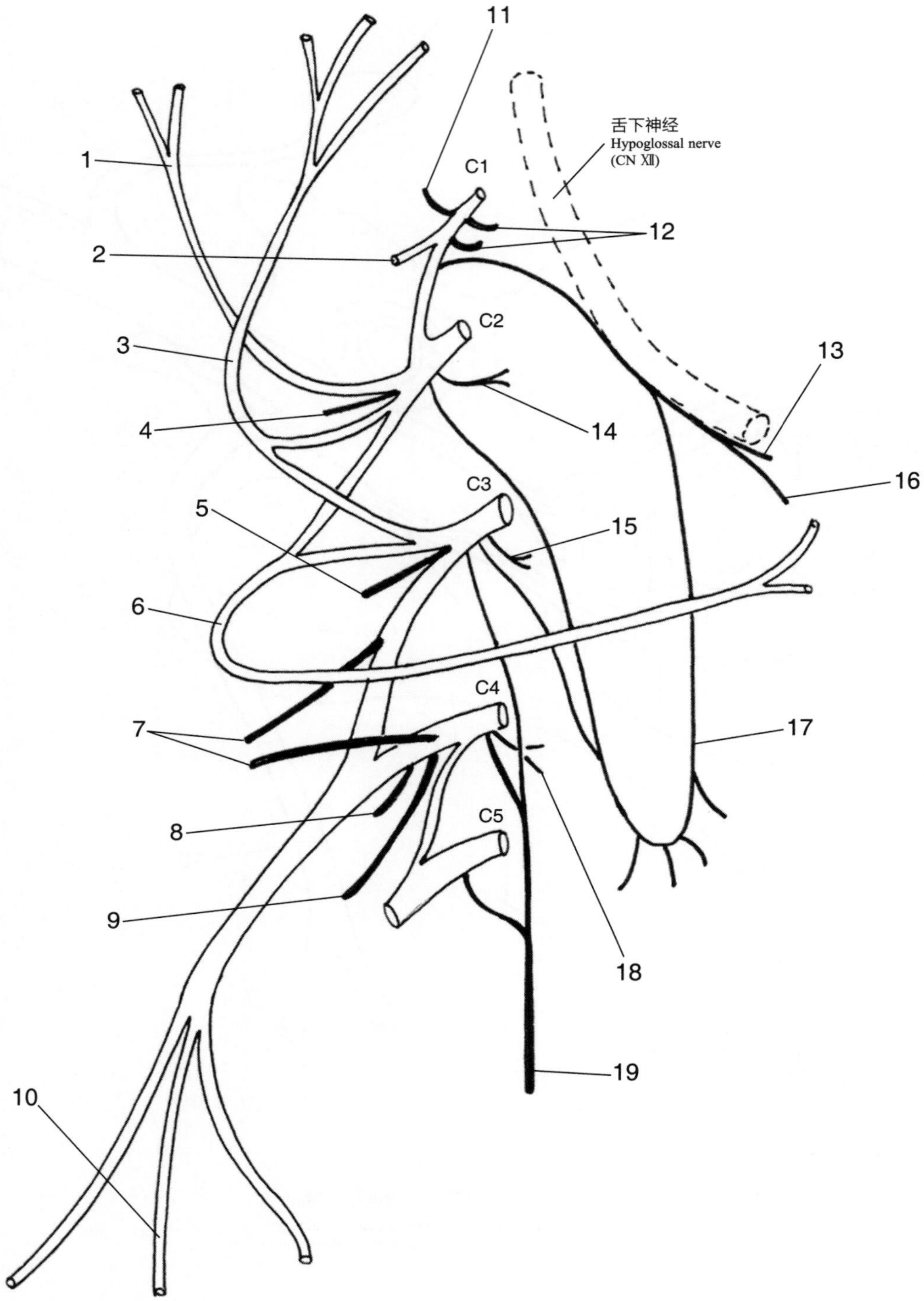

1
2
3
4
5
6
7
8
9
10
11
12
13
14
15
16
17
18
19
C1
C2
C3
C4
C5
舌下神经
Hypoglossal nerve
(CN XII)

臂丛

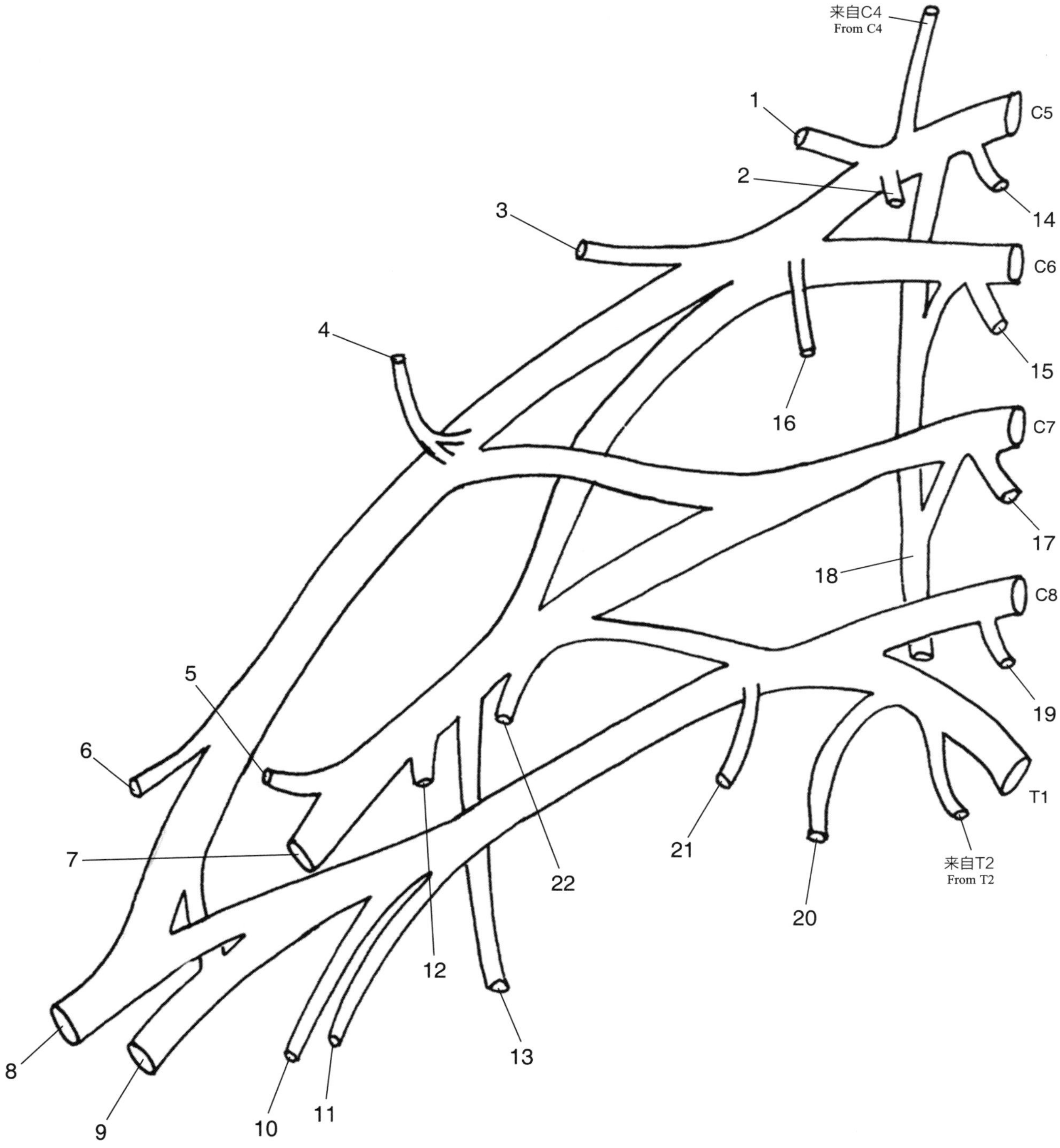
来自C4
From C4
1
2
3
4
5
6
7
8
9
10
11
12
13
14
15
16
17
18
19
20
21
22
C5
C6
C7
C8
T1
来自T2
From T2

腰丛

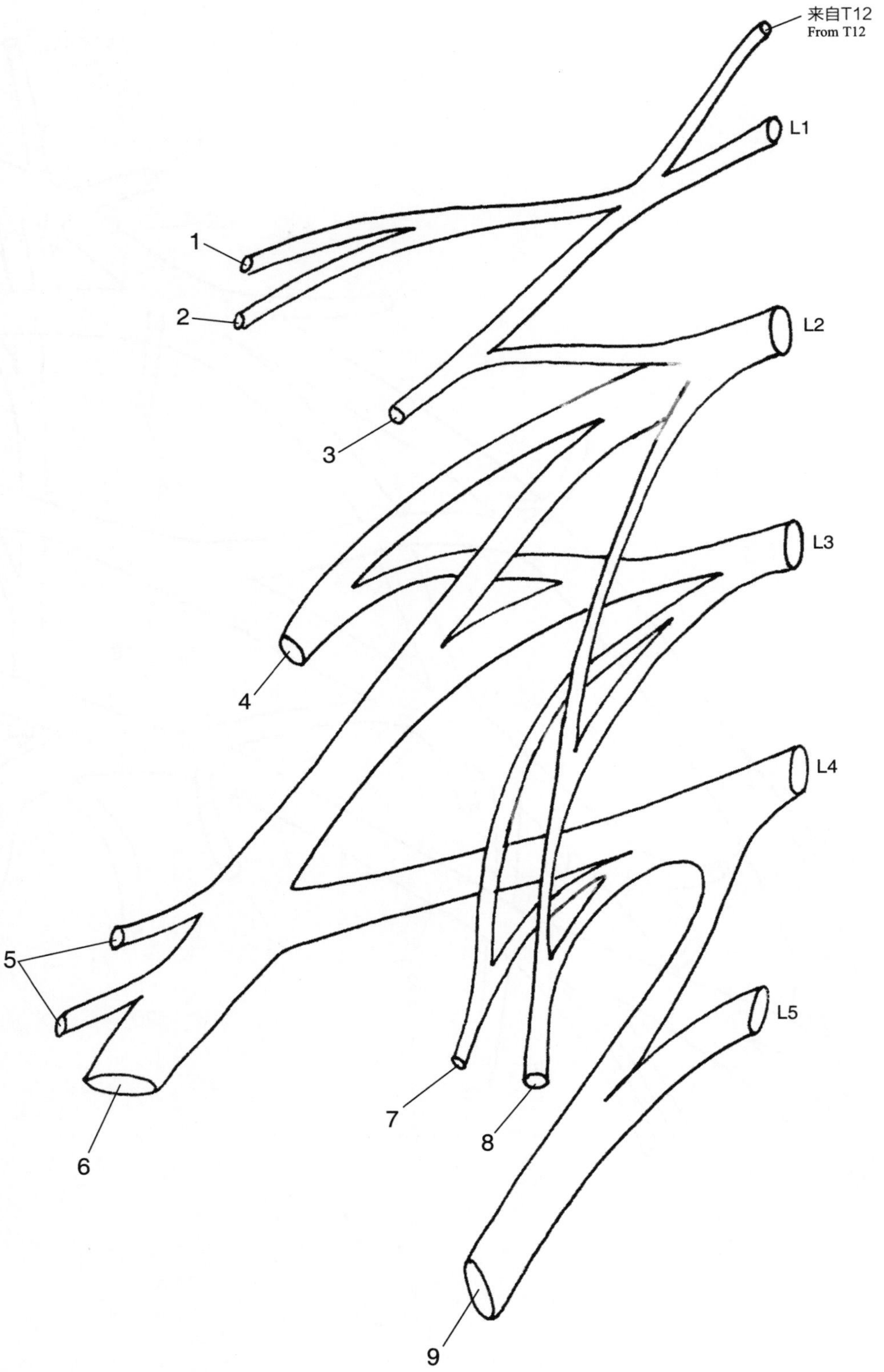

骶尾丛

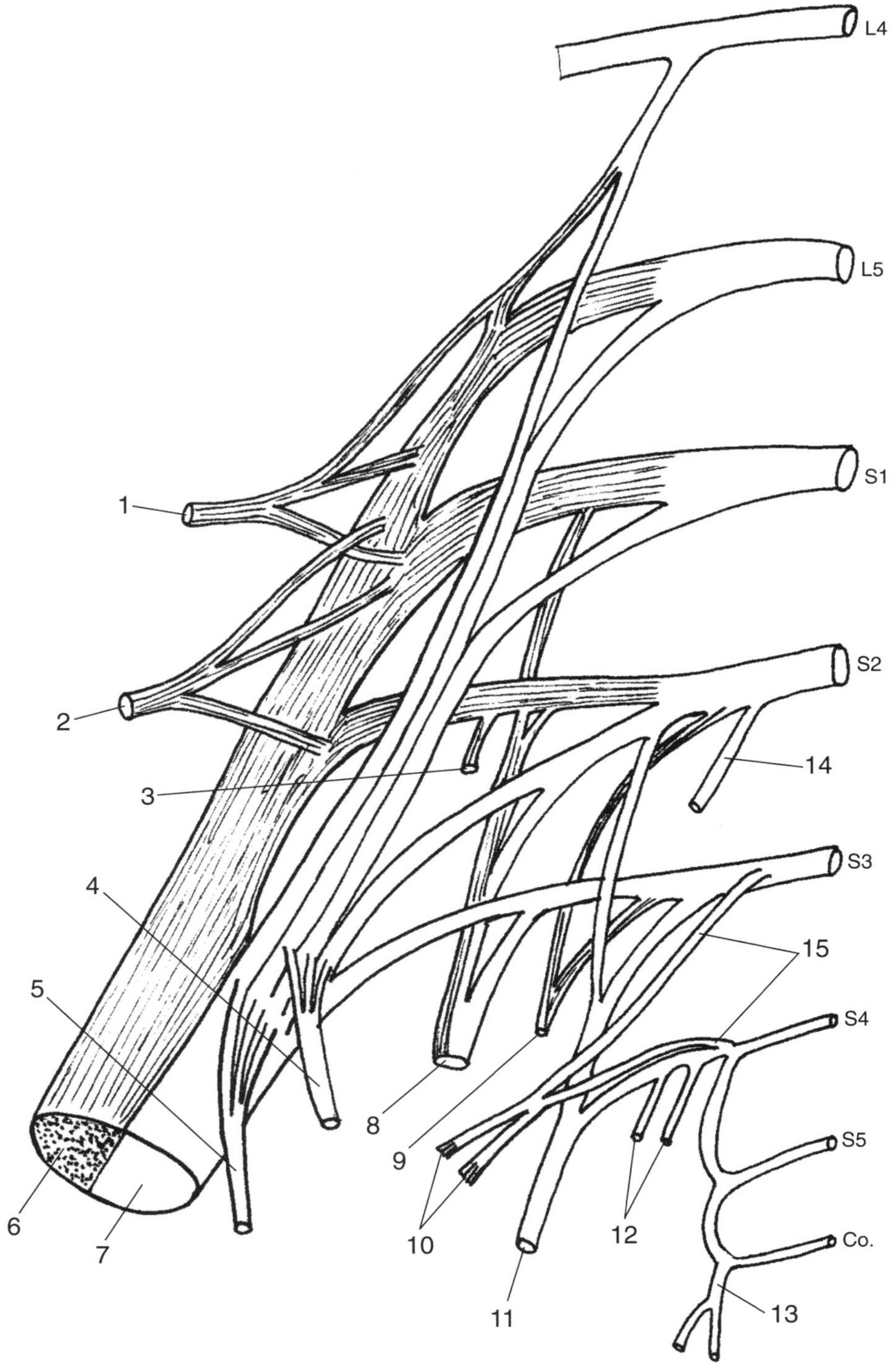

右下肢神经支配

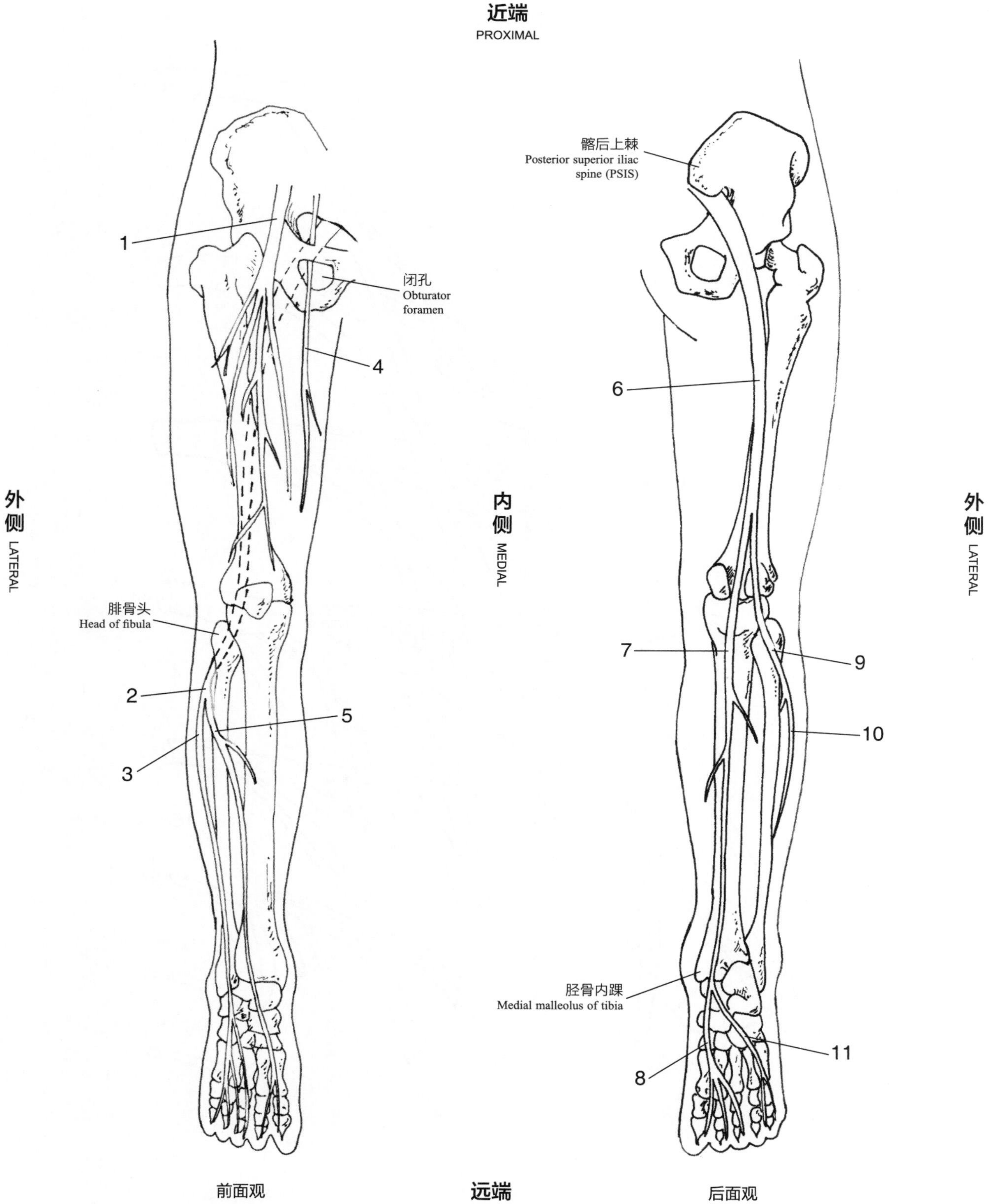
近端
PROXIMAL
1
闭孔
Obturator foramen
4
外侧
LATERAL
腓骨头
Head of fibula
2
5
3
内侧
MEDIAL
髂后上棘
Posterior superior iliac spine (PSIS)
6
外侧
LATERAL
7
9
10
胫骨内踝
Medial malleolus of tibia
11
8
远端
DISTAL

前面观
Anterior view

后面观
Posterior view

右上肢神经支配前面观

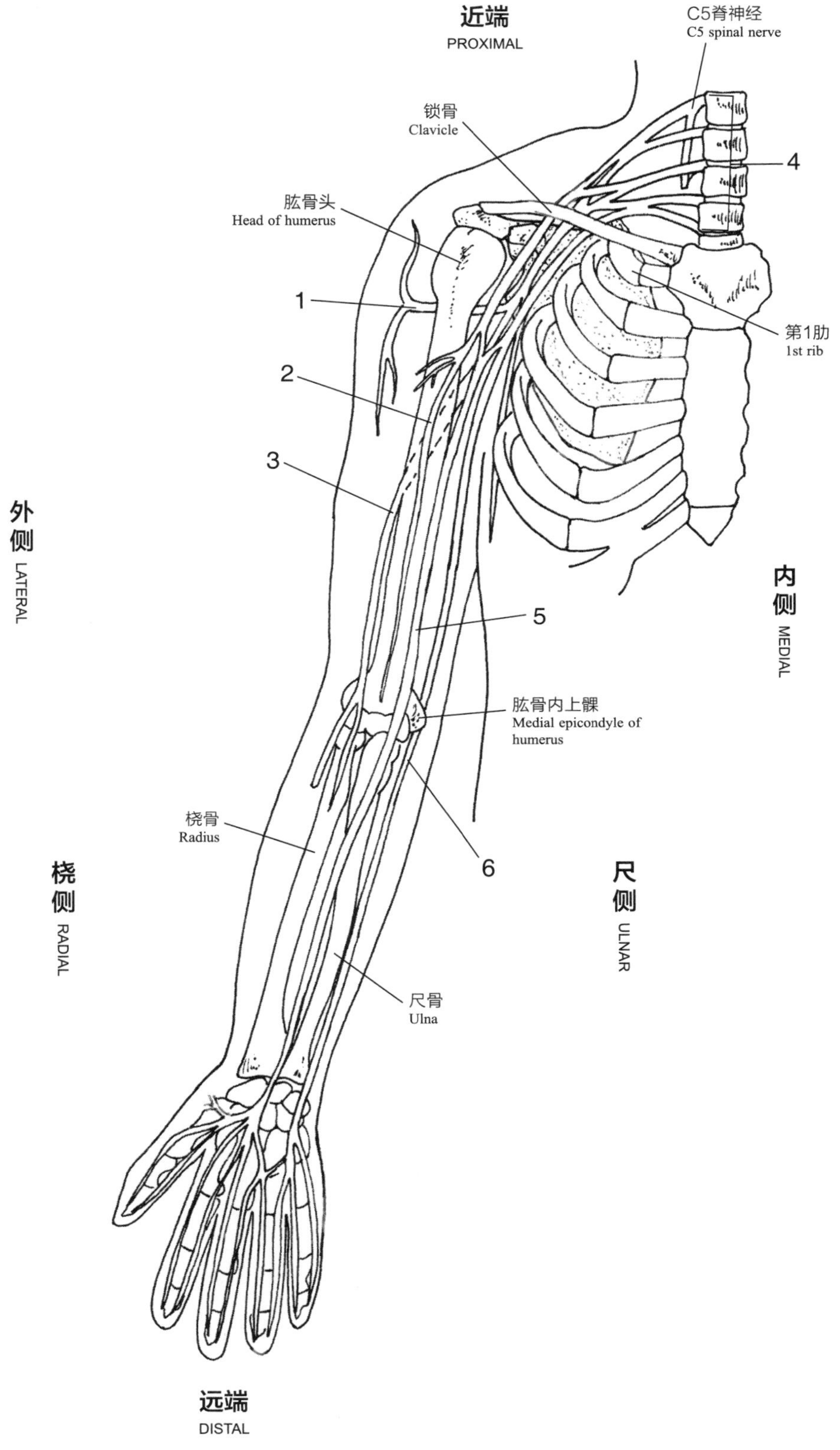
近端
PROXIMAL
C5脊神经
C5 spinal nerve
锁骨
Clavicle
4
肱骨头
Head of humerus
1
第1肋
1st rib
2
3
外侧
LATERAL
内侧
MEDIAL
5
肱骨内上髁
Medial epicondyle of humerus
桡骨
Radius
6
桡侧
RADIAL
尺侧
ULNAR
尺骨
Ulna
远端
DISTAL

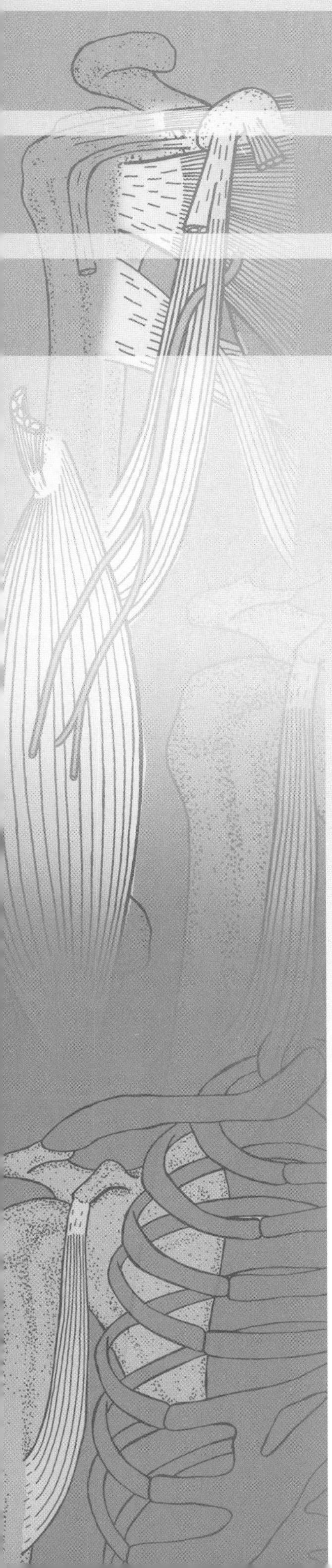

动脉系统 5

开始探索吧：

标记练习的答案在第415页。

头颈部动脉供应侧面观

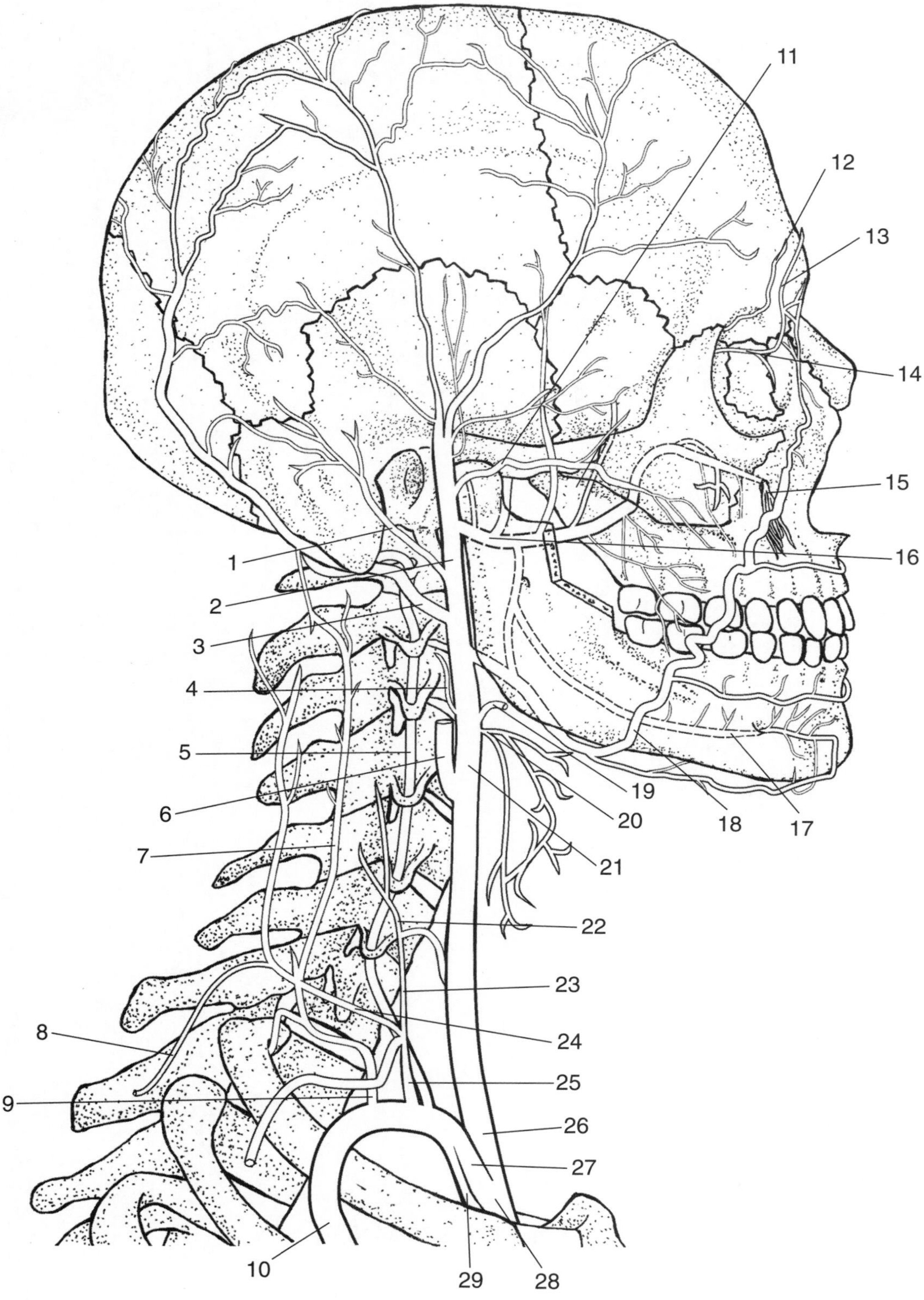
1
2
3
4
5
6
7
8
9
10
11
12
13
14
15
16
17
18
19
20
21
22
23
24
25
26
27
28
29

躯干及盆部动脉供应前面观

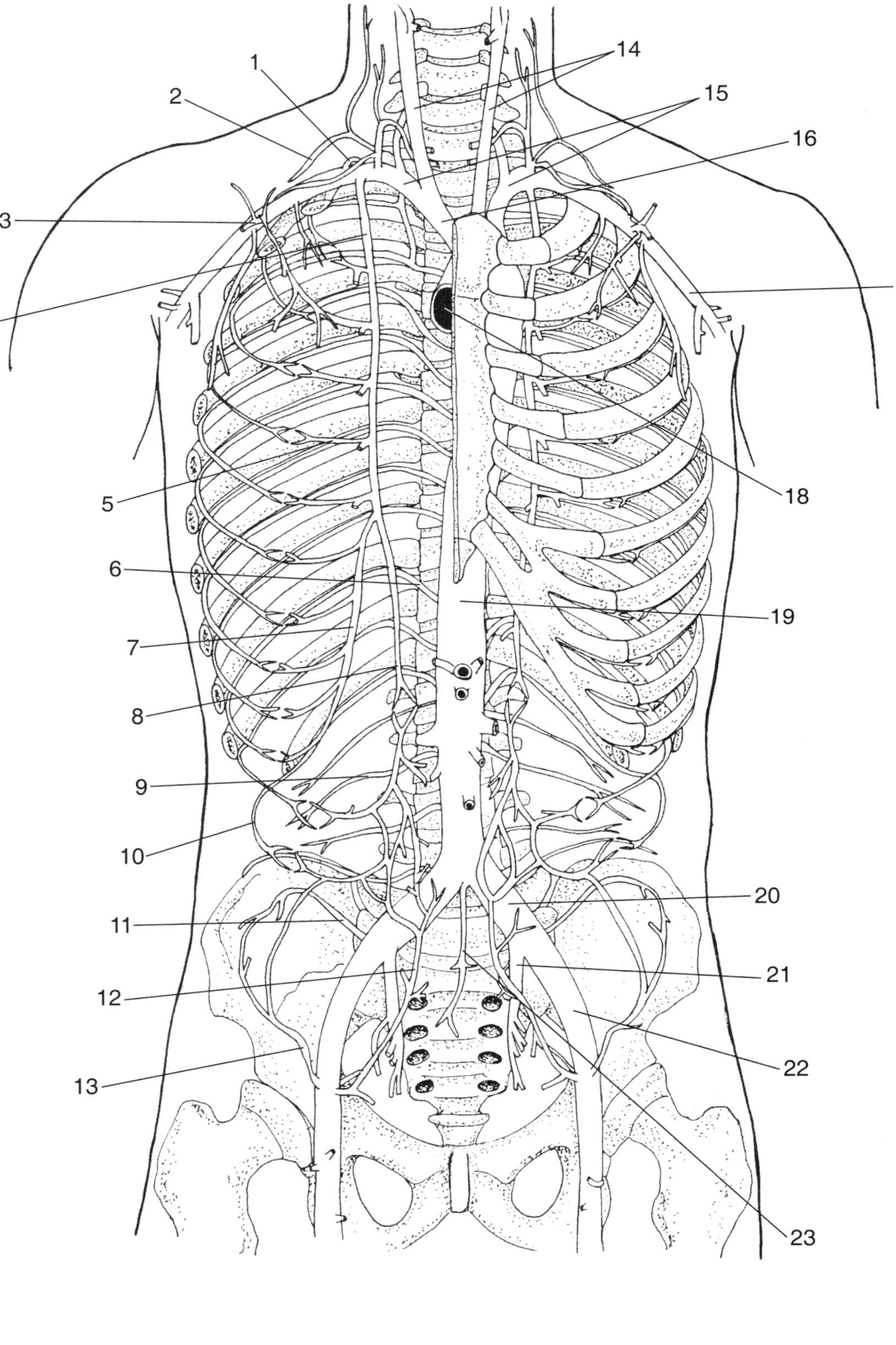

右下肢动脉供应前面观

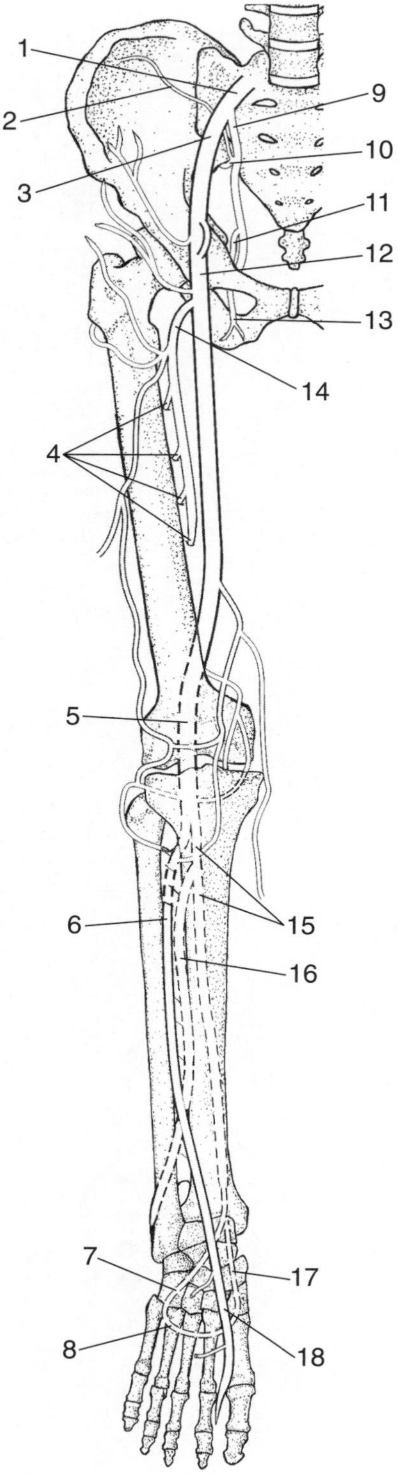
1
2
3
4
5
6
7
8
9
10
11
12
13
14
15
16
17
18

右上肢动脉供应前面观

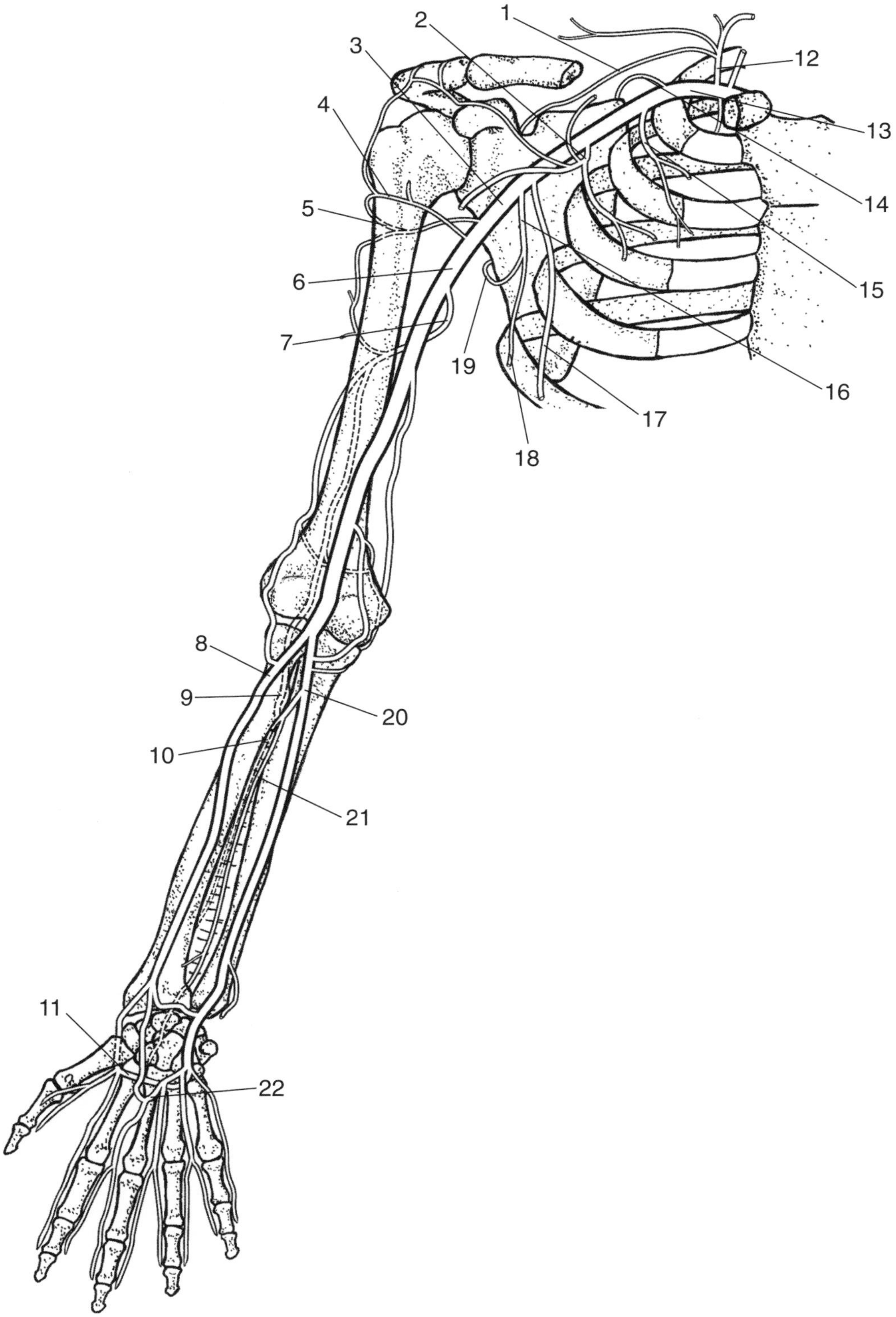
1
2
3
4
5
6
7
8
9
10
11
12
13
14
15
16
17
18
19
20
21
22

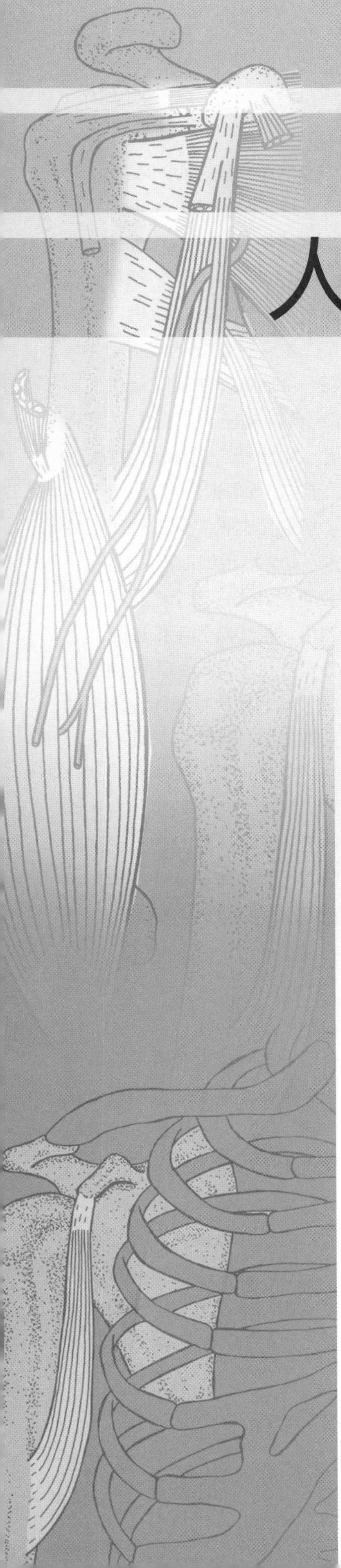

组织结构及人体其他系统 6

开始探索吧：

填图练习答案在416页。

人体各系统概述

细胞

细胞是人体基本的结构和功能单元。虽然各个细胞的结构及功能都很不同，但大多数细胞都包含有一些基本组成部分。细胞有两个部分，一个细胞核及围绕它的细胞质；这两个结构都被半透膜包围着。细胞核含有DNA（基因蓝图）和核仁（产生核糖体）。在细胞质中，有许多细胞器，它们都有着特定的功能。这些细胞器被细胞质中的细纤维固定，这些细纤维构成了细胞的骨架结构，即所谓的细胞骨架。

细胞质内的细胞器主要有：核糖体（它们的功能是合成蛋白质），线粒体（它们将葡萄糖和氧气转化为ATP分子），内质网（有两种类型，“粗面”和“滑面”，它们是细胞内的运输系统），高尔基体（它们的功能是修饰和运输蛋白质），溶酶体（消化和分解细胞内物质）。

也有位于细胞外膜的细胞器。这些结构被称为纤毛和鞭毛，它们的功能是使细胞本身或细胞表面周围的物质产生运动。一个细胞通常有一个长鞭毛或大量的短纤毛。

皮肤系统

皮肤位于人体表面。皮肤系统由皮肤和皮肤附属器组成。皮肤分为两层：外层为表皮，是复层鳞状上皮，内层为真皮，是纤维结缔组织。皮肤附属器包括毛囊、竖毛肌、皮脂腺、外泌汗腺和顶泌汗腺。皮肤的主要功能是构成人体与外界之间的屏障，防止病原体（致病微生物）进入人体，并防止水分和人体内容物流失。皮肤还可以帮助调节内部体温，这包含两个过程：①出汗；②真皮血管扩张，以调节流到皮肤的血流量，从而调节与外界的热量交换。皮肤深面是皮下筋膜。

心血管系统

心血管系统由心脏系统和血管系统组成。心脏系统就是心脏，而血管系统包含动脉、毛细血管和静脉。

心脏在本质上是一个包括左心和右心的双泵， 每侧都包含一个心房和一个心室。左心将氧合/低二氧化碳的血液泵入血管，使血液流向人体细胞和组织，这就是体循环。在细胞/组织水平，这些血管将氧和其他营养物质带给细胞，使重要的代谢过程得以进行，这些血管也接纳细胞产生的二氧化碳和其他废物，并将其运输至右心。然后，右心将缺氧/高二氧化碳的血液泵入肺部，血液在肺部氧合并排出大部分的二氧化碳，这就是肺循环。之后，氧合/低二氧化碳的血液返回左心，并被再次泵出，流向人体细胞和组织。

在心血管系统中，心脏泵出血液，而血管则容纳血液。有三种类型的血管：动脉、毛细血管和静脉。

血液通过动脉从心脏流向外周。这个过程中，动脉逐渐分支，直径越来越小，最终成为毛细血管。毛细血管是一种薄壁的血管，在这里与细胞周围的细胞间液交换氧气、二氧化碳、其他营养物质和废物。然后，毛细血管相互融合形成静脉，使血液流回心脏。注意：体循环的动脉内是“氧合”血；肺循环的动脉内是“缺氧”血；体循环的静脉内是“缺氧”血；肺循环的静脉内是“氧合”血。因此，心血管系统是双重循环，体循环过程包括左心泵血至全身的细胞和组织，以及血液返回右心；而肺循环过程包括右心泵血至肺部，以及血液返回左心。

淋巴系统

并不是所有泵至人体组织的液体都会通过静脉返回心脏。在组织水平上，少量液体从毛细血管流出，并留在组织内。如果不清除这些额外的细胞间组织液，人体组织内就会积聚液体（水肿）。淋巴系统将这些液体（淋巴）通过淋巴管带回心脏。实际上，淋巴系统将淋巴导入大静脉，而后静脉系统将其带回右心。淋巴管会经过淋巴结，淋巴结富含白细胞并过滤血液，攻击任何外部的致病病原体。因此，淋巴系统有两个作用：将额外的组织液带回心脏，并过滤血液中的潜在病原体。

呼吸系统

氧气是最重要的营养物质之一，心血管系统将其循环到全身组织。呼吸系统的工作是把氧气引入体内，而后再将氧气引入心血管系统。呼吸系统分为吸气时将氧气引入肺部的通道，以及肺脏。通道由鼻子、鼻腔、口腔、咽、喉、气管组成，而肺则由支气管树和肺泡囊组成。来自右心的血液（肺循环）在肺部携带氧气，回到左心并被泵至全身的细胞和组织（体循环）。肺也会排出血液中的废物——二氧化碳，在呼气时这些二氧化碳通过上述通道被排到外界。因此，呼吸系统有两个功能：将氧气引入体内并将其引入血液，以及排出血液中的二氧化碳并将其排出体外。

泌尿系统

心血管系统使血液循环全身，细胞代谢废物会在血液中积累。泌尿系统两个肾脏的功能是过滤血液中的废物而形成尿液，并通过长的肌肉管道（输尿管）排出肾脏。两个输尿管将尿液排入膀胱，尿液存储在膀胱中，直到尿量足够大时，通过尿道排到外界。尿液排出的过程叫作排尿。

消化系统

之前提到过，全身细胞不断从血液中获得营养。除了氧气来自肺脏外，其他的营养物质都来自消化系统。消化系统由两部分组成：一个长的通道起于口腔并止于肛门，称为消化道，以及分泌物质（主要是酶）进入消化道的附属器官。消化道由口腔、咽、食管、胃、小肠和大肠组成。附属器官则包括唾液腺、胰腺、肝脏和胆囊。消化系统基本功能是：食物进入口腔，并在消化道内移动，经过消化和吸收，营养物质进入血液以供人体利用（血液携带营养物质流向细胞）；不能被消化和吸收的物质，则继续在消化道内移动，最终以粪便形式通过肛门排出。肝脏还有过滤血液中对人体不利物质（来自代谢及来自外部吸收）的功能。

免疫系统

“免疫力”意指“免于”，免疫系统的功能是让人体免于生病。免疫系统通过攻击可能会导致感染和疾病的外来微生物，如细菌和病毒（病原体），来保持身体健康。在这方面，人体最重要的细胞是巨噬细胞，以及一种叫作淋巴细胞的白细胞。淋巴细胞有两种主要类型，T淋巴细胞和B淋巴细胞（也称为T细胞和B细胞），它们以不同的方式攻击病原体。T淋巴细胞直接攻击病原体，以细胞-细胞接触的形式分泌对病原体有毒的物质；此外，T淋巴细胞可以激活B淋巴细胞。B淋巴细胞分泌抗体（免疫球蛋白）来攻击病原体。巨噬细胞通过吞噬作用破坏病原体，病原体被吞噬后，被巨噬细胞溶酶体分解。

内分泌系统

内分泌系统由分泌激素到血液中的结构组成。主要的内分泌腺包括下丘脑、垂体、甲状腺、甲状旁腺、肾上腺、胰腺、睾丸和卵巢，还有松果体和胸腺等其他内分泌腺。一般来说，下丘脑分泌的激素控制垂体产生激素，而垂体分泌的激素则控制其他腺体分泌激素，如甲状腺、肾上腺、睾丸和卵巢。激素的功能是作为化学信使来调节人体代谢过程。内分泌系统也与神经系统密切相关，其实，下丘脑、垂体和松果体都是脑的组成结构。

感觉系统

感觉系统是体内的感受器系统，让我们能感知外部世界以及身体内部环境。感觉通常分为躯体感觉和特殊感觉。躯体感觉系统包括触觉、压力觉、温度觉、痛觉和牵拉感受器，主要位于皮肤和关节周围。特殊感觉包括嗅觉、味觉、视觉、听觉和平衡觉，位于鼻腔、口腔、眼睛和耳。所有感觉刺激传入中枢神经系统进行处理和解释，根据这些感觉刺激，中枢神经系统对我们的健康、快乐和安全做出适当的反应。

神经系统

神经系统是人体的主控制器。组成神经系统的细胞被称为神经细胞或神经元，这些神经元通过传导电冲动来传递信息。神经胶质细胞有5种类型，以各种方式来支持神经元。

神经系统从结构上可分为中枢神经系统（CNS）和周围神经系统（PNS）。中枢神经系统是人体的中心，它由大脑和脊髓组成。大脑可以进一步细分为大脑半球、小脑半球、间脑、中脑、脑桥和延髓。周围神经系统包括所有位于外周的神经，有12对脑神经和31对脊神经。

从功能上，神经元可以携带3种类型的电信号：感觉性、整合性和运动性。感觉信号通过周围感觉神经进入中枢神经系统。中枢神经系统对这些感觉刺激进行整合，并做出反应。一个神经冲动通过周围运动神经传入肌肉或腺体，以执行中枢神经系统的反应指令。

神经系统是一个异常复杂的系统，它控制并协调人体几乎所有的功能。此外，它负责意识、思维、情感、记忆和运动，同时对我们的身体进行无意识控制。

生殖系统

生殖系统的功能是通过产生后代来延续种群。生殖系统有两类：男性和女性。

男性生殖系统的功能是产生并贮存精子，然后将其传送至受精部位（女性的生殖系统）。男性生殖系统的主要结构是睾丸，它能产生精子。而男性生殖系统附属器官的功能是贮存精子，并将其传送至受精部位。辅助生殖器官可以分为内生殖器和外生殖器。内生殖器包括附睾、输精管、精囊、前列腺和尿道球腺，外生殖器官包括阴囊和阴茎。

女性生殖系统的功能是产生并贮存卵子，然后将其传送至受精部位，如果成功受精，则为后代发育提供良好的生长环境，最后将后代送至外界。女性生殖系统的主要结构是卵巢，它产生卵子。女性生殖系统附属器官的功能是上述其他功能。女性内生殖器包括输卵管、子宫、阴道，外生殖器则包括大阴唇、小阴唇、阴蒂、前庭腺及前庭球。

人体器官系统间相互关系的概述——大图景

以上是对人体主要内脏器官系统的简短概述，对每一个系统都单独描述。然而，如果只是关注每个系统如何工作，而不去了解各系统是如何相互平稳协作使人体成为一个整体，则无异于专注每块拼图是什么样子，而对拼图创建的更大图景毫无所知。因此，下面对器官系统之间如何相互协作而使人体平稳运行进行了简述。当然，它将问题过于简单化，但对我们依然是有用的。

我们的身体由数以万亿计的细胞组成，每一个细胞都是有生命的实体，它们都需要：①其功能所需的营养；②必须带走废物。

这两个关键工作就落到了心血管系统以及淋巴系统上（这两个系统组成了循环系统），它们使液体（血液和淋巴）得以循环，携带营养物质和细胞产生的废物。随着血液循环的进行，必需的营养物质被耗尽。呼吸系统将必需的氧气引入血液，消化系统则将大多数其他必需的营养物质引入体内。随着血液循环，血液中也累积了代谢废物和其他有害的物质，它们需要被肺、淋巴结、肾脏和肝脏进行过滤。皮肤系统包被了人体，提供了一个人体内容物和外部世界之间的屏障，对于阻止外来微生物进入人体并造成感染和疾病，这一屏障尤为重要。当发现病原体进入人体时， 免疫系统会攻击这些外来入侵者。内分泌系统分泌激素进入血液，控制人体的新陈代谢。感受器收集感官刺激，并将这些刺激传入中枢神经系统。中枢神经系统的脑和脊髓则整合并解读这些感官刺激，以确定身体应有何种反应。生殖系统通过产生后代来延续种群。

肌肉骨骼系统参与了人体所有的运动。肌肉骨骼系统包括骨骼、位于骨之间的关节、以及在关节处牵拉骨的肌肉。

细胞

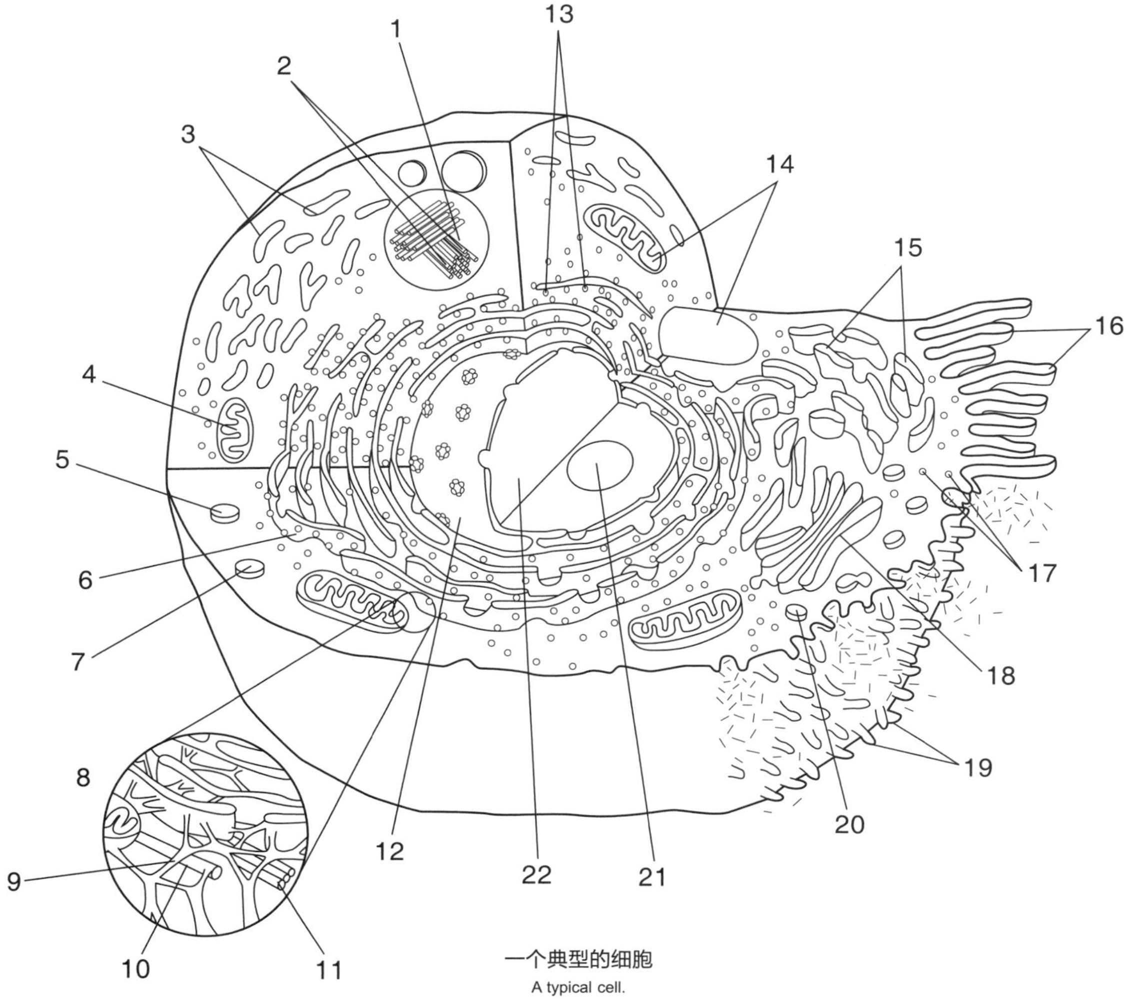

一个典型的细胞
A typical cell.

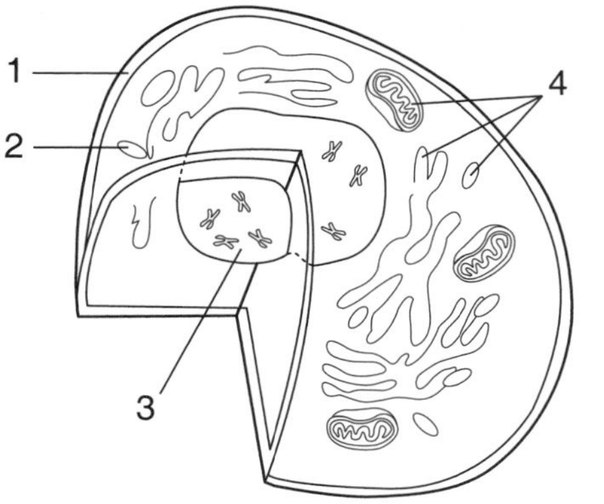

细胞的主要组成部分
Major components of a cell.

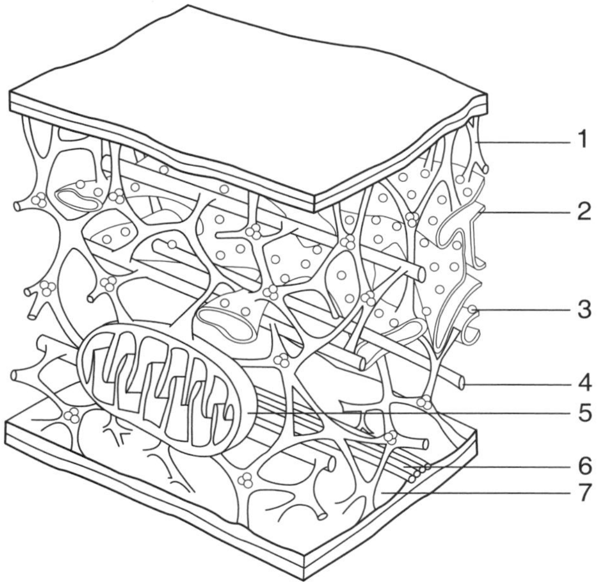

细胞骨架
The cytoskeleton.

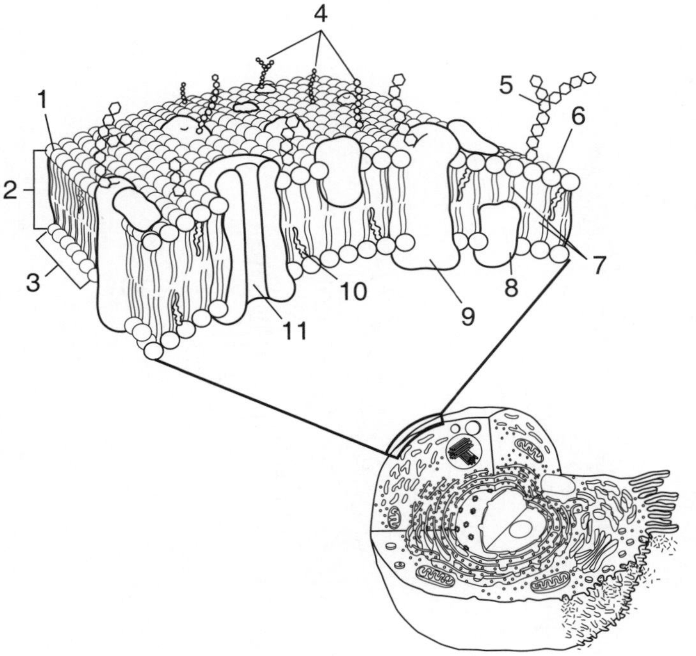

细胞膜

The cell membrane.

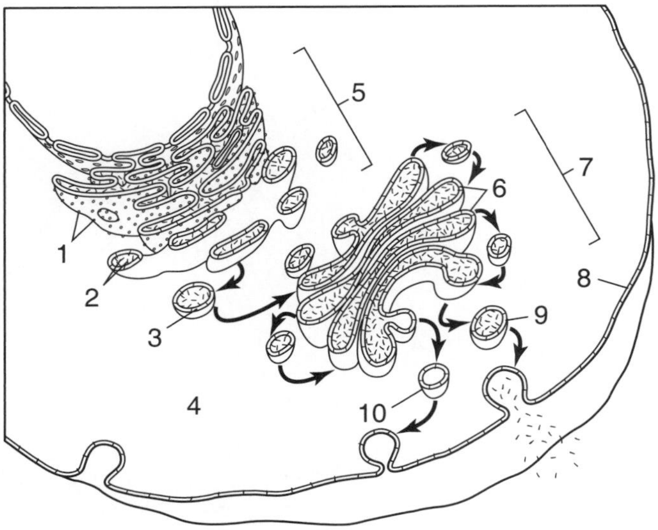

内质网和高尔基体

The endoplasmic reticulum and golgi apparatus.

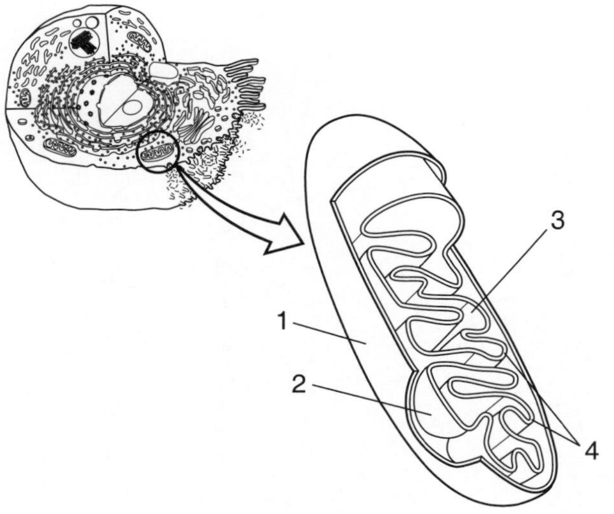

线粒体横断面

Cross section of a mitochondrion.

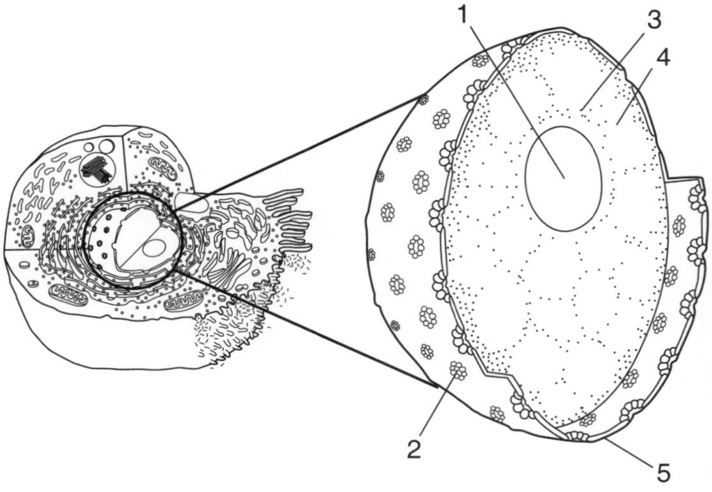

细胞核横断面

Cross section of the nucleus.

骨组织

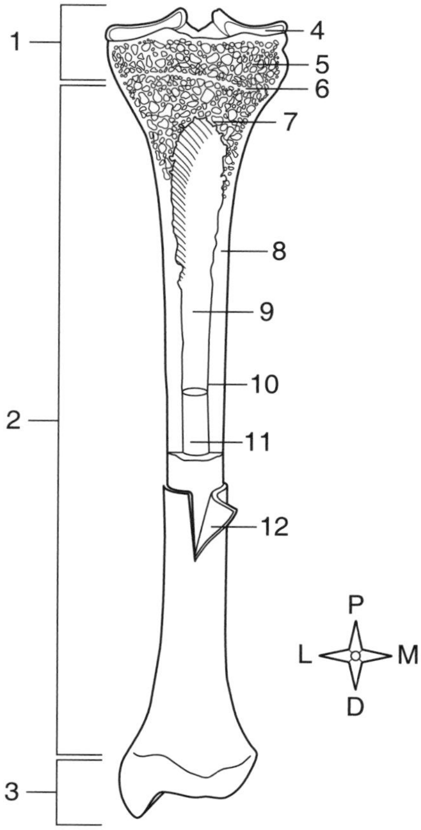

长骨纵断面

Longitudinal section of a long bone.

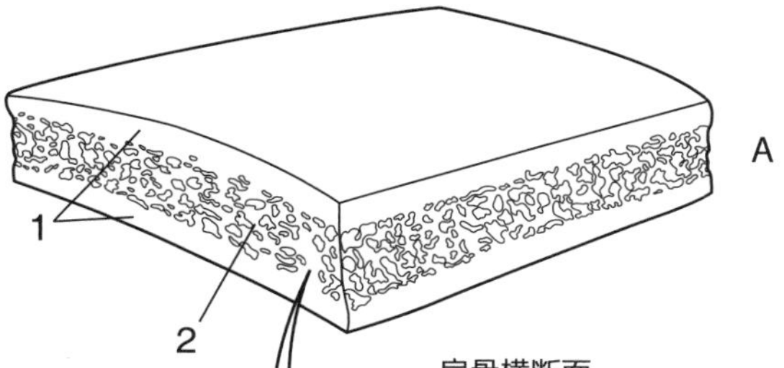

扁骨横断面

Section of a flat bone.

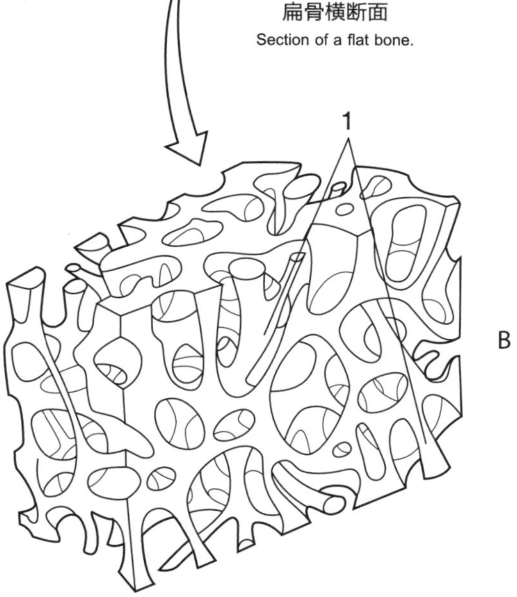

松质骨组织的放大图像

Magnification of spongy bone tissus.

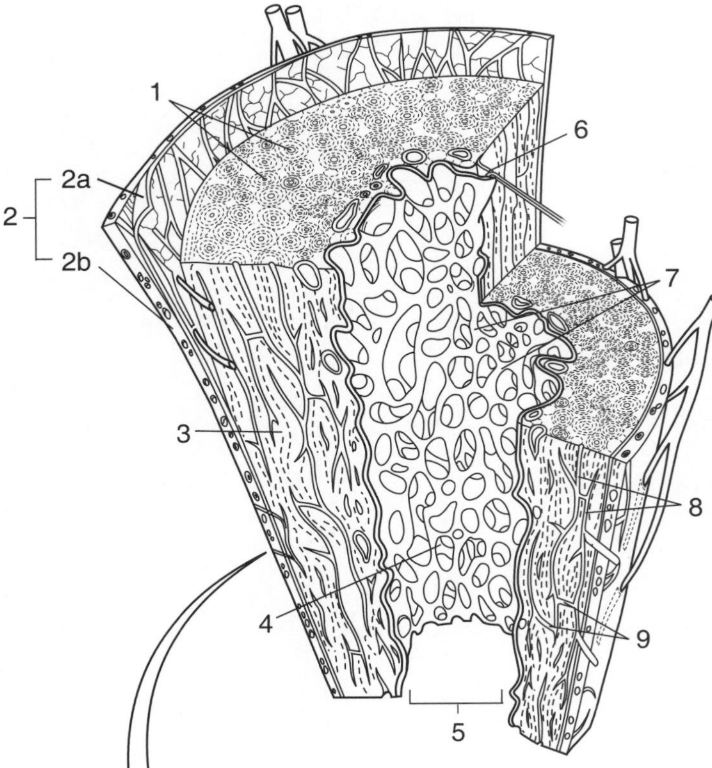

长骨的纵断面
Longitudinal section of a long bone.

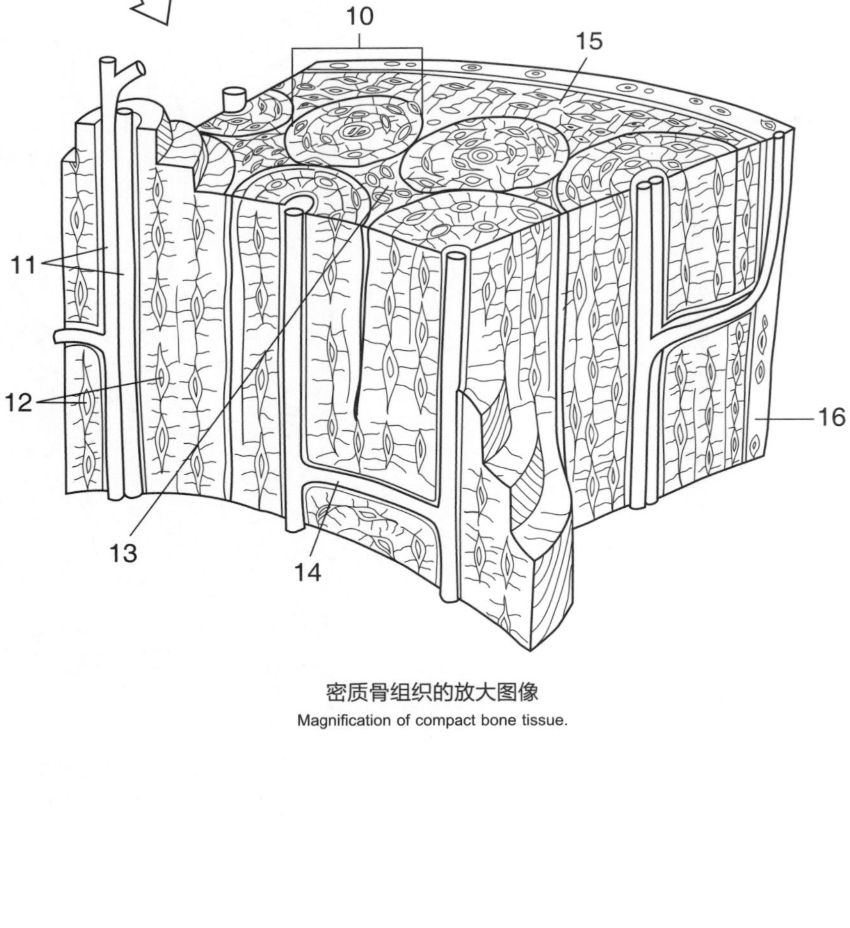

密质骨组织的放大图像
Magnification of compact bone tissue.

肌肉组织

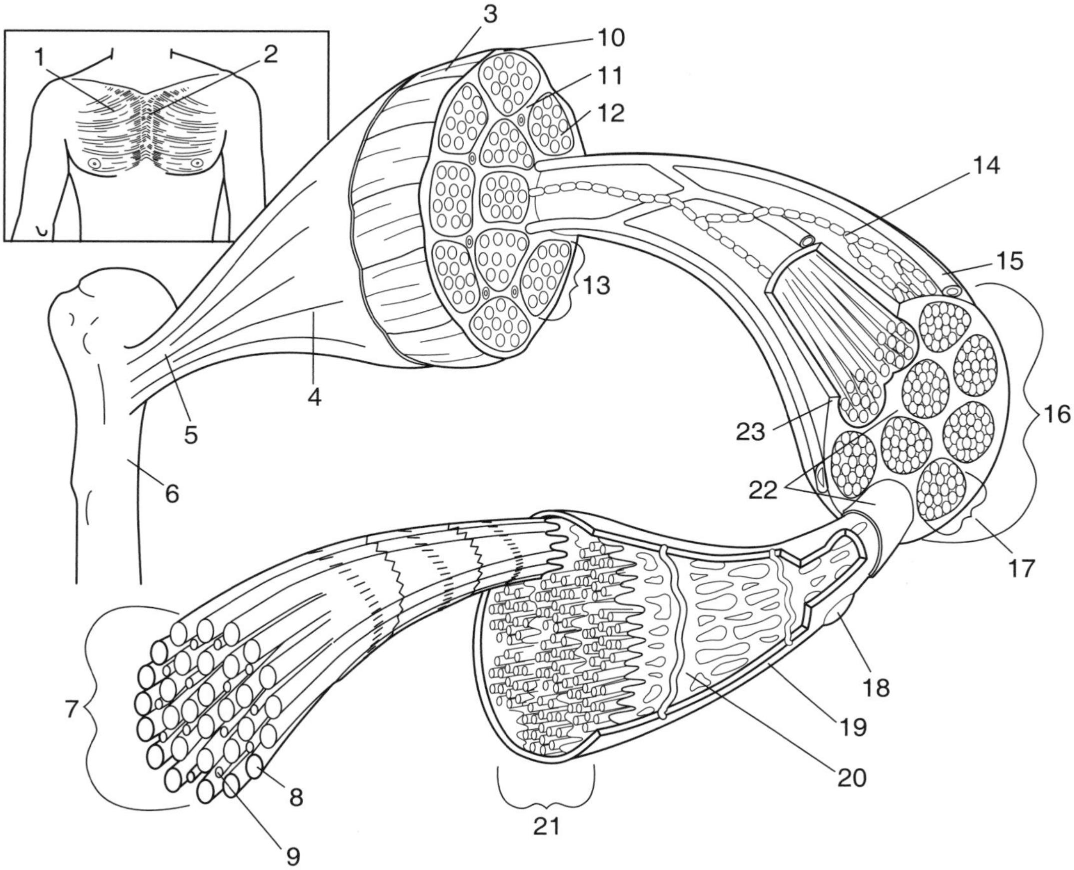

肌肉结构
Structure of a muscle.

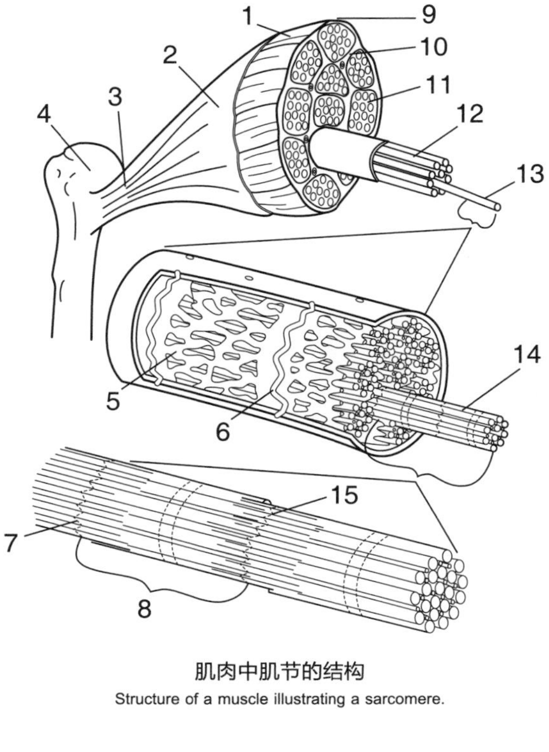

肌肉中肌节的结构
Structure of a muscle illustrating a sarcomere.

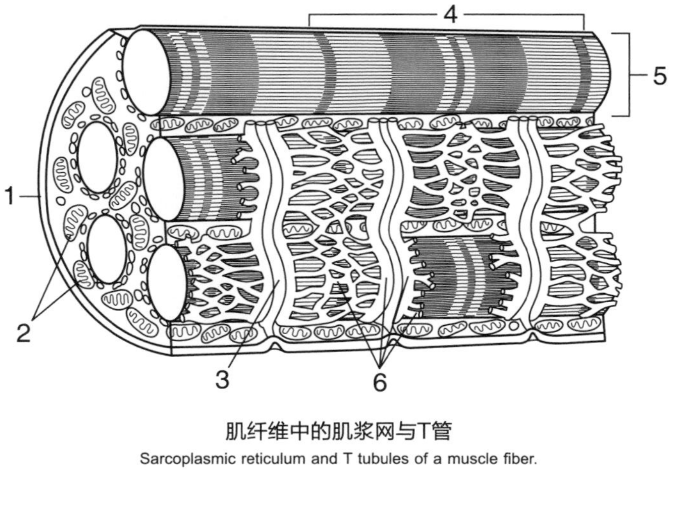

肌纤维中的肌浆网与T管
Sarcoplasmic reticulum and T tubules of a muscle fiber.

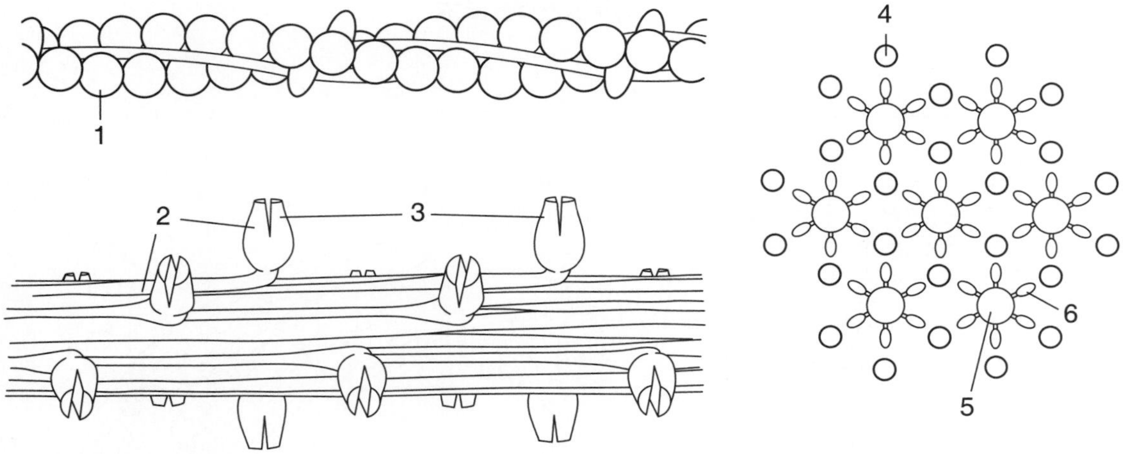

肌球蛋白和肌动蛋白纤维
Myosin and actin filaments.

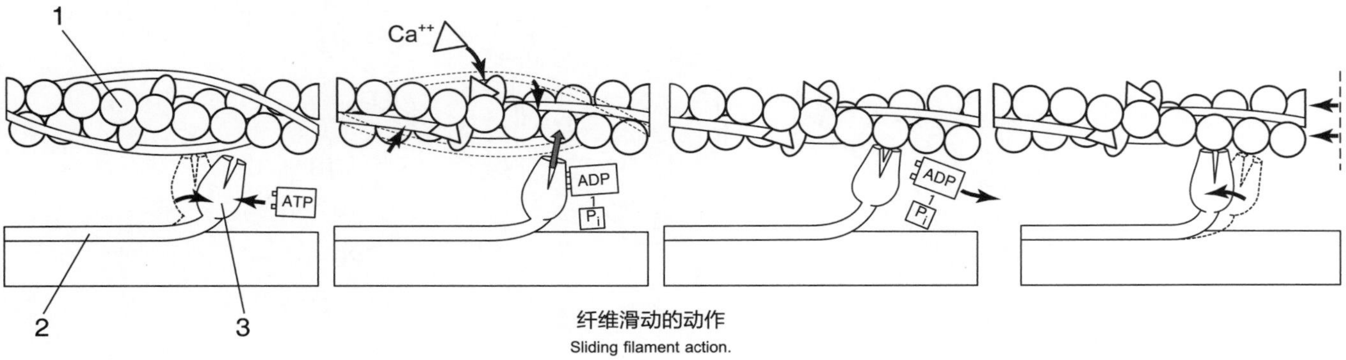

纤维滑动的动作
Sliding filament action.

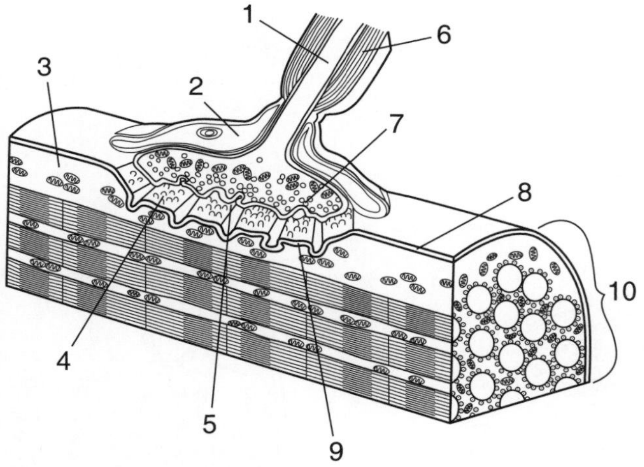

神经-肌肉接头
Neuromuscular junction.

神经组织

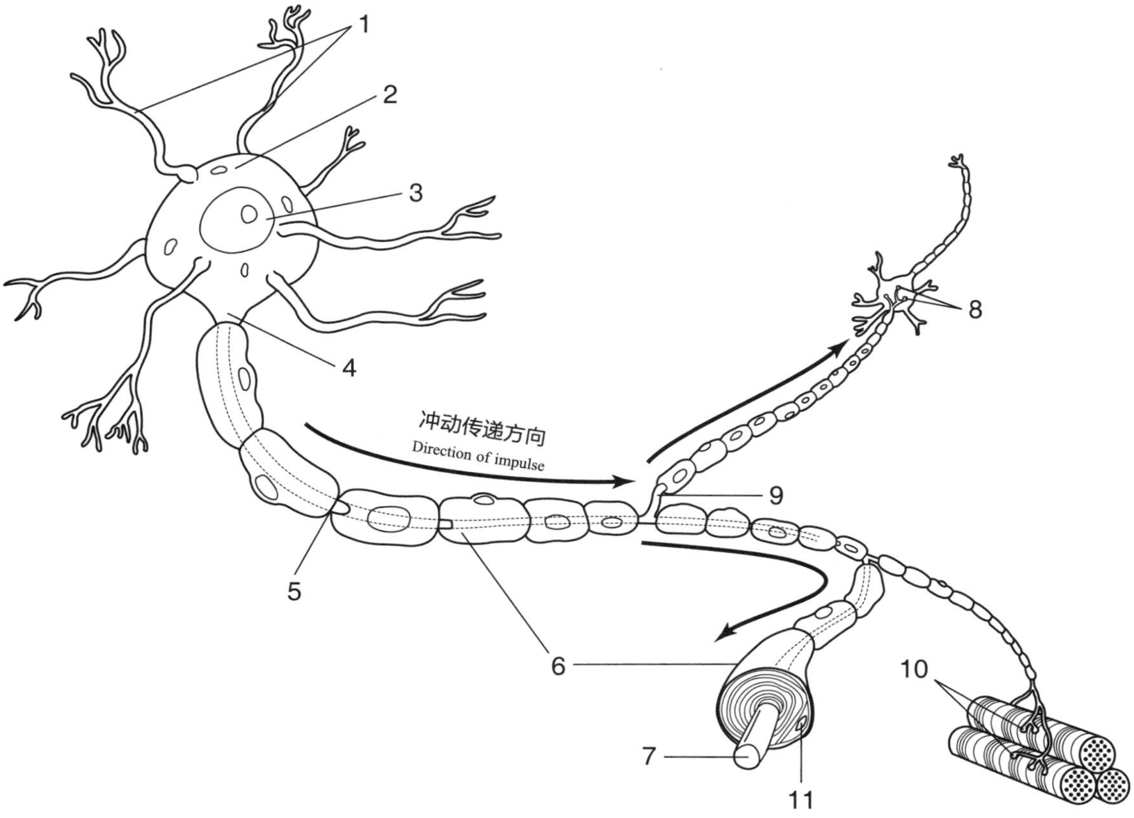
1
2
3
4
5
6
7
8
9
10
11
冲动传递方向
Direction of impulse

神经元结构

Structure of a neuron.

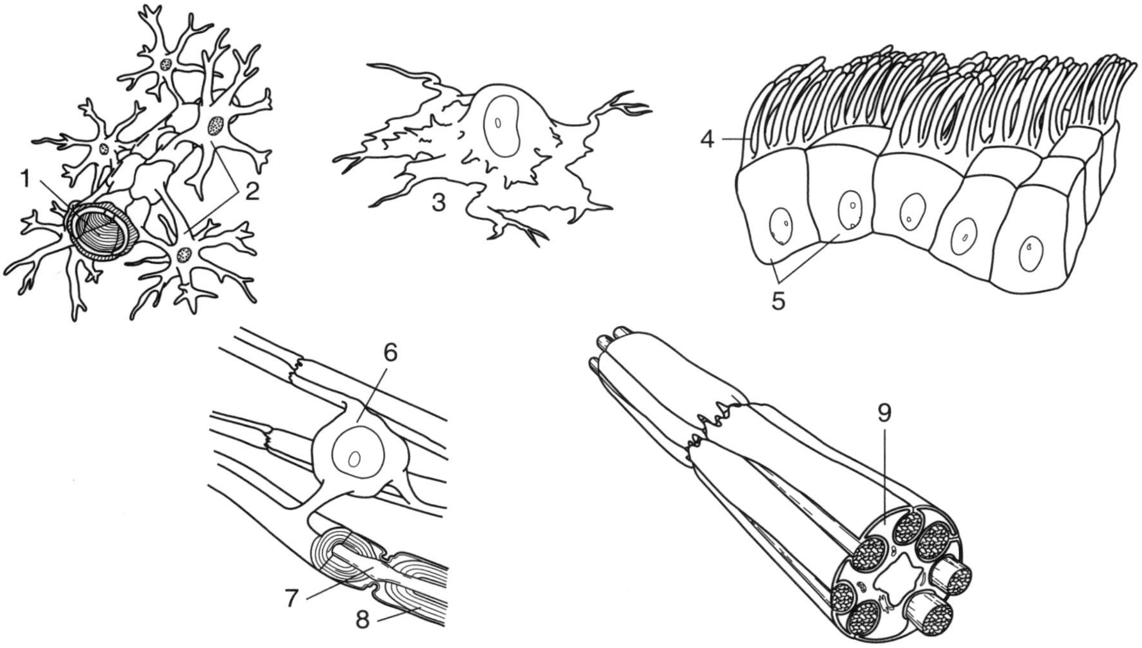
1
2
3
4
5
6
7
8
9

各类型的神经胶质细胞

Types of neuroglial cells.

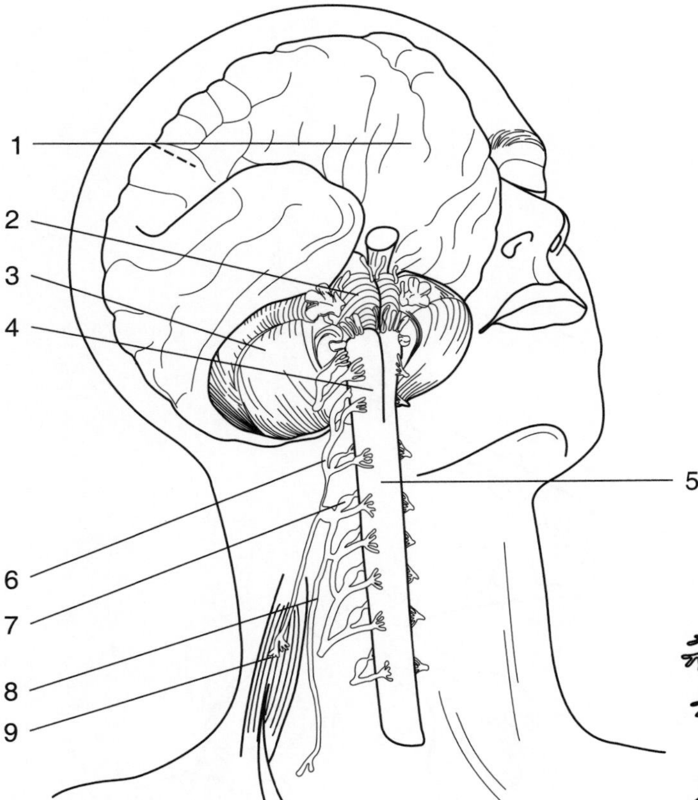

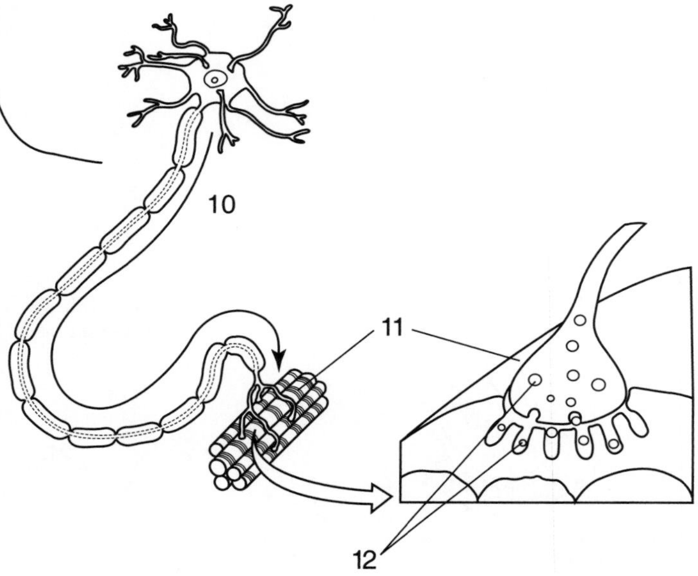

中枢及周围神经系统
Central and peripheral nervous systems.

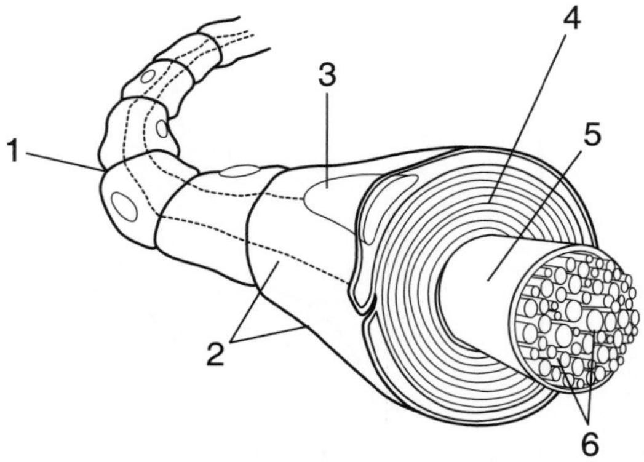

周围神经系统中的有髓鞘神经元
Myelinated axon of the peripheral nervous system.

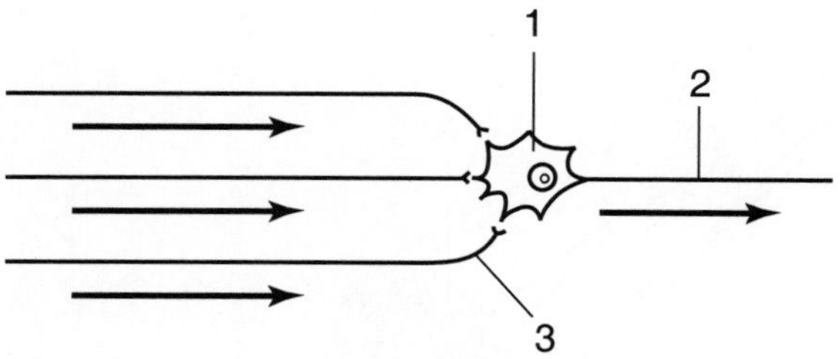

神经元的汇聚
Convergence of neurons.

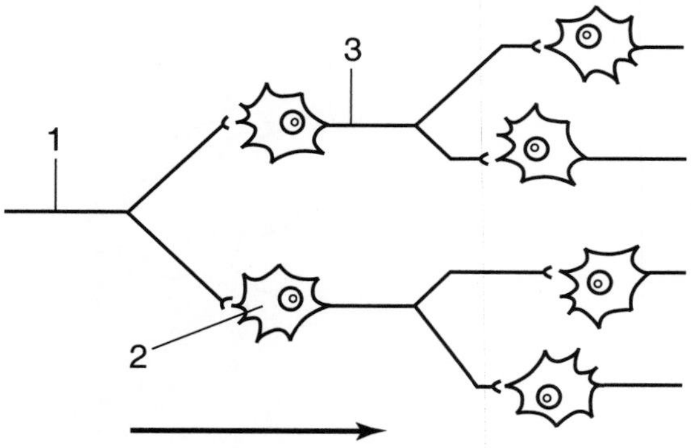

神经元的发散
Divergence of neurons.

关节

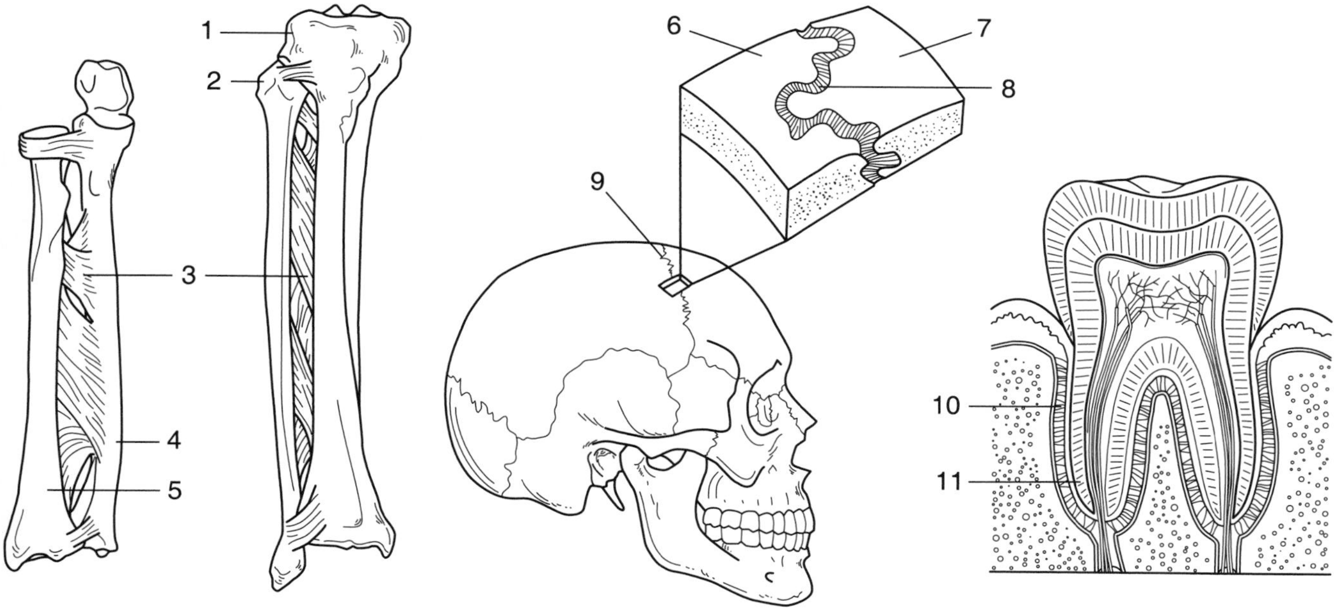

纤维连结的三种类型
Three types of fibrous joints.

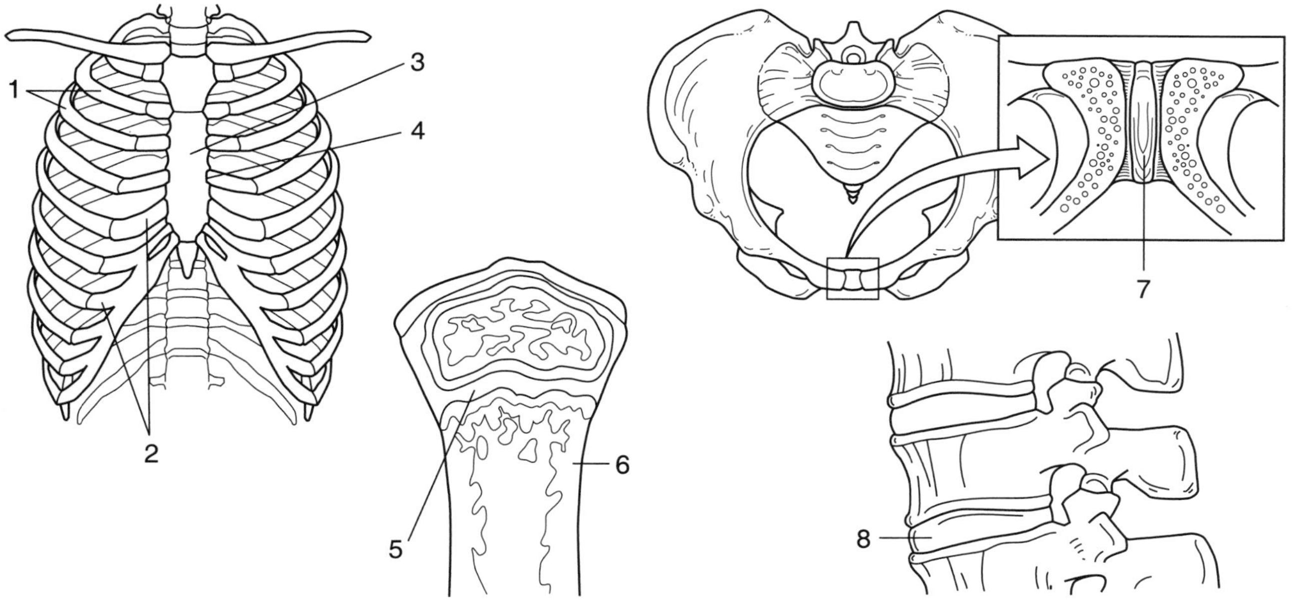

软骨关节的两种类型
Two types of cartilaginous joints.

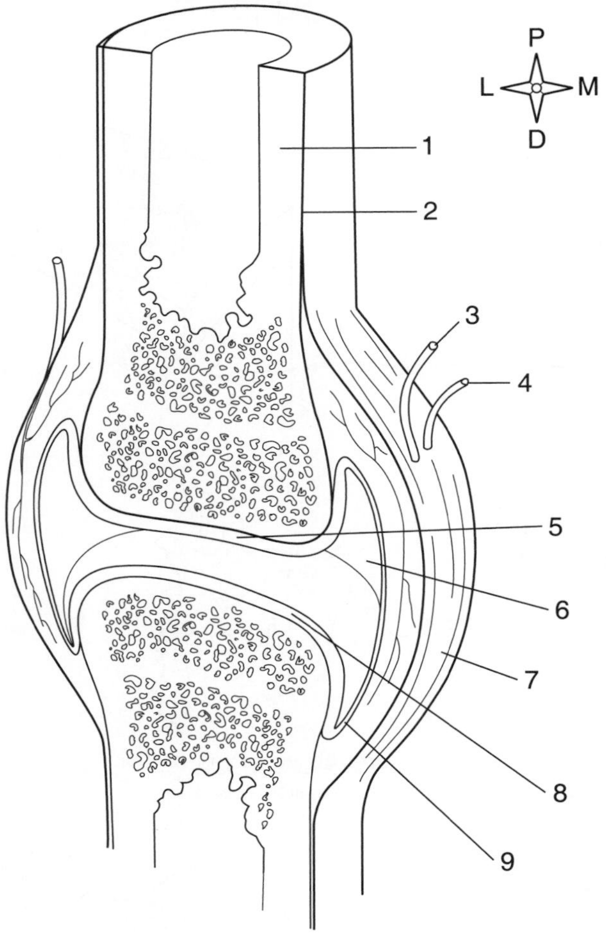

典型滑膜关节的结构
Structure of a typical synovial joint.

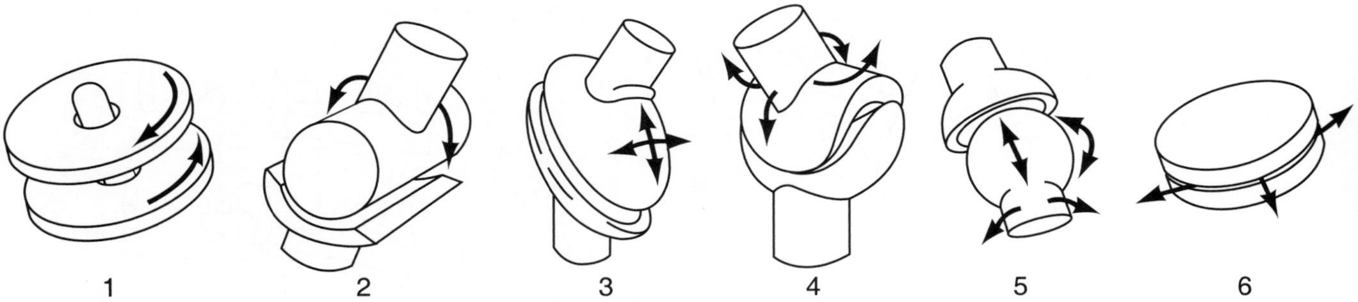

各种类型的滑膜关节
Various types of synovial joints.

皮肤系统

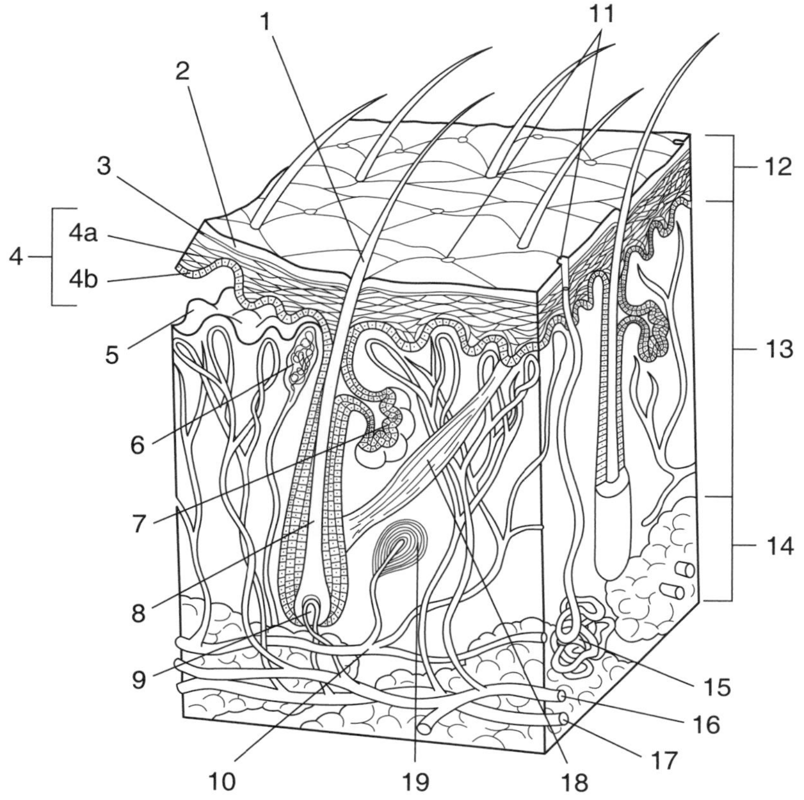

皮肤示意图
Diagram of the skin.

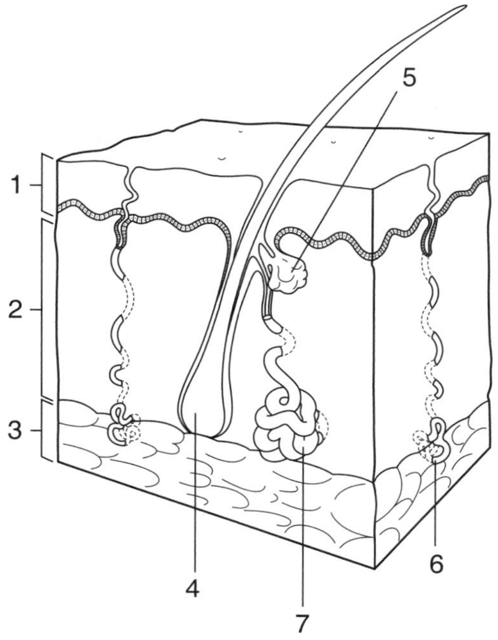

皮肤腺体
Glands of the skin.

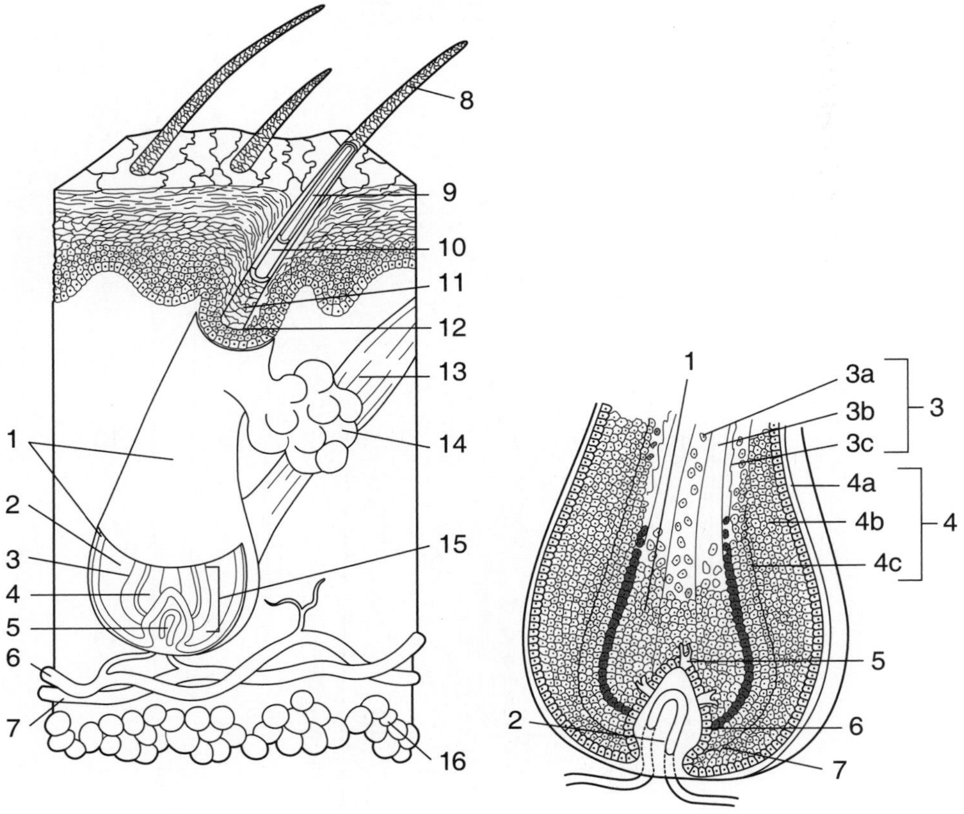

毛囊
Hair follicle.

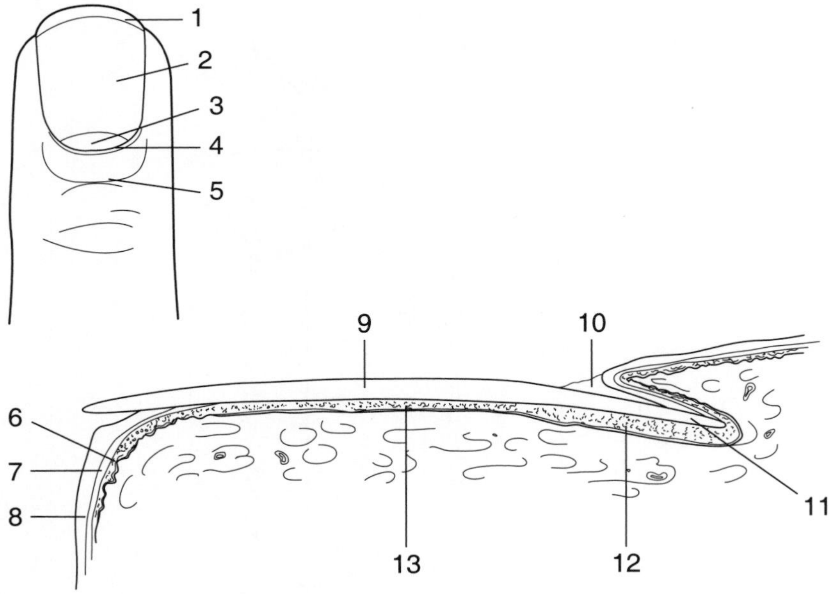

指甲的结构
Structure of a nail.

心脏系统

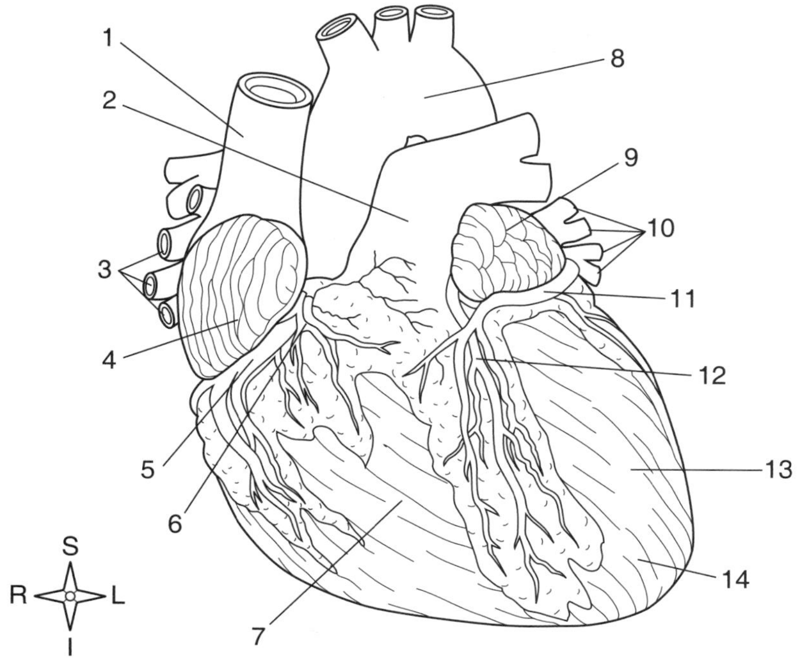

心脏前面观
Anterior view of the heart.

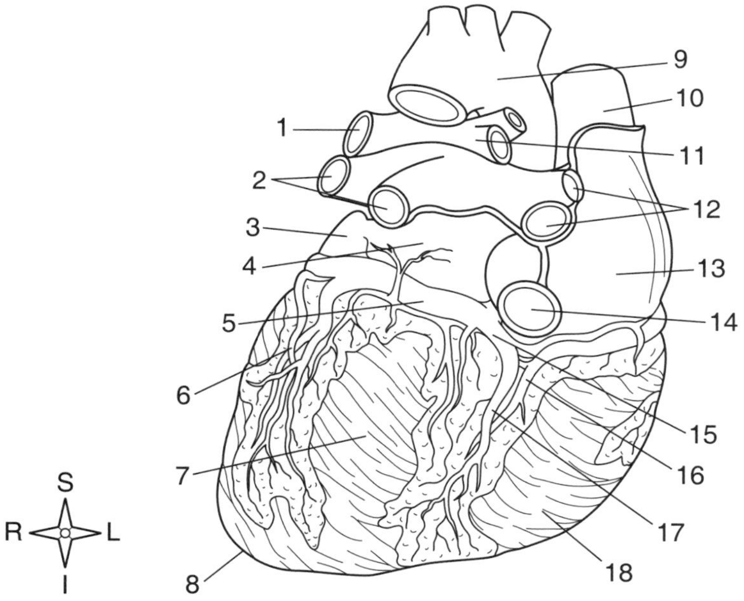

心脏后面观
Posterior view of the heart.

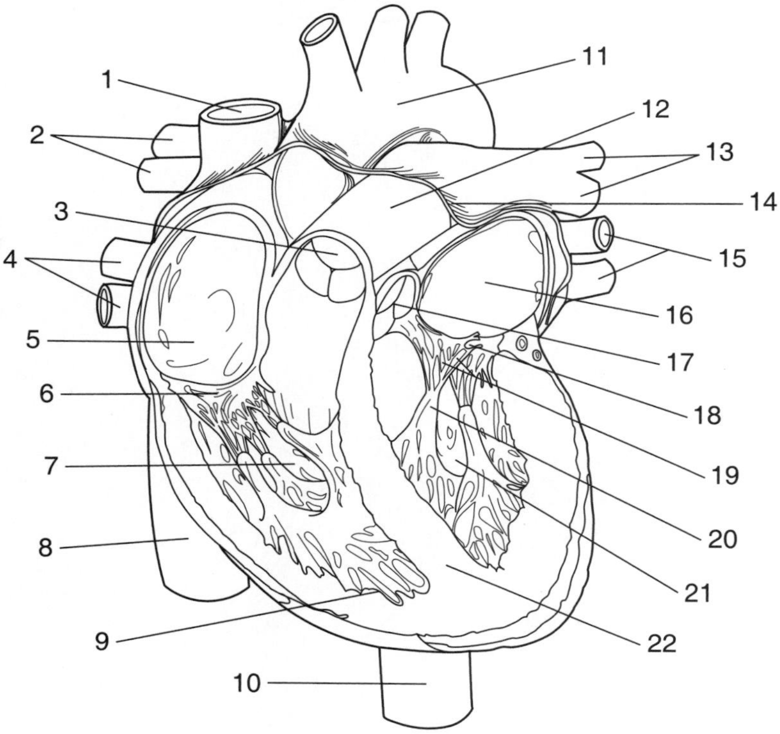

心脏内部前面观
Anterior view of the interior heart.

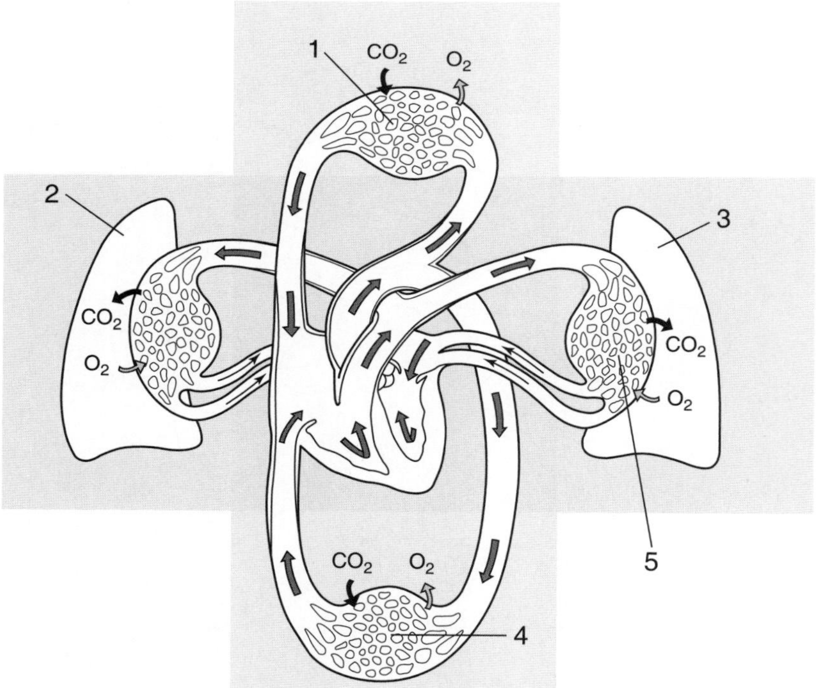

心脏的体循环和肺循环
Systemic and pulmonic circulations of the heart.

静脉系统

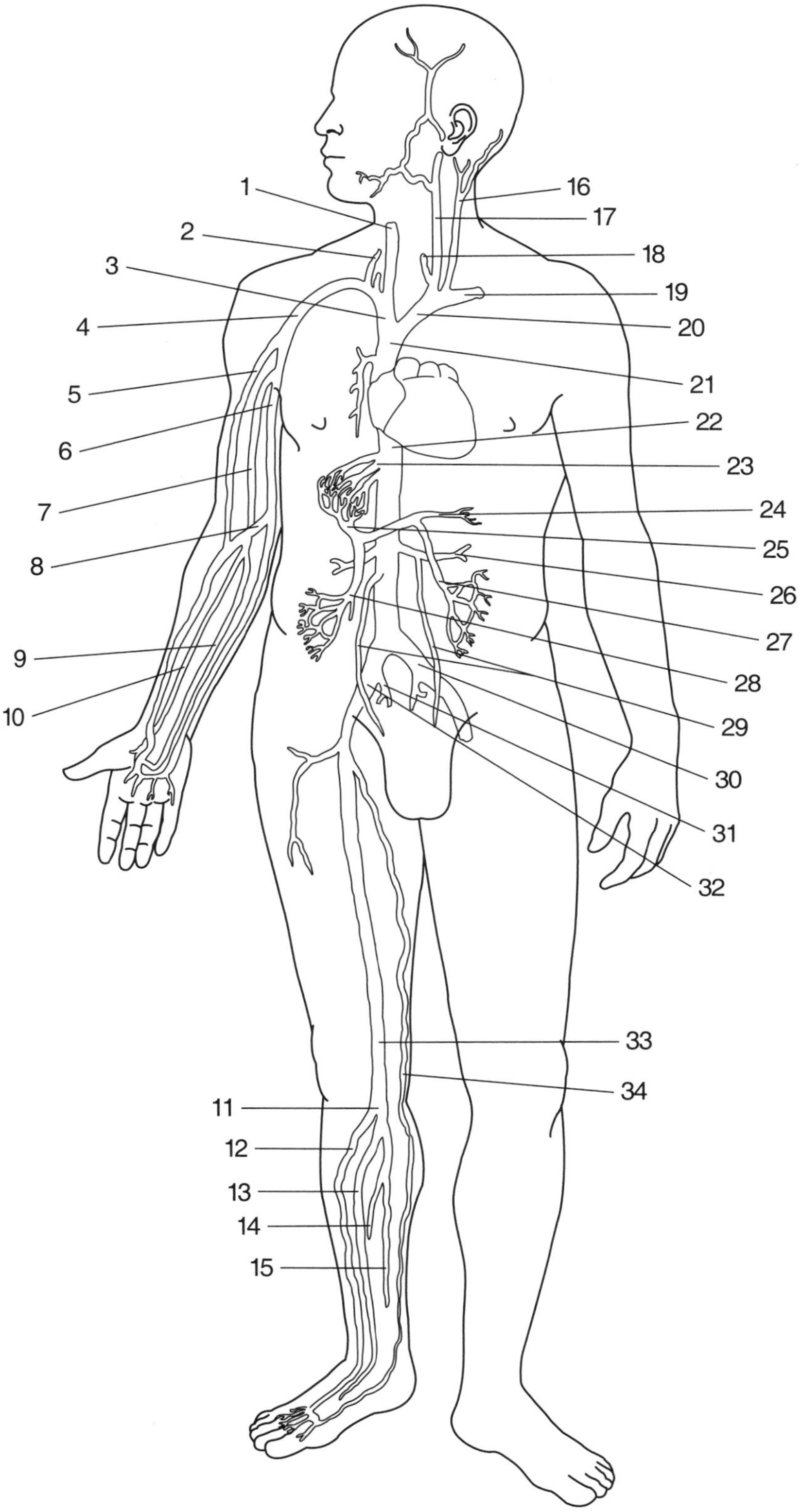

人体主要的静脉

Major veins of the body.

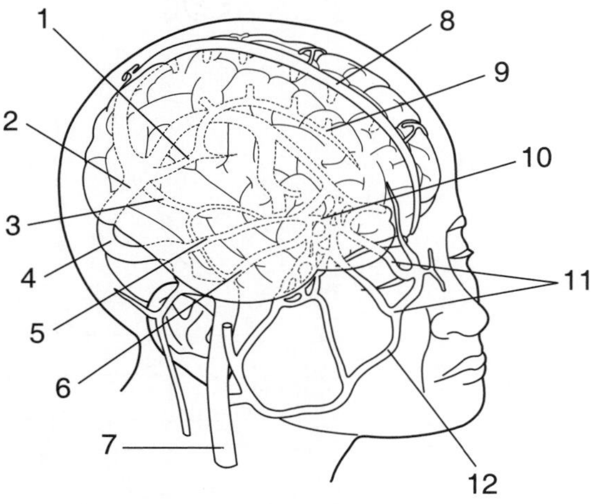

脑静脉回流
Venous drainage of the brain.

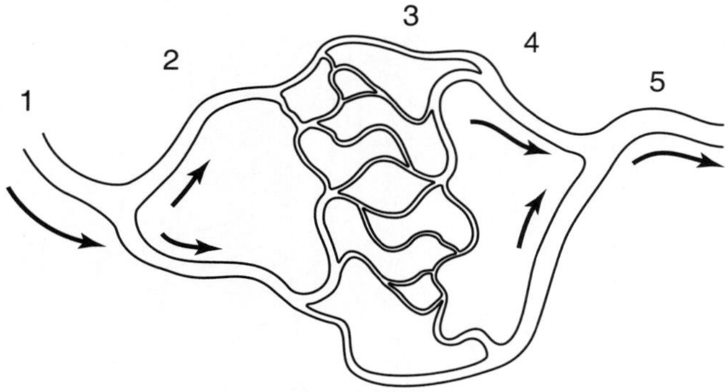

毛细血管中的血流汇入静脉
Creation of venous blood flow from capillaries.

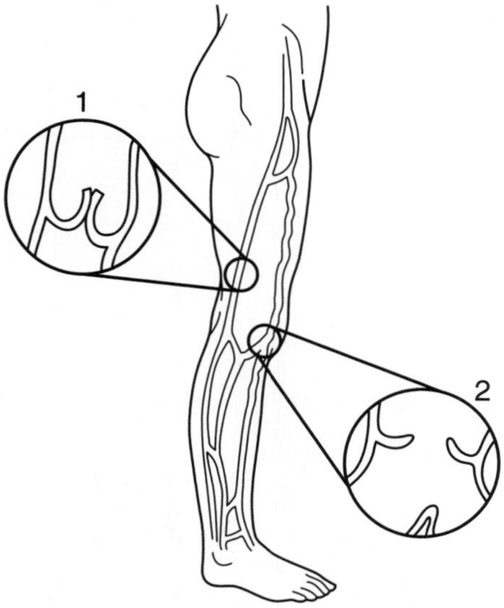

单向静脉瓣膜
Unidirectional venous valves.

淋巴系统

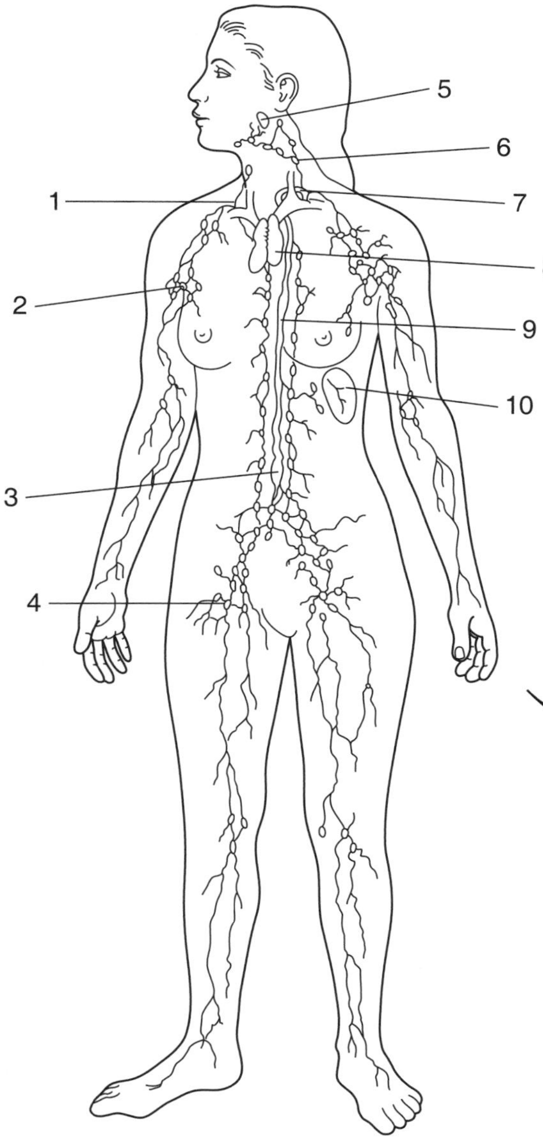

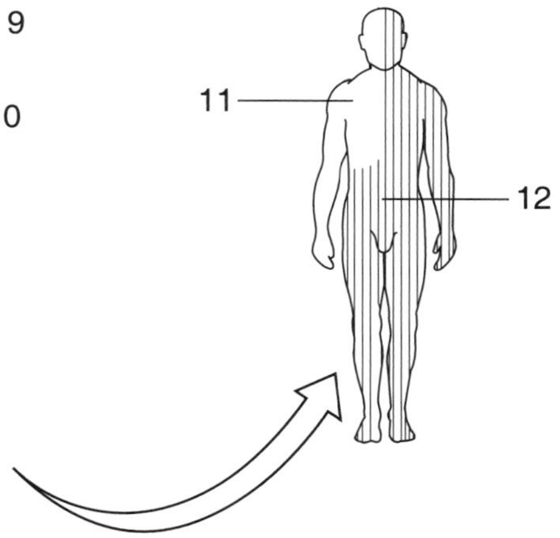

淋巴系统中的主要器官

Major organs of the lymphatic system.

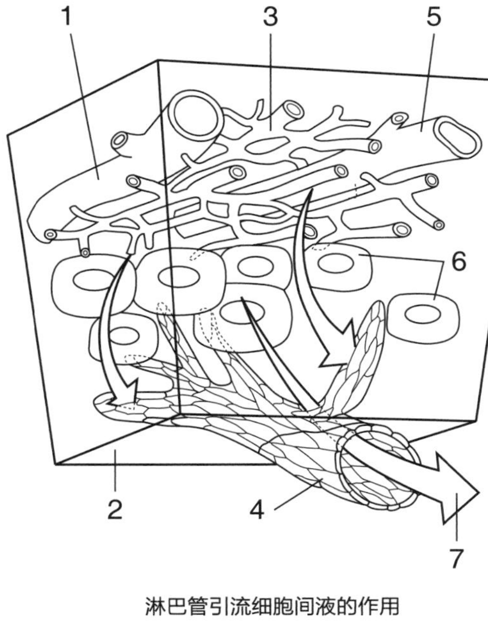

淋巴管引流细胞间液的作用

Role of lymphatic capillary in draining intercellular fluid.

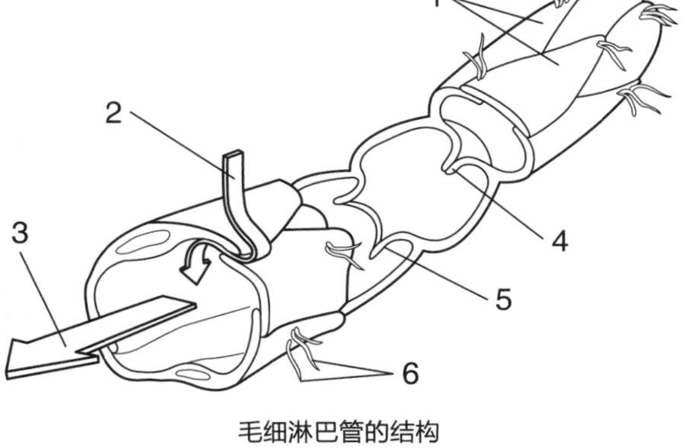

毛细淋巴管的结构

Lymphatic capillary structure.

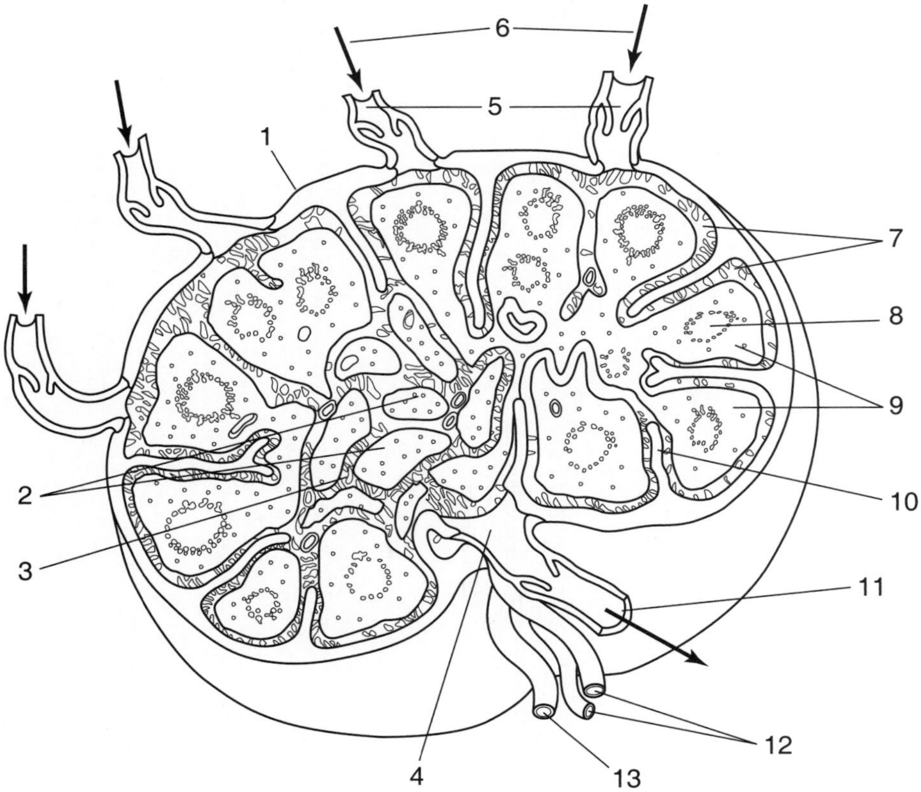

淋巴结结构
Lymph node structure.

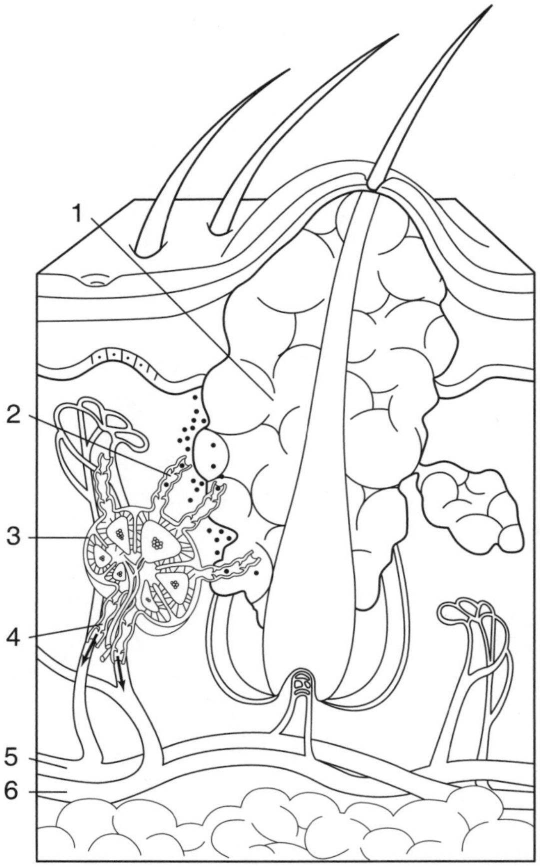

皮肤感染时淋巴结的作用
Role of a lymph node in a skin infection.

呼吸系统

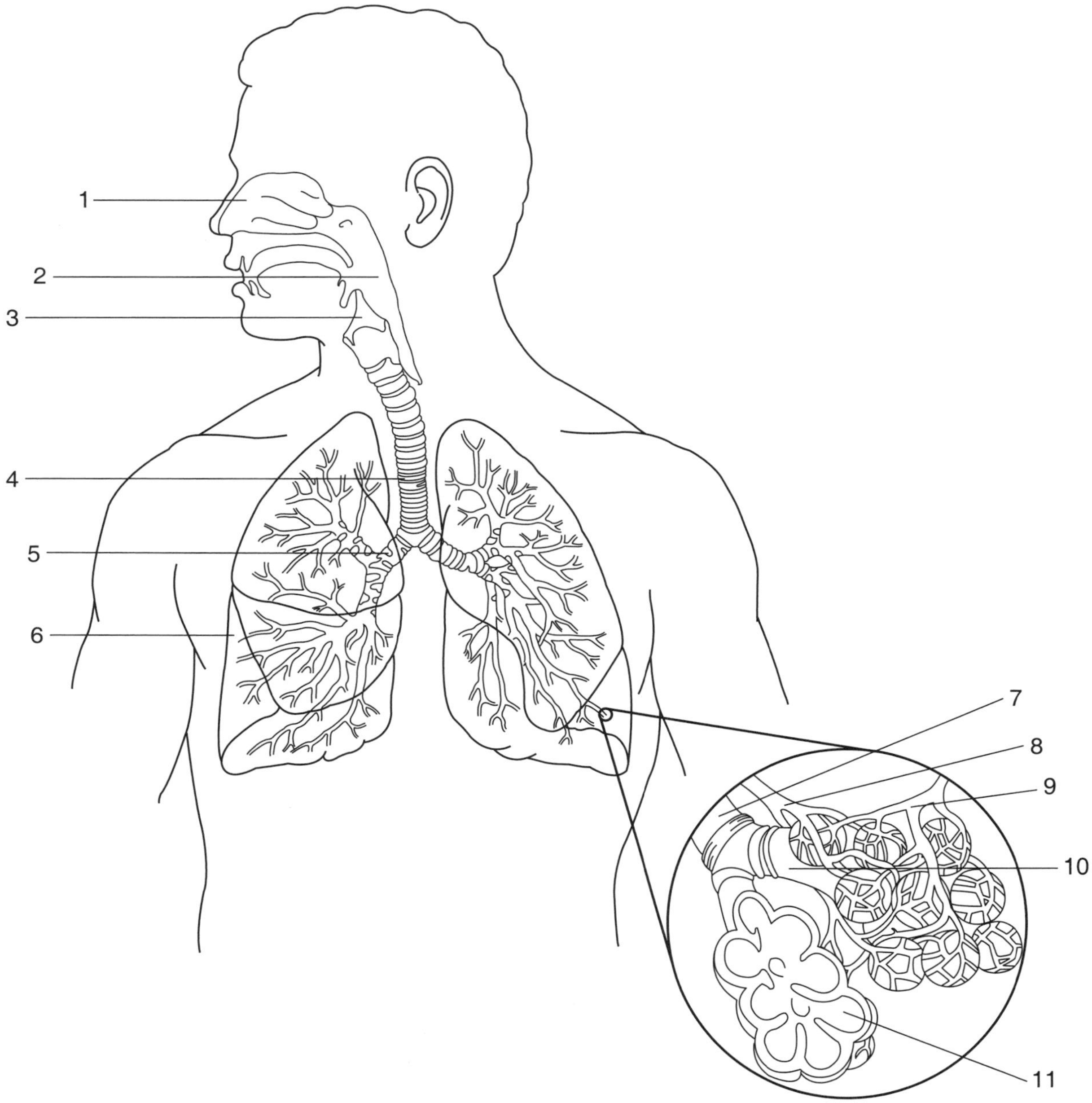

呼吸系统的结构

Structures of the respiratory system.

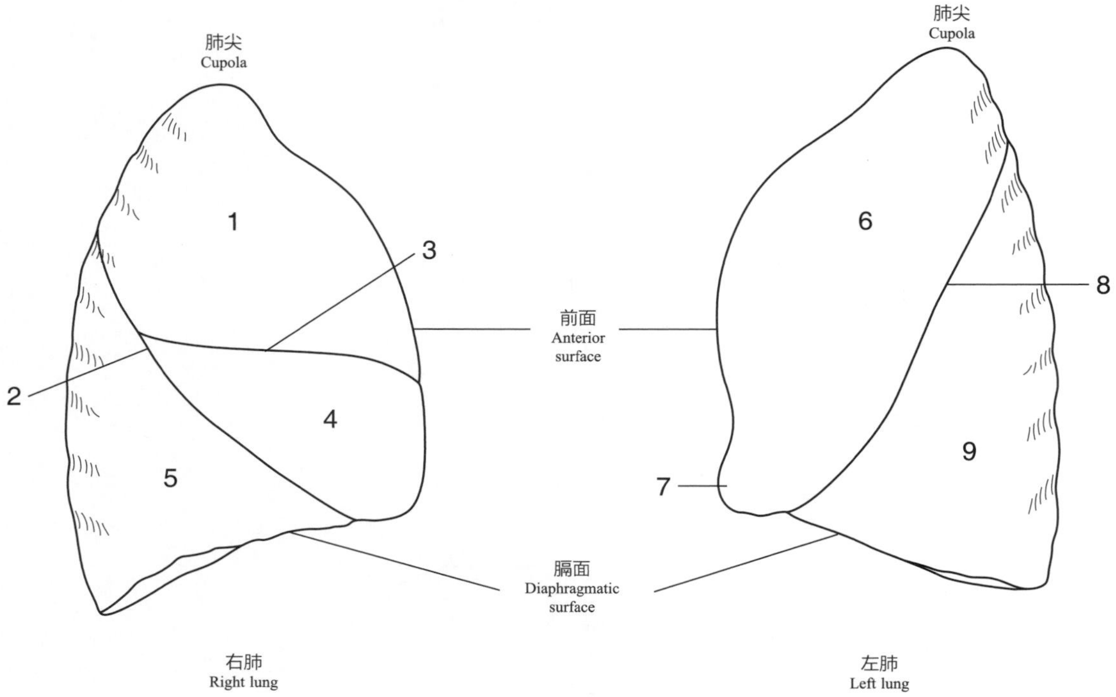
肺尖
Cupola
1
3
2
4
5
前面
Anterior surface
肺尖
Cupola
6
8
7
9
膈面
Diaphragmatic surface
右肺
Right lung
左肺
Left lung

肺的分叶
Lobes of the lungs.

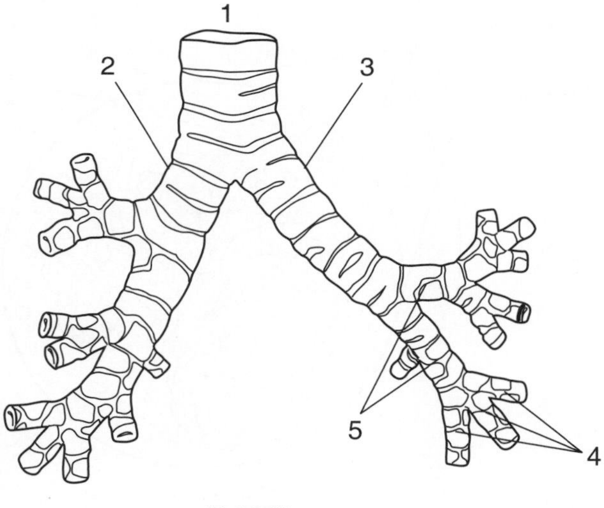
1
2
3
5
4

肺支气管
Bronchi of the lungs.

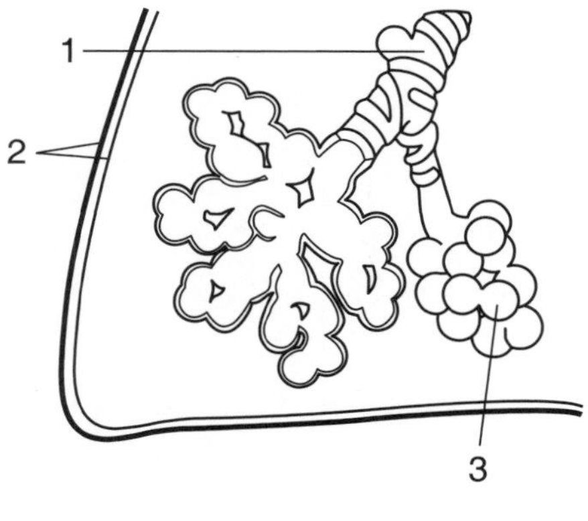
1
2
3

细支气管和肺泡
Bronchiole and alveoli.

泌尿系统

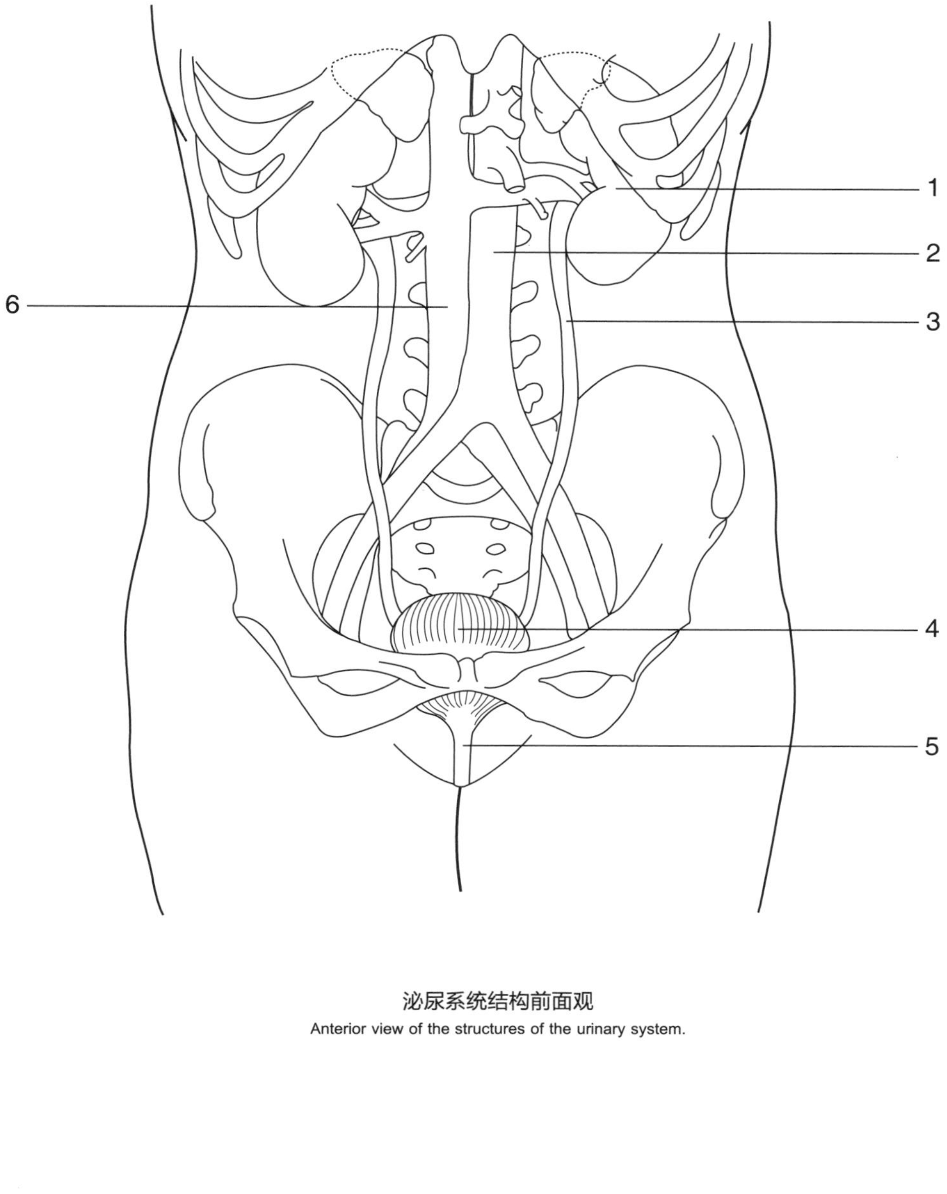

泌尿系统结构前面观

Anterior view of the structures of the urinary system.

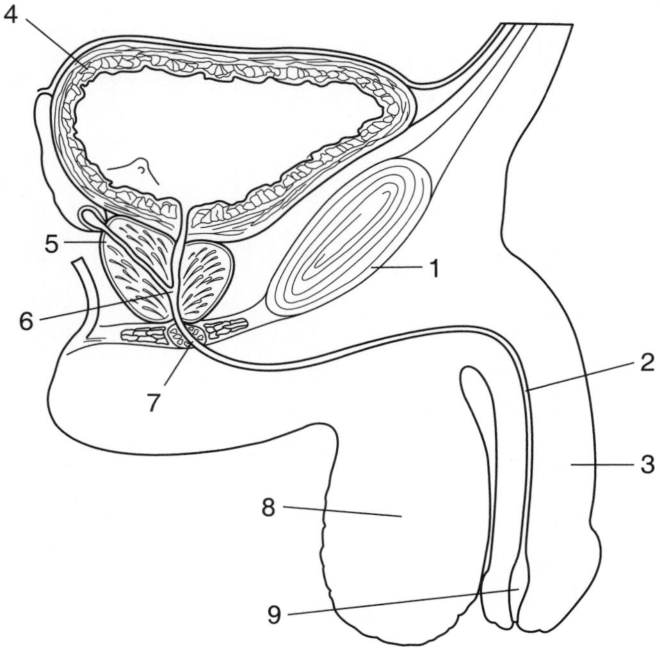

男性膀胱和尿道右侧面观

Right lateral view of the bladder and urethra of a male.

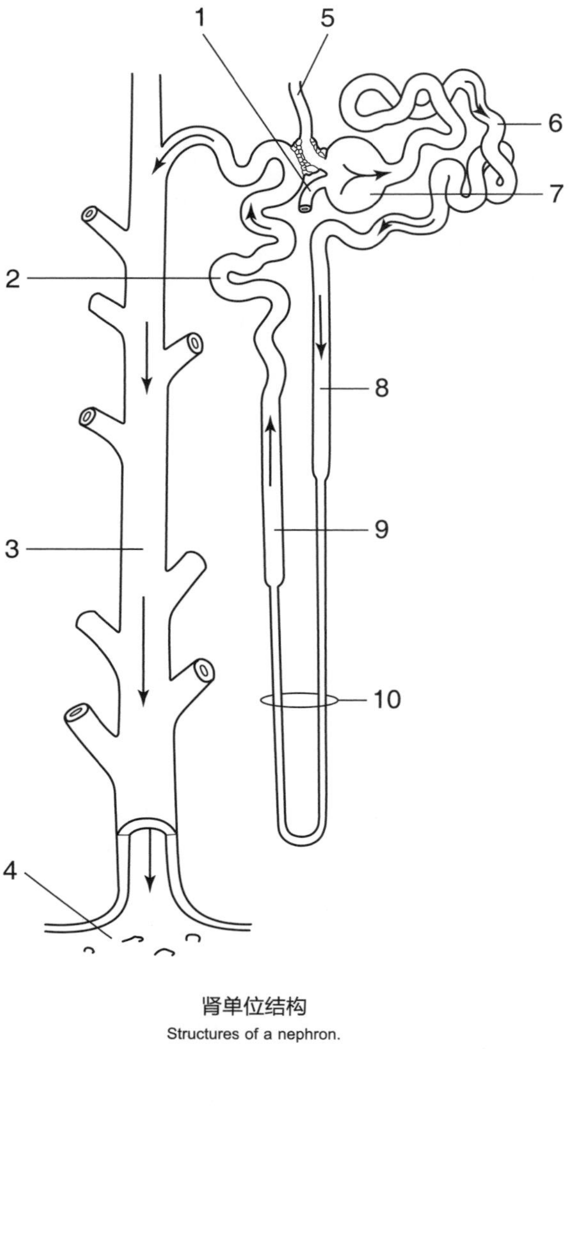

肾单位结构

Structures of a nephron.

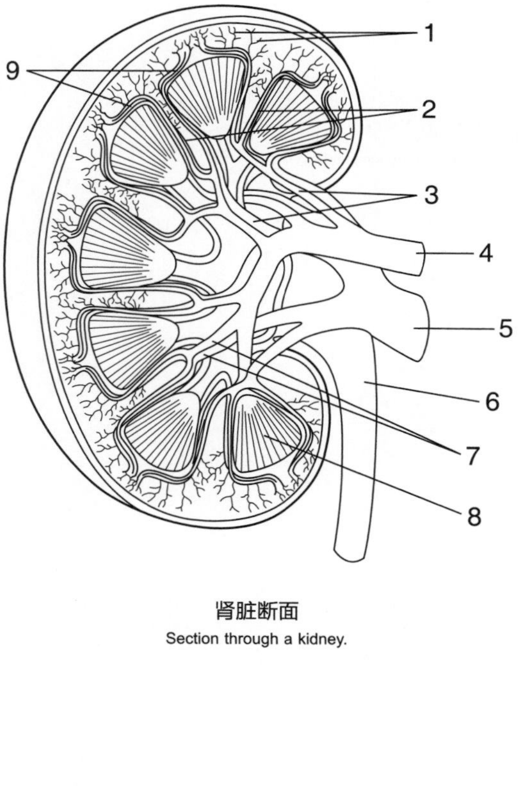

肾脏断面

Section through a kidney.

消化系统

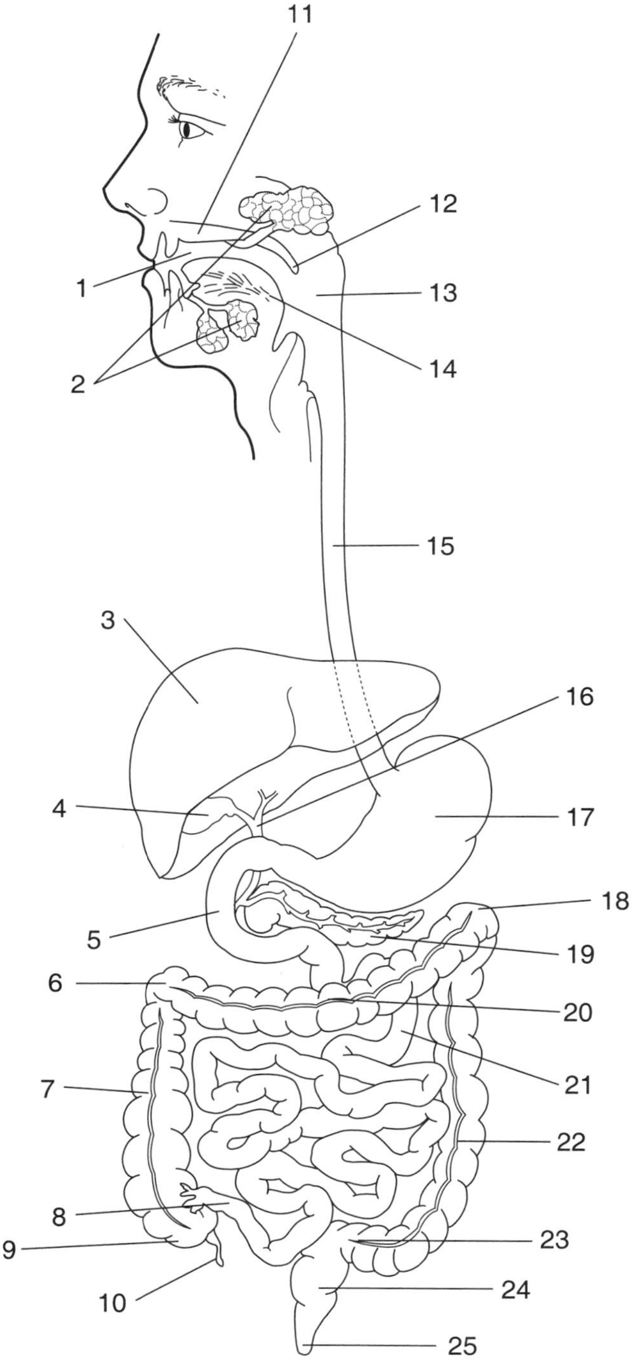

消化系统的结构
Structures of the gastrointestinal system.

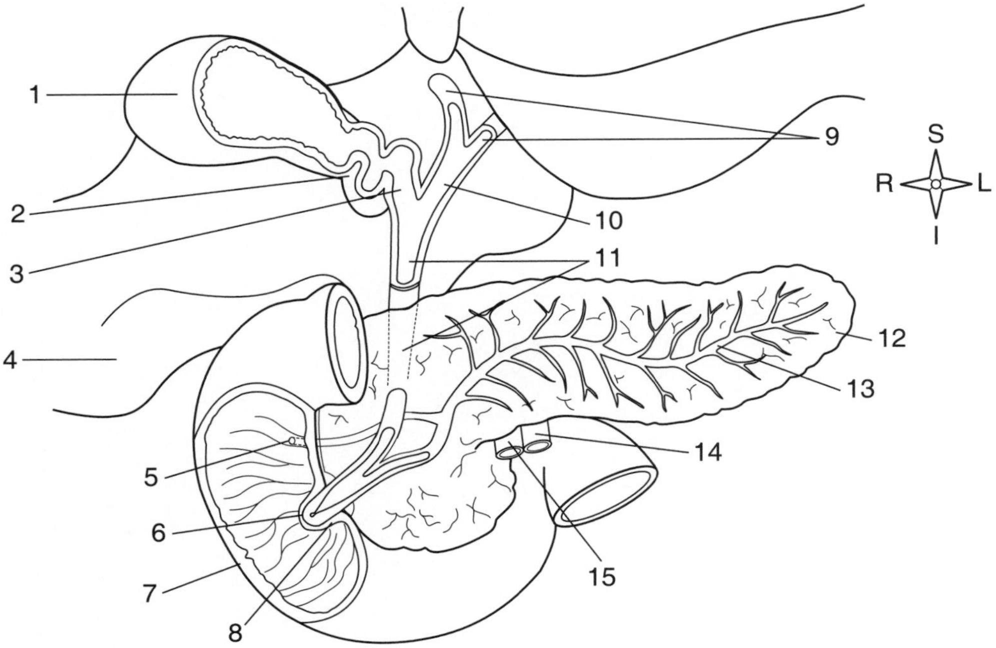

消化系统的附属器官

Accessory organs of the gastrointestinal system.

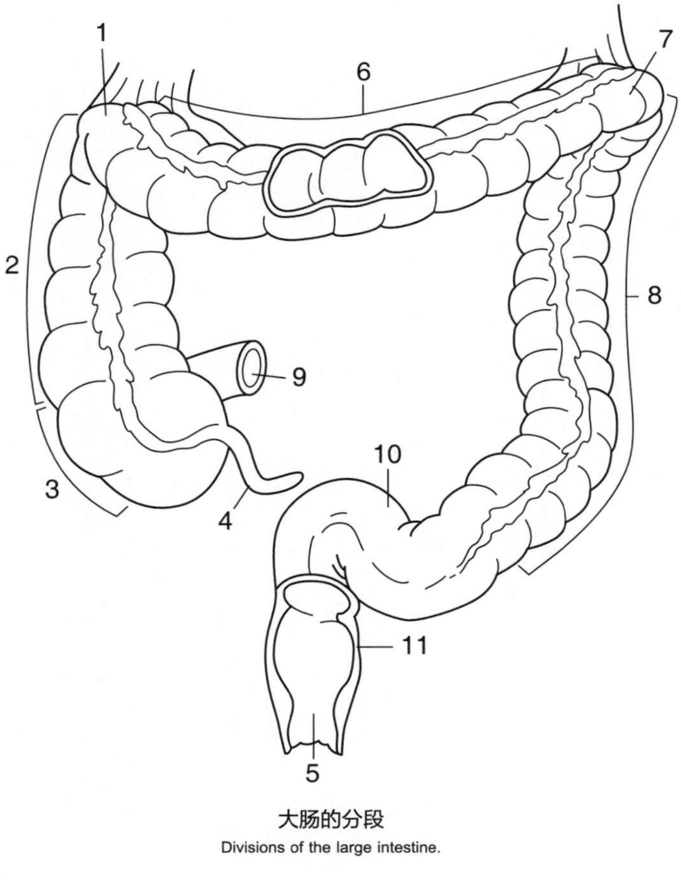

大肠的分段

Divisions of the large intestine.

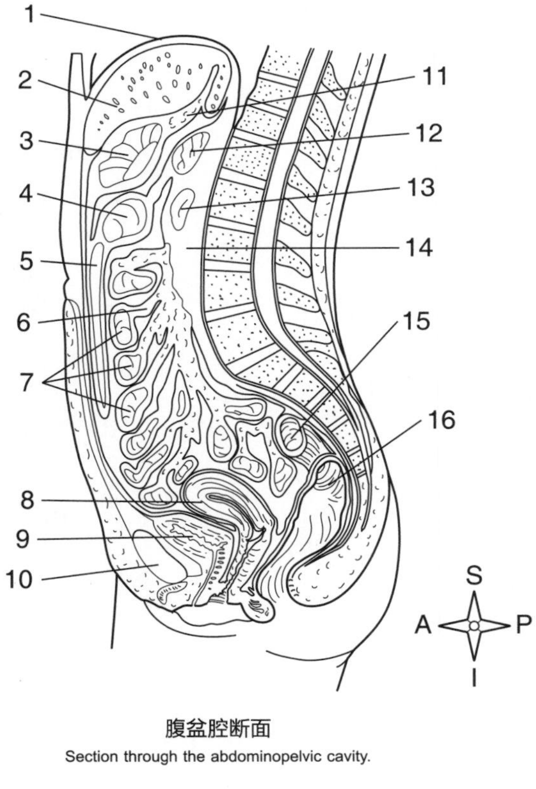

腹盆腔断面

Section through the abdominopelvic cavity.

免疫系统

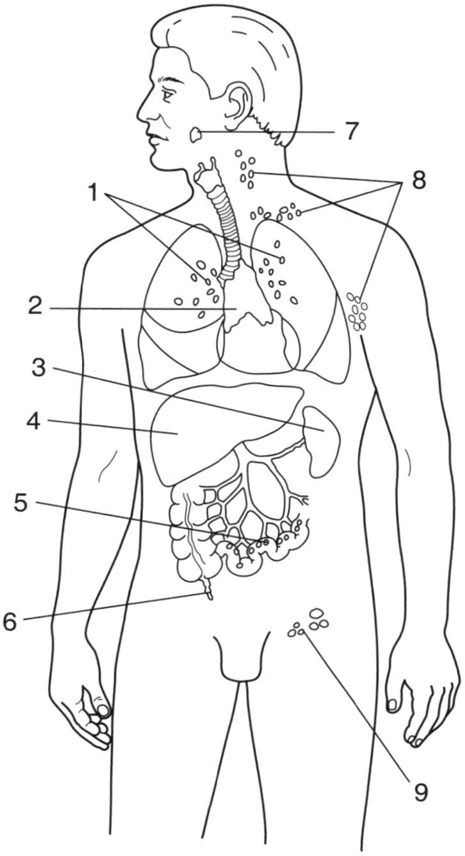

免疫系统的构成

Organization of the immune system.

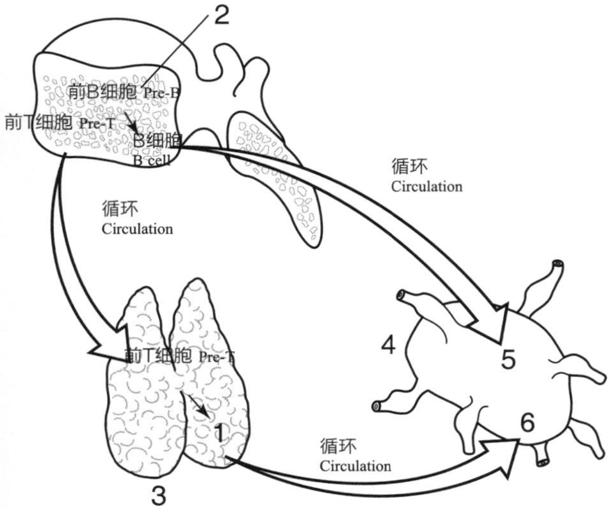

骨髓产生B细胞和T细胞

Creation of B cells and T cells by the bone marrow.

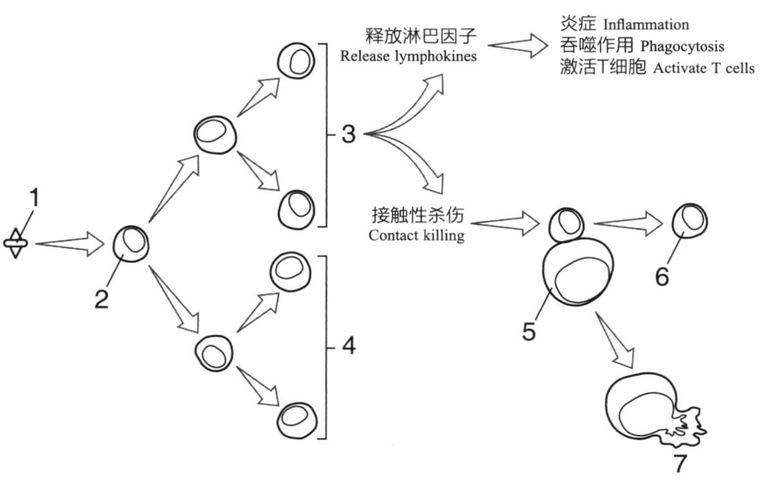

T细胞的激活与效应

Activation and effects of T cells.

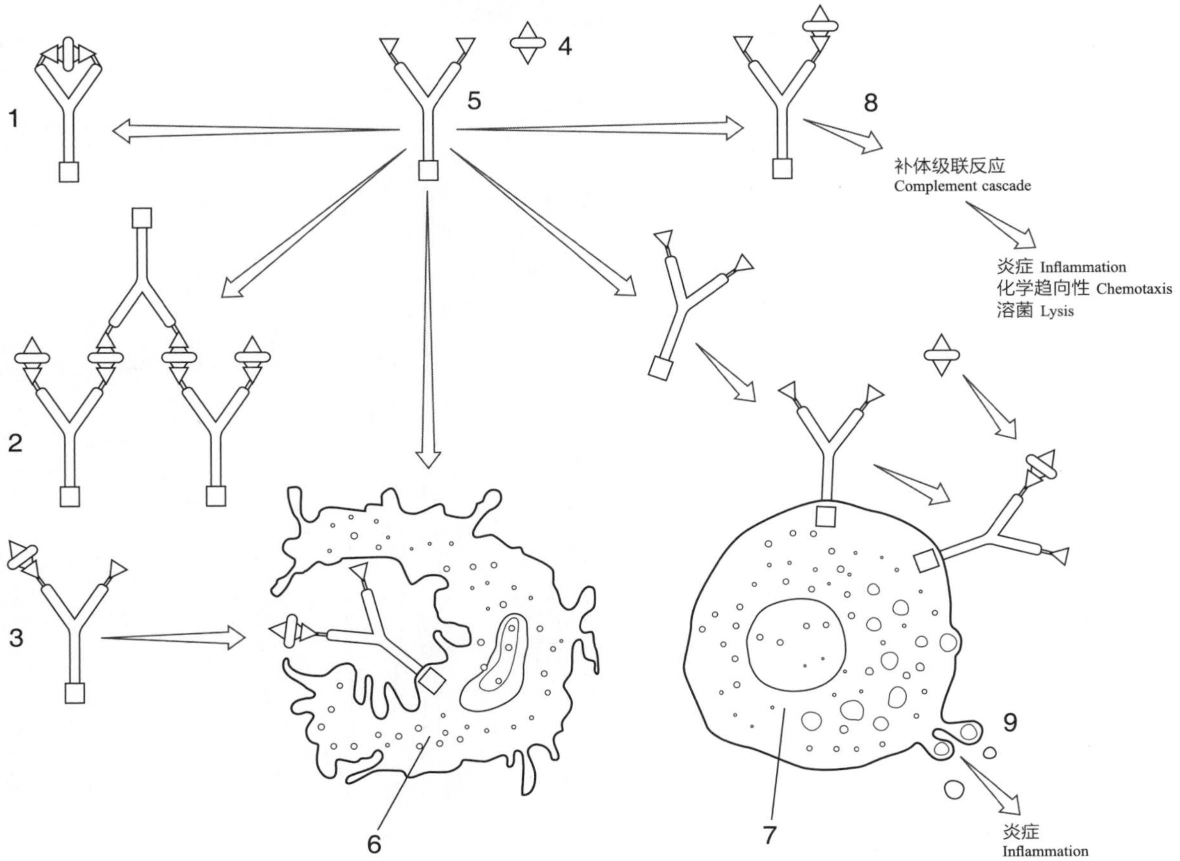

抗体的激活
Actions of antibodise.

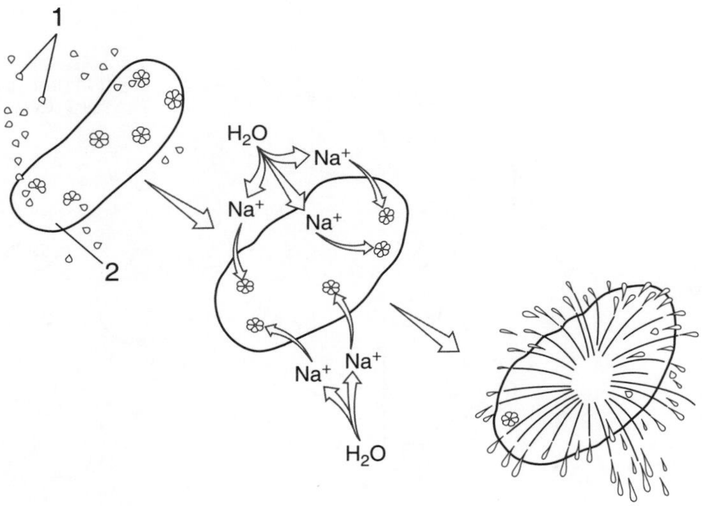

抗体激活补体，引起细菌死亡
Action of antibody-activated complement and death of bacterial cell.

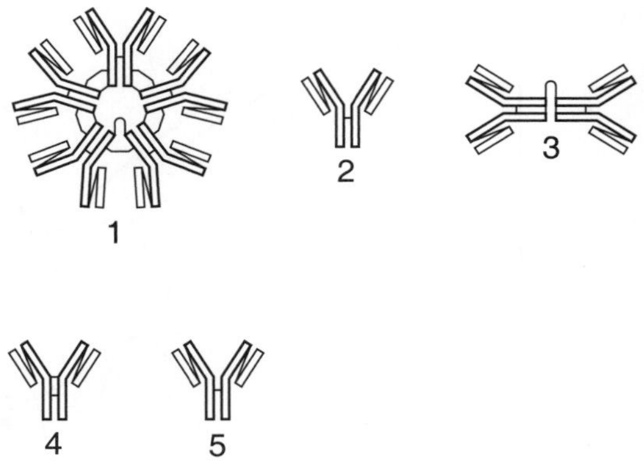

各种类型的抗体（免疫球蛋白）
Types of antibodies (immunoglobulins).

内分泌系统

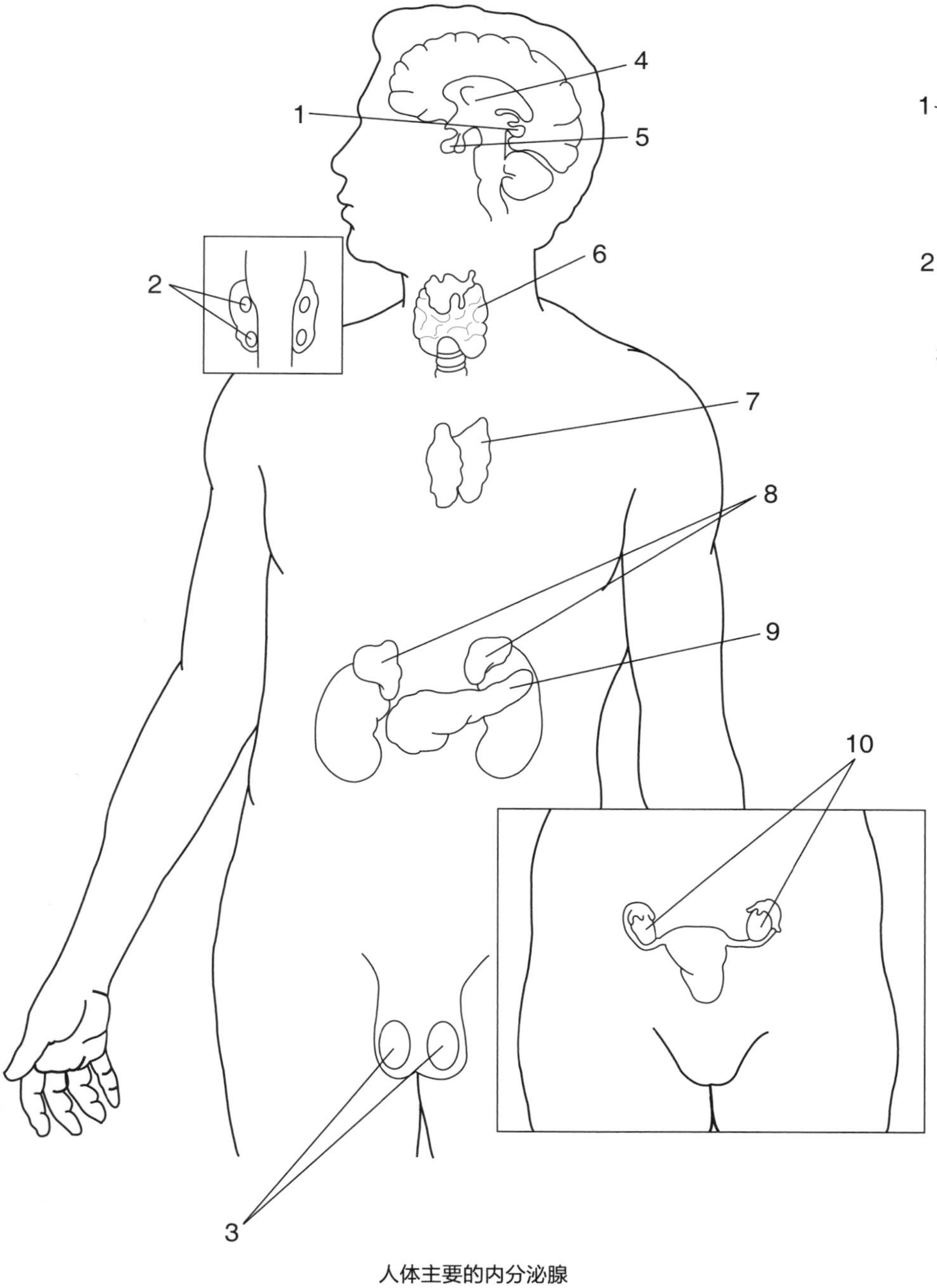

人体主要的内分泌腺
The major endocrine glands of the body.

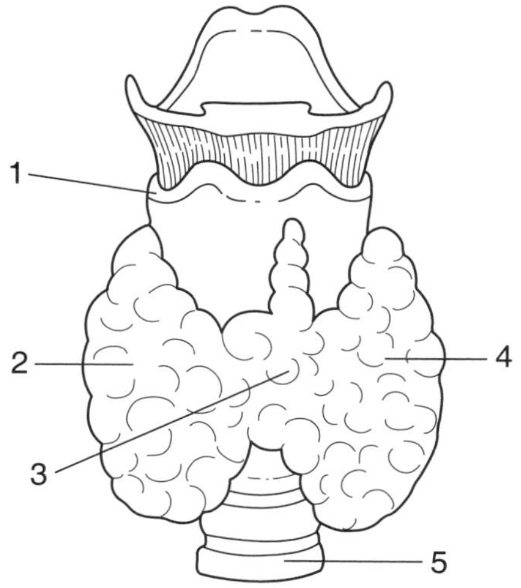

甲状腺
The thyroid gland.

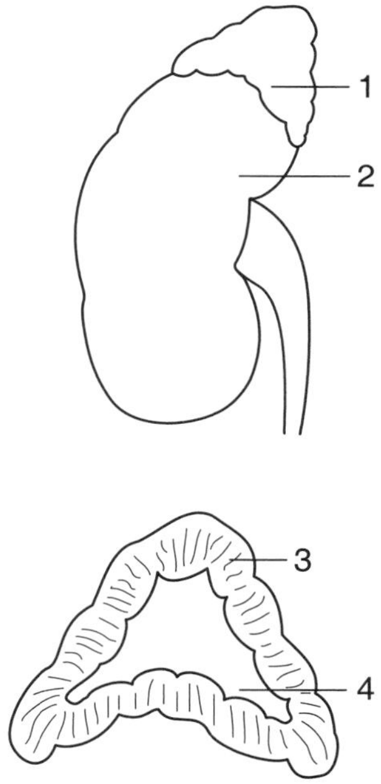

肾上腺
The adrenal gland.

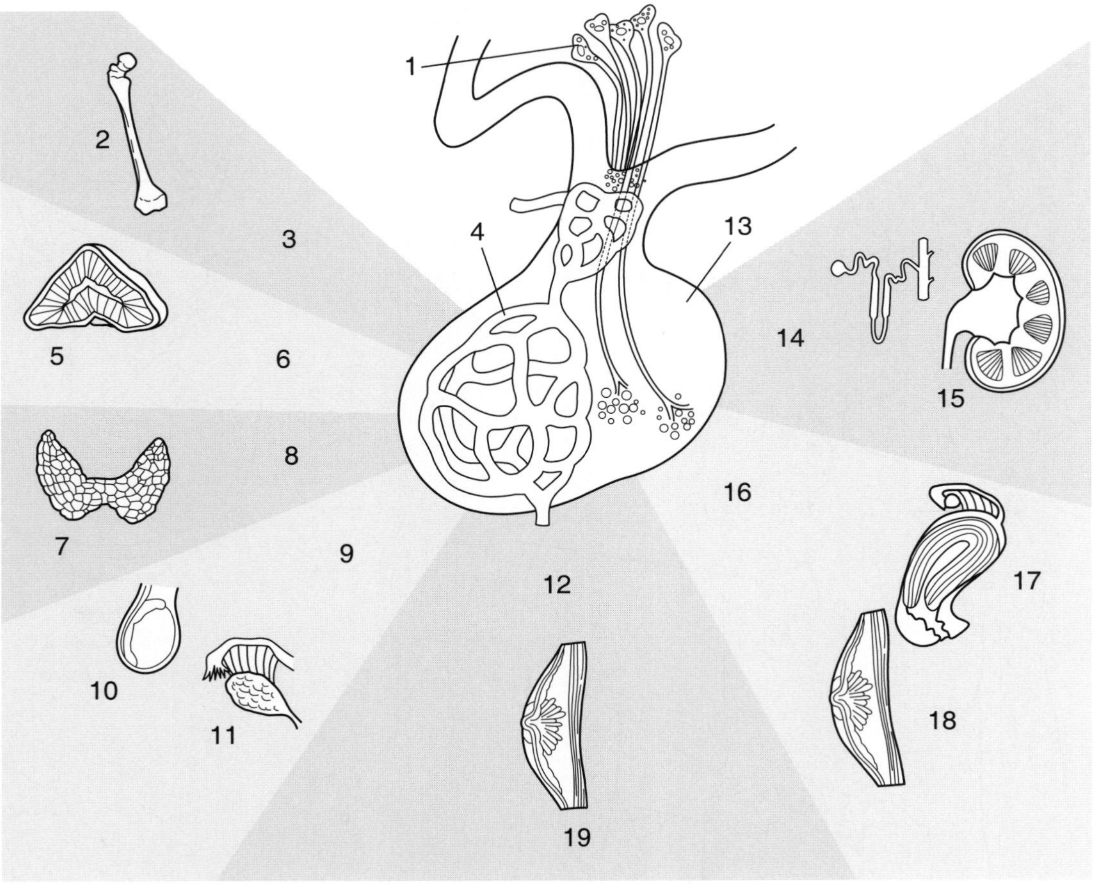

下丘脑和垂体激素
The hypothalamus and pituitary hormones.

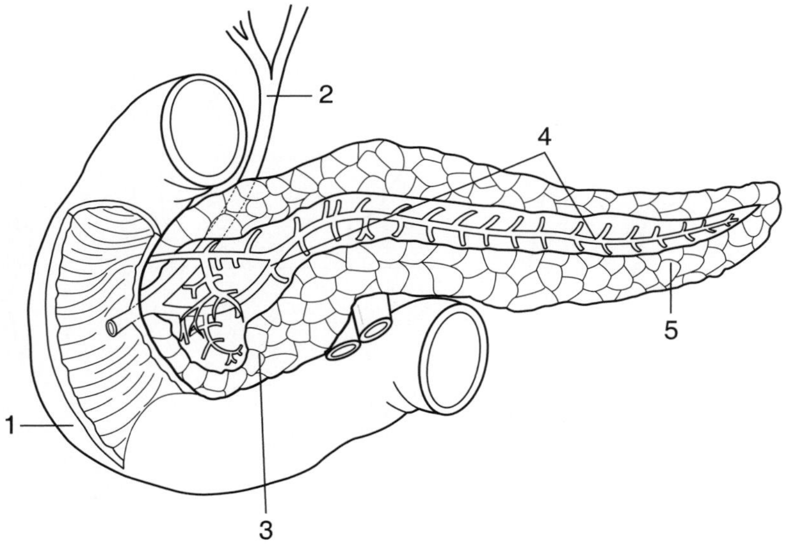

胰腺
The pancreas.

感觉系统

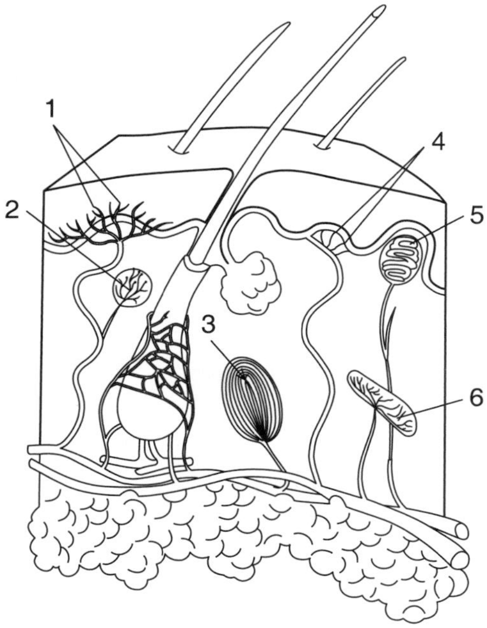

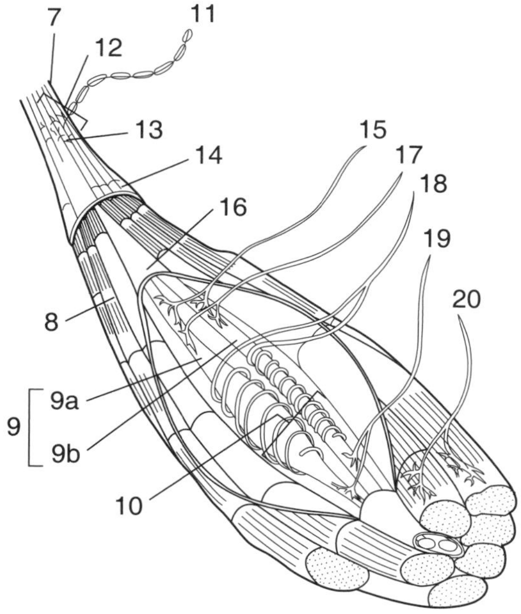

躯体感受器和牵拉感受器

Somatic and stretch receptors.

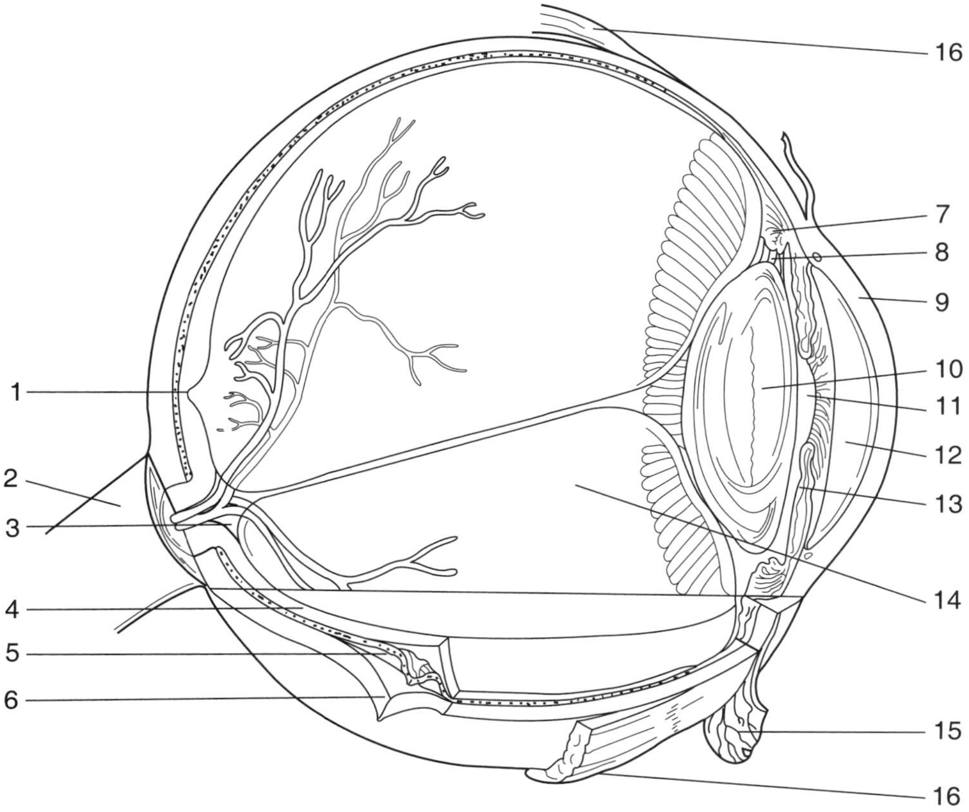

眼球水平切面的上面观

Superior view of a horizontal section of the eye.

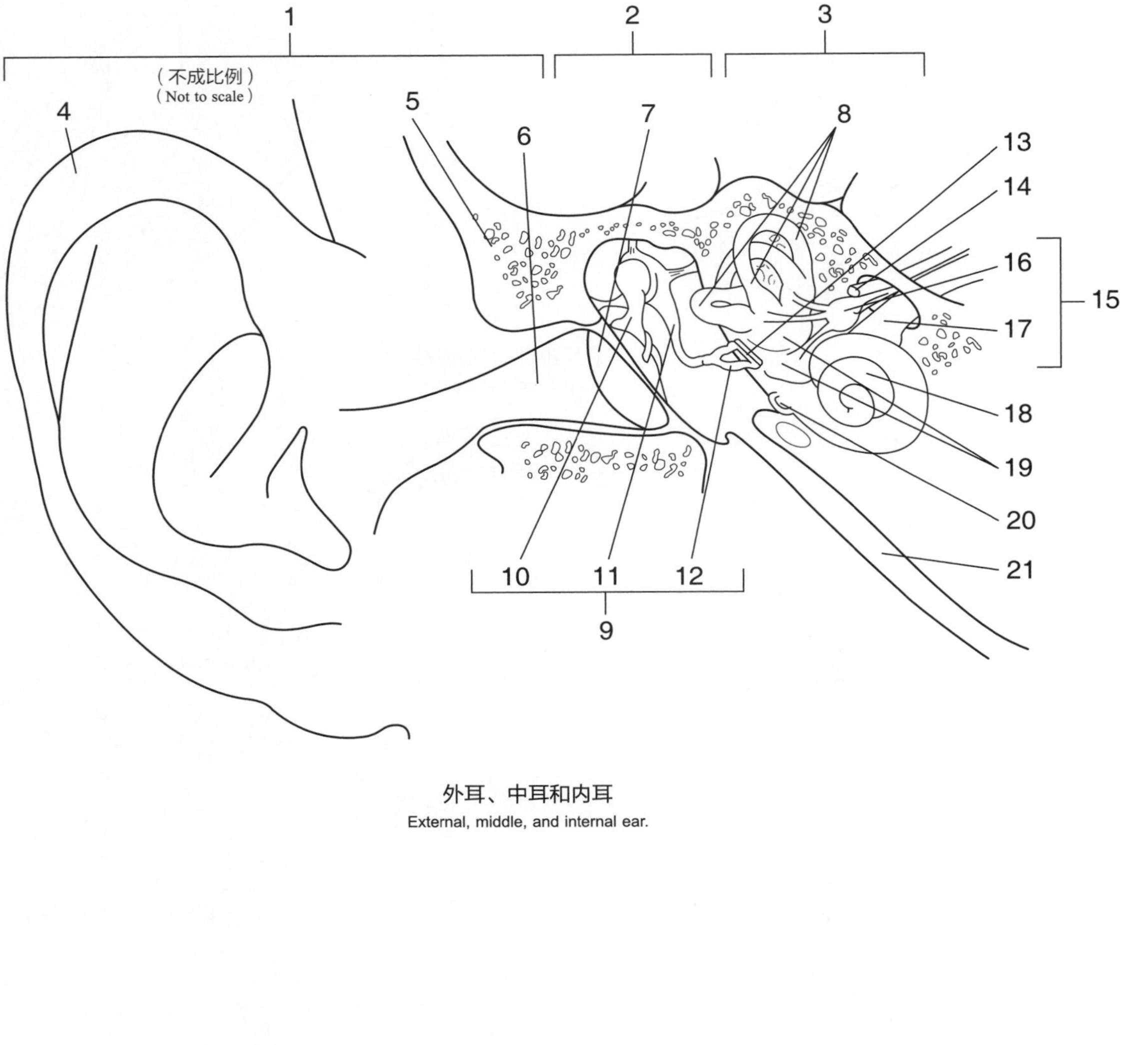

外耳、中耳和内耳

External, middle, and internal ear.

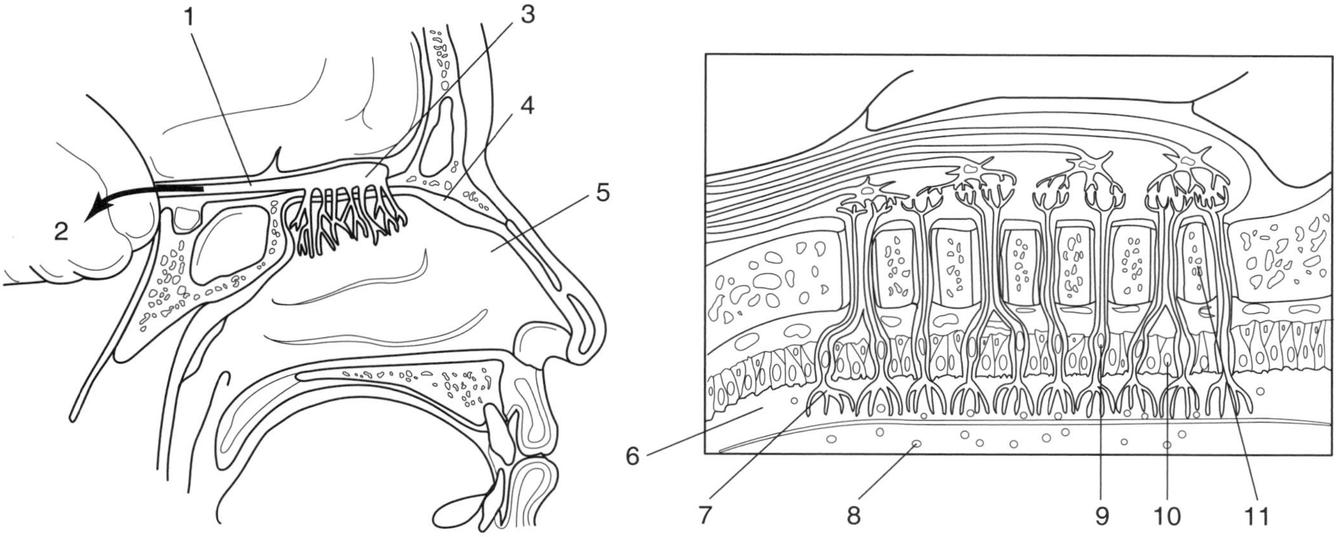

鼻内部侧面观

Lateral view of the internal nose.

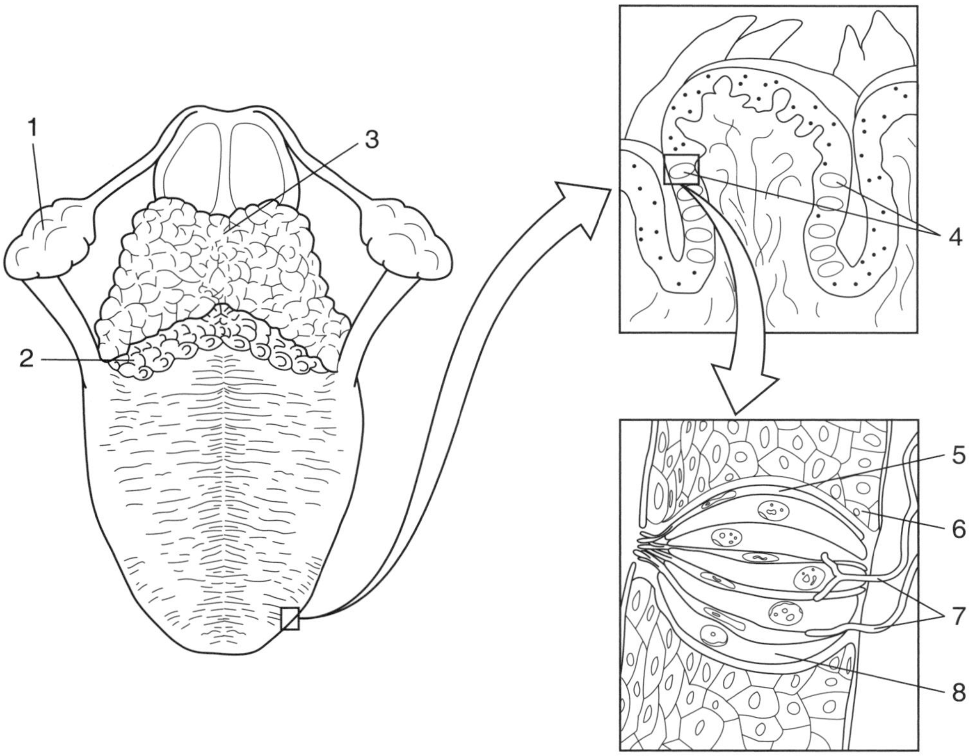

舌背，舌乳头和味蕾的横断面

Dorsal surface of a tongue, cross-section through a papilla and a taste bud.

生殖系统

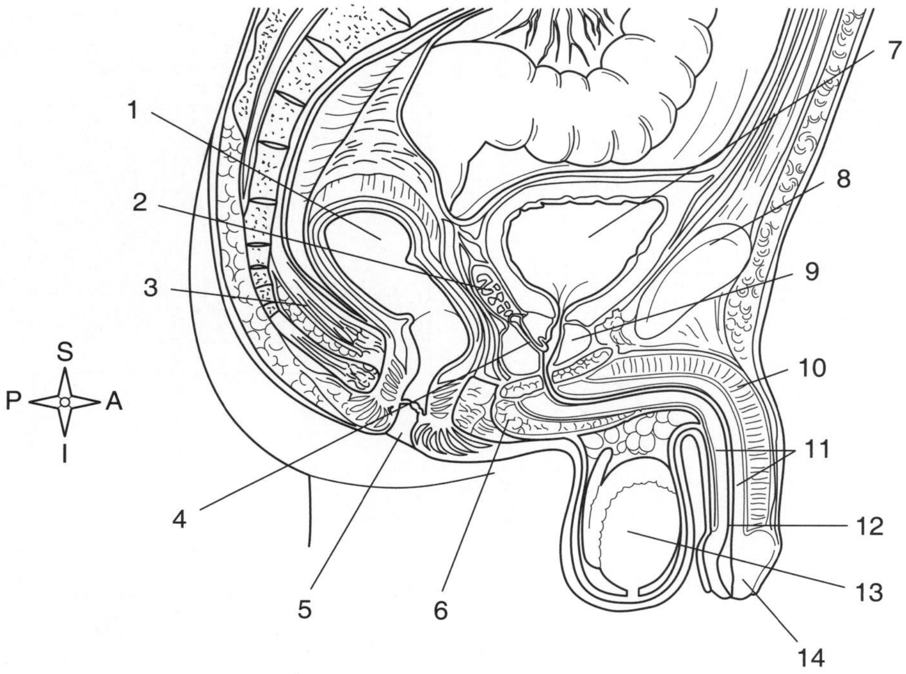

男性生殖器官
Male reproductive organs.

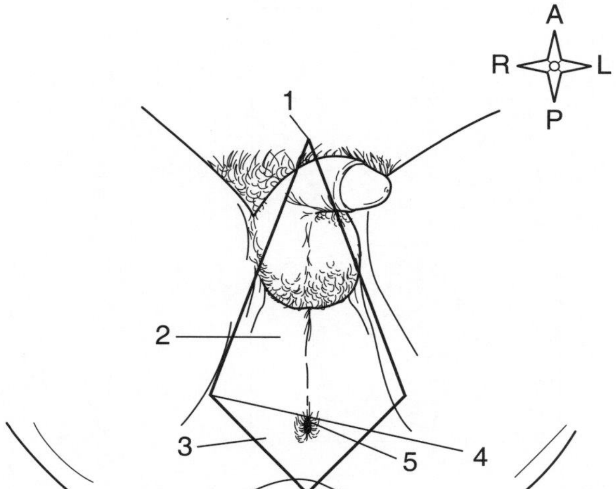

男性会阴
Male perineum.

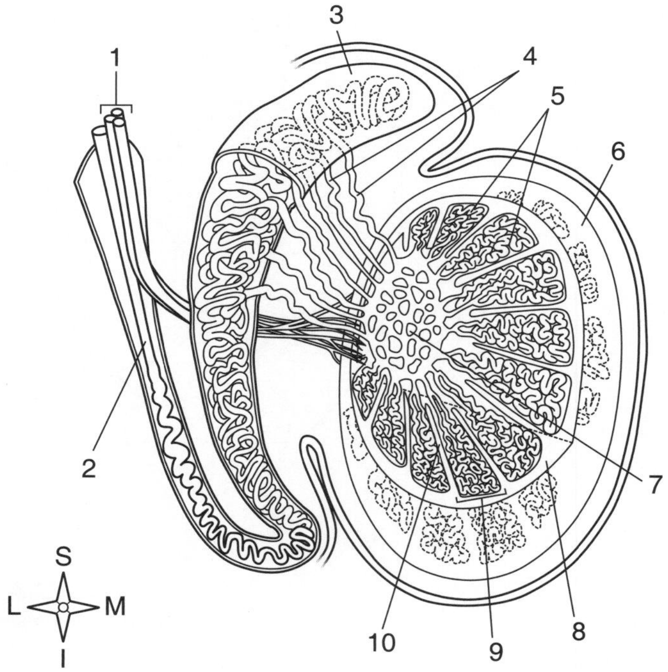

睾丸和附睾的小管
Tubules of the testis and epididymis.

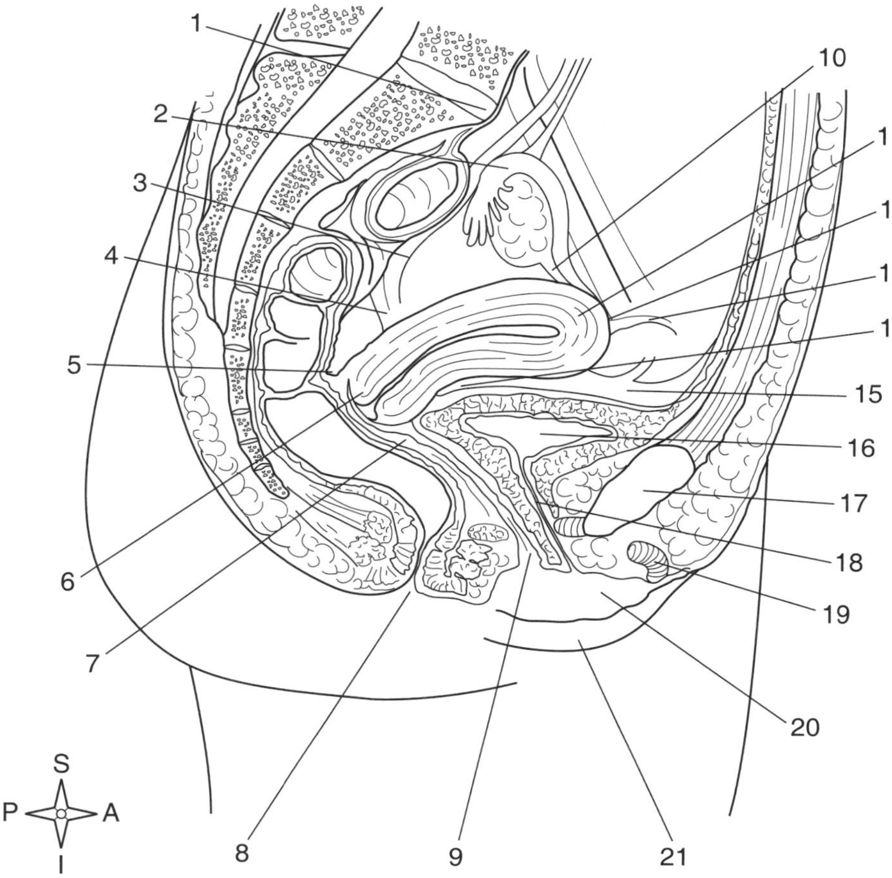

女性生殖器官

Female reproductive organs.

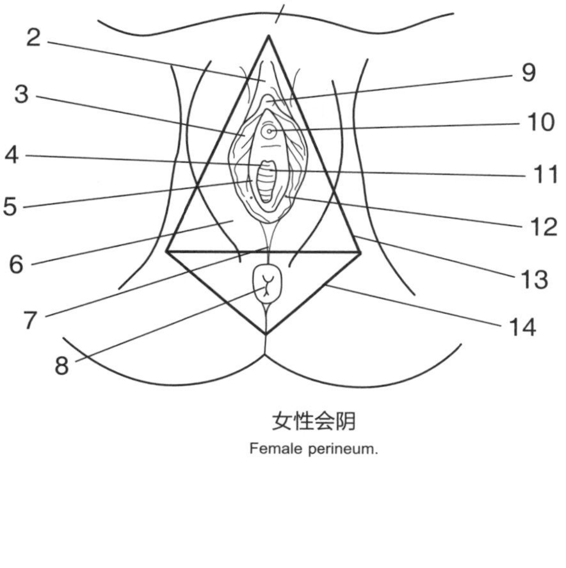

女性会阴

Female perineum.

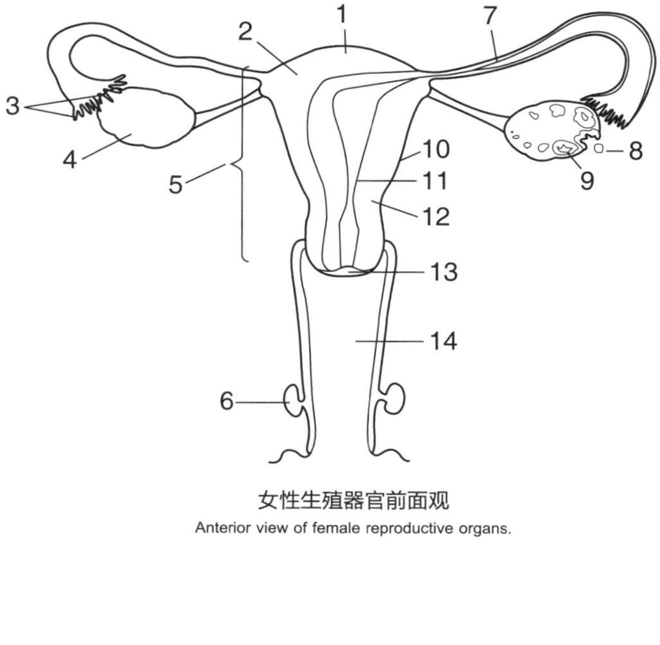

女性生殖器官前面观

Anterior view of female reproductive organs.

答案

第一章 标注题答案：骨骼系统

第3页，头部骨骼及骨性标记的前面观

1.Frontal bone，额骨。2.Nasal bone，鼻骨。3.Sphenoid bone，蝶骨。4.Temporal bone，颞骨。5.Lacrimal bone，泪骨。6.Ethmoid bone，筛骨。7.Zygomatic bone，颧骨。8.Zygomaticomaxillary suture，颧上颌缝。9.Maxilla，上颌骨。10.Vomer，犁骨。11.Alveolar process of the maxilla，上颌骨牙槽突。12.Alveolar process of the mandible，下颌骨牙槽突。13.Mandible，下颌骨。14.Superciliary arch of the frontal bone，额骨眉弓。15.Parietal bone，顶骨。16.Lesser wing of the sphenoid，蝶骨小翼。17.Greater wing of the sphenoid，蝶骨大翼。18.Palatine bone，腭骨。19.Frontal process of the maxilla，上颌骨额突。20.Infraorbital foramen of the maxilla，上颌骨眶下孔。21.Canine fossa of the maxilla，上颌骨犬齿窝。22.Incisive fossa of the maxilla，上颌骨门齿窝。23.Ramus of the mandible，下颌支。24.Incisive fossa of the mandible，下颌骨门齿窝。25.Angle of the mandible，下颌角。26.Mental foramen of the mandible，下颌骨颏孔。27.Oblique line of the mandible，下颌骨斜嵴。28.Mental tubercle of the mandible，下颌骨颏结节。29.Symphysis menti of the mandible，下颌骨颏联合。

第4页，头部骨骼及骨性标记的侧面观

1.Temporal fossa (within dotted lines)，颞窝（虚线内）。2.Temporomandibular joint (TMJ)，颞下颌关节。3.Highest nuchal line of the occipital bone，枕骨最上项线。4.Temporal bone，颞骨。5.Occipital bone，枕骨。6.Mastoid process of the temporal bone，颞骨乳突。7.Zygomatic arch of the temporal bone，颞骨颧弓。8.Neck of the mandible，下颌颈。9.Zygomaticotemporal suture，颧颞缝。10.Coronoid process of the mandible，下颌骨冠突。11.Zygomaticomaxillary suture，颧上颌缝。12.Ramus of the mandible，下颌支。13.Angle of the mandible，下颌角。14.Mandible，下颌骨。15.Oblique line of the mandible，下颌骨斜嵴。16.Mental foramen of the mandible，下颌骨颏孔。17.Parietal bone，顶骨。18.Frontal bone，额骨。19.Sphenoid bone，蝶骨。20.Superciliary arch of the frontal bone，额骨眉弓。21.Lacrimal bone，泪骨。22.Nasal bone，鼻骨。23.Zygomatic bone，颧骨。24.Frontal process of the maxilla，上颌骨额突。25.Canine fossa of the maxilla，上颌骨犬齿窝。26.Maxilla，上颌骨。27.Incisive fossa of the maxilla，上颌骨门齿窝。28.Alveolar process of the maxilla，上颌骨牙槽突。29.Alveolar process of the mandible，下颌骨牙槽突。30.Incisive fossa of the mandible，下颌骨门齿窝。31.Mental tubercle of the mandible，下颌骨颏结节。

第5页，头部骨骼及骨性标记的下面观

1.Maxilla，上颌骨。2.Palatine bone，腭骨。3.Frontal bone，额骨。4.Zygomatic bone，颧骨。5.Zygomatic arch (of the temporal & zygomatic bones)，颧弓（颞骨和颧骨）。6.Parietal bone，顶骨。7.Sphenoid bone，蝶骨。8.Temporal bone，颞骨。9.Parietal bone，顶骨。10.Occipital bone，枕骨。11.Incisive fossa of the maxilla，上颌门齿窝。12.Zygomaticomaxillary suture，颧上颌缝。13.Tuberosity of the maxilla，上颌结节。14.Zygomaticotemporal suture，颧颞缝。15.Greater wing of the sphenoid，蝶骨大翼。16.Medial pterygoid plate of the pterygoid process of the sphenoid bone，蝶骨翼突内侧板。17.Lateral pterygoid plate of the pterygoid process of the sphenoid bone，蝶骨翼突外侧板。18.Vomer，犁骨。19.Styloid process of the temporal bone，颞骨茎突。20.Mastoid process of the temporal bone，颞骨乳突。21.Mastoid notch of the temporal bone，颞骨乳突切迹。22.Jugular process of the occipital bone，枕骨颈静脉突。23.Foramen magnum，枕骨大孔。24.Highest nuchal line of the occipital bone，枕骨最上项线。

第6页，颈部骨骼及骨性标记的前面观

1.Temporal bone，颞骨。2.Mastoid process of the temporal bone，颞骨乳突。3.Styloid process of the temporal bone。颞骨茎突。4.Greater cornu of the hyoid bone，舌骨大角。5.Body of the hyoid bone，舌骨体。6.Hyoid bone，舌骨。7.Lamina of the thyroid cartilage，甲状软骨板。8.Thyroid cartilage，甲状软骨。9.Sternoclavicular joint，胸锁关节。10.Acromioclavicular joint，肩锁关节。11.Shoulder joint，肩关节。12.Clavicle，锁骨。13.Scapula，肩胛骨。14.Costal cartilage of the first rib，第1肋软骨。15.Manubrium of the sternum，胸骨柄。16.Basilar part of the occiput，枕骨基底部。17.Occiput，枕骨。18.Anterior arch of the atlas，寰椎前弓。19.Atlas (C1)，寰椎（第1颈椎）。20.Axis (C2)，枢椎（第2颈椎）。21.Vertebral body，椎体。22.Vertebral transverse process (TP)，椎体横突。23.Posterior tubercle of the transverse process，横突后结节。24.Anterior tubercle of the transverse process，横突前结节。25.Humerus，肱骨。26.Acromion process of the scapula，肩胛骨肩峰。27.Superior border of the scapula，肩胛骨上缘。28.Medial border of the scapula，肩胛骨内侧缘。

第7页，颈部骨骼及骨性标记的后面观

1.External occipital protuberance (EOP)，枕外隆凸。2.Occiput，枕骨。3.Superior nuchal line of the occiput，枕骨上项线。4.Inferior nuchal line of the occiput，枕骨下项线。5.Superior angle of the scapula，肩胛骨上角。6.Clavicle，锁骨。7.Acromioclavicular joint，肩锁关节。8.Acromion process of the scapula，肩胛骨肩峰。9.Scapula，肩胛骨。10.Spine of the scapula，肩胛冈。11.Tubercle at the root of the spine of the scapula，肩胛冈根部结节。12.Medial border of the scapula，肩胛骨内侧缘。13.Root of the spine of the scapula，肩胛冈根部。14.Temporal bone，颞骨。15.Mastoid process of the temporal bone，颞骨乳突。16.Mandible，下颌骨。17.Atlas (C1)，寰椎（第1颈椎）。18.Axis (C2)，枢椎（第2颈椎）。19.Vertebral spinous process (SP)，椎骨棘突。20.Vertebral transverse process (TP)，椎骨棘突。21.C7，第7颈椎。22.First rib，第1肋。23.T3，第3胸椎。

第8页，躯干骨骼及骨性标记的前面观

1.Clavicle,锁骨。2.Coracoid process of the scapula,肩胛骨喙突。3.Scapula，肩胛骨。4.Medial border of the scapula，肩胛骨内侧缘。5.Inferior angle of the scapula，肩胛骨下角。6.Intercostal space，肋间隙。7.Costal cartilage，肋软骨。8.Sacro-iliac joint，骶髂关节。9.Iliac crest，髂嵴。10.Pelvic bone，髋骨。11.Pubic crest，耻骨嵴。12.Pubic tubercle，耻骨结节。13.Pubic symphysis，耻骨联合。14.Sacrum，骶骨。15.Cervical transverse process，颈椎横突。16.Body of C7，第七颈椎椎体。17.Humerus，肱骨。18.Medial lip of the bicipital groove of the humerus，肱骨结节间沟内侧唇。19.Lateral lip of the bicipital groove of the humerus，肱骨结节间沟外侧唇。20.Sternum，胸骨。21.Xiphoid process of the sternum，胸骨剑突。22.Intervertebral disc (L3-L4)，椎间盘（第3腰椎～第4腰椎）。23.Ilium，髂骨。24.Ischium，坐骨。25.Pubis，耻骨。

第9页，躯干骨骼及骨性标记的后面观

1.Clavicle，锁骨。2.Spine of the scapula,肩胛冈。3.Root of the spine of the scapula，肩胛冈根部。4.Medial border of the scapula，肩胛骨内侧缘。5.Scapula，肩胛骨。6.Inferior angle of the scapula，肩胛骨下角。7.Vertebral transverse process (TP)，椎骨横突。8.Vertebral lamina，椎板。9.Vertebral spinous process（SP），椎骨棘突。10.Iliac crest，髂嵴。11.Posterior superior iliac spine (PSIS)，髂后上棘。12.Pelvic bone，髋骨。13.Sacrum，骶骨。14.Ischium，坐骨。 15.Pubis，耻骨。16.Pubic symphysis，耻骨联合。17.C7，第7颈椎。18.Tubercle (of the 5th rib)，(第5) 肋结节。19.Angle (of the 5th rib)，(第5) 肋骨角。20.Intercostal space，肋间隙。21.Inferior articular process (of L1)，（第1腰椎）下关节突。22.Superior articular process（of L2)，（第2腰椎）上关节突。23.Mamillary process (of L3)，（第3腰椎）乳突。24.Ilium，髂骨。25.Sacro-iliac joint，骶髂关节。26.Medial sacral crest，骶内侧嵴。27.Lateral sacral crest，骶外侧嵴。

第10页，右侧骨盆及大腿骨骼及骨性标记的前面观

1.Vertebral transverse process (TP)，脊椎横突。2.Sacral ala，骶翼。3.Iliac crest，髂嵴。4.Iliac fossa，髂窝。5.Internal ilium，髂骨内侧。6.Ilium，髂骨。7.Antenor superior iliac spine (ASIS)，髂前上棘。8.Anterior inferior iliac spine (AIIS)，髂前下棘。9.Hip joint，髋关节。10.Greater trochanter of the femur，股骨大转子。11.Lesser trochanter of the femur，股骨小转子。12.Femur.股骨。13.Fibula，腓骨。14.Intervertebral disc，椎间盘。15.Vertebral body (L3)，椎体(第3腰椎)。16.Sacrum，骶骨。17.Iliopectineal eminence (of the ilium and the pubis)，(髂骨和耻骨间的)髂耻隆起。18.Apex of the sacrum，骶骨尖。19.Coccyx，尾骨。20.Pectineal line of the pubis on the superior ramus of the pubis，耻骨上支耻骨线。21.Pubis，耻骨。22.Obturator foramen，闭孔。23.Inferior ramus of the pubis，耻骨下支。24.Ramus of the ischium，坐骨支。25.Ischial tuberosity，坐骨结节。26.Ischium，坐骨。27.Patella，髌骨。28.Knee (tibiofemoral) joint，膝（胫股）关节。29.Medial tibial condyle，胫骨内侧髁。30.Tibial tuberosity，胫骨粗隆。31.Tibia，胫骨。

第11页，右侧骨盆及大腿骨骼及骨性标记的后面观

1.Vertebral transverse process (TP) (of L5)，（第5）腰椎横突。2.Sacrum，骶骨。3.Sacrotuberous ligament，骶结节韧带。4.Apex of the sacrum，骶骨尖。5.Coccyx，尾骨。6.Pectineal line on the superior ramus of the pubis，耻骨上支耻骨线。7.Pubis，耻骨。8.Obturator foramen，闭孔。9.Inferior ramus of the pubis，耻骨下支。10.Ramus of the ischium，坐骨支。11.Ischium，坐骨。12.Ischial tuberosity，坐骨结节。13.Trochanteric fossa，转子窝。14.Pectineal line of the femur，股骨耻骨肌线。15.Medial lip of the linea aspera，粗线内侧唇。16.Femur，股骨。17.Medial supracondylar line，内上髁线。18.Adductor tubercle，收肌结节。19.Medial tibial condyle，胫骨内侧髁。20.Tibia，胫骨。21.Iliac crest，髂嵴。22.Posterior gluteal line of the ilium，髂骨臀后线。23.Anterior gluteal line of the ilium，髂骨臀前线。24.Pelvic bone (Ilium)，髋骨（髂骨）。25.Anterior superior iliac spine (ASIS)，髂前上棘。26.Inferior gluteal line of the ilium，髂骨臀下线。27.Anterior inferior iliac spine (AIIS)，髂前下棘。28.Ischial spine，坐骨棘。29.Head of the femur，股骨头。30.Hip (femoroacetabular) joint，髋关节（股骨髋臼关节）。31.Greater trochanter，大转子。32.Intertrochanteric crest，转子间嵴。33.Lesser trochanter，小转子。34.Gluteal tuberosity，臀肌粗隆。35.Lateral lip of the linea aspera，粗线外侧唇。36.Linea aspera，粗线。

37.Lateral supracondylar line，外上髁线。38.Knee (tibiofemoral) joint，膝关节（胫股关节）。39.Lateral tibial condyle，胫骨外侧髁。40.Head of the fibula，腓骨头。41.Fibula，腓骨。

第12页，右侧小腿骨骼及骨性标记的前面观

1.Lateral supracondylar line of the femur，股骨外侧髁上线。2.Lateral condyle of the femur，股骨外髁。3.Knee joint，膝关节。4.Lateral condyle of the tibia，胫骨外髁。5.Head of the fibula，腓骨头。6.Fibula，腓骨。7.Lateral malleolus of the fibula，腓骨外踝。8.Calcaneus，跟骨。9.Cuboid，骰骨。10.Base of (5th) metatarsal，（第5）跖骨基底部。11.Proximal phalanx of (5th) toe，（第5）趾近节趾骨。12.Middle phalanx of (5th) toe，（第5）趾中节趾骨。13.Distal phalanx of (5th) toe，（第5）趾远节趾骨。14.Femur，股骨。15.Medial condyle of the femur，股骨内髁。16.Tibia，胫骨。17.Interosseus membrane，骨间膜。18.Ankle joint，踝关节。19.Medial malleolus of the tibia，胫骨内踝。20.Talus，距骨。21.Navicular，舟骨。22.1st cuneiform，第1楔骨。23.2nd cuneiform，第2楔骨。24.3rd cuneiform，第3楔骨。25.Metatarsals #1-5，第1～5跖骨。26.Proximal phalanx of the big toe，踇趾近节趾骨。27.Distal phalanx of the big toe，踇趾远节趾骨。

第13页，右侧小腿骨骼及骨性标记的后面观

1.Femur，股骨。2.Medial condyle of the femur，股骨内侧髁。3.Knee joint，膝关节。4.Soleal line of the tibia，胫骨比目鱼肌线。5.Tibia，胫骨。6.Calcaneus，跟骨。7.Medial malleolus of the tibia，胫骨内踝。8.Tuberosity of the calcaneus，跟骨结节。9.Talus，距骨。10.Navicular，舟骨。11.3rd cuneiform，第3楔骨。12.2nd cuneiform，第2楔骨。13.1st cuneiform，第1楔骨。14.Metatarsals #1-5，第1～5跖骨。15.Proximal phalanx of the big toe，踇趾近节趾骨。16.Distal phalanx of the big toe，踇趾远节趾骨。17.Lateral supracondylar line of the femur，股骨外侧上髁上线。18.Lateral condyle of the femur，股骨外侧髁。19.Lateral condyle of the tibia，胫骨外侧髁。20.Head of the fibula，腓骨头。21.Fibula，腓骨。22.Interosseus membrane，骨间膜。23.Lateral malleolus of the fibula，腓骨外踝。24.Cuboid，骰骨。25.Base of (5th) metatarsal，（第5）跖骨基底部。26.Proximal phalanx of (5th) toe，（第5）趾近节趾骨。27.Middle phalanx of (5th) toe，（第5）趾中节趾骨。28.Distal phalanx of (5th) toe，（第5）趾远节趾骨。

第14页，右足骨骼及骨性标记的背面观

1.Cuboid，骰骨。2.Metatarsals #1-5 (Numbering begins with the big toe as toe #1 and ends with the little toe as toe #5)，第1～5跖骨.（编号从踇趾起，编为第1趾，至小趾止，编为第五趾）。3.Metatarsophalangeal joint (MTP joint)，跖趾关节。4.Proximal phalanx of a toe，近节趾骨。5.Proximal interphalangeal joint (PIP joint)，近端趾间关节（PIP关节）。6.Middle phalanx of a toe，中节趾骨。7.Distal interphalangeal joint (DIP joint)，远端趾间关节（DIP关节）。8.Distal phalanx of a toe，远节趾骨。9.Calcaneus，跟骨。10.Talus，距骨。11.Navicular，舟骨。12.1st cuneiform，第1楔骨。13.2nd cuneiform，第2楔骨。14.3rd cuneiform，第3楔骨。15.Base of a metatarsal，跖骨基底部。16.Head of a metatarsal，跖骨头。17.Base of a phalanx，趾骨基底部。18.Proximal phalanx of the big toe，踇趾近节趾骨。19.Head of a phalanx，趾骨头。20.Interphalangeal joint (IP joint)，趾间关节（IP关节）。21.Distal phalanx of the big toe，踇趾远节趾骨。

第15页，右足骨骼及骨性标记的掌面观

1.Talus，距骨。2.Navicular，舟骨。3.3rd cuneiform，第3楔骨。4.2nd cuneiform，第2楔骨。5.1st cuneiform，第1楔骨。6.Base of a metatarsal，跖骨基底部。7.Sesamoid bones，籽骨。8.Base of a phalanx，趾骨基底部。9.Proximal phalanx of the big toe，踇趾近节趾骨。10.Interphalangeal joint (IP joint)，趾间关节（IP关节）。11.Distal phalanx of the big toe，踇趾远节趾骨。12.Calcaneal tuberosity，跟骨结节。13.Calcaneus，跟骨。14.Cuboid，骰骨。15.Metatarsals #1-5 (Numbering begins with the big toe as toe #1 and ends with the little toe as toe #5)，第1～5趾骨（编号从踇趾起，编为第1趾，至小趾止，编为第5趾）。16.Metatarsophalangeal joint (MTP joint)，跖趾关节（MTP关节）。17.Proximal phalanx of a toe，近端趾骨。18.Proximal interphalangeal joint (PIP joint)，近端趾间关节（PIP关节）。19.Middle phalanx of a toe，中节趾骨。20.Distal interphalangeal joint (DIP joint)，远端趾间关节（DIP关节）。21.Distal phalanx of a toe，远节趾骨。22.Base of a phalanx，趾骨基底部。23.Head of a phalanx，趾骨头。

第16页，右侧肩胛及上臂骨骼及骨性标记的前面观

1.Acromion process of the scapula，肩胛骨肩峰。2.Supraglenoid tubercle of the scapula，肩胛骨盂上结节。3.Superior facet of the greater tubercle of the humerus，肱骨大结节上面。4.Greater tubercle of the humerus，肱骨大结节。5.Bicipital groove of the humerus，肱骨结节间沟。6.Lesser tubercle of the humerus，肱骨小结节。7.Deltoid tuberosity of the humerus，肱骨三角肌粗隆。8.Humerus，肱骨。9.Shaft of the humerus，肱骨干。10.Elbow joint，肘关节。11.Radius，桡骨。12.Radial tuberosity，桡骨粗隆。13.Clavicle，锁骨。14.Coracoid process of the scapula，肩胛骨喙突。15.Shoulder joint，肩关节。16.Scapula，肩胛骨。17.Subscapular fossa of the scapula，肩胛骨肩胛下窝。18.Infraglenoid tubercle of the scapula，肩胛骨盂下结节。19.Lateral border of the scapula，肩胛骨外侧缘。20.Coronoid process of the ulna，尺骨冠突。21.Ulna，尺骨。22.Ulnar tuberosity，尺骨粗隆。

第17页，右侧肩胛及上臂骨骼及骨性标记的后面观

1.Clavicle，锁骨。2.Supraspinous fossa of the scapula，肩胛骨冈上窝。3.Shoulder joint，肩关节。4.Spine of the scapula，肩胛冈。5.Scapula，肩胛骨。6.Infraspinous fossa of the scapula，肩胛骨冈下窝。7.Lateral border of the scapula，肩胛骨外侧缘。8.Infraglenoid tubercle of the scapula，肩胛骨盂下结节。9.Olecranon process of the ulna，尺骨鹰嘴。10.Ulna，尺骨。11.Acromion process of the scapula，肩胛骨肩峰。12.Supraglenoid tubercle of the scapula，肩胛骨盂上结节。13.Superior facet of the greater tubercle of the humerus，肱骨大结节上面。14.Middle facet of the greater tubercle of the humerus，肱骨大结节中面。15.Greater tubercle of the humerus，肱骨大结节。16.Inferior facet of the greater tubercle of the humerus，肱骨大结节下面。17.Deltoid tuberosity of the humerus，肱骨三角肌隆突。18.Humerus，肱骨。19.Shaft of the humerus，肱骨干。20.Head of the radius，桡骨头。21.Radius，桡骨。22.Radial tuberosity，桡骨粗隆。

第18页，右侧前臂骨骼及骨性标记的前面观

1.Lateral supracondylar ridge of the humerus，肱骨外侧髁上嵴。2.Lateral epicondyle of the humerus，肱骨外上髁。3.Head of the radius，桡骨头。4.Radial tuberosity，桡骨粗隆。5.Radial shaft，桡骨干。6.Radius，桡骨。7.Interosseus membrane，骨间膜。8.Wrist joint，腕关节。9.Styloid process of the radius，桡骨茎突。10.Metacarpals #1-5，第1～5掌骨。11.Proximal phalanx of the thumb，拇指近节指骨。12.Distal phalanx of the thumb，拇指远节指骨。13.Humerus，肱骨。14.Medial supracondylar ridge of the humerus，肱骨内侧髁上嵴。15.Medial epicondyle of the humerus，肱骨内上髁。16. Elbow joint，肘关节。17.Coronoid process of the ulna，尺骨冠突。18.Supinator crest of the ulna，尺骨旋后肌嵴。19.Ulna，尺骨。20.Pisiform，豌豆骨。21.Hook of hamate，钩骨钩。22.Base of a metacarpal，掌骨基底部。23.Base of a phalanx，指骨基底部。24.Proximal phalanx of a finger (the little finger)，（小指）近节指骨。25.Middle phalanx of a finger (the little finger)，（小指）中节指骨。26.Distal phalanx of a finger (the little finger)，（小指）远节指骨。

第19页，右侧前臂骨骼及骨性标记的后面观

1.Medial supracondylar ridge of the humerus，肱骨内侧髁上嵴。2.Medial epicondyle of the humerus，肱骨内上髁。3.Coronoid process of the ulna，尺骨冠突。4.Supinator crest of the ulna，尺骨旋后肌嵴。5.Ulna，尺骨。6.Interosseus membrane，骨间膜。7.Styloid process of the ulna，尺骨茎突。8.Pisiform，豌豆骨。9.Base of a metacarpal，掌骨基底部。10.Base of a phalanx，指骨基底部。11.Proximal phalanx of a finger (the little finger)，（小指）近节指骨。12.Middle phalanx of a finger (the little finger)，（小指）中节指骨。13.Distal phalanx of a finger (the little finger)，（小指）远节指骨。14.Humerus，肱骨。15.Lateral supracondylar ridge of the humerus，肱骨外侧髁上嵴。16.Lateral epicondyle of the humerus，肱骨外上髁。17.Olecranon process of the ulna，尺骨鹰嘴。18.Head of the radius，桡骨头。19.Radial tuberosity，桡骨粗隆。20.Radial shaft，桡骨干。21.Radius，桡骨。22.Styloid process of the radius，桡骨茎突。23.Metacarpals #1-5，第1～5掌骨。24.Proximal phalanx of the thumb，拇指近节指骨。25.Distal phalanx of the thumb，拇指远节指骨。

第20页，右手骨骼及骨性标记的掌面观

1.Scaphoid，舟骨。2.Scaphoid tubercle，舟骨结节。3.Trapezium，大多角骨。4.Tubercle of trapezium，大多角骨结节。5.Trapezoid，小多角骨。6.Interphalangeal joint (IP joint)，指间关节（IP关节）。7.Sesamoid bones，籽骨。8.Proximal phalanx of the thumb，拇指近节指骨。9.Distal phalanx of the thumb，拇指远节指骨。10.Proximal phalanx of a finger (index finger)，（示指）近节指骨。11.Middle phalanx of a finger (index finger)，（示指）中节指骨。12.Distal phalanx of a finger (index finger)，（示指）远节指骨。13.Capitate，头状骨。14.Lunate，月骨。15.Triquetrum，三角骨。16.Pisiform，豌豆骨。17.Hamate，钩骨。18.Hook of hamate，钩骨钩。19.Base of a metacarpal，掌骨基底部。20.Metacarpals #1-5 (Numbering begins with the thumb as finger #1 and ends with the little finger as finger #5)，第1～5掌骨（编号从拇指起，编为第1指，至小指止，编为第5指）。21.Head of a metacarpal，掌骨头。22.Base of a phalanx，指骨基底部。23.Head of a phalanx，指骨头。24.Proximal interphalangeal joint (PIP joint)，近端指间关节（PIP关节）。25.Distal interphalangeal joint (DIP joint)，远端指间关节（DIP关节）。26.Metacarpophalangeal joint (MCP joint)，掌指关节（MCP关节）。

第21页，右手骨骼及骨性标记的背面观

1.Lunate，月骨。2.Pisiform，豌豆骨。3.Triquetrum，三角骨。4.Hamate，钩骨。5.Base of a metacarpal，掌骨基底部。6.Metacarpals #1-5 (Numbering begins with the thumb as finger #1 and ends with the little finger as finger #5)，第1～5掌骨（编号从拇指起，编为第1指，至小指止，编为第5指）。7.Head of a metacarpal，掌骨头。8.Metacarpophalangeal joint (MCP joint)，掌指关节（MCP关节）。9.Base of a phalanx，指骨基底部。10.Head of a phalanx，指骨头。11.Proximal interphalangeal joint (PIP joint)，近端指间关节（PIP关节）。12.Distal interphalangeal joint (DIP joint)，远端指间关节（DIP关节）。13.Capitate，头状骨。14.Scaphoid，舟骨。15.Trapezium，大多角骨。16.Trapezoid，小多角骨。17.Proximal phalanx of the thumb，拇指近节指骨。18.Interphalangeal joint

(IP joint)，指间关节（IP关节）。19.Sesamoid bone，籽骨。20.Distal phalanx of the thumb，拇指远节指骨。21.Proximal phalanx of a finger，近节指骨。22.Middle phalanx of a finger，中节指骨。23.Distal phalanx of a finger，远节指骨。

第二章 标注题答案：头部肌肉

第54页，头部前面观

1.Occipitofrontalis，枕额肌。2.Temporoparietalis，颞顶肌。3.Orbicularis oculi，眼轮匝肌。4.Procerus，降眉间肌。5.Levator labii superioris alaeque nasi，提上唇鼻翼肌。6.Nasalis，鼻肌。7.Zygomaticus minor，颧小肌。8.Levator labii superioris，提上唇肌。9.Zygomaticus major，颧大肌。10.Levator anguli oris，提口角肌。11.Masseter，咬肌。12.Risorius，笑肌。13.Depressor anguli oris，降口角肌。14.Depressor labii inferioris，降下唇肌。15.Mentalis，颏肌。16.Platysma，颈阔肌。17.Occipitofrontalis (frontalis belly, cut)，枕额肌（额肌腹，切除）。18.Corrugator supercillii，皱眉肌。19.Orbicularis oculi (partially cut away)，眼轮匝肌（部分切除）。20.Levator palpebrae superioris，提上睑肌。21.Levator labii superioris alaeque nasi (cut)，提上唇鼻翼肌（切除）。22.Levator labii superioris (cut)，提上唇肌（切除）。23.Zygomaticus minor (cut)，颧小肌（切除）。24.Zygomaticus major (cut)，颧大肌（切除）。25.Levator anguli oris (cut)，提口角肌（切除）。26.Depressor septi nasi，降鼻中隔肌。27.Buccinator，颊肌。28.Orbicularis oris，口轮匝肌。29.Depressor anguli oris (cut)，降口角肌（切除）。30.Depressor labii inferioris (cut)，降下唇肌（切除）。

第55页，头部侧面观

1.Temporoparietalis，颞顶肌。2.Occipitofrontalis (occipitalis belly)，枕额肌（枕肌腹）。3.Auricularis muscles，耳肌。4.Splenius capitis，头夹肌。5.Sternocleidomastoid，胸锁乳突肌。6.Levator scapulae，肩胛提肌。7.Trapezius，斜方肌。8.Occipitofrontalis (frontalis belly)，枕额肌（额肌腹）。9.Temporalis (deep to facia)，颞肌（筋膜深面）。10.Corrugator supercilii，皱眉肌。11.Procerus，降眉间肌。12.Orbicularis oculi (partially cut)，眼轮匝肌（部分切除）。13.Levator labii superioris alaeque nasi，提上唇鼻翼肌。14.Nasalis，鼻肌。15.Levator labii superioris，提上唇肌。16.Lateral pterygoid，翼外肌。17.Depressor septi nasi，降鼻中隔肌。18.Zygomaticus minor，颧小肌。19.Levator anguli oris，提口角肌。20.Zygomaticus major，颧大肌。21.Orbicularis oris，口轮匝肌。22.Mentalis，颏肌。23.Depressor labii inferioris，降下唇肌。24.Depressor anguli oris，降口角肌。25.Risorius，笑肌。26.Buccinator，颊肌。27.Platysma，颈阔肌。

头部肌肉：复习题答案（56页）

1.下颌骨。2.降眉间肌。3.提上唇鼻翼肌。4.提上唇肌、提上唇鼻翼肌、颧小肌。5.颞肌。6.眼轮匝肌。7.颏肌。8.颧小肌。9.口轮匝肌。10.它会缩短。11.横部和鼻翼部。12.笑肌和颧大肌。13.眼轮匝肌。14.耳上肌、颞顶肌。15.提上唇肌。16.颞肌、咬肌、翼外肌、翼内肌。17.它们的纤维走行方向相同，但咬肌位于下颌骨浅面，而翼内肌位于下颌骨深面。18.提上唇鼻翼肌。19.额肌。20.降眉间肌。21.耳前肌、耳上肌、耳后肌。22.降下唇肌。23.降鼻中隔肌。24.眼轮匝肌。25.颊肌。26.口轮匝肌。27.耳上肌。28.提上唇肌。29.翼内肌。30.笑。31.眼轮匝肌。32.上提。33.颞肌更深在。34.降口角肌、降下唇肌、颏肌、颊肌、颈阔肌。35.它会延长。36.降眉间肌。37.它会延长。38.提上唇鼻翼肌。39.三块。40.翼外肌。41.深面。42.颏肌。43.枕额肌和颞顶肌。44.两块。45.降下唇肌。46.提上唇鼻翼肌。47.降下唇肌下拉下唇，颏肌上提下唇。48.提上唇鼻翼肌。49.降下唇肌和颏肌。50.三块。51.枕额肌。52.它会缩短。53.降下唇肌。54.颞肌、咬肌、翼内肌。55.它们都上提口角。56.提上唇鼻翼肌。57.咬肌。58.口轮匝肌。59.枕肌和额肌。60.它们都在颞下颌关节处使下颌骨对侧偏和前伸。61.斜方肌。62.颞肌在颞下颌关节处上提下颌骨，二腹肌则下拉下颌骨。63.降鼻中隔肌及鼻肌。64.降眉间肌。65.它们都外拉口角。66.提上唇鼻翼肌和颧小肌。67.鼻肌。68.帽状腱膜。69.耳后肌。70.皱眉肌和额肌（枕额肌）。71.额肌（枕额肌）。72.颧小肌。73.提口角肌。74.提口角肌。75.咬肌。76.降口角肌。77.它们都外翻下唇。78.笑肌和颊肌。

第二章 标注题答案：颈部肌肉

第89页，颈部前面观（浅层）

1.Omohyoid，肩胛舌骨肌。2.Platysma，颈阔肌。3.Sternothyroid，胸骨甲状肌。4.Digastric (anterior belly)，二腹肌（前腹）。5.Mylohyoid，下颌舌骨肌。6.Stylohyoid，茎突舌骨肌。7.Digastric (posterior belly)，二腹肌（后腹）。8.Thyrohyoid，甲状舌骨肌。9.Sternocleidomastoid (sternal head)，胸锁乳突肌（胸骨头）。10.Sternocleidomastoid (clavicular head)，胸锁乳突肌（锁骨头）。11.Levator scapulae，肩胛提肌。12.Sternohyoid，胸骨舌骨肌。13.Middle scalene，中斜角肌。14.Posterior scalene，后斜角肌。15.Omohyoid (inferior belly)，肩胛舌骨肌（下腹）。16.Trapezius，斜方肌。17.Anterior scalene，前斜角肌。18.Deltoid，三角肌。19.Pectoralis major，胸大肌。

第90页，颈部前面观（中层）

1.Mylohyoid，下颌舌骨肌。2.Sternocleidomastoid (cut)，胸锁乳突肌（切除）。3.Omohyoid (superior belly)，肩胛舌骨肌（上腹）。4.Omohyoid (inferior belly)，肩胛舌骨肌（下腹）。5.Sternocleidomastoid (cut)，胸锁乳突肌（切除）。6.Sternohyoid，胸骨舌骨肌。7.Digastric (anterior belly)，二

腹肌（前腹）。8.Stylohyoid，茎突舌骨肌。9.Digastric (posterior belly)，二腹肌（后腹）。10.Sternocleidomastoid (cut)，胸锁乳突肌（切除）。11.Thyrohyoid，甲状舌骨肌。12.Levator scapulae，肩胛提肌。13.Omohyoid (cut and reflected)，肩胛舌骨肌（切断并翻开）。14.Sternothyroid，胸骨甲状肌。15.Middle scalene，中斜角肌。16.Posterior scalene，后斜角肌。17.Trapezius，斜方肌。18.Anterior scalene，前斜角肌。19.Deltoid，三角肌。20.Pectoralis major，胸大肌。21.Sternohyoid (cut and reflected)，胸骨舌骨肌（切断并翻开）。

第91页，颈部前面观（深层）

1.Rectus capitis lateralis，头外直肌。2.Rectus capitis anterior，头前直肌。3.Longus capitis，头长肌。4.Longus colli，颈长肌。5.Middle scalene，中斜角肌。6.Anterior scalene，前斜角肌。7.Posterior scalene，后斜角肌。8.Longus capitis (cut)，头长肌（切除）。9.Rectus capitis anterior，头前直肌。10.Rectus capitis lateralis，头外直肌。11.Longus colli，颈长肌。12.Middle scalene，中斜角肌。13.Anterior scalene (cut)，前斜角肌（切除）。14.Posterior scalene，后斜角肌。

第92页，颈部侧面观

1.Stylohyoid，茎突舌骨肌。2.Digastric (posterior belly)，二腹肌（后腹部）。3.Splenius capitis，头夹肌。4.Longus capitis，头长肌。5.Sternocleidomastoid，胸锁乳突肌。6.Levator scapulae，肩胛提肌。7.Anterior scalene，前斜角肌。8.Middle scalene，中斜角肌。9.Posterior scalene，后斜角肌。10.Trapezius，斜方肌。11.Omohyoid (inferior belly)，肩胛舌骨肌（下腹）。12.Deltoid，三角肌。13.Masseter (cut)，咬肌（切除）。14.Mylohyoid，下颌舌骨肌。15.Digastric (anterior belly)，二腹肌（前腹）。16.Thyrohyoid，甲状舌骨肌。17.Omohyoid (superior belly)，肩胛舌骨肌（上腹）。18.Sternohyoid，胸骨舌骨肌。19.Sternothyroid，胸骨甲状肌。20.Sternocleidomastoid (sternal head)，胸锁乳突肌（胸骨头）。21.Sternocleidomastoid (clavicular head)，胸锁乳突肌（锁骨头）。22.Pectoralis major，胸大肌。

第93页，颈部后面观（浅层与中层）

1.Sternocleidomastoid，胸锁乳突肌。2.Splenius capitis，头夹肌。3.Levator scapulae，肩胛提肌。4.Trapezius，斜方肌。5.Deltoid，三角肌。6.Triceps brachii，肱三头肌。7.Latissimus dorsi，背阔肌。8.Semispinalis capitis (of trans versospinalis group)，头半棘肌（属于横突棘肌群）。9.Splenius capitis，头夹肌。10.Splenius cervicis，颈夹肌。11.Levator scapulae，肩胛提肌。12.Rhomboid minor，小菱形肌。13.Supraspinatus，冈上肌。14.Infraspinatus，冈下肌。15.Teres minor，小圆肌。16.Rhomboid major，大菱形肌。17.Teres major，大圆肌。18.Erector spinae，竖脊肌。19.Latissimus dorsi，背阔肌。

第94页，颈部后面观（中层与深层）

1.Semispinalis capitis (of trans versospinalis group)，头半棘肌（属于横突棘肌群）。2.Longissimus capitis (of erector spinae group)，头最长肌（属于竖脊肌群）。3.Splenius capitis，头夹肌。4.Splenius cervicis，颈夹肌。5.Iliocostalis cervicis (of erector spinae group)，颈髂肋肌（竖脊肌群）。6.Serratus posterior superior，上后锯肌。7.Iliocostalis and longissimus (of erector spinae group)，髂肋肌和最长肌（竖脊肌群）。8.Splenius cervicis，颈夹肌。9.Rectus capitis posterior minor，头后小直肌。10.Rectus capitis posterior major，头后大直肌。11.Obliquus capitis superior，头上斜肌。12.Obliquus capitis inferior，头下斜肌。13.Interspinales，棘间肌。14.Rotatores (of transversospinalis group)，回旋肌（属于横突棘肌群）。15.Levatores costarum，肋提肌。16.External intercostals，肋间外肌。

颈部肌肉：复习题答案（95页）

1.甲状软骨。2.它们都使头颈部在脊柱关节处左侧屈及向右旋转。3.二腹肌在颞下颌关节处下拉下颌骨。咬肌则上提下颌骨。4.使颈部在脊柱关节处屈曲、左侧屈、向左旋转。5.头后大直肌和头后小直肌，头下斜肌和头上斜肌。6.会使它缩短并放松。7.右侧屈。8.使颈部在脊柱关节处侧屈。9.使头部在寰枕关节处屈曲。10.胸骨舌骨肌、胸骨甲状肌、甲状舌骨肌、肩胛舌骨肌。11.中斜角肌。12.斜方肌和三角肌。13.使颈部在脊柱关节处屈曲（侧屈和旋转成分会彼此抵消）。14.头下斜肌和头上斜肌。15.茎突舌骨肌、下颌舌骨肌、颏舌骨肌。16.斜方肌。17.会拉长它。18.下拉舌骨。19.肩胛提肌。20.它们都使颈部在脊柱关节处向左旋转和右侧屈。21.延长。22.前斜角肌和肩胛舌骨肌。23.在颞下颌关节处上提并前伸下颌骨，下拉舌骨。24.下拉舌骨。25.胸锁乳突肌、头最长肌。26.肩胛舌骨肌。27.斜方肌上部。28.后斜角肌。29.延长。30.右侧屈。31.向左旋转。32.三块。33.头下斜肌、头后大直肌。34.头下斜肌。35.肩胛舌骨肌。36.在肩胛肋关节上提并前伸（外展）左侧肩胛骨。37.在肩胛肋关节回缩（内收）肩胛骨。38.“高尔夫球座”肌。39.都会下拉舌骨。40.使头部在寰枕关节处向右旋转。41.胸锁乳突肌。42.前、中斜角肌之间。43.向左旋转。44.头半棘肌。45.斜方肌。46.在颞下颌关节处下拉下颌骨。47.两个腹部。48.二腹肌。49.上提舌骨。50.甲状舌骨肌。51.右侧头下斜肌使寰椎在寰枢关节处向右旋转，左侧则相反。52.上腹、下腹。53.颈部在脊柱关节处右侧屈。54.菱形肌。55.颈阔肌。56.胸骨舌骨肌下拉舌骨，茎突舌骨肌上提舌骨。57.会拉长它。58.头后大直肌和头后小直肌。59.胸骨甲状肌。60.二腹肌（前腹）。61.上提舌骨。62.头颈部在脊柱关节处背伸、右侧屈、向右旋转。63.头下斜肌。64.肩胛提肌、前锯肌、大菱形肌和小菱形肌。65.颏舌骨肌。66.前锯肌和上、下斜方肌。67.二腹肌、茎突舌骨肌、下颌舌骨肌、颏舌骨肌。68.延长。69.它们都会使颈部在脊柱关节处左侧屈。70.前、中、后斜角肌。71.肩胛提肌。72.中斜角肌。73.它们会延长。74.颈部在脊柱关节处的屈曲。75.它们都会使颈部在脊柱关节处屈曲。76.头长肌。77.斜角肌。78.第1～5颈椎。79.使头部在寰枕关节处左侧屈。80. 颈长肌、头长肌、头前直肌、头外直肌。81.颈部在脊柱关节处屈曲。82.寰椎横突（第1颈椎）。83.头长肌。84.枕骨。

第二章 标注题答案：躯干肌肉

第140页，躯干部后面观（浅层与中层）

1.Splenius capitis，头夹肌。2.Sternocleidomastoid，胸锁乳突肌。3.Rhomboid minor (cut)，小菱形肌（切除）。4.Rhomboid major (cut)，大菱形肌（切除）。5.Deltoid，三角肌。6.Trapezius， 斜方肌。7.Teres major，大圆肌。 8.Triceps brachii，肱三头肌。9.Latissimus dorsi，背阔肌。10.External abdominal oblique，腹外斜肌。11.Gluteus medius， 臀中肌。12.Gluteus maximus， 臀大肌。13.Semispinalis capitis (of trans versospinalis group)，头半棘肌（属于横突棘肌群）。14.Splenius capitis，头夹肌。15.Splenius cervicis，颈夹肌。16.Levator scapulae，肩胛提肌。17.Supraspinatus，冈上肌。18.Serratus posterior superior，上后锯肌。19.Infraspinatus，冈下肌。20.Teres minor，小圆肌。21.Teres major，大圆肌。22.Longissimus (of erector spinae group)，最长肌（属于竖脊肌群）。23.Latissimus dorsi (cut)， 背阔肌（切除）。24.Spinalis (of erector spinae group)，棘肌（属于竖脊肌群）。25.Triceps brachii，肱三头肌。26.Iliocostalis (of erector spinae group)，髂肋肌（属于竖脊肌群）。27.Serratus anterior，前锯肌。28.Serratus posterior inferior，下后锯肌。29.External abdominal oblique，腹外斜肌。30.Latissimus dorsi (cut and reflected)，背阔肌（切除并翻开）。31.Internal abdominal oblique，腹内斜肌。32.Gluteus medius，臀中肌。33.Gluteus maximus，臀大肌。

第141页，躯干部后面观（深层）

1.Semispinalis capitis (of trans versospinalis group)，头半棘肌（属于横突棘肌群）。2.Longissimus (of erector spinae group)，最长肌（属于竖脊肌群）。3.Splenius capitis，头夹肌。4.Splenius cervicis，颈夹肌。5.Iliocostalis (of erector spinae group)， 髂肋肌（属于竖脊肌群）。6.Spinalis (of erector spinae group)，棘肌（属于竖脊肌群）。7.Longissimus (of erector spinae group)， 最长肌（属于竖脊肌群）。8.Transversus abdominis，腹横肌。9.Internal abdominal oblique，腹内斜肌。10.External abdominal oblique (cut)，腹外斜肌（切除）。11.Iliocostalis (of erector spinae group)，髂肋肌（属于竖脊肌群）。12.Rectus capitis posterior minor，头后小直肌。13.Rectus capitis posterior major，头后大直肌。14.Obliquus capitis superior，头上斜肌。15.Obliquus capitis inferior，头下斜肌。16.Interspinales，棘间肌。17.Rotatores (of transversospinalis group)，回旋肌（属于横突棘肌群）。18.Semispinalis (of transversospinalis group)，半棘肌（属于横突棘肌群）。19.External intercostals，肋间外肌。20.Levatores costarum，肋提肌。21.Quadratus lumborum，腰方肌。22.Multifidus (of transversospinalis group)，多裂肌（属于横突棘肌群）。23.Intertransversarii，横突间肌。24.Sacrum，骶骨。

第142页，躯干部前面观（浅层与中层）

1.Platysma，颈阔肌。2.Deltoid，三角肌。3.Pectoralis major，胸大肌。4.Triceps brachii，肱三头肌。5.Biceps brachii，肱二头肌。6.Latissimus dorsi，背阔肌。7.Serratus anterior，前锯肌。8.External abdominal oblique，腹外斜肌。9.Iliopsoas，髂腰肌。10.Sartorius，缝匠肌。11.Rectus femoris (of quadriceps femoris group)，股直肌（属于股四头肌群）。12.Pectineus，耻骨肌。13.Adductor longus，长收肌。14.Sternocleidomastoid，胸锁乳突肌。15.Trapezius，斜方肌。16.Subclavius，锁骨下肌。17.External intercostals，肋间外肌。18.Pectoralis minor，胸小肌。19.Coracobrachialis，喙肱肌。20.Internal intercostals，肋间内肌。21.Biceps brachii，肱二头肌。22.External intercostals，肋间外肌。23.Rectus abdominis，腹直肌。24.External abdominal oblique (cut)，腹外斜肌（切除）。25.Internal abdominal oblique，腹内斜肌。26.Gluteus medius，臀中肌。27.Tensor fasciae latae，阔筋膜张肌。28.Gracilis，股薄肌。

第143页，躯干部前面观（中层与深层）

1.Sternocleidomastoid，胸锁乳突肌。2.Trapezius，斜方肌。3.Subclavius，锁骨下肌。4.External intercostals，肋间外肌。5.Pectoralis minor，胸小肌。6.Coracobrachialis，喙肱肌。7.Internal intercostals，肋间内肌。8.Biceps brachii，肱二头肌。9.External intercostals，肋间外肌。10.Rectus abdominis，腹直肌。11.External abdominal oblique (cut)，腹外斜肌（切除）。12.Internal abdominal oblique，腹内斜肌。13.Gracilis，股薄肌。14.Internal intercostals，肋间内肌。15.Rectus abdominis，腹直肌。16.External abdominal oblique (cut)，腹外斜肌（切除）。17.Transversus abdominis， 腹横肌。18.Internal abdominal oblique (cut)，腹内斜肌（切除）。19.Gluteus medius，臀中肌。20.Iliopsoas，髂腰肌。21.Tensor fasciae latae，阔筋膜张肌。22.Sartorius，缝匠肌。 23.Rectus femoris (of quadriceps femoris group)，股直肌（属于股四头肌群）。24.Pectineus，耻骨肌。25.Adductor longus，长收肌。

第144页，躯干部侧面观

1.Trapezius，斜方肌。2.Supraspinatus (cut)，冈上肌（切除）。3.Biceps brachii (cut)，肱二头肌（切除）。4.Subscapularis (cut)，肩胛下肌（切除）。5.Infraspinatus (cut)，冈下肌（切除）。6.Teres minor (cut)，小圆肌（切除）。7.Triceps brachii (cut)，肱三头肌（切除）。8.Teres major (cut)，大圆肌（切除）。9.Serratus anterior，前锯肌。10.Erector spinae，竖脊肌。11.External intercostals，肋间外肌。12.Serratus posterior inferior，下后锯肌。13.Internal abdominal oblique，腹内斜肌。14.Gluteus medius，臀中肌。15.Gluteus maximus，臀大肌。16.Vastus lateralis (of quadriceps femoris group)，股外侧肌（属于股四头肌群）。17.Sternocleidomastoid，胸锁乳突肌。18.Subclavius，锁骨下肌。19.External intercostals，肋间外肌。20.Internal intercostals，肋间内肌。21.Pectoralis minor，胸小肌。22.External abdominal oblique，腹外斜肌。23.Tensor fasciae latae，阔筋膜张肌。24.Sartorius，缝匠肌。25.Rectus femoris (of quadriceps femoris group)，股直肌（属于股四头肌群）。26.Vastus lateralis (of quadriceps femoris group)，股外侧肌（属于股四头肌群）。

第145页，躯干部横断面（胸部）

1.Transversus thoracis，胸横肌。2.Internal intercostals，肋间内肌。3.Erector spinae and transversospinalis groups，竖脊肌肌群及横突棘肌群。4.Rhomboid major，大菱形肌。5.Trapezius，斜方肌。6.Infraspinatus，冈下肌。7.Teres major，大圆肌。8.Subscapularis，肩胛下肌。9.Latissimus dorsi，背阔肌。10.Serratus anterior，前锯肌。11.External intercostals，肋间外肌。

第145页，躯干横断面（腰部）

1.Diaphragm，膈肌。2.Psoas major，腰大肌。3.Quadratus lumborum，腰方肌。4.Transversus abdominis，腹横肌。5.Erector spinae and transversospinalis groups，竖脊肌群及横突棘肌群。6.Serratus posterior inferior，下后锯肌。7.Latissimus dorsi，背阔肌。8.Internal abdominal oblique，腹内斜肌。9.External abdominal oblique，腹外斜肌。

躯干肌肉：复习题答案（146~147页）

1.回旋肌。2.向右旋转。3.棘肌。4. 髂肋肌。5.半棘肌。6.缩短。7.斜方肌。8.横突下方至棘突上方。9.腹内斜肌。10.它们会在肋脊、胸肋关节处上提上部肋骨（第1～2肋骨）。11.腹横肌。12.延长。13.会下降。14.下背部。15.上后锯肌。16.腰方肌。17.腹直肌鞘（腹肌腱膜）。18.棘肌。19.前锯肌、胸大肌。20.延长。21.腹内斜肌。22.竖脊肌群。23.肋锁综合征，是一种胸廓出口综合征。24.回旋肌，因为它们主要为横向走行。25.椎板（椎体棘突）。26.肋下肌。27.肋间肌。28.它们都在肩胛肋关节处回缩（内收）肩胛骨。29.斜方肌上部。30.在肋脊、胸肋关节处上提第9-12肋。31.向左旋转。32.颈部。33.延长。34.竖脊肌群。35.中央腱/穹隆。36.锁骨头。37.拮抗。它们使脊柱向对侧屈曲。38.大圆肌。39.横突棘肌群。40.腹横肌。41.肱二头肌（长头近端附着点）。42.延长。43.同侧的腹内斜肌。44.胸部。45.背伸。46.肋间外肌。47.肋提肌上提肋骨，而肋下肌下拉肋骨。48.多裂肌。49.胸大肌。50.回旋肌。51.锁骨头与胸肋头。52.腹内斜肌、腹外斜肌。53.颈部和躯干在脊柱关节处左侧屈。54.在肩胛肋关节处前伸并下拉肩胛骨。55.胸大肌。56.对。57.相反，即互相垂直。58.背阔肌和大圆肌。59.臂丛神经、锁骨下动脉和静脉。60.使颈部和躯干在脊柱关节处屈曲。61.缩短。62.腰大肌和腰方肌。63.锁骨下肌。64.延长。65.棘肌。66.腹外斜肌。67.竖脊肌群。68.胸大肌和胸小肌。69.下位肋骨在胸肋、肋脊关节处上提。70.腹外斜肌。71.延长。72.腹内斜肌和腹横肌。73.它们会延长。74.菱形肌。75.胸横肌。76.上位肋骨在胸肋、肋脊关节处下降。77.前锯肌和斜方肌（上部和下部的纤维）。78.都会在肋脊、胸肋关节处下拉第12肋。79.斜方肌。80.延长。81.背阔肌。82.向左旋转。83.在肋软骨间。84.后缩。85.髂肋肌。86.多裂肌。87.同侧的腹外斜肌。88.它们协同是因为使躯干在脊柱关节前屈及右侧屈。它们拮抗是因为右侧腹外斜肌使躯干向左旋转，右侧腹内斜肌使躯干向右转。89.最长肌。90.缩短。91.使骨盆在腰骶关节处后倾和（或）下降。92.腹内斜肌、腹外斜肌和腹横肌。93.缩短。94.它们会延长。95.腰方肌。

第二章　标注题答案：盆部肌肉

第172页，右侧盆部前面观

1.Transversus abdominis (cut)，腹横肌（切除）。2.Quadratus lumborum，腰方肌。3.Psoas major，腰大肌。4.Iliacus，髂肌。5.Psoas minor，腰小肌。

第173页，右侧盆部外侧面观

1.Gluteus medius，臀中肌。2.Gluteus maximus，臀大肌。3.Vastus lateralis，股外侧肌。4.Biceps femoris，股二头肌。5.Semimembranosus，半膜肌。6.Plantaris，跖肌。7.Gastrocnemius (lateral head)，腓肠肌（外侧头）。8.Soleus，比目鱼肌。9.Fibularis longus，腓骨长肌。10.Tensor fasciae latae，阔筋膜张肌。11.Sartorius，缝匠肌。12.Rectus femoris，股直肌。13.Vastus lateralis，股外侧肌。14.Tibialis anterior，胫骨前肌。15.Extensor digitorum longus，趾长伸肌。

第174页，右侧盆部后面观（浅层）

1.Gluteus maximus，臀大肌。2.Adductor magnus，大收肌。3.Semitendinosus，半腱肌。4.Gracilis，股薄肌。5.Semimembranosus，半膜肌。6.Sartorius，缝匠肌。7.Gluteus medius，臀中肌。8.Tensor fasciae latae，阔筋膜张肌。9.Biceps femoris，股二头肌。

第175页，右侧盆部后面观（深层）

1.Piriformis，梨状肌。2.Superior gemellus，上孖肌。3.Obturator internus，闭孔内肌。4.Inferior gemellus，下孖肌。5.Semitendinosus (cut)，半腱肌（切除）。6.Biceps femoris (long head, cut)，股二头肌（长头，切除）。7.Gracilis，股薄肌。8.Adductor magnus，大收肌。9.Semimembranosus，半膜肌。10.Gluteus medius (cut)，臀中肌（切除）。11.Gluteus minimus，臀小肌。12.Tensor fasciae latae，阔筋膜张肌。13.Gluteus medius (cut and reflected)，臀中肌（切断并翻开）。14.Quadratus femoris，股方肌。15.Gluteus maximus (cut and reflected)，臀大肌（切断并翻开）。16.Pectineus，耻骨肌。17.Adductor magnus，大收肌。

盆部肌肉：复习题答案（176页）

1.它们对脊柱关节的作用相同。2.后部纤维在髋关节处伸和外旋大腿，并使骨盆后倾和向对侧旋转；前部纤维在髋关节处屈和内旋大腿，并使骨盆前倾和向同侧旋转。3.右侧股方肌左旋骨盆，左侧股方肌右旋骨盆。4.臀大肌。5.在髋关节处伸右侧大腿。6.在髋关节处外旋和内收大腿。7.协同，它们都在髋关节处屈和外旋大腿，并前倾骨盆。8.臀大肌和阔筋膜张肌。9.变长。10.内旋或内收（水平内收或水平屈曲）大腿。11.股后侧肌群三块肌肉和大收肌的近端附着点也是坐骨结节。12.变长。13.拉长。14.在脊柱关节处屈曲或左侧屈躯干，或在腰骶关节处后倾骨盆。15.股方肌。16.腰大肌和腰小肌。17.缩短。18.下孖肌。19.梨状肌、上孖肌、下孖肌、闭孔内肌、闭孔外肌和股方肌。20.下孖肌。21.腰小肌。22.在右髋关节处左旋骨盆。23.腰大肌。24.缝匠肌。25.臀小肌。26.在髋关节处内旋大腿。27.闭孔外肌。28.闭孔内肌。29.梨状肌。30.内旋和（或）外展。31.分别是梨状肌和股方肌。32.闭孔内肌和闭孔外肌。33.拉长它。34.臀大肌、臀中肌、臀小肌。35.臀大肌。36.上孖肌和下孖肌。37.阔筋膜张肌、臀中肌和臀小肌前部纤维（它们是内旋肌）。38.协同。39.腰大肌。40.变长。41.骨盆向左旋转。42.阔筋膜张肌。43.都有，上部、下部纤维都会在髋关节处伸和外旋大腿，使骨盆后倾和向对侧旋转，因此它们是协同的；但是，上部纤维外展大腿，下部纤维内收大腿，因此它们是拮抗的。44.腰大肌和髂肌。45.在髋关节处下拉骨盆。46.在髋关节处内收大腿。47.深面。48.深部大腿外旋肌群。49.在它下方。50.它们的每一个运动都是协同的。51.缩短。52.外旋或外展（水平外展或伸大腿）。53.臀大肌。54.上孖肌。

第二章 标注题答案：大腿肌肉

第199页，右侧大腿前面观（浅层）

1.Iliacus，髂肌。2.Gluteus medius，臀中肌。3.Tensor fasciae latae，阔筋膜张肌。4.Rectus femoris，股直肌。5.Vastus lateralis，股外侧肌。6.Tibialis anterior，胫骨前肌。7.Gastrocnemius，腓肠肌。8.Fibularis longus，腓骨长肌。9.Psoas major，腰大肌。10.Pectineus，耻骨肌。11.Adductor longus，长收肌。12.Gracilis，股薄肌。13.Adductor magnus，大收肌。14.Sartorius，缝匠肌。15.Vastus medialis，股内侧肌。16.Gastrocnemius，腓肠肌。

第200页，右侧大腿前面观（深层）

1.Iliopsoas (cut)，髂腰肌（切除）。2.Quadratus femoris，股方肌。3.Pectineus (cut and reflected)，耻骨肌（切断并翻开）。4.Vastus intermedius，股中间肌。5.Adductor longus (cut and reflected)，长收肌（切断并翻开）。6.Vastus lateralis (cut)，股外侧肌（切除）。7.Rectus femoris (cut)，股直肌（切除）。8.Vastus medialis (cut)，股内侧肌（切除）。9.Pectineus (cut and reflected)，耻骨肌（切断并翻开）。10.Adductor longus (cut and reflected)，长收肌（切断并翻开）。11.Obturator externus，闭孔外肌。12.Gracilis (cut)，股薄肌（切除）。13.Adductor brevis，短收肌。14.Adductor magnus，大收肌。15.Gracilis (cut)，股薄肌（切除）。16.Sartorius (cut)，缝匠肌（切除）。17.Semitendinosus，半腱肌。

第201页，右侧大腿后面观（浅层）

1.Gluteus maximus，臀大肌。2.Adductor magnus，大收肌。3.Gracilis，股薄肌。4.Semitendinosus，半腱肌。5.Semimembranosus，半膜肌。6.Sartorius，缝匠肌。7.Gastrocnemius (medial head)，腓肠肌（内侧头）。8.Soleus，比目鱼肌。9.Gluteus medius，臀中肌。10.Tensor fasciae latae，阔筋膜张肌。11.Biceps femoris (long head)，股二头肌（长头）。12.Biceps femoris (short head)，股二头肌（短头）。13.Plantaris，跖肌。14.Gastrocnemius (lateral head)，腓肠肌（外侧头）。15.Soleus，比目鱼肌。

第202页，右侧大腿后面观（深层）

1.Semitendinosus (cut and reflected)，半腱肌（切断并翻开）。2.Biceps femoris (long head, cut and reflected)，股二头肌（长头，切断并翻开）。3.Semimembranosus，半膜肌。4.Semitendinosus (cut and reflected)，半腱肌（切断并翻开）。5.Biceps femoris (short head)，股二头肌（短头）。6.Biceps femoris (long head, cut and reflected)，股二头肌（长头，切断并翻开）。

第203页，右侧大腿外侧面观

1.Gluteus medius，臀中肌。2.Gluteus maximus，臀大肌。3.Vastus lateralis，股外侧肌。4.Biceps femoris，股二头肌。5.Semimembranosus，半膜肌。6.Plantaris，跖肌。7.Gastrocnemius (lateral head)，腓肠肌（外侧头）。8.Soleus，

比目鱼肌。9.Fibularis longus，腓骨长肌。10.Tensor fasciae latae，阔筋膜张肌。11.Sartorius，缝匠肌。12.Rectus femoris，股直肌。13.Vastus lateralis，股外侧肌。14.Tibialis anterior，胫骨前肌。15.Extensor digitorum longus，趾长伸肌。

第204页，右侧大腿内侧面观

1.Iliacus，髂肌。2.Adductor longus，长收肌。3.Gracilis，股薄肌。4.Adductor magnus，大收肌。5.Rectus femoris，股直肌。6.Sartorius，缝匠肌。7.Vastus medialis，股内侧肌。8.Sartorius，缝匠肌。9.Gracilis，股薄肌。10.Semitendinosus，半腱肌。11.Tibialis anterior，胫骨前肌。12.Piriformis，梨状肌。13.Obturator internus，闭孔内肌。14.Gluteus maximus，臀大肌。15.Semitendinosus，半腱肌。16.Semimembranosus，半膜肌。17.Gastrocnemius (medial head)，腓肠肌（内侧头）。18.Soleus，比目鱼肌。

大腿肌肉：复习题答案（205页）

1.膝关节肌。2.大收肌。3.股二头肌、半腱肌、半膜肌。4.缩短。5.在髋关节处屈大腿。6.股外侧肌。7.缩短。8.股薄肌。9.股二头肌。10.缩短。11.缝匠肌在髋关节处屈大腿和前倾骨盆，半腱肌在髋关节处伸大腿和后倾骨盆。12.臀中肌，前部纤维。13.伸髋。14.长收肌。15.股外侧肌。16.髂腰肌。17.短收肌。18.它们都可以后倾骨盆。19.3块肌肉。20.缝匠肌。21.长收肌。22.股中间肌。23.变长。24.股四头肌群中的股外侧、股内侧和股中间肌，收肌群中的长收肌、短收肌和大收肌，股后侧肌群中的股二头肌。25.缩短。26.耻骨肌、股薄肌、长收肌、短收肌和大收肌。27.变长。28.股直肌。29.股直肌、股外侧肌、股内侧肌和股中间肌。30.股外侧肌、股内侧肌、股直肌、阔筋膜张肌和臀大肌。31.阔筋膜张肌和缝匠肌。32.臀大肌。33.3块肌肉。34.半腱肌。35.在膝关节处屈小腿。36.臀大肌，以及臀中肌和臀小肌的后部纤维。37.大收肌。38.变长。39.股二头肌短头。40.缝匠肌。41.膝关节肌。42.在髋关节处骨盆后倾。43.股外侧肌、股内侧肌、股中间肌、阔筋膜张肌和臀大肌。44.4块肌肉。45.股二头肌外旋大腿和小腿，而半腱肌则内旋大腿和小腿。46.它们都在膝关节处伸小腿。47.阔筋膜张肌在髋关节处屈大腿和前倾骨盆，而股后侧肌群则在髋关节处伸大腿和后倾骨盆。48.股二头肌短头。49.胫骨粗隆。50.阔筋膜张肌和臀大肌。51.缝匠肌、股薄肌、半腱肌。52.变长。53.髂腰肌。54.它们都在髋关节处屈大腿和前倾骨盆。55.在同侧髋关节处后倾和下拉骨盆。56.伸膝。57.在同侧髋关节处后倾和下拉骨盆。58.半腱肌、股薄肌和缝匠肌。59.大收肌。

第二章　标注题答案：小腿肌肉

第224页，右侧小腿前面观

1.Vastus lateralis，股外侧肌。2.Rectus femoris，股直肌。3.Biceps femoris，股二头肌。4.Fibularis longus，腓骨长肌。5.Tibialis anterior，胫骨前肌。6.Extensor digitorum longus，趾长伸肌。7.Fibularis brevis，腓骨短肌。8.Fibularis tertius，第三腓骨肌。9.Fibularis tertius tendon，第三腓骨肌腱。10.Extensor digitorum brevis，趾短伸肌。11.Vastus medialis，股内侧肌。12.Sartorius，缝匠肌。13.Gracilis，股薄肌。14.Semitendinosus，半腱肌。15.Gastrocnemius，腓肠肌。16.Soleus，比目鱼肌。17.Extensor hallucis longus，踇长伸肌。18.Extensor hallucis brevis，踇短伸肌。

第225页，右侧小腿后面观（浅层）

1.Semimembranosus，半膜肌。2.Gracilis，股薄肌。3.Sartorius，缝匠肌。4.Semitendinosus，半腱肌。5.Gastrocnemius (medial head)，腓肠肌（内侧头）。6.Soleus，比目鱼肌。7.Plantaris (tendon)，跖肌（腱）。8.Tibialis posterior，胫骨后肌。9.Flexor digitorum longus，趾长屈肌。10.Flexor hallucis longus，踇长屈肌。11.Biceps femoris，股二头肌。12.Plantaris，跖肌。13.Gastrocnemius (lateral head)，腓肠肌（外侧头）。14.Soleus，比目鱼肌。15.Fibularis longus，腓骨长肌。16.Fibularis brevis，腓骨短肌。

第226页，右侧小腿后面观（中层）

1.Gastrocnemius (medial head, cut)，腓肠肌（内侧头，切除）。2.Semimembranosus (cut)，半膜肌（切除）。3.Popliteus，腘肌。4.Soleus，比目鱼肌。5.Gastrocnemius (medial head, cut)，腓肠肌（内侧头，切除）。6.Tibialis posterior，胫骨后肌。7.Flexor digitorum longus，趾长屈肌。8.Flexor hallucis longus，踇长屈肌。9.Plantaris，跖肌。10.Gastrocnemius (lateral head, cut)，腓肠肌（外侧头，切除）。11.Biceps femoris (cut)，股二头肌（切除）。12.Fibularis longus，腓骨长肌。13.Gastrocnemius (lateral head, cut)，腓肠肌（外侧头，切除）。14.Fibularis brevis，腓骨短肌。

第227页，右侧小腿后面观（深层）

1.Gastrocnemius (cut)，腓肠肌（切除）。2.Semimembranosus，半膜肌。3.Popliteus，腘肌。4.Tibialis posterior，胫骨后肌。5.Flexor digitorum longus，趾长屈肌。6.Biceps femoris，股二头肌。7.Gastrocnemius (lateral head, cut)，腓肠肌（外侧头，切除）。8.Plantaris (cut and reflected)，跖肌（切断并翻开）。9.Soleus (cut and reflected)，比目鱼肌（切断并翻开）。10.Fibularis longus，腓骨长肌。11.Flexor hallucis longus，踇长屈肌。12.Fibularis brevis，腓骨短肌。

第228页，右侧小腿外侧面观

1.Biceps femoris，股二头肌。2.Plantaris，跖肌。3.Fibularis longus，腓骨长肌。4.Gastrocnemius，腓肠肌。5.Soleus，比目鱼肌。6.Fibularis brevis，腓骨短肌。7.Fibularis tertius，

第三腓骨肌。8.Extensor digitorum brevis & extensor hallucis brevis，趾短伸肌、踇短伸肌。9.Vastus lateralis，股外侧肌。10.Rectus femoris，股直肌。11.Tibialis anterior，胫骨前肌。12.Extensor digitorum longus，趾长伸肌。13.Extensor hallucis longus，踇长伸肌。

第229页，右侧小腿内侧面观

1.Gracilis，股薄肌。2.Rectus femoris，股直肌。3.Sartorius，缝匠肌。4.Vastus medialis，股内侧肌。5.Sartorius (pes anserine tendon)，缝匠肌（鹅足腱）。6.Gracilis (pes anserine tendon)，股薄肌（鹅足腱）。7.Semitendinosus (pes anserine tendon)，半腱肌（鹅足腱）。8.Tibialis anterior，胫骨前肌。9.Extensor hallucis longus，踇长伸肌。10.Extensor digitorum longus，趾长伸肌。11.Adductor magnus，大收肌。12.Semitendinosus，半腱肌。13.Semimembranosus，半膜肌。14.Gastrocnemius，腓肠肌。15.Soleus，比目鱼肌。16.Plantaris，跖肌。17.Flexor digitorum longus，趾长屈肌。18.Tibialis posterior，胫骨后肌。19.Flexor hallucis longus，踇长屈肌。

小腿肌肉：复习题答案（230页）

1.跖肌和腓肠肌外侧头。2.变长。3.胫骨后肌。4.趾长屈肌。5.比目鱼肌。6.胫骨前肌和腓骨长肌。7.既有协同，又有拮抗。8.腓骨短肌。9.腘肌。10.它在膝关节处内旋小腿，而外旋大腿。11.在踝关节和距下关节处跖屈和内翻足部。12.胫骨前肌和腓骨长肌。13.腓骨长肌和腓骨短肌。 14.比目鱼肌。15.趾长伸肌和第三腓骨肌。16.距骨。17.趾长屈肌。18.在距下关节和踝关节处内翻和（或）背屈足部。19.比目鱼肌。20.缩短。21.腘肌、趾长屈肌、踇长屈肌、胫骨后肌。22.它们都在距下关节处使足部外翻。23.在小腿远端内侧。24.腘肌。25.腓骨。26.第三腓骨肌在踝关节处背屈足部，而腓骨短肌则跖屈足部。27.趾长伸肌。28.在踝关节和距下关节处背屈和内翻足部。29.腓骨长肌。30.它们都在踝关节处背屈足部。31.腓肠肌、比目鱼肌、跖肌。32.腓骨短肌和第三腓骨肌。33.不变，因为趾长屈肌并不跨越膝关节。34.腓肠肌内侧头、外侧头和比目鱼肌。35.远端趾骨。36.腓肠肌和比目鱼肌。37.Tom是胫骨后肌（Tibialis posterior），Dick是趾长屈肌（flexor Digitorum longus），Harry是踇长屈肌（flexor Hallucis longus）。38.踇长伸肌。39.腓肠肌。40.比目鱼肌。41.胫骨前肌、趾长伸肌、踇长伸肌、第三腓骨肌。42.在踝关节和距下关节处背屈和（或）内翻足部。

第二章 标注题答案：足部固有肌肉

第246页，右足背面观

1.Fibularis longus tendon，腓骨长肌腱。2.Fibularis brevis，腓骨短肌。3.Extensor digitorum longus，趾长伸肌。4.Fibularis brevis tendon，腓骨短肌腱。5.Fibularis tertius tendon，第三腓骨肌腱。6.Extensor digitorum brevis，趾短伸肌。7.Abductor digiti minimi pedis，小趾展肌。8.Dorsal interossei pedis，足背骨间肌。9.Extensor hallucis longus，踇长伸肌。10.Tibialis anterior，胫骨前肌。11.Soleus，比目鱼肌。12.Extensor hallucis brevis，踇短伸肌。13.Abductor hallucis，踇展肌。14.Dorsal interossei pedis，足背侧骨间肌。

第247页，右足掌面观（浅肌层）

1.Flexor digitorum longus tendons，趾长屈肌腱。2.Flexor digitorum brevis tendons，趾短屈肌腱。3.Adductor hallucis (transverse head)，踇收肌（横头）。4.Lumbricals pedis，足蚓状肌。5.Flexor digiti minimi pedis，小趾屈肌。6.Abductor digiti minimi pedis，小趾展肌。7.Flexor hallucis longus tendon，踇长屈肌腱。8.Flexor hallucis brevis，踇短屈肌。9.Flexor digitorum brevis，趾短屈肌。10.Abductor hallucis，踇展肌。

第248页，右足掌面观（中间肌层）

1.Flexor digitorum longus tendons，趾长屈肌腱。2.Flexor digitorum brevis tendons (cut)，趾短屈肌腱（切除）。3.Adductor hallucis (transverse head)，踇收肌（横头）。4.Lumbricals pedis，足蚓状肌。5.Flexor digiti minimi pedis，小趾屈肌。6.Plantar interossei，足底骨间肌。7.Abductor digiti minimi pedis (partially cut)，小趾展肌（部分切除）。8.Quadratus plantae，足底方肌。9.Flexor digitorum brevis (cut)，趾短屈肌（切除）。10.Flexor hallucis longus tendon，踇长屈肌腱。11.Flexor hallucis brevis，踇短屈肌。12.Abductor hallucis (cut)，踇展肌（切除）。13.Tibialis posterior tendon，胫骨后肌腱。14.Flexor digitorum longus tendon，趾长屈肌腱。15.Flexor hallucis longus tendon，踇长屈肌腱。16.Abductor hallucis (cut)，踇展肌（切除）。

第249页，右足掌面观（深肌层）

1.Flexor digitorum longus tendons (cut)，趾长屈肌腱（切除）。2.Flexor digitorum brevis tendons (cut)，趾短屈肌腱（切除）。3.Lumbricals pedis (cut)，足蚓状肌（切除）。4.Adductor hallucis (transverse head)，踇收肌（横头）。5.Flexor digiti minimi pedis，小趾屈肌。6.Abductor digiti minimi pedis (cut)，小趾展肌（切除）。7.Plantar interossei，足底骨间肌。8.Fibularis brevis tendon，腓骨短肌腱。9.Fibularis longus tendon，腓骨长肌腱。10.Quadratus plantae (cut)，足底方肌（切除）。11.Flexor digitorum brevis (cut)，趾短屈肌（切除）。12.Abductor digiti minimi pedis (cut)，小趾展肌（切除）。13.Flexor hallucis longus tendon (cut)，踇长屈肌腱（切除）。14.Flexor hallucis brevis，踇短屈肌。15.Adductor hallucis (oblique head)，踇收肌（斜头）。16.Abductor hallucis (cut)，踇展肌（切除）。17.Tibialis posterior tendon，胫骨后

肌腱。18.Flexor digitorum longus tendon (cut and reflected)，趾长屈肌腱（切断并翻开）。19.Flexor hallucis longus tendon (cut)，踇长屈肌腱（切除）。20.Abductor hallucis (cut)，踇展肌（切除）。

足部固有肌肉：复习题答案（250页）

1.足背侧骨间肌。2.趾长屈肌。3.跟骨结节。4.斜头和横头。5.第一和第二足背侧骨间肌，第一足背侧骨间肌使第二趾向胫侧外展，第二足背侧骨间肌使第二趾向尺侧外展。6.趾短屈肌。7.小趾展肌。8.踇展肌、小趾展肌、趾短屈肌。9.腓骨长肌。10.踇长伸肌。11.趾短屈肌。12.在跖趾关节和（或）近端趾间关节处伸第2～5趾。13.小趾展肌。14.踇收肌。15.在跖趾关节处内收踇趾。16.趾长屈肌。17.趾长屈肌远端肌腱。18.足底骨间肌和足背侧骨间肌。19.踇短屈肌。20.变长。21.都会，它们在跖趾关节处屈趾，在指间关节处伸趾。22.副趾屈肌。23.趾长伸肌。24.在跖趾关节和近端趾间关节处屈第2～5趾。25.踇短伸肌、踇长伸肌。26.在跖趾关节处内收或屈踇趾。27.踇展肌。28.缩短。29.第二足背侧骨间肌。30.踇短屈肌、小趾屈肌、踇收肌。31.踇短屈肌。32.踇短屈肌。33.2块肌肉，踇短伸肌和趾短伸肌，而足背侧骨间肌属于足底肌肉。34.足底骨间肌。35.踇展肌、小趾展肌、趾短屈肌。36.足蚓状肌位于浅面。37.DAB和PAD，背展（Dorsals ABduct）跖收（Plantars ADduct）。38.足底方肌。39.跟骨。40.第三足底骨间肌。41.趾长伸肌和第三腓骨肌。42.足底方肌和足蚓状肌。

第二章　标注题答案：肩胛/上臂肌肉

第270页，右肩部前面观

1.Anterior scalene，前斜角肌。2.Middle scalene，中斜角肌。3.Levator scapulae，肩胛提肌。4.Omohyoid，肩胛舌骨肌。5.Posterior scalene，后斜角肌。6.Trapezius，斜方肌。7.Deltoid，三角肌。8.Biceps brachii，肱二头肌。9.Triceps brachii，肱三头肌。10.Latissimus dorsi，背阔肌。11.Serratus anterior，前锯肌。12.External abdominal oblique，腹外斜肌。13.Sternocleidomastoid，胸锁乳突肌。14.Pectoralis major，胸大肌。

第271页，肩部后面观（浅层与中层）

1.Sternocleidomastoid，胸锁乳突肌。2.Splenius capitis，头夹肌。3.Levator scapulae，肩胛提肌。4.Trapezius，斜方肌。5.Deltoid，三角肌。6.Triceps brachii，肱三头肌。7.Latissimus dorsi，背阔肌。8.Semispinalis capitis (of transversospinalis group)，头半棘肌（属于横突棘肌群）。9.Splenius capitis，头夹肌。10.Splenius cervicis，颈夹肌。11.Levator scapulae，肩胛提肌。12.Rhomboid minor，小菱形肌。13.Supraspinatus，冈上肌。14.Infraspinatus，冈下肌。15.Rhomboid major，大菱形肌。16.Teres minor，小圆肌。17.Teres major，大圆肌。18.Triceps brachii，肱三头肌。19.Erector spinae，竖脊肌。

第272页，右上臂前面观（浅层）

1.Deltoid，三角肌。2.Pectoralis major (cut and reflected)，胸大肌（切断并翻开）。3.Biceps brachii (long head)，肱二头肌（长头）。4.Biceps brachii (short head)，肱二头肌（短头）。5.Biceps brachii，肱二头肌。6.Brachialis，肱肌。7.Brachioradialis，肱桡肌。8.Pectoralis minor (cut)，胸小肌（切除）。9.Coracobrachialis，喙肱肌。10.Subscapularis，肩胛下肌。11.Teres major，大圆肌。12.Latissimus dorsi，背阔肌。13.Triceps brachii，肱三头肌。14.Pronator teres，旋前圆肌。15.Flexor carpi radialis，桡侧腕屈肌。16.Palmaris longus，掌长肌。17.Flexor carpi ulnaris，尺侧腕屈肌。

第273页，右上臂前面观（深层）

1.Supraspinatus，冈上肌。2.Biceps brachii (cut)，肱二头肌（切除）。3.Deltoid (cut)，三角肌（切除）。4.Biceps brachii (cut)，肱二头肌（切除）。5.Pectoralis minor (cut)，胸小肌（切除）。6.Subscapularis，肩胛下肌。7.Teres major，大圆肌。8.Latissimus dorsi，背阔肌。9.Coracobrachialis，喙肱肌。10.Brachialis，肱肌。

第274页，右上臂内侧面观

1.Biceps brachii (long head, cut)，肱二头肌（长头，切除）。2.Subscapularis (cut)，肩胛下肌（切除）。3.Pectoralis major (cut)，胸大肌（切除）。4.Biceps brachii (short head, cut)，肱二头肌（短头，切除）。5.Coracobrachialis (cut)，喙肱肌（切除）。6.Biceps brachii，肱二头肌。7.Bicipital aponeurosis of the biceps brachii，肱二头肌腱膜。8.Brachioradialis，肱桡肌。9.Flexor carpi radialis，桡侧腕屈肌。10.Supraspinatus (cut)，冈上肌（切除）。11.Infraspinatus (cut)，冈下肌（切除）。12.Teres minor (cut)，小圆肌（切除）。13.Deltoid (cut)，三角肌（切除）。14.Teres major (cut)，大圆肌（切除）。15.Latissimus dorsi (cut)，背阔肌（切除）。16.Triceps brachii (long head)，肱三头肌（长头）。17.Triceps brachii (medial head)，肱三头肌（内侧头）。18.Brachialis，肱肌。19.Pronator teres，旋前圆肌。20.Palmaris longus，掌长肌。21.Flexor carpi ulnaris，尺侧腕屈肌。

第275页，右上臂外侧面观

1.Deltoid，三角肌。2.Triceps brachii，肱三头肌。3.Anconeus，肘肌。4.Extensor carpi ulnaris，尺侧腕伸肌。5.Extensor digitorum，指伸肌。6.Extensor digiti minimi，小指伸肌。7.Biceps brachii，肱二头肌。8.Brachialis，肱肌。9.Brachioradialis，肱桡肌。10.Extensor carpi radialis longus，桡侧腕长伸肌。11.Extensor carpi radialis brevis，桡侧腕短伸肌。

第276页，右上臂后面观

1.Supraspinatus，冈上肌。2.Infraspinatus，冈下肌。3.Teres minor，小圆肌。4.Teres major，大圆肌。5.Triceps brachii (medial head)，肱三头肌（内侧头）。6.Flexor carpi ulnaris，尺侧腕屈肌。7.Deltoid (cut and reflected)，三角肌（切断并翻开）。8.Triceps brachii (lateral head)，肱三头肌（外侧头）。9.Triceps brachii (long head)，肱三头肌（长头）。10.Brachioradialis，肱桡肌。11.Extensor carpi radialis longus，桡侧腕长伸肌。12.Anconeus，肘肌。13.Extensor carpi radialis brevis，桡侧腕短伸肌。14.Extensor digitorum，指伸肌。15.Extensor digiti minimi，小指伸肌。16.Extensor carpi ulnaris，尺侧腕伸肌。

第277页，右侧盂肱关节前面观

1.Supraspinatus，冈上肌。2.Coracobrachialis (cut)，喙肱肌（切除）。3.Biceps brachii (short head, cut)，肱二头肌（短头，切除）。4.Biceps brachii (long head, cut)，肱二头肌（长头，切除）。5.Triceps brachii，肱三头肌。6.Coracobrachialis (cut)，喙肱肌（切除）。7.Biceps brachii (cut)，肱二头肌（切除）。8.Supraspinatus，冈上肌。9.Pectoralis minor (cut)，胸小肌（切除）。10.Subscapularis，肩胛下肌。11.Teres major，大圆肌。12.Latissimus dorsi，背阔肌。

第277页，右侧盂肱关节后面观

1.Supraspinatus (cut)，冈上肌（切除）。2.Infraspinatus (cut and reflected)，冈下肌（切断并翻开）。3.Teres major，大圆肌。4.Teres minor，小圆肌。5.Supraspinatus (cut)，冈上肌（切除）。6.Infraspinatus (cut and reflected)，冈下肌（切断并翻开）。7.Deltoid (cut and reflected)，三角肌（切断并翻开）。8.Triceps brachii (medial head)，肱三头肌（内侧头）。9.Triceps brachii (long head)，肱三头肌（长头）。10.Triceps brachii (lateral head)，肱三头肌（外侧头）。

肩胛/上臂肌肉：复习题答案（278页）

1.肱肌。2.协同，它们都会屈肘关节。3.在肩关节处外旋、外展、屈上臂。4.背阔肌。5.冈上肌。6.外侧。7.3个关节，肘关节、桡尺关节、肩关节。8.冈上肌和小圆肌。9.缩短。10.冈上肌、冈下肌、小圆肌、肩胛下肌。11.拮抗，小圆肌外旋肩关节，大圆肌内旋肩关节。12.冈下肌。13.它们都在肩关节处外展上臂。14.冈上肌、冈下肌、小圆肌。15.锁骨头。16.伸和外展。17.位于下方。18.位于上方。19.背阔肌。20.斜方肌和三角肌。21.三角肌。22.肱三头肌、肘肌、尺侧腕伸肌。23.协同，它们都在肩关节处屈和外展上臂。24.位于浅面。25.在肩关节处内旋上臂。26.它们都在肩关节处外展上臂。27.大圆肌和小圆肌。28.位于深部、前方。29.内侧头。30.前部纤维屈肩关节，而后部纤维伸肩关节；前部纤维内旋肩关节，而后部纤维外旋肩关节。31.前部。32.三角肌。33.喙肱肌、胸小肌、肱二头肌短头。34.肩胛下肌，它们都在肩关节处使上臂内旋。35.长头。36.位于下方。37.拮抗，旋前圆肌屈肘关节，肱三头肌伸肘关节。38.肱肌。39.缩短。40.都不是，旋前或旋后对肱肌的长度没有影响。41.缩短。42.位于深面。

第二章　标注题答案：前臂肌肉

第306页，右侧前臂前面观（浅层）

1.Biceps brachii，肱二头肌。2.Brachialis，肱肌。3.Brachioradialis，肱桡肌。4.Extensor carpi radialis longus，桡侧腕长伸肌。5.Extensor carpi radialis brevis，桡侧腕短伸肌。6.Flexor pollicis longus，拇长屈肌。7.Pronator quadratus，旋前方肌。8.Abductor pollicis longus，拇长展肌。9.Triceps brachii (medial head)，肱三头肌（内侧头）。10.Brachialis (deep to median nerve and brachial artery from this view)，肱肌（从此方向看，位于正中神经和肱动脉深面）。11.Bicipital aponeurosis of the biceps brachii，肱二头肌腱膜。12.Pronator teres，旋前圆肌。13.Flexor carpi radialis，桡侧腕屈肌。14.Palmaris longus，掌长肌。15.Flexor carpi ulnaris，尺侧腕屈肌。16.Flexor digitorum superficialis，指浅屈肌。17.Flexor digitorum profundus，指深屈肌。

第307页，右侧前臂前面观（中层）

1.Biceps brachii，肱二头肌。2.Brachialis，肱肌。3.Brachialis (tendon)，肱肌（腱）。4.Biceps brachii (tendon)，肱二头肌（腱）。5.Supinator，旋后肌。6.Brachioradialis，肱桡肌。7.Pronator teres (cut)，旋前圆肌（切除）。8.Flexor pollicis longus，拇长屈肌。9.Abductor pollicis longus，拇长展肌。10.Pronator quadratus，旋前方肌。11.Flexor carpi radialis (cut)，桡侧腕屈肌（切除）。12.Triceps brachii (medial head)，肱三头肌（内侧头）。13.Pronator teres (humeral head, cut and reflected)，旋前圆肌（肱骨头，切断并翻开）。14.Brachialis，肱肌。15.Flexor carpi radialis (cut)，桡侧腕屈肌（切除）。16.Palmaris longus (cut)，掌长肌（切除）。17.Pronator teres (ulnar head, cut and reflected)，旋前圆肌（尺骨头，切断并翻开）。18.Flexor digitorum profundus，指深屈肌。19.Flexor carpi ulnaris，尺侧腕屈肌。20.Flexor digitorum superficialis，指浅屈肌。21.Flexor digitorum profundus，指深屈肌。

第308页，右侧前臂前面观（深层）

1.Brachialis，肱肌。2.Biceps brachii (tendon)，肱二头肌（腱）。3.Supinator，旋后肌。4.Flexor digitorum superficialis (cut)，指浅屈肌（切除）。5.Pronator teres (cut and reflected)，旋前圆肌（切断并翻开）。6.Flexor pollicis longus (cut)，拇长屈肌（切除）。7.Pronator quadratus，旋前方肌。8.Brachioradialis (cut)，肱桡肌（切除）。9.Flexor carpi radialis (cut)，桡侧腕

屈肌（切除）。10.Flexor pollicis longus (cut)，拇长屈肌（切除）。11.Triceps brachii (medial head)，肱三头肌（内侧头）。12.Pronator teres (humeral head, cut and reflected)，旋前圆肌（肱骨头，切断并翻开）。13.Flexor carpi radialis (cut)，桡侧腕屈肌（切除）。14.Palmaris longus (cut)，掌长肌（切除）。15.Flexor carpi ulnaris (cut and reflected)，尺侧腕屈肌（切断并翻开）。16.Flexor digitorum superficialis (cut)，指浅屈肌（切除）。17.Pronator teres (ulnar head, cut)，旋前圆肌（尺骨头，切除）。18.Flexor digitorum profundus (cut)，指深屈肌（切除）。19.Flexor carpi ulnaris (cut)，尺侧腕屈肌（切除）。

第309页，右侧桡骨、旋前肌和旋后肌前面观

1.Supinator: ulnar head，旋后肌：尺骨头。1.Supinator: humeral head，旋后肌：肱骨头。2.Pronator quadratus，旋前方肌。3.Pronator teres: humeral head，旋前圆肌：肱骨头。3.Pronator teres: ulnar head，旋前圆肌：尺骨头。

第310页，右侧前臂后面观（浅层）

1.Triceps brachii，肱三头肌。2.Flexor carpi ulnaris，尺侧腕屈肌。3.Extensor carpi ulnaris，尺侧腕伸肌。4.Extensor digiti minimi，小指伸肌。5.Abductor digiti minimi manus，小指展肌。6.Dorsal interossei manus，手背骨间肌。7.Brachioradialis，肱桡肌。8.Anconeus，肘肌。9.Extensor carpi radialis longus，桡侧腕长伸肌。10.Extensor carpi radialis brevis，桡侧腕短伸肌。11.Extensor digitorum，指伸肌。12.Abductor pollicis longus，拇长展肌。13.Extensor pollicis brevis，拇短伸肌。14.Extensor pollicis longus，拇长伸肌。15.Dorsal interossei manus，手背骨间肌。16.Extensor indicis tendon，示指伸肌腱。

第311页，右侧前臂后面观（深层）

1.Flexor carpi ulnaris，尺侧腕屈肌。2.Extensor digitorum tendons (cut)，指伸肌腱（切除）。3.Extensor indicis，示指伸肌。4.Extensor digiti minimi (cut)，小指伸肌（切除）。5.Extensor carpi ulnaris (cut)，尺侧腕伸肌（切除）。6.Abductor digiti minimi manus，小指展肌。7.Dorsal interossei manus，手背骨间肌。8.Triceps brachii tendon (cut)，肱三头肌腱（切除）。9.Brachioradialis，肱桡肌。10.Anconeus，肘肌。11.Extensor carpi radialis longus，桡侧腕长伸肌。12.Extensor carpi radialis brevis，桡侧腕短伸肌。13.Supinator，旋后肌。14.Pronator teres，旋前圆肌。15.Abductor pollicis longus，拇长展肌。16.Extensor pollicis longus，拇长伸肌。17.Extensor pollicis brevis，拇短伸肌。18.Dorsal interossei manus，手背骨间肌。19.Extensor indicis tendon，示指伸肌腱。

第312页，右侧前臂和右手后面观（浅层）

1.Extensor digiti minimi，小指伸肌。2.Extensor carpi ulnaris，尺侧腕伸肌。3.Extensor carpi radialis longus，桡侧腕长伸肌。4.Extensor carpi radialis brevis，桡侧腕短伸肌。5.Extensor digitorum，指伸肌。6.Abductor pollicis longus，拇长展肌。7.Extensor pollicis brevis，拇短伸肌。8.Extensor pollicis longus，拇长伸肌。9.Extensor indicis (tendon)，示指伸肌（肌腱）。

第313页，右侧前臂和右手后面观（深层）

1.Extensor digiti minimi (cut)，小指伸肌（切除）。2.Extensor carpi ulnaris (cut)，尺侧腕伸肌（切除）。3.Extensor pollicis longus，拇长伸肌。4.Extensor indicis，示指伸肌。5.Extensor carpi ulnaris tendon (cut)，尺侧腕伸肌腱（切除）。6.Extensor carpi radialis longus，桡侧腕长伸肌。7.Extensor carpi radialis brevis，桡侧腕短伸肌。8.Extensor digitorum (cut)，指伸肌（切除）。9.Abductor pollicis longus，拇长展肌。10.Extensor pollicis brevis，拇短伸肌。

前臂肌肉：复习题答案（314～315页）

1.指深屈肌。2.肱桡肌、桡侧腕长伸肌和桡侧腕短伸肌。3.肱三头肌。4.尺侧腕屈肌。5.桡侧腕屈肌在腕关节处使手部桡侧偏，尺侧腕屈肌则使手部尺侧偏。6.旋前圆肌。7.旋前圆肌、旋前方肌。8.桡骨。9.它们会缩短。10.缩短。11.拇长屈肌、拇短屈肌、拇对掌肌和拇收肌。12.与肱骨内上髁相连的屈肌总腱。13.肱三头肌。14.桡侧腕屈肌、尺侧腕屈肌、掌长肌。15.旋前圆肌。16.它们都在腕关节处屈手部，在肘关节处屈前臂。17.旋后肌、拇长展肌，拇长伸肌、拇短伸肌、示指伸肌。18.尺侧腕伸肌。19.指深屈肌。20.指伸肌。21.肱桡肌、拇长展肌、拇长伸肌、示指伸肌。22.肱肌、肱二头肌、旋前圆肌。23.桡侧腕屈肌。24.旋前方肌。25.指浅屈肌和指深屈肌。26.在尺桡关节处使前臂旋前。27.指伸肌、小指伸肌、尺侧腕伸肌、桡侧腕短伸肌。28.指浅屈肌。29.缩短。30.桡侧腕长伸肌。31.在腕关节使手部背伸和（或）桡侧偏。32.变长。33.指伸肌。34.它们会变长。35.变长。36.伸肘关节。37.缩短。38.在掌指关节和（或）近端指间关节处伸手指，和（或）在腕关节处伸手部和在肘关节处伸前臂。39.指深屈肌。40.指浅屈肌。41.位于深面。42.尺侧腕伸肌。43.掌长肌和桡侧腕屈肌。44.肱桡肌。45.在腕关节处使手部背伸和（或）尺侧偏。46.肘肌、桡侧腕短伸肌、指伸肌、小指伸肌、尺侧腕伸肌、旋后肌。47.分别与第2、3、5掌骨相连。48.在腕关节处使手部背伸和尺侧偏。49.指伸肌。50.肘肌在肘关节处伸前臂，桡侧腕屈肌屈前臂。51.两块肌肉都可以在桡尺关节处使前臂旋后。52.尺侧腕伸肌。53.拇长屈肌。54.肱桡肌、桡侧腕长伸肌。55.伸肘。56.指深屈肌。57.正中神经。58.屈肌总腱。59.拇长屈肌。60.桡侧腕长伸肌。61.它们都在腕关节处屈手部，在肘关节处屈前臂。62.桡侧腕长伸肌、桡侧腕短伸肌、尺侧腕伸肌。63.小指伸肌。64.旋后肌和肘肌。65.拇长展肌。66.小指伸肌和示指伸肌。67.拇长展肌、拇短伸肌位于外侧，拇长伸肌位于内侧。68.桡侧腕短伸肌和指伸肌。69.拇短伸肌在腕关节处桡侧偏手部，尺侧腕伸肌使它尺侧偏。70.桡侧腕短伸肌、桡侧腕长伸肌和肱桡肌。71.桡侧偏。72.肘肌。73.拇短伸肌。74.拇长展肌、拇短伸肌、拇长伸肌、示指伸肌。75.指深屈肌。76.桡侧腕长伸肌、桡侧腕短伸肌。77.变长。78.拇短伸肌。

第二章 标注题答案：手部肌肉

第329页，右手掌侧观（浅层）

1.Palmaris longus，掌长肌。2.Flexor pollicis brevis (deep to fascia)，拇短屈肌（位于筋膜深面）。3.Abductor pollicis brevis (deep to fascia)，拇短展肌（位于筋膜深面）。4.Adductor pollicis (deep to fascia)，拇收肌（位于筋膜深面）。5.Lumbricals manus (partially deep to fascia)，手蚓状肌（部分位于筋膜深面）。6.Flexor pollicis longus，拇长屈肌。7.Dorsal interossei manus，手背骨间肌。8.Flexor digitorum profundus，指深屈肌。9.Flexor digitorum superficialis，指浅屈肌。10.Palmar interossei，掌侧骨间肌。11.Dorsal interossei manus，手背骨间肌。12.Lumbricals manus，手蚓状肌。13.Palmaris brevis，掌短肌。14.Hypothenar muscle group (deep to fascia)，小鱼际肌群（位于筋膜深面）。15.Palmar interossei，掌侧骨间肌。16.Flexor digitorum profundus，指深屈肌。17.Flexor digitorum superficialis，指浅屈肌。18.Lumbricals manus，手蚓状肌。19.Dorsal interossei manus，手背骨间肌。20.Lumbricals manus，手蚓状肌。21.Dorsal interossei manus，手背骨间肌。

第330页，右手掌侧观（浅肌层）

1.Flexor pollicis brevis，拇短屈肌。2.Abductor pollicis brevis，拇短展肌。3.Adductor pollicis (deep to fascia)，拇收肌（位于筋膜深面）。4.Dorsal interossei manus，手背骨间肌。5.Lumbricals manus，手蚓状肌。6.Lumbricals manus，手蚓状肌。7.Flexor digitorum profundus，指深屈肌。8.Flexor digitorum superficialis，指浅屈肌。9.Palmar interossei，掌侧骨间肌。10.Dorsal interossei manus，手背骨间肌。11.Opponens digiti minimi，小指对掌肌。12.Abductor digiti minimi manus，小指展肌。13.Flexor digiti minimi manus，小指屈肌。14.Lumbricals manus，手蚓状肌。15.Lumbricals manus，手蚓状肌。16.Palmar interossei，掌侧骨间肌。17.Flexor digitorum profundus，指深屈肌。18.Flexor digitorum superficialis，指浅屈肌。19.Dorsal interossei manus，手背骨间肌。20.Dorsal interossei manus，手背骨间肌。

第331页，右手掌侧观（深肌层）

1.Pronator quadratus，旋前方肌。2.Abductor pollicis brevis (cut)，拇短展肌（切除）。3.Opponens pollicis，拇对掌肌。4.Flexor pollicis brevis，拇短屈肌。5.Abductor pollicis brevis (cut)，拇短展肌（切除）。6.Adductor pollicis，拇收肌。7.Dorsal interossei manus，手背骨间肌。8.Lumbricals manus (cut and reflected)，手蚓状肌（切断并翻开）。9.Lumbricals manus (cut and reflected)，手蚓状肌（切断并翻开）。10.Palmar interossei，掌侧骨间肌。11.Dorsal interossei manus，手背骨间肌。12.Flexor carpi ulnaris，尺侧腕屈肌。13.Abductor digiti minimi manus (cut)，小指展肌（切除）。14.Flexor digiti minimi manus (cut)，小指屈肌（切除）。15.Opponens digiti minimi，小指对掌肌。16.Palmar interossei，掌侧骨间肌。17.Dorsal interossei manus，手背骨间肌。18.Abductor digiti minimi manus (cut)，小指展肌（切除）。19.Flexor digiti minimi manus (cut)，小指屈肌（切除）。20.Dorsal interossei manus，手背骨间肌。21.Lumbricals manus (cut and reflected)，手蚓状肌（切断并翻开）。22.Palmar interossei，掌侧骨间肌。23.Lumbricals manus (cut and reflected)，手蚓状肌（切断并翻开）。

第332页，右手背侧观

1.Extensor digitorum，指伸肌。2.Extensor digiti minimi，小指伸肌。3.Extensor carpi ulnaris，尺侧腕伸肌。4.Abductor digiti minimi manus，小指展肌。5.Dorsal interossei manus，手背骨间肌。6.Dorsal interossei manus，手背骨间肌。7.Palmar interossei，掌侧骨间肌。8.Lumbricals manus，手蚓状肌。9.Lumbricals manus，手蚓状肌。10.Extensor carpi radialis brevis，桡侧腕短伸肌。11.Extensor carpi radialis longus，桡侧腕长伸肌。12.Extensor pollicis brevis，拇短伸肌。13.Abductor pollicis longus，拇长展肌。14.Extensor indicis，示指伸肌。15.Extensor pollicis longus，拇长伸肌。16.Dorsal interossei manus，手背骨间肌。17.Dorsal interossei manus，手背骨间肌。18.Adductor pollicis，拇收肌。19.Palmar interossei，掌侧骨间肌。

手部肌肉：复习题答案（333页）

1.手握物体时。2.任何肌肉等长收缩时都不会出现关节运动。3.拇短屈肌。4.位于深面。5.拇短展肌。6.手蚓状肌、掌侧骨间肌、手背侧骨间肌、拇收肌。7.变长。8.豌豆骨和钩骨。9.在掌指关节处伸小指。10.小指展肌、小指屈肌和小指对掌肌。11.小指外旋。12.延长。13.掌侧骨间肌。14.小指展肌、小指屈肌和小指对掌肌。15.远端附着点都在掌骨上。16.两种运动兼有：屈掌指关节、伸指间关节。17.小指屈肌。18.掌侧骨间肌在掌指关节处内收手指，手背侧骨间肌在掌指关节处外展手指。19.鱼际肌群、小鱼际肌群、中间室肌群。20.拇短展肌和拇短屈肌。21.手蚓状肌、掌侧骨间肌、手背侧骨间肌、拇收肌。22.它们都在掌指关节处屈手指，在指间关节处伸手指。23.小鱼际肌群。24.掌长肌。 25.第3掌侧骨间肌。26.在腕掌关节和（或）掌指关节处屈拇指，和（或）在腕掌关节处外展拇指。27.大多角骨。28.拇收肌。29.位于深面。30.拇收肌、手蚓状肌、掌侧骨间肌、手背侧骨间肌。31.拇短展肌、拇短屈肌、拇对掌肌。32.拇短展肌、拇短屈肌、拇对掌肌。33.掌侧骨间肌。34.无骨性附着点，它只与软组织相连。35.拇短展肌、拇短屈肌、拇收肌。36.小指展肌在掌指关节处外展小指，小指对掌肌内收小指。

第三章　标注题答案：其他骨骼肌

第336页，腹部其他肌肉前面观

1.External abdominal oblique，腹外斜肌。2.Rectus abdominis，腹直肌。3.Pyramidalis，锥状肌。4.External abdominal oblique，腹外斜肌。5.Internal abdominal oblique，腹内斜肌。6.Cremaster，提睾肌。

第337页，会阴部肌肉

1.Ischiocavernosus，坐骨海绵体肌。2.Bulbospongiosus，球海绵体肌。3.Deep transverse perineal，会阴深横肌。4.Superficial transverse perineal，会阴浅横肌。5.Gluteus maximus，臀大肌。6.External anal sphincter，肛门外括约肌。7.Compressor urethrae，尿道压肌。8.Sphincter urethrae，尿道括约肌。9.Sphincter urethrovaginalis，尿道阴道括约肌。10.Levator ani，肛提肌。11.Coccygeus，尾骨肌。12.Sphincter urethrae，尿道括约肌。13.Deep transverse perineal，会阴深横肌。14.Superficial transverse perineal，会阴浅横肌。15.External anal sphincter，肛门外括约肌。16.Gluteus maximus，臀大肌。17.Ischiocavernosus，坐骨海绵体肌。18.Bulbospongiosus，球海绵体肌。19.Deep transverse perineal，会阴深横肌。20.Superficial transverse perineal，会阴浅横肌。21.Levator ani，肛提肌。22.Coccygeus，尾骨肌。

第338页，舌肌

1.Superior longitudinal muscle，上纵肌。2.Vertical muscle，垂直肌。3.Transverse muscle，横肌。4.Inferior longitudinal muscle，下纵肌。5.Genioglossus，颏舌肌。6.Stylohyoid，茎突舌骨肌。7.Styloglossus，茎突舌肌。8.Buccinator，颊肌。9.Platysma，颈阔肌。10.Hyoglossus，舌骨舌肌。11.Digastric，二腹肌。12.Inferior longitudinal muscle，下纵肌。13.Genioglossus，颏舌肌。14.Mylohyoid，下颌舌骨肌。15.Geniohyoid，颏舌骨肌。16.Hyoglossus，舌骨舌肌。17.Palatoglossus，腭舌肌。18.Palatopharyngeus，腭咽肌。19.Superior pharyngeal constrictor (partially cut)，咽上缩肌（部分切除）。20.Digastric (cut)，二腹肌（切除）。21.Styloglossus，茎突舌肌。22.Stylopharyngeus，茎突咽肌。23.Stylohyoid，茎突舌骨肌。24.Middle pharyngeal constrictor，咽中缩肌。25.Digastric (cut)，二腹肌（切除）。

第339页，腭肌

1.Tensor veli palatini，腭帆张肌。2.Levator veli palatini，腭帆提肌。3.Palatoglossus，腭舌肌。4.Mylohyoid，下颌舌骨肌。5.Geniohyoid，颏舌骨肌。6.Hyoglossus，舌骨舌肌。7.Middle pharyngeal constrictor，咽中缩肌。8.Stylopharyngeus，茎突咽肌。9.Salpingopharyngeus，咽鼓管咽肌。10.Musculus uvulae，腭垂肌。11.Superior pharyngeal constrictor，咽上缩肌。12.Palatopharyngeus，腭咽肌。

第340页，咽肌

1.Levator veli palatini，腭帆提肌。2.Accessory muscle bundle from temporal bone，颞骨发出的副肌束。3.Digastric，二腹肌。4.Stylohyoid，茎突舌骨肌。5.Medial pterygoid，翼内肌。6.Stylopharyngeus，茎突咽肌。7.Circular esophageal muscle，食管环形肌。8.Longitudinal esophageal muscle，食管纵行肌。9.Superior pharyngeal constrictor，咽上缩肌。10.Salpingopharyngeus，咽鼓管咽肌。11.Palatopharyngeus，腭咽肌。12.Middle pharyngeal constrictor，咽中缩肌。13.Musculus uvulae，腭垂肌。14.Longitudinal pharyngeal muscle，纵行咽肌。15.Transverse and oblique arytenoids，杓横肌和杓斜肌。16.Posterior cricoarytenoid，环杓后肌。17.Inferior pharyngeal constrictor，咽下缩肌。

第341页，喉肌

1.Transverse arytenoid，杓横肌。2.Oblique arytenoid，杓斜肌。3.Posterior cricoarytenoid，环杓后肌。4.Cricothyroid，环甲肌。5.Cricothyroid，环甲肌。6.Transverse arytenoid，杓横肌。7.Oblique arytenoid，杓斜肌。8.Lateral cricoarytenoid，环杓侧肌。9.Posterior cricoarytenoid，环杓后肌。10.Thyroarytenoid，甲杓肌。11.Cricothyroid (cut)，环甲肌（切除）。

第342页，喉肌：上方/下方

1.Transverse arytenoid，杓横肌。2.Oblique arytenoid，杓斜肌。3.Posterior cricoarytenoid，环杓后肌。

第342页，喉肌：后方/前方

1.Posterior cricoarytenoid，环杓后肌。2.Transverse arytenoid，杓横肌。3.Oblique arytenoid，杓斜肌。4.Lateral cricoarytenoid，环杓侧肌。5.Thyroarytenoid，甲杓肌。6.Cricothyroid，环甲肌。

第343页，右侧眼外肌：上图

1.Levator palpebrae superioris，提上睑肌。2.Superior oblique，上斜肌。3.Superior rectus，上直肌。4.Medial rectus，内直肌。5.Lateral rectus (cut)，外直肌（切除）。6.Inferior rectus，下直肌。7.Inferior oblique，下斜肌。

左下图

1.Superior rectus (cut)，上直肌（切除）。2.Lateral rectus (cut)，外直肌（切除）。3.Inferior rectus (cut)，下直肌（切

除）。4.Inferior oblique (cut)，下斜肌（切除）。5.Superior oblique (cut)，上斜肌（切除）。6.Medial rectus (cut)，内直肌（切除）。

右下图

1.Superior oblique，上斜肌。2.Medial rectus，内直肌。3.Inferior rectus，下直肌。4.Levator palpebrae superioris，提上睑肌。5.Superior rectus，上直肌。6.Lateral rectus，外直肌。7.Levator palpebrae superioris，提上睑肌。

第344页，鼓室肌

1.Tensor tympani，鼓膜张肌。2.Stapedius，镫骨肌。

第四章　标注题答案：神经系统

第346页，脑神经

1.CN IV (trochlear nerve)，第四脑神经（滑车神经）。2.CN VI (adbucens nerve)，第六脑神经（展神经）。3.CN VII (facial nerve)，第七脑神经（面神经）。4.CN VIII (acoustic nerve, also known as vestibulocochlear nerve)，第八脑神经（听神经，又称前庭蜗神经）。5.CN IX (glossopharyngeal nerve)，第九脑神经（舌咽神经）。6.CN X (vagus nerve)，第十脑神经（迷走神经）。7.CN XI (spinal accessory nerve)，第十一脑神经（副神经）。8.CN I (olfactory nerve)，第一脑神经（嗅神经）。9.CN II (optic nerve)，第二脑神经（视神经）。10.CN III (occulomotor nerve)，第三脑神经（动眼神经）。11.CN V (trigeminal nerve)，第五脑神经（三叉神经）。12.CN XII (hypoglossal nerve)，第十二脑神经（舌下神经）。

第347页，脊神经的构成

1.Sympathetic ganglion，交感神经节。2.Vertebral artery，椎动脉。3.Ventral nerve root，前根。4.Spinal cord，脊髓。5.Dura mater，硬脊膜。6.Vertebral spinous process (SP)，脊椎棘突。7.Dorsal nerve root，后根。8.Gray ramus communicans of a spinal nerve，脊神经灰交通支。9.Ventral ramus of a spinal nerve，脊神经前支。10.Dorsal ramus of a spinal nerve，脊神经后支。11.Dorsal root ganglion，后根神经节。

第348页，颈丛

1.Lesser occipital nerve，枕小神经。2.to the vagus nerve，加入迷走神经。3.Greater auricular nerve，耳大神经。4.to sternocleidomastoid，支配胸锁乳突肌。5.to levator scapulae，支配肩胛提肌。6.Transverse cutaneous nerve of the neck，颈横皮神经。7.to trapezius，支配斜方肌。8.to levator scapulae，支配肩胛提肌。9.to middle scalene，支配中斜角肌。10.Supraclavicular nerve，锁骨上神经。11.to rectus lateralis，支配外直肌。12.to rectus capitis anterior and longus capitis，支配头前直肌、头长肌。13.to geniohyoid，支配颏舌骨肌。14.to longus capitis and longus colli，支配头长肌和颈长肌。15.to longus capitis, longus colli, and middle scalene，支配头长肌、颈长肌、中斜角肌。16.to thyrohyoid，支配甲状舌骨肌。17.Ansa cervicalis，颈袢。18.to longus colli，支配颈长肌。19.Phrenic nerve，膈神经。

第349页，臂丛

1.Dorsal scapular nerve，肩胛背神经。2.to the phrenic nerve，加入膈神经。3.Suprascapular nerve，肩胛上神经。4.Lateral pectoral nerve，胸外侧神经。5.Axillary nerve，腋神经。6.Musculocutaneous nerve，肌皮神经。7.Radial nerve，桡神经。8.Median nerve，正中神经。9.Ulnar nerve，尺神经。10.Medial antebrachial cutaneous nerve，前臂内侧皮神经。11.Medial brachial cutaneous nerve，臂内侧皮神经。12.Lower subscapular nerve，下肩胛下神经。13.Thoracodorsal nerve，胸背神经。14.Nerve to scalenes，支配斜角肌的神经。15.Nerve to scalenes，支配斜角肌。16.Nerve to subclavius，支配锁骨下肌。17.Nerve to scalenes，支配斜角肌。18.Long thoracic nerve，胸长神经。19.Nerve to scalenes，支配斜角肌的神经。20.First intercostal nerve，第一肋间神经。21.Medial pectoral nerve，胸内侧神经。22.Upper subscapular nerve，上肩胛下神经。

第350页，腰丛

1.Iliohypogastric nerve，髂腹下神经。2.Ilio-inguinal，髂腹股沟神经。3.Genitofemoral，生殖股神经。4.Lateral cutaneous nerve of the thigh，股外侧皮神经。5.to psoas and iliacus (iliopsoas)，支配腰大肌和髂肌（髂腰肌）。6.Femoral nerve，股神经。7.Accessory obturator nerve，副闭孔神经。8.Obturator nerve，闭孔神经。9.Lumbosacral trunk，腰骶干。

第351页，骶尾丛

1.Superior gluteal nerve，臀上神经。2.Inferior gluteal nerve，臀下神经。3.to piriformis，支配梨状肌。4.to superior gemellus and obturator internus，支配上孖肌和闭孔内肌。5.to inferior gemellus and quadratus femoris，支配下孖肌和股方肌。6.Common fibular nerve of the sciatic nerve，坐骨神经的腓总神经。7.Tibial nerve of the sciatic nerve，坐骨神经的胫神经。8.Posterior femoral cutaneous nerve，股后皮神经。9.Perforating cutaneous nerve，穿皮神经。10.Pelvic splanchnic nerves，盆腔内脏神经。11.Pudendal nerve，阴部神经。12.to levator ani, coccygeous, and external anal sphincter，支配肛提肌、尾骨肌和肛门外括约肌。13.Anococcygeal nerves，肛尾神经。14.Visceral branches，内脏支。15.Visceral branches，内脏支。

第352页，右下肢神经支配

1.Femoral nerve，股神经。2.Common fibular nerve of the sciatic

nerve，坐骨神经的腓总神经。3.Superficial fibular nerve，腓浅神经。4.Obturator nerve，闭孔神经。5.Deep fibular nerve，腓深神经。6.Sciatic nerve，坐骨神经。7.Tibial nerve of the sciatic nerve，坐骨神经的胫神经。8.Medial plantar nerve，足底内侧神经。9.Common fibular nerve of the sciatic nerve，坐骨神经的腓总神经。10.Superficial fibular nerve，腓浅神经。11.Lateral plantar nerve，足底外侧神经。

第353页，右上肢神经支配前面观

1.Axillary nerve，腋神经。2.Musculocutaneous nerve，肌皮神经。3.Radial nerve，桡神经。4.Brachial plexus，臂丛神经。5.Median nerve，正中神经。6.Ulnar nerve，尺神经。

第五章　标注题答案：动脉系统

第356页，头颈部动脉供应侧面观

1.Posterior auricular artery，耳后动脉。2.Superficial temporal artery，颞浅动脉。3.Occipital artery，枕动脉。4.Ascending pharyngeal artery，咽升动脉。5.Vertebral artery，椎动脉。6.Internal carotid artery，颈内动脉。7.Deep cervical artery，颈深动脉。8.Dorsal scapular artery，肩胛背动脉。9.Costocervical trunk，肋颈干。10.Axillary artery，腋动脉。11.Transverse facial artery，面横动脉。12.Supraorbital artery，眶上动脉 13.Supratrochlear artery，滑车上动脉。14.Ophthalmic artery，眼动脉。15.Infraorbital artery，眶下动脉。16.Maxillary artery，上颌动脉。17.Inferior alveolar artery，下牙槽动脉。18.Facial artery，面动脉。19.Lingual artery，舌动脉。20.Superior thyroid artery，甲状腺上动脉。21.External carotid artery，颈外动脉。22.Ascending cervical artery，颈升动脉。23.Inferior thyroid artery，甲状腺下动脉。24.Transverse cervical artery，颈横动脉。25.Thyrocervical trunk，甲状颈干。26.Common carotid artery，颈总动脉。27.Subclavian artery，锁骨下动脉。28.Brachiocephalic trunk，头臂干。29.Internal thoracic artery，胸廓内动脉。

第357页，躯干及盆部动脉供应前面观

1.Costocervical trunk，肋颈干。2.Dorsal scapular artery，肩胛背动脉。3.Thoracoacromial trunk，胸肩峰干。4.Internal thoracic artery，胸廓内动脉。5.Anterior intercostal artery，肋间前动脉。6.Posterior intercostal artery，肋间后动脉。7.Musculophrenic artery，肌膈动脉。8.Superior epigastric artery，腹壁上动脉。9.Lumbar artery，腰动脉。10.Subcostal artery，肋下动脉。11.Iliolumbar artery，髂腰动脉。12.Inferior epigastric artery，腹壁下动脉。13.Deep circumflex iliac artery，旋髂深动脉。14.Common carotid artery，颈总动脉。15.Subclavian artery，锁骨下动脉。16.Brachiocephalic trunk，头臂干。17.Axillary artery，腋动脉。18.Ascending aorta，升主动脉。19.Descending aorta，降主动脉。20.Common iliac artery，髂总动脉。21.Internal iliac artery，髂内动脉。22.External iliac artery，髂外动脉。23.Median sacral artery，骶正中动脉。

第358页，右下肢动脉供应前面观

1.Common iliac artery，髂总动脉。2.Iliolumbar artery，髂腰动脉。3.External iliac artery，髂外动脉。4.Perforating branches of the deep femoral artery，股深动脉穿支。5.Popliteal artery，腘动脉。6.Anterior tibial artery，胫前动脉。7.Lateral plantar artery，足底外侧动脉。8.Plantar arch，足底弓。9.Internal iliac artery，髂内动脉。10.Superior gluteal artery，臀上动脉。11.Inferior gluteal artery，臀下动脉。12.Femoral artery，股动脉。13.Obturator artery，闭孔动脉。14.Deep femoral artery，股深动脉。15.Posterior tibial artery，胫后动脉。16.Fibular artery，腓动脉。17.Medial plantar artery，足底内侧动脉。18.Dorsalis pedis artery，足背动脉。

第359页，右上肢动脉供应前面观

1.Suprascapular artery，肩胛上动脉。2.Thoracoacromial trunk，胸肩峰干。3.Axillary artery，腋动脉。4.Anterior circumflex humeral artery，旋肱前动脉。5.Posterior circumflex humeral artery (posterior to the humerus)，旋肱后动脉（在肱骨后方）。6.Brachial artery，肱动脉。7.Deep brachial artery，肱深动脉。8.Radial artery，桡动脉。9.Interosseus recurrent artery (posterior to the radius and humerus)，骨间返动脉（在桡骨和肱骨后方）。10.Posterior interosseus artery，骨间后动脉。11.Deep palmar arterial arch，掌深弓。12.Thyrocervical trunk，甲状颈干。13.Subclavian artery，锁骨下动脉。14.Dorsal scapular artery，肩胛背动脉。15.Superior thoracic artery，胸上动脉。16.Subscapular artery，肩胛下动脉。17.Lateral thoracic artery，胸外侧动脉。18.Thoracodorsal artery，胸背动脉。19.Circumflex scapular artery，旋肩胛动脉。20.Ulnar artery，尺动脉。21.Anterior interosseus artery，骨间前动脉。22.Superficial palmar arterial arch，掌浅弓动脉。

第六章　标注题答案：组织结构及人体其他系统

第365页，一个典型的细胞

1.Centrosome，中心体。2.Centrioles，中心粒。3.Smooth endoplasmic reticulum，滑面内质网。4.Mitochondrion，线粒体。5.Lysosome，溶酶体。6.Rough endoplasmic reticulum，粗面内质网。7.Peroxisome，过氧化物酶体。8.Cytoskeleton，细胞骨架。9.Intermediate filament，中间丝。10.Microtubule，微管。11.Microfilament，微丝。12.Nuclear envelope，核膜。13.Ribosomes，核糖体。14.Mitochondria，线粒体。15.Smooth endoplasmic reticulum，滑面内质网。16.Cilia，纤毛。17.Free ribosomes，游离核糖体。18.Golgi apparatus，高尔基体。

19.Microvilli，微绒毛。20.Vesicle，小囊泡。21.Nucleolus，核仁。22.Nucleus，细胞核。

第365页，细胞的主要组成部分

1.Cell membrane，细胞膜。2.Cytoplasm，细胞质。3.Nucleus，细胞核。4.Organelles，细胞器。

第365页，细胞骨架

1.Intermediate filament，中间丝。2.Endoplasmic reticulum，内质网。3.Ribosome，核糖体。4.Microtubule，微管。5.Mitochondrion，线粒体。6.Microfilament，微丝。7.Plasma membrane，质膜。

第366页，细胞膜

1.External membrane surface，细胞膜外表面。2.Phospholipid bilayer，磷脂双分子层。3.Internal membrane surface，细胞膜内表面。4.Carbohydrate chains，糖链。5.Glycolipid，糖脂。6.Polar region of phospholipid，磷脂极性区。7.Nonpolar region of phospholipid，磷脂非极性区。8.Protein，蛋白质。9.Glycoprotein，糖蛋白。10.Cholesterol，胆固醇。11.Membrane channel protein，膜通道蛋白。

第366页，内质网和高尔基体

1.Ribosomes，核糖体。2.Proteins，蛋白质。3.Vesicle，小囊泡。4.Cytoplasm，细胞质。5.Endoplasmic reticulum，内质网。6.Cisternae，扁平囊泡。7.Golgi apparatus，高尔基体。8.Plasma membrane，细胞膜。9.Secretory vesicle，分泌囊泡。10.Vesicle containing plasma membrane components，含有细胞膜成分的囊泡。

第366页，线粒体横断面

1.Outer membrane，外膜。2.Inner membrane，内膜。3.Matrix，基质。4.Cristae，嵴。

第366页，细胞核横断面

1.Nucleolus，核仁。2.Nuclear pores，核孔。3.Chromatin，染色质。4.Nucleoplasm，核质。5.Nuclear envelope，核膜。

第367页，长骨纵切面

1.Proximal epiphysis，近端骨骺。2.Diaphysis，骨干。3.Distal epiphysis，远端骨骺。4.Articular cartilage，关节软骨。5.Spongy bone，松质骨。6.Epiphyseal plate，骺板。7.Red marrow cavities，红骨髓腔。8.Compact bone，密质骨。9.Medullary cavity，骨髓腔。10.Endosteum，骨内膜。11.Yellow marrow，黄骨髓。12.Periosteum，骨外膜。

第367页A图，扁骨横断面

1.Compact bone，密质骨。2.Spongy bone，松质骨。

第367页B图，松质骨组织的放大图像

1.Trabeculae，骨小梁。

第368页，长骨的纵断面和密质骨组织的放大图像

1.Osteons (Haversian systems)，骨单位（哈弗斯系统）。2.Periosteum，骨外膜。2a. Inner layer，内层。2b. Outer layer，外层。3.Compact bone，密质骨。4.Spongy bone，松质骨。5.Medullary cavity，骨髓腔。6.Endosteum，骨内膜。7.Trabeculae，骨小梁。8.Haversian canals，哈弗氏管。9.Volkmann's canals，福克曼管。10.Osteon，骨单位。11.Blood vessels within Haversian canal，哈弗管内的血管。12.Lacunae containing osteocytes，含有骨细胞的骨陷窝。13.Interstitial lamellae，间板。14.Blood vessel within Volkmann's，福克曼管内的血管。15.Circumferential lamellae，环状骨板。16.Periosteum，骨外膜。

第369页，肌肉结构

1.Muscle，肌肉。2.Aponeurosis，腱膜。3.Muscle，肌肉。4.Fascia，筋膜。5.Tendon，肌腱。6.Bone，骨。7.Filaments，肌丝。8.Myosin filament，肌球蛋白丝。9.Actin filament，肌动蛋白丝。10.Epimysium，肌外膜。11.Perimysium，肌束膜。12.Endomysium，肌内膜。13.Fascicle，肌束。14.Motor neuron，运动神经元。15.Blood vessel，血管。16.Fascicle，肌束。17.Muscle fiber (muscle cell)，肌纤维（肌细胞）。18.Nucleus，细胞核。19.Sarcolemma，肌膜。20.Sarcoplasmic reticulum，肌浆网。21.Muscle fiber (muscle cell)，肌纤维（肌细胞）。22.Endomysium，肌内膜。23.Perimysium，肌束膜。

第369页，肌肉中肌节的结构

1.Muscle，肌肉。2.Fascia，筋膜。3.Tendon，肌腱。4.Bone，骨。5.Sarcoplasmic reticulum，肌浆网。6.Transverse (T) tubule，横小管（T小管）。7.Z line，Z线。8.Sarcomere，肌节。9.Epimysium，肌外膜。10.Perimysium，肌束膜。11.Endomysium，肌内膜。12.Fascicle，肌束。13.Muscle fiber (muscle cell)，肌纤维（肌细胞）。14.Myofibril，肌原纤维。15.Z line，Z线。

第369页，肌纤维中的肌浆网与T管

1.Sarcolemma，肌膜。2.Mitcochondria，线粒体。3.Transverse (T) tubule，横小管（T小管）。4.Sarcomere，肌节。5.Myofibril，肌原纤维。6.Sarcoplasmic reticulum，肌浆网。

第370页，肌球蛋白和肌动蛋白纤维

1.Actin filament，肌动蛋白丝。2.Myosin filament，肌球蛋白丝。3.Myosin head，肌球蛋白头。4.Actin filament，肌动蛋白丝。5.Myosin filament，肌球蛋白丝。6.Myosin head，肌球蛋白头。

第370页，纤维滑动的动作

1.Actin filament，肌动蛋白丝。2.Myosin filament，肌球蛋白丝。3.Myosin head，肌球蛋白头。

第370页，神经–肌肉接头

1.Motor neuron fiber，运动神经纤维。2.Schwann cell，施万细胞。3.Sarcoplasm，肌浆。4.Acetylcholine receptor sites，乙酰胆碱受体结合位点。5.Synaptic cleft，突触间隙。6.Myelin sheath，髓鞘。7.Synaptic vesicles，突触囊泡。8.Sarcolemma，肌膜。9.Motor endplate，运动终板。10.Muscle fiber (cell)，肌纤维（细胞）。

第371页，神经元结构

1.Dendrites，树突。2.Cell body，细胞体。3.Nucleus，细胞核。4.Axon hillock，轴丘。5.Node of Ranvier，郎飞结。6.Myelin sheath，髓鞘。7.Axon，轴突。8.Synapses with another neuron，与另一个神经元间的突触。9.Collateral branch，侧支。10.Synapses with muscle fibers，与肌纤维间的突触。11.Nucleus of Schwann cell，施万细胞的细胞核。

第371页，各类型的神经胶质细胞

1.Capillary，毛细血管。2.Astrocytes，星形胶质细胞。3.Microglial cell，小胶质细胞。4.Cilia，纤毛。5.Ependymal cells，室管膜细胞。6.Oligodendrocyte，少突胶质细胞。7.Nerve fiber，神经纤维。8.Myelin sheath，髓鞘。9.Schwann cell，施万细胞。

第372页，中枢及周围神经系统

1.Cerebrum，大脑。2.Brainstem，脑干。3.Cerebellum，小脑。4.Medulla oblongata，延髓。5.Spinal cord，脊髓。6.Nerve，神经。7.Dorsal root ganglion，背根神经节。8.Afferent nerve，传入神经。9.Efferent nerve to muscle，与肌肉相连的传出神经。10.Action potential (impulse propagation)，动作电位（冲动传播）。11.Muscle fibers，肌纤维。12.Neurotransmitters，神经递质。

第372页，周围神经系统中的有髓鞘神经元

1.Node of Ranvier，郎飞结。2.Neurolemma (sheath of Schwann cell)，神经膜（施万细胞鞘）。3.Nucleus of Schwann cell，施万细胞的细胞核。4.Myelin sheath，髓鞘。5.Plasma membrane of axon，轴突质膜。6.Neurofibrils，神经原纤维。

第372页，神经元的汇聚

1.Cell body of postsynaptic neuron，突触后神经元细胞体。2.Axon of postsynaptic neuron，突触后神经元轴突。3.Axon of presynaptic neuron，突触前神经元轴突。

第372页，神经元的发散

1.Axon of presynaptic neuron，突触前神经元轴突。2.Cell body of postsynaptic neuron，突触后神经元细胞体。3.Axon of postsynaptic neuron，突触后神经元轴突。

第373页，纤维连结的三种类型

Syndesmosis，韧带连结

1.Tibia，胫骨。2.Fibula，腓骨。3.Interosseus membrane，骨间膜。4.Ulna，尺骨。5.Radius，桡骨。

Suture，缝

6.Parietal bone，顶骨。7.Frontal bone，额骨。8.Coronal suture，冠状缝。9.Coronal suture，冠状缝。

Gomphosis，嵌合

10.Periodontal membrane，牙周膜。11.Root of tooth in socket，牙槽窝中的牙根。

第373页，软骨关节的两种类型

Synchondrosis，透明软骨结合

1.Ribs，肋骨。2.Costal cartilages，肋软骨。3.Sternum，胸骨。4.Costosternal joint，胸肋关节。5.Epiphyseal plate，骺板。6.Long bone，长骨。

Symphysis，纤维软骨结合

7.Symphysis pubis，耻骨联合。8.Vertebral disc，椎间盘。

第374页，典型滑膜关节的结构

1.Bone，骨。2.Periosteum，骨外膜。3.Blood vessel，血管。4.Nerve，神经。5.Articular cartilage，关节软骨。6.Joint cavity，关节腔。7.Fibrous joint capsule，纤维性关节囊。8.Articular cartilage，关节软骨。9.Synovial membrane，滑膜。

第374页，各种类型的滑膜关节

1.Pivot joint (uniaxial)，枢轴关节（单轴）。2.Hinge joint (uniaxial)，铰链关节（单轴）。3.Condyloid joint (biaxial)，髁状关节（双轴）。4.Saddle joint (biaxial)，鞍状关节（双轴）。5.Ball and socket joint (triaxial)，球窝关节（三轴）。6.Gliding joint (nonaxial)，滑动关节（无轴）。

第375页，皮肤示意图

1.Hair shaft，毛干。2.Stratum corneum，角质层。3.Stratum granulosum，颗粒层。4.Stratum germinativum，生发层。4a. Stratum spinosum，棘层。4b. Stratum basale，基底层。5.Dermal papilla，真皮乳头。6.Tactile (Meissner) corpuscle，触觉小体（梅氏小体）。7.Sebaceous (oil) gland，皮脂（油脂）腺。8.Hair follicle，毛囊。9.Papilla of hair，毛乳头。

10.Cutaneous nerve，皮神经。11.Openings of sweat ducts，汗腺导管开口。12.Epidermis，表皮。13.Dermis，真皮。14.Subcutaneous layer (hypodermis)，皮下层（皮下组织）。15.Sweat gland，汗腺。16.Artery，动脉。17.Vein，静脉。18.Arrector pili muscle，立毛肌。19.Pacinian corpuscle (joint receptor)，环层小体（联合受体）。

第375页，皮肤腺体

1.Epidermis，表皮。2.Dermis，真皮。3.Subcutaneous layer (hypodermis)，皮下层（皮下组织）。4.Hair follicle，毛囊。5.Sebaceous (oil) gland，皮脂（油脂）腺。6.Eccrine sweat gland (in subcutaneous tissue)，外泌汗腺（位于皮下组织）。7.Apocrine sweat gland (in dermis)，顶泌汗腺（位于真皮）。

第376页，毛囊

左图

1.Dermal root sheath，毛根鞘。2.External epithelial root sheath，外上皮根鞘。3.Internal epithelial root sheath，内上皮根鞘。4.Germinal matrix，生发基质。5.Papilla，毛乳头。6.Artery，动脉。7.Vein，静脉。8.Hair shaft，毛干。9.Medulla，髓质。10.Cortex，皮质。11.Cuticle，毛小皮。12.Hair root，毛根。13.Arrector pili muscle，立毛肌。14.Sebaceous (oil) gland，皮脂（油脂）腺。15.Hair bulb，毛球。16.Fat，脂肪。

右图

1.Germinal matrix (growth zone)，生发基质（生长区）。2.Papilla，毛乳头。3.Hair follicle，毛囊。3a. Medulla，髓质。3b. Cortex，皮质。3c. Cuticle，毛小皮。4.Hair follicle wall，毛囊壁。4a. Dermal root sheath，毛根鞘。4b. External epithelial root sheath，外上皮根鞘。4c. Internal epithelial root sheath，内上皮根鞘。5.Melanocyte，黑素细胞。6.Stratum basale，基底层。7.Basement membrane，基底膜。

第376页，指甲的结构

1.Free edge，游离缘。2.Nail body，甲体。3.Lunula，甲半月。4.Cuticle，甲上皮。5.Nail root，甲根。6.Stratum germinativum，生发层。7.Stratum granulosum，颗粒层。8.Stratum corneum，角质层。9.Nail body，甲体。10.Cuticle，甲上皮。11.Nail root，甲根。12.Nail matrix，甲母质。13.Nail bed，甲床。

第377页，心脏前面观

1.Superior vena cava，上腔静脉。2.Pulmonary trunk，肺动脉干。3.Right pulmonary veins，右肺静脉。4.Auricle of right atrium，右心耳。5.Right coronary artery，右冠状动脉。6.Right cardiac vein，右心静脉。7.Right ventricle，右心室。8.Aorta，主动脉。9.Auricle of left atrium，左心耳。10.Left pulmonary veins，左肺静脉。11.Great cardiac vein，心大静脉。12.Anterior interventricular branch of left coronary artery，左冠状动脉前室间支。13.Left ventricle，左心室。14.Apex，心尖。

第377页，心脏后面观

1.Left pulmonary artery，左肺动脉。2.Left pulmonary veins，左肺静脉。3.Auricle of left atrium，左心耳。4.Left atrium，左心房。5.Great cardiac vein，心大静脉。6.Posterior artery of left ventricle，左心室后动脉。7.Left ventricle，左心室。8.Apex，心尖。9.Aorta，主动脉。10.Superior vena cava，上腔静脉。11.Right pulmonary artery，右肺动脉。12.Right pulmonary veins，右肺静脉。13.Right atrium，右心房。14.Inferior vena cava，下腔静脉。15.Coronary sinus，冠状窦。16.Posterior interventricular branch of right coronary artery，右冠状动脉后室间支。17.Middle cardiac vein，心中静脉。18.Right ventricle，右心室。

第378页，心脏内部前面观

1.Superior vena cava，上腔静脉。2.Right pulmonary arteries，右肺动脉。3.Pulmonic valve，肺动脉瓣。4.Right pulmonary veins，右肺静脉。5.Right atrium，右心房。6.Tricuspid (AV) valve，三尖瓣（房室瓣）。7.Right ventricle，右心室。8.Inferior vena cava，下腔静脉。9.Trabeculae carneae，肉柱。10.Aorta (thoracic)，主动脉（胸段）。11.Aorta (arch)，主动脉（弓部）。12.Pulmonary trunk，肺动脉干。13.Left pulmonary arteries，左肺动脉。14.Cut edge of pericardium，心包切缘。15.Left pulmonary veins，左肺静脉。16.Left atrium，左心房。17.Aortic valve，主动脉瓣。18.Mitral (left AV) valve，二尖瓣（左房室瓣）。19.Chordae tendineae，腱索。20. Papillary muscle，乳头肌。21.Left ventricle，左心室。22. Interventricular septum，室间隔。

第378页，心脏的体循环和肺循环

1.Systemic capillaries，全身毛细血管。2.Right lung，右肺。3.Left lung，左肺。4.Systemic capillaries，全身毛细血管。5.Pulmonary capillaries，肺毛细血管。

第379页，人体主要的静脉

1.Right internal jugular，右侧颈内静脉。2.Right external jugular，右侧颈外静脉。3.Right brachiocephalic，右侧头臂静脉。4.Axillary，腋静脉。5.Cephalic，头静脉。6.Basilic，贵要静脉。7.Brachial，肱静脉。8.Median cubital，肘正中静脉。9.Ulnar，尺静脉。10.Radial，桡静脉。11.Popliteal，腘静脉。12.Small saphenous，小隐静脉。13.Anterior tibial，胫前静脉。14.Fibular，腓静脉。15.Posterior tibial，胫后静脉。16.Left external jugular，左侧颈外静脉。17.Left internal jugular，左侧颈内静脉。18.Vertebral，椎静脉。19.Subclavian，锁骨下

静脉。20.Left brachiocephalic，左侧头臂静脉。21.Superior vena cava，上腔静脉。22.Inferior vena cava，下腔静脉。23.Hepatic，肝静脉。24.Splenic，脾静脉。25.Hepatic portal，肝门静脉。26.Renal，肾静脉。27.Inferior mesenteric，肠系膜下静脉。28.Superior mesenteric，肠系膜上静脉。29.Gonadal，性腺静脉。30.Common iliac，髂总静脉。31.Internal iliac，髂内静脉。32.External iliac，髂外静脉。33.Femoral，股静脉。34.Great saphenous，大隐静脉。

第380页，脑静脉回流

1.Straight sinus，直窦。2.Transverse sinus，横窦。3.Occipital sinus，枕窦。4.Sigmoid sinus，乙状窦。5.Superior petrosal sinus，岩上窦。6.Inferior petrosal sinus，岩下窦。7.Internal jugular vein，颈内静脉。8.Superior sagittal sinus，上矢状窦。9.Inferior sagittal sinus，下矢状窦。10.Cavernous sinus，海绵窦。11.Ophthalmic veins，眼静脉。12.Facial vein，面静脉。

第380页，毛细血管中的血流汇入静脉

1.Artery，动脉。2.Arterioles，小动脉。3.Capillaries，毛细血管。4.Venules，小静脉。5.Vein，静脉。

第380页，单向静脉瓣膜

1.Normal vein/normal (unidirectional) valve，正常静脉/正常（单向）瓣膜。2.Varicose vein/ incompetent (leaky) valve，静脉曲张/功能不全（反流）的瓣膜。

第381页，淋巴系统中的主要器官

1.Right lymphatic duct draining into right subclavian vein，右淋巴导管汇入右锁骨下静脉。2.Axillary nodes，腋窝淋巴结。3.Cisterna chyli，乳糜池。4.Inguinal nodes，腹股沟淋巴结。5.Palatine tonsils，腭扁桃体。6.Cervical nodes，颈部淋巴结。7.Thoracic duct draining into left subclavian vein，胸导管汇入左锁骨下静脉。8.Thymus，胸腺。9.Thoracic duct，胸导管。10.Spleen，脾脏。11.Area drained by right lymphatic duct，通过右淋巴导管引流的区域。12.Area drained by thoracic duct，通过胸导管引流的区域。

第381页，淋巴管引流细胞间液的作用

1.Arteriole (from the heart)，小动脉（发自心脏）。2.Intercellular fluid，细胞间液。3.Blood capillary，毛细血管。4.Lymphatic capillary，毛细淋巴管。5.Venule (to the heart)，小静脉（流向心脏）。6.Tissue cells，组织细胞。7.Lymph fluid (to veins)，淋巴液（汇入静脉）。

第381页，毛细淋巴管的结构

1.Overlapping endothelial cells，重叠的内皮细胞。2.Fluid entering lymphatic capillary，液体进入毛细淋巴管。3.Direction of flow，流动方向。4.Valve closed，瓣膜关闭。5.Valve open，瓣膜打开。6.Anchoring fibers，锚定纤维。

第382页，淋巴结结构

1.Capsule，被膜。2.Medullary cords，髓索。3.Medullary sinus，髓窦。4.Hilus，门部。5.Afferent lymph vessels，输入淋巴管。6.Lymph，淋巴。7.Sinuses，淋巴窦。8.Germinal center，生发中心。9.Cortical nodules，皮质小结。10.Trabeculae，小梁。11.Efferent lymph vessel，输出淋巴管。12.Venules，小静脉。13.Arteriole，小动脉。

第382页，皮肤感染时淋巴结的作用

1.Site of infection，感染部位。2.Afferent lymph vessel，输入淋巴管。3.Lymph node，淋巴结。4.Efferent lymph vessel，输出淋巴管。5.Venule，小静脉。6.Arteriole，小动脉。

第383页，呼吸系统的结构

Upper tract，上呼吸道

1.Nasal cavity，鼻腔。2.Pharynx，咽。3.Larynx，喉。

Lower tract，下呼吸道

4.Trachea，气管。5.Primary bronchus，主支气管。6.Lung，肺。7.Bronchiole，细支气管。8.Pulmonary vein，肺静脉。9.Pulmonary artery，肺动脉。10.Alveolar duct，肺泡管。11.Alveolus，肺泡。

第384页，肺的分叶

1.Right upper lobe，右肺上叶。2.Major (oblique) fissure，大（斜）裂。3.Horizontal (minor) fissure，水平（小）裂。4.Right middle lobe，右肺中叶。5.Right lower lobe，右肺下叶。6.Left upper lobe，左肺上叶。7.Lingula，舌叶。8.Oblique fissure，斜裂。9.Left lower lobe，左肺下叶。

第384页，肺支气管

1.Trachea，气管。2.Right primary bronchus，右主支气管。3.Left primary bronchus，左主支气管。4.Segmental bronchi，肺段支气管。5.Lobar bronchi，肺叶支气管。

第384页，细支气管和肺泡

1.Bronchiole，细支气管。2.Pleura，胸膜。3.Alveolus，肺泡。

第385页，泌尿系统结构前面观

1.Kidney，肾。2.Aorta，主动脉。3.Ureter，输尿管。4.Bladder，膀胱。5.Urethra，尿道。6.Inferior vena cava，下腔静脉。

第386页，男性膀胱和尿道右侧面观

1.Pubis，耻骨。2.Penile urethra，尿道阴茎部。3.Penis，阴茎。4.Bladder，膀胱。5.Prostate，前列腺。6.Prostatic urethra，

尿道前列腺部。7.Membranous urethra，尿道膜部。8.Scrotum，阴囊。9.Navicular fossa，舟状窝。

第386页，肾脏断面

1.Cortical arteries and veins，皮质动脉和静脉。2.Interlobar arteries and veins，叶间动脉和静脉。3.Segmental arteries and veins，段动脉和静脉。4.Renal artery，肾动脉。5.Renal vein，肾静脉。6.Ureter，输尿管。7.Lobar arteries and veins，叶动脉和静脉。8.Renal pyramid，肾锥体。9.Arcuate arteries and veins，弓状动脉和静脉。

第386页，肾单位结构

1.Efferent arteriole，出球小动脉。2.Distal convoluted tubule，远曲小管。3.Collecting tubule，集合小管。4.Papilla of pyramid，肾锥体乳头。5.Afferent arteriole，入球小动脉。6.Proximal convoluted tubule，近曲小管。7.Glomerulus，肾小球。8.Descending limb of loop of Henle，髓袢降支。9.Ascending limb of loop of Henle，髓袢升支。10.Loop of Henle，髓袢。

第387页，消化系统的结构

1.Oral cavity，口腔。2.Salivary glands，唾液腺。3.Liver，肝脏。4.Gallbladder，胆囊。5.Duodenum (small intestine)，十二指肠（小肠）。6.Hepatic flexure (large intestine)，肝曲（大肠）。7.Ascending colon (large intestine)，升结肠（大肠）。8.Ileum (small intestine)，回肠（小肠）。9.Cecum (large intestine)，盲肠（大肠）。10.Appendix，阑尾。11.Palate，腭。12.Uvula，悬雍垂。13.Pharynx，咽。14.Tongue，舌。15.Esophagus，食管。16.Common bile duct，胆总管。17.Stomach，胃。18.Splenic flexure (large intestine)，脾曲（大肠）。19.Pancreas，胰腺。20.Transverse colon (large intestine)，横结肠（大肠）。21.Jejunum (small intestine)，空肠（小肠）。22.Descending colon (large intestine)，降结肠（大肠）。23.Sigmoid colon (large intestine)，乙状结肠（大肠）。24.Rectum (large intestine)，直肠（大肠）。25.Anus，肛门。

第388页，消化系统的附属器官

1.Corpus (body) of gall bladder，胆囊体。2.Neck of gall bladder，胆囊颈。3.Cystic duct，胆囊管。4.Liver，肝脏。5.Lesser duodenal papilla，十二指肠小乳头。6.Greater duodenal papilla，十二指肠大乳头。7.Duodenum，十二指肠。8.Sphincter muscles，括约肌。9.Right and left hepatic ducts，左、右肝管。10.Common hepatic duct，肝总管。11.Common bile duct，胆总管。12.Pancreas，胰腺。13.Pancreatic duct，胰管。14.Superior mesenteric vein，肠系膜上静脉。15.Superior mesenteric artery，肠系膜上动脉。

第388页，大肠的分段

1.Hepatic flexure，肝曲。2.Ascending colon，升结肠。3.Cecum，盲肠。4.Appendix，阑尾。5.Anal canal，肛管。6.Transverse colon，横结肠。7.Splenic flexure，脾曲。8.Descending colon，降结肠。9.Terminal ileum，末段回肠。10.Sigmoid colon，乙状结肠。11.Rectum，直肠。

第388页，腹盆腔断面

1.Diaphragm，膈肌。2.Liver，肝脏。3.Stomach，胃。4.Transverse colon，横结肠。5.Greater omentum，大网膜。6.Mesentery of small intestine，小肠系膜。7.Small intestine，小肠。8.Uterus，子宫。9.Urinary bladder，膀胱。10.Symphysis pubis，耻骨联合。11.Lesser omentum，小网膜。12.Pancreas，胰腺。13.Duodenum，十二指肠。14.Retroperitoneal space，腹膜后间隙。15.Sigmoid colon，乙状结肠。16.Rectum，直肠。

第389页，免疫系统的构成

1.Bronchial-associated lymphoid tissues，支气管相关淋巴组织。2.Thymus，胸腺。3.Spleen，脾。4.Liver，肝脏。5.Gut-associated lymphoid tissues，肠道相关淋巴组织。6.Appendix，阑尾。7.Tonsils，扁桃体。8.Lymph nodes (cervical, thoracic, and axillary)，淋巴结（颈部、胸部、腋下）。9.Lymph nodes (inguinal)，淋巴结（腹股沟）。

第389页，骨髓产生B细胞和T细胞

1.T cell，T细胞。2.Red bone marrow，红骨髓。3.Thymus，胸腺。4.Lymph node，淋巴结。5.B cell，B细胞。6.T cell，T细胞。

第389页，T细胞的激活与效应

1.Antigen，抗原。2.T cell activated，活化的T细胞。3.Cytotoxic T cells，细胞毒性T细胞。4.T memory cells，记忆T细胞。5.Target cell，靶细胞。6.Cytotoxic T cell，细胞毒性T细胞。7.Lysis，裂解。

第390页，抗体的激活

1.Inactivates antigen，灭活抗原。2.Binds antigens together，结合抗原。3.Facilitates phagocytosis，促进吞噬。4.Antigen，抗原。5.Antibody，抗体。6.Phagocytic body cell，吞噬细胞。7.Mast cell，肥大细胞。8.Activates complement cascade，激活补体级联反应。9.Initiates release of inflammatory chemicals，引发炎症化学物质的释放。

第390页，抗体激活补体，引起细菌死亡

1.Complement，补体。2.Bacterial cell，细菌的细胞。

第390页，各种类型的抗体（免疫球蛋白）

1.IgM。2.IgG。3.IgA。4.IgE。5.IgD。

第391页，人体主要的内分泌腺

1.Pineal，松果体。2.Parathyroids (on posterior surface of thyroid gland)，甲状旁腺（在甲状腺后表面）。3.Testes (male)，睾丸（男性）。4.Hypothalamus，下丘脑。5.Pituitary，垂体。6.Thyroid，甲状腺。7.Thymus，胸腺。8.Adrenals，肾上腺。9.Pancreas，胰腺。10.Ovaries (female)，卵巢（女性）。

第391页，甲状腺

1.Thyroid cartilage，甲状软骨。2.Right lobe，右叶。3.Isthmus，峡部。4.Left lobe，左叶。5.Trachea，气管。

第391页，肾上腺

1.Adrenal gland，肾上腺。2.Kidney，肾脏。3.Adrenal cortex，肾上腺皮质。4.Adrenal medulla，肾上腺髓质。

第392页，下丘脑和垂体激素

1.Hypothalamic nerve cell，下丘脑神经细胞。2.Bone，骨。3.Growth hormone (GH)，生长激素（GH）。4.Anterior pituitary，垂体前叶。5.Adrenal cortex，肾上腺皮质。6.Adrenocorticotropic hormone (ACTH)，促肾上腺皮质激素（ACTH）。7.Thyroid gland，甲状腺。8.Thyroid-stimulating hormone (TSH)，促甲状腺激素（TSH）。9.Gonadotropic hormones (FSH and LH)，促性腺激素（FSH、LH）。10.Testis，睾丸。11.Ovary，卵巢。12.Prolactin (PRL)，催乳素（PRL）。13.Posterior pituitary，垂体后叶。14.Antidiuretic hormone (ADH)，抗利尿激素（ADH）。15.Kidney tubules，肾小管。16.Oxytocin (OT)，催产素（OT）。17.Uterus smooth muscle，子宫平滑肌。18.Mammary glands，乳腺。19.Mammary glands，乳腺。

第392页，胰腺

1.Duodenum，十二指肠。2.Common bile duct，胆总管。3.Head of pancreas，胰头。4.Pancreatic duct，胰管。5.Tail of pancreas，胰尾。

第393页，躯体感受器和牵拉感受器

1.Free nerve endings，游离神经末梢。2.Krause’s end bulb，克劳斯终球。3.Pacinian corpuscle，环层小体。4.Merkel endings (Merkel’s disc)，默氏终端（默氏盘）。5.Meissner’s corpuscle，迈氏小体。6.Ruffini’s corpuscle (Ruffini ending)，鲁菲尼小体（鲁菲尼终端）。7.Tendon，肌腱。8.Muscle fibers (extrafusal fibers)，肌纤维（梭外肌纤维）。9.Muscle spindle fibers (intrafusal fibers)，肌梭纤维（梭内肌纤维）。9a.Nuclear bag fibers，核袋纤维。9b.Nuclear chain fibers，核链纤维。10.Neuromuscular spindle，肌梭。11.Type Ib sensory fiber，Ib型感觉神经纤维。12.Golgi tendon organ，高尔基腱器官。13.Capsule，被膜。14.Perimysium of muscle fasciculus，肌纤维束的肌束膜。15.Gamma motor neuron，γ运动神经元。16.Connective tissue capsule，结缔组织被膜。17.Type Ⅱ sensory ending，Ⅱ型感觉末梢。18.Type IA sensory endings，Ⅰa型感觉神经末梢。19.Type Ⅱ sensory ending，Ⅱ型感觉神经末梢。20.Alpha motor neuron，α运动神经元

第393页，眼球水平切面的上面观

1.Fovea centralis，中央凹。2.Optic nerve，视神经。3.Optic disc，视盘。4.Retina，视网膜。5.Choroid，脉络膜。6.Sclera，巩膜。7.Ciliary body，睫状体。8.Suspensory ligament，悬韧带。9.Cornea，角膜。10.Lens，晶状体。11.Pupil，瞳孔。12.Anterior cavity (filled with aqueous humor)，前房（充满房水）。13.Iris，虹膜。14.Posterior cavity (filled with vitreous humor)，后房（充满玻璃体）。15.Conjuctiva，结膜。16.Extraocular muscles，眼外肌。

第394页，外耳、中耳和内耳

1.External ear，外耳。2.Middle ear cavity，中耳腔。3.Inner ear，内耳。4.Auricle (pinna)，耳郭。5.Temporal bone，颞骨。6.External auditory meatus，外耳道。7.Tympanic membrane，鼓膜。8.Semicircular canals，半规管。9.Auditory ossicles，听小骨。10.Malleus，锤骨。11.Incus，砧骨。12.Stapes，镫骨。13.Oval window，卵圆窗。14.Facial nerve (CN VII)，面神经（第七脑神经）。15.Acoustic nerve (vestibulocochlear nerve) (CN VIII)，听神经（前庭蜗神经）（第八脑神经）。16.Vestibular nerve (CN VIII)，前庭神经（第八脑神经）。17.Cochlear nerve (CN VIII)，耳蜗神经（第八脑神经）。18.Cochlea，耳蜗。19.Vestibule，前庭。20.Round window，圆窗。21.Auditory (Eustacian) tube，咽鼓管。

第395页，鼻内部侧面观

1.Olfactory tract，嗅束。2.Temporal lobe – Olfactory cortex，颞叶-嗅皮质。3.Olfactory bulb，嗅球。4.Olfactory epithelium，嗅上皮。5.Nasal cavity，鼻腔。6.Mucous layer，黏膜层。7.Cilia of receptor cell，受体细胞的纤毛。8.Odor molecule，气味分子。9.Cell body of olfactory neuron，嗅神经元细胞体。10.Supporting cells，支持细胞。11.Cribiform plate of ethmoid bone，筛骨筛板。

第395页，舌背，舌乳头和味蕾的横断面

1.Palatine tonsil，腭扁桃体。2.Circumvallate papillae，轮廓乳头。3.Lingual tonsil，舌扁桃体。4.Taste buds，味蕾。5.Gustatory cell，味觉细胞。6.Oral epithelium，口腔上皮。7.Nerve fibers，神经纤维。8.Supporting cell，支持细胞。

第396页，男性生殖器官

1.Rectum，直肠。2.Seminal vesicle，精囊。3.Levator ani muscle，肛提肌。4.Ejaculatory duct，射精管。5.Anus，肛门。6.Bulbocavernosus muscle，球海绵体肌。7.Urinary bladder，

膀胱。8.Symphysis pubis，耻骨联合。9.Prostate gland，前列腺。10.Corpus cavernosum，阴茎海绵体。11.Corpus spongiosum，尿道海绵体。12.Urethra，尿道。13.Testis，睾丸。14.Glans penis，龟头。

第396页，男性会阴

1.Location of symphysis pubis，耻骨联合的位置。2.Urogenital triangle，尿生殖三角。3.Anal triangle，肛三角。4.Location of ischial tuberosity，坐骨结节的位置。5.Anus，肛门。6.Location of coccyx，尾骨的位置。

第396页，睾丸和附睾的小管

1.Nerves and blood vessels (vas afferens) in the spermatic cord，精索中的神经和血管。2.Ductus (vas) deferens，输精管。3.Epididymis，附睾。4.Efferent ductules，输出小管。5.Seminferous tubules，曲细精管。6.Testis，睾丸。7.Rete testis，睾丸网。8.Tunica albuginea，白膜。9.Lobule，睾丸小叶。10.Septum，睾丸小隔。

第397页，女性生殖器官

1.Sacral promontory，骶骨岬。2.Fallopian (uterine) tube，输卵管。3.Ureter，输尿管。4.Sacrouterine ligament，骶子宫韧带。5.Posterior cul-de-sac (of Douglas)，子宫直肠陷凹（道格拉斯窝）。6.Cervix，宫颈。7.Fornix of vagina，阴道穹隆。8.Anus，肛门。9.Vagina，阴道。10.Ovarian ligament，卵巢韧带。11.Body of uterus，子宫体。12.Fundus of uterus，子宫底。13.Round ligament，圆韧带。14.Anterior cul-de-sac，膀胱子宫陷凹。15.Parietal peritoneum，壁层腹膜。16.Urinary bladder，膀胱。17.Symphysis pubis，耻骨联合。18.Uretha，尿道。19.Clitoris，阴蒂。20.Labium minora，小阴唇。21.Labium majora，大阴唇。

第397页，女性会阴

1.Mons pubis (without pubic hair)，阴阜（无阴毛）。2.Prepuce，阴蒂包皮。3.Labia minor，小阴唇。4.Hymen，处女膜。5.Vestibule，阴道前庭。6.Labia majora (without pubic hair)，大阴唇（无阴毛）。7.Perineal body，会阴体。8.Anus，肛门。9.Clitoris，阴蒂。10.Orifice of urethra，尿道口。11.Orifice of vagina，阴道口。12.Opening of greater vestibular gland，前庭大腺开口。13.Urogenital triangle，尿生殖三角。14.Anal triangle，肛三角。

第397页，女性生殖器官前面观

1.Fundus，子宫底。2.Corpus，子宫体。3.Fimbriae，输卵管伞部。4.Ovary，卵巢。5.Uterus，子宫。6.Bartholin's gland，巴氏腺。7.Fallopian (uterine) tube，输卵管。8.Ovum，卵子。9.Graafian follicle，囊状卵泡。10.Perimetrium，子宫外膜。11.Endometrium，子宫内膜。12.Myometrium，子宫肌层。13.Cervix，宫颈。14.Vagina，阴道。